Abdominoplastia
pelos mestres
Texto, Aulas e Vídeos

Thieme Revinter

Editores

Fabio Xerfan Nahas

Professor Livre-Docente Adjunto da Disciplina de Cirurgia Plástica da Escola Paulista de Medicina da Universidade Federal de São Paulo (EPM-Unifesp)
Coordenador do Setor de Cirurgia Plástica da Parede Abdominal da EPM-Unifesp
Ex-III Vice President da International Society of Aesthetic Plastic Surgery (ISAPS)
Membro da Academia Paulista de Medicina

Mauro Fernando Deos

Mestre em Cirurgia pela Universidade Federal do Rio Grande do Sul (UFRGS)
Membro Titular da Sociedade Brasileira de Cirurgia Plástica (SBCP)
Presidente da Sociedade Brasileira de Cirurgia Plástica (SBCP) - Regional RGS - Gestão: 2002-2003
Presidente e Fundador da Sociedade Brasileira de Queimaduras - Regional Rio Grande do Sul - Gestão: 1996-1997
Regente do Capítulo de Abdominoplastia da Sociedade Brasileira de Cirurgia Plástica (SBCP) - Gestão: 2022-2023

Carlos Oscar Uebel

Professor da Divisão de Cirurgia Plástica da Pontifícia Universidade Católica do Rio Grande do Sul (PUCRS)
Membro Titular da Sociedade Brasileira de Cirurgia Plástica (SBCP)
Ex-Presidente International Society of Aesthetic Plastic Surgery (ISAPS)

Marcelo Marafon Maino

Mestre em Cirurgia pela Universidade Federal do Rio Grande do Sul (UFRGS)
Presidente da Sociedade Brasileira de Cirurgia Plástica (SBCP), Regional RS - Gestão: 2018-2019
Membro do Departamento Científico da Sociedade Brasileira de Cirurgia Plástica (SBCP) - Gestão: 2020-2023
Assistant National Secretary - Brazil da International Society of Aesthetic Plastic Surgery (ISAPS) - Gestão: 2020-2023
Chefe do Serviço de Cirurgia Plástica do Hospital da Brigada Militar de Porto Alegre

Lydia Masako Ferreira

Professora Titular da Disciplina de Cirurgia Plástica da Escola Paulista de Medicina da Universidade Federal de São Paulo (EPM-Unifesp)
Presidente da Sociedade Brasileira de Cirurgia Plástica (SBCP) - Gestão: 2022-2023
Pesquisadora CNPq 1A
Comitê CA Medicina CNPq

Abdominoplastia
pelos mestres
Texto, Aulas e Vídeos

Editores
Fabio Xerfan Nahas
Mauro Fernando Deos
Carlos Oscar Uebel
Marcelo Marafon Maino
Lydia Masako Ferreira

Thieme
Rio de Janeiro • Stuttgart • New York • Delhi

Dados Internacionais de Catalogação na Publicação (CIP)
(eDOC BRASIL, Belo Horizonte/MG)

A135

Abdominoplastia pelos mestres: texto, aulas e vídeos / Editores Fabio X. Nahas... [et al.]. – Rio de Janeiro, RJ: Thieme Revinter, 2023.
21 x 28 cm
Inclui bibliografia.
ISBN 978-65-5572-089-1
eISBN 978-65-5572-177-5

1. Abdome – Cirurgia. 2. Cirurgia plástica. I. Nahas, Fabio X. II. Deos, Mauro. III. Uebel, Carlos. IV. Maino, Marcelo. V. Ferreira, Lydia Masako.

CDD 617.553

Elaborado por Maurício Amormino Júnior – CRB6/2422

Contato com os autores:
Fabio Xerfan Nahas
fabionahas@outlook.com

Mauro Fernando Deos
clinicadeos@gmail.com

Carlos Oscar Uebel
clinica@uebel.com.br

Marcelo Marafon Maino
clinicamaino@gmail.com

Lydia Masako Ferreira
lydiamferreira@gmail.com

Thieme Revinter Publicações Ltda.
Rua do Matoso, 170
Rio de Janeiro, RJ
CEP 20270-135, Brasil
http://www.ThiemeRevinter.com.br

Thieme USA
http://www.thieme.com

Design de Capa: © Thime/Paulo Vermelho
Créditos Imagem da Capa: imagem da capa combinada pela Thieme usando as imagens a imagem a seguir: Pexels por Pixabay
Abdômen Atleta
Impresso no Brasil por Hawaii Gráfica e Editora Ltda.
5 4 3 2 1
ISBN 978-65-5572-089-1

Também disponível como eBook:
eISBN 978-65-5572-177-5

Nota: O conhecimento médico está em constante evolução. À medida que a pesquisa e a experiência clínica ampliam o nosso saber, pode ser necessário alterar os métodos de tratamento e medicação. Os autores e editores deste material consultaram fontes tidas como confiáveis, a fim de fornecer informações completas e de acordo com os padrões aceitos no momento da publicação. No entanto, em vista da possibilidade de erro humano por parte dos autores, dos editores ou da casa editorial que traz à luz este trabalho, ou ainda de alterações no conhecimento médico durante o processo de produção deste livro, nem os autores, nem os editores, nem a casa editorial, nem qualquer outra parte que se tenha envolvido na elaboração deste material garantem que as informações aqui contidas sejam totalmente precisas ou completas; tampouco se responsabilizam por quaisquer erros ou omissões ou pelos resultados obtidos em consequência do uso de tais informações. É aconselhável que os leitores confirmem em outras fontes as informações aqui contidas. Sugere-se, por exemplo, que verifiquem a bula de cada medicamento que pretendam administrar, a fim de certificar-se de que as informações contidas nesta publicação são precisas e de que não houve mudanças na dose recomendada ou nas contraindicações. Esta recomendação é especialmente importante no caso de medicamentos novos ou pouco utilizados. Alguns dos nomes de produtos, patentes e design a que nos referimos neste livro são, na verdade, marcas registradas ou nomes protegidos pela legislação referente à propriedade intelectual, ainda que nem sempre o texto faça menção específica a esse fato. Portanto, a ocorrência de um nome sem a designação de sua propriedade não deve ser interpretada como uma indicação, por parte da editora, de que ele se encontra em domínio público.

DEDICATÓRIA

A meus filhos Marcella (Chella), exímia escritora e compositora que canta e encanta minha vida, e Gianlucca, meu melhor amigo, jovem empresário e responsável pela perpetuação do sonho empreendedor da família. À minha mãe Cledi, exemplo de força e estabilidade que muito me apoiou e apoia nesta longa estrada da vida. A meu querido pai-exemplo Pedro (*in memoriam*), grande ser humano, médico e professor por vocação, e empresário de sucesso. A meus irmãos Regina Helena e Hélio, que sempre estiveram a meu lado de forma carinhosa e delicada.

Fabio Xerfan Nahas

Dedico este livro à minha esposa Lu e aos meus filhos Pedro e Bruno, pelo amor, sacrifícios e estímulos permanentes neste e em todos os meus projetos. Aos meus pais, que pelo empenho e exemplo me permitiram chegar até aqui.

Mauro Fernando Deos

À minha querida esposa Walderez, fonte de sabedoria que sempre me tem apoiado em minhas atividades de ensino; aos meus queridos filhos Juliane e Paulo, genro e nora, Hiddo e Mariana, por darem esta grande motivação ao meu trabalho; e aos meus amados netos Matheus, Philip, Sebastian, Stella e Gabriela, por serem a continuidade eterna dos meus sonhos.

Carlos Oscar Uebel

À minha esposa Christianne, pelo seu amor e suporte integral neste e em tantos outros projetos de vida. Às minhas queridas filhas Maria Eduarda, Gabriela e Manuela, fontes inesgotáveis de alegria, que me estimulam diariamente a ser melhor pessoa e melhor profissional. Aos meus pais, Ubirajara e Célia Maria (*in memoriam*), pelo exemplo, educação e apoio para conquista dos meus primeiros sonhos.

Marcelo Marafon Maino

Aos meus pais (*in memoriam*), meus exemplos de retidão e dedicação, pela visão solidária e filantrópica. Ao meu marido, Antonio Carlos, *in memoriam*, pelo amor celestial. Aos meus filhos Luiz Roberto e Fernando, pelo amor incondicional e pela melhor pessoa que certamente me tornei por conta do aprendizado com eles. À minha nora Velina e a meu amado neto Viktor, por manterem acesa a chama do carinho. A meus alunos, minha motivação em continuar a ensinar e a pesquisar. Aos meus amigos, pela convivência e caminho trilhado. A meus inimigos, por me colocarem na arena.

Lydia Masako Ferreira

FOREWORD

Like every project, there was a period from gestation to birth. When Mauro Deos brought up the idea of jointly writing a book on abdominoplasty, Fabio Nahas reflected and accepted the challenge. The group began to form around a project that should be different, unique. Lydia Masako Ferreira, an exceptional leader, exponent of Brazilian and world plastic surgery, embraced the idea, as well as Carlos Uebel, former president of ISAPS and organizer of one of the longest-running plastic surgery courses in Brazil, and Marcelo Maino, an organizational dynamo; joined the team.

Several meetings were held seeking excellence in the quality of the work. We wanted something different, something with an impact that would dissect abdominoplasty as never before in a didactic work. With the wide variety of techniques and technologies available applied to abdominoplasty, there were a vast amount of subjects to be explored as techniques for treating large excess skin, such as circumferential, anchor abdominoplasty; treatment of patients with moderate amount of skin such as classic or reverse abdominoplasty, different nuances of partial skin resection treatments and other differentiated techniques. Details of umbilical scar correction, plications, materials used in the musculoaponeurotic layer, simultaneous treatment of abdominoplasty, and defects or deformities of the musculoaponeurotic layer were also included. Definition liposuction techniques associated or not with abdominoplasty also took up a good amount of space in the chapters. The interaction of other specialists such as nutritionist and anesthesiologist were dealt with in separate chapters. New technologies were also described as the use of robotics in the correction of diastasis recti, the use of plasma energy, laser and subcutaneous ultrasound formed the basis of these chapters.

But it could not be a book with the view only of a group of Brazilian surgeons. We wanted to explore the different world schools of high-profile plastic surgeons. That's why colleagues from four different continents, leaders in the field, were selected. The invitation to all authors was made by the five authors through videoconference, directly. It was a friendly way to involve them in the project from the heart. The response was very good from the chapter authors, of all nationalities.

It would not be enough for the group to have a book the way it was done a hundred years ago. A printed sequence of pages, with figures. In the midst of the digital age, we envisioned more than that. The inclusion of films is almost common in books, but in addition, we introduce the chapter author's explanation of what is written, in the form of a lecture. In this innovative format, the reader would hardly be left without understanding some detail of the chapter because, in addition to the text, the author would have the film of the surgical technique and the presentation explaining the detail of what was written. That would be as close to the full immersion experience a reader could get.

We tried to organize the chapters with uniformity of items, which is rare in plastic surgery books. In this way, the chapters offer extensive knowledge of what is intended to be exposed, in a broad but objective way. Repetition of anatomical details in the chapters, of similar techniques and of history were avoided, which made the book lighter and the chapters were straight to the point.

The book "Abdominoplasty by the Masters" was a challenge in order to fill a gap in the literature on this subject, which is so broad and has so many details. It will facilitate the understanding of such diverse techniques that seek the most detailed and harmonic results. We hope that reading this book will bring the reader the same learning experience that we had when reviewing the chapters, classes, and surgeries in this book.

Fabios Xerfan Nahas
Mauro Fernando Deos
Carlos Oscar Uebel
Marcelo Marafon Maino
Lydia Masako Ferreira

APRESENTAÇÃO

Como todo projeto, houve um período de gestação até o nascimento. Quando Mauro Deos trouxe a ideia de escrever em conjunto um livro sobre abdominoplastia, Fabio Nahas refletiu e aceitou o desafio. O grupo começou a se formar em torno de um projeto que deveria ser diferente, único. Lydia Masako Ferreira, excepcional líder e expoente da cirurgia plástica brasileira e mundial, abraçou a ideia, bem como Carlos Uebel, ex-presidente da ISAPS e organizador de um dos cursos mais longevos de cirurgia plástica do Brasil, e Marcelo Maino, um dínamo organizacional, juntaram-se ao time.

Diversas reuniões foram realizadas buscando a excelência da qualidade da obra. Queríamos algo diferente, algo de impacto que dissecasse a abdominoplastia como nunca fora realizado em uma obra didática. Com a grande variedade de técnicas e tecnologias disponíveis aplicadas à abdominoplastia, havia vasta quantidade de assuntos a serem explorados, como: técnicas para tratamento de grande excesso de pele com abdominoplastia circunferencial, em âncora; tratamento de pacientes com quantidade de pele moderada, como a abdominoplastia clássica, reversa, diferentes *nuances* de tratamentos de ressecção parcial de pele e outras técnicas diferenciadas. Detalhes de correção de cicatriz umbilical, plicaturas, materiais utilizados no plano musculoaponeurótico, tratamento simultâneo de abdominoplastia e defeitos ou deformidades do plano musculoaponeurótico também foram incluídos. Técnicas de lipoaspiração de definição associadas ou não à abdominoplastia também tomaram um bom espaço dos capítulos. A interação de outros especialistas como nutricionista e anestesista foram tratadas em capítulos à parte. As novas tecnologias também foram descritas, como o uso de robótica na correção da diástase de retos, o uso de plasma, *laser* e ultrassom subcutâneo formaram a base destes capítulos.

Mas não poderia ser um livro com a visão apenas de um grupo de cirurgiões brasileiros. Queríamos explorar as diferentes escolas mundiais de cirurgiões plásticos de grande projeção. Por isso foram selecionados colegas de quatro continentes diferentes, líderes na área. O convite a todos os autores foi feito pelos cinco autores responsáveis por meio de videoconferência, de forma direta. Foi uma forma amistosa de envolvê-los no projeto de coração. A resposta foi muito boa por parte dos autores de capítulos, de todas as nacionalidades.

Para o grupo não bastaria que tivéssemos um livro da forma como se fazia há 100 anos. Uma sequência impressa de páginas com figuras. Em plena era digital, vislumbrávamos mais que isso. A inclusão de filmes é quase algo comum em livros, mas, além disso, introduzimos a explicação do autor sobre o que está escrito, em forma de aula. Nesse formato inovador dificilmente o leitor ficaria sem entender algum detalhe do capítulo, pois teria, além do texto, o filme da técnica cirúrgica e a aula explicando o detalhe do que foi escrito. Isso seria o mais próximo da experiência de imersão total que um leitor poderia ter.

Procurou-se organizar os capítulos com uniformidade de itens, o que é raro em livros de cirurgia plástica. Deste modo, os capítulos oferecem amplo conhecimento sobre o que se pretende expor, de maneira ampla, mas objetiva. Foram evitadas repetições de detalhes anatômicos nos capítulos, de técnicas semelhantes e de histórico, o que tornou o livro mais leve e os capítulos foram direto ao ponto.

O livro "Abdominoplastia pelos Mestres" foi um desafio em busca de preencher uma lacuna de aprendizado da literatura neste assunto que é tão amplo e que tem tantos detalhes. Facilitará a compreensão de técnicas tão diversas que buscam os resultados mais detalhados e harmônicos. Esperamos que a leitura desta obra traga ao leitor a mesma experiência de aprendizado que tivemos ao rever os capítulos, aulas e cirurgias deste livro.

Fabio Xerfan Nahas
Mauro Fernando Deos
Carlos Oscar Uebel
Marcelo Marafon Maino
Lydia Masako Ferreira

PROLOGUE

The authors, recognized authorities on aesthetic surgery of the abdomen, have written a didactic and comprehensive treatise on Abdominoplasty. It is not the routine book, compiling several chapters by different authors held together by variable editing. The editors maintained personal contact with the authors of each chapter, facilitating uniformity of style and minimizing repetition.

First a didactic, lecture presentation is written. Then, an adjunct correlative video accompanies it, where one visualizes the procedure, facilitating learning and study. Considerable space is dedicated to indicate the differences of the male and female abdomen and to be conscious of these differences in the proper execution of a procedure. For example, the female abdomen has considerable amount of fat at the subcutaneous level, which makes it favorable to liposuction. The male abdomen has more fat intraabdominally. Technology such as lasers, plasma energy, robotics, subcutaneous ultrasound, and particularly liposuction are often used concomitantly for the best results. The authors exemplify the proper use of such technology in different chapters in a clear way, and with appropriate photographs of actual operative procedures.

The comprehensiveness of the book will be of help not only to the specialist with limited experience, but also to the experienced surgeon who, presented with a unique problem, may review the available options and alternatives. The treatise will be useful because of its contents, and lasting because the principles exemplified in the book will prove to be consistent and helpful.

Luis O. Vasconez MD
Prof. Emeritus of Surgery – Plastic Surgery
Univ. Alabama- Birmingham
Birminghsm, Al.
October, 2022

PRÓLOGO

Os autores, autoridades reconhecidas em cirurgia estética do abdome, redigiram um didático e abrangente tratado de abdominoplastia. Não é um livro de rotina, compilando vários capítulos de diferentes autores reunidos por edição de variáveis. Os editores mantiveram contato pessoal com os autores de cada capítulo, facilitando a uniformidade de estilo e minimizando a repetição.

Primeiro, uma apresentação didática é escrita. Então, um vídeo correlativo acompanha cada capítulo, onde se visualiza o procedimento, facilitando o aprendizado e o estudo. Considerável espaço é dedicado nas diferenças do abdômen masculino e do feminino, para se ter a consciência dessas diferenças e seguir a correta execução de um procedimento. Por exemplo, o abdome feminino tem quantidade considerável de gordura no nível subcutâneo, o que o torna favorável à lipoaspiração. O abdômen masculino tem mais gordura intra-abdominal. Tecnologias como *lasers*, energia de plasma, robótica, ultrassom subcutâneo e particularmente lipoaspiração são frequentemente usados concomitantemente para melhores resultados.

Os autores exemplificam o uso adequado de tal tecnologia em diferentes capítulos de forma clara e com fotografias de procedimentos operatórios reais.

A abrangência do livro será de ajuda não apenas para o especialista com experiência limitada, mas também, para o cirurgião experiente que, diante de um problema único, pode rever as opções e alternativas disponíveis. O tratado será útil por causa de seu conteúdo, e duradouro porque os princípios exemplificados no livro provarão ser consistentes e úteis.

Luis O. Vasconez MD
Prof. Emeritus of Surgery – Plastic Surgery
Univ. Alabama- Birmingham
Birminghsm, Al.
October, 2022

COLABORADORES

AL ALY
Professor de Cirurgia Plástica
Departamento de Cirurgia Plástica UT Southwestern Medical Center, EUA

ALEKSANDRA MARKOVIC
Graduada em Medicina pela Belgrade-Faculty of Medicina, EUA
Residência em Cirurgia Geral e Cirurgia Plástica no Hospital Walter Cantídio da Universidade Federal do Ceará (UFC)
Mestranda em Ciências Cirúrgicas pela UFC

ALEXANDRE CARONI BOZOLA
Assistente do Serviço de Cirurgia Plástica do Hospital de Base da Faculdade Estadual de Medicina de São José do Rio Preto (FAMERP/FUNFARME)
Sócio Especialista da Sociedade Brasileira de Cirurgia Plástica (SBCP)

ALFREDO DONNABELLA
Membro Titular da Sociedade Brasileira de Cirurgia Plástica (SBCP)
Mestre pela Universidade Federal de São Paulo (Unifesp)
Presidente da Sociedade Brasileira de Cirurgia Plástica (SBCP) – Regional Minas Gerais – Gestão: 2020-2021
Regente de Cirurgia Pós-Bariátrica da SBCP – Gestão: 2014-2015

ALFREDO E. HOYOS ARIZA
Membro da International Society of Aesthetic Plastic Surgery (ISAPS)
Membro da Colombian Society of Aesthetic and Reconstructive Plastic Surgery (SCCP)

ALVARO CANSANÇÃO
Hospital da Plástica do Rio de Janeiro, RJ
Membro Titular da Sociedade Brasileira de Cirurgia Plástica (SBCP)

AMITABH SINGH
Consultor Sênior, Cirurgia Plástica – Gurugram, Índia

ANA CLAUDIA WECK ROXO
Membro Titular da Sociedade Brasileira de Cirurgia Plástica (SBCP)
Coordenadora Adjunta de Pós-Graduação da Universidade do Estado do Rio de Janeiro (UERJ)
Doutora em Cirurgia pela UERJ

ANDRÉ CERVANTES
Membro Titular da Sociedade Brasileira de Cirurgia Plástica (SBCP)
National Secretary of Brazil– International Society of Aesthetic Plastic Surgery
Diretor Médico – Instituto Médico Cervantes

ANDRÉ LUIS DE MENEZES MARANHÃO
Titular da Sociedade Brasileira de Cirurgia Plástica (SBCP)
Member of the America Society of Plastic Surgery
Member of the International Society of Aesthetic Plastic Surgery
Membro da Câmara Técnica do CREMERJ

ANTÔNIO CARLOS PINTO OLIVEIRA
Membro Titular da Sociedade Brasileira de Cirurgia Plástica (SBCP)
Mestre em Cirurgia pela Universidade Federal do Rio Grande do Sul (UFRG)
Preceptor da Residência médica do Hospital de clínicas de Porto Alegre – HCPA/UFRGS
Coordenador da Equipe de Cirurgia Estética do HCPA

ANTÔNIO ROBERTO BOZOLA
Regente e Chefe do Serviço de Cirurgia Plástica do Hospital de Base da Faculdade Estadual de Medicina de São José do Rio Preto (FAMERP/FUNFARME)
Professor Doutor da Universidade Federal de São Paulo (Unifesp)
Ex-Editor e Coeditor da Revista Brasileira de Cirurgia Plástica
Sócio Titular da Sociedade Brasileira de Cirurgia Plástica (SBCP)
Coordenador do Body Sculpint Course

ARNALDO LOBO MIRÓ
Diretor da Clínica de Cirurgia Plastica e Reparadora Dr. Arnaldo Lobo Miró
Membro Ativo: SBCP- PR, ISAPS, FILACP, ICAPS
Ex-Presidente da Associação dos Ex-Alunos do Professor Ivo Pitanguy (AEXPI)

ARTHUR ARANTES CARLOS
Cirurgião Plástico Formado pelo Hospital da Pontifícia Universidade Católica de Campinas (PUC-Campinas)
Membro Especialista da Sociedade Brasileira de Cirurgia Plástica (SBCP)

BENJAMIN GOMEZ
Regente do Serviço de Cirurgia Plástica do Hospital Santa Rita de Cássia – Vitória, ES
Membro da Sociedade Brasileira de Cirurgia Plástica (SBCP) e da Sociedade Internacional de Cirurgia Plástica Estética (ISAPS)
Membro Emérito do Colégio Brasileiro de Cirurgiões

BRUNO RABOLINI
Acadêmico de Medicina da Universidade Federal do Rio Grande do Sul (UFRGS)

CAMILO ANDRES CAÑAS MARTINEZ
Residente do Serviço de Cirurgia Plástica Osvaldo Saldanha

CARLOS DEL PINO ROXO
Membro Titular da Sociedade Brasileira de Cirurgia Plástica (SBCP)
Membro Titular do Colégio Brasileiro de Cirurgiões
Life Member e Visiting Professor da ISAPS

CARLOS LACERDA DE ANDRADE ALMEIDA
Membro Titular da Sociedade Brasileira de Cirurgia Plástica (SBCP)
Ex-Presidente da SBCP-PE
Regente do Serviço de Cirurgia Plástica do Hospital Agamenon Magalhães Recife, PE credenciado pelo MEC e SBCP
Membro da Comissão de Prova para Especialista da SBCP
Mestre e Doutorando em Cirurgia pela Universidade Federal de Pernambuco (UFPE)

CLAUDIO MAURICIO M. RODRIGUES
Professor de Medicina na Universidade Unichristus – Fortaleza, CE
Membro Especialista da Sociedade Brasileira de Cirurgia Plástica (SBCP)

CRISTIANNA BONETTO SALDANHA
Staff do Serviço de Cirurgia Plástica Osvaldo Saldanha
Coordenadora do Body Sculpint Course

DARVIS DAGER
Plastic Surgery Fellow at Ramirez Plastic Surgery

DAYSON LUIZ NICOLAU DOS SANTOS
Membro Titular e Especialista da Sociedade Brasileira de Cirurgia Plástica (SBCP)
Membro Ativo da SBCP-PR
Chefe do Serviço de Cirurgia Plástica e Residência Médica em Cirurgia Plástica do Hospital Universitário Cajurú da Pontifícia Universidade Católica do Paraná (PUCPR)
Chefe do Serviço de Cirurgia Plástica do Hospital Santa Casa de Curitiba

DIOGO MACIEL LOBÃO VIEIRA
Serviço de Cirurgia Plástica da Universidade do Estado do Rio de Janeiro (UERJ)
Doutorando em Cirurgia pela UERJ

DIRK F. RICHTER
Plastic Surgeon – Institut ID – Cologne – Germany

DONIA DAMOUR
Plastic Surgeon – Cologne – Germany

ÉLVIO BUENO GARCIA
Professor Adjunto da Disciplina de Cirurgia Plástica da Universidade Federal de São Paulo (Unifesp)
Coordenador do Curso de Mestrado Profissional em Ciência, Tecnologia e Gestão Aplicadas à Regeneração Tecidual da Unifesp
Membro Titular da Sociedade Brasileira de Cirurgia Plástica (SBCP)

FAUSTO VITERBO
Professor Titular da Disciplina de Cirurgia Plástica da Faculdade de Medicina de Botucatu (UNESP)

FELIPE CONTOLI ISOLDI
Cirurgião Plástico
Membro Titular da Sociedade Brasileira de Cirurgia Plástica (SBCP)
Mestre em Ciências pela Universidade Federal de São Paulo (Unifesp)
Colaborador pelo Setor de Cicatrizes Patológicas da (Unifesp)

FELIPE MASSIGNAN
Residência Médica em Cirurgia Geral no Hospital São Vicente de Paulo, RJ
Especialização em Cirurgia Plástica no Serviço de Cirurgia Plástica Professor Oswaldo de Castro
Host Total Definer Brasil, instrutor Total Definer Academy, Speaker Vaser Academy

FERNANDO SQUEFF NORA
Anestesiologista do Grupo Alfa de Porto Alegre
Membro do Comitê de Ética do Hospital Moinhos de Vento
Portador do Título Superior de Anestesiologia da Sociedade Brasileira de Anestesiologia

FILIPE FUSINATO
Residência Médica em Cirurgia Geral no Hospital São Vicente de Paulo, RJ
Especialização em Cirurgia Plástica no Serviço de Cirurgia Plástica Professor Oswaldo de Castro, Brasil
Membro da Sociedade Americana de Cirurgia Plástica (ASPS)

FLAVIO MENDES
Professor Doutor da Disciplina de Cirurgia Plástica da Faculdade de Medicina de Botucatu (UNESP)

FRANCISCO JAVIER VILLEGAS-ALZATE
Cirurgião Plástico da Clínica San Francisco – Tuluá, Valle, Colômbia
Professor Clínico de Pós-Graduação em Cirurgia Plástica da Universidad del Valle (Univalle), Colômbia
Professor de Medicina da Unidad Central del Valle (UCEVA), Colômbia

GIULIANO BORILLE
Cirurgião Plástico
Presidente da Sociedade Brasileira de Cirurgia Plástica (SBCP), RS – Gestão: 2020-2021
Criador da Lipoaspiração de Média Definição

GREGORY A. DUMANIAN
Chefe do Departamento de Cirurgia Plástica
Stuteville Professor of Surgery

GUSTAVO AQUINO
Cirurgião Plástico Formado pela Faculdade de Ciências Médicas de Minas Gerais
Membro da Sociedade Americana de Cirurgia Plástica

JOÃO ERFON ALMEIDA RAMOS
Membro Titular da Sociedade Brasileira de Cirurgia Plástica (SBCP)
Membro da Academia Cearense de Ciências (ACECI), Cadeira número 10
Membro Life da International Society of Aesthetic Plastic Surgery (ISAPS)
Professor Visitante da ISAPS
Preceptor do Serviço de Cirurgia Plástica do Hospital Walter Cantídio da Universidade Federal do Ceará (UFC)
Diretor da ArtClinic, CE

JOÃO MAXIMILIANO PEDRO MARTINS
Cirurgião Plástico Formado pela Universidade Federal do Rio Grande do Sul (UFRGS)
Membro Titular da Sociedade Brasileira de Cirurgia Plástica (SBCP)
Mestre em Cirurgia Plástica pela UFRGS
Preceptor Concursado do Hospital de Clínicas de Porto Alegre

JOÃO MEDEIROS TAVARES FILHO
Mestre e Doutor pela Universidade Federal do Rio de Janeiro (UFRJ)
Professor da Faculdade de Medicina de Petrópolis
Membro Titular da Sociedade Brasileira de Cirurgia Plástica (SBCP)

JOSEPH P. HUNSTAD
Centro de Cirurgia Estética Hunstad Kortesis Bharti – Huntersville – Carolina do Norte, EUA

JUAN CARLOS MONTANO PEDROSO
Mestre e Doutor pela Universidade Federal de São Paulo (Unifesp)
Professor Orientador do Curso de Mestrado Profissional em Ciência, Tecnologia e Gestão Aplicadas à Regeneração Tecidual da Unifesp
Membro Titular da Sociedade Brasileira de Cirurgia Plástica (SBCP)

JUAREZ M. AVELAR
Presidente da Sociedade Brasileira de Cirurgia Plástica (SBCP) – Gestões: 1986/1987 e 1990/1991
Professor de Pós-Graduação da Sociedade Internacional de Cirurgia Plástica Estética (ISAPS)
Mestre pela Universidade Federal do Estado do Rio de Janeiro (Unirio)
Membro Imortal da Academia Cristã de Letras

LAISA BRANDÃO CARVALHO
Médica Residente de Cirurgia Plástica da Faculdade de Medicina de Botucatu (UNESP)

LEANDRO DÁRIO FAUSTINO
Membro Titular da Sociedade Brasileira de Cirurgia Plástica
Coordenador do Núcleo de Cirurgia Plástica Human Clinic
Mestre pela Escola Paulista de Medicina da Universidade Federal de São Paulo (EPM-Unifesp)

LUCAS TADEU ARANTES MAIA
Especialista da Sociedade Brasileira de Cirurgia Plástica (SBCP)

LUIZ ALBERTO DE SOUSA LEITE
Ex-Presidente da Sociedade Brasileira de Cirurgia Plástica (SBCP-PE) – Gestões: 1994/1995 e 2018/2019
Patrono e Ex-Regente do Serviço de Cirurgia Plástica do Hospital Agamenon Magalhães Recife, PE, credenciado pelo MEC e SBCP
Membro Efetivo da AEXPI, Membro Titular e Especialista da SBCP e FILACAP
Membro da comissão examinadora para exame de Titular da SBCP

LUIZ FELIPE DUARTE FERNANDES VIEIRA
Supervisor da Residência de Cirurgia Plástica do Hosptital Agamenon Magalhães Recife, PE credenciado pelo MEC e Sociedade Brasileira de Cirurgia Plástica (SBCP)
Membro Titular e regente do Capítulo de Feridas e Curativos da SBCP
Mestre em Cirurgia pela Universidade Federal de Pernambuco (UFPE)

MANUEL VENTURA
Membro da FILACP – SODOCIPRE

MARCOS AGUZZOLI
Médico Anestesiologista Formado pela Universidade de Caxias do Sul
Residência no Hospital de Clínicas em Porto Alegre
Pós-Graduação em Dor pela UNESP em Botucatu
Anestesiologista nos Hospitais Mãe de Deus e Moinhos de Vento em Porto Alegre

MARCO AURÉLIO FARIA-CORRÊA
Formado em Medicida pela Universidade Federal do Rio Grande do Sul (UFRGS)
Pós-Graduação em Cirurgia Geral, Cirurgia Plástica e Microcirurgia no Hospital Universitário da Pontifícia Universidade Católica do Rio Grande do Sul (PUC-RS)
Membro Titular da Sociedade Brasileira de Cirurgia Plástica (SBCP)
Membro de Sociedades Internacionais de Cirurgia Plástica (ISAPS ASPS), Ibero-Latino-Americana, Sociedade de Cirurgia Plástica de Singapura (SAPS)
Membro de Sociedades Internacionais de Microcirurgia, Cirurgia Endoscópica e Robótica (SOBRACIL-RAMSES), e da Sociedade Asiática de Hernia da Parede Abdominal (APHS)
Pioneiro Mundial em Videocirurgia Plástica e de Cirurgia Robótica em Abdominoplastia

MARCUS VINÍCIUS JARDINI BARBOSA
Professor Coordenador dos Laboratórios Morfofuncional e de Práticas Integradas do Curso de Medicina da Universidade de Franca, SP
Professor de Técnica Cirúrgica do Curso de Medicina do Centro Universitário Municipal de Franca
Membro Titular da Sociedade Brasileira de Cirurgia Plástica (SBCP)

MARIA WIEDNER
Plastic Surgeon – Institut ID – Cologne – Germany

MAURICIO E PEREZ PACHON
Doutor e Cirurgião Plástico
Editor Científico e Bolsista de Pesquisa na Total Definer

MAURÍCIO SCHNEIDER VIARO
Membro Titular da Sociedade Brasileira de Cirurgia Plástica (SBCP)
Membro da Sociedade International Society of Aesthetic Plastic Surgery (ISAPS)
Mestre em Ciências Cirúrgicas

MURILLO FRANCISCO PIRES FRAGA
Doutor em Medicina pela Faculdade de Ciências Médicas da Santa Casa de São Paulo
Membro Titular da Sociedade Brasileira de Cirurgia Plástica (SBCP)
Cirurgião Plástico do Núcleo de Reconstrução Mamária do Hospital Sírio-Libanês
Médico Assistente da Disciplina de Cirurgia Plástica da Santa Casa de São Paulo

NÍVEO STEFFEN
Membro Atual do Board da International Society of Aesthetic Plastic Surgery (ISAPS)
Presidente da Sociedade Brasileira de Cirurgia Plástica (SBCP) – Biênio: 2018/2019
Regente e Supervisor da Residência Médica do Serviço de Cirurgia Plástica da Irmandade Santa Casa de Misericórdia de Porto (ISCMPA) da Universidade Federal de Ciências da Saúde de Porto Alegre

OSCAR M. RAMÍREZ
Professor Adjunto da Cleveland Clinic, Fort Lauderdale – Flórida, EUA
Clínica Privada em Aventura – Flórida, EUA

OSVALDO SALDANHA FILHO
Staff do Serviço de Cirurgia Plástica Osvaldo Saldanha
Coordenador do Body Sculpint Course

OSVALDO SALDANHA
Ex-Presidente da Sociedade Brasileira de Cirurgia Plástica (SBCP)
Chefe do Serviço de Cirurgia Plástica Osvaldo Saldanha
Chefe da Divisão de Cirurgia Plástica da Universidade Metropolitana de Santos (Unimes)
Coordenador do Body Sculpint Course

PAMELLA VERISSIMO
Preceptora da Residência em Cirurgia Plástica do Conjunto Hospitalar do Mandaqui
Mestre pela Cirurgia Translacional da Universidade Federal de São Paulo (Unifesp)
Membro Titular da Sociedade Brasileira de Cirurgia Plástica (SBCP)
Professor Adjunto do Departamento de Cirurgia Plástica, Escola Paulista de Medicina da Universidade Federal de São Paulo (Unifesp)

PEDRO BINS ELY
Professor de Cirurgia Plástica da Universidade Federal de Ciências da Saúde de Porto Alegre (UFCSPA)
Chefe do Serviço de Cirurgia Plástica ISCMPA/UFCSPA
Membro da Sociedade Brasileira de Cirurgia Plástica (SBCP) e da Sociedade International Society of Aesthetic Plastic Surgery (ISAPS)

RAFAEL SILVA DE ARAÚJO
Aluno do Mestrado Profissional em Regeneração Tecidual da Universidade Federal de São Paulo (Unifesp)
Residente de Cirurgia Plástica da Escola Paulista de Medicina da Universidade Federal de São Paulo (EPM-Unifesp)
Cirurgião Geral da EPM-Unifesp

RICARDO VENTURA
Diretor da Clínica Sculptor
Professor do Serviço de Cirurgia Plástica Osvaldo Saldanha
Membro da ISAPS, FILACP, AEXPI, SODOCIPRE
Diretor Médico de Sculptor – State of the Art – Clinic
Coordenador do Body Sculpint Course

SHAWNA R. KLEBAN
Centro de Cirurgia Estética Hunstad Kortesis Bharti – Huntersville – Carolina do Norte, EUA

SOFIA ARONSON
Residente em Cirurgia Plástica
Northwestern Feinberg School of Medicine

STEFAN DANILLA ENEI
Cirujano Plástico Magíster en Epidemiología Clínica Hospital Clínico Universidad de Chile Clínica Alemana

TÁSSIO FERNANDO CRUSIUS
Médico Residente do Serviço de Cirurgia Plástica da ISCMPA/UFCSPA
Aspirante a Membro Sociedade Brasileira de Cirurgia Plástica (SBCP)
Resident Member ISAPS

TODD A. POLLOCK
MD, FACS
Consultório Privado, Dallas, TX
Professor Assistente Clínico, UT Southwestern

VANESSA YURI SUZUKI
Doutoranda e Mestre em Ciências pelo Programa de Pós-Graduação em Cirurgia Translacional da Universidade Federal de São Paulo (Unifesp)
Pós-Graduada em Nutrição Clínica e Estética pelo iPGS
Nutricionista pelo Centro Universitário Nove de Julho
Pesquisadora e Consultora de Inovação e *Marketing* em Saúde

SUMÁRIO

SUMÁRIO DE VIDEOCIRURGIAS

Abdominoplastia

pelos mestres

Texto, Aulas e Vídeos

Thieme Revinter

HISTÓRIA DAS ABDOMINOPLASTIAS

CAPÍTULO 1

Fabio Xerfan Nahas ▪ Mauro Fernando Deos ▪ Marcelo Marafon Maino
Carlos Oscar Uebel ▪ Lydia Massako Ferreira

INTRODUÇÃO

Atualmente o termo abdominoplastia engloba uma série de procedimentos que representa os diversos tipos de plásticas da região do abdome, mas é importante entendermos as abdominoplastias como resultado de um processo evolutivo. Desde o primeiro relato, feito por Kelly, em 1899, até chegarmos ao momento atual, os resultados foram progressivamente associados à naturalidade e definição de contorno com segurança ao paciente. Inúmeros procedimentos foram incorporados, transformando as abdominoplastias em cirurgias mais complexas, diferentemente do início, quando eram realizadas amputações do excesso dermogorduroso.

Neste capítulo, procurou-se descrever esta evolução com as principais modificações que foram ocorrendo no transcorrer dos anos nas abdominoplastias.

EVOLUÇÃO INICIAL DA ABDOMINOPLASTIA

Apesar de as primeiras ressecções de pele e gordura da parede abdominal serem atribuídas a Demars e Marx, em 1890, foi Kelly, em 1899, o primeiro a utilizar o termo lipectomia abdominal. Nesta ocasião relatou uma ressecção elíptica transversal de pele e gordura na porção central do abdome, incluindo o umbigo, sendo por isso considerada, pela maioria dos autores, a primeira abdominoplastia. Em 1905, Gaudet e Morestin realizaram uma ressecção de excesso de pele e gordura subjacente, com reparo de grande hérnia umbilical.

Foi, a partir de 1924, que a preservação ou reconstrução umbilical passou a ser considerada, quando Thorek descreveu a importância de reimplantar ou preservar o umbigo nas dermolipectomias. Ele propunha a remoção do umbigo e reimplante como enxerto ou a alternativa de deixá-lo preso por seu pedículo no abdome trazendo-o através da pele ao final do procedimento.

Até esse momento as abdominoplastias eram realizadas por ressecções em bloco com descolamento mínimo ou até mesmo sem descolamento. Vermon, em 1957, foi quem primeiro descreveu a ressecção transversal associada ao descolamento superior do retalho e à transposição umbilical, sendo esse um divisor para o que se pode considerar a abdominoplastia moderna. Com descolamentos mais ampliados e a transposição umbilical consolidada como parte da técnica, houve a possibilidade de se criar retalhos maiores, cujos excessos passaram a ser ressecados, mesmo em pacientes sem grandes excedentes de pele e gordura, diferentemente do que era realizado até então. Com isso a abdominoplastia passou a ter sua indicação ampliada e tornou-se mais complexa, com a necessidade de cuidados adicionais com o retalho descolado. Como consequência, Gillies e Millard, em seu livro, ***Principles and Art of Plastic Surgery***, de 1957, descrevem as vantagens da posição *Jack-Knife* (dobrar a mesa operatória) com a recomendação da flexão de joelho no pós-operatório.

Pitanguy, na década de 1960, propôs a extensão do descolamento até as margens costais inferiores. Neste momento houve uma tendência de ampliação do descolamento, permitindo a ressecção completa do excedente de pele do retalho desde a cicatriz umbilical até o púbis, incluindo o orifício de liberação da cicatriz umbilical. Esses descolamentos mais amplos permitiram ressecções em casos de flacidez não tão acentuada e diminuição da tensão na porção mais distal do retalho, aumentando as indicações das abdominoplastias, porém trazendo os riscos inerentes da desvascularização da extremidade do retalho abdominal.

Da mesma forma, a amplitude do descolamento levou ao aumento da incidência de seroma no pós-operatório, que, de tão frequente, passou a ser considerada uma intercorrência. Na tentativa de evitar esses problemas nem sempre fáceis de tratar, Barsky, em 1964, descreveu o uso de cintas compressivas no pós-operatório.

A complexidade da cirurgia foi aumentando, assim como a maior exigência quanto à qualidade dos resultados. Casos de flacidez circunferencial passaram a ter uma alternativa de tratamento com a proposta de alongamento circunferencial da incisão, descrito por Somalo, em 1941. Gonzalez-Ulloa, em 1960, cunhou o termo abdominoplastia circunferencial (*belt lipectomy*), utilizando os princípios descritos por Somalo associado à transposição do umbigo.

Outra modificação importante incorporada à abdominoplastia foi a plicatura da aponeurose dos retos abdominais. Numa sequência de 300 casos operados, Pitanguy relata que ***quando a separação entre os músculos retos abdominais não é grande, uma ou duas camadas de suturas são utilizadas sem abertura da fáscia muscular***. Entretanto, nos casos de diástases maiores, recomenda a abertura da fáscia anterior com sutura da fáscia anterior, incluindo a fáscia posterior dos retos abdominais, para reforço na linha média.

Neste mesmo período houve uma profusão das propostas de marcações para incisão transversa suprapúbica nas abdominoplastias. Pitanguy, nos anos 1950 e 1960, propunha uma marcação transversa baixa que arqueava inferiormente nas laterais, pouco utilizada nos dias atuais, mas muito difundida naquela época, pois a incisão acompanhava o formato dos trajes de banho.

Em 1964, Ronaldo Pontes propôs a técnica de abdominoplastia com ressecção em bloco do retalho previamente demarcado, com o propósito de diminuir o tempo cirúrgico e melhor controle sobre o sangramento.

Calia, em 1965, padronizou o descolamento e a transposição umbilical de forma muito semelhante ao que se realiza atualmente na chamada abdominoplastia clássica, além de realizar uma marcação arqueada superiormente sobre o púbis, com os prolongamentos laterais paralelos às arcadas crurais.

Em 1975, Regnault descreveu a técnica com incisão em W muito popularizada entre os cirurgiões plásticos e, no mesmo ano, Ramil Sinder propôs a marcação prévia e dissecção do retalho superior para após ressecar o inferior. Este autor mantinha um pequeno triângulo de pele superiormente ao púbis. Uebel, em 1987, publicou uma modificação do trabalho original de Ramil Sinder, em que após colocar o paciente em posição de *Fowler* traz o retalho superior para baixo para se certificar que esse atinge a incisão suprapúbica demarcada.

Apesar das variações das curvas e inclinações das marcações, é consenso atual que a posição central deva ser baixa a uma distância de 6 a 7 cm do púbis. Em 1974, Baroudi reafirmou esses conceitos publicando sua experiência e chamando atenção para a importância da aparência estética do umbigo e as possíveis indicações das diversas incisões.

ABDOMINOPLASTIA REVERSA

Em 1972, Rebello e Franco descreveram a abordagem do abdome por incisão submamária que foi denominada abdominoplastia reversa.

Por vários anos a abdominoplastia reversa ficou praticamente esquecida pelos cirurgiões, muito em função dos problemas relativos à cicatriz inframamária. Em 2009, Deos publicou sua técnica denominada Abdominoplastia Reversa Tensionada que pode ser realizada com incisão inframamária completa em um túnel único até a cicatriz umbilical, ou incompleta com incisão limitada aos sulcos mamários e descolamento em dois túneis sem união da cicatriz na linha média. Associou o princípio das suturas tensionais progressivas em sentido superior, ancorado amplamente o retalho e permitindo a reconstrução do sulco mamário livre de tensão. Dessa forma resolveu os mais frequentes problemas que estavam relacionados à técnica originalmente descrita por Rebello e Franco: a migração inferior da cicatriz inframamária e o risco aumentado de cicatrizes patológicas por excesso de tensão.

UMBILICOPLASTIAS

Há diversas propostas de umbilicoplastias desde que Torek descreveu pela primeira vez a alternativa de preservá-lo. Há convergência entre a maioria dos autores na importância de fixação do pedículo na aponeurose abdominal, embora a história mostre grande variedade de alternativas no que se refere ao desenho do umbigo e na forma de abertura do orifício do retalho abdominal para exteriorização do coto. Vale destacar uma alternativa, proposta por Juarez Avelar, em 1976, com o desenho do umbigo em forma de escudo e abertura do retalho em forma de Y.

Em 1978, Freeman e Weimer propuseram a lipectomia periumbilical para dar mais profundidade e naturalidade ao umbigo. Em 2008 Deos propõe uma uma forma de confecção de desenho do umbigo, denominada "Mickey Mouse", a partir do arredondamento das extremidades do retalho em escudo proposto por Avelar. Também propõe a fixação do retalho de pele à aponeurose sem incluir o coto umbilical na sutura, como era proposto até então.

MODIFICAÇÕES NO TRATAMENTO DO PLANO DO MÚSCULO APONEURÓTICO

Jackson, em 1977, realizou a primeira plicatura vertical e horizontal na porção central do abdome.

Psillakis, em 1978, propôs o tratamento da flacidez lateral por meio da plicatura da aponeurose dos músculos oblíquos laterais com o intuito de melhorar a definição e contornos laterais do abdome.

Nahas, em 2001, descreveu a diástase congênita dos músculos retos, condição que pode levar à recidiva da diástase, quando a plicatura é realizada. Para estes casos foi desenvolvida a técnica do avanço das bainhas dos retos para evitar recidiva. Neste mesmo artigo, descreveu a plicatura em "L" das aponeuroses do músculo oblíquo externo para auxiliar na definição da cintura sem apagar o relevo fino do contorno abdominal.

O IMPACTO DA LIPOASPIRAÇÃO NA ABDOMINOPLASTIA

Em 1980, Illouz publicou sua experiência com uma nova técnica, denominada lipoaspiração. Abriu uma nova era para as cirurgias do contorno corporal. Com isso, a partir do início dos anos 1980, houve a difusão da lipoaspiração pelo mundo e uma modificação do conceito de tratamento cirúrgico do contorno corporal. A possibilidade de se tratar lipodistrofia abdominal com incisões mínimas e recuperação pós-operatória mais rápida trouxe, primeiramente, uma redução nas indicações das abdominoplastias e um aumento nas indicações da lipoaspiração para tratamento das deformidades estéticas abdominais, com a possibilidade de se tratar outras áreas de lipodistrofia, como flancos, dorso e regiões laterais do abdome de forma associada. Discutia-se, entretanto, a possibilidade de se descolar retalhos abdominais lipoaspirados ou lipoaspirar retalhos previamente descolados, principalmente na porção supraumbilical. Essa discussão ocorria pelo fato de que a lipoaspiração poderia comprometer a circulação, aumentando ainda mais a incidência de serosidade no pós-operatório ou que o retalho poderia evoluir com sofrimento vascular e consequente necrose. Esses limites da possível associação entre abdominoplastia e a lipoaspiração do retalho abdominal foram definidos a partir das publicações de Matarasso, em 1991. Neste artigo foram indicadas as áreas de risco de lipoaspiração do retalho durante a abdominoplastia.

MINIABDOMINOPLASTIA

A partir do surgimento da lipoaspiração houve grande difusão das abdominoplastias com incisões reduzidas, denominadas miniabdominoplastias. Em 1985, Hakme apresentou uma nova modalidade de abdominoplastia em que realizava lipoaspiração do retalho com ressecção parcial da pele do abdome. A partir deste momento, uma série de técnicas denominadas genericamente de miniabdominoplastia foram descritas.

Uebel, em 1987, apresentou nova proposta de miniabdominoplastia de dissecção ampliada a partir de uma incisão suprapúbica de 12 a 14 cm com secção do pedículo umbilical, avançando o descolamento em direção ao apêndice xifoide. Realizava a plicatura dos músculos retos abdominais com o reimplante do umbigo no seu lugar de origem ou 1 cm inferiormente. No mesmo período, Storck desenvolve um afastador específico para a miniabdominoplastia de dissecção ampliada que permite a visualização de toda zona de descolamento e a plicatura dos retos abdominais por uma incisão reduzida.

CLASSIFICAÇÕES DE TIPOS DE DEFORMIDADES TRATADAS PELA ABDOMINOPLASTIA

Em 1988 Bozola & Psillakis classificaram as deformidades estéticas da parede abdominal em 5 tipos diferentes, ajustando cada tipo de deformidade a um tipo específico de tratamento. No ano de 2001, Nahas descreveu, em artigos separados, duas classificações. Uma delas, a classificação das deformidades de pele, mais abrangente que a descrita inicialmente, em 1988, e de certa forma mais simples. A outra foi a primeira classificação das deformidades músculo-aponeuróticas do abdome, permitindo realizar um tipo específico de correção deste plano para cada deformidade descrita.

Correção de Diástase de Retos por Vias Laparoscópica e Robótica

Nahas, em 1993, e, em 1996, descreveu as bases técnicas para a correção de diástase de retos por via laparoscópica, técnica que passou a ser realizada com a cirurgia robótica atualmente.

Pontos de Adesão

O seroma foi a complicação que levou à criação de uma técnica que revolucionou a forma como a abdominoplastia é realizada. Baroudi e Ferreira, em 1998, publicaram, a partir de uma série de casos e com avaliação clínica, a proposta de pontos de adesão entre o retalho e o plano do músculo aponeurótico, com a finalidade de se tratar e prevenir seromas. Inicialmente poucos cirurgiões acreditaram que um problema que havia sido rotulado como uma intercorrência e não complicação, por sua alta incidência, pudesse ser resolvido com uma técnica tão simples. Entretanto isso mudou o curso das abdominoplastias, praticamente eliminando o problema dos seromas e tornando a cirurgia mais segura e previsível.36 Pollock e Pollock, em 2000, a partir da ideia de Baroudi e Ferreira, publicaram sua proposta de suturas tensionais progressivas com a descrição de série de casos e avaliação clínica, não só com o propósito de prevenir seromas, mas também de redistribuir as forças tensionais sobre o retalho. Propõem que as suturas sejam feitas a partir de um tracionamento inferior do retalho, obtendo-se, dessa forma, um melhor controle na tensão da sutura do retalho no fechamento da pele nas abdominoplastias. Em 2002, Deos apresentou a possibilidade do uso das suturas tensionais e contínuas nas abdominoplastias e lipoabdominoplastias com a vantagem da dimininuição do tempo de execução em relação às suturas com pontos separados.

Entretanto foi somente, em 2007, em um estudo prospectivo de série de casos avaliados com ultrassonografia, que Nahas *et al.* confirmaram a eficácia das suturas de adesão na prevenção dos seromas no pós-operatório das abdominoplastias. Em outro estudo por Martins *et al*, publicado, em 2021, provou-se que o uso de pontos de adesão diminui a tensão no fechamento da pele na abdominoplastia, potencialmente reduzindo o risco de necrose de pele.

Modificação em Relação ao Uso de Cintas

Em 2013, Rodrigues *et al.* verificaram em estudo prospectivo que, após a colocação da cinta ao final da abdominoplastia, havia um aumento de cerca de 3 vezes da pressão intra-abdominal em relação à pressão após o fechamento da cirurgia. A seguir, em 2015, Berjeaut *et al.* verificaram também que, após o uso de cinta em voluntários saudáveis, há uma diminuição do fluxo de sangue na veia femoral comum ao redor de 30%. Além dessa redução do fluxo houve também um aumento de área do vaso, ambos os parâmetros medidos pelo Doppler colorido. Estes estudos nos levaram a crer que, possivelmente, as cintas compressivas têm sido um fator de aumento de risco na ocorrência de fenômenos tromboembólicos nestes pacientes. Novos ensaios clínicos randomizados estão sendo encaminhados para publicação demonstrando que não há aumento de formação de seroma, recidiva de diástase de retos ou edema, além de melhorar a ventilação pulmonar quando não se usa cinta compressiva. Desta forma, provavelmente será modificado o tipo de cinta que se utiliza no pós-operatório no futuro próximo. Atualmente, após estes estudos, os cirurgiões plásticos têm utilizado cintas mais frouxas.

TÉCNICAS ESPECÍFICAS

Lipoabdominoplastia

Saldanha, em 2001, descreveu a técnica denominada lipoabdominoplastia. Diferentemente do que preconizava Matarasso, permite associar lipoaspiração da parede abdominal ao descolamento do retalho acima do umbigo e à correção da diástase dos músculos retos abdominais. Para isso o descolamento deve ser feito em forma de um túnel estreito que possibilita a preservação dos vasos perfurantes abdominais. Além disso, realiza a ressecção da pele da região infraumbilical sobre a fáscia de Scarpa, com a finalidade de diminuir a formação de seroma.

TULUA

Villegas, em 2011, descreveu a técnica TULUA de abdominoplastia em que não realiza descolamento na região supraumbilical. Associa lipoaspiração completa da parede abdominal, plicatura transversa infraumbilical (desde o umbigo até a região pubiana) e neoumbilicoplastia com enxertia da própria pele do retalho que foi retirado do abdome.

RAFT

Danilla, em 2017, descreveu a técnica RAFT (*rectus abdominis fat transfer*) associada à lipoabdominoplastia, em que realiza lipoenxertia de 30 a 40 mL nas regiões do músculo reto abdominal entre as inserções tendíneas e faz a lipoaspiração de definição, criando o relevo fino do abdome. Com isso obtém-se um efeito de somatória das duas técnicas no relevo abdominal.

Abdominoplastia de Alta Definição

O trabalho de Mentz *et al.* demonstrou a importância da lipoaspiração na modelagem toracoabdominal, destacando as áreas negativas e positivas. Hoyos *et al.* associaram a tecnologia Vaser® aos princípios de Mentz, contribuindo sensivelmente na consolidação da técnica de lipodefinição e em 2018 publicou sua experiência de abdominoplastia associada à lipoaspiração de alta definição, criando o conceito de abdominoplastia de alta definição.

A abdominoplastia passou, desde seu início, por grandes transformações que se acentuaram nos últimos anos. No princípio, a técnica baseava-se em amputações sem descolamento. A seguir passou para uma fase de grandes descolamentos em pacientes que eram tratadas da mesma forma, independentemente da deformidade. Mais recentemente, procurou-se individualizar o problema estético do abdome e os cirurgiões passaram a reduzir os descolamentos, realizar cirurgias mais conservadoras. No momento atual, procura-se, realizar descolamentos limitados, maximizando os resultados com técnicas que simulem a definição muscular por meio de procedimentos no tecido subcutâneo. A abdominoplastia está em constante evolução. Novas técnicas e melhora das atuais estão em amplo desenvolvimento. O aumento da complexidade implica no surgimento de novas classificações e a melhor indicação de tratamento para cada tipo específico de deformidade. A inovação, o melhor controle dos resultados e das complicações tem movido as pesquisas nesta área de conhecimento.

BIBLIOGRAFIA

Avelar JM. Umbilicoplastia: uma técnica sem cirurgia externa. Anais do 13oCong. Bras. Cir. Plást. Porto Alegre: Ed. Meridional. 1976.

Baroudi R, Ferreira CA. Seroma: how to avoid it and how to treat it. Aesthet Surg J. 1998;18(6):439-41.

Baroudi R, Keppke EM, Tozzi-Netto F. Abdominoplasty. Plast Reconstruct Surg. 1974;54:161.

Barsky AJ, Kahn S. Principles and practices of plastic surgery. New York: McGraw-Hill. 1964.

Berjeaut RH, Nahas FX, Dos Santos LK, et al. Does the use of compression garments increase venous stasis in the common femoral vein? Plast Reconstr Surg. 2015;135(1):85e-91e.

Bozola AR, Psillakis JM. Abdominoplasty: A new concept and classification for treatment. Plast Reconstr Surg. 1988;82:983.

Callia WEP. Dermolipectomia abdominal. São Paulo: Brazil. Carlo Erb. 1963.

Danilla S. Rectus Abdominis Fat Transfer (RAFT) in Lipoabdominoplasty: A New Technique to Achieve Fitness Body Contour in Patients that Require Tummy Tuck. Aesthetic Plast Surg. 2017;41(6):1389-99.

Deos M. Emprego das suturas tensionais contínuas nas abdominoplastias e lipoabdominoplastias – Anais da Jornada Sul brasileira de Cirurgia Plástica. Gramado: RS. 2002.

Deos MF, Arnt RA, Gus EI. Tensioned reverse abdominoplasty. Plast Reconstr Surg. 2009;124(6):2134-2141.

Deos MFS. Lipoabdominoplastias – Fundamentos e Classificação In: Saldanha O. Lipoabdominoplastia. Di-Livros Ed. 2004. p. 57-65.

Deos MFS. Miniabdominoplastias – Livro do Desc. (Dep. de Ensino e Serviços Credenciados da SBCP). 2018;3:147-154.

Deos MFS. Refinamentos nas Umbilicoplastias – Jornada Paulista de Cirurgia Plástica. São Paulo: SP. 2008.

Di Martino M, Nahas FX, Barbosa MV, et al. Seroma in lipoabdominoplasty and abdominoplasty: a comparative study using ultrasound. Plast Reconstr Surg. 2010;126(5):1742-51.

Freeman BS, Weimer DR. Abdominoplasty with especial attention on to reconstruction of umbilicus: technique and complications. Aesth Plast Surg. 1978:2:65.

Gillies H, Millard Jr. The principles and art of plastic surgery. In: Brown L. Vol 2. Boston: MA. 1957.

Gonzalez-Ulloa M. Belt lipectomy. Br J Plast Surg. 1960;13:179.

Grazer FM. Abdominoplasty. Plast Reconstruct Surg. 1973;51:617.

Grazer FM. Plastic operation on the abdomen. Calif Med. 1973;119: 64.

Hakme F, Freitas RR, Souza B. Evolução Histórica das Abdominoplastias. In: Saldanha O. Lipoabdominoplastia. Di-Livros Editora. 2004. p. 1-12.

Hakme F. Techinical datails in the lipoaspiration associate with liposuction. Ver Bras Cir. 1985;75(5):331-7.

Hoyos A, Pérez ME, Guarín DE, Montenegro A. A report of 736 high-definition lipoabdominoplasties performed in conjunction with circumferential VASER liposuction. Plast Reconstr Surg. 2018;142(3):662-75.

Hunstad JP, Repta R. History of abdominoplasty, IN: Atlas of Abdominoplasty. Elsevier. 2009. p. 1-3.

Illouz YG. History and current concepts of lipoplasty. Clin Plast Surg. 1996;23:721.

Illouz YG. Illouz's technique of body contouring by lipolysis. Clin Plast Surg. 1984;11:409.

Illouz YG. Une nouvelle technique pour les lipodisrophies localis. Es Rev Chir Esth (France). 1980;6.

Jackson I. Abdominoplasty, the waistline Stich and Other refinaments. Plast Reconst Surg. 1977;61:180.

Kelly HA. Excision of the fat of the abdominal wall lipectomy. Surg Gynecol Obstet. 1910;10:299.

Kelly HA. Report of gynecological cases excessive growth of fat. Johns Hopkins Med J. 1899;10:197.

Martins MRC, de Moraes BZF, Fabri DC, et al. The Effect of Quilting Sutures on the Tension Required to Advance the Abdominal Flap in Abdominoplasty. Aesthet Surg J. 2021:395.

Matarasso A. Abdominoplasty: A system of classification and treatment for combined abdominoplasty and suction-assited lipectomy. Aesth Plast Surg. 1991;15:111.

Matarasso A. Liposuction as an adjunct to full abdominoplasty. Plast Reconstr Surg. 1995;95(9):829-36.

Monard P. La resection esthetic du ventre en tablier avec transplantation de lombilique. In: Paucher V ed. La Pratique Chirurgicale Illustrée, vol. XIV. Paris: Gaston Doin. 1930.

Morestin A. La restauration de la paroi abdominate par résection enteudue des téguments et de la graisse souscutúee et le plissement des apouéurises superficielles envisagé comme complément de la cure radicule des hernies omblicales. Thése Paris. 1911.

Nahas FX, Ghelfond C, Ferreira LM. Does quilting suture prevent seroma in abdominoplasty? Plast Reconstr Surg. 2007;119(3):1060-4.

Nahas FX. A pragmatic way to treat abdominal deformities based on skin and subcutaneous excess. Aesth Plast Surg. 2001;125(5):365-71.

Nahas FX. An aesthetic classification of the abdomen based on the myoaponeurotic layer. Plast Reconstr Surg. 2001;108(6):1787-95.

Nahas FX. Reconstrução da Parede Abdominal por Via Laparoscópica. Arq Bras Cir Digest. 1993;8(1):132-3.

Nahas FX. Studies on the endoscopic correction of diastasis recti. Oper Tech Plast Reconstr Surg. 1996;3 (1):58-61.

Pitanguy I. Abdominal lipectomy: An approach to it through na analysis of 300 consecutive cases. Plastic Reconstruct Surg. 1967;40:384.

Pollock H, Pollock T. Progressive tension sutures: a technique to reduce local complications in abdominoplasty. Plast Reconstr Surg. 2000;105(7):2583-6.

Pontes R. Abdominoplastia. Ressecção em bloco e sua aplicação em lifting de coxa e torsoplastia. Rio de Janeiro: Revinter. 2004. p. 1-54.

Psillakis J. Abdominoplasty – Some ideas to improve results. Aesth Plast Surg 1978;2: 205.

Rebello C, Franco T. Abdominoplasty through a submammary incision. Int Surg. 1977;62:462.

Rebello C, Lion P, Franco T. Abdominoplasty through submamary incision. Intern. Cong – International Soc. Of Aesthetic Plastic Surg. Rio de Janeiro: Ed. Publicaciones Controladas, Madrid. 1972. p. 58.

Regnault P. Abdominoplasty by the 'W' technique. Plast Reconstruct Surg. 1975;55:265.

Regnault P. The history of abdominal dermolipectomy. A esthet Plast Surg. 1978;2:113.

Rodrigues MA, Nahas FX, Gomes HC, Ferreira, LM. Ventilatory Function and Intra-abdominal Pressure in Patients Who Underwent Abdominoplasty with Plication of the External Oblique Aponeurosis. Aesth Plast Surg. 2013;37:993-9.

Saldanha OR, Souza Pinto EB, Matos Jr. WN, et al. Lipoabdominoplasty without undermining. Aesthet Surg J. 2001;21:518-26.

Saldanha OR. Lipoabdominoplasty with selective and safe undermining. Aesthetic Plast Surg. 2003;22(4):322-7.

Sinder R. Cirurgia Plástica do Abdome. Rio de Janeiro: Ed. Ramil Sinder. 1979. p. 14-16,37-39.

Somalo M. Dermolipectomia circular del tronco. Cir Plast II. Arch Chir Exp. 1941;1:404.

Storck R. Lipominiabdominoplastia. Atualizações em Cirurgia Plástica Estética, SBCP Reg. São Paulo. 1988.

Storck R. Miniabdominoplastia. ACM Arq Catarin Med. 2000;29(1):250-1.

Thorek M. Plastic surgery of the breast and abdominal wall. In: Thomas CC. Springfield, Ill. 1924.

Toranto IR. Resolution of back pain with the wide abdominal rectus plication abdominoplasty. Plast Reconstruct Surg. 1988;81:777.

Uebel CO. Cirurgia do abdômen associada à lipoescultura. In: Tourniex AAB, ed. Atualização em Cirurgia Plástica Estética. São Paulo: Robe Editorial. 1994. p. 483-9.

Uebel CO. Lipoabdominoplasty: Revisiting the superior pull-down abdominal flap and new approaches. Aesth Plast Surg. 2009;33(3):366-76.

Uebel CO. Miniabdominoplastia com secção do pedículo umbilical associada à lipoaspiração: Trabalho apresentado na Jornada Carioca de Cirurgia Plástica. 1985.

Uebel CO. Minilipoabdominoplasty – a new approach for the body contouring. Annals 9yh Congress ISAPS. New York: EUA. 1987.

Uebel CO. Minilipoabdominoplasty – its evolution. Lipoabdominoplasty. São Paulo: Di Livros. 2004. p. 73-85.

Vernon S. Umbilical transplantation upward and abdominal contouring in lipectomy. Am J Surg. 1957;94:490.

Villegas F. Abdominoplasty without flap dissection, full liposuction, transverse infraumbilical plication and neoumbilicoplasty with skin graft. (T.U.L.U.A). Can J Plast Surg. 2011;19(A):95.

Vídeo Aula

ANATOMIA CIRÚRGICA DA PAREDE ABDOMINAL

CAPÍTULO 2

Marcus Vinícius Jardini Barbosa ▪ Fabio Xerfan Nahas

INTRODUÇÃO

A parede abdominal representa uma das regiões de grande significado anátomo-funcional, pois atua na estabilização da coluna vertebral, contenção visceral e no mecanismo de prensa, essencial para a micção, evacuação e auxílio no trabalho de parto. É formada por um conjunto de estruturas músculo-aponeuróticas complexas, interconectadas entre si, que se inserem superiormente nos arcos costais, inferiormente na pelve e, posteriormente, na coluna vertebral. Sua parede anterolateral é, em sua maior parte, muscular, sendo, portanto, a região de maior incidência de alterações estéticas e funcionais. Desta forma, é de extrema importância que os cirurgiões plásticos tenham conhecimento profundo de sua anatomia para uma abordagem correta e segura no tratamento de suas diferentes deformidades. Desta forma pode-se obter uma melhora do aspecto estético acompanhada da completa restauração da funcionalidade da parede abdominal.

Do ponto de vista didático, a parede abdominal pode ser dividida em parede abdominal anterior, lateral e posterior. Apesar de a região inguinal pertencer à parede abdominal anterior, sua anatomia e fisiologia são peculiares e apresentam certa complexidade que foge da atuação específica do cirurgião plástico. Assim, o presente capítulo enfatizará a anatomia cirúrgica da parede abdominal anterolateral por sua maior relevância para a especialidade.

ANATOMIA DE SUPERFÍCIE

Quando se considera a anatomia de superfície, algumas estruturas e relevos ganham importância por serem pontos de referência anatômicos e por mostrarem certa graciosidade quando adequadamente posicionados e destacados. Os mais importantes são: o umbigo, a linha alba, as linhas semilunares e os sulcos inguinais.

O umbigo pode ser considerado como a estrutura mais evidente da parede abdominal anterior. Apresenta-se verticalizado, de forma ovalada, com diâmetro médio entre 1,5-2 cm. Sua localização pode ser variável, sendo a posição ideal localizada no nível das vértebras L3-L4, no ponto médio entre a distância xifopúbica ou ainda no ponto médio de uma linha imaginária transversal, ligando as duas espinhas ilíacas anterossuperiores. Uma pequena prega cutânea na porção superior e uma profundidade maior que 0,4 cm são desejáveis para manutenção da proporção estética.

A linha alba estende-se longitudinalmente do processo xifoide à sínfise púbica, na linha mediana, e corresponde a uma faixa de tecido conjuntivo denso, formada pela intersecção medial das aponeuroses dos músculos oblíquo externo, oblíquo interno e transverso na formação das lâminas anterior e posterior da bainha do músculo reto abdominal. Apresenta uma trama em forma de malha que confere resistência e certa flexibilidade no sentido longitudinal, sendo seu aspecto mais alargado na região supraumbilical, estreitando-se progressivamente no sentido craniocaudal. Destaca-se por sua posição mediana levemente deprimida na região supraumbilical. Esta maior adesão ocorre graças à presença de projeções tendíneas, provenientes de cada lado das aponeuroses dos músculos oblíquos e transverso (para a formação da bainha do músculo reto) na linha mediana, que correm obliquamente para a região anterior, se entrecruzam e aderem à derme profunda.

As linhas semilunares são bilaterais e estão dispostas longitudinalmente, em localização paralela à linha alba, em cerca de 5-8 cm (dependendo da largura do músculo reto abdominal). Sua anatomia é arqueada, de concavidade medial, estendendo-se da nona cartilagem costal ao tubérculo púbico, acompanhando a margem lateral dos músculos retos abdominais. Trata-se da região de confluência das aponeuroses dos músculos oblíquos externo, interno e do músculo transverso, para a formação da bainha dos músculos retos abdominais que terminarão na linha alba. Por ser uma área de aderência das fibras aponeuróticas à tela subcutânea, seu relevo é levemente deprimido, cujo destaque deve ser considerado quando se deseja um melhor aspecto estético da região.

Na porção mais distal do abdome estão localizados os sulcos inguinais. Esta referência anatômica corresponde à projeção cutânea do ligamento inguinal, importante estrutura aponeurótica formada na margem inferior da aponeurose do músculo oblíquo externo que se estende da espinha ilíaca anterossuperior até o tubérculo púbico, localizado lateralmente a cerca de 2,5 cm da sínfise púbica. À semelhança da linha alba e das linhas semilunares, os sulcos inguinais apresentam-se levemente deprimidos, conferindo graciosidade ao relevo abdominal.

Além dos pontos de referência descritos anteriormente, destacam-se, ainda, três a quatro pregas transversais, com relevo levemente deprimido, correspondentes às intersecções tendíneas, dispostas ao longo dos músculos retos abdominais, que conferem um aspecto de "definição" abdominal, comum em atletas.

As cristas ilíacas também servem como importantes pontos de referência anatômica para marcações em abdominoplastia e para o reposicionamento do neoumbigo.

BIOMECÂNICA DA PAREDE ABDOMINAL

A biomecânica da parede abdominal está diretamente relacionada com a disposição concêntrica de suas camadas músculo-aponeuróticas e sua inter-relação com as estruturas osteocartilaginosas adjacentes. Estas estruturas são adaptadas e especializadas. permitindo que haja um movimento coordenado de toda a musculatura abdominal por meio do entrecruzamento e fixação de suas fibras aponeuróticas, conferindo um padrão digástrico tanto no sentido laterolateral (entre os músculos oblíquos e transverso), quanto no sentido craniocaudal (por meio das intersecções tendíneas dos músculos retos do abdome) de tal forma que um lado não consiga exercer suas funções separadamente. Assim, além de exercer seu mecanismo de prensa de forma efetiva, a parede abdominal ainda consegue limitar, sustentar, conter e proteger as vísceras abdominais.

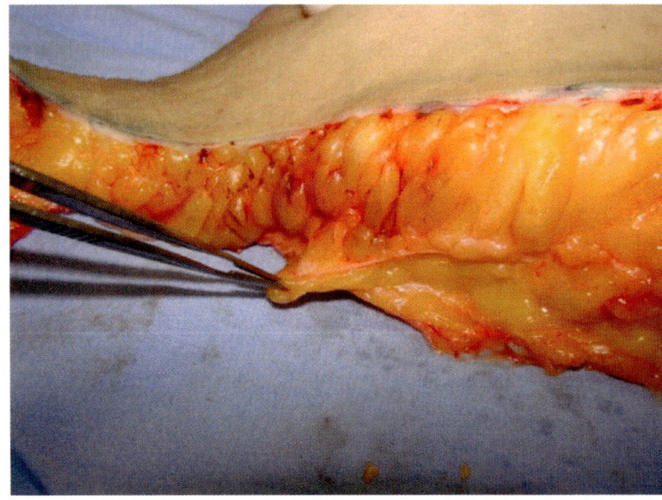

Fig. 2-1. Retalho dermogorduroso do abdome, com destaque para a fáscia de Scarpa.

CAMADAS DA PAREDE ABDOMINAL

A parede abdominal apresenta as seguintes camadas, sendo as que mais interessam à cirurgia plástica são: pele, tela subcutânea, fáscia superficial (fáscia de Camper), fáscia profunda situada anteriormente à aponeurose (fáscia de Scarpa), músculo reto abdominal, músculo oblíquo externo, músculo oblíquo interno, músculo transverso, músculo piramidal, fáscia transversalis.

Pele e Tela Subcutânea (Tecido Celular Subcutâneo)

Na parede abdominal a epiderme não apresenta variações em sua espessura. Entretanto, a derme torna-se progressivamente mais espessa à medida que caminha para a parede abdominal posterior. O mesmo ocorre quando se progride da porção abdominal infra para a supraumbilical, onde a derme é mais espessa.

A tela subcutânea, também conhecida como tecido celular subcutâneo ou hipoderme, é basicamente composta por células adiposas, dividindo-se em duas camadas: a superficial (areolar) e a profunda (lamelar), separadas pela fáscia de Scarpa (Fig. 2-1). A camada superficial é caracterizada por tecido gorduroso denso e espesso, estroma fibroso que se distribui de maneira uniforme, revestindo toda a parede abdominal. Sua espessura é muito variável, na dependência do estado nutricional do indivíduo. A camada profunda é composta por um tecido gorduroso frouxo, disposto em camadas (Fig. 2-2). É nesta camada lamelar por onde correm os principais vasos e nervos superficiais. Esta divisão em dois planos é marcadamente nítida na região infraumbilical, sendo de difícil identificação na região supraumbilical. É também na região infraumbilical que se concentra a maior variação de espessura da camada gordurosa profunda decorrente da variação de peso dos pacientes. Na linha alba, a pele e a tela subcutânea encontram-se aderidos a esta, sendo a relação mais intensa na região supraumbilical, tornando mais difícil o descolamento durante a abdominoplastia.

O suprimento arterial é dependente do plexo subdérmico que se origina de uma rica rede de anastomoses entre os vasos superficiais, principalmente das artérias epigástrica superficial e circunflexa ilíaca superficial (ramos da artéria femoral), porém os ramos perfurantes das artérias epigástrica superior e inferior e ramos superficiais das artérias intercostais,

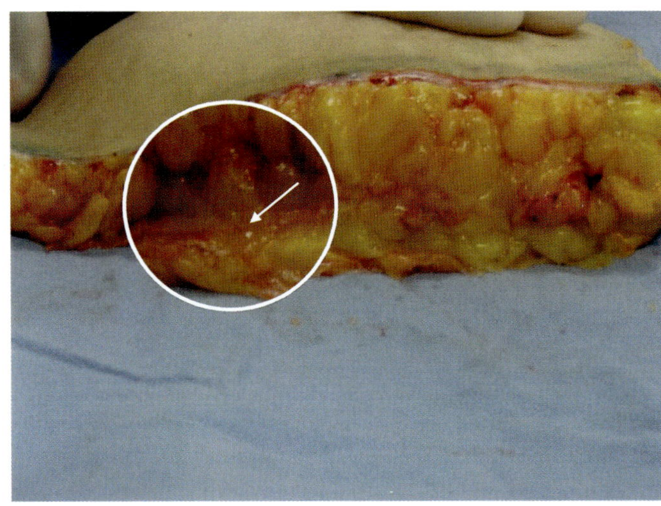

Fig. 2-2. Divisão do tecido celular subcutâneo do abdome. Notam-se as camadas areolar e lamelar, separadas pela fáscia de Scarpa (seta).

subcostais e lombares também contribuem para a vascularização do tecido celular subcutâneo (Fig. 2-3).

A drenagem venosa é realizada por meio das veias epigástricas superficiais e circunflexas ilíacas superficiais que desembocam na veia safena magna.

A drenagem linfática da região supraumbilical é realizada para os linfonodos axilares, enquanto a região infraumbilical drena para os linfonodos inguinais superficiais.

A inervação sensitiva e motora é realizada pelos nevos intercostais, subcostal, ílio-hipogástrico e ilioinguinal. Os nervos intercostais são ramificações ventrais de T7 a T11. O nervo subcostal é proveniente da raiz de T12, e os nervos ilioinguinal e ílio-hipogástrico são provenientes da raiz de L1. Os ramos de T7 e T9 inervam a pele superiormente à cicatriz umbilical, os ramos de T10 suprem a região periumbilical, e os ramos de T12 e L1 suprem a pele inferiormente à cicatriz umbilical.

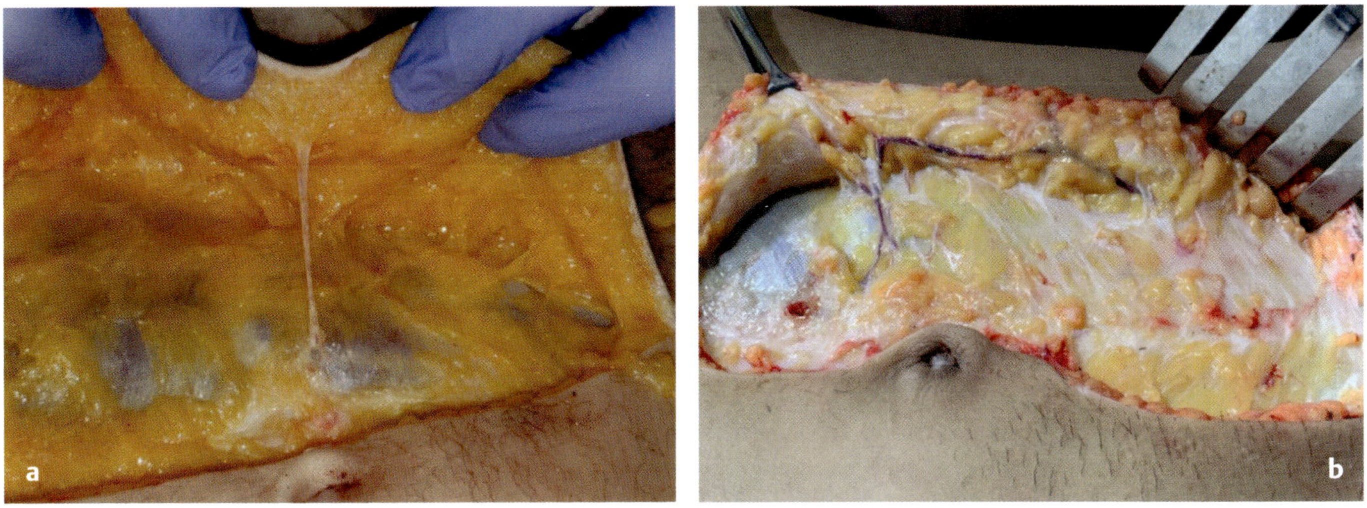

Fig. 2-3. (a) Ramo perfurante da artéria epigástrica inferior esquerda em direção à região subdérmica. (b) Suprimento arterial da pele e tecido celular subcutâneo a partir de um ramo perfurante da artéria epigástrica inferior direita.

Músculo Reto Abdominal (MRA)

O músculo reto abdominal está disposto longitudinalmente na região anterior da parede abdominal. Possui forma retangular e achatada no sentido anteroposterior, sendo mais largo e delgado na região supraumbilical e mais estreito e espesso na região infraumbilical. Origina-se superiormente na margem costal da quinta, sexta e sétima costelas, além do esterno, inserindo-se inferiormente na crista do púbis (Fig. 2-4). Sua principal função, a flexão do tronco e seus fascículos longos são interrompidos por três a quatro intersecções tendíneas, que lhe conferem um aspecto poligástrico. O músculo encontra-se envolvido por uma bainha aponeurótica formada por duas lâminas distintas que se fundem na linha alba: a lâmina anterior e a lâmina posterior (Fig. 2-5).

A lâmina anterior abrange toda a extensão do músculo reto abdominal, sendo que sua composição se modifica de acordo com a linha arqueada de Douglas. Superiormente à linha arqueada, é constituída por fibras provenientes dos músculos oblíquos externo (MOE) e interno (MOI). Inferiormente à linha arqueada, além das fibras dos músculos oblíquos, participam de sua formação fibras provenientes do músculo transverso do abdome (MT). Desta forma, é possível afirmar que a lâmina anterior se torna progressivamente mais espessa no sentido craniocaudal e, consequentemente, mais resistente (Fig. 2-6). Sua composição apresenta predomínio de fibras colágenas entrecruzadas e, em virtude da presença de intersecções tendíneas, recebe fibras adicionais destas, conferindo-lhe maior resistência e promovendo uma forte aderência com o músculo reto subjacente, o que faz com que sua separação do músculo reto seja mais difícil.

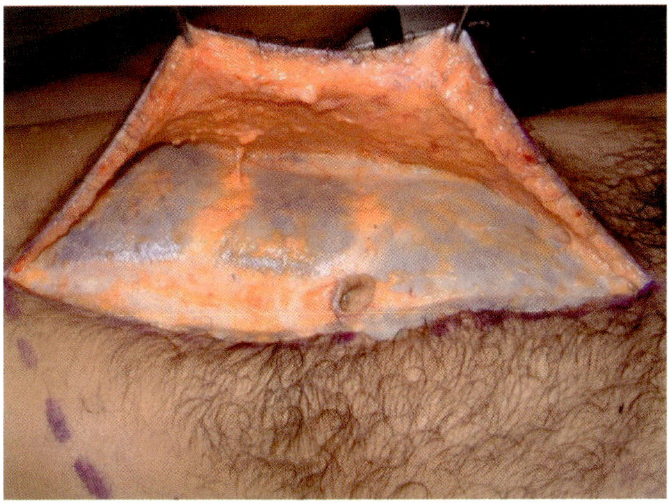

Fig. 2-4. Músculo reto abdominal direito e suas intersecções tendíneas.

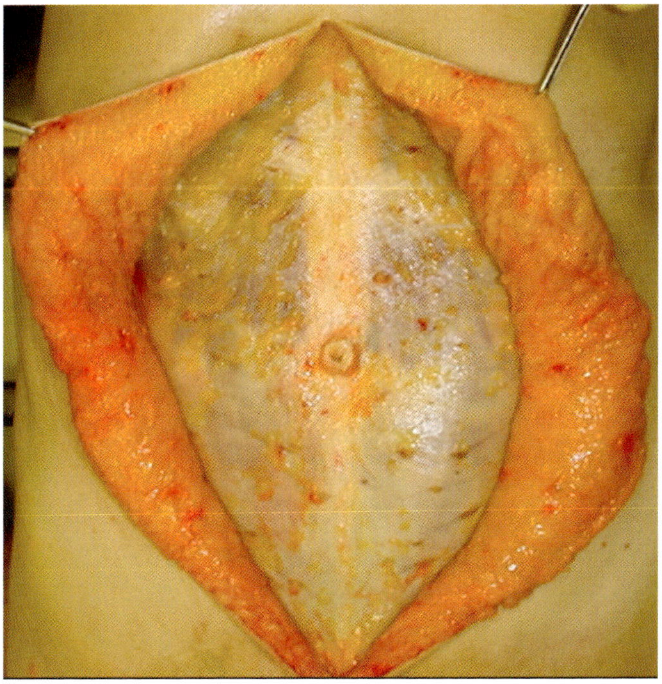

Fig. 2-5. Exposição dos músculos retos abdominais com suas bainhas, com destaque para a linha alba.

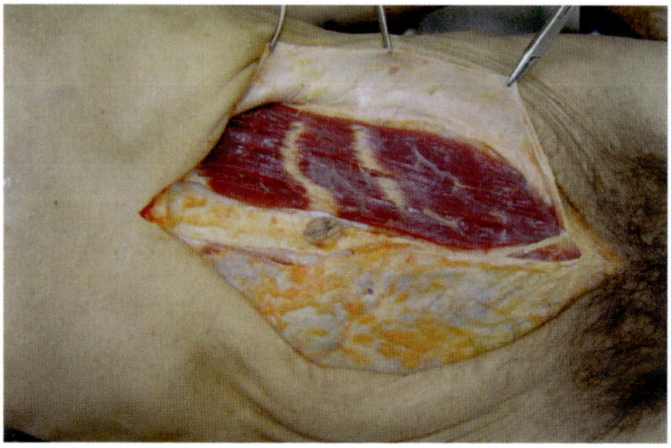

Fig. 2-6. Músculo reto do abdome esquerdo após a dissecção da lâmina anterior de sua bainha.

A lâmina posterior não está presente em toda extensão do músculo reto, sendo interrompida na porção localizada inferiormente à linha arqueada de Douglas, que está localizada em uma posição bastante variável entre o umbigo e a sínfise púbica. Superiormente a esta linha, a aponeurose é composta por fibras provenientes do MOI e do MT, não recebendo fibras provenientes do MOE. Inferiormente à linha arqueada não há uma aponeurose verdadeira, sendo que o músculo é revestido pela fáscia *transversalis* (Fig. 2-7). Ao contrário da lâmina anterior, a lâmina posterior torna-se progressivamente mais delgada no sentido craniocaudal. Sua composição apresenta predomínio de fibras colágenas transversas, não havendo as fortes aderências das intersecções tendíneas nesta região. Este fato torna mais fácil a separação do músculo reto da lâmina posterior.

O suprimento arterial é derivado das artérias epigástricas superior e inferior. A artéria epigástrica superior é ramo da artéria torácica interna (mamária interna) e penetra no músculo posteriormente na altura do apêndice xifoide. Além de irrigar o músculo reto, emite ramos que perfuram o músculo e sua lâmina anterior e seguem em direção aos planos mais superficiais (Fig. 2-8). A artéria epigástrica inferior origina-se da artéria ilíaca externa, superiormente ao ligamento inguinal. Situa-se sempre no plano extraperitoneal e emite ramos que irão irrigar a genitália antes de perfurar a fáscia transversal, anteriormente no nível da linha arqueada de Douglas e penetrar na face posterior do músculo reto. Seu calibre é maior, e sua localização é mais medial que a artéria epigástrica superior e, como esta, emite ramos que perfuram o músculo reto e irrigam os planos mais superficiais. Estes dois sistemas se interligam em uma vasta rede anastomótica predominantemente na região periumbilical (Fig. 2-9).

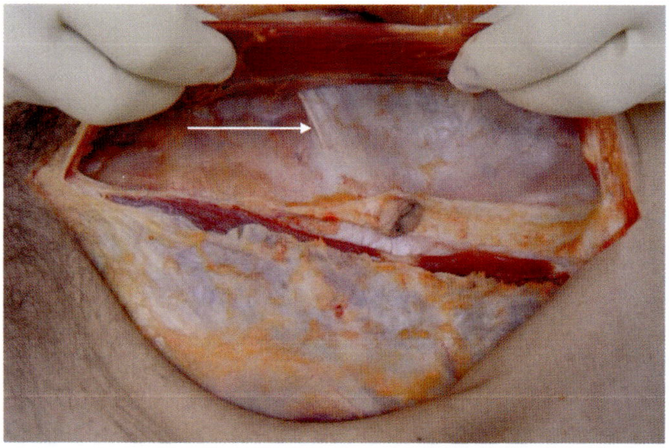

Fig. 2-7. Dissecção do músculo reto abdominal direito com exposição da lâmina posterior de sua bainha, em que são possíveis observar a linha arqueada de Douglas e a fáscia *transversalis*.

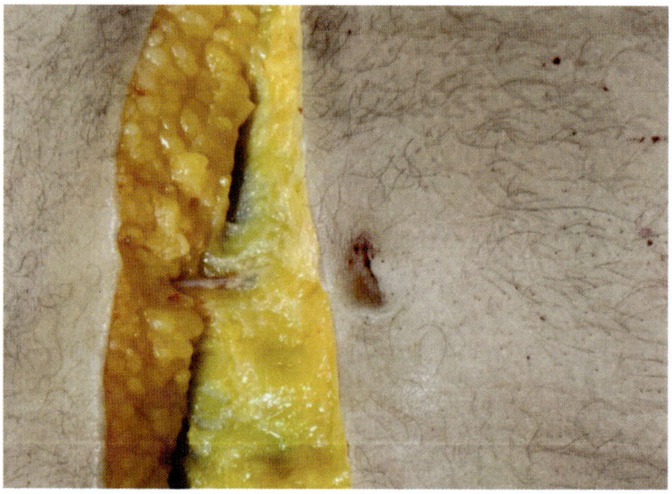

Fig. 2-8. Artéria perfurante periumbilical, ramo da artéria epigástrica inferior esquerda.

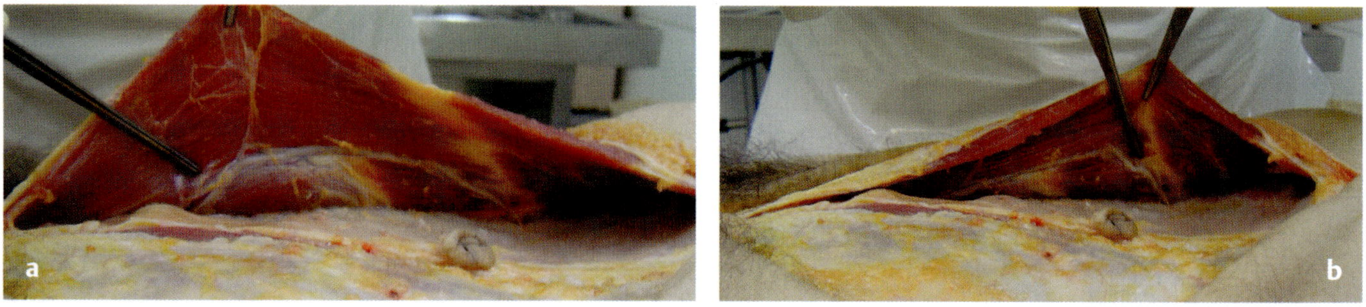

Fig. 2-9. (a) Artéria epigástrica inferior direita. (b) Artéria epigástrica superior direita, em que é possível notar a anastomose com a artéria epigástrica inferior na região periumbilical.

A drenagem venosa é realizada pelas veias epigástricas superior e inferior que correm paralelamente às artérias de mesmo nome. Estas duas veias localizam-se na intimidade do músculo e, saindo posteriormente, formam o plano mais profundo de drenagem venosa da parede abdominal. As veias epigástricas superiores desembocam na veia torácica interna, e as veias epigástricas inferiores se unem ao nível do canal inguinal e desembocam na porção medial da veia ilíaca externa. Este sistema de drenagem venosa mantém conexões não somente com o sistema venoso dos planos mais superficiais, como também com o sistema venoso de outras regiões, incluindo anastomoses portossistêmicas.

A drenagem linfática é realizada ao longo das artérias que irrigam os músculos retos e desembocam nos linfonodos aórticos laterais, paraesternais, ilíacos externos e inguinais profundos. Linfáticos hepáticos presentes no ligamento redondo se anastomosam com linfáticos da região umbilical da parede abdominal, interligando assim esses dois sistemas.

A inervação é proveniente dos nervos intercostais, subcostal e pelo nervo ílio-hipogástrico. Estes nervos correm entre o músculo oblíquo interno e o músculo transverso antes de penetrarem na aponeurose posterior e atingir o músculo reto.

Músculo Oblíquo Externo (MOE)

É o músculo mais superficial, maior e mais forte da parede abdominal lateral. Origina-se das sete últimas costelas através de feixes que se unem formando um músculo largo, quadrangular e sem segmentação. As fibras musculares se dirigem para frente e para baixo, sendo que medialmente sua aponeurose se funde com a aponeurose do músculo oblíquo interno e transverso, no nível da linha semilunar (Fig. 2-10), onde irá compor a lâmina anterior da bainha do músculo reto, encerrando-se na linha alba. Sua inserção se estende do apêndice xifoide ao púbis, exceto as fibras posteroinferiores que se inserem na crista ilíaca. Entre a espinha ilíaca anterossuperior e a crista do púbis, o músculo apresenta uma borda livre, formando o ligamento inguinal.

O plano que separa o músculo oblíquo externo do oblíquo interno subjacente é composto por uma fáscia formada por tecido areolar frouxo. Esta região constitui-se como um ótimo plano de clivagem para confecção de retalhos musculares ou musculocutâneos, pois é considerado um território avascular (Fig. 2-11).

A vascularização é realizada principalmente pelas cinco últimas artérias intercostais posteriores, pela artéria subcostal e pelas artérias lombares (1ª e 4ª), todas, ramos da aorta. Participam também da irrigação os ramos da artéria musculofrênica e da artéria circunflexa ilíaca profunda. Todas estas artérias penetram a região posterior da parede abdominal anterolateral e se posicionam entre o músculo transverso e o músculo oblíquo interno e, após um trajeto variável entre estes músculos, nos sentidos medial e inferior, atingem a face profunda do músculo oblíquo externo.

A drenagem venosa é realizada pelas veias intercostais posteriores, veia subcostal, veia musculofrênica, veia circunflexa profunda do ílio e, principalmente, pelas veias lombares. Estas coletam o sangue dos planos musculares anterolaterais por suas tributárias abdominais, anastomosando-se com as veias epigástricas superior e inferior e, por fim, desembocando na face posterior da veia cava inferior.

Assim como para os músculos retos, a drenagem linfática é realizada ao longo das artérias que irrigam os músculos da

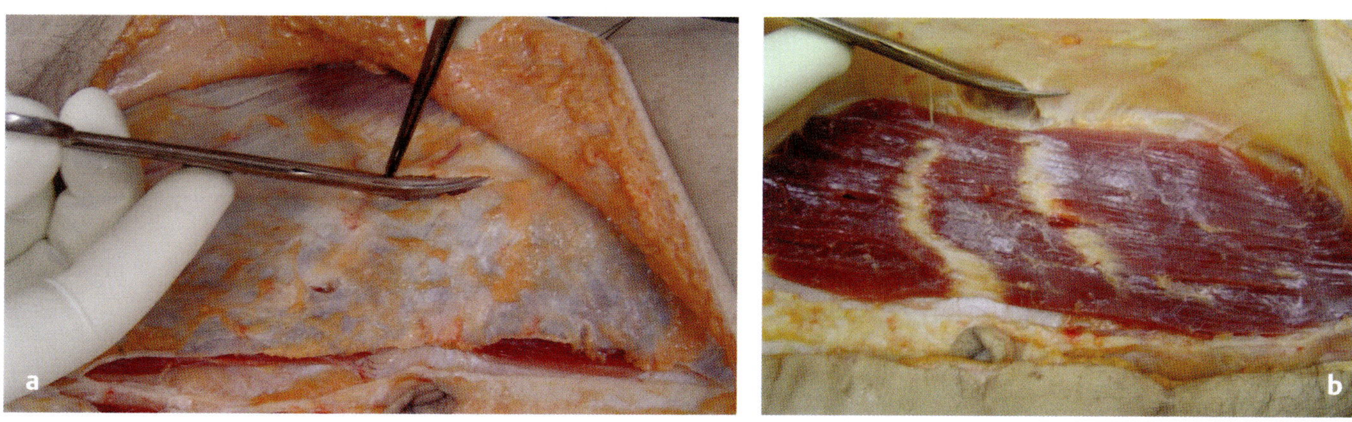

Fig. 2-10. (**a**) Linha semilunar direita. Acesso cirúrgico externo ao plano de clivagem entre os músculos obliquos externo e interno. (**b**) Linha semilunar esquerda. Via de acesso cirúrgico por meio da incisão interna do recesso lateral da bainha do músculo reto abdominal.

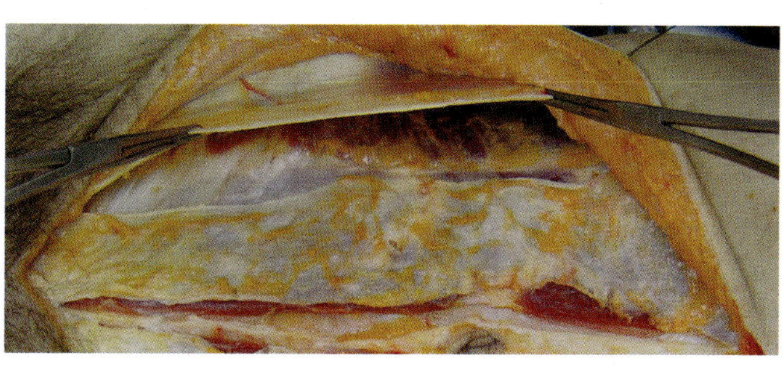

Fig. 2-11. Descolamento do plano de clivagem entre os músculos oblíquos interno e externo direitos.

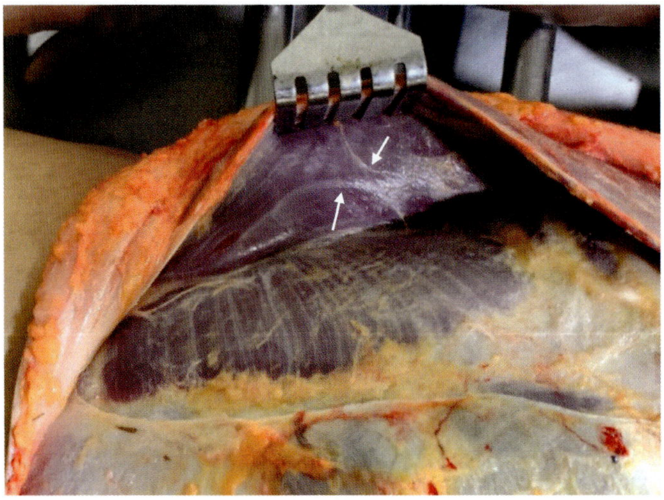

Fig. 2-12. Inervação do músculo oblíquo externo direito (setas) – ramos subcostais e intercostais.

parede abdominal anterolateral e desembocam nos linfonodos aórticos laterais, paraesternais, ilíacos externos e inguinais profundos.

A inervação do músculo oblíquo externo é realizada pelos ramos do subcostal e pelos últimos nervos intercostais que penetram no músculo próximo à sua origem, após percorrem um trajeto entre os músculos oblíquo interno e transverso. Participa também de sua inervação o nervo ílio-hipogástrico (Fig. 2-12).

Músculo Oblíquo Interno (MOI)

O músculo oblíquo interno encontra-se imediatamente profundamente ao músculo oblíquo externo. Origina-se na fáscia toracolombar com inserções na coluna vertebral, crista ilíaca e fáscia do iliopsoas. Suas fibras apresentam um trajeto no sentido superomedial, perpendicular às fibras do músculo oblíquo externo (Fig. 2-13). As fibras mais posteriores se inserem nas bordas inferiores das três últimas costelas, e as demais se fundem, na linha semilunar, às aponeuroses dos músculos oblíquo externo e transverso para então formar a lâmina anterior do músculo reto em toda sua extensão e a lâmina posterior superiormente à linha arqueada de Douglas, inserindo-se na linha alba.

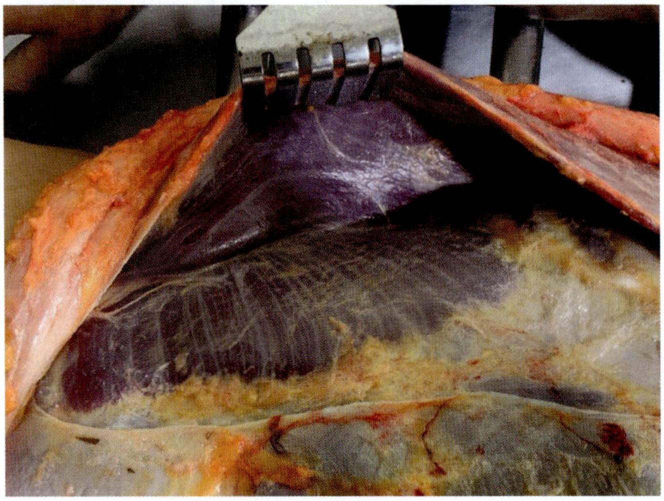

Fig. 2-13. Músculo oblíquo externo direito rebatido (afastador), com exposição do músculo oblíquo interno. Notar a diferença na direção das fibras de ambos.

O suprimento sanguíneo do músculo oblíquo interno é realizado pelas artérias lombares, pelas cinco últimas artérias intercostais posteriores, pela artéria subcostal, pela artéria musculofrênica e pela artéria circunflexa profunda do ílio, que se localizam entre este músculo e o músculo transverso.

A drenagem venosa e linfática é realizada pelo mesmo sistema descrito para os músculos reto e oblíquo externo.

A inervação do músculo oblíquo interno é proveniente dos nervos intercostais de T10 a T12 e do ramo ilioinguinal de L1 e, assim como a vascularização, os ramos nervosos correm entre este músculo e o músculo transverso.

Músculo Transverso (MT)

O músculo transverso do abdome é o músculo mais profundo da parede abdominal lateral e é o único que circunda totalmente a parede abdominal. Tem origem na fáscia toracolombar com inserções na crista ilíaca e, em algumas vezes, na parte lateral da fáscia do iliopsoas. A maior parte de suas fibras se estende transversalmente e termina em uma aponeurose curva. Nas bordas do músculo reto, superiormente à linha arqueada, funde-se com a aponeurose do músculo oblíquo interno para formar a lâmina posterior do músculo reto abdominal e inferiormente à linha arqueada une-se às aponeuroses dos oblíquos externo e interno para compor a lâmina anterior do reto. Sua inserção é ao longo da linha alba.

O suprimento arterial do músculo transverso é semelhante ao descrito para os músculos oblíquo externo e transverso, sendo realizado pelas artérias lombares, pelas cinco últimas artérias intercostais posteriores, pela artéria subcostal, pela artéria musculofrênica e pela artéria circunflexa profunda do ílio, que se localizam entre este músculo e o músculo transverso.

A drenagem venosa e linfática é semelhante à descrita anteriormente para os músculos oblíquos.

A inervação do músculo transverso é proveniente dos nervos intercostais, subcostal e pelo nervo ílio-hipogástrico. Estes nervos correm entre este músculo e o músculo oblíquo interno.

Músculo Piramidal (MP)

O músculo piramidal é o menor músculo da parede abdominal. Localiza-se na região abdominal anterior e inferior, logo acima do púbis, sobre o músculo reto abdominal junto à lâmina anterior. Tem origem no corpo do púbis e inserção na linha alba. Pode estar ausente uni ou bilateralmente em uma porcentagem que varia de 12,5% a 94% dos indivíduos.

O suprimento sanguíneo é dado por ramos da artéria epigástrica inferior, e a drenagem venosa é realizada pela veia epigástrica que corre junto à artéria.

A drenagem linfática segue o mesmo padrão anteriormente descrito, e a inervação é realizada principalmente pelo 12° nervo torácico.

CONSIDERAÇÕES FINAIS

É importante salientar que esta complexa anatomia da parede abdominal, caracterizada pela contiguidade e continuidade de músculos e aponeuroses, permite a criação de um equilíbrio anteroposterior de forças que protege e estabiliza a coluna vertebral. Além disso, também possibilita uma transmissão de forças entre os lados esquerdo e direito da parede abdominal anterior. O abdome é a região do corpo que protege uma grande quantidade de órgãos e vísceras e, para tal, é imprescindível a existência de uma forte camada aponeurótica. Todos estes fatores tornam a anatomia funcional da parede abdominal uma das mais complexas do sistema músculo-esquelético do organismo humano.

BIBLIOGRAFIA

Barbosa MV, Ayaviri NA, Nahas FX, et al. Improving tension decrease in components separation technique. Hernia. 2014;18(1):123-9.

Barbosa MV, Nahas FX, de Oliveira Filho RS, et al. A variation of the component separation Technique that preserves linea semilunaris: a study in cadavers and a clinical case. J Plast Reconstr Aesthet Surg. 2010;63(3):524-31.

Barbosa MV, Nahas FX, Garcia EB, et al. Use of the anterior rectus sheath for abdominal wall reconstruction: a study in cadavers. Scand J Plast Reconstr Surg Hand Surg. 2007;41(6):273-7.

Barbosa MV, Nahas FX, Sabia Neto M, Ferreira LM. Strategies in umbilical reconstruction. J Plast Reconstr Aesth Surg. 2009;62(6):e147-50.

Bussolaro RA, Garcia EB, Barbosa MV, et al. Post-bariatric abdominoplasty: skin sensation evaluation. Obes Surg. 2010;20(7):855-60.

Calvi EN, Nahas FX, Barbosa MV, et al. Immunohistochemical analysis of collagen content and types in the rectus abdominis muscle of cadavers of different ages. Acta Cir Bras. 2011;26(2):3-7.

Gama LJM, Barbosa MVJ, Czapkowski A, et al. Single-layer plication for repair of diastasis recti: The most rapid and efficient technique. Aesthet Surg J. 2017;37(6):698-705.

Monkhouse WS, Khalique A. Variations in the composition of the human rectus sheath: a study of the anterior abdominal wall. J Anat. 1986;145:61-5.

Nahas FX, Barbosa MV, Ferreira LM. Factors that may influence failure of the correction of the musculoaponeurotic deformities of the abdomen. Plast Reconstr Surg. 2009;124(1):334.

Nahas FX, Ishida J, Gemperli R, Ferreira MC. Abdominal wall closure after selective aponeurotic incision and undermining. Ann Plast Surg. 1998;41: 606-17.

Nahas FX, Kimura AK, Barbosa MV, et al. Components separation Technique with limited subcutaneous undemining: a cadaver study. Ann Plast Surg. 2011;67(3):303-8.

Nahas FX. Studies on the Endoscopic Correction of Diastasis Recti Oper Tech Plast Reconstr Surg. 1996;3(1):58-61.

Ramirez OM, Ruas E, Dellon AL. Components Separation method for closure of abdominal-wall defects: an anatomic and clinical study. Plast Reconstr Surg. 1990;86(3):519-26.

Rozen WM, Ashton MW, Taylor GI. Reviewing the vascular supply of the anterior abdominal wall: Redefining anatomy for increasingly refined surgery. Clin Anat. 2008;21:89-98.

Veríssimo P, Nahas FX, Barbosa MV, et al. Is it possible to repair diastasis recti and shorten the aponeurosis in the same time? Aesthetic Plast Surg. 2014;38(2):379-86.

Vídeo Aula

EVIDÊNCIAS CIENTÍFICAS NAS ABDOMINOPLASTIAS

CAPÍTULO 3

Lydia Masako Ferreira ▪ Fabio Xerfan Nahas ▪ Felipe Contoli Isoldi ▪ Juan Carlos Montano

INTRODUÇÃO

A pesquisa científica tem, por fundamento, a reunião de informações pela aplicação da metodologia adequada no estudo desenvolvido. A melhoria da qualidade da evidência científica encontrada promove o aprimoramento do atendimento prestado aos pacientes e implica em maior eficácia nas terapias indicadas. Este contexto caracteriza a Medicina com Base em Evidências (MBE).

No entanto, realizar um estudo científico compete, primeiramente, determinar o que se quer buscar ou responder o que a literatura ainda não apresenta consolidado. Para isso, a "pergunta" clínica bem elaborada pode designar o melhor desenho de estudo a ser proposto. Isso parece descomplicado e compreensível, mas desafiador, principalmente em uma área cirúrgica, em que a Cirurgia Plástica está inserida. Entre 2008 e 2017, os periódicos com escopo em Cirurgia Plástica publicaram pesquisas de alta qualidade, com estudos de níveis de evidências I e II (ensaios clínicos randomizados, coortes prospectivas, ou revisões sistemáticas).

À vista disso, esses periódicos têm aumentado seus fatores de impacto pelo tipo e qualidade dos estudos publicados, nível dos membros do conselho editorial e revisores, pela linguagem utilizada e quanto à base de dados indexada. Além disso, a publicação em um periódico com um alto fator de impacto contribui para estabelecer a reputação de autores, instituições e, eventualmente, países.

É nesse panorama que as publicações de estudos em Cirurgia Plástica estão inseridas, em que o presente capítulo abordou as evidências científicas quanto à abdominoplastia, um dos procedimentos mais realizados no mundo (cerca de 930.000 casos, em 2019) segundo pesquisa internacional da ISAPS (International Society of Aesthetic Plastic Surgery).

EVIDÊNCIAS CIENTÍFICAS RELACIONADAS COM O PLANO PRÉ-OPERATÓRIO E A MARCAÇÃO CIRÚRGICA

A avaliação pré-operatória de paciente a ser submetido à abdominoplastia inclui uma análise da saúde geral, juntamente com um exame físico e histórico médico detalhado, bem como intercorrências observadas em cirurgias anteriores. A atenção específica deve ser focada quanto ao tabagismo, à obesidade (Índice de Massa Corporal – IMC ≥ 30 kg/m2) e à história prévia de eventos tromboembólicos.

Estudos que correlacionam abdominoplastia e tabagismo evidenciam um índice mais elevado de alterações cicatriciais e infecção de sítio cirúrgico em pacientes tabagistas. A orientação nesses casos é que os pacientes sejam instruídos e, até mesmo, encaminhados a locais especializados para tentar cessar o hábito tabágico. Apesar de, idealmente, essas condições sejam as melhores, na prática, os pacientes apresentam dificuldades em suspender esse hábito. Assim, a orientação para se reduzirem os riscos seria parar de fumar por cerca de quatro a oito semanas antes da cirurgia, preferindo-se períodos mais longos.

A perda de peso deve ser incentivada antes da abdominoplastia. O procedimento não deve ser encarado como estratégia de emagrecimento, e sim de complemento após a adequação morfológica do paciente pelo Índice de Massa Corporal (IMC), por exemplo. Recomenda-se indicar a abdominoplastia em pacientes normotróficos (IMC até 24,9 kg/m^2), em que a flacidez de partes moles abdominais e diástase muscular estejam evidentes. No entanto, pode-se proceder, também, em pacientes com sobrepeso (IMC até 29,9 kg/m^2), uma vez que a cirurgia trará mais benefícios, observando-se caso a caso. Estudos apontam que em abdominoplastias os pacientes com IMC ≥ 30 kg/m^2, diabéticos e com idade de 65 anos ou mais, apresentam maiores taxas de complicações pós-operatórias. Dessa forma, elementos constitucionais e comorbidades do paciente devem ser otimizados e estabilizados antes do procedimento.

Quanto aos eventos tromboembólicos, a incidência é maior quando a abdominoplastia envolve excisões circunferenciais (torsoplastia), associada a outros procedimentos, incluindo a lipoaspiração ou procedimentos outros para o contorno corporal (por exemplo, mamoplastia) ou procedimentos não estéticos (por exemplo, histerectomia). A aplicação do Escore de Caprini ao paciente é uma recomendação de elevado nível de evidência para estratificar os riscos de tromboembolismo, embora haja controvérsias pelo fato de os pacientes que são submetidos à cirurgia plástica não apresentem, em geral, doenças associadas. O Escore de Caprini foi desenvolvido para pacientes que serão submetidos a cirurgias de maneira geral, que apresentam algum problema de saúde e que necessitam do procedimento cirúrgico para melhorar. De qualquer forma, para cada paciente, individualmente, conduz-se às medidas comportamentais, mecânicas e medicamentosas.

A profilaxia trombótica é uma recomendação com robusto nível de evidência nas abdominoplastias, tendo diminuído significativamente o risco destes eventos ao longo dos anos. Nesse sentido, os procedimentos realizados com bloqueio local e sedação e bloqueios tronculares têm menores chances de eventos tromboembólicos. Deve-se considerar o uso de Escore de Caprini para a estratificação de risco desde a consulta de pré-operatório e seguir suas recomendações: uso de compressores pneumáticos intermitentes nas pernas do paciente desde o intraoperatório, associado às meias elásticas compressivas e quimioprofilaxia com anticoagulantes.

Referente ao preparo pré-operatório e direcionado à marcação cirúrgica em si, os pacientes devem ser informados de áreas do abdome que podem apresentar diminuição da sensibilidade no pós-operatório (hipoestesia). Isto está relacionado não só com o descolamento e dissecção dos tecidos moles, mas também com possíveis lesões diretas a alguns nervos sensitivos cutâneos. Geralmente, esse quadro é benigno, com melhora progressiva ao longo de dois anos, sem que, entretanto, apresente uma regressão completa.

EVIDÊNCIAS CIENTÍFICAS RELACIONADAS COM TÉCNICA CIRÚRGICA: TIPO DE ANESTESIA, POSICIONAMENTO DO PACIENTE E TÉCNICA PROPRIAMENTE DITA

O adequado posicionamento do paciente na mesa operatória deve ser observado, para que não ocorram lesões cutâneas, dores osteomusculares e até mesmo lesão nervosa, como do nervo ciático, no pós-operatório.

Bloquear os sinais de dor do local da cirurgia pode diminuir as necessidades de anestesia intraoperatória, fornecer melhor controle da dor pós-operatória, deambulação mais precoce e menos uso de opioides. A dissecção adequada dos tecidos, tomando-se cautela em áreas notoriamente reconhecidas dos nervos periféricos (cutâneo femoral lateral e ílio-hipogástrico), reduz alterações de sensibilidade e dor no pós-operatório.

A correção da diástase dos músculos retos do abdome é uma tática cirúrgica que vai além dos benefícios estéticos, com melhoria na qualidade de vida e funcionalidade da parede abdominal. Há também benefício na resolução de lombalgia e dores crônicas nas costas. Não há uma padronização quanto às técnicas de plicatura utilizadas.

O uso de pontos de adesão para reposicionar o retalho dermogorduroso abdominal à fáscia muscular, associado aos drenos de aspiração a vácuo, apresentou menor ocorrência de seroma em abdominoplastia em comparação apenas ao uso de drenos (0% e 12%, respectivamente). Por outro lado, outros estudos apresentaram que a preservação da fáscia de Scarpa reduziu a produção de líquido observada no dreno de aspiração e permitiu sua retirada precoce.

Ainda, pode-se realizar a plicatura dos músculos oblíquos do abdome para complementar o tratamento da parede abdominal após a plicatura dos retos abdominais, e também para se aprimorar o contorno corporal.

Em casos mais graves, com frouxidão importante da musculatura abdominal e diástase extensa, podem-se utilizar telas. No entanto, as indicações formais para esse tipo de reforço, na ausência de hérnias, não estão bem definidas, e os custos adicionais, como o valor da tela, tempo adicional da sala no centro cirúrgico e potencial risco para complicações, devem ser considerados.

A associação à lipoaspiração é muito comum nas abdominoplastias para o aprimoramento do contorno corporal. Entre lipoaspiração isolada, lipoabdominoplastia e a abdominoplastia clássica, encontrou-se boa satisfação do paciente em todos os três procedimentos, e os pacientes submetidos à lipoabdominoplastia tiveram taxa de desconforto semelhante à abdominoplastia.

EVIDÊNCIAS CIENTÍFICAS RELACIONADAS COM OS CUIDADOS PÓS-OPERATÓRIOS

A analgesia perioperatória é um ponto importante, especialmente no período pós-operatório, para se evitarem complicações relacionadas com o posicionamento, mobilidade, ferida operatória, curativos, dreno de aspiração, uso de malha elástica e drenagens linfáticas. A analgesia multimodal deve ser considerada pelo uso de medicamentos com diferentes mecanismos de ação analgésica, combinados com tratamentos não farmacológicos.

Cicatrizes extensas fazem parte da abdominoplastia e são um dos pontos delicados no ponto de vista dos pacientes. As cicatrizes podem comportar-se de diversas maneiras, podendo sofrer migração no sentido cranial, alargar, tornar-se hipertrófica, hipo ou hiperpigmentada, persistir uma coloração vascular (avermelhada) por longos períodos, na cicatriz toda ou em partes da mesma. Os tratamentos comumente aplicados incluem as lâminas de silicone, associadas ou não a uma leve compressão, uso de gel de silicone, *lasers* e manipulação manual. Embora esses cuidados tenham demonstrado relevante nível de evidência de melhora da cicatriz, deve-se atentar quanto à irritação da pele do paciente, acarretando a descontinuidade do uso das terapias. Ainda, trata-se de custos adicionais e deve ser considerada a probabilidade de melhora da cicatriz de 2 a 3 anos após a cirurgia.

O uso de sonda vesical de demora é importante para manter a bexiga vazia ao longo do procedimento de abdominoplastia. Dessa forma, reduz-se a pressão ou expansão da cúpula vesical aos órgãos intra-abdominais, facilitando o manejo das plicaturas abdominais.

EVIDÊNCIAS CIENTÍFICAS RELACIONADAS COM A TÉCNICA OPERATÓRIA

Certamente a cirurgia plástica não é a especialidade com a maior quantidade de estudos que demonstram evidência científica de mais alto grau quando comparada a outras especialidades, especialmente em relação às especialidades clínicas. Entretanto, mesmo existindo estudos com alto nível de evidência científica em cirurgia plástica, não há número crítico, na maioria das vezes, para que sejam submetidos à metanálise. Serão colocados, neste item, alguns estudos que comprovem a eficácia de algumas técnicas, não necessariamente sendo considerados nível 1 de evidência.

Em Relação à Técnica de Correção de Diástase

Em estudos prospectivos, a correção da diástase com o uso de fios de nylon e PDS™ (polidioxanona) com a plicatura da lâmina anterior dos músculos retos, pela aproximação das margens mediais destes músculos em dois planos, provou ser eficaz em médio e longo prazos (follow-up médio de 7 anos). A exceção a este fato é quando há diástase congênita dos músculos retos quando o avanço das bainhas está indicado. ElHawary et al., em 2020, incluíram 37 estudos em revisão sistemática da literatura e concluíram que tanto a correção por via laparoscópica, quanto aberta são eficazes e seguras. Relatam também que correções em dois planos estão relacionadas com menor incidência de complicações, quando comparadas às realizadas em plano único. Além disso referem que não houve diferença estatística em relação ao uso de fios absorvíveis comparados aos não absorvíveis.

Em Relação ao Uso de Pontos de Adesão

Os pontos de adesão são eficazes, tendo sido comprovado por ensaio clínico realizado por Di Martino *et al.*, em 2010. Neste artigo os autores realizaram cerca de 30 pontos e avaliaram seroma com ultrassom em dois períodos no pós-operatório. Verificaram que nenhum dos 20 pacientes submetidos a esta técnica apresentou seroma, enquanto nas pacientes submetidas à abdominoplastia sem pontos de adesão houve uma incidência de até 38% dos casos.

Em 2017, Seretis realizou revisão sistemática e metanálise de estudos sobre as manobras de prevenção de seroma. Entre os estudos analisados, avaliou o uso de pontos de adesão e a manutenção ou não da fáscia de Scarpa. Como resultado, demonstrou que o uso de medidas preventivas reduz a formação de seroma. Um resultado similar foi encontrado por Ardehali, no mesmo ano, em revisão sistemática e metanálise sobre o mesmo tema.

Em estudo recente, Martins *et al.* verificaram que há uma redução da tensão na sutura de pele após o uso de pontos de adesão da ordem de aproximadamente 30%, o que nos permite inferir que há provavelmente um menor risco de necrose cutânea quando esta técnica é utilizada na abdominoplastia.

Em Relação a Fatores de Risco

Tempo Cirúrgico de Cirurgias Combinadas

Em 2019, Roxo *et al.* avaliaram tempo de cirurgia, IMC e a extensão do procedimento medida pela extensão final das cicatrizes. Utilizando vários marcadores de estresse biológico, verificaram que a única variável que apresentou significância estatística foi o tempo cirúrgico. Portanto, o tempo cirúrgico pode influenciar negativamente no risco cirúrgico em cirurgias do contorno corporal.

Obesidade

Em revisão de 25 estudos sobre abdominoplastias, Marouf e Mortada, em 2021, verificaram que pacientes com IMC maior que 30 apresentaram 37% mais complicações quando comparados àqueles com IMC abaixo deste nível. Esta diferença é significativa, visto que este estudo foi realizado em grande número de pacientes. Isso pode auxiliar o cirurgião a orientar os pacientes sobre este fator de risco.

ABDOMINOPLASTIA X LIPOABDOMINOPLASTIA

Quando estas técnicas são comparadas, deve-se levar em conta que, na abdominoplastia clássica, tem-se um ótimo acesso ao plano músculo-aponeurótico e, portanto, em pacientes que apresentem grande deformidade neste plano, o ideal é utilizar esta abordagem. Entretanto, se a paciente apresentar uma grande quantidade de tecido subcutâneo, haverá uma maior possibilidade de melhora do contorno, se a lipoabdominoplastia for realizada. Pacientes com grande espessura do tecido subcutâneo tendem a ter um menor efeito das correções do plano músculo aponeurótico no resultado final. Por outro lado, pacientes que apresentem tecido subcutâneo abdominal mais delgado com deformidades maiores do plano músculo-aponeurótico, poucos irão se beneficiar da lipoaspiração realizada durante a abdominoplastia e terão um resultado mais frustrante em relação ao contorno final do abdome. Dito isso, iremos colocar o que existe de evidência em relação às vantagens no uso destas técnicas. Será considerada, para fins de comparação, a abdominoplastia realizada com o uso de pontos de adesão, que, atualmente já é a técnica mais utilizada no Brasil em relação à abdominoplastia sem os pontos de adesão.

Em Relação à Formação de Seroma

A abdominoplastia com os pontos de adesão apresentou vantagem em relação à lipoabdominoplastia. Em ensaio clínico realizado por Di Martino et al., em 2010, verificou-se que houve uma menor formação de seroma nas pacientes submetidas à abdominoplastia com os pontos de adesão em relação àquelas submetidas à lipoabdominoplastia (0% × 10%) avaliada por ultrassonografia.

Em Relação à Perda de Sensibilidade

A lipoabdominoplastia apresentou uma melhor sensibilidade na região anterior do abdome em relação à abdominoplastia que, mesmo após 2 anos, ainda havia um percentual significativo de pacientes que apresentavam diminuição da sensibilidade à pressão e a calor.

Em Relação à Tensão do Retalho

A tensão de fechamento da pele após o avanço do retalho está diretamente relacionada com o risco de necrose, de alargamento de cicatriz e de tração e deslocamento do púbis. Como mencionado anteriormente, Martins *et al.* demonstraram que houve uma redução ao redor de 30% na tração de fechamento da pele do retalho abdominal após o uso dos pontos de adesão. Isso reflete uma comparação entre abdominoplastia com e sem pontos de adesão. Certamente, na comparação a um retalho não descolado, como é o caso da lipoabdominoplastia, a diferença na tração seria ainda maior. Portanto, é de se esperar que a abdominoplastia possa reduzir estes riscos. Por outro lado, a lipoabdominoplastia apresenta menor descolamento e, por consequência, menor desvascularização. Por este motivo, é impossível, com os estudos realizados até o momento, inferir qual seria a melhor técnica para prevenir a necrose de pele. Entretanto, o alargamento de cicatriz e a tração do púbis devem ser favoráveis à abdominoplastia.

EVIDÊNCIAS CIENTÍFICAS RELACIONADAS COM COMPLICAÇÕES

Pacientes com IMC entre 25 a 30 kg/m2 têm maior risco de complicações da ferida operatória e de ocorrência de seroma, enquanto pacientes tabagistas têm maior taxa de infecção do sítio cirúrgico. Mesmo que o fumo seja interrompido por quatro semanas antes da cirurgia, a taxa de infecção ainda é significativa.

A quimioprofilaxia pré-operatória não foi associada a um risco aumentado de hematoma em comparação à pós-operatória na população de cirurgia plástica não estratificada por risco. Ainda, a heparina de baixo peso molecular também não está associada a maior risco de hematoma no pós-operatório.

O aumento da pressão intra-abdominal, potencialmente relacionada com a plicatura muscular abdominal, não é relevante em pacientes saudáveis. No entanto, em pacientes com pneumopatia (tabagistas, DPOC entre outras), orienta-se prudência na plicatura, evitando-se o exagero na tensão das suturas.

O uso de selantes de tecido, plasma rico em plaquetas, trombina e fibrinogênio tem sido utilizado na área de descolamento do retalho abdominal para reduzir a formação de seroma. De fato, a drenagem líquida pelo dreno de aspiração a vácuo é menor nos pacientes que receberam um selante em comparação àqueles que não receberam. No entanto, a incidência de seroma foi semelhante. Assim, pelo custo adicional e pela falta de evidências robustas para apoiar o uso de selantes de tecido na abdominoplastia, seu uso deve ser comedido.

A redução de sensibilidade (hipoestesia) da pele do abdome é comum após a abdominoplastia. Geralmente, observa-se melhora com o passar do tempo, mas pode não se resolver por completo. A área de maior ocorrência da redução ou perda de sensibilidade cutânea foi na região infraumbilical.

Embora incomuns, as lesões de nervos periféricos associadas a uma abdominoplastia podem variar de alterações variadas de sensibilidade à dor intensa e incapacitante. Em revisão sistemática realizada por Ducic *et al.*, em 2014, com a inclusão de 23 estudos, identificou-se um risco de 2% de lesão nervosa direta dos nervos cutâneo femoral lateral e ílio-hipogástrico decorrentes da incisão dermocutânea clássica. Mas, também, podem ocorrer lesões pelo mau posicionamento do paciente, com destaque ao nervo ciático. Os bloqueios com anestésico local podem ajudar a confirmar o local da lesão nervosa. As opções de tratamento incluem modalidades conservadoras (massagem e dessensibilização) e medicamentos (gabapentina, opioides e não opioides, antidepressivos tricíclicos, e injeções de corticosteroides). Se os sintomas persistirem por cerca de três a seis meses da abdominoplastia, a exploração cirúrgica para a descompressão do nervo deve ser considerada.

A retenção urinária não é comum, mas pode ser um problema no pós-operatório da abdominoplastia. Geralmente, os pacientes são sondados no início do procedimento, e a sonda é retirada no pós-operatório, após o paciente estar já bem acordado e capaz de se levantar, deambular e ir ao banheiro. No entanto, o uso de medicamentos, como os opioides, pode acarretar retenção urinária, devendo ser lembrados frente ao paciente com tal quadro. Pode-se proceder com a sondagem de alívio.

A readmissão hospitalar do paciente após a abdominoplastia não é comum, um pouco menos de 2%. A principal causa está relacionada com complicações de ferida operatória, seguida por complicações pulmonares e eventos tromboembólicos.

É importante salientar o risco do uso de cintas compressivas, que aumentam a pressão intra-abdominal em 3 vezes e diminuem a velocidade no retorno venoso da veia femoral profunda em 30%. Este fato promove estase nas veias dos membros inferiores e é por si só um dos fatores do aumento de risco de trombose. Portanto, cintas, que sejam muito rígidas ou de tamanho menor ao que a paciente deveria utilizar, devem ser evitadas.

DISCUSSÃO E CONCLUSÃO

O presente capítulo reuniu as evidências científicas relacionadas com o procedimento de abdominoplastia, em todos os seus aspectos, desde a avaliação do paciente e planejamento cirúrgico até seu acompanhamento pós-operatório tardio. A abdominoplastia continua a ser aprimorada, à medida que os pacientes se tornam cada vez mais exigentes em relação aos resultados. As táticas para o remodelamento do contorno corporal, com enfoque na morfologia abdominal, buscam otimizar o conforto do paciente, reduzir complicações e refinar a satisfação aos pacientes. Para tal, é crucial a estratificação de risco e execução cirúrgica cuidadosa.

Por fim, a reunião de informações com base em evidências científicas de qualidade fornece um alicerce firme para que o cirurgião tenha segurança com a realização da abdominoplastia, desde a avaliação inicial do paciente ao seu acompanhamento no pós-operatório. Haja vista que os estudos nessa temática são realizados continuamente, e suas dúvidas e questionamentos discorridos são respondidos, para que cada vez mais se aprimore o estado da arte da abdominoplastia.

BIBLIOGRAFIA

Ardehali B, Fiorentino F. A Meta-Analysis of the Effects of Abdominoplasty Modifications on the Incidence of Postoperative Seroma. Aesthet Surg J. 2017;37(10):1136-43.

Berjeaut RH, Nahas FX, Dos Santos LKIL, et al. Does the use of compression garments increase venous stasis in the common femoral vein? Plast Reconstr Surg. 2015;135(1):85e-91e.

Caprini JA. Thrombosis risk assessment as a guide to quality patient care. Disease-a-Month [Internet]. 2005;51(2-3):70-8.

Chou R, Gordon DB, De Leon-Casasola OA, et al. Management of postoperative pain: A clinical practice guideline from the American pain society, the American society of regional anesthesia and pain medicine, and the American society of anesthesiologists' committee on regional anesthesia, executive committee, and administrative council. J Pain [Internet]. 2016;17(2):131-57.

Di Martino M, Nahas FX, Barbosa MV, Montecinos Ayaviri NA, et al. Seroma in lipoabdominoplasty and abdominoplasty: a comparative study using ultrasound. Plast Reconstr Surg. 2010;126(5):1742-51.

Ducic I, Zakaria HM, Felder JM, Arnspiger S. Abdominoplasty-related nerve injuries: Systematic review and treatment options [Internet]. Vol. 34, Aesthetic Surgery Journal. Aesthet Surg J. 2014:284-97.

ElHawary, Hassan MD, Abdelhamid MS, et al. A Comprehensive, Evidence-Based Literature Review of the Surgical Treatment of Rectus Diastasis, Plastic and Reconstructive Surgery. 2020;146(5):1151-64.

Farah AB, Nahas FX, Ferreira LM, et al. Sensibility of the abdomen after abdominoplasty. Plast Reconstr Surg. 2004;114(2):577-83.

Gupta V, Winocur J, Rodriguez-Feo C, et al. Safety of aesthetic surgery in the overweight patient: Analysis of 127,961 patients. Aesthet Surg J. 2016;36:718-29.

Gutowski KA. Evidence-based medicine: Abdominoplasty. Plast Reconstr Surg [Internet]. 2018;141(2):286E-299E.

Hurvitz KA, Olaya WA, Nguyen A, Wells JH. Evidence-based medicine: Abdominoplasty. Plast Reconstr Surg [Internet]. 2014;133(5):1214-21.

Marouf A, Mortada H. Complications of Body Contouring Surgery in Postbariatric Patients: A Systematic Review and Meta-Analysis. Aesthetic Plast Surg. 2021;45(6):2810-20.

Martins MRC, Moraes BZF, Fabri DC, Castro HAS, Rostom L, Ferreira LM, Nahas FX. The Effect of Quilting Sutures on the Tension Required to Advance the Abdominal Flap in Abdominoplasty. Aesthet Surg J. 2022 May 18;42(6):628-634.

Moreno-Egea A, Campillo-Soto Á, Morales-Cuenca G. Does abdominoplasty add morbidity to incisional hernia repair? A randomized controlled trial. Surg Innov [Internet]. 2016;23(5):474-80.

Nahas FX, Augusto SM, Ghelfond C. Nylon *versus* polydioxanone in the correction of rectus diastasis. Plast Reconstr Surg. 2001;107(3):700-6.

Nahas FX, Augusto SM, Ghelfond C. Should diastasis recti be corrected? Aesth Plast Surg. 1997;21(4):285-9.

Nahas FX, di Martino M, Ferreira LM. Fibrin glue as a substitute for quilting suture in abdominoplasty. Plast Reconstr Surg. 2012;129(1):212e-213e.

Nahas FX, Ferreira LM, Augusto SM, Ghelfond C. Long-term follow-up of correction of rectus diastasis. Plast Reconstr Surg. 2005;115(6):1736-41.

Nahas FX, Ferreira LM, Ely PB, Ghelfond C. Rectus diastasis corrected with absorbable suture: a long-term evaluation. Aesth Plast Surg. 2011;35(1):43-8.

Nahas FX, Ferreira LM, Ghelfond C. Does quilting suture prevent seroma in abdominoplasty? Plast Reconstr Surg. 2007;119(3):1060-4.

Nahas FX, Ferreira LM, Mendes JA. An efficient way to correct recurrent rectus diastasis. Aesthetic Plastic Surgery (Estados Unidos). 2004;28(4):189-96.

Nahas FX. Studies on the Endoscopic Correction of Rectus Diastasis. Operative Techniques in Plastic and Reconstructive Surgery (Estados Unidos). 1996;3(1)58-61.

Pannucci CJ, Macdonald JK, Ariyan S, et al. Benefits and Risks of Prophylaxis for Deep Venous Thrombosis and Pulmonary Embolus in Plastic Surgery: A Systematic Review and Meta-Analysis of Controlled Trials and Consensus Conference. In: Plastic and Reconstructive Surgery [Internet]. Lippincott Williams and Wilkins; 2016:709-30.

Rifkin WJ, Yang JH, de Mitchell-Rodriguez E, et al. Levels of evidence in plastic surgery research: A 10-year bibliometric analysis of 18,889 publications from 4 major journals. Aesthetic Surg J [Internet]. 2020;40(2):220-7.

Rodrigues MA, Nahas FX, Gomes HC, Ferreira LM. Ventilatory function and intra-abdominal pressure in patients who underwent abdominoplasty with plication of the external oblique aponeurosis. Aesthetic Plast Surg. 2013;37(5):993-9.

Rodrigues MA, Tedesco ACB, Nahas FX, Ferreira LM. Journal impact factor *versus* the evidence level of articles published in plastic surgery journals. Plast Reconstr Surg [Internet]. 2014;133(6):1502-7.

Rosenfield LK, Davis CR. Evidence-based abdominoplasty review with body contouring algorithm. Aesthetic Surg J [Internet]. 2019;39(6):643-61.

Seretis K, Goulis D, Demiri EC, Lykoudis EG. Prevention of Seroma Formation Following Abdominoplasty: A Systematic Review and Meta-Analysis. Aesthet Surg J. 2017;37(3):316-23.

Shestak KC, Rios L, Pollock TA, Aly A. Evidenced-based approach to abdominoplasty update. Aesthetic Surg J [Internet]. 2019;39(6):628-42.

Sørensen LT. Wound healing and infection in surgery. The clinical impact of smoking and smoking cessation: a systematic review and meta-analysis. Arch Surg [Internet]. 2012;147(4).

Staalesen T, Elander A, Strandell A, Bergh C. A systematic review of outcomes of abdominoplasty [Internet]. Vol. 46, Journal of Plastic Surgery and Hand Surgery. J Plast Surg Hand Surg; 2012:139-44.

The International Society of Aesthetic Plastic Surgery – Isaps. Isaps International Survey On Aesthetic/Cosmetic Procedures [Internet]. 2019:55.

Vídeo Aula

CUIDADOS NUTRICIONAIS E GANHO DE PESO APÓS CIRURGIA DO ABDOME

CAPÍTULO 4

Vanessa Yuri Suzuki ▪ Lydia Masako Ferreira ▪ Fabio Xerfan Nahas

INTRODUÇÃO

A abdominoplastia é uma das cirurgias plásticas mais realizadas na atualidade. Sabe-se que o Brasil ocupa a segunda posição no ranking mundial de realizadores desse procedimento cirúrgico. Além da remoção do tecido adiposo excedente, ela está associada à correção da flacidez músculo-aponeurótica, geralmente pela correção da diástase do músculo reto abdominal.

Alterações no comportamento alimentar podem estar presentes antes e depois desse processo cirúrgico. É possível que o ganho ponderal esteja relacionado com o comportamento alimentar e seus determinantes, como influências internas e externas, por exemplo, aspectos nutricionais, demográficos, econômicos, socioculturais, ambientais e psicológicos de um indivíduo ou de uma coletividade.

Além disso, alterações metabólicas – decorrentes da própria intervenção cirúrgica, do uso de medicamentos administrados, da indicação para a perda de peso prévia à cirurgia e dos próprios resultados na composição corporal – devem ser cuidadosamente consideradas para o sucesso do acompanhamento nutricional em cirurgia plástica.

Desse modo, a antecedência e a programação, características comuns das cirurgias plásticas, são qualidades que permitem à equipe multidisciplinar e ao nutricionista explorarem as etapas do aconselhamento, oferecendo, assim, atenção específica em cada uma das etapas.

CONSUMO ALIMENTAR

A avaliação dietética é um componente essencial em todos os processos do acompanhamento nutricional. Afinal, identificar os hábitos alimentares do indivíduo permite traçar condutas condizentes com as reais necessidades dele e identificar possíveis carências e excessos.

No caso do aconselhamento nutricional em cirurgia plástica, sugere-se que a anamnese deva focar principalmente nas fontes alimentares que interferem de algum modo na resposta inflamatória, na cicatrização, na aparência da pele e/ou na retenção hídrica.

Já a hipótese da influência da terapia nutricional sobre a cicatrização está relacionada com o conceito de que a demanda metabólica, gerada por todo e qualquer reparo tecidual, aumente as necessidades de proteínas, de vitaminas e de minerais no local afetado. A alta dessa demanda seria resultante da intensa inflamação e da atividade celular requerida no local da cirurgia.

O bom funcionamento da pele e de suas atividades é dependente da nutrição. Embora uma área pouco explorada, acredita-se que a alimentação contribui para recompor necessidades da pele, fornecendo-a nutrientes e outros compostos bioativos importantes para sua integridade e sua atividade. Dessa forma, os nutrientes, as vitaminas, os minerais e os ácidos graxos essenciais podem melhorar as condições da pele em diversas situações, como nos casos de pacientes que desenvolvem queloide no local da cicatrização.

O queloide é o resultado de um crescimento anormal de tecido fibroso denso após um processo de cicatrização em indivíduos suscetíveis. O aparecimento dele prejudica a estética do procedimento cirúrgico e pode levar à necessidade de refazer as incisões e as suturas, sendo tal resultado inesperado e indesejável tanto para o paciente, quanto para o cirurgião. Desse ponto de vista, a não ingestão de certos alimentos demonstra ser importante para a possível redução do aparecimento de queloides e, consequentemente, para os benefícios da cicatrização.

Ferreira *et al.*, em 2010, sugerem possíveis associações negativas entre isoflavonas e mulheres na menopausa e quitosana e abacate, enquanto estudos *in vitro* e *in vivo* apresentam possíveis associações positivas ao consumo de ácidos graxos essenciais, de konjac glucomanan (fibras solúveis), de zinco, de quercetina, de sálvia e de catequinas. Assim, a suplementação alimentar, quando necessária, pode ser benéfica. Recomenda-se ômega-3, flavonoides (quercetina) e catequinas (presentes no chá verde), além do aumento do consumo de fibras solúveis.

Como a cicatrização resulta de uma série de eventos celulares, fisiológicos e bioquímicos, é recomendado que, após passar em consulta com o médico-cirurgião, o paciente seja encaminhado ao nutricionista, sempre previamente à cirurgia. O ideal é que essa consulta ocorra no mínimo dois meses antes do procedimento.

Na primeira consulta, após a avaliação nutricional detalhada, são identificadas as necessidades e as deficiências nutricionais do indivíduo, tendo a qualidade da cicatriz como meta inicial. Sendo assim, durante oito semanas, o nutricionista trabalha esses nutrientes junto ao paciente, a fim de preparar a pele dele para a cirurgia.

Alergias alimentares também necessitam ser investigadas durante a anamnese nutricional, inclusive aquelas cujas respostas são pouco expressivas, uma vez que elas também sejam importantes na conduta e prescrição nutricional.

Nota-se que o funcionamento intestinal inadequado, a distensão abdominal, a disbiose intestinal e, por vezes, a incidência de intolerâncias secundárias podem estar associados a substâncias alergênicas que levam à reação de hipersensibilidade, por meio da liberação de histamina, da urticária, de angioedemas, da asma e de quadros de letargia e afilaxia.

Vale ressaltar que alguns desses alimentos e seus principais alérgenos são: leite (caseína, alfa e beta lactoalbumina); ovos (ovoalbumina, ovomucoide e conalbumina); mariscos e frutos do mar (tropomiosina); e aditivos alimentares, como tartrazina (corante em sucos artificiais, gelatinas e balas coloridas), glutamato monossódico (caldos de carne ou galinha) e sulfitos (frutas desidratadas, vinhos e sucos industrializados).

Em 2009, Cavicchia *et al.* publicaram sobre o índice inflamatório dos alimentos [8]. A partir de uma revisão de artigos originais, os autores avaliaram o efeito de diferentes nutrientes sobre marcadores inflamatórios, como interleucina-1 beta (IL-1beta), interleucina-4 (IL-4), interleucina-6 (IL-6), interleucina-10 (IL-10), fator de necrose tumoral alfa (TNF-alfa) e proteína C reativa (PC-R), sugerindo que a dieta pode influenciar positiva ou negativamente a produção dos fatores inflamatórios. Para a criação do índice, foi estipulado que a pontuação de -1 seria dada aos elementos com efeito pró-inflamatório, +1 aqueles com efeitos anti-inflamatórios e 0 para aqueles que não produziram mudanças nos marcadores inflamatórios.

Segundo o índice, os alimentos que apresentaram uma pontuação próxima a -1 são mais pró-inflamatórios, e os alimentos anti-inflamatórios são aqueles com pontuação próxima de +1. Esses nutrientes ou compostos bioativos e suas pontuações, denominados pró-inflamatórios, são: carboidratos (-0,346); lipídios (-0,323); gordura saturada (-0,25); colesterol (-0,21); vitamina B12 (-0,09); ácidos graxos monoinsaturados (-0,05); e ácidos graxos ômega-6 (-0,016).

Já os anti-inflamatórios são: magnésio (0,905); açafrão-da-índia (0,774); betacaroteno (0,725); genisteína (0,68); vitamina A (0,58); chás (0,552); fibras alimentares (0,52); vinhos (0,480); quercetina (0,49); luteolina (0,43); vitamina E (0,401); ácidos graxos ômega-3 (0,384); vitamina C (0,367); vitamina D (0,342); zinco (0,316); vitamina B6 (0,286); alho (0,27); niacina (0,26); ácido fólico (0,214); cerveja (0,2); gengibre (0,18); daidzeína (0,17); cianidina (0,13); epicatequina (0,12); cafeína (0,035); riboflavina (0,16); bebidas alcoólicas (0,1); proteínas e tiamina (0,05); ferro (0,029) e selênio (0,021).

Como o procedimento cirúrgico leva a um conjunto de alterações endócrinas e metabólicas, o índice se tornou uma ferramenta fácil e prática de se avaliar qualitativamente a dieta do paciente durante a consulta, tornando viável a conduta de adaptação no mesmo momento, sendo necessária somente a substituição de determinados alimentos por parte do paciente.

NUTRIENTES

As deficiências nutricionais observadas no pré-operatório da cirurgia plástica estão diretamente relacionadas com os processos de cicatrização, com a imunidade e com o metabolismo de nutrientes e hormônios, podendo gerar complicações, como o aumento dos índices de seroma e de queloide, a deiscência de sutura e o risco de problemas vasculares.

A deficiência em proteína no perioperatório da cirurgia plástica pode ter influência direta na cicatrização, uma vez que ela seja importante para a reparação tecidual e para a síntese e deposição de colágeno, além de outros fatores preocupantes, como a diminuição da resistência à tração na incisão e a diminuição da função imunológica (linfócitos T, função fagocítica e anticorpos totais), que facilitam o desenvolvimento de infecções.

Por essas razões, há estudos vigentes a respeito da suplementação de aminoácidos ligados aos processos de cicatrização, como a arginina (importante na manutenção do balanço nitrogenado e atrelada à melhora na síntese de colágeno em associação à glutamina e beta-hidroxi-beta-metilbutirato) e a glutamina (aminoácido mais abundante no corpo humano, ligado à síntese de nucleotídeos em fibroblastos e macrófagos e essencial para a proliferação dos linfócitos e para a estimulação da resposta inflamatória.

Os carboidratos também exercem um papel importante no processo de cicatrização, uma vez que atuam como a principal fonte de energia do organismo. Eles são essenciais em processos de síntese proteica, como no caso da produção de colágeno, onde há consumo de ATP. Além disso, o consumo de carboidratos é importante para evitar o catabolismo proteico, usado pelo organismo para obter energia, o que pode prejudicar a cicatrização, levar à depleção de massa muscular e da proteína visceral e ainda afetar outros processos metabólicos.

Os lipídios também têm funções importantes no processo de cicatrização e no metabolismo por serem constituintes da membrana celular e por participarem do processo inflamatório. Sendo assim, após a cirurgia plástica, ocorre um aumento na necessidade do consumo dos ácidos graxos (AG) essenciais ômega-3 e ômega-6, como os ácidos linolênicos, linoleicos e araquidônicos, permitindo assim a síntese das prostaglandinas e dos fosfolipídios.

Os micronutrientes também estão associados a uma melhor evolução pós-operatória das cirurgias plásticas. Entre as vitaminas, as que possuem maior ligação com os processos de cicatrização são as vitaminas C e A.

A deficiência de vitamina C tem sido associada a dificuldades de cicatrização, diminuição da síntese e deposição de colágeno, angiogênese prejudicada, hemorragias e depressão da função imunológica. Dado seu papel na restauração tecidual, é de extrema importância a avaliação nutricional do candidato à cirurgia plástica quanto a esse nutriente. Não há, no entanto, evidências sugerindo que a ingestão de doses além do UL (2 g/d) possa ser benéfica.

Assim como com a vitamina C, a deficiência de vitamina A causa imunodepressão, elevando o risco de infecção e de problemas de cicatrização. Ela emprega um importante papel na proliferação e na diferenciação celular, além de modular a expressão de diversos genes essenciais à cicatrização, entre eles os que estão relacionados com a produção de colágeno, como a colagenase, a ceratina, que é um fator de crescimento de epiderme entre outros.

Outros micronutrientes têm papel fundamental na cicatrização. Minerais, como o zinco, o magnésio e o cobre, apresentam uma profunda relação com a replicação e a proliferação celular e fibroblástica, além de estarem envolvidos em centenas de processos enzimáticos ou ligados à síntese de colágeno. A deficiência em zinco implica na redução da taxa de epitelização, na diminuição da força tênsil da cicatriz, da atividade fibroblástica, na imunodepressão e na redução da função humoral, aumentando a suscetibilidade da ferida à infecção.

Além deles, são importantes por suas funções metabólicas: cálcio, como cofator em colagenases; ferro para transporte de oxigênio; hidroxilação de prolina e lisina; selênio para controle de estresse oxidativo e processo inflamatório; vitamina E na função antioxidante; e vitaminas do complexo B no metabolismo energético, síntese e reparo de DNA.

IMUNONUTRIÇÃO

A imunonutrição pode ser definida como o uso de elementos nutricionais específicos na tentativa de modular o sistema imunológico de uma maneira que beneficie um determinado estado de lesão ou de doença. Nos últimos anos, vários estudos e revisões avaliaram o papel dos nutrientes e compostos bioativos imunomoduladores, na melhora clínica de pacientes durante o pós-operatório, uma vez que uma alimentação equilibrada e/ou suplementação adequada, quando necessária, tem o papel de diminuir as complicações da inflamação, beneficiar o processo e a eficiência da cicatrização e prevenção de doenças crônicas não transmissíveis.

Em revisão sistemática, Jamil *et al.*, em 2021, estabeleceram parâmetros nutricionais pré-operatórios para pacientes após cirurgia bariátrica candidatos à cirurgia de contorno corporal. Eles incluem proteínas, vitaminas A, B1, B9, B12, C, D, E e K, cálcio, cobre, ferro, zinco e selênio. Além disso, as autoras também descreveram o rastreamento das deficiências nutricionais, a indicação de exames bioquímicos de rotina, as dosagens de suplementação alimentar e as dosagens terapêuticas de nutrientes depois da cirurgia bariátrica.

Como é frequente a ocorrência de desnutrição calórico-proteica nos pacientes submetidos a essa cirurgia, especialmente nas técnicas que apresentam componente disabsortivo, como a derivação biliopancreática e, em menor escala, no *bypass* gástrico, os suplementos alimentares de fonte de energia, de proteína, de vitaminas e de minerais ligados à síntese de colágeno, como a vitamina C e o silício, e à manutenção do tecido conjuntivo, como o manganês, entre outros compostos bioativos, podem ser prescritos quando a ingestão dietética não for capaz de suprir esses elementos.

O consumo de proteínas, especialmente de colágeno hidrolisado, está associado ao aumento da densidade da derme e à redução de sua fragmentação, fatores importantes para a melhora da textura da derme e de sua firmeza.

ESTILO DE VIDA, DIETA E PESO CORPORAL

Em relação aos procedimentos, como a abdominoplastia, indica-se a perda de peso prévia e a manutenção do peso no pós-operatório. Vale ressaltar que, para a perda de peso prévia, seriam necessários pelo menos noventa dias de acompanhamento nutricional, visto que o emagrecimento rápido está associado a alterações metabólicas, no comportamento e no padrão alimentar, e nas deficiências nutricionais, como a anemia, podendo comprometer a cirurgia.

Em 2012, Benatti *et al.*, demonstraram que o tecido adiposo abdominal subcutâneo pareceu desencadear mecanismos que favorecem a reposição e o crescimento compensatório do tecido adiposo, em especial na cavidade visceral, por meio da redução da taxa metabólica. Porém, os autores não excluíram a possibilidade de ter havido crescimento compensatório de tecido adiposo em outros depósitos (braços e peitoral) que não foram avaliados. Eles observaram ganho ponderal no pós-operatório de seis meses de lipoaspiração. Corroborando os resultados de estudos experimentais, é possível inferir que a remoção do tecido adiposo na abdominoplastia estimularia sistemas de *feedback* que favoreceriam a recuperação do tecido adiposo removido e que o exercício físico parece ser protetor.

Os seres humanos costumam manter o peso por muitos anos, o que reflete um controle preciso e específico do comportamento alimentar. Isso indica que o peso corporal normalmente é regulado em torno de um ponto de equilíbrio, conhecido como *set point*.

Estudos demonstraram um ganho ponderal em mulheres após a abdominoplastia. De acordo com a "teoria lipostática", proposta por Kennedy, em 1950, a diminuição imediata da gordura corporal causada pela cirurgia de lipoaspiração poderia desencadear mecanismos de *feedback* que favoreceriam a reposição de gordura corporal pela diminuição do gasto energético ou pelo aumento do consumo alimentar. Entretanto, é importante ressaltar que apenas o tecido adiposo subcutâneo (TAS) é removido na cirurgia; o tecido adiposo visceral (TAV), depósito mais correlacionado com as doenças cardiovasculares, permanece intacto, levando ao aumento imediato de TAV em relação ao TAS, podendo este ser responsável pela resistência à insulina e pela síndrome metabólica.

Embora o alimento não seja postulado como medicamento, acredita-se que uma alimentação equilibrada contendo nutrientes e compostos bioativos que atuam favoravelmente no processo inflamatório, aliado à manutenção de atividade física adequada, seja uma forma eficiente de reduzir o risco de aparecimento de doenças crônicas não transmissíveis.

Sabe-se que o tecido adiposo não é apenas um órgão de armazenamento energético, mas sim um órgão ativo atuante na produção e na secreção de substâncias de ação autócrina, parácrina e endócrina. Desse modo, o comportamento associado ao consumo alimentar envolve sensações orgânicas de fome e saciedade, além de estados motivacionais e necessidade energética, por meio de processos metabólicos e fisiológicos coordenados pelos sistemas nervosos periférico e central.

O comportamento alimentar envolve os estilos alimentares restrito, emocional e externo, que evidenciam uma relação do alimento com a imagem corporal e o ato de comer, em resposta a sensações e emoções. Sabe-se que a ingestão do alimento é controlada pelo eixo hipotalâmico e, também, pelo componente emocional, ou seja, pelas sensações de fome, saciedade e prazer, seguidas por operações comportamentais e suas consequências, como ingestão reduzida, equilibrada ou excessiva de alimentos.

Em estudo clínico, 51 mulheres submetidas à abdominoplastia apresentaram capacidade reduzida de controlar a compulsão alimentar e o ganho ponderal após seis meses de abdominoplastia.

De acordo com o estudo, a impulsividade alimentar pode ter sido uma tendência entre as pacientes que apresentaram sensações de fome e de saciedade reduzida e aumentaram a ingestão dietética no período pós-operatório como resposta aos estímulos emocionais, em função da dificuldade de sustentar uma dieta restritiva por muito tempo. Pois, na abdominoplastia, muitas vezes, indica-se a perda de peso prévia e após o procedimento cirúrgico, o que pode resultar em ansiedade ou em um padrão alimentar disfuncional.

Esse comer emocional pode ser evidenciado quando a ingestão de alimentos é seguida pela sensação de perda de controle e pela culpa, sugerindo maior sensibilidade e fragilidade dessas pacientes às questões comportamentais e aos estilos alimentares. Uma das abordagens aplicadas ao comer excessivo propõe a diferenciação entre a ingestão emocional, em que as emoções são o principal determinante do excesso alimentar, a ingestão por estímulo externo, em que as características do alimento ou do ambiente se sobrepõem à percepção da fome ou da saciedade, e a ingestão restritiva, em que o controle alimentar restrito desinibe o comportamento alimentar, predispondo ao descontrole e à compulsão.

Além disso, segundo o estudo, a média de excedente de pele e gordura retirados no procedimento cirúrgico foi de 832,90 g. As pacientes apresentaram média de ganho ponderal de 2 kg e aumento de IMC no período pós-operatório de seis meses. Curiosamente, houve alteração no peso, o que significa que há indícios de que o organismo tende a refazer este tecido retirado. Além disso, foi apresentada uma relação com o climatério, já que a faixa etária é concomitante a esse processo e, nessa fase, as mulheres apresentam maior prevalência de ansiedade, o que poderia sugerir o acometimento de episódios de compulsão alimentar.

De fato, as consequências mais prováveis do aumento da compulsão alimentar no metabolismo são o aumento de peso, o aumento da gordura corporal, a obesidade entre outras doenças crônicas não transmissíveis e risco para transtornos alimentares.

CONSIDERAÇÕES FINAIS

Na abdominoplastia, muitas vezes, indicam-se a perda de peso prévia e a manutenção do peso para se evitar o ganho ponderal no período pós-operatório. O acompanhamento do paciente por uma equipe de saúde multidisciplinar, antes e após o procedimento cirúrgico, é fundamental para a obtenção de melhores resultados e a manutenção do peso após a cirurgia, além da prevenção de doenças crônicas não transmissíveis e da promoção de uma alimentação equilibrada e um estilo de vida saudável. Além disso, uma série de nutrientes pode ser dada aos pacientes vislumbrando uma melhor cicatrização, bem como a redução de fatores inflamatórios.

BIBLIOGRAFIA

Benatti F, Solis M, Artioli G, et al. Liposuction induces a compensatory increase of visceral fat which is effectively counteracted by physical activity a randomized trial. J Clin Endocrinol Metab. 2012;97(7):2388.

Cavicchia PP, Steck SE, Hurley TG, et al. A new dietary inflammatory index predicts interval chances in serum high-sensitivity c-reative protein. J Nutr. 2009;139(12):2365-72.

Farias MM, Cuevas AM, Rodriguez F. Set-point theory and obesity. Metab Syndr Relat Disord. 2011;9(2):85-9.

Ferreira AC, Hochman B, Furtado F, et al. Keloids: a new challenge for nutrition. Nutr Rev. 2010;68(7):409-17.

ISASP – Internacional Society of Aesthetic Plastic Surgery. Aviable at: http://www.isaps.org/isaps-global-statistics.html [Internet]. 2020.

Jamil LC, Suzuki VY, Ferreira LM. Preoperative Nutritional Parameters for Postbariatric Patients: A Review of Key Recommendations. Bariatric Surgical Practice and Patient Care. 2021;16(2).

Kennedy GC. The role of depot fat in the hypothalamic control of food intake in the rat. Proc R Soc Lond B Biol Sci. 1953;140:578-96.

Nahas FX, Ferreira LM, Augusto SM, Ghelfond C. Long-term follow-up of correction of rectus diastasis. Plast Reconstr Surg. 2005;115(6):1736-41.

Nahas FX, Ferreira LM, Ely PB, Ghelfond C. Rectus diastasis corrected with absorbable suture: a long-term evaluation. Aesthetic Plast Surg. 2011;35(1):43-8.

Suzuki V, Song E, Hanson S, Ferreira L. How to Screen, Assess and Manage Nutrition in Patients with Wounds. In: Lebedinskaya N (Eds.). WoundReference. Available from: https://woundreference.com/app/topic?id=how-to-screen-assess-and-manage-nutrition-in-patients-with-wounds. Retrieved on 5/21/21. 2021.

Suzuki VY, Schneider AP. Atendimento Nutricional em Cirurgia Plástica. Rio de Janeiro: Editora Rubio. 2013. p. 69-76.

Suzuki VY. Comportamento alimentar em mulheres submetidas à abdominoplastia. 2015. 93 f. Dissertação (Mestrado em Ciências) – Escola Paulista de Medicina, Universidade Federal de São Paulo, São Paulo. 2015.

Vídeo Aula

CAPÍTULO 5

CONTROLE HEMATOLÓGICO EM ABDOMINOPLASTIA PÓS-BARIÁTRICA

Juan Carlos Montano Pedroso ▪ Élvio Bueno Garcia ▪ Lydia Masako Ferreira

INTRODUÇÃO

Os pacientes pós-bariátricos não são apenas pacientes com grande perda de peso. Eles têm um perfil nutricional específico, que pode incluir anemia e deficiência de ferro. Cerca de um quarto dos pacientes submetidos à cirurgia bariátrica apresenta deficiência de ferro após a cirurgia, que é causada por diferentes fatores: redução na ingestão de ferro, redução na secreção de ácido gástrico e redução no contato dos alimentos com área de absorção de ferro no duodeno e jejuno desviados. A maioria dos pacientes submetidos à abdominoplastia pós-bariátrica são mulheres em idade reprodutiva e podem ter taxas mais altas de anemia e deficiência de ferro decorrentes do sangramento menstrual. A ingestão regular de ferro oral e suplementos multivitamínicos geralmente previne deficiências de ácido fólico e vitaminas do complexo B, mas a quantidade de ferro elementar em seu conteúdo é baixa (10-20 mg/comprimido), permitindo o estabelecimento da deficiência de ferro.

Como os excessos de pele na região abdominal após a cirurgia bariátrica podem ser extensos, tanto no sentido longitudinal, como no transversal, a abdominoplastia em âncora é frequentemente indicada nestas situações. Tal técnica cirúrgica permite bons resultados estéticos, baixa incidência de complicações e preservação da sensibilidade cutânea. Entretanto, as ressecções de pele e adiposidades podem ser extensas neste procedimento cirúrgico e resultar em perda sanguínea não desprezível (Fig. 5-1). Como a maioria desses pacientes já apresenta deficiência de ferro, a anemia é frequentemente observada no pós-operatório. De fato, é a segunda complicação mais comum na abdominoplastia pós-bariátrica.

A anemia perioperatória está associada à maior morbidade e mortalidade cirúrgicas. Em estudo de coorte retrospectiva publicado na revista Lancet com 227.425 pacientes, a anemia pré-operatória, mesmo em um grau leve, foi independentemente associada a um aumento da morbidade e mortalidade em pacientes submetidos a cirurgias não cardíacas. Em outro estudo de coorte retrospectiva com 55.834 pacientes submetidos à cirurgia de reconstrução mamária, a anemia perioperatória foi independentemente associada a maior risco de complicações cirúrgicas e a um aumento do tempo de internação hospitalar.

A abdominoplastia é frequentemente a primeira cirurgia plástica realizada nesses pacientes após a cirurgia bariátrica, entretanto, ela não é a única. Mamas, braços, coxas e face são áreas de queixas e possíveis procedimentos cirúrgicos, em muitos casos realizados em curto espaço de tempo. Nessas situações, a anemia pós-operatória torna-se um desafio ainda mais relevante, pois os níveis de hemoglobina devem ser restaurados rapidamente para que as cirurgias posteriores permaneçam dentro do cronograma. Contudo, baixas reservas de ferro em pacientes pós-bariátricos podem comprometer essa rápida recuperação, pois o ferro é uma matéria prima central para que ocorra a eritropoiese na medula óssea. De fato, estudo de coorte realizado na disciplina de cirurgia plástica da Unifesp observou que os pacientes submetidos à abdominoplastia pós-bariátrica não recuperavam seus níveis de hemoglobina no pós-operatório e que esta dificuldade de recuperação estava associada a baixos níveis de ferritina, exame laboratorial que expressa a quantidade de ferro estocado no organismo.

Embora a transfusão de sangue seja uma estratégia capaz de restaurar rapidamente os níveis de hemoglobina, ela não está desprovida de desvantagens. Uma revisão sistemática com metanálise de estudos observacionais, que avaliou a eficácia da transfusão de sangue em desfechos clínicos de pacientes críticos, encontrou 45 estudos contemplando 272.596 pacientes. Em 42 dos 45 estudos, os riscos das transfusões superaram os benefícios. Outra revisão sistemática que incluiu apenas estudos observacionais que contivessem mais de 1.000 pacientes constatou que a maioria dos estudos mostrou uma taxa de mortalidade maior e estatisticamente significativa nos pacientes que receberam transfusão comparados àqueles que não receberam, mesmo quando essas taxas foram ajustadas para fatores de confusão. Os malefícios observados com a transfusão de sangue são atribuídos principalmente aos efeitos deletérios que a transfusão pode gerar no sistema imunológico do receptor, chamado de imunomodulação associada à transfusão, assim como as alterações morfológicas, biofísicas e bioquímicas que ocorrem nas hemácias estocadas, algumas delas irreversíveis, e que poderiam prejudicar sua fisiologia, chamadas de lesão por estocagem.

Uma vez que tanto a anemia como a transfusão de sangue estejam associadas a um pior desfecho clínico do paciente, uma nova abordagem para condução cirúrgica do paciente tem sido recomendada na literatura médica, chamada Gerenciamento de Sangue do Paciente (em inglês, *Patient Blood Management*, PBM). PBM é definido como um conjunto de cuidados com base em evidências para otimizar os resultados médicos e cirúrgicos dos pacientes, gerenciando e preservando clinicamente o sangue do próprio paciente (www.

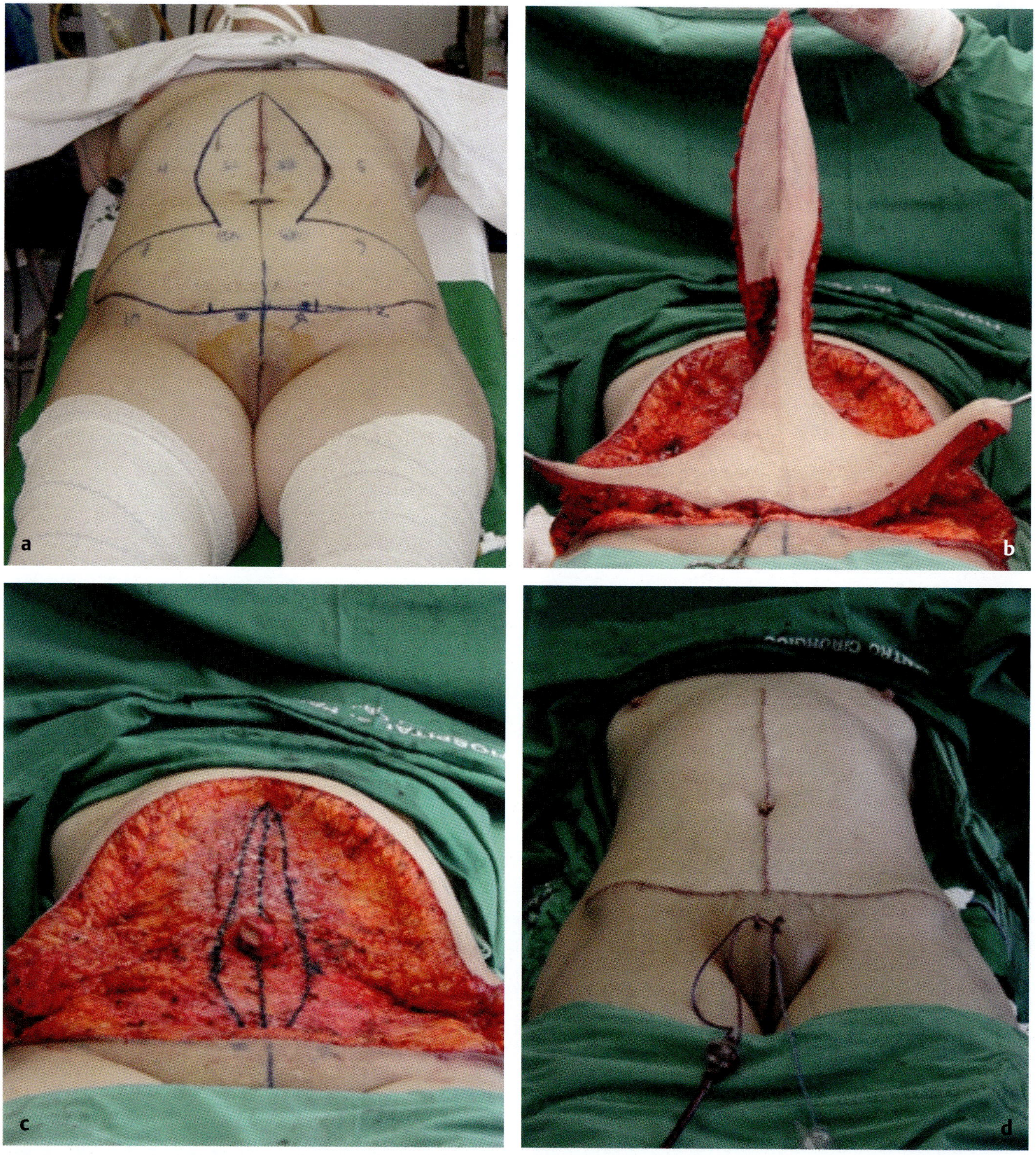

Fig. 5-1. Etapas da abdominoplastia pós-bariátrica. (**a**) Paciente sob anestesia geral, em decúbito dorsal na mesa de operação. (**b**) Ressecção da peça em monobloco. (**c**) Área cruenta pós-hemostasia. Momento prévio à correção da diástase dos músculos retos abdominais. (**d**) Abdominoplastia finalizada.

ifpbm.org). Outra definição é a aplicação oportuna de conceitos médicos com base em evidências, projetados para manter a concentração de hemoglobina, otimizar a hemostasia e minimizar a perda de sangue, em um esforço para melhorar os desfechos dos pacientes (www.sabm.org).

INDICAÇÕES

O PBM busca melhores resultados para os pacientes baseando-se no sangue do próprio paciente, em vez do sangue do doador, e vai além do conceito de uso apropriado de produtos derivados de sangue, porque antecipa e reduz significativamente as indicações das transfusões por abordar fatores de risco modificáveis que podem aumentar o risco de indicação de transfusão muito antes de uma transfusão ser considerada. Tais objetivos podem ser alcançados pelos chamados três pilares do PBM, que são estratégicos para implementar a mudança de paradigma do PBM:

1. Otimizar a eritropoiese do paciente;
2. Minimizar o sangramento;
3. Aproveitar e otimizar a reserva fisiológica específica de pacientes com anemia.

Os princípios de PBM podem ser implementados a qualquer tipo de paciente que será submetido a uma cirurgia eletiva, e diferentes estratégias podem ser empregadas tanto no pré-operatório, como no intraoperatório e no pós-operatório.

PBM

Pré-Operatório

A deficiência de ferro, com e sem anemia, é comum, principalmente em pacientes pós-bariátricos, e pode ser tratada com suplementação de ferro. A terapia oral é frequentemente mal tolerada e tem um início de ação mais lento que o ferro endovenoso. A terapia com ferro endovenoso é preferida para aqueles com intolerância à terapia oral, anemia grave (hemoglobina < 10 g/dL) ou procedimentos cirúrgicos planejados em prazo inferior a seis semanas. Revisão sistemática com metanálise de ensaios clínicos randomizados concluiu que a administração de ferro por via endovenosa não está associada a um aumento de eventos adversos, como anafilaxia, ou infecção.

O nível sérico de ferritina < 30 ng/mL é o teste mais sensível e específico usado para o diagnóstico da deficiência de ferro. No entanto, na presença de inflamação (proteína C reativa > 5 mg/dL) e/ou saturação de transferrina < 20%, um nível sérico de ferritina < 100 ng/mL já é indicativo de deficiência de ferro, uma vez que a ferritina pode ficar em níveis mais elevados por causa de quadros inflamatórios.

Ao tratar a anemia no pré-operatório, a concentração-alvo de hemoglobina (Hb) deve ser ≥ 13 g/dL em ambos os sexos, para minimizar o risco de desfechos desfavoráveis associados à transfusão, principalmente em pacientes com uma perda sanguínea prevista acima de 500 mL. A combinação de baixos níveis de hemoglobina e baixos níveis de ferritina é sugestiva de anemia por deficiência de ferro, que deverá ser tratada pela suplementação de ferro.As principais contraindicações do ferro por via endovenosa são a hipersensibilidade conhecida à medicação e situações de sobrecarga férrica.

O déficit total de ferro (DTF) a ser administrado pode ser calculado, usando a fórmula de Ganzoni: DTF (mg) = peso (kg) × (Hb ideal – Hb atual) (g/dL) × 0,24 + 500 (mg de ferro de depósito). De acordo com esta fórmula, uma pessoa que pesa 70 kg com um nível de Hb de 9 g/dL teria um déficit de ferro corporal de cerca de 1.400 mg. Calculadoras *on-line* estão disponíveis e podem contribuir para realização do cálculo da fórmula de Ganzoni de forma rápida (https://www.mdapp.co/iron-deficiency-calculator-329/).

No Brasil, existem atualmente duas formulações de ferro para aplicação por via endovenosa: o sacarato de hidróxido férrico (Noripurum® 100 mg) e a Carboximaltose (Ferinject®). O ferro sacarato pode ser administrado até 300 mg ao dia, sendo que cada ampola contém 100 mg de ferro. Uma administração possível é a de 200 mg (2 ampolas) diluídas em 200 mL de solução de cloreto de sódio a 0,9%, infundido em 2 horas, três vezes por semana, até alcançar a reposição do déficit total de ferro calculado.

Já a dose de Carboximaltose pode ser estimada com base no peso do paciente e do seu nível de hemoglobina, conforme a bula original. Pacientes com nível de hemoglobina inferior a 10 g/dL e peso de 35 a 70 kg, a dose é de 1.500 mg, enquanto se o peso for superior a 70 kg, a dose é de 2.000 mg. Se a hemoglobina estiver acima de 10 g/dL, e o peso do paciente for de 35 a 70 kg, a dose é de 1.000 mg, enquanto se o peso for superior a 70 kg, a dose é de 1.500 mg. Cada ampola de Carboximaltose tem 500 mg de ferro em 10 mL de solução. Uma dose única não deve exceder 1.000 mg ou 20 mg de ferro (0,4 mL) por kg de peso corpóreo. Tão pouco deve ser administrada uma dose acima de 1.000 mg de ferro mais de uma vez por semana. Uma administração possível é a de 1.000 mg (20 mL) diluído em 250 mL de cloreto de sódio a 0,9%, em 15 minutos. Uma segunda dose de 500 a 1.000 mg pode ser necessária após 7 dias, dependendo do déficit de ferro previamente calculado.

A maioria dos pacientes apresenta uma resposta rápida à infusão de ferro por via endovenosa, com aumento da hemoglobina de 50% em 5 dias, 75% em 10 a 14 dias, e máximo em 3 semanas. A anemia relacionada com outras deficiências nutricionais, como folato e vitamina B12, pode, em muitos casos, ser corrigida com terapia oral, com folato e vitamina B12 tipicamente fornecidos na dose de 1 mg ao dia.

Além da suplementação de ferro, podem ser usados agentes estimuladores da eritropoiese para uma correção mais eficiente da anemia, como a alfaepoetina. Revisão sistemática com metanálise de ensaios clínicos randomizados, publicada pela Cochrane, concluiu que a terapia pré-operatória com eritropoetina e ferro em adultos anêmicos antes de cirurgias não cardíacas reduz a necessidade de transfusão de sangue e aumenta a concentração de hemoglobina no pré-operatório, sem diferenças importantes no risco de eventos adversos ou mortalidade.

No Brasil, a alfaepoetina (Eprex® ou Eritromax®) é comercializada nas doses de 1.000 UI; 2.000 UI; 3.000 UI; 4.000 UI; 10.000 UI e 40.000 UI. As principais contraindicações da eritropoetina são a presença de hipertensão não controlada e hipersensibilidade à medicação. Em pacientes pré-operatórios com anemia grave (hemoglobina < 10 g/dL), a administração de eritropoetina na dosagem semanal de 600 UI/kg por via subcutânea ou endovenosa, nos dias 21, 14 e 7 antes da cirurgia e no dia da cirurgia, tem o potencial de promover maiores níveis de hemoglobina. Um paciente de 60 kg necessitaria

Quadro 5-1. Questionário HEMSTOP

1. Você já consultou um médico ou recebeu tratamento para sangramento prolongado ou fora do usual (como sangramentos nasais, ferimentos leves)?
2. Você apresenta equimoses/hematomas maiores que 2 cm sem trauma ou equimoses/hematomas graves após um trauma menor?
3. Após uma extração dentária, você já teve sangramento prolongado que necessitou de consulta médica/odontológica?
4. Você já teve sangramento excessivo durante ou após uma cirurgia?
5. Existe alguém na sua família que sofre de uma doença de coagulação (como hemofilia, doença de von Willebrand etc.)?
Para mulheres:
6. Você já consultou um médico ou recebeu tratamento por fluxos menstruais intensos ou prolongados (pílula anticoncepcional, ferro etc.)?
7. Você teve sangramento prolongado ou excessivo após o parto?

Conforme publicado por Bonhomme *et al.*

de 36.000 UI semanais, que poderiam ser fornecidas com 9 frascos de 4.000 UI de eritropoetina cada um, diluídos em 20 mL de soro fisiológico em 20 minutos por via endovenosa.

Além da avaliação de quadros anêmicos e de deficiência de ferro, é importante a investigação de possíveis quadros de coagulopatia no pré-operatório. As diretrizes da Sociedade Europeia de Anestesiologia recomendam a realização de uma entrevista estruturada do paciente ou uso de um questionário padronizado que considera o histórico clínico, histórico de hemorragia familiar e informações detalhadas sobre as medicações do paciente. Tais diretrizes consideram o uso de questionários padronizados mais relevantes que o uso rotineiro de testes convencionais de triagem de coagulação, como Tempo de Tromboplastina Parcialmente Ativada (TTPA), razão normalizada internacional (INR) e contagem de plaquetas. Um questionário desenvolvido para triagem de pacientes com elevado risco de sangramento, composto por sete perguntas, chamado HEMSTOP, teve uma especificidade de 98,6% e uma sensibilidade de 89,5% nos pacientes que apresentavam duas ou mais respostas positivas (Quadro 5-1).

Intraoperatório

Agentes antifibrinolíticos, como o ácido tranexâmico, são agentes farmacológicos amplamente disponíveis, baratos, altamente eficazes e seguros que podem ser utilizados para estabilizar a formação de coágulos e reduzir o sangramento. Uma metanálise de ensaios clínicos randomizados comprovou que uma única dose pré-operatória em bolus por via endovenosa de ácido tranexâmico resultou em menor perda sanguínea e transfusão de sangue em uma variedade de especialidades cirúrgicas, sem aumento de eventos tromboembólicos, sendo a dose mais utilizada a de 15 mg/kg. O ácido tranexâmico é comercializado em ampolas de 1 mL, contendo 50 mg do composto, e pode ser administrado diretamente por via endovenosa, sem qualquer tipo de diluição, de forma lenta (1 mL/min). Suas contraindicações absolutas são a presença de coagulação intravascular disseminada e estado de hipercoagulação, e sua dose deve ser recalculada em casos de insuficiência renal.

Outro cuidado intraoperatório é evitar a hipotermia, que pode alterar a capacidade de coagulação. Manter a sala cirúrgica aquecida, assim como a infusão ou infiltração de líquidos com a temperatura corporal (37°) podem contribuir para este objetivo.

Pós-Operatório

Os pacientes no pós-operatório devem ser monitorizados constantemente quanto à presença de sangramentos através da avaliação de parâmetros hemodinâmicos, quantidade de líquido presente em drenos e exame físico. Para pacientes que não apresentam anemia pré-operatória, porém demonstram baixos níveis de ferritina no pré-operatório (< 100 ng/mL), a suplementação de ferro por via endovenosa no pós-operatório imediato também é eficaz para uma melhor recuperação da anemia pós-operatória, conforme ensaio clínico randomizado realizado pela disciplina de cirurgia plástica da Unifesp e publicado na Lancet Haematology. Neste estudo, 56 pacientes foram randomizadas para receberem suplementação de ferro por via endovenosa de 200 mg de ferro (2 ampolas de Noripurum®) diluídos em 200 mL de SF em 1 hora no pós-operatório imediato e a mesma aplicação no primeiro dia pós-operatório antes da alta ou para receberem suplementação de ferro por via oral. As pacientes que receberam a suplementação por via endovenosa apresentaram maiores níveis de hemoglobina no pós-operatório e menor incidência de deficiência de ferro, sem efeitos adversos.

DISCUSSÃO E CONCLUSÃO

O conceito de PBM foi aprovado, em 2010, pela Assembleia Mundial da Saúde através da resolução WHA63.12 e foi foco do Fórum Global para a Segurança do Sangue, promovido pela OMS, em 2011. Em 2017, foi recomendado como padrão de atendimento pela Comissão Europeia e, em 2019, tornou-se o padrão de manejo dos pacientes em todos os hospitais da Austrália. A Joint Commission International (JCI), líder mundial em certificação de organizações de saúde, promove o PBM como modalidade eficaz de melhoria da qualidade para hospitais e outras organizações de assistência à saúde.

Ensaios clínicos randomizados já foram publicados demonstrando melhores desfechos clínicos, utilizando princípios do PBM. Uma revisão sistemática com metanálise, contemplando 17 estudos observacionais e 235.779 pacientes, concluiu que o uso do PBM está associado a uma redução das transfusões de sangue, do tempo de internação hospitalar, das complicações, como insuficiência renal aguda, infecção, eventos tromboembólicos, e da mortalidade.

Apesar das evidências disponíveis que demonstram que o PBM não é apenas uma opção, mas uma necessidade, a mudança na prática ainda está muito aquém do desejado, e o PBM ainda é pouco conhecido dentro do Brasil e da especialidade de cirurgia plástica. Os autores deste capítulo têm a expectativa que a escrita deste texto possa contribuir para uma mudança neste cenário em benefício dos pacientes.

BIBLIOGRAFIA

Althoff FC, Neb H, Herrmann E, et al. Multimodal Patient Blood Management Program Based on a Three-pillar Strategy: A Systematic Review and Meta-analysis. Ann Surg. 2019;269:794-804.

Avni T, Bieber A, Grossman A, et al. The safety of intravenous iron preparations: systematic review and meta-analysis. Mayo Clin Proc. 2015;90:12-23.

Bisbe E, Basora M, Colomina MJ. Peri-operative treatment of anaemia in major orthopaedic surgery: A practical approach from Spain. Blood Transfusion. 2017;15:296-306.

Bonhomme F, Boehlen F, Clergue F, de Moerloose P. Preoperative hemostatic assessment: a new and simple bleeding questionnaire. Canadian Journal of Anesthesia/Journal Canadien d'Anesthésie. 2016;63:1007-15.

Bulário eletrônico – Anvisa. http://portal.anvisa.gov.br/bulario-eletronico.

Bussolaro RA, Garcia EB, Barbosa MVJ, et al. Post-bariatric abdominoplasty: Skin sensation evaluation. Obesit Surg. 2010;20: 855-60.

Enrique Bayter-Marin J, Cárdenas-Camarena L, Peña WE, et al. Patient Blood Management Strategies to Avoid Transfusions in Body Contouring Operations: Controlled Clinical Trial. Plastic Recontruct Surg. 2021;147:355-63.

Fraccalvieri M, Datta G, Bogetti P, et al. Abdominoplasty after weight loss in morbidly obese patients: a 4-year clinical experience. Obesit Surg. 2007;17:1319-24.

Froessler B, Cocchiaro C, Saadat-Gilani K, et al. Intravenous iron sucrose versus oral iron ferrous sulfate for antenatal and postpartum iron deficiency anemia: a randomized trial. The journal of maternal-fetal & neonatal medicine: the official journal of the European Association of Perinatal Medicine, the Federation of Asia and Oceania Perinatal Societies, the International Society of Perinatal Obstetricians. 2013;26:654-9.

Heyns M, Knight P, Steve AK, Yeung JK. A Single Preoperative Dose of Tranexamic Acid Reduces Perioperative Blood Loss: A Meta-analysis. Ann Surg. 2020.

Hopewell S, Omar O, Hyde C, et al. A systematic review of the effect of red blood cell transfusion on mortality: evidence from large-scale observational studies published between 2006 and 2010. BMJ. 2013;3:e002154.

Isbister JP. The three-pillar matrix of patient blood management--an overview. Best Pract Res Clin Anaesthesiol. 2013;27:69-84.

Kaufner L, von Heymann C, Henkelmann A, et al. Erythropoietin plus iron versus control treatment including placebo or iron for preoperative anaemic adults undergoing non-cardiac surgery. Cochrane Database of Systematic Reviews. 2020.

Kozek-Langenecker S A, Ahmed A B, Afshari A, et al. Management of severe perioperative bleeding: guidelines from the European Society of Anaesthesiology: First update 2016. Eur J Anaesthesiol (EJA). 2017;34.

Marik PE, Corwin HL. Efficacy of red blood cell transfusion in the critically ill: a systematic review of the literature. Critic Care Med. 2008;36:2667-74.

Masoomi H, Greives MR, Cantor AD, Marques ES. Effect of Anemia in Postoperative Outcomes of Autologous Breast Reconstruction Surgery. W J Plast Surg. 2019;8:285-92.

Montano-Pedroso JC, Garcia EB, de Moraes MAR, et al. Intravenous iron sucrose versus oral iron administration for the postoperative treatment of post-bariatric abdominoplasty anaemia: an open-label, randomised, superiority trial in Brazil. Lancet . 2018;5.

Montano-Pedroso JC, Garcia EB, Omonte IRV, et al. Hematological variables and iron status in abdominoplasty after bariatric surgery. Obesit Surg. 2013;23:7-16.

Muñoz M, Acheson AG, Auerbach M, et al. International consensus statement on the peri-operative management of anaemia and iron deficiency. Anaesthesia. 2017;72:233-47.

Muñoz M, García-Erce JA, Remacha ÁF. Disorders of iron metabolism. Part II: iron deficiency and iron overload. J Clin Pathol. 2011;64:287-96.

Musallam KM, Tamim HM, Richards T, et al. Preoperative anaemia and postoperative outcomes in non-cardiac surgery: A retrospective co-hort study. Lancet. 2011;378:1396-407.

Refaai MA, Blumberg N. Transfusion immunomodulation from a clinical perspective: An update. Expert Review of Hematology. 2013;6:653-63.

Spahn DR. Patient Blood Management: the new standard. Transfusion. 2017;57:1325-7.

Weng TC, Chang CH, Dong YH, et al. Anaemia and related nutrient deficiencies after Roux-en-Y gastric bypass surgery: a systematic review and meta-analysis. BMJ open. 2015;5:e006964.

Yoshida T, Prudent M, D'Alessandro A. Red blood cell storage lesion: Causes and potential clinical consequences. Blood Transfusion. 2019;17:27-52.

Vídeo Aula

ANESTESIOLOGIA EM ABDOMINOPLASTIAS – MUITO ALÉM DA ESCOLHA DA TÉCNICA ANESTÉSICA

Fernando Squeff Nora ▪ Marcos Aguzzoli ▪ Marcelo Marafon Maino

INTRODUÇÃO

Os pacientes candidatos à abdominoplastia constituem um grupo bastante heterogêneo, tanto pela variabilidade da idade, quanto pela presença ou não de doenças crônicas importantes, como hipertensão arterial, cardiopatias, pneumopatias ou diabetes. A avaliação pré-anestésica é etapa fundamental deste processo e deve ser feita preferencialmente pelo anestesiologista, com antecedência prévia para eventuais avaliações adicionais que este julgar adequadas. Uma adequada avaliação pré-operatória é fundamental para estratificação de risco, através da anamnese, do exame físico e de exames complementares.

Neste capítulo são abordadas algumas considerações relacionadas com a escolha da técnica anestésica de acordo com as características e expectativas do paciente, cuidados e problemas pós-operatórios mais comuns, e o diagnóstico e tratamento de algumas complicações relacionadas com o uso dos anestésicos locais e adrenalina. Também são apresentadas e discutidas algumas normativas do Conselho Federal de Medicina (CFM) que devemos observar, entre elas a resolução 1.711/2003 que regulamenta alguns aspectos práticos da lipoaspiração e a resolução 2.174/2017 que regulamenta os aspectos legais da prática da anestesiologia do país.

ANAMNESE E EXAME FÍSICO

Tem como objetivos determinar quais exames pré-operatórios devem ser solicitados, identificar presença de alergias a medicamentos e experiências prévias, fornecer informações importantes ao paciente a respeito do tipo de anestesia indicada, assim como vantagens e desvantagens da técnica proposta.

O exame físico orienta a respeito de eventuais dificuldades no manejo das vias aéreas ou bloqueios regionais, antecipando cuidados importantes relacionados com estas duas áreas. É recomendado o uso de algoritmos das vias aéreas, bem como a realização de protocolos de cirurgia segura, visando manter na sala de cirurgia equipamentos adequados e avançados de manutenção de via aérea sempre que indicado.

Além disso, conforme a Sociedade Brasileira de Anestesia, o paciente deve ser avaliado quanto à requisição de exames

Quadro 6-1. Orientação para Solicitação de Exames Pré-Operatórios

Diagnóstico pré-operatório	ECG	RX tórax	Hb/Ht	Hemograma completo	Eletrólitos	Cr	Glicemia	TAP/Tpa	AST/ALT FA, B	Nível Drogas	Ca
História de IAM	X			X	±						
Angina Estável	X			X	±						
ICC	X	±									
HAS	X	±				X					
FA	X									*Digox	
DAOP	X									*Teofil	
Valvopatias	X	±									
DPOC	X	±		X							
Asma	Prova de função pulmonar, se sintomático. Se doença leve ou assintomático, não solicitar										
DM	X				±	X	X				
Hepatite infecciosa								X	X		
Hepatite por drogas								X	X		
Tumor hepático								X	X		

(Continua.)

Quadro 6-1. *(Cont.)* Orientação para Solicitação de Exames Pré-Operatórios

Diagnóstico pré-operatório	ECG	RX tórax	Hb/Ht	Hemograma completo	Eletrólitos	Cr	Glicemia	TAP/Tpa	AST/ALT FA, B	Nível Drogas	Ca
Nefropatia			X	X	X	X					
Doença hematológica				X				X			
Coagulopatia				X				X			
AVE	X			X	X		X			X	
Epilepsia	X			X	X		X			X	
Tumores	X			X							
Doenças vasculares	X		X								
Câncer	X			X							
Hipertireoidismo			X		X						X
Hipotireoidismo	X		X		X						
Doença de Cushing				X	X		X				
Doença de Addison				X	X		X				
Hiperparatireoidismo	X		X		X						X
Hipoparatireoidismo	X		X		X						X
Obesidade mórbida	X	±					X				
Desnutrição/má absorção	X			X	X	X	X				
Digoxina					±					X	
Anticoagulantes			X					X			
Fenitoína										X	
Fenobarbital										X	
Diuréticos					X	X					
Corticosteroides			X				X				
Quimioterapia			X								
AINEs											
Teofilina										X	

X: solicitar; ±: pode ser solicitado, ou não a critério do anestesiologista. Outros testes, assim como interconsultas com especialistas, serão solicitados a critério do anestesiologista, com base em protocolo específico, se disponível. *Dosar teofilina ou digoxina cita-se o paciente se fizer uso das mesmas.
Obs: para pacientes assintomáticos acima de 45 anos, em caso de lipoaspirações extensas ou previsão de perda sanguínea mais acentuada, recomenda-se ECG de repouso e hemograma.

Quadro 6-2. Medicamentos que Devem Ser Mantidos

- Betabloqueadores
- Estatinas
- Antiarrítmicos (amiodarona pode causar hipotensão com uso concomitante de anestésicos gerais)
- Anti-hipertensivos (exceto inibidores da Angiotensina que devem ser suspensos pelo menos 24 horas antes)
- Inaladores pulmonares
- Medicamentos para SNC (anticonvulsivantes)
- Medicamentos para reposição hormonal/tireoide

Quadro 6-3. Medicamentos que Devem ser Suspensos Antes da Cirurgia

- Inibidores da enzima de conversão da angiotensina
- Diuréticos (hipocalemia e desidratação em pacientes sob lipoaspiração podem ser deletérios)
- Anticoagulantes/Antiplaquetários (seguir protocolos específicos e individualizados)
- Vitaminas que afetem agregação plaquetária (Vit E)
- Suplementos alimentares (alguns alteram a coagulação)
- Agentes hipoglicemiantes orais

complementares e orientado em relação aos medicamentos de uso contínuo (Quadros 6-1 a 6-3).

Em relação ao tempo de jejum pré-operatório, são estas as recomendações:

- *Dieta geral*: 8 horas;
- *Refeições leves*: 6 horas;
- *Leite não materno ou fórmulas*: 6 horas;
- *Leite materno*: 4 horas;
- *Líquidos claros sem resíduos (água, chá)*: 2 horas.

ESTRATIFICAÇÃO DE RISCO

Tem como objetivos orientar a escolha da técnica anestésica e o nível de monitorização transoperatória a ser empregada, bem como determinar quais fatores de risco poderão impactar o resultado clínico do procedimento.

Existem diversas escalas de estratificação de risco na literatura. Uma delas, o Escore EMAPO (*Multicenter study of perioperative evaluation for noncardiac surgeries in Brazil*), de especial interesse em cirurgia plástica, uma vez que visa determinar risco de morte e/ou risco de evento cardiovascular pós-operatório e, a partir deste, definir os cuidados de monitorização específicos para cada paciente (Quadro 6-4).

Além da estratificação de risco, a idade tem sido descrita como fator de risco isolado no período perioperatório para complicações gerais. A maioria dos estudos relata que a incidência de óbito em cirurgias eletivas em pacientes com menos de 60 anos é 9 vezes menor quando comparadas a pacientes entre 80 e 89 anos, conforme relatam Belcher *et al.*

Conforme determina a resolução 2.174/2017, diante da necessidade de implementação de medidas preventivas voltadas à redução dos riscos e ao aumento da segurança do ato anestésico, o anestesiologista deve seguir as seguintes recomendações:

- Monitorização mínima composta por eletrocardiograma, temperatura, oximetria de pulso e capnografia;
- Monitorização dos gases anestésicos (ar comprimido, óxido nitroso e agentes halogenados);
- Monitorização do bloqueio neuromuscular para pacientes submetidos à anestesia geral. Aproximadamente 20% dos pacientes submetidos à anestesia geral recuperam-se com sinais de bloqueio neuromuscular residual, que causa desde desconforto até aspirações de conteúdo gástrico;
- Monitorização da profundidade da anestesia com o uso de monitores da atividade elétrica do sistema nervoso central para pacientes definidos no parecer 30/2016 do CFM. Pacientes anestesiados de forma muito profunda durante anestesia geral podem ter um aumento de até 2 vezes na chance de desfecho negativo pós-operatório para cada hora em que são mantidos anestesiados desta forma (risco de infarto, déficits cognitivos e insuficiência renal);
- Monitorização hemodinâmica avançada (pressão arterial invasiva, pressão venosa central e/ou monitorização do débito cardíaco) para pacientes de alto risco em procedimentos cirúrgicos de grande porte e para pacientes de risco intermediário em procedimentos cirúrgicos e/ou intervencionistas de grande e médio porte (abdominoplastias em pacientes de riscos intermediário e alto).

TÉCNICA ANESTÉSICA

A escolha da técnica anestésica depende de diversos fatores, como a estratificação de risco inicial, o exame físico, o tipo de procedimento, presença de cirurgias associadas ou não, assim como a vontade do paciente e as preferências do cirurgião, desde que não conflitem com as situações que se caracterizam por contraindicações relativas ou absolutas em relação à escolha.

As opções de anestesia para abdominoplastias, comumente observadas na literatura, são: anestesia geral, anestesia geral associada à infiltração local de anestésicos locais, bloqueios do neuroeixo (peridural ou anestesia subaracnóidea/raquianestesia) associados à anestesia geral ou sedação. Pequenas abdominoplastias, sem plicaturas e sem lipoaspiração associadas, podem ser realizadas com técnicas de sedação e infiltração de solução contendo anestésico local, desde que observadas as doses máximas recomendadas.

A literatura não descreve vantagens absolutas de cada técnica anestésica em abdominoplastias. Guay J *et al.* realizaram uma extensa revisão sistemática, comparando técnicas anestésicas em relação à mortalidade e eventos adversos, como desfechos específicos. Foram comparados bloqueio neuroaxial *versus* anestesia geral e bloqueio neuroaxial associado à anestesia geral *versus* anestesia geral isolada. A maioria dos trabalhos analisados foi em cirurgias ortopédicas, intra-abdominais, cirurgias vasculares e obstetrícia. Quando comparados bloqueios neuroaxiais *versus* anestesia geral, houve redução da mortalidade de até 2,5% até 30 dias após os procedimentos, a favor da anestesia do neuroeixo. Quando comparadas anestesia geral associada ao bloqueio do neuroeixo *versus* anestesia geral isolada, houve redução da mortalidade a favor do grupo onde apenas anestesia geral foi realizada, ou seja, adicionar bloqueio do neuroeixo à anestesia geral não diminui a taxa de mortalidade. Em relação à incidência de pneumonias após 30 dias dos procedimentos, houve uma diminuição a favor da anestesia do neuroeixo associada à anestesia geral ou mesmo realizada isoladamente quando comparada à anestesia geral isolada. Já em relação à incidência de infarto do miocárdio pós-operatório, não ocorreram diferenças entre as técnicas anestésicas avaliadas. Embora não seja uma revisão específica em cirurgia plástica, um aspecto prático a ser extrapolado é que quando comparadas à anestesia geral e ao bloqueio do neuroeixo, este último pode diminuir a mortalidade com nível de evidência considerado moderado em adultos, quando o risco cardíaco demonstrado na estratificação de risco for de intermediário a alto.

Em relação aos efeitos desejados e indesejados relacionados com a escolha da técnica anestésica, as seguintes considerações são consenso na literatura:

- Anestesia geral melhora a resposta inflamatória, fornece melhor controle da via aérea e menores taxas de dessaturação de oxigênio transoperatórias. Por outro lado, o controle da dor pós-operatória requer mais uso de analgésicos o que, dependendo dos fármacos utilizados, pode aumentar a incidência de náuseas, vômitos e íleo paralítico. Os efeitos adversos específicos estão relacionados principalmente com o manejo das vias aéreas, como, hipóxia, aspiração de conteúdo gástrico, barotrauma e broncospasmo que, felizmente, são raras;

Quadro 6-4. Escore EMAPO

HAS + Hipertrofia Ventricular + Alteração do Segmento ST	4 pontos
AVC isquêmico há menos de 6 meses	4 pontos
Diabetes Melito com nefropatia/Cardiopatia ou uso de insulina	4 pontos
DAC com teste ergométrico negativo (< 3 meses)	4 pontos
Cirurgia intraperitoneal, da aorta e de seus ramos, intratorácica ou ortopédica	4 pontos
Presença de aneurisma de aorta assintomático (não cirúrgico)	4 pontos
> 70 anos	5 pontos
IAM há mais de 6 meses	5 pontos
História de edema agudo de pulmão por ICC (há mais de 1 semana)	5 pontos
Fibrilação atrial crônica, taquiarritmias atriais paroxísticas e taquicardia ventricular não sustentada documentada	5 pontos
K-lt; 3,0 mEq/L ou HCO3 -lt; 20 mEq/L ou pO_2 -lt; 60 torr ou pCO_2 – 50 mg/dL ou Cr – 2,3 mg/dL	5 pontos
IAM há menos de 6 meses e angina *pectoris* atualmente estáveis	10 pontos
Angina instável com episódio há menos de 3 meses, mas atualmente ausentes	10 pontos
EAP secundário à ICC (< 1 semana)	10 pontos
Taquiarritmias supraventriculares sustentadas com resposta ventricular elevada	10 pontos
História documentada de arritmia ventricular sustentada repetitiva/de fibrilação ventricular/de episódio de morte súbita abortada (> 3 meses)/portador de desfibrilador implantável automático	10 pontos
Classificação da Sociedade Cardiovascular Canadense: angina – classe III	10 pontos
Cirurgia de emergência (reoperações)	10 pontos
Cirurgia de transplante. Receptores de órgãos vitais: fígado e rins	10 pontos
Estenose mitral grave	10 pontos
Classificação da Sociedade Cardiovascular Canadense: angina – classe IV	20 pontos
Estenose aórtica grave	20 pontos
IC classe IV	20 pontos
IAM (fase aguda)	20 pontos
Episódio recente de fibrilação ventricular ou morte súbita abortada com desfibrilador automático implantável	20 pontos
Cirurgia de transplante. Destinatário de órgão vital: pulmão	20 pontos
Classificação de risco (%) para óbito* e/ou eventos cardíacos**	
Muito baixo	0 ponto (< 1%)
Baixo	1-5 pontos (< 3%)
Moderado	6-10 pontos (< 7%)
Elevado	11-15 pontos (7-13%)
Muito elevado	> 15 pontos (> 13%)

*Óbito ocorrido no período antecedente à alta hospitalar pós-operatória.
**Eventos cardíacos incluem eventos isquêmicos (angina instável e infarto do miocárdio), eventos embólicos e arritmias cardíacas. Cr, creatinina; HAS, hipertensão arterial sistêmica; AVC, acidente vascular cerebral; DM, diabetes melito; DAC, doença arterial coronariana; K, potássio; HCO3, bicarbonato; pO_2, pressão de oxigênio; pCO_2, pressão de dióxido de carbono; IAM, infarto agudo do miocárdio; EAP, edema agudo de pulmão; ICC, insuficiência cardíaca congestiva; U, ureia.

- Anestesia regional (bloqueios do neuroeixo) relaciona-se com melhor controle da dor, deambulação mais precoce, menor incidência de trombose de membros inferiores, menor incidência de ílio paralítico e menor incidência de náuseas e vômitos, quando a técnica consegue diminuir o uso de morfina pós-operatória. Os efeitos colaterais mais comuns são a retenção urinária, hipotensão, maior tempo de recuperação decorrente da necessidade de retorno da motricidade e tremores. Entre os fatores relacionados com as drogas utilizadas no neuroeixo para tratamento da dor pós-operatória, como fentanil, clonidina e morfina, podemos citar como efeitos colaterais mais frequentes a hipotensão, prurido, depressão respiratória tardia e retenção urinária. Notar que pacientes com histórico de alergias importantes podem-se beneficiar dos bloqueios regionais, evitando-se assim o uso de bloqueadores neuromusculares, cuja incidência de reações anafiláticas não deve ser menosprezada. Se o bloqueio do neuroeixo for realizado com uso adicional de opioides, devemos ter maior cuidado em relação à depressão respiratória (incidência < 1%), náuseas e vômitos (incidência de até 40%) e prurido (20%);

- Os bloqueios de nervos periféricos associados à anestesia geral são uma modalidade importante e com raros efeitos colaterais. Entre eles podemos citar: anestesia do transverso abdominal, intercostal, bainha do reto, bloqueios para-reto associados à ilioinguinal/ílio-hipogástrico, bloqueio do quadrado lombar e paravertebral. Recente revisão sistemática, comparando todos eles, apontou melhores resultados para a anestesia do transverso abdominal.

Segundo Valencia, as reações de hipersensibilidade imediata em anestesiologia ocorrem em uma de cada 5.000 a 10.000 anestesias. Entre as causas mais associadas à anafilaxia perioperatória encontram-se látex (20% dos casos), antibióticos (12% a 15% dos casos), coloides e expansores de volume (3% dos casos), agentes hipnóticos (2% dos casos) e bloqueadores neuromusculares (50% a 70% dos casos).

O posicionamento durante abdominoplastias deve receber atenção adicional do anestesiologista uma vez que quando o paciente é colocado em posição de Fowler com as pernas para baixo, poderão ocorrer quedas da pressão arterial de até 20%. Uma forma de restabelecer ou atenuar este efeito hipotensivo da posição é colocar a mesa em posição de Trendelenburg ao mesmo tempo que se posiciona o paciente em posição de Fowler. Isto ajuda a drenar o conteúdo de sangue venoso dos membros inferiores, aumentando o retorno venoso e, por conseguinte, o débito cardíaco, restabelecendo a pressão arterial. Em algumas situações isto não é suficiente, e o uso de vasopressores pode ser necessário para evitar hipotensão. Posições de cefalodeclive, anestesia geral profunda e hipotensão estão associadas a um desfecho pior, por causa de maior incidência de disfunção cognitiva pós-operatória, infarto e insuficiência renal.

Outro tema de especial importância no que tange à escolha da técnica anestésica é a resposta inflamatória sistêmica no pós-operatório. Quanto maior for a resposta inflamatória, maiores serão os níveis de substâncias pró-inflamatórias, o que levaria a uma série de manifestações, como o aumento dos escores de dor e infecção. A maioria das revisões sistemáticas, que comparam modalidades de anestesia e o potencial de cada uma delas em reduzir a resposta inflamatória pós-operatória, conclui que a anestesia geral é superior à anestesia regional no controle da resposta inflamatória. Não parece haver diferença quando a anestesia regional é associada à anestesia geral. Entre as modalidades de anestesia geral, quando foram comparadas anestesia venosa total e anestesia inalatória, houve vantagem significativa a favor da anestesia venosa total no controle da resposta inflamatória sistêmica.

A documentação ou ficha de anestesia deve ser preenchida com todos os dados relacionados com a técnica anestésica, doses e medicamentos utilizados, profilaxias indicadas, sinais vitais, perda sanguínea estimada e real, bem como reposição volêmica e eventuais efeitos adversos ou intercorrências ocorridas durante o procedimento. Recomenda-se o treinamento adequado de todos os agentes envolvidos nos cuidados pós-operatórios dos pacientes, pois neste documento encontram-se informações valiosas que são constantemente negligenciadas por falta de treinamento na leitura e interpretação da ficha de anestesia.

Modernamente, a literatura converge para o entendimento de que as limitações mais importantes no pós-operatório são: dor, náuseas e vômitos e falta de autonomia para tarefas pessoais. Portanto, técnicas de anestesia que minimizem estas complicações devem ser a escolha. Para tanto, a escolha da técnica adequada deve contemplar analgesia preemptiva, ou seja, tratamento da dor de forma precoce e mesmo antes do trauma, com a utilização de anestésicos locais, profilaxia adequada contra náuseas e vômitos, utilização de técnicas de anestesia local ou técnicas de bloqueios do neuroeixo que minimizem os efeitos colaterais específicos da técnica escolhida e profilaxia contra trombose venosa profunda, conforme protocolos específicos.

CONTROLE DA DOR

O controle da dor, resultante do ato operatório, passou a ser realidade com a descoberta da anestesia. Avanços das ciências médicas e, consequentemente, dos estudos perioperatórios e fisiológicos permitiram compreender que, à época, a analgesia intraoperatória não era suficiente para cessar a dor. Em 1916, Crile foi o primeiro a sugerir a associação entre a lesão tecidual intraoperatória e o desenvolvimento de dores agudas e pós-operatórias mais intensas. Já Woolf, em 1983, por meio da experimentação de impulsos nociceptivos em animais, reintegrou as ideias de Crile na comunidade científica com a descoberta de alterações sensoriais secundárias a esses estímulos, que mais tarde se mostraram de origem central e periférica. A dor pós-operatória é decorrente, portanto, de eventos centrais e periféricos. A incisão cirúrgica leva à nocicepção por fibras nervosas terminais, que logo conduzem o estímulo ao corno posterior da medula. Além disto, a inflamação gerada no local da lesão libera mediadores, como substância P, prostaglandinas, bradicinina, histamina (todos eles mediadores inflamatórios) e outros que, análogos aos mecanismos já expostos, resultam na chamada hiperalgesia – diminuição do limiar excitatório para o estímulo da dor e aumento da resposta a tais gatilhos – levando à sensibilização periférica. Há também uma amplificação dos neurônios nociceptivos do corno dorsal da medula por meio da neuroplasticidade. Essa expansão leva a um aumento do número e do potencial dos neurônios que recebem o estímulo nociceptivo, cursando, portanto, com a hiperexcitabilidade do SNC (sistema nervoso central) durante o período intraoperatório. Assim como nos fenômenos periféricos, pode levar à hiperalgesia, mas também causa a chamada alodinia, explicada pela sensibilização de mecanorreceptores periféricos de baixo limiar próximos aos nociceptores, ou seja, dor por estímulos táteis.

Wall, em 1988, foi o primeiro autor a introduzir o conceito de analgesia preemptiva pré-operatória, tendo como base estes estudos e as experiências com o bloqueio da nocicepção anteriores ao estímulo central provocado pela cirurgia. O avanço da anestesiologia permitiu o uso e o desenvolvimento de fármacos, como anti-inflamatórios não esteroides (AINEs) e inibidores específicos da ciclo-oxigenase-2 (COX-2), que estão entre os medicamentos associados à estratégia preemptiva mais pesquisados. Tendo em vista a etiologia multifatorial da dor e a necessidade de estratégias mais abrangentes para sua abordagem, é preferível adotar o modelo de analgesia preventiva, que visa encobrir todas as atitudes perioperatórias necessárias ao controle da dor, em vez de exclusivamente aquela anterior à manipulação cirúrgica.

Entre as técnicas de analgesia preemptiva estão a utilização de analgésicos menores, anti-inflamatórios e infiltração local da ferida/bloqueios regionais descritos neste capítulo. O uso transoperatório das chamadas drogas adjuvantes da anestesia, como dexmedetomidina, cetamina e clonidina, tem sido descrito por diminuírem a incidência de hiperalgesia causada pelo uso de opioides transoperatórios durante anestesia geral. Hiperalgesia é uma condição induzida pelo uso de opioides durante anestesia geral, evento raro descrito na literatura, mas que, quando presente, representa um desafio no tratamento da dor pós-operatória. Deve-se ter em mente que tais medicamentos também possuem seus efeitos colaterais entre eles, hipotensão, bradicardia e alucinações (cetamina), que mais recentemente com o uso da s-cetamina tiveram sua incidência muito diminuída. O entendimento correto das bases farmacológicas da analgesia preemptiva são conceitos básicos fundamentais para o controle adequado da dor.

A analgesia pós-operatória em pacientes submetidos à abdominoplastia é feita dentro dos mesmos princípios recomendados pela Organização Mundial da Saúde (OMS), através do uso de escalas análogo-visuais de dor (EAV) que consiste em uma régua graduada em que o paciente indica qual a intensidade de dor ele está sentindo no momento em números de 0 até 10. Zero indicando ausência de dor, e 10 a maior dor que o paciente já experimentou. Treinamento adequado na aplicação destas escalas se faz necessário uma vez que dor seja um sentimento pessoal, variável de paciente para paciente, dependente de fatores emocionais e menos frequentemente de fatores genéticos. Intensidades de dor até o número 4 são tratadas com analgésicos menores e anti-inflamatórios, escalas entre 5 e 7 são tratadas, além dos analgésicos menores citados anteriormente, com os derivados de opioides menores, como a codeína e o cloridrato de tramadol. Escalas de dor acima de 7 pontos são tratadas com todos os agentes anteriores, adicionando-se a morfina, cuja via mais confiável é a intravenosa. Além da morfina, podem-se utilizar fentanil, metadona (ótima opção em caso de hiperalgesia) e oxicodona. A morfina é a mais comumente utilizada e uma das mais seguras. A via mais adequada para analgesia pós-operatória em dor aguda é a intravenosa, no entanto, a via subcutânea pode ser utilizada de forma fixa e com menor presença de efeitos colaterais pelo pico plasmático gerado pela medicação ser mais lento. Entretanto, em pacientes com a perfusão periférica comprometida, pode haver dificuldade na absorção da morfina subcutânea ou muscular em pós-operatório, sobretudo naqueles em que lipoaspirações maiores foram realizadas.

Uma maneira efetiva de abordar é a instalação de dispositivos do tipo de cânulas de punção venosa no subcutâneo para a administração com intervalos previstos, conforme a meia-vida da droga. A escala de faces é uma adaptação da escala de dor EAV, com desenhos de rostos tranquilos até aflitos e uma classificação em dor baixa, moderada e severa (Fig. 6-1). A Organização Mundial da Saúde (OMS) descreveu uma recomendação para o tratamento de dor aguda (Fig. 6-2).

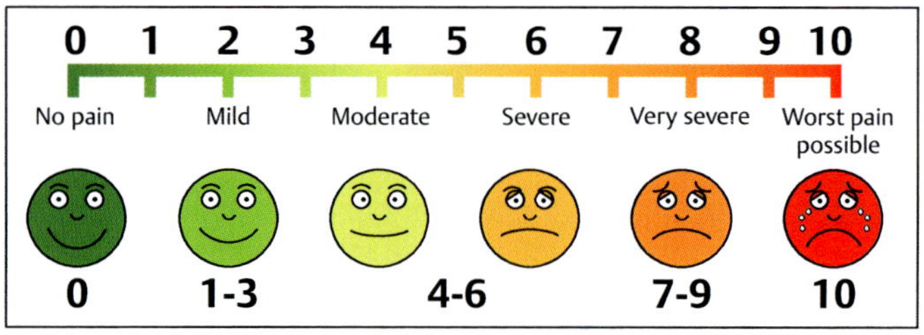

Fig. 6-1. Escala análogo-visual de dor adaptada.

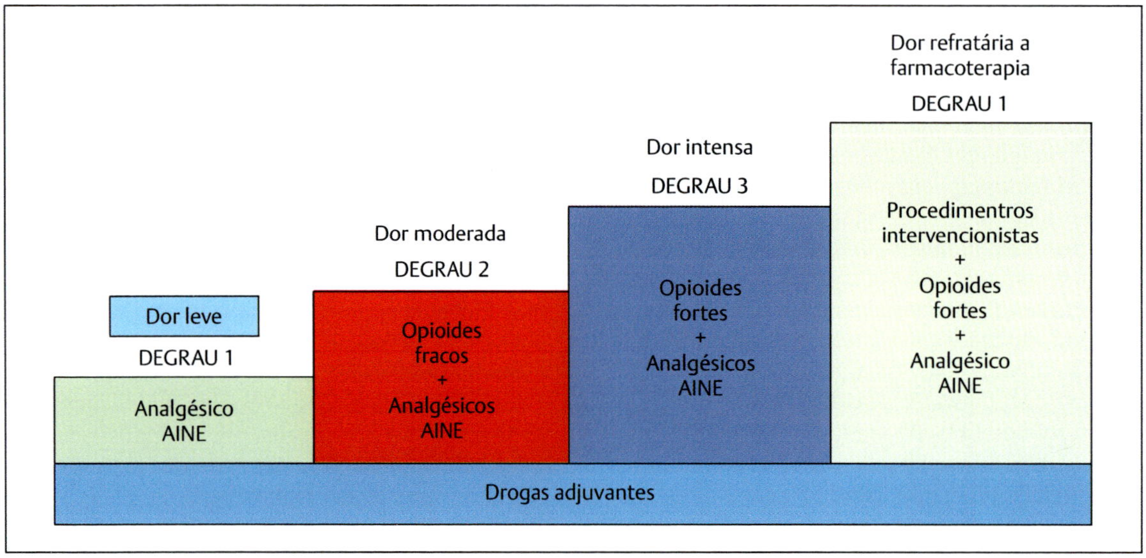

Fig. 6-2. Recomendações da OMS para tratamento da dor de acordo com a intensidade.

CONTROLE DE NÁUSEAS E VÔMITOS

Náuseas e vômitos no pós-operatório de cirurgias abdominais não são eventos desejados e muito menos toleráveis de forma passiva pela equipe médica. Vômitos pós-operatórios podem ter efeitos devastadores em cirurgias abdominais, aumentando a incidência de deiscências de sutura e sangramento pós-operatório, além de ser extremamente desagradável para o paciente. Por este motivo, em qualquer procedimento cirúrgico deve-se proceder a estratificação do risco para náuseas e vômitos de acordo com escalas específicas, pois a profilaxia e o tratamento adequado no período pós-operatório dependem disto (Quadros 6-5 e 6-6). A profilaxia adequada contra náuseas e vômitos pode diminuir a incidência desta complicação para abaixo de 3%, em um cenário onde esta incidência gira em torno de 40% quando nada é feito.

CONTROLE DA HIPOTERMIA

Hipotermia é um capítulo do cuidado trans e pós-operatório que afeta diretamente o bem-estar e a manutenção de algumas funções fisiológicas importantes do paciente, como a coagulação e consumo de oxigênio. Especial atenção deve ser dada a manutenção adequada da temperatura do paciente para evitar tremores pós-operatórios com aumento do consumo de oxigênio, deiscência de suturas e aumento do risco de infecções. O Quadro 6-7 mostra um resumo das principais alterações causadas pela hipotermia, mesmo que leve. O tempo para a recuperação da temperatura corporal normal, após o procedimento cirúrgico, varia de duas a cinco horas.

Para evitar a hipotermia, recomendam-se:

- Pré-aquecer ativamente os pacientes na área pré-operatória por aproximadamente 1 hora com aquecimento por ar forçado, manta ou colchões térmicos;
- Manter a temperatura ambiente da sala de cirurgia em aproximadamente 22,8 ° C;
- Monitorizar a temperatura central durante a anestesia geral e neuroaxial, e responder às quedas de temperatura com métodos de aquecimento ativo;
- Cobrir a maior área possível da superfície corporal com cobertores ou cortinas para reduzir a perda de calor radiante e por convecção através da pele;

Quadro 6-5. Fatores de Risco para Náuseas e Vômitos (NVPO)

Fatores de risco	Pontuação
Sexo feminino	1
Não tabagista	1
História de NVPO ou cinetose	1
Opioides no pós-operatório	1
Total	**0-4**
Grau de risco	
0 = 10% (baixo)	
1 = 10%-20% (baixo)	
2 = 30%-40% (moderado)	
3 = 50%-60% (alto)	
4 = 70%-80% (alto)	

Quadro 6-6. Profilaxia para Naúseas e Vômitos

Baixa	Administração de medicamentos apenas se NVPO acarretar riscos à cirurgia
Moderada	Utilizar dois dos seguintes medicamentos: ▪ Dexametasona ▪ Droperidol ▪ Metoclopramida ▪ Inibidores da 5-HT3 (ondasetrona, palanosetrona)
Elevada	Profilaxia com três dos medicamentos referidos anteriormente

Obs.: no caso de paciente de baixo risco, a escolha pelo propofol como um dos agentes em anestesia geral diminui a incidência de vômitos pós-operatórios.

Quadro 6-7. Alterações Causadas pela Hipotermia

Alterações na hipotermia	Fase inicial	Fase tardia
Cardiovasculares	Elevação da frequência cardíaca e da pressão arterial, além de vasoconstrição	Diminuição de débito cardíaco, frequência cardíaca e pressão arterial
Respiratórias	Elevação da frequência respiratória	Diminuição de volume corrente, frequência respiratória, resposta à hipóxia e atividade mucociliar
Renais	Elevação da diurese	Oligúria e azotemia
Hematológicas	Hemoconcentração e diminuição de oxigênio circulante	Trombocitopenia
Gastrointestinais	Diminuição da motilidade gástrica e do *clearance* hepático	Ulcerações e pancreatite hemorrágica
Metabólicas	Hiponatremia e hipercalemia	Acidose metabólica
Neurológicas	Amnésia e obnubilação	Perda de reflexo e função cerebral
Farmacológicas	Diminuição da depuração de medicamentos e da concentração alveolar mínima	Aumento do tempo de sala e de recuperação pós-anestésica

- Aquecer ativamente os pacientes durante a cirurgia com ar forçado ou outra tecnologia para evitar a perda de calor e adicionar conteúdo de calor. Proteger as áreas do campo cirúrgico, quando possível;
- Minimizar o tempo de reposicionamento tanto quanto possível, para que um método de aquecimento ativo possa ser continuado rapidamente;
- Aquecer os fluidos intravenosos e/ou os fluidos de infiltração, especialmente se grandes volumes forem usados, de modo que estejam a 37°C ao entrarem no corpo. Isso pode exigir um ajuste de aquecimento de 40°C a 42°C, dependendo do comprimento e diâmetro do tubo/cânula. Para grandes incisões, considere o aquecimento dos fluidos de irrigação;
- Tratar agressivamente os tremores pós-anestésicos com um aquecedor de ar forçado ou manta de aquecimento resistivo e considerar a intervenção farmacológica.

USO DE ANESTÉSICOS LOCAIS

A utilização frequente de infiltrações com soluções que contêm anestésicos locais pelos cirurgiões plásticos nas abdominoplastias merece algumas considerações. A molécula do anestésico local consiste em uma porção hidrofílica e outra lipofílica, que são separadas por uma cadeia de um hidrocarboneto, que por sua vez contém um éster ou uma amida como centros de ligação da molécula. Assim, os anestésicos locais são divididos em dois tipos, de acordo com a presença do tipo de molécula: aminoésteres e aminoamidas. O grupo dos aminoésteres é composto pela procaína, clorprocaína, tetracaína e cocaína, e costumam ter maior incidência de reações alérgicas. O grupo dos aminoamidas é composto pela lidocaína, bupivacaína, levobupivacaína e ropivacaína. A levobupivacaína e a ropivacaína são os únicos anestésicos locais formados por enantiômeros únicos, ou seja, não são misturas racêmicas, motivo pelo qual eles possuem uma esteriosseletividade nos canais neuronais e nos canais de sódio de células cardíacas. Isso confere a estes dois agentes um reduzido potencial à toxicidade cardíaca. Quando os anestésicos locais são injetados por um bloqueio periférico, central ou local, parte deste anestésico penetra na bainha do nervo e exerce a sua ação, outra parte é absorvida pela vascularização local, levando aos efeitos colaterais que são dependentes da dose administrada capaz de gerar concentrações plasmáticas tóxicas do anestésico local utilizado. A taxa de absorção sistêmica de um anestésico local é influenciada em grande parte pelo fluxo sanguíneo do local onde ele foi administrado. Agentes vasoconstritores diminuem a absorção do anestésico local. Alguns anestésicos locais têm propriedades vasodilatadoras intrínsecas (lidocaína) e outros são vasoconstritores (ropivacaína). Da mesma forma, anestésicos locais muito lipofílicos e com alta taxa de ligação proteica possuem menores taxas de absorção sistêmica.

Importante ressaltar que a lidocaína é o anestésico local mais utilizado em cirurgia plástica. Trata-se de um anestésico do grupo das amionamidas de metabolismo hepático pelo sistema P450. Este tipo de metabolismo hepático é extremamente suscetível e alterado por uma série de medicamentos que os pacientes podem estar utilizando, bem como por quase todos os analgésicos e hipnóticos utilizados em anestesia, motivo pelo qual as doses utilizadas em anestesia local, nos bloqueios regionais e neuroaxiais, não devem ultrapassar as doses tóxicas descritas na literatura. Sinais e sintomas mais frequentemente associados à toxicidade sistêmica da lidocaína estão localizados no sistema nervoso central e no sistema cardiovascular. Níveis plasmáticos de lidocaína entre 3-5 mcg/mL estão associados à toxicidade sistêmica subjetiva, enquanto concentrações plasmáticas acima de 5 mcg/mL estão intimamente relacionados com toxicidade sistêmica objetiva e grave. Níveis acima de 20 mcg/mL causam falência cardíaca. As alterações cardíacas mais frequentemente encontradas são prolongamento do intervalo PR e alargamento do complexo QRS do eletrocardiograma, motivo pelo qual o eletrocardiograma prévio deve estar disponível para efeitos de comparação, caso uma destas alterações aparecer durante o transoperatório (eletrocardiograma prévio auxilia no diagnóstico diferencial de patologia crônica ou aguda).

As doses máximas recomendadas de lidocaína são 7 mg/kg sem vasoconstritor e de 10 mg/kg com vasoconstritor. Para fins de cálculo:

- Lidocaína a 1% contém 10 mg/mL, ou seja, um frasco de 20 mL contém 200 mg;
- Lidocaína a 2% contêm 20 mg/mL, ou seja, um frasco de 20 mL contém 400 mg.

Para estudo da dose de efeito de um anestésico local, deve-se levar em consideração a concentração da solução, já para o cálculo da dose tóxica, deve-se levar em consideração a massa total do anestésico administrado, não importando, neste caso, a concentração. Isto ocorre porque a ação do anestésico local é dada pela penetração dele na bainha do nervo, portanto, quanto maior a concentração, maior a intensidade do bloqueio gerado. Todo o restante do anestésico local que não penetrou na bainha do nervo será absorvido e metabolizado, e a massa total de anestésico local absorvida é aquela que deverá ocasionar a maioria dos efeitos colaterais. A concentração mínima efetiva para analgesia de lidocaína em uma solução deve conter pelo menos 0,25 mg/mL do anestésico. Sendo assim, o exemplo de uma solução de lidocaína com vasoconstritor poderia ser feito da seguinte forma, supondo-se que o peso do paciente seja de 80 kg. A dose máxima para este paciente será de 800 mg (40 mL). Adicionando-se 160 mL de solução fisiológica, o volume total será de 200 mL contendo 800 mg, ou seja, 200 mL/800 mg = 0,25 mg/mL. O Quadro 6-8 contém outros exemplos de soluções para pacientes com pesos diferentes.

Quadro 6-8. Exemplos de Soluções de Infiltração Local de Lidocaína com Vasoconstritor (10 mg.kg)

Lidocaína	Volume de solução fisiológica	Volume final da solução	Concentração final da solução
800 mg (40 mL)[1]	160 mL	200 mL	0,25 mg.mL
700 mg (35 mL)[2]	140 mL	175 mL	0,25 mg.mL
600 mg (30 mL)[3]	120 mL	150 mL	0,25 mg.mL
500 mg (25 mL)[4]	100 mL	125 mL	0,25 mg.mL

Pacientes: 80 Kg[1], 70 Kg[2], 60 kg[3], 50 kg.[4]

A toxicidade grave por anestésico local pode ocasionar perda de consciência (com ou sem convulsões) e colapso cardiovascular com bradicardia, bloqueio de condução, assistolia e taquiarritmias. Nestas situações são recomendadas as seguintes condutas:

- Manter vias aéreas e, se necessário, realizar ventilação e intubação orotraqueal;
- Administrar oxigênio a 100% e assegurar adequada ventilação pulmonar;
- Controle das convulsões com benzodiazepínicos, tiopental, ou propofol em pequenas doses;
- Avaliar o estado cardiovascular (instabilidade hemodinâmica). Se necessário, iniciar ressuscitação cardiopulmonar (RCP);
- Em casos refratários, considerar tratamento com solução intralipídio: para um paciente com 70 kg, injeção em *bolus* de 100 mL de Intralipídio 20% 1,5 mL/kg/min, seguida de infusão contínua intravenosa de Intralipídio 20% na dose de 0,25 mL/kg/min. Administrar 400 mL em pelo menos 20 min. *Bolus* poderá ser repetido por até duas vezes em intervalos de 5 minutos, se parada cardíaca não for revertida.

USO DE VASOCONSTRITORES

Em relação à utilização de soluções de infiltração com vasoconstritores as seguintes orientações são úteis e devem ser observadas:

- Adrenalina (epinefrina) é o vasoconstritor mais frequentemente adicionado às soluções de infiltração em cirurgia plástica;
- Uma ampola de adrenalina de 1 mg/1 mL equivale a 1.000 mcg/1 mL. Se uma ampola for adicionada a uma solução contendo 200 mL, ficarão 5 mcg/mL de adrenalina nesta solução ou 1:200.000. Recomenda-se não extrapolar a dose máxima de 1,5 mg em paciente adulto de 70 kg, independente da concentração da diluição. Se houver necessidade de maior volume de solução, é preferível o uso de soluções menos concentradas (1.400.000 ou maior) a fim de manter a massa total de adrenalina no limite de 1,5 mg (uma ampola e meia);
- Concentrações nas soluções de epinefrina de 1:100.000 até 1:1.000.000 parecem ser igualmente efetivas e quanto mais diluída a solução, menores são os efeitos colaterais;
- Soluções com epinefrina devem ser evitadas em pacientes portadores de hipertensão arterial, histórico de arritmias ou tratamento atual com antiarrítmicos e em pacientes portadores de cardiopatia isquêmica;
- Arritmias e problemas cardiovasculares com uso de epinefrina em soluções de infiltração são mais frequentes em paciente em uso de digitais e IMAO (diversos antidepressivos);
- A absorção subcutânea de epinefrina é extremamente baixa em razão da intensa vasoconstrição local, mas o efeito de grandes doses subcutâneas de epinefrina, como 0,5 a 1,5 mg, é equivalente a uma infusão venosa de 10 a 30 mcg/min. Desta forma, é prudente não ultrapassar a dose terapêutica de adrenalina, durante infiltrações locais. A administração acidental de epinefrina subcutânea em um vaso sanguíneo, mesmo nas doses adequadas, pode resultar em arritmias ventriculares graves, hipertensão arterial e hemorragia cerebral;
- O efeito vasoconstritor pode ser percebido após passados alguns minutos. Logo após a administração, poderá ocorrer vasodilatação;
- Contraindicações absolutas ao uso de epinefrina adicionada às soluções de anestésico local: infarto do miocárdio recente (< 1 mês), presença de arritmias malignas, angina instável, pacientes em uso de digitais (p. ex. digoxina), diabetes descompensada, hipotireoidismo sem tratamento, pacientes com história documentada de alergias a vasoconstritores, feocromocitoma, adição de drogas (uso de cocaína, anfetaminas pelo menos há 24 horas);
- Contraindicações relativas ao uso de epinefrina junto às soluções de anestésico local, ou seja, que pode ser usado, mas em doses reduzidas e monitorização cuidadosa: história de falência cardíaca, pacientes em uso de beta-antagonistas ou anti-hipertensivos, hipoglicemiantes, insulina, inibidores da MAO (IMAO) e anticonvulsivantes (p. ex. fenitoína).

CONCLUSÕES

Como vimos, anestesia para abdominoplastia representa um desafio por causa de diversos fatores e da variabilidade dos pacientes. A estratificação de risco cirúrgico e a avaliação do paciente são etapas fundamentais do pré-operatório, pois orientam a solicitação dos exames pré-operatórios, encaminham a escolha da técnica anestésica mais adequada, antecipam cuidados específicos a serem tomados, além de melhorar a adesão ao tratamento proposto.

A escolha da anestesia e dos meios de monitorização durante o transoperatório visa sempre a manutenção de um padrão de segurança, conforto e controle das comorbidades associadas. O trabalho em equipe, sobretudo nos primeiros dias de pós-operatório, orienta esquemas de profilaxias para as complicações mais frequentemente encontradas, tratamento da dor, com movimentação precoce e retorno breve às atividades. O anestesiologista deve se comprometer, assim como o cirurgião, pela excelência dos resultados através de escolhas conscientes, sempre pautando pelas melhores práticas médicas.

BIBLIOGRAFIA

Albergaria V, Lorentz M, Lima FA. Intra and postoperative tremors: prevention and pharmacological treatment. Rev Bras Anesthesiol. 2007;57:431-44.

Angst MS, Clark JD. Opioid-induced hyperalgesia: a systematic qualitative review. Anesthesiology. 2006;104:570-87.

Apfelbaum JL, Silverstein JH, Chung FF, et al. Tic guidelines for post-anesthetic care: an updated report from the Task Force of the American Society of Anesthesiologists on Post-Anesthesiologists. Anesthesiology. 2013;118:291-307.

Azevedo MP, Matos SLL, Nunes RR. Anestesiologia, dor e medicina paliativa, e-book, SBA. 2018.

Barash PG, Cullen BF, Stoelting RK. Clinical Anesthesia, 4th ed. Philadelphia: Lippincott Williams & Wilkins; 2001.

Belcher AW, Leung S, Cohen B, et al. Incidence of complications in the care unit after anesthesia and use associated with health care in patients undergoing noncardiac surgery requiring neuromuscular blockade 2005-2013: a study of a single center. J Clin Anesth. 2017;43:33-8.

Biaggioni I, Robertson D. Adrenoceptor Agonists & Sympathomimetic Drugs (Chapter 9) in Basic and Clinical Pharmacology. In: Katzung BG, Masters, SB and Trevor AJ, eds.

11th ed. New York: McGraw-Hill Medical, on-line version (Access Medicine); 2009.

Biazzotto CB, Brudniewski M, Schmidt AP, et al. Hypothermia in the perioperative period. Rev Bras Anesthesiol. 2006;56(18):89-106.

Conselho Federal de Medicina (Brasil). Resolução 1.711, de 12 de Janeiro de 2004. Estabelece parâmetros de segurança que devem ser observados nas cirurgias de lipoaspiração, visando garantir ao paciente o direito de decisão pós-informada e aos médicos, os limites e critérios de execução. Diário Oficial da União.

Conselho Federal de Medicina (Brasil). Resolução 2.174, de 14 de dezembro de 2017. Dispõe sobre a prática do ato anestésico e revoga a Resolução CFM nº 1.802/2006. DOU 27 de fevereiro de 2018.

Crile GW, Austin A. Man – an adaptive mechanism. New York: Macmillan, The 21st. 1916.

Guay J, Choi P, Suresh S, et al. Neuraxial blockade for the prevention of postoperative mortality and major morbidity: an overview of Cochrane systematic reviews. Cochrane Database Syst Rev. 2014(1):CD010108.

Hassanpour SE, Zirakzadeh H, Aghajani Y. The Effect of Subcutaneous Epinephrine Dosage on Blood Loss in Surgical Incisions, World J Plast Surg. 2020;9(3):309-12.

Medical Pharmacology: Adrenenergic Autonomic pharmacology (pharmacology2000.com): eletronic page.

Mertes PM, Volcheck GW, Garvey LH, et al. Epidemiologia da anafilaxia perioperatória. Presse Med. 2016;45:758-67.

Miller RD, Fleisher LA, Savarese JJ, et al., eds. Miller's Anesthesia, 6th ed. Philadelphia: Natasha Andjelkovic; 2005.

Parecer CFM nº 30/2016.

Practice guidelines for preoperative fasting and the use of pharmacologic agents to reduce the risk of pulmonary aspiration: application to healthy patients undergoing elective procedures: an updated report by the American Society of Anesthesiologists Committee on Standards and Practice Parameters. Anesthesiology. 2011;114:495-511.

Rodrigues MA. Função ventilatória e pressão intra-abdominal em abdominoplastia com plicatura da aponeurose do obliquo externo, Dissertação apresentada à Universidade Federal de São Paulo, para obtenção do Título de Mestre em Ciências. 2013.

Spofford CM, Hurley RW. Analgesia preventiva. In: Benzon HT, Raja SN, Fishman SM, et al. Essentials of pain medicine. Filadélfia: Elsevier. 2018. p. 105-9.

Valencia MIB. Anafilaxia perioperatória: Rev Bras Anestesiol. 2015;65(4):292-7.

Westfall TC, Westfall DP. Adrenergic Agonists and Antagonists in Goodman and Gilman's The Pharmacological Basis of Therapeutics, eleventh editions. In: Brunton LL, Lazo JS, Parker KL, eds. New York: McGraw-Hill Medical Publishing Division. 2006. p. 237-95.

Woolf CJ. Evidence of a central component of post-injury pain hypersensitivity. Nature. The 22nd. 1983;306:686-8.

Vídeo Aula

CAPÍTULO 7

CUIDADOS E SEGURANÇA NO PRÉ, TRANS E PÓS-OPERATÓRIO DA ABDOMINOPLASTIA

Marcelo Marafon Maino ▪ Antônio Carlos Pinto Oliveira ▪ Fabio Xerfan Nahas

SEGURANÇA

Muitos princípios e prioridades estão envolvidos no planejamento de uma cirurgia. Toda intervenção deve apoiar-se em uma avaliação pré-operatória detalhada, na seleção apropriada do paciente e no planejamento cirúrgico correto. Esta combinação de preceitos é essencial para reduzir complicações, melhorar os resultados e aumentar a satisfação do paciente.

A segurança em cirurgia plástica cobre um amplo espectro de questões médicas, cirúrgicas e anestésicas. Os erros foram descritos e classificados de várias maneiras, mas essencialmente um erro pode ser considerado como fazer algo errado ou a falha em fazer algo que deveria ser feito, levando a um resultado indesejável. Resultados adversos podem resultar de erros, mas também podem ocorrer na ausência de erros. Quando ocorre uma lesão ou dano como resultado da forma como o atendimento médico foi prestado, o resultado adverso é comumente referido como evento adverso. Também é importante distinguir o evento adverso evitável do evento não evitável.

Como cirurgiões plásticos devemos procurar escolher o melhor, mais simples e, principalmente, o mais seguro para nossos pacientes. Diretrizes com base em evidências foram desenvolvidas para ajudar a controlar os riscos associados a doenças e orientar o manejo na prevenção de eventos adversos no pós-operatório.

ANAMNESE E EXAME FÍSICO

Todo o paciente deverá ser rigorosamente avaliado. Ele deve expor todos os seus problemas, o objetivo de sua consulta e, principalmente, o que espera da cirurgia.

No exame físico, o cirurgião deve avaliar a qualidade e a localização do excesso de pele, cicatrizes prévias, a distribuição e espessura da camada adiposa, hérnias e diástase dos músculos retos, assim como a presença e localização de flacidez músculo-fascial. Com objetivo de complementar o diagnóstico pode-se solicitar um estudo da parede abdominal através de ecografia. A ecografia deverá avaliar os órgãos da cavidade abdominal na busca de alterações. A seleção do tipo de procedimento na abdominoplastia é com base na deformidade apresentada.

Durante a consulta é fundamental esclarecer sobre o prognóstico e as limitações da cirurgia, a localização e a qualidade das cicatrizes, os cuidados pós-operatórios e as condições biológicas individuais. Devemos informar sobre o tipo de anestesia, duração da cirurgia, recuperação anestésica, tempo de permanência hospitalar, dor no pós-operatório, como serão os curativos, quando será a retirada de pontos, assim como o prazo estimado para o retorno de atividades físicas e a exposição ao sol. O entendimento sobre tudo que ocorrerá durante o tratamento fará com que o paciente compreenda que ele também será responsável, em parte, pelos resultados, cooperando e seguindo rigorosamente as recomendações no pós-operatório. O cenário ideal é conduzir o paciente à sala cirúrgica com plena confiança no cirurgião.

AVALIAÇÃO ANESTÉSICA PRÉ-OPERATÓRIA

A escolha da técnica anestésica depende de diversos fatores como a estratificação de risco inicial (comorbidades), o exame físico, o tipo de procedimento, presença de cirurgias associadas ou não, a vontade do paciente e as preferências do cirurgião, desde que não conflitem com as situações que se caracterizam por contraindicações relativas ou absolutas em relação à escolha. Existem diversas escalas de estratificação de risco na literatura. Uma delas, o Escore EMAPO (Multicenter study of perioperative evaluation for noncardiac surgeries in Brazil), é de especial interesse em cirurgia plástica, uma vez que visa determinar risco de morte e/ou risco de evento cardiovascular pós-operatório e a partir deste definir os cuidados de monitorização específicos para cada paciente. A avaliação e riscos anestésicos estão descritos em capítulo a parte (Capítulo 6).

TABAGISMO

Há uma forte correlação entre o número de cigarros por dia, anos de tabagismo e número estimado de cigarros ao longo da vida (cigarros por dia vezes os anos de tabagismo vezes 365) com complicações cirúrgicas. Uma análise das infecções da ferida de abdominoplastias relatou que fumantes, que pararam pelo menos 4 semanas antes da cirurgia, tinham um risco significativamente maior de infecção em comparação a não fumantes. Houve um aumento significativo de infecções incisionais profundas, deiscência e reoperação ($p < 0{,}01$ para todos), levando à cicatrização por segunda intenção mais frequente. Cicatrizes esteticamente insatisfatórias também são mais comuns em fumantes, sendo a largura e cor das cicatrizes as maiores queixas.

Alguns tipos de medicamentos têm sido propostos como forma de neutralizar alguns dos efeitos do tabagismo. Medicamentos vasodilatadores, como nitroglicerina e nifedipina, estão sendo investigados, assim como a pentoxifilina, que diminui a agregação plaquetária e a viscosidade sanguínea. O uso de medicamentos para parar de fumar no pós-operatório também seria benéfico.

Não há consenso definitivo sobre quanto tempo antes da cirurgia os pacientes devem parar de fumar. A pergunta é difícil de responder porque estudos bem desenhados, que comparem fumantes atuais, ex-fumantes e nunca fumantes, não foram realizados em relação à cirurgia plástica. Na verdade, provavelmente é antiético conduzir um estudo que pede às pessoas que continuem fumando antes da cirurgia. Sugere-se que seja seguida, sempre que possível, uma interrupção por pelo menos 30 dias antes da cirurgia, embora por mais tempo seja preferível.

A abstinência de fumar após a cirurgia é tão importante para a boa cicatrização de ferida quanto à cessação pré-operatória. A proliferação de colágeno, que atinge o pico 3 ou 4 semanas após a lesão, requer oxigênio adequado, mas os níveis de oxigênio provavelmente serão prejudicados pela isquemia local do tecido e hipóxia induzida pelo fumo. Durante o primeiro mês de pós-operatório deve-se suspender o uso do tabaco para evitar a piora da cicatrização durante esta fase crítica.

CONTROLE DA GLICEMIA

Um estudo recente mostrou que a abdominoplastia é o procedimento estético mais comum realizado em diabéticos, e os níveis de glicemia estão associados a complicações cirúrgicas. Os níveis de glicose no sangue aumentam durante e após a cirurgia por causa do estresse cirúrgico. A cirurgia causa uma resposta ao estresse que resulta na liberação de hormônios catabólicos e na inibição da insulina. Em conjunto, essa hipoinsulinemia relativa, resistência à insulina e catabolismo excessivo pela ação de hormônios contrarreguladores tornam o paciente cirúrgico de alto risco para hiperglicemia, mesmo em indivíduos não diabéticos.

Vários estudos observacionais mostraram que a hiperglicemia está associada a um risco aumentado de infecção do sítio cirúrgico (ISC) e, portanto, a um risco aumentado de morbidade, mortalidade e maiores custos de saúde em pacientes diabéticos e não diabéticos e em diferentes tipos de cirurgia. Além disso, alguns estudos que almejavam níveis de glicose peri-operatórios relativamente baixos destacaram o risco de efeitos adversos associados a estes protocolos intensivos, pois podem causar hipoglicemia. Portanto, ainda não há consenso em relação à prevenção da hiperglicemia durante e após a cirurgia.

Pacientes que apresentam controle glicêmico insatisfatório, conforme indicado pelo nível de HbA1c, devem ser aconselhados a adiar procedimentos eletivos até revisões de tratamento que podem resultar em melhor controle. As metas devem ser individualizadas para cada paciente, e os alvos são os seguintes: HbA1c inferior a 7%, glicose plasmática capilar pré-prandial de 70 a 130 mg/dL, e pico de glicose plasmática capilar pós-prandial inferior a 180 mg/dL.

No pré-operatório, os agentes orais, exenatida e pranlintida, devem ser temporariamente interrompidos ao final do dia antes da cirurgia e retomados na alta ou após a recuperação anestésica e cirúrgica, na ausência de contraindicações. A metformina deve ser suspensa após a manhã do dia anterior à cirurgia; a continuação do medicamento foi associada ao desenvolvimento de acidose láctica.

A segurança perioperatória para pacientes com diabetes ou risco de hiperglicemia requer o uso de controle antecipatório para prevenir hiperglicemia e hipoglicemia. No entanto, os alvos ideais para controle intraoperatório não foram determinados. Para pacientes que requerem observação e tratamento hospitalar perioperatório, a insulina é a base da terapia anti-hiperglicemia.

O cirurgião deve providenciar acompanhamento ambulatorial, seja para tratamento de diabetes seja para classificação de hiperglicemia. A equipe de alta deve avaliar o paciente quanto a contraindicações para retomar a terapia anti-hiperglicêmica pré-operatória.

TERMO DE CONSENTIMENTO INFORMADO

Orientar o paciente sobre os possíveis riscos e complicações é fundamental e deve ser bem documentado com termos e registros adequados. O consentimento deve ser por escrito, assinado pelo paciente e testemunhado pelo médico. Um consentimento informado adequado inclui o seguinte:

A) O diagnóstico do paciente;
B) A natureza e a finalidade do tratamento ou procedimento proposto;
C) Os riscos e benefícios do tratamento ou procedimento proposto;
D) Quaisquer alternativas razoáveis ao tratamento ou procedimento proposto, incluindo os riscos e benefícios das alternativas, bem como os riscos e benefícios de não receber ou submeter-se a qualquer tratamento ou procedimento.

A Sociedade Brasileira de Cirurgia Plástica (SBCP) sugere um termo de consentimento informado para abdominoplastia (dermolipectomia abdominal) onde constam as informações gerais sugeridas anteriormente, acrescidas de recomendações pré-operatórias, tipo de anestesia, duração do ato cirúrgico, o tempo de internação, evolução e cuidados no pós-operatório (Anexo).

POSICIONAMENTO DO PACIENTE

Um dos principais objetivos do posicionamento adequado do paciente é manter o corpo do paciente o mais naturalmente alinhado possível, evitando movimentos bruscos e rápidos. A posição de Fowler, também conhecida como posição semissentada, é normalmente usada para abdominoplastia. Ao posicionar um paciente na posição de Fowler, a equipe cirúrgica deve minimizar o grau de elevação da cabeça do paciente tanto quanto possível e sempre manter a cabeça em uma posição neutra. Os braços do paciente devem ser flexionados e protegidos evitando uma abdução exagerada, as nádegas devem ser acolchoadas e os joelhos flexionados a 20 graus. O paciente deve ser cuidadosamente posicionado verificando os pontos de flexão da mesa e a necessidade de flexão transoperatória. Na posição de Fowler, o paciente corre um risco aumentado de embolia gasosa, lesão na pele por cisalhamento e deslizamento, e formação de trombose venosa profunda (TVP) nas extremidades inferiores do paciente.

PREPARO DO CAMPO CIRÚRGICO

A recomendação de tomar banho de corpo inteiro ou tomar banho com um antisséptico de pele para prevenir infecções do sítio cirúrgico (ISC) é uma prática comum antes da cirurgia. O objetivo é tornar a pele livre da flora bacteriana transitória e de alguma flora residente. O gluconato de clorexidina (CHG) 4% combinado com um detergente ou em uma preparação de triclosan é geralmente utilizado para essa finalidade. Um motivo de preocupação é a potencial hipersensibilidade do paciente, uma vez que as reações alérgicas ao CHG não são incomuns. As evidências disponíveis mostram que o banho pré-operatório com sabonete CHG não tem benefício nem risco na redução da taxa de ISC quando comparado ao sabonete comum.

A remoção dos pelos do local planejado da incisão cirúrgica tem tradicionalmente feito parte da preparação pré-operatória de rotina dos pacientes submetidos à cirurgia. Além de questões práticas como exposição da incisão e colocação de curativos, a presença do pelo tem sido associado a um potencial risco de causar ISC. Também existe a crença de que a depilação aumenta inversamente o risco de ISC por causar trauma microscópico da pele. Para minimizar o potencial de trauma da pele, o uso de máquinas em vez de lâminas de barbear foi proposto para a remoção de pelos no pré-operatório. Quando se opta pelo corte à máquina ou pela não remoção de pelos, ambos estão associados a um risco significativamente menor de ISC quando comparado à tricotomia com lâmina. Os estudos não demonstram nenhuma evidência clara favorecendo a raspagem no momento da cirurgia ou na noite anterior para nenhum dos métodos de depilação. No entanto, é consenso que, se o cabelo for removido, a remoção pouco antes da cirurgia pode ser a abordagem mais prática e segura.

O objetivo da preparação do sítio cirúrgico é reduzir a carga microbiana na pele do paciente tanto quanto possível antes da incisão da barreira cutânea. Os agentes mais amplamente usados incluem CHG e Polivinil Pirrolidona Iodo (PVP-I) em soluções à base de álcool, que são eficazes contra uma ampla gama de bactérias, fungos e vírus. O uso de soluções antissépticas à base de álcool para a preparação da pele é mais eficaz em comparação a soluções aquosas na redução de ISC. Entretanto, as soluções alcoólicas devem ser evitadas nas mucosas (genitais). Além disso, como o álcool é altamente inflamável, as preparações antissépticas à base de álcool podem pegar fogo se usadas na presença de diatermia. A solução deve secar por evaporação. Portanto, é aconselhável garantir que os campos cirúrgicos não estejam saturados com álcool ou que a solução à base de álcool não forme uma poça sob o paciente antes da operação. A equipe do centro cirúrgico deve ser treinada e informada sobre os danos potenciais associados às soluções usadas na preparação do local cirúrgico.

Durante os procedimentos cirúrgicos, o risco de transmissão de patógenos aumenta se os materiais de barreira ficarem molhados. Consequentemente, os materiais de uso único ou múltiplo das cortinas e aventais usados em um procedimento cirúrgico devem impedir a penetração de líquidos. Nenhuma recomendação está disponível sobre o uso de campos cirúrgicos descartáveis ou reutilizáveis estéreis e aventais cirúrgicos para fins de prevenção de ISC.

A irrigação intraoperatória da ferida destina-se a atuar como um limpador físico removendo detritos celulares, bactérias de superfície e fluidos corporais, para ter um efeito diluente em uma possível contaminação e funcionar como um agente antibacteriano local, quando um agente antisséptico ou antibiótico é usado. Não há evidências suficientes para emitir uma recomendação a favor ou contra a irrigação com solução salina de feridas incisionais com o objetivo de prevenir ISC. Entretanto alguns estudos sugerem o uso de irrigação da incisão com solução aquosa de PVP-I. Finalmente, a irrigação de feridas incisionais com antibióticos não mostrou nenhum benefício e não deve ser usada com o propósito de prevenir ISC.

PREVENÇÃO DE TROMBOEMBOLISMO PULMONAR

A tromboembolia pulmonar (TEP) fatal é um cenário de pesadelo, que pode levar à incapacitação ou morte. De acordo com dados da American Association for Accreditation of Ambulatory Surgery Facilities, a abdominoplastia foi o procedimento de cirurgia plástica mais comumente associado à TEP. O estudo contínuo dos métodos para reduzir esta complicação sem causar um aumento compensatório em outras, como hemorragia, é imperativo.

O modelo mais usado para estratificação de risco é o escore de Caprini/Davison RAM, que utiliza uma pontuação para cada paciente com base em fatores que aumentam o risco de trombose venosa profunda (TVP) (Quadros 7-1). O dilema para os cirurgiões plásticos é que as recomendações foram desenvolvidas com base em dados de cirurgias não plásticas e não havia preocupação com relação às potenciais complicações de sangramento em pacientes com feridas incisionais horizontais em comparação a feridas incisionais verticais.

Um estudo de Pannucci validou o uso do modelo de Caprini para predizer pacientes com risco aumentado de ocorrência de TVP em pacientes de cirurgia plástica. Ele demostrou que os pacientes com escores de Caprini de 7 que não receberam quimioprofilaxia apresentavam alto risco de TEV, e pacientes com escores maiores ou igual a 8 estavam sob maior risco quando comparados a pacientes com escores menores ou igual a 7. Da mesma forma, Hatef *et al.* validaram o uso de quimioprofilaxia para cirurgias de contorno corporal com excisão circunferencial em pacientes com escores maiores que 7. Fatores de risco importantes citados no estudo retrospectivo de Hatef incluíram obesidade e terapia hormonal sem prescrição, sugerindo que a obesidade deveria receber um escore de risco mais alto, e a terapia hormonal deveria ser adicionada como risco.

Uma pesquisa recente da ASAPS mostrou que cerca de 50% dos cirurgiões plásticos fazem quimioprofilaxia durante a abdominoplastia. A relutância em adotar a quimioprofilaxia inclui o risco de hematoma e a falta de evidências sólidas na literatura da cirurgia plástica que apoiem um protocolo específico. Idealmente, a quimioprofilaxia deve:

A) Ser eficaz na prevenção de TEP;
B) Ter um baixo risco de eventos adversos, como formação de hematoma;
C) Ser barata;
D) Não ter a necessidade de monitorizar os níveis ou ajustar as doses com base em peso ou creatinina;
E) Ser facilmente administrada e tolerada pelo paciente;

Thombosis Risk Factor Assessment

Patient's name:________________ Age:____ Sex:____ Wgt:_____ lbs

Choose all that Apply

Each risk factor represents 1 point

- ❑ Age 41-60 years
- ❑ Minor surgery planned
- ❑ History of prior major surgery (<1 month)
- ❑ Varicose veins
- ❑ History of inflammatory bowel disease
- ❑ Swollen legs (current)
- ❑ Obesity (BMI>25)
- ❑ Acute myocardial infarction
- ❑ Congestive heart failure (<1 month)
- ❑ Sepsis (<1 month)
- ❑ Serious lung disease incl. pneumonia (<1 month)
- ❑ Abnormal pulmonary function (COPD)
- ❑ Medical patient currently at bed rest
- ❑ Other risk factor________________

Each risk factor represents 3 points

- ❑ Age over 75 years
- ❑ History of DVT/PE
- ❑ Family history of thrombosis*
- ❑ Positive factor V leiden
- ❑ Positive prothrombin 20210A
- ❑ Elevated serum homocysteine
- ❑ Positive lupus anticoagulant
- ❑ Elevated anticardiolipin antibodies
- ❑ Heparin-induced thrombocytopenia (HIT)
- ❑ Other congenital or acquired thrombophilia if yes:
- ❑ Type:________________

*most frequently missed risk factor

Each risk factor represents 2 points

- ❑ Age 60-74 years
- ❑ Arthroscopic surgery
- ❑ Malignancy (present or previous)
- ❑ Major surgery (>45 minutes)
- ❑ Laparoscopic surgery (>45 minutes)
- ❑ Patient confined to bed (>72 hours)
- ❑ Immobilizing plaster cast (<1 month)
- ❑ Central venous acess

Each risk factor represents 5 points

- ❑ Elective major lower extremity arthroplasty
- ❑ Hip. pelvis or leg fracture (<1 month)
- ❑ Stroke (<1month)
- ❑ Multiple trauma (<1 month)
- ❑ Acute spinal cord injury (paralysis) (<1 month)

For women only (Each represents 1 point)

- ❑ Oral contraceptives or hormone replacement therapy
- ❑ Pregnancy or postpartum (<1 month)
- ❑ History of unexplained stillborn infant, recurrent spontaneous abortion (≥3). Premature birth with toxemia or Growth-restricted infant

Total risk factor score ☐

Fig. 7-1. Caprini Risk Assessment Model. (Fonte: Pannucci CJ, Bailey SH, Dreszer G, et al. Validation of the caprini risk assessment model in plastic and reconstructive surgery patients. J Am Coll Surg. 2011 January ; 212(1): 105–112.)

F) Ser administrada como parte de um protocolo regular do paciente sem consultar uma escala de estratificação de risco.

No momento, nenhum agente é ideal e deve-se continuar a pesar os riscos e benefícios da administração quimioprofilática para qualquer paciente.

Em relação ao hematoma, estudos de cirurgia plástica e cirurgia não plástica parecem não mostrar aumento significativo no risco de hematoma, principalmente se a quimioprofilaxia for realizada mais de 6 horas após o término da cirurgia. A administração de enoxaparina pós-operatória não foi associada a taxas significativamente aumentadas de reoperação para hematoma (um aumento absoluto de apenas 0,73%).

Estudos demonstraram que dispositivos de compressão sequencial podem reduzir o risco de TVP em 60% e, portanto, todo paciente deve utilizá-los.

Numa extensa revisão da literatura, realizada, em 2019, Mittal *et al.* formularam as seguintes recomendações:

A) Pré-operatório:
   - Todos os pacientes devem ser estratificados pelo escore de Caprini/Davison RAM;
   - Prestar mais atenção em pacientes com história familiar ou prévia de TEP, Índice de Massa Corporal > 30, idade > 40 anos, uso de terapia de reposição hormonal (TRH) ou anticoncepcionais (AC), cirurgias circunferenciais e pacientes pós-bariátricos;
   - Realizar avaliação especializada em pacientes com história de doença hematológica.

B) Transoperatório:
   - Cuidar do aquecimento do paciente (ambiente adequado e administração de fluidos intravenosos);
   - Usar meias elásticas e dispositivo de compressão pneumática intermitente em todos os pacientes;
   - Procurar reduzir o tempo cirúrgico e a associação de cirurgias combinadas, pois tempo prolongado é fator de risco;
   - Se viável, evitar anestesia geral;
   - Anestesia peridural, quando possível.

C) Pós-operatório:
   - Evitar dor no pós-operatório;
   - Deambulação precoce após 1 hora da cirurgia e, se possível, alta hospitalar em 24 horas;
   - Todo paciente deve receber profilaxia mecânica;
   - Paciente com Caprini de 7-8 e ≥ 8, Índice de Massa Corporal > 30, uso de TRH ou AC, aqueles com cirurgias circunferenciais, podem-se beneficiar da quimioprofilaxia, iniciada 6 a 8 horas após o procedimento e continuada até o sétimo de dia de pós-operatório.

Em conclusão, as questões ainda giram em torno do papel da compressão pneumática como uma estratégia de profilaxia única, duração/tipo de profilaxia apropriados, segurança de procedimentos simultâneos e a influência da duração cirúrgica entre outras coisas, e merecem estudos adicionais.

HIPOTERMIA

A lipoaspiração e a abdominoplastia, que exigem exposição de grandes áreas da superfície corporal, são de alto risco para hipotermia, se medidas preventivas não forem instituídas. A hipotermia pode estar relacionada com infecções e complicações da ferida, complicações cardíacas e circulatórias, assim como aumento do sangramento e da necessidade de transfusão sanguínea. É importante lembrar que sedativos e agentes anestésicos inibem a resposta normal ao frio, resultando na manutenção do fluxo sanguíneo para a periferia e aumento da perda de calor. A analgesia peridural ou espinhal, o bloqueio periférico da vasoconstrição abaixo do nível do bloqueio do nervo resulta em vasodilatação e maior perda contínua de calor. É altamente provável que as temperaturas centrais mais baixas relatadas resultem em temperatura cutânea reduzida no local da cirurgia. Maiores detalhes sobre hipotermia estão descritos no capítulo sobre anestesia.

HIDRATAÇÃO PERIOPERATÓRIA

A cicatrização de feridas e a resistência à infecção dependem da tensão de oxigênio nos tecidos. Além disso, a oxigenação tecidual suficiente é essencial para a síntese de colágeno e reparo de feridas e é melhorada pela oxigenação arterial adequada. Idealmente, a fluidoterapia perioperatória previne a hipóxia dos tecidos, maximizando o débito cardíaco e, assim, melhorando a oxigenação arterial. Existe uma grande variabilidade entre os regimes na prática diária e tanto a sobrecarga de fluidos (hipervolemia), quanto a hipovolemia foram associadas ao aumento da mortalidade e morbidade.

O fluido ideal (coloide ou cristaloide) ou a estratégia de gerenciamento de fluido trans-operatório permanecem um assunto de controvérsia. Além disso, os efeitos fisiológicos de qualquer volume de fluido podem diferir, dependendo da magnitude da resposta ao estresse cirúrgico e não apenas do volume de fluido administrado. Atualmente, não existe uma definição universal de normovolemia ou um método padronizado para sua avaliação. Alguns estudos avaliam a normovolemia pelo débito urinário ou marcadores séricos, enquanto outros usam técnicas mais invasivas, como débito cardíaco ou índice cardíaco.

MÉTODO DE DISSECÇÃO

O eletrocautério foi a primeira tecnologia de dissecção com base em energia usada na prática cirúrgica. Comparado aos bisturis convencionais, o eletrocautério tem o benefício de corte e coagulação simultâneos, mas a desvantagem de lesão térmica ao tecido circundante, nervos e vasos. De acordo com a literatura, essas lesões podem resultar em retardo no fechamento da ferida e uma maior prevalência de formação de seroma. As reações inflamatórias endógenas como resposta à destruição do tecido térmico são consideradas como o principal mecanismo fisiopatológico. Além disso, a coagulação dos vasos leva à insuficiência de suprimento de oxigênio, seguido por migração retardada de fibroblastos e de formação de colágeno, que diminui a cicatrização da ferida. Como consequência, a profundidade de penetração térmica e o calor resultante têm grande impacto no resultado e na taxa de complicações. Ao alterar o modo monopolar de fulgurado para corte puro, é possível reduzir a taxa de formação de seroma de forma significativa.

DRENOS

O objetivo dos drenos tubulares é remover qualquer líquido ou sangue que possam se acumular nas feridas e cavidades criadas pelo procedimento cirúrgico, com intuito de evitar complicações. Os drenos geralmente são deixados no local até que a quantidade de fluido drenado em um período de 24 horas tenha reduzido a um determinado volume (em geral, menos de 30 mL). No entanto, a remoção dos drenos após a cirurgia pode variar de horas até mais de uma semana. Evidências de qualidade muito baixa mostram que a remoção precoce de drenos de feridas não tem benefício nem prejuízo na redução da taxa de ISC quando comparada à remoção tardia de drenos (no dia 6 de pós-operatório ou mais tarde). Conclui-se, então, que dreno deve ser removido quando clinicamente indicado.

Na maioria dos casos, a profilaxia antibiótica é continuada no pós-operatório, quando um dreno é usado, mas essa prática não é com base em evidências. Estudos indicam que a profilaxia antibiótica prolongada na presença de um dreno de ferida não traz benefícios na redução de ISC quando comparada à profilaxia perioperatória isolada (dose única antes da incisão e possíveis doses adicionais intraoperatórias de acordo com a duração da operação). Por estes motivos, a profilaxia antibiótica não deve ser continuada na presença de um dreno. Esta é considerada uma recomendação condicional.

CURATIVOS

Uma grande variedade de curativos para feridas está disponível. O curativo atua como uma barreira física para proteger a ferida da contaminação do ambiente externo até que a ferida se torne impermeável aos microrganismos. O curativo também pode servir para absorver o exsudato da ferida e mantê-la seca. Atualmente não há orientações específicas sobre qual o tipo de curativo cirúrgico a ser utilizado, apesar de que os pacientes parecem preferir curativos que demandem uma baixa frequência de troca. Recomenda-se que os curativos cirúrgicos sejam mantidos intactos por, no mínimo, 48 horas após a cirurgia, a menos que ocorra acúmulo de secreção da ferida operatória.

MALHAS DE COMPRESSÃO

Ao longo dos anos, diversos métodos de compressão têm sido utilizados sobre o retalho abdominal após a abdominoplastia. Curativos compressivos, bandagens elásticas e até gesso eram usados no passado. Atualmente, as roupas de compressão ainda são prescritas em muitos casos. A base de sua indicação é que, em tese, pode reduzir o edema pós-operatório e o espaço morto, podendo também aumentar a estabilidade da camada mioaponeurótica recentemente corrigida. Portanto, possivelmente poderia prevenir a formação de seroma, hematomas e a recorrência da diástase do reto.

Rodrigues *et al.* mostraram que a razão principal do aumento da pressão intra-abdominal é o uso de cinta compressiva e não as plicaturas realizadas na camada musculoaponeurótica. Este aumento foi por volta de três vezes em relação à pressão do pré-operatório. Em outro estudo realizado pelo mesmo grupo, verificou-se que o uso de cintas compressivas promove estase venosa na veia femoral profunda, com diminuição de aproximadamente 30% da velocidade do fluxo do sangue deste vaso. A posição de Fowler também aumenta a estase venosa em comparação à posição supina.

TAPING

A utilização do uso de taping com aparente sucesso em pacientes com linfedema após cirurgias oncológicas estimulou seu uso nas cirurgias estéticas. Alguns autores já relatam vários efeitos positivos após a utilização do taping, como: diminuição da dor ou sensação anormal e remoção do congestionamento linfático, fluidos ou hemorragias sob a pele.

A aplicação do *taping* em suas diferentes formas tem como objetivo promover o redirecionamento da circulação linfática, reduzindo o edema nos locais em que este se encontra instalado. O *taping* favoreceria o processo de expansão dos vasos linfáticos, permitindo que o líquido presente no interstício seja captado pela rede de linfáticos. Esta teoria dá o embasamento para as indicações nas cirurgias do contorno corporal com o objetivo de remoção de edemas a partir da orientação dos exsudatos em direção aos ductos linfáticos e aumento da circulação local.

As bandagens devem ser posicionadas com tensão mínima no abdome direcionada à região axilar bilateral, e nos flancos com a base fixa na região coccígea. Entretanto, deve-se considerar o fato de que uso do *taping* está associado a lesões de pele ou reações alérgicas, sendo prudente utilizar menores áreas de contato, empregando o corte em fita, na tentativa de minimizar a ocorrência dessas complicações. O embasamento científico dos resultados do uso desta técnica ainda é pequeno.

DRENAGEM LINFÁTICA

A fibrose tecidual decorrente da lipoaspiração e cirurgias de contorno corporal em geral é caracterizada pela formação de cicatrizes como consequência do trauma cirúrgico. Ocorre um espessamento com aspecto disforme com contornos irregulares, ondulações e depressões, e à palpação percebem-se nódulos e enrijecimento da área. Entre os recursos terapêuticos empregados no tratamento da fibrose tecidual está a drenagem linfática manual. Não há consenso do período ideal para o início das drenagens linfáticas, mas recomenda-se que seja ainda na primeira semana de pós-operatório. Idealmente feitas por fisioterapeutas com experiência, podem ser iniciadas assim que a sensibilidade da paciente permitir, já no 3° ou 4° dia. O fisioterapeuta pode orientar também correções posturais e atividades motoras que melhoram o conforto e previnem complicações nestes pacientes. Em capítulo específico (Capítulo 8), a alteração das vias linfáticas após a abdominoplastia é discutida em detalhes.

Outro recurso utilizado pela fisioterapia no pós-operatório de cirurgias plásticas é o ultrassom terapêutico de 3 MHz, que atua principalmente na fase inflamatória, reduzindo a dor e o edema, melhorando a circulação sanguínea e linfática, diminuindo assim a instalação de fibrose tecidual. Recentemente começou a ser utilizada a terapia combinada, que é o ultrassom associado a uma corrente alternada, com grande aplicabilidade na fibrose tecidual secundária à lipoaspiração.

MANEJO DE CICATRIZES

As cicatrizes longas associadas à abdominoplastia são preocupantes para os pacientes e podem resultar em procedimentos de revisão. Além das cicatrizes que migram superiormente, os pacientes podem apresentar cicatrizes largas, hipertróficas, hipopigmentadas, hiperpigmentadas ou com coloração vascular que podem não melhorar com o tempo.

Fatores específicos do paciente afetam diferentes partes do processo de cicatrização. Os fatores intrínsecos incluem idade, perfil étnico ou genético e fatores externos, como tabagismo, exposição ao sol, atividade física, medicamentos concomitantes, estresse psicológico ou má nutrição. A localização da ferida e as condições mecânicas e fisiológicas associadas influenciam particularmente o grau de formação e progressão da cicatriz.

Cicatrizes hipertróficas, que ocorrem dentro de 4 a 8 semanas após a lesão, são mais frequentes na presença de infecção da ferida, trauma ou excesso de tensão na pele. O estiramento da pele estimula os nociceptores mecânicos e as fibras sensoriais, induzindo a inflamação neurogênica. Assim, as margens dos retalhos com maior tensão apresentam maior risco de cicatrizes graves e desenvolvimento de queloide. A exposição à radiação ultravioleta aumenta a pigmentação da cicatriz, piora a aparência clínica e, em alguns casos, causa hiperpigmentação da ferida. É importante ressaltar que os indivíduos com pele pigmentada são conhecidos por produzir cicatrizes inestéticas, particularmente nas populações africana e asiática, e por isso o cirurgião deve estar atento com o aspecto das cicatrizes visíveis.

Um microambiente ideal para a cicatrização de feridas é aquele que está livre de detritos e infecções e onde o teor de umidade ideal é mantido. A umidade cria uma barreira contra a água ao obstruir e hidratar o estrato córneo e a epiderme. Assim, apoiar a hidratação cutânea é importante para uma cicatrização ideal.

Embora as evidências sobre o efeito da radiação ultravioleta solar sejam escassas, as diretrizes internacionais atuais sugerem o uso de fotoproteção com fator de proteção solar (FPS) mínimo de 50 até que a cicatriz amadureça.

O suporte ideal da cicatriz com cuidados básicos com a pele deve começar assim que a ferida for fechada e as suturas forem retiradas. A oclusão da cicatriz nas primeiras semanas com fitas adesivas que distribuam a tensão superficial da pele pode ser benéfica. As cicatrizes devem ser reavaliadas em 4-8 semanas após a cirurgia para determinar se uma cicatriz hipertrófica está se formando e se o tratamento médico for necessário. As cicatrizes continuam a remodelar de 6 a 12 semanas após a cirurgia, portanto, a terapia oclusiva e a proteção solar devem continuar durante esse período.

BIBLIOGRAFIA

Bamba R, Gupta V, Shack RB, Grotting JC, Higdon KK. Evaluation of Diabetes Melito as a Risk Factor for Major Complications in Patients Undergoing Aesthetic Surgery. Aesthetic Surg J. 2016;36(5):598-608.

Baroudi R, Ferreira CAA. Seroma: How to Avoid It and How to Treat It. Aesthetic Surg J [Internet]. 1998;18(6):439-41.

Bercial ME, Neto MS, Calil JA, et al. Suction Drains, Quilting Sutures, and Fibrin Sealant in the Prevention of Seroma Formation in Abdominoplasty: Which is the Best Strategy? Aesthetic Plast Surg. 2012;36(2):370-3.

Berjeaut RH, Nahas FX, Dos Santos LK, et al. Does the use of compression garments increase venous stasis in the common femoral vein? Plast Reconstr Surg. 2015;135(1):85e-91e.

Berriós-Torres SI, Umscheid CA, Bratzler DW, et al. Centers for disease control and prevention guideline for the prevention of surgical site infection. JAMA Surg. 2017;152(8):784-91.

Caprini JA, Arcelus JI, Reyna J. Effective risk stratification of surgical and nonsurgical patients for venous thromboembolic disease. Semin Hematol. 2001;38(2,5):12-9.

Cosson E, Catargi B, Cheisson G, et al. Practical management of diabetes patients before, during and after surgery: A joint French diabetology and anaesthesiology position statement. Diabetes Metab [Internet]. 2018;44(3):200-16.

Gutowski KA. Evidence-based medicine: Abdominoplasty. Plast Reconstr Surg. 2018;141(2):286E-299E.

Hatef DA, Kenkel JM, Nguyen MQ, et al. Thromboembolic risk assessment and the efficacy of enoxaparin prophylaxis in excisional body contouring surgery. Plast Reconstr Surg. 2008;122(1):269-79.

Hunstad JP, Krochmal DJ, Flugstad NA, et al. Rivaroxaban for Venous Thromboembolism Prophylaxis in Abdominoplasty: A Multicenter Experience. Aesthetic Surg J. 2015;36(1):60-6.

Hurvitz KA, Olaya WA, Nguyen A, Wells JH. Evidence-based medicine: Abdominoplasty. Plast Reconstr Surg. 2014;133(5):1214-21.

De Jonge SW, Boldingh QJJ, Solomkin JS, et al. Systematic review and meta-analysis of randomized controlled trials evaluating prophylactic intraoperative wound irrigation for the prevention of surgical site infections. Surg Infect (Larchmt). 2017;18(4):508-19.

Kurz A. Thermal care in the perioperative period. Best Pract Res Clin Anaesthesiol. 2008;22(1):39-62.

Ling ML, Apisarnthanarak A, Abbas A, et al. APSIC guidelines for the prevention of surgical site infections. Antimicrob Resist Infect Control. 2019;8(1):1-8.

Madrid E, Urrútia G, Roqué i Figuls M, et al. Active body surface warming systems for preventing complications caused by inadvertent perioperative hypothermia in adults. Cochrane Database Syst Rev. 2016;2016(4).

Marsh DJ, Fox A, Grobbelaar AO, Chana JS. Abdominoplasty and seroma: A prospective randomised study comparing scalpel and handheld electrocautery dissection. J Plast Reconstr Aesthetic Surg [Internet]. 2015;68(2):192-6.

Mittal P, Heuft T, Richter DF, Wiedner M. Venous Thromboembolism (VTE) Prophylaxis After Abdominoplasty and Liposuction: A Review of the Literature. Aesthetic Plast Surg [Internet]. 2020;44(2):473-82.

Nahas FX, Ferreira LM, Ghelfond C. Does quilting suture prevent seroma in abdominoplasty? Plast Reconstr Surg. 2007;119(3):1060-4.

National Institute of Health and care Excellence. Surgical site infections: prevention and treatment CG74. Clin Guidel. 2020.

Pannucci CJ, Bailey SH, Dreszer G, et al. Validation of the caprini risk assessment model in plastic and reconstructive surgery patients. J Am Coll Surg [Internet]. 2011;212(1):105-12.

Pannucci CJ, Macdonald JK, Ariyan S, et al. Benefits and Risks of Prophylaxis for Deep Venous Thrombosis and Pulmonary Embolus in Plastic Surgery: A Systematic Review and Meta-Analysis of Controlled Trials and Consensus Conference. Plast Reconstr Surg. 2016;137(2):709-30.

Rodrigues MA, Nahas FX, Gomes HC, Ferreira LM. Ventilatory function and intra-abdominal pressure in patients Who underwent abdominoplasty with plication of the external oblique aponeurosis. Aesthetic Plast Surg. 2013;37(5):993-9.

Rodrigues MA, Nahas FX, Reis RP, Ferreira LM. Does diastasis with influence the variation of the intra-abdominal pressure after correction of rectus diastasis? Aesthetic Surg J. 2015;35(5):583-8.

Shestak KC, Rios L, Pollock TA, Aly A. Evidenced-based approach to abdominoplasty update. Aesthetic Surg J. 2019;39(6):628-42.

Tashima H, Tomita K, Kurita T, Kubo T. Efficacy of Low Power, Pure Cut Mode of Monopolar Electrosurgery and Quilting Sutures for Preventing Seroma Formation After Latissimus Dorsi Myocutaneous Flap Harvest. Ann Plast Surg. 2021;86(3):265-7.

Toyoda Y, Fu RH, Li L, Otterburn DM, Rohde CH. Smoking as an Independent Risk Factor for Postoperative Complications in Plastic Surgical Procedures: A Propensity Escore-Matched Analysis of 36,454 Patients from the NSQIP Database from 2005 to 2014. Plast Reconstr Surg. 2018;141(1):226-36.

Yilmaz KB, Dogan L, Nalbant H, et al. Comparing scalpel, electrocautery and ultrasonic dissector effects: The impact on wound complications and pro-inflammatory cytokine levels in wound fluid from mastectomy patients. J Breast Cancer. 2011;14(1):58-63.

ANEXO

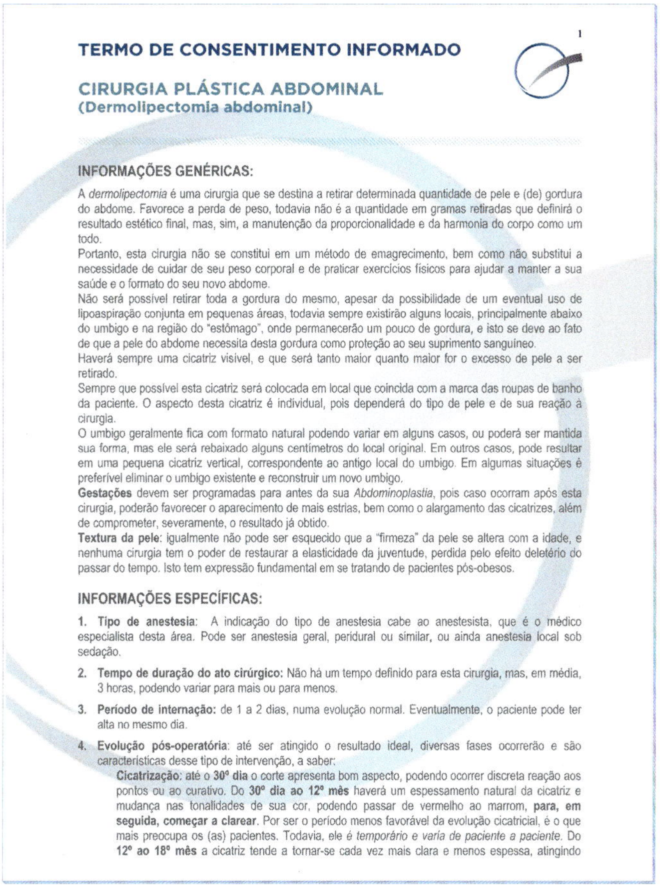

1

TERMO DE CONSENTIMENTO INFORMADO

CIRURGIA PLÁSTICA ABDOMINAL
(Dermolipectomia abdominal)

INFORMAÇÕES GENÉRICAS:

A *dermolipectomia* é uma cirurgia que se destina a retirar determinada quantidade de pele e (de) gordura do abdome. Favorece a perda de peso, todavia não é a quantidade em gramas retiradas que definirá o resultado estético final, mas, sim, a manutenção da proporcionalidade e da harmonia do corpo como um todo.

Portanto, esta cirurgia não se constitui em um método de emagrecimento, bem como não substitui a necessidade de cuidar de seu peso corporal e de praticar exercícios físicos para ajudar a manter a sua saúde e o formato do seu novo abdome.

Não será possível retirar toda a gordura do mesmo, apesar da possibilidade de um eventual uso de lipoaspiração conjunta em pequenas áreas, todavia sempre existirão alguns locais, principalmente abaixo do umbigo e na região do "estômago", onde permanecerão um pouco de gordura, e isto se deve ao fato de que a pele do abdome necessita desta gordura como proteção ao seu suprimento sanguíneo.

Haverá sempre uma cicatriz visível, e que será tanto maior quanto maior for o excesso de pele a ser retirado.

Sempre que possível esta cicatriz será colocada em local que coincida com a marca das roupas de banho da paciente. O aspecto desta cicatriz é individual, pois dependerá do tipo de pele e de sua reação à cirurgia.

O umbigo geralmente fica com formato natural podendo variar em alguns casos, ou poderá ser mantida sua forma, mas ele será rebaixado alguns centímetros do local original. Em outros casos, pode resultar em uma pequena cicatriz vertical, correspondente ao antigo local do umbigo. Em algumas situações é preferível eliminar o umbigo existente e reconstruir um novo umbigo.

Gestações devem ser programadas para antes da sua *Abdominoplastia*, pois caso ocorram após esta cirurgia, poderão favorecer o aparecimento de mais estrias, bem como o alargamento das cicatrizes, além de comprometer, severamente, o resultado já obtido.

Textura da pele: igualmente não pode ser esquecido que a "firmeza" da pele se altera com a idade, e nenhuma cirurgia tem o poder de restaurar a elasticidade da juventude, perdida pelo efeito deletério do passar do tempo. Isto tem expressão fundamental em se tratando de pacientes pós-obesos.

INFORMAÇÕES ESPECÍFICAS:

1. **Tipo de anestesia**: A indicação do tipo de anestesia cabe ao anestesista, que é o médico especialista desta área. Pode ser anestesia geral, peridural ou similar, ou ainda anestesia local sob sedação.
2. **Tempo de duração do ato cirúrgico:** Não há um tempo definido para esta cirurgia, mas, em média, 3 horas, podendo variar para mais ou para menos.
3. **Período de internação:** de 1 a 2 dias, numa evolução normal. Eventualmente, o paciente pode ter alta no mesmo dia.
4. **Evolução pós-operatória**: até ser atingido o resultado ideal, diversas fases ocorrerão e são características desse tipo de intervenção, a saber:
   Cicatrização: até o **30º dia** o corte apresenta bom aspecto, podendo ocorrer discreta reação aos pontos ou ao curativo. Do **30º dia ao 12º mês** haverá um espessamento natural da cicatriz e mudança nas tonalidades de sua cor, podendo passar de vermelho ao marrom, **para, em seguida, começar a clarear**. Por ser o período menos favorável da evolução cicatricial, é o que mais preocupa os (as) pacientes. Todavia, ele *é temporário e varia de paciente a paciente*. Do **12º ao 18º mês** a cicatriz tende a tornar-se cada vez mais clara e menos espessa, atingindo

2

assim o seu aspecto definitivo, ***PORTANTO, QUALQUER AVALIAÇÃO DEFINITIVA DE UMA CIRURGIA DESTE TIPO DEVERÁ SER FEITA APÓS UM PERÍODO DE 18 MESES***. Poderá haver formação de **cicatriz patológica** (queloide, cicatriz hipertrófica ou alargada) dependendo das características do próprio organismo e/ou da susceptibilidade individual.

Sensibilidade: nos primeiros meses é normal que o abdome apresente uma falta de sensibilidade relativa, além de estar sujeito a períodos de edema (inchaço), o que regredirá espontaneamente. Esta falta de sensibilidade, em especial na região abaixo do umbigo, pode permanecer por tempo variável, e, até mesmo ser permanente.

Forma: o abdome pode apresentar, nessa fase, um aspecto *esticado ou plano*. Com o decorrer do tempo, e o auxílio dos exercícios para modelagem, o resultado definitivo será gradativamente atingido. Quanto ao umbigo, pode ser aproveitado o do(a) próprio(a) paciente, o qual é transplantado e, se necessário, remodelado. Portanto, ao redor dele haverá também uma cicatriz que sofrerá a mesma evolução descrita no item. Havendo necessidade, faz-se pequeno (refinamento) na mesma, sob anestesia local, após alguns meses, pois cada paciente tem sua evolução cicatricial característica e personalíssima. Nos casos em que o umbigo é eliminado e um novo umbigo é reconstruído, não haverá cicatriz ao redor do novo umbigo.

Manchas: poderão haver **manchas** (equimoses, hipocromias ou hipercromias) na pele que, eventualmente, permanecerão por semanas, menos frequentemente, por meses, e, raramente, serão permanentes.
Pode ocorrer **infecção**, localizada ou não, podendo ser acompanhada de **deiscência de pontos** (abertura da ferida cirúrgica). Normalmente, é controlada com uso de antibióticos e/ou drenagem de coleções e cuidados locais. Raramente tem curso de maior gravidade.

5. **Gordura na região do estômago**: a *dermolipectomia* nem sempre corrige aquele excesso de gordura que algumas pessoas têm sobre a região mencionada. Isto não depende do cirurgião, mas sim do tipo físico do(a) paciente, pois se o tronco (conjunto de tórax e abdome) for do tipo curto, dificilmente poderá ser corrigido, enquanto que o tipo longo já se mostra mais favorável. Há que levar em conta, ainda, a espessura do panículo adiposo (camada de gordura) que reveste o corpo do(a) paciente.
6. **Localização da cicatriz da cirurgia**: a cicatriz resultante de uma *dermolipectomia* localiza-se horizontalmente, logo acima da implantação dos pêlos pubianos, prolongando-se lateralmente em maior ou menor extensão, na dependência do volume do abdome a ser corrigido. A cicatriz é planejada para ficar oculta sob os trajes de banho, havendo casos em que até uma tanga poderá ser usada, portanto, o tipo de *maiô* ou *biquíni* a ser usado estará na dependência do seu próprio manequim, já que o cirurgião apenas aprimora a sua forma pessoal preexistente, porém nem sempre é possível ocultar a cicatriz. No caso de abdominoplastia em âncora, muito usada em pacientes pós-obesos, haverá também uma grande cicatriz vertical no meio do abdome.
7. **Dor no pós-operatório**: É muito variável, podendo até mesmo não haver dor. Será prescrito analgésico para ser administrado se for necessário.
8. **Curativos**: Haverá curativo sobre as incisões (corte) do abdome. Estes curativos devem receber cuidados especiais que o seu médico irá orientá-lo no momento da alta hospitalar.
9. **Drenos**: Nem sempre são usados drenos, e quando utilizados não há um momento definido para retirada dos mesmos. Usualmente, são retirados após a drenagem ser inferior a 50 ml por dia.
10. **Sonda vesical**: Se utilizada, para facilitar o controle de urina, poderá ser retirada no dia seguinte a cirurgia.
11. **Náusea**: Pode ocorrer nas primeiras horas após a anestesia.
12. **Equimoses** (manchas roxas): É normal o seu aparecimento nas áreas operadas e, especialmente, em locais onde houve lipoaspiração.

3

13. **Edema** (inchaço): Seu abdome permanecerá inchado por tempo variado, em geral de 1 a 3 meses, impedindo que você observe o verdadeiro resultado obtido, o qual ficará mais evidente no espaço de 06 meses a 01 ano, desde que você mantenha o seu peso sob controle.
14. **Seroma**: Líquido que se acumula sob a pele, em especial abaixo do umbigo. Nesta eventualidade, seu médico fará uma aspiração deste líquido com uma seringa. Sua retirada é praticamente indolor pelo fato de a pele estar ainda com a sensibilidade diminuída. Quando ocorrer *seroma* seu repouso deve ser mais prolongado. Raramente será necessária uma nova intervenção cirúrgica para controle do seroma.
15. **Retirada dos pontos**: geralmente não existem pontos externos para serem retirados. Mas se houver, em média, do 10º ao 30º dia.

A. **RECOMENDAÇÕES PRÉ-OPERATÓRIAS:**

1. Comunicar **até 2 dias** antes da cirurgia ocorrências como gripe, indisposição, febre, período menstrual, etc.
2. Internar-se no hospital/clínica, obedecendo o horário indicado pelo seu cirurgião.
3. Evitar todo e qualquer medicamento para emagrecer por um período de **10 dias** antes do ato cirúrgico (incluindo também os diuréticos).
4. Evitar bebidas alcoólicas ou refeições fartas na **véspera** da cirurgia.
5. Programar suas atividades sociais, domésticas ou escolares, de modo não se tornar indispensável a terceiros por um período aproximado de **2 semanas.**

B. **CUIDADOS NO PÓS-OPERATÓRIO:**

1. Evitar esforço físico pelo tempo de 30 dias.
2. Usar meia elástica (suave compressão), seguindo as orientações do seu médico.
3. Nas três primeiras semanas não use sapatos de salto ato.
4. Levantar-se após cada duas horas de repouso e dar uma volta pela casa, aproveitando para realizar suas atividades básicas, tais como: ir ao banheiro, alimentar-se, tomar banho. Evitar, ao máximo, subir ou descer escadas longas quando estiver sozinho.
5. Na primeira semana após a cirurgia, **repouse com dois travesseiros embaixo dos joelhos** para não forçar a cicatriz.
6. Nos três primeiros dias faça **10 inspirações profundas**, a cada duas horas, durante o dia.
7. **Andar em ligeira flexão de tronco** (corpo levemente curvado), mantendo passos curtos, durante um período de 1 semana a 15 dias.
8. Obedecer rigorosamente à prescrição médica.
9. Voltar ao consultório para a troca de curativos nos dias e horários marcados.
10. Alimentação normal (salvo em casos especiais que receberão orientação específica). **Evite alimentos que lhe causem flatulência** (eliminação e gazes).
11. **Aguarde** para fazer ou continuar sua "*dieta ou regime de emagrecimento*" após a liberação médica. A antecipação dessa conduta, por conta própria, pode desencadear resultados indesejáveis e prejudiciais.
12. **Use o seu modelador elástico, continuamente, pelo período indicado por seu médico**, retirando-o só para banhar-se.
13. **Tomar sol** só após 2 meses de pós, sem atingir as cicatrizes e/ou áreas que se encontrem, ainda, eventualmente, roxas. E quando o fizer, usar protetor solar e roupa de banho cobrindo todo o abdômen. *Biquíni*, só após 6 meses de pós.
14. **Dirigir automóvel**: após três semanas a um mês de pós.

4

15. **Esportes**: natação após 2 meses; ginástica só após 3 meses.
16. **Drenagem linfática**: iniciar após a 3ª semana de pós, com profissional indicado(a) por seu médico.
17. **Relações sexuais**: após duas semanas de pós, e com as devidas cautelas.
18. **Caso você tenha animal de estimação em casa** (cão ou gato), evite contato direto com eles nos primeiros **20 dias** de pós-operatório e, em hipótese alguma, os deixe subir em seu leito. O contato com qualquer tipo de secreção (especialmente a saliva de cães e gatos) pode elevar o risco de contrair uma infecção com consequências potencialmente sérias.
19. **Consultar** este folheto informativo tantas vezes quantas se fizerem necessárias para esclarecer e eliminar perfeitamente suas dúvidas. Restando algum questionamento, contatar o(a) cirurgiã(o).
20. **Tenha sempre em mente que o bom resultado final de qualquer cirurgia também depende de você.**

RISCOS: além dos riscos inerentes a todo e qualquer procedimento cirúrgico, a *dermolipectomia* ainda apresenta os seguintes riscos: perda de áreas de pele (necrose); persistência de excesso pele e/ou de gordura; insatisfação do(a) paciente com a forma final do abdome ou de áreas próximas; diminuição ou perda da sensibilidade em alguma parte do abdome, podendo esta perda ser transitória ou definitiva; acúmulo de líquidos ou de sangue sob a pele, exigindo múltiplas drenagens (seromas e hematomas); trombose venosa profunda (TVP), podendo evoluir para embolia pulmonar; depressões na pele e, em raros casos, necessidade de reoperação; morte.

TABACO/ÁLCOOL: O TABAGISMO, USO DE DROGAS E DE ÁLCOOL AINDA QUE NÃO IMPEÇAM A REALIZAÇÃO DE UMA CIRURGIA, SÃO FATORES QUE PODEM DESENCADEAR COMPLICAÇÕES CIRÚRGICAS. A INTERRUPÇÃO DO USO DO TABACO OU DROGAS/ÁLCOOL NÃO CESSAM OS MALEFÍCIOS DO USO ANTERIOR, APENAS DIMINUEM A PROBABILIDADE DE POSSÍVEIS EFEITOS DELETÉRIOS. DEVE-SE SUSPENDER O USO DE TABACO, POR PELO MENOS 60 DIAS, ANTES DO PROCEDIMENTO CIRÚRGICO.

Lembrete: toda cirurgia envolve risco e toda intervenção com finalidades tanto estéticas quanto reparadoras pode necessitar de **retoques ou restauro para um melhor refinamento do resultado final. Em caso do seu médico indicar este procedimento, você não terá despesa com honorários do cirurgião, ficando apenas responsável pelos demais gastos relativos ao procedimento.** Converse sobre isto com seu médico.

Sobre Dúvidas: antes de se definir pela cirurgia e, em especial, antes de se internar para o ato cirúrgico, você teve chance de esclarecer todas as suas dúvidas, inclusive as que possam não estar incluídas neste *Termo de Consentimento*. Todavia, caso ainda lhe reste alguma indagação a ser feita, por favor, contate com seu médico ou com alguém de sua equipe e elimine alguma dúvida restante.

5

DO CONSENTIMENTO:

De posse de todas as informações necessárias, **EU**, ..., declaro que fui total e claramente informado(a) e, portanto, **dou meu consentimento para que o(a) Dr.(a)** ...., e toda sua equipe, realizem em mim o ato cirúrgico acima mencionado, de ***DERMOLIPECTOMIA ABDOMINAL***, bem como os cuidados e tratamentos médicos dele decorrentes.

Reconheço que durante o ato cirúrgico podem surgir **situações ou elementos novos** que não puderam ser previamente identificados e, em decorrência deste fato, **outros procedimentos adicionais e/ou diferentes** daqueles previamente programados **possam se fazer necessários**. Por tal razão, **autorizo o cirurgião, o anestesiologista e suas respectivas equipes a realizar os atos necessários e condizentes com a nova situação** que, eventualmente, venha a se evidenciar.

Entendo e aceito que tanto o cirurgião quanto sua equipe se obrigam, exclusivamente, a **usar de todos os meios técnicos e científicos à sua disposição** para tentar atingir o resultado desejado por mim, mas que não é certo. Pelo fato de a **Medicina não ser uma ciência exata**, fica impossível prever, matematicamente, um resultado para todo e qualquer ato cirúrgico, razão pela qual **aceito o fato** de que não me podem ser dadas **garantias de resultado**, tais como: percentual de melhora, de aparência ou de permanência dos resultados atingidos.

Eu concordo em cooperar com o cirurgião responsável por meu tratamento até meu restabelecimento completo, fazendo a minha parte na relação contratual médico-paciente. **Estou consciente** de que devo acatar e seguir as determinações que me foram dadas (oralmente ou por escrito), pois sei que se não fizer a parte que me cabe, poderei comprometer, em parte ou no todo, o trabalho do profissional. Além de pôr em risco minha saúde, meu bem-estar ou, ainda, ocasionar sequelas temporárias ou permanentes.
Aceito o fato de que o médico não pode se responsabilizar pelo resultado final de uma cirurgia, cujo acompanhamento pós-operatório foi abandonado pelo(a) paciente.

Eu autorizo o registro (foto, som, imagem etc.) dos procedimentos necessários para a(s) cirurgia(s) proposta(s), por entender que tais registros, além de serem uma exigência médico-legal, ainda representam uma alternativa importante de estudo comparativo e de informação científica. Em razão do que, dou meu consentimento para o uso dos mesmos, com apenas finalidade de estudo, e desde que se mantenha sigilo sobre minha identidade.

Estou ciente ser de minha responsabilidade a leitura integral deste ***Termo***, que meu médico preparou com esmero e que **me foi entregue em tempo hábil para que pudesse lê-lo** e, caso ainda restasse alguma dúvida, poder dirimi-la com meu cirurgião ou alguém de sua equipe. Assim agi, e o confirmo, **assinando** abaixo e **rubricando** todas as folhas do mesmo.

Observações: --

Local: .... **Data:** ...., ..., ...

-- --
(assinatura do(a) paciente) **CPF**

Testemunha 1: -- --
CPF

Testemunha 2: -- --
CPF

Vídeo Aula

CAPÍTULO 8

VIAS LINFÁTICAS NAS ABDOMINOPLASTIAS

Leandro Dário Faustino ▪ Fabio Xerfan Nahas

INTRODUÇÃO

A drenagem linfática da parede abdominal anterolateral é um capítulo importante nas abdominoplastias. Além de conhecer a anatomia topográfica das vias linfáticas, o cirurgião precisa entender a fisiologia do sistema linfático, as alterações pós-operatórias das vias de drenagem, a anatomia cirúrgica e complicações relacionados com o sistema linfático, como seroma e edema. A lipoabdominoplastia com preservação da fáscia de Scarpa veio adicionar um papel de destaque à necessidade de conhecimento das vias linfáticas nas abdominoplastias.

ANATOMIA CIRÚRGICA

A drenagem linfática da parede abdominal anterolateral tem sido tradicionalmente dividida em dois componentes: uma rede superficial e uma rede profunda. Embora exista certa discordância sobre a profundidade dos vasos linfáticos, é unânime que eles se fazem presentes nas diferentes camadas da parede abdominal, desde o plano muscular profundo até o plano subdérmico.

Sistema Linfático Superficial

Contém os vasos linfáticos presentes no plano dérmico até o plano imediatamente superficial à fáscia muscular. Compreende a pele (derme superficial e plexo subdérmico), gordura superficial da tela subcutânea abdominal (TSA), fáscia superficial da TSA (fáscia de Scarpa), gordura profunda da TSA e fáscia profunda.

Estudos anatômicos revelam que 80% dos canais linfáticos do sistema de drenagem superficial localizam-se nos planos dérmico e subdérmico, em que possuem paredes delgadas e diâmetros que variam de 0,2 a 0,8 mm. No plano da fáscia superficial da TSA localizam-se 8% dos canais linfáticos e, no plano adjacente à fáscia profunda, cerca de 12%. Os planos da gordura superficial e profunda da TSA possuem concentrações mínimas de canais linfáticos, conforme Figura 8-1. Nessas regiões, o fluido linfático intersticial drena para capilares linfáticos em direção aos pré-coletores, vasos linfáticos aferentes de calibre progressivamente maior que desembocam nos linfonodos regionais.

Sistema Linfático Profundo

O sistema linfático profundo da parede abdominal anterolateral compreende o território dos componentes mioaponeuróticos, das fáscias e grupos musculares (músculos retos abdominais, oblíquos externo e interno e transverso do abdome) até o plano pré-peritoneal. A drenagem linfática dessas estruturas ocorre em proximidade com as veias e artérias profundas, superficiais e perfurantes.

Presentes principalmente próximos às fáscias musculares, os vasos coletores linfáticos drenam o interstício das fibras musculares em direção aos pré-coletores, dispostos em plano coronal paralelo à parede abdominal. Esses coletores se unem ao redor de artérias e veias profundas até formarem grandes vasos linfáticos, que então seguem junto aos vasos perfurantes. Em vasos de maior calibre, como as artérias epigástricas profundas, observam-se dois vasos linfáticos para cada artéria que se conectam entre si por pequenos canais linfáticos. A representação do sistema profundo pode ser vista na Figura 8-2.

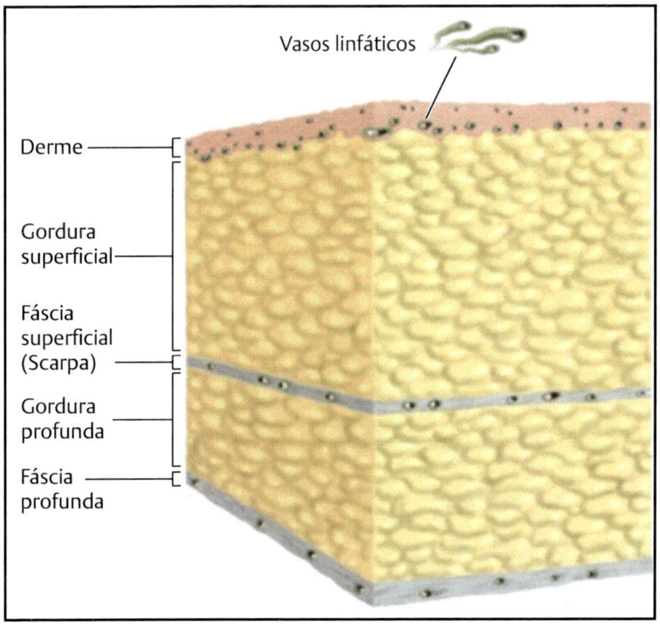

Fig. 8-1. Representação gráfica do sistema linfático superficial da parede abdominal anterolateral.

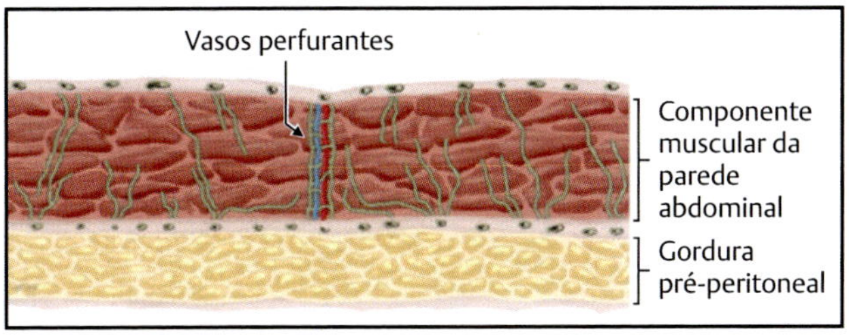

Fig. 8-2. Representação gráfica do sistema linfático profundo da parede abdominal anterolateral.

CONSIDERAÇÕES FISIOLÓGICAS

Ambos os sistemas linfáticos profundo e superficial drenam para dois grandes centros coletores ganglionares: o sistema coletor inguinal e o sistema coletor axilar, conforme demonstrado na Figura 8-3. Um marco importante no fluxo da drenagem linfática da parede abdominal anterolateral é a cicatriz umbilical: os canais linfáticos superiormente ao umbigo drenam em direção aos linfonodos paraesternais e axilares, enquanto os vasos inferiormente ao umbigo drenam para os linfonodos inguinais e femorais. Os vasos linfáticos do sistema profundo seguem o curso de alguns vasos mais profundos, correndo junto em três (3) principais vias (epigástrica superior, inferior e intercostal).

A partir destes grandes centros coletores o fluido linfático segue em direção aos grandes vasos linfáticos tronculares, como o ducto torácico (que recebe os vasos do sistema linfático inguinal) e os troncos jugulares e subclávios do sistema axilar (que desembocam no sistema venoso).

A abdominoplastia promove intensa alteração na anatomia e fisiologia do sistema de drenagem linfática da parede abdominal. Essas alterações promovem mudanças imediatas e tardias no sistema linfático.

As principais são:

A) *Secção dos vasos linfáticos infraumbilicais:* a incisão clássica da abdominoplastia que se estende da região suprapúbica até os flancos promove a secção em plano total de todo o sistema linfático superficial. Os canais linfáticos infraumbilicais, que antes drenavam para o sistema inguinal, passam a encontrar pressão muito alta na via descendente. Com os vasos obliterados, em *fundo cego*, o fluido linfático infraumbilical inverte seu fluxo e passa a drenar para o sistema coletor axilar nos casos de miniabdominoplastia com preservação de território cutâneo infraumbilical.

B) *Retirada dos vasos linfáticos justafasciais:* tradicionalmente a remoção do excesso do retalho abdominal inclui a camada da pele e todo a tela subcutânea abdominal, incluindo as fáscias superficial (de Scarpa) e profunda. Tendo em vista que quase 20% da densidade capilar linfática do sistema superficial se encontra no plano das fáscias, a retirada dessas camadas leva a prejuízo do retorno linfático superficial, promovendo edema prolongado na região abdominal. A preservação da fáscia de Scarpa, por outro lado, parece favorecer a drenagem e diminuir incidência de seroma e edema, conforme será discutido adiante neste capítulo.

C) *Secção dos vasos linfáticos perfurantes:* o descolamento clássico do retalho abdominal no plano imediatamente superficial à fáscia muscular leva obrigatoriamente à secção dos vasos perfurantes. Obliterados, esses vasos não mais conseguirão contribuir com a drenagem linfática do sistema superficial para o profundo.

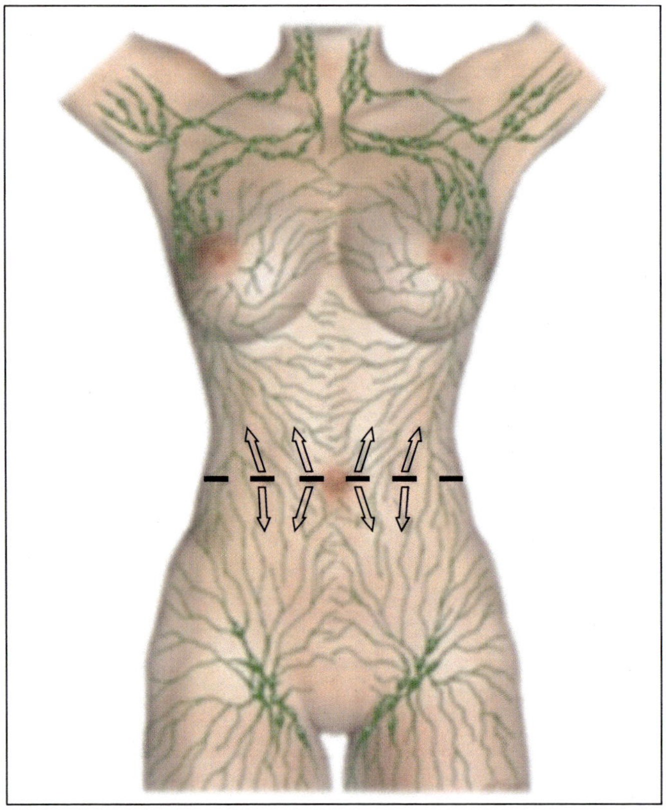

Fig. 8-3. Fluxo fisiológico da drenagem linfática da parede abdominal anterossuperior.

Essas alterações anatômicas e fisiológicas causam grande prejuízo à eficácia da drenagem linfática na parede abdominal, principalmente no período pós-operatório inicial. Com o passar do tempo os sistemas de drenagem tendem a se refazer.

Embora não se tenha muita clareza sobre a eficiência do processo, existem evidências de que os canais linfáticos se regeneram nos locais das cicatrizes cirúrgicas, de maneira que, ao final do primeiro mês de pós-operatório, canais linfáticos reconectados podem ser visualizados atravessando a área de cicatriz.

Além do fenômeno de recanalização dos vasos linfáticos, também se observa o surgimento de circulação colateral, com novas conexões surgindo das extremidades obliteradas dos canais seccionados. Embora ocorram esses fenômenos, a inversão do fluxo linfático observado desde o pós-imediato parece ser fenômeno mais predominante e duradouro.

DISCUSSÃO

Quando o assunto é drenagem linfática da parede abdominal, alguma confusão existe em relação ao uso dos termos superficial e profundo. Enquanto estudos anatômicos tendem a dividir a parede abdominal entre estruturas superficiais (pele e gordura) e profundas (componentes musculares e peritoneais), muitos estudos focados em cirurgia plástica e abdominoplastia abordam apenas a pele e TSA, dividindo o plano da gordura entre profundo e superficial. No presente capítulo, o entendimento anatômico prevaleceu: compreende-se por estruturas superficiais da parede abdominal a pele e a TSA e, por estruturas profundas, os componentes musculares. O sistema linfático profundo da parede abdominal anterolateral é aquele localizado nos planos das estruturas musculares e fáscias adjacentes. O sistema linfático superficial permeia a pele, o plano da gordura, mesmo que esse plano seja subdividido entre níveis subdérmicos, fascial superficial (da fáscia de Scarpa) e fascial profundo.

Esse entendimento correto dos planos mostra sua relevância no contexto das abdominoplastias com preservação da fáscia de Scarpa, conforme proposto por Saldanha *et al.* Ao promover um descolamento do retalho abdominal no plano superficial à fáscia de Scarpa, a lipoabdominoplastia preservaria cerca de 20% a 30% do sistema linfático superficial. De acordo com ensaio clínico prospectivo, desenvolvido por Di Martino *et al.*, em 2010, a lipoabdominoplastia apresentou cerca de 10% de incidência de seroma quando comparado aos 35% quando não foram realizados pontos de adesão, pela avaliação ultrassonográfica. Entretanto, no grupo em que a abdominoplastia foi realizada com os pontos de adesão, a incidência de seroma foi zero. Considerando seroma e edema comuns no pós-operatório como decorrentes de falha na drenagem linfática, existem fortes evidências de que a preservação da fáscia de Scarpa diminui incidência dessas complicações e deve ser estimulada. Além disso, estudos anatômicos com corantes mostram a presença de canais linfáticos junto aos vasos perfurantes, deixando claro que também existe a comunicação entre os sistemas superficial e profundo de drenagem linfática.

A evolução do seroma no pós-operatório de abdominoplastias também guarda relação estreita com as alterações da drenagem linfática. O seroma em sua fase inicial apresenta composição com características de exsudato inflamatório com níveis totais de proteínas, colesterol, neutrófilos e lactato desidrogenase maiores que os encontrados nos fluidos linfáticos. Com o passar dos dias, o fluido vai alterando sua composição e se transformando em coleção com características muito semelhantes à linfa. A presença de seroma sob o retalho abdominal nas abdominoplastias pode ocasionar aumento de pressão nas áreas operadas, infecções, dores e deformidades. Com a persistência do fluido, a formação de cápsula espessa ao redor da coleção (a chamada pseudobursa) pode levar a retrações e deformidades visíveis. Estas deformidades podem necessitar de uma nova abordagem cirúrgica para sua correção. Os principais mecanismos implicados na formação de seroma são:

A) Secção de grandes quantidades de vasos linfáticos;
B) Grandes espaços livres decorrentes do amplo descolamento do retalho abdominal;
C) Forças de cisalhamento entre os planos descolados;
D) Liberação de mediadores inflamatórios.

É importante ressaltar que a incidência de seroma, quando avaliada clinicamente em casos sem a utilização de pontos de adesão, é de aproximadamente 25%. Entretanto, quando realizada ultrassonografia, este número aproxima-se de 35%, de acordo com outro estudo de Di Martino, em 2015. A incidência de seroma tem sido amplamente discutida na literatura. Em estudos retrospectivos, a incidência desta complicação relatada é menor em comparação a estudos prospectivos, que é menor em relação a estudos prospectivos que utilizaram ultrassom no diagnóstico. Portanto, a incidência desta complicação tem sido subestimada na literatura.

O conhecimento anatômico das vias linfáticas abdominais pode trazer menos complicações e melhores resultados aos cirurgiões plásticos. As alterações promovidas na via linfática após a abdominoplastia têm implicações práticas nos cuidados pós-operatórios. A maior parte da drenagem linfática abdominal se dirige para os linfonodos axilares no pós-operatório imediato em razão da secção dos canais linfáticos que drenam para os linfonodos inguinais, com pouca evidência de quanto tempo duraria esse novo padrão de drenagem. Bassalobre *et al.* demonstraram que, tanto após um mês quanto após seis meses de pós-operatório de abdominoplastia, a via axilar persistiu como predominante na drenagem da região infraumbilical (em 65% dos casos), sugerindo tratar-se de alteração permanente e definitiva da drenagem linfática abdominal. Essa mudança no padrão de drenagem do pós-operatório pode ser explicada pelo fato de que o retalho abdominal, antes localizado na região supraumbilical e reposicionado agora na região infraumbilical, continua drenando para seu local de origem. Ou seja, uma vez que estes vasos linfáticos originalmente possuem válvulas que drenam a linfa para a região axilar, não mudariam o sentido da drenagem após a cirurgia. Outra alteração demonstrada é a drenagem para canais profundos, reforçando o conceito de vasos linfáticos perfurantes. Dada a prática corriqueira de drenagem linfática manual no pós-operatório para tratamento de edema, o conhecimento dessas alterações também pela equipe de fisioterapia mostra-se fundamental. Entretanto, o mais importante achado deste estudo é que 35% das pacientes estudadas apresentavam, já no primeiro mês após a cirurgia, uma drenagem alternativa, seja para a região inguinal, seja para a profundidade no sentido da cavidade abdominal. Isso quer dizer que esses casos estavam drenando durante o primeiro mês de pós-operatório para estas regiões que não apresentavam ainda conexões dos vasos linfáticos. Estes casos potencialmente seriam aqueles em que o seroma pode ocorrer. Mais estudos são necessários para que se avalie esta relação de causa/efeito.

O conhecimento da drenagem linfática da parede abdominal anterolateral mostra-se como um capítulo importante com consequências práticas relevantes para a prática clínica. Elucidar as alterações promovidas pela abdominoplastia com certeza colabora para a evolução das técnicas e melhora dos resultados.

BIBLIOGRAFIA

Barcelos FVT, Avelar LET, Bordoni LS, Barcelos RVT. Análise anatômica da abdominoplastia. Rev Bras Cir Plást. 2017;32(2).

Bassalobre M. Padrão de drenagem linfática superficial do abdome infraumbilical após abdominoplastia. In: Nahas FX (Orientador). Tese de Mestrado. Universidade Federal de São Paulo (UNIFESP); 2014.

Bassalobre M, Liebano RE, da Silva MP, Castiglioni MLV, Sadala AY, Ferreira LM, Nahas FX. Changes in the Pattern of Superficial Lymphatic Drainage of the Abdomen after Abdominoplasty. Plast Reconstr Surg. 2022 Jun 1;149(6):1106e-1113e.

Di Martino M, Nahas FX, Barbosa MV, et al. Seroma in lipoabdominoplasty and abdominoplasty: a comparative study using ultrasound. Plast Reconstr Surg. 2010;126(5):1742-51.

Di Martino M, Nahas FX, Kimura AK, et al. Natural evolution of seroma in abdominoplasty. Plast Reconstr Surg. 2015;135(4):691e-698e.

Felmerer G, Muehlberger T, Berens von Rautenfeld D, Vogt PM. The lymphatic system of the deep inferior epigastric artery perforator flap: an anatomical study. Br J Plast Surg. 2002;55(4):335-9.

Friedman T, Coon D, Kanbour-Shakir A, et al. Defining the lymphatic system of the anterior abdominal wall: an anatomical study. Plast Reconstr Surg. 2015;135(4):1027-32.

JaimovichI CA, MazzaronelI F, ParralII JFN, Pitanguy IV I. Semiologia da Parede Abdominal: Seu Valor no Planejamento das Abdominoplastias. Rev Bras Cir Plást. 1999;14(3).

Moore K, AF. D, Agur A. Anatomia Orientada para a Clínica. Rio de Janeiro: Ed. A. 2012.

Nahas FX, Ferreira LM, Ghelfond C. Does quilting suture prevent seroma in abdominoplasty? Plast Reconstr Surg. 2007;119(3):1060-4;5-6.

Nahai FR. Anatomic considerations in abdominoplasty. Clin Plast Surg. 2010;37(3):407-14.

Saldanha OR, Pinto EB, Matos Jr. WN, et al. Lipoabdominoplasty without undermining. Aesthet Surg J. 2001;21(6):518-26.

Swanson E. Quilting Sutures, Scarpa Fascia Preservation, and Meta-Analyses of Seroma Rates after Abdominoplasty. Plast Reconstr Surg Glob Open. 2017;5(7):e1429.

Tourani SS, Taylor GI, Ashton MW. Anatomy of the superficial lymphatics of the abdominal wall and the upper thigh and its implications in lymphatic microsurgery. J Plast Reconstr Aesthet Surg. 2013;66(10):1390-5.

Xiao X, Ye L. Efficacy and Safety of Scarpa Fascia Preservation During Abdominoplasty: A Systematic Review and Meta-analysis. Aesthetic Plast Surg. 2017;41(3):585-90.

Vídeo Aula

CLASSIFICAÇÃO DAS DEFORMIDADES DO ABDOME

CAPÍTULO 9

Fabio Xerfan Nahas

AVALIAÇÃO CLÍNICA INICIAL DO PACIENTE

O abdome deve ser avaliado detalhadamente no exame físico procurando identificar assimetrias, o nível do umbigo em relação às cristas ilíacas, a elasticidade da pele, bem como as deformidades musculoaponeuróticas. É importante mostrar aos pacientes no pré-operatório a presença de quaisquer assimetrias, pois eles geralmente não estão cientes disto antes de serem avaliados para cirurgia. Desvios da coluna vertebral, que podem levar a assimetrias no abdome, têm uma alta incidência na população em geral. A avaliação proporcional de excesso de pele supra e infraumbilical deve ser realizada pelo cirurgião, uma vez que estes excessos possam definir o tipo de técnica a ser indicada.

CONSIDERAÇÕES SOBRE A CORREÇÃO DO EXCESSO DE TECIDO ADIPOSO

A lipoaspiração é indicada em pacientes que apresentem pouco ou nenhum excesso de pele. Indicamos para estes casos a lipoaspiração de definição média, definindo a área dos músculos retos e oblíquos. Em geral, é realizada uma lipoaspiração circunferencial para complementar o contorno em flancos e região lombar. A injeção de gordura também pode ser usada concomitantemente no subcutâneo da região glútea. Nestes casos, o contorno corporal deve ser avaliado como um todo.

Em pacientes que apresentem excesso de pele, pode ser realizada a correção do excesso de gordura, independentemente da pele e subcutâneo removidos no retalho durante a abdominoplastia. Uma das formas de lidar com o excesso de gordura da região abdominal é realizar a lipectomia sob visão direta, sob a fáscia de Scarpa. Esta é uma estrutura bem definida no abdome inferior, na maioria dos pacientes. À medida que o cirurgião o disseca superiormente ao umbigo, esta camada torna-se mais difusa, onde ocorre um entremeio das camadas de tecido conjuntivo pelo tecido subcutâneo, o que dificulta a identificação da área de gordura a ser removida.

Outra alternativa para se reduzir a gordura da região subcutânea do abdome durante a abdominoplastia consiste na lipoaspiração concomitante, utilizando-se a técnica denominada lipoabdominoplastia. Neste caso, o tecido sob a fáscia de Scarpa é removido com lipoaspiração, mantendo-se esta fáscia. É uma forma de se remover o tecido adiposo de forma segura, pois o retalho não é descolado. Esta técnica será descrita mais adiante.

AVALIAÇÃO DAS DEFORMIDADES E SEUS TRATAMENTOS

Quando avaliamos um paciente que deseja se submeter à cirurgia plástica abdominal, é necessário fazer um diagnóstico da deformidade e propor uma técnica que possa corrigir as alterações específicas do caso. Estas deformidades dependem de características herdadas, idade e gestações anteriores. Para tornar mais compreensível o diagnóstico e o tratamento de cada paciente, procuramos criar um sistema de classificações que auxilie o cirurgião plástico em suas decisões.

Numa avaliação inicial, deve-se considerar o IMC do paciente que, em geral, reflete a quantidade de gordura que a paciente apresenta no subcutâneo. Se o IMC for maior que 26 a 28 kg/m² e houver gordura abdominal extracavitária, ou seja, no subcutâneo, está indicada a lipoabdominoplastia. Nesta técnica, a lipoaspiração é realizada em toda a parede abdominal, e o retalho abdominal é mantido preso à aponeurose, exceto na área anterior à diástase que se estende um ou dois centímetros lateralmente às margens mediais do reto. O retalho é então tracionado em direção à incisão abdominal inferior, sem qualquer descolamento. Esse avanço é permitido pela lipoaspiração realizada previamente no retalho abdominal que promove certo descolamento, mantendo os vasos do retalho. Nestes casos, o efeito de plicaturas musculares no abdome será proporcionalmente menor que o resultado da lipoaspiração, portanto este será um tratamento mais adequado para a paciente com IMC mais alto, com maior efetividade. O caso a seguir exemplifica a indicação de lipoabdominoplastia em que apenas a correção da diástase foi realizada no plano musculoaponeurótico. A melhora do contorno abdominal foi obtida, em grande parcela, pela lipoaspiração do retalho abdominal.

EXEMPLO DE CASO DE LIPOABDOMINOPASTIA

Nos casos de pacientes com IMC abaixo dos citados, tornam-se importantes as plicaturas e avanços musculares que terão um papel importante na redefinição do contorno abdominal. Nestes casos, os pacientes são classificados quanto ao excesso de pele e tecido subcutâneo, conforme a descrição a seguir (Fig. 9-1).

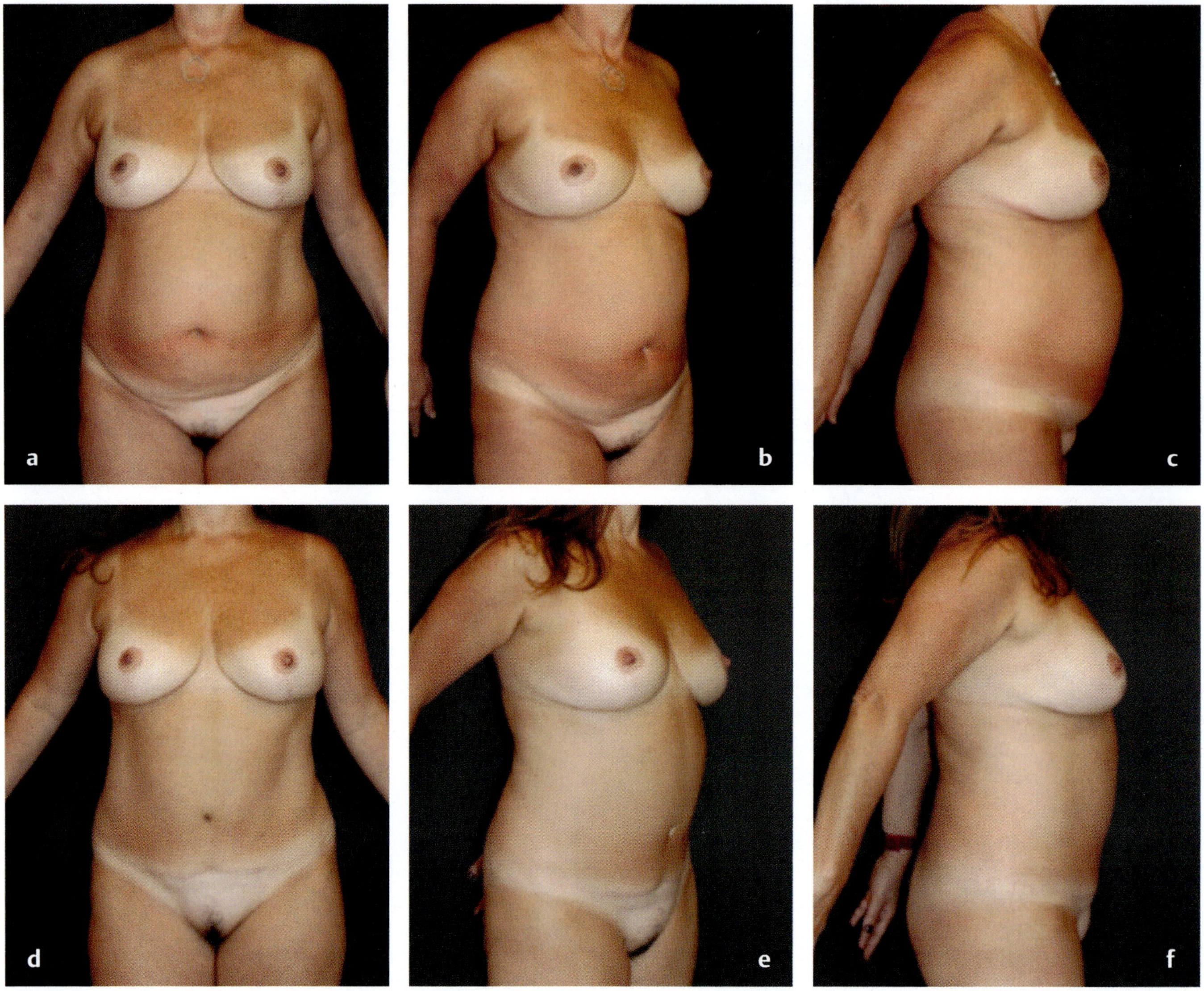

Fig. 9-1. (a-c) Vistas frontal, oblíqua e em perfil do aspecto pré-operatório de paciente de 48 anos com três gestações anteriores, com IMC de 28, e excesso de gordura intracavitária e subcutânea. (d-f) Pós-operatório de 1 ano após a lipoabdominoplastia.

CLASSIFICAÇÕES ESTÉTICAS DAS DEFORMIDADES DE PAREDE ABDOMINAL

Com finalidade didática, duas classificações foram descritas visando a facilitar o diagnóstico e o tratamento das deformidades específicas. A primeira classificação baseia-se no excesso de pele e tecido subcutâneo, e a segunda avalia o tipo de deformidade musculoaponeurótica que o paciente apresenta. Estas classificações não são aplicáveis em todos os pacientes. Há algumas exceções que são descritas em outros capítulos deste livro, como a abdominoplastia reversa, abdominoplastia em âncora, circunferencial entre outras. Entretanto, a maior parte de pacientes que não tenha tido grande perda ponderal estará enquadrada nestas classificações. Para cada deformidade, uma técnica específica é sugerida.

CLASSIFICAÇÃO COM BASE NO EXCESSO DE PELE E TECIDO SUBCUTÂNEO

Tipo 0

Os pacientes do tipo 0 têm pouco ou nenhum excesso de pele e uma pele de boa qualidade. O excesso cutâneo pode ser o resultado de uma gestação prévia ou perda de peso. Estes pacientes são tratados apenas com lipoaspiração, como descrito anteriormente (Fig. 9-2). Quando há indicação de ressecção de excesso de pele e subcutâneo, aplica-se uma classificação específica (Fig. 9-3) que será descrita a seguir.

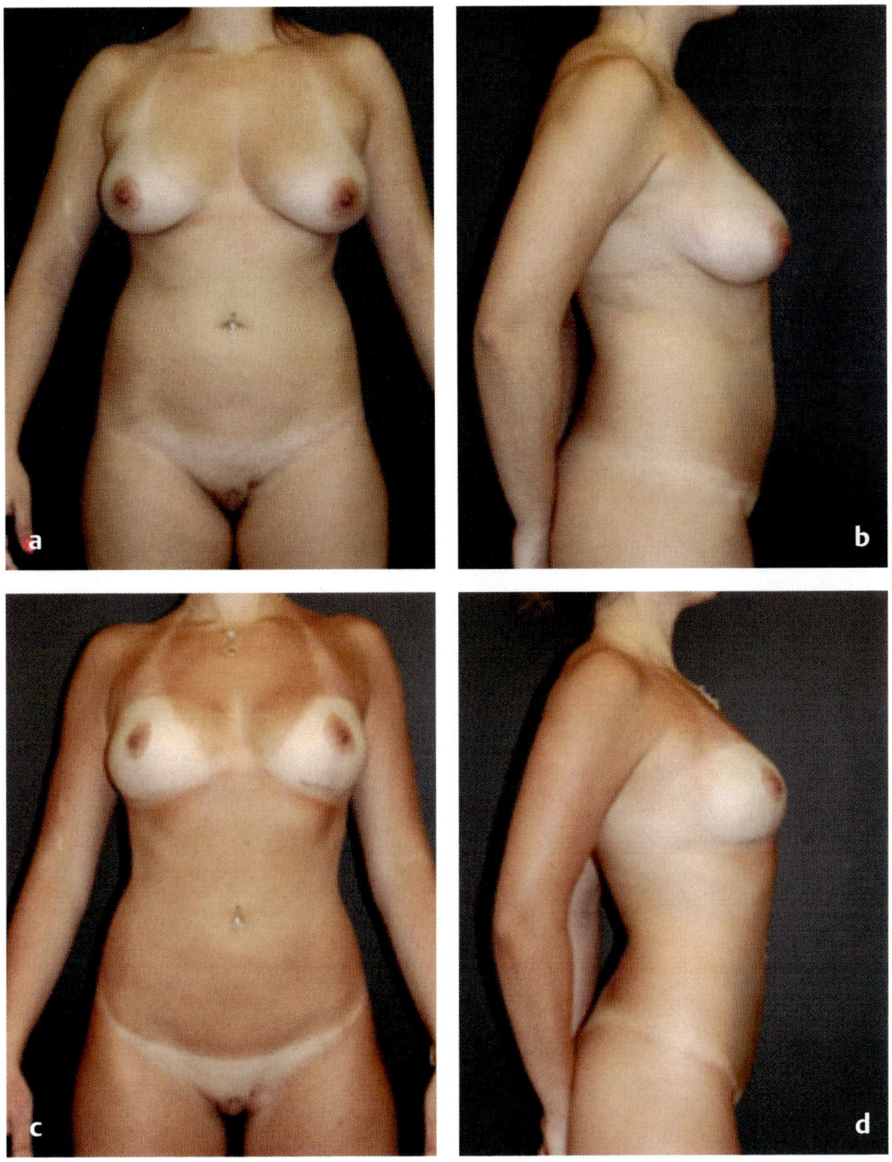

Fig. 9-2. (**a**,**b**) Aspecto pré-operatório de paciente nulípara do tipo 0, de 29 anos de idade, desejava corrigir o excesso de tecido adiposo em seu abdome anterior e posterior, e corrigir a ptose mamária. (**c**,**d**) Aspecto de 6 meses após a lipoaspiração circunferencial, em que 3.200 mL de gordura foram removidos. Sua ptose mamária foi corrigida no mesmo tempo cirúrgico.

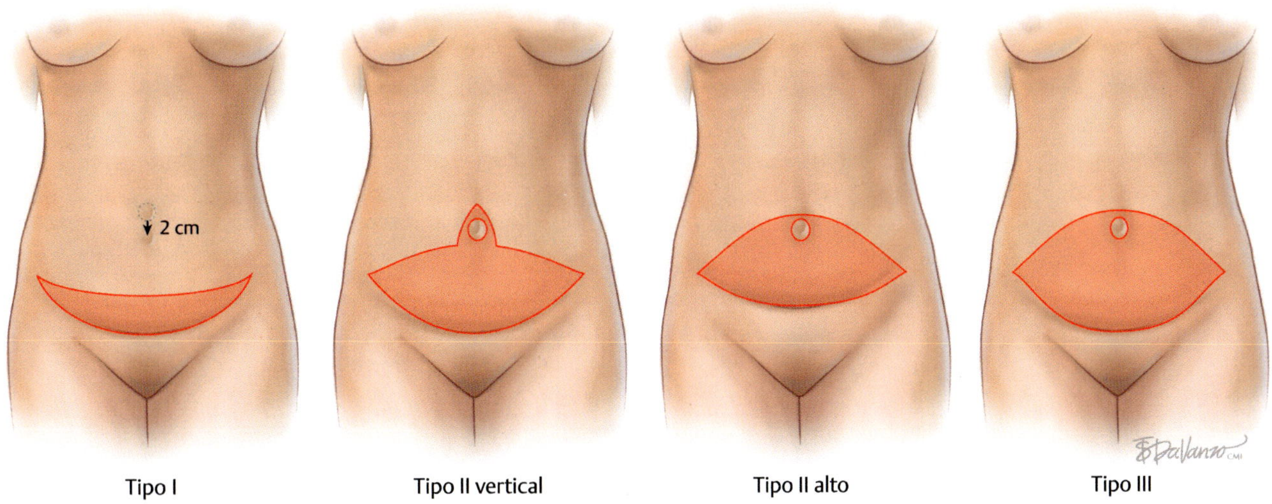

Fig. 9-3. Os pacientes são classificados como de tipos 0, I, II e III, de acordo com a quantidade de pele e gordura. (Reproduzida com autorização de Aly A, Nahas F. The Art of Body Contouring: A Comprehensive Approach. Thieme; 2017. Cap. 2.)

Tipo I

Os pacientes do tipo I têm pequeno ou moderado excesso de pele, e umbigo em posição mais alta em relação às cristas ilíacas. Este fato faz com que a quantidade de pele supraumbilical disponível para o avanço do retalho seja menor. Nestes casos, uma incisão é realizada tangencial à linha dos pelos pubianos. A extensão da incisão é geralmente menor do que aquela usada nas abdominoplastias clássicas. O retalho abdominal é elevado, expondo a linha alba desde o púbis até 2 cm inferiormente ao processo xifoide. O pedículo umbilical é seccionado, e a pele umbilical permanece conectada ao retalho abdominal. O defeito muscular é corrigido, e o excesso de pele removido em uma área marcada com o formato de uma canoa. Com o uso de fios de sutura de náilon 4-0, o umbigo é reinserido na aponeurose em um nível não mais do que 2 ou 3 cm inferiormente à posição original. Esta técnica permite que o cirurgião corrija, com segurança, uma hérnia umbilical. Este é um achado muito comum em pacientes magras com uma diástase do músculo reto grande, o que é típico em um paciente com uma deformidade do tipo I (Fig. 9-4).

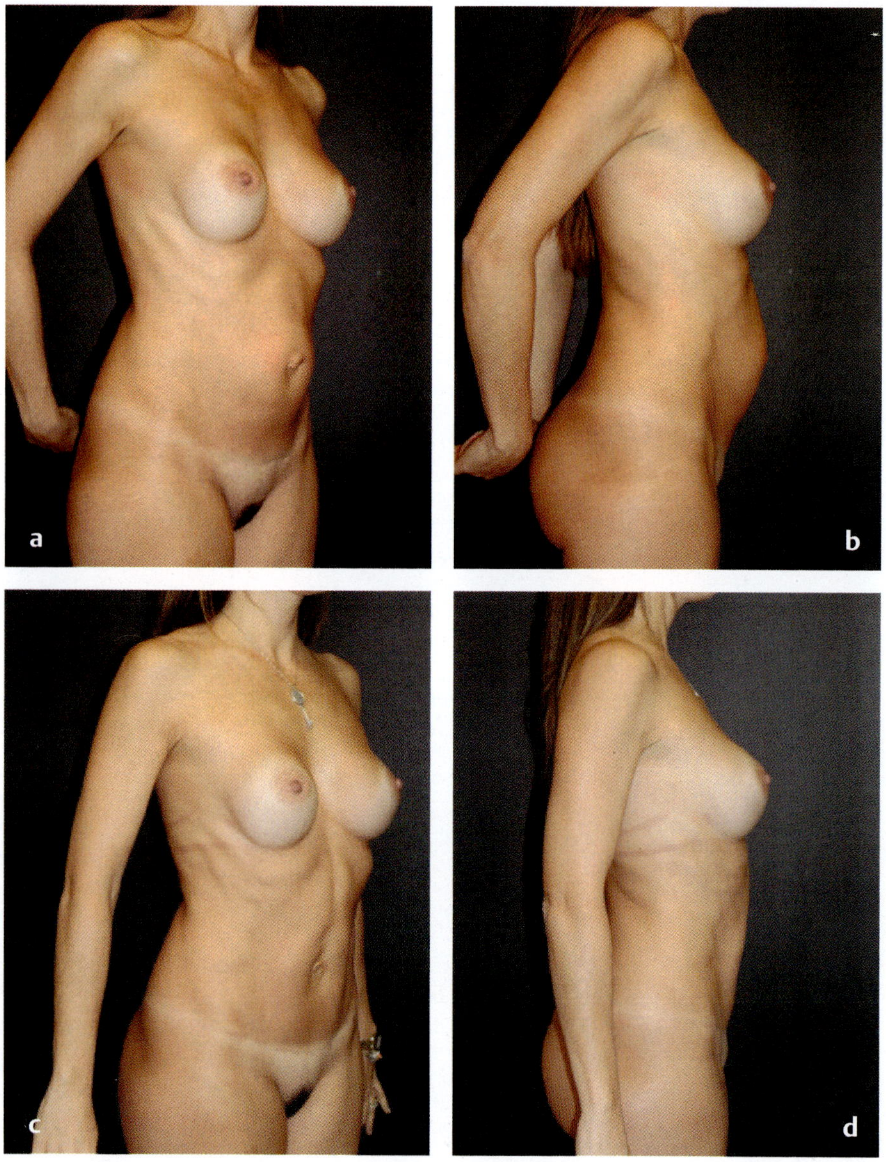

Fig. 9-4. (**a**,**b**) Aspecto pré-operatório de paciente de 43 anos de idade, que teve duas gestações e dois partos normais, queixava-se de projeção excessiva de seu abdome anterior. (**c**,**d**) Aspecto pós-operatório de 1 ano após correção de deformidade do tipo I em que foi removido o excesso de pele abdominal inferior, e o umbigo foi resinserido 2 cm inferiormente à sua posição original (flutuação umbilical). Uma hérnia umbilical também foi corrigida.

Tipo II

Os pacientes do tipo II apresentam pouco excesso de pele e umbigo bem posicionado. Pacientes com excesso moderado de pele e um umbigo bem posicionado também são incluídos neste grupo. Nestes casos, o cirurgião não pode remover toda a área de pele entre o umbigo e a região púbica, pois não haverá pele o suficiente com o retalho para cobrir esta área ou poderá ocorrer uma elevação excessiva do púbis. Nestes casos, duas alternativas cirúrgicas podem ser utilizadas, dependendo das características da paciente.

Tratamento do Tipo II Vertical

Este procedimento é indicado nos pacientes que possuam a deformidade do tipo II e que tenham peso corporal estável. Tipicamente está indicado naqueles que apresentem uma prega abdominal baixa e em pacientes com uma cicatriz supraumbilical mediana. Em tais casos, a ressecção cutânea é realizada próximo à linha de pelos pubianos, preservando parte da pele infraumbilical (próxima ao umbigo). Como resultado, uma cicatriz mediana é formada no abdome inferior, em continuidade com a cicatriz abdominal transversa suprapúbica. Após o descolamento, o excesso de pele é removido, possibilitando a sutura do retalho sob tensão adequada. Com este procedimento, o abdome terá uma cicatriz em forma de âncora, com uma pequena cicatriz vertical mediana. Essa cicatriz é formada, pois as margens cutâneas do orifício umbilical (a área do retalho onde o umbigo estava inserido) são aproximadas, e uma cicatriz vertical será formada na região inferior do abdome (Fig. 9-5).

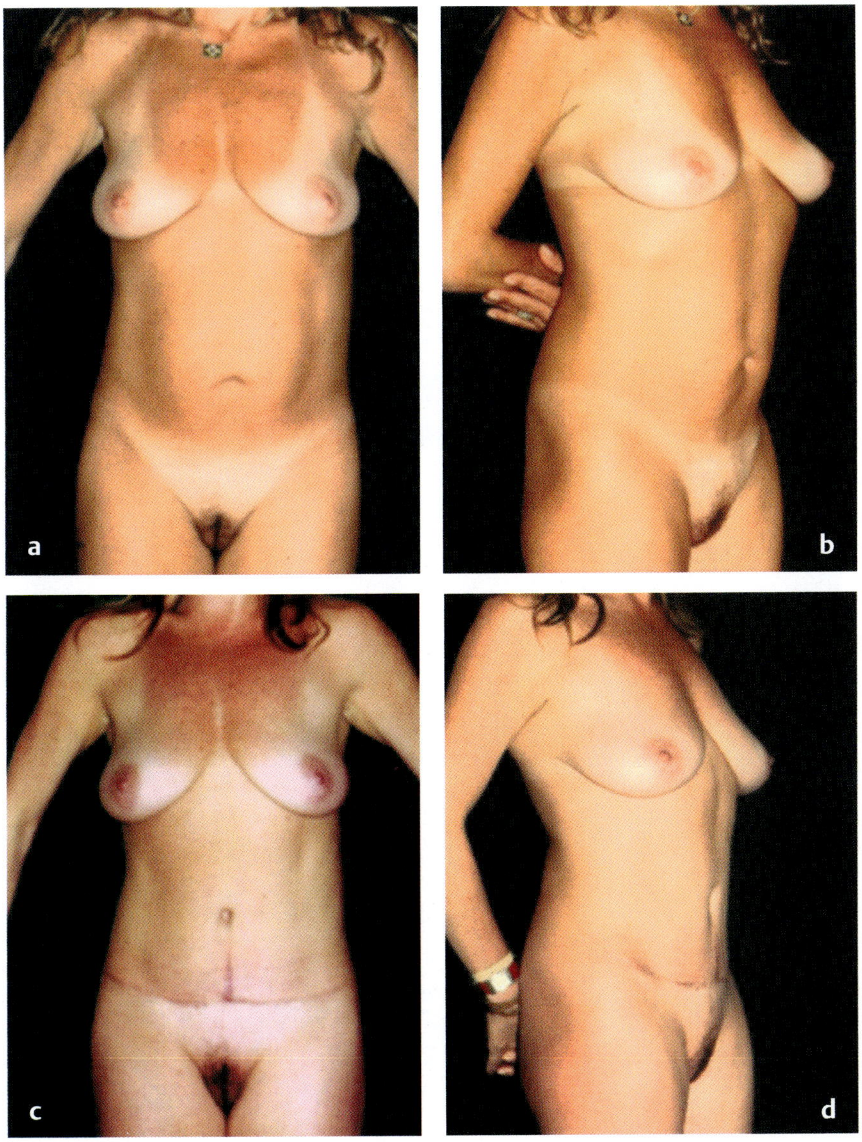

Fig. 9-5. (**a**,**b**) Aspecto pré-operatório de paciente de 42 anos de idade, com duas gestações prévias, queixava-se do formato de seu abdome anterior. (**c**,**d**) Pós-operatório de 6 meses após a correção de deformidade de tipo II, com uma cicatriz vertical. Note a melhora do umbigo e o reposicionamento do plano musculoaponeurótico.

Tratamento do Tipo II Alto

Esta cirurgia é indicada para pacientes do tipo II que tenham uma prega abdominal alta ou para aqueles cujo peso tenha variado durante toda a vida. Pacientes com uma prega abdominal alta têm uma tendência a desenvolver uma cicatriz mais discreta. Isto ocorre porque a incisão transversal é realizada entre as unidades estéticas do abdome. Se o paciente ganhar peso após a cirurgia, uma cicatriz vertical poderia resultar em retração, dividindo, assim, o abdome inferior em duas áreas de projeção subcutânea. Nestes casos, uma incisão posicionada alta é preferível. A incisão é realizada 2 a 3 cm acima da linha de implantação dos pelos púbicos, na prega cutânea abdominal do paciente. O descolamento expõe a área localizada 1 a 2 cm lateral à borda medial dos músculos retos no abdome superior, e a porção medial dos músculos oblíquos externos no abdome inferior. Após a remoção do excesso de pele e gordura, o retalho abdominal residual pode ser reduzido, removendo-se o tecido adiposo profundamente à fáscia de Scarpa, se o retalho for mais espesso do que a área suprapúbica. A fáscia é mantida intacta no retalho. Em pacientes mais obesos, esta manobra ajuda a suavizar a transição entre o retalho e a área inguinal (Fig. 9-6).

Tipo III

Pacientes do tipo III apresentam excesso acentuado de pele no abdome, e o umbigo em uma posição normal ou alta.

Nestes casos, é realizada a remoção de uma área fusiforme horizontal de pele e tecido subcutâneo, desde o umbigo até a linha de implantação dos pelos pubianos. A área de descolamento na região supraumbilical é similar àquela descrita nos pacientes do tipo II. O retalho abdominal também pode ser adelgaçado com a remoção de tecido adiposo sob a fáscia de Scarpa, quando necessário (Fig. 9-7).

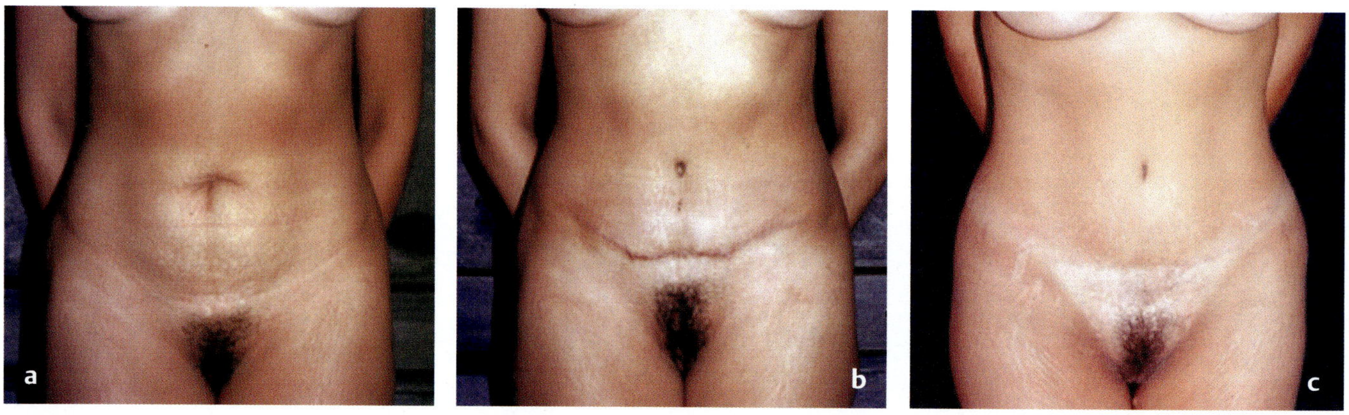

Fig. 9-6. (a) Pré-operatório de paciente de 32 anos de idade, que teve duas gestações, queixava-se do excesso de pele e gordura com projeção de seu abdome anterior, e que apresentava sulco abdominal alto. (b) Pós-operatório de 6 meses após correção de deformidade do tipo II, com uma cicatriz posicionada alta na prega abdominal. (c) Pós-operatório de paciente de 26 anos de idade com a cicatriz posicionada alta, observada dois anos após a cirurgia. A cicatriz foi posicionada discretamente na transição das unidades abdominais, justamente no local do sulco abdominal inferior. Note o bom aspecto da cicatriz neste caso em que a paciente apresenta o sulco abdominal inferior mais alto.

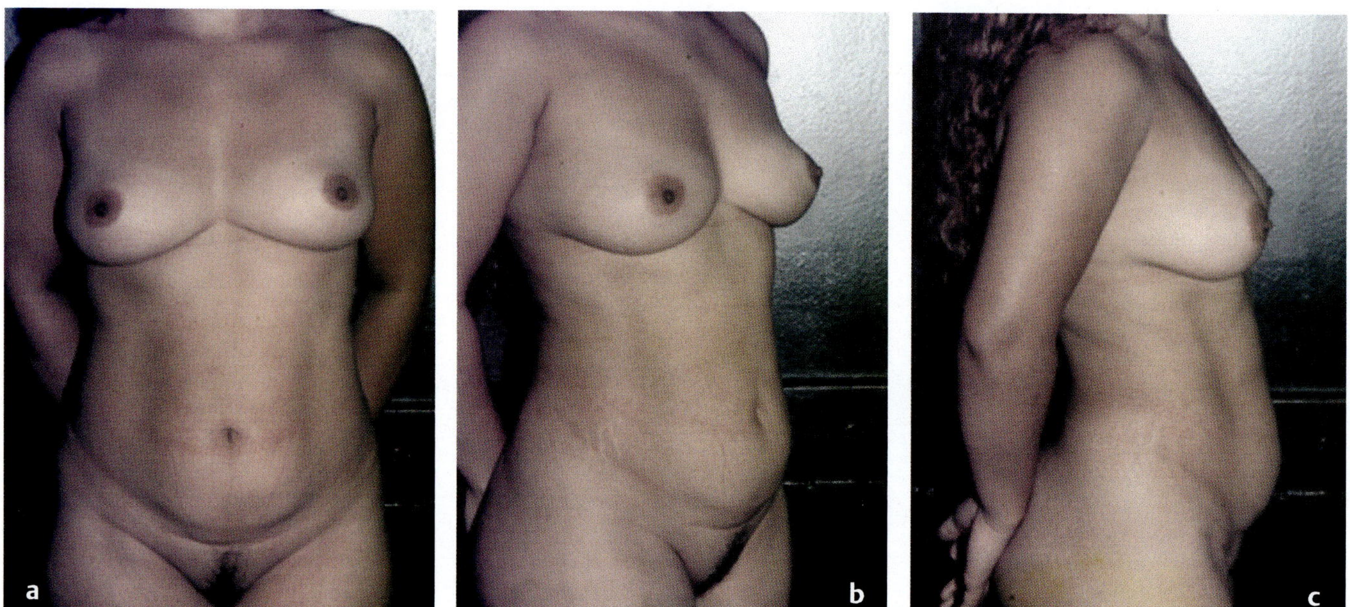

Fig. 9-7. (a-c) Pré-operatório de paciente de 32 anos de idade, que teve duas gestações, queixava-se de projeção excessiva de seu abdome anterior. (*Continua.*)

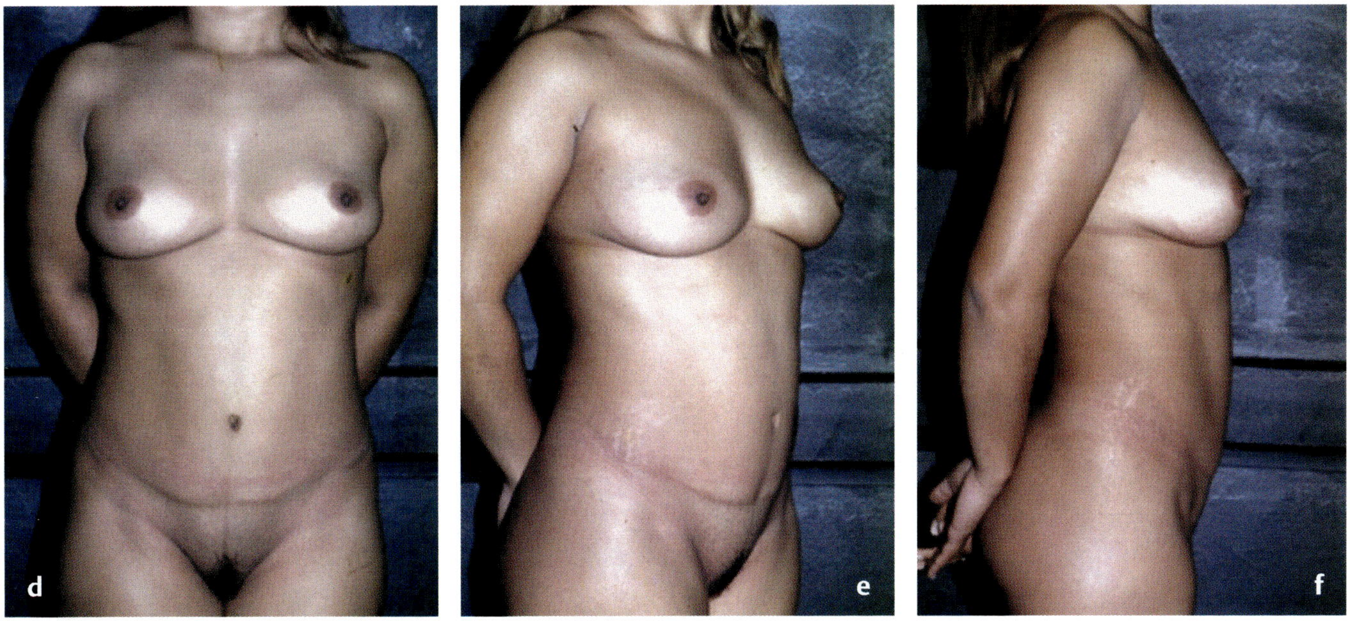

Fig. 9-7. (*Cont.*) (**d-f**) Pós-operatório de 1 ano após correção de deformidade do tipo III, em que o excesso de pele foi removido do umbigo até a região suprapúbica.

CLASSIFICAÇÃO COM BASE NA DEFORMIDADE MUSCULOAPONEURÓTICA

As deformidades musculoaponeuróticas são classificadas em quatro tipos: A, B, C e D. Note que a flacidez vai progressivamente aumentando desde a deformidade A (menor deformidade) até a D (maior deformidade) (Fig. 9-8).

Tipo A

Pacientes do tipo A têm uma diástase, em formato fusiforme do músculo reto abdominal, causada por gravidez. Nestes casos, a inserção e a origem dos músculos retos estão próximas da linha média, e a separação muscular ocorre principalmente na região umbilical.

A diástase do músculo reto abdominal é corrigida pela plicatura da lâmina anterior da bainha do músculo reto abdominal, utilizando-se de fio de sutura de náilon 2-0. O primeiro plano é realizado com suturas triangulares, em que a agulha penetra próximo à linha média e é passada sob a aponeurose, no sentido superolateral, por 2 ou 3 cm. A agulha é, então, inserida mais lateralmente na aponeurose do músculo reto contralateral, sendo então passada no sentido inferomedial, em direção à linha média, formando um triângulo. As suturas são realizadas a cada 1 cm. O segundo plano é realizado com uma sutura contínua, com fio de náilon 2-0, ancorando-se a cada duas passadas. A plicatura visa apenas à correção da diástase. Se a camada musculoaponeurótica ainda estiver flácida, a deformidade será classificada como sendo do tipo B, e outra técnica será usada para corrigir a deformidade remanescente.

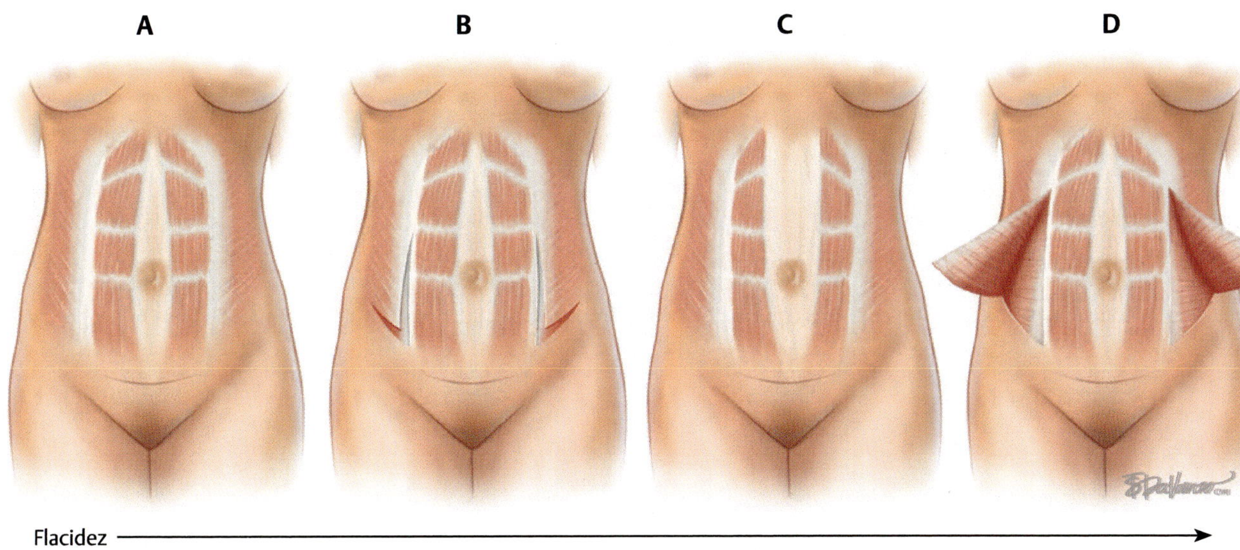

Fig. 9-8. Deformidades musculoaponeuróticas. (Reproduzida com autorização de Aly A, Nahas F. The Art of Body Contouring: A Comprehensive Approach. Thieme; 2017. Cap. 2.)

A correção da diástase sofre tração de muitas forças contrárias, como a elasticidade do tecido, contratura cicatricial, contração muscular repetida, variações fisiológicas ou pressão intra-abdominal (especialmente por causa da posição gravitacional dos órgãos que exercem pressão na área suturada), vômito pós-operatório e outros aspectos, como aqueles que resultam de exercícios físicos.

Todas essas forças tendem a levar os músculos retos abdominais para suas posições originais do pré-operatório. Portanto, para avaliar o efeito destas forças e se a plicatura descrita for eficaz, realizamos vários estudos prospectivos para avaliar a posição pós-operatória dos músculos retos abdominais, usando suturas de náilon e PDS, com tempo de acompanhamento médio de 6 meses e, em alguns estudos, até uma média de 7 anos de acompanhamento.

Estes estudos demonstraram que a plicatura dos músculos retos abdominais funciona para corrigir a diástase fusiforme pós-gestacional. Um de nossos estudos mostrou que a plicatura pode permanecer intacta mesmo após uma gravidez. Outro estudo, realizado por Veríssimo *et al.*, mostrou que a plicatura triangular encurta o comprimento da aponeurose em 8% das pacientes. Este é um fato positivo, pois durante a gravidez não há apenas distensão horizontal, representada pela diástase, mas também um alongamento vertical da aponeurose.

Outro estudo foi realizado por nosso grupo, em que foram comparadas as seguintes técnicas de plicatura:

A) Sutura em 2 planos;
B) Sutura contínua em plano único;
C) Sutura com fio farpado.

Verificou-se que a sutura contínua em plano único é a mais rápida e mais eficaz. Neste estudo, verificou-se um alto índice de recidiva de diástase, quando a sutura farpada foi utilizada, embora não tenha havido repercussão clínica.

Este tipo de plicatura pode ser associado à sutura triangular, com segurança, obtendo-se maior velocidade e a vantagem de promover um encurtamento vertical da aponeurose (Fig. 9-9).

No início da década de 1990, descrevemos, em estudo inédito, a plicatura da lâmina posterior da bainha do músculo reto abdominal, por via laparoscópica. As indicações para este tipo de técnica são limitadas porque, em geral, os pacientes têm indicação da ressecção de uma quantidade variável de excesso de pele, e a realização de uma plicatura com o uso da abordagem aberta é mais fácil para o cirurgião. Entretanto, atualmente, com o uso da cirurgia robótica, o uso desta técnica tem sido ampliado e temos indicado para alguns pacientes.

Tipo B

Pacientes do tipo B são aqueles que apresentam alguma flacidez da camada musculoponeurótica mesmo após a correção da diástase. Estes pacientes também podem apresentar um alongamento vertical da parede abdominal, o que pode aumentar a flacidez musculoaponeurótica. Pacientes que necessitam de melhora da definição da cintura também podem-se beneficiar desta técnica. Pode também ser realizada em homens, no entanto, neste caso, somente a parte vertical da plicatura é realizada, de modo que promova uma melhor definição da linha semilunar. Se uma plicatura em L for realizada em homens, uma tração na área da cintura ocorrerá, aumentando a definição desta área, o que levaria a um resultado indesejável.

Nestes casos a plicatura em L da aponeurose do músculo oblíquo externo deve ser realizada sempre associada à correção da diástase de retos. Esta plicatura é realizada de forma similar àquela descrita para a correção da diástase do músculo reto abdominal.

A plicatura em L promove alguns resultados positivos no plano musculoaponeurótico. Qualquer plicatura da aponeurose de um músculo diminui a distância entre sua origem e sua inserção; portanto, promove uma melhora da função muscular. Esta técnica tem um efeito estético importante na cintura, pois causa dois vetores de tração em direção à região púbiana. Além disso, por ser realizada na região da linha semilunar, causa uma depressão naquela área, o que é um efeito estético desejável, e ao mesmo tempo, mantém a projeção dos

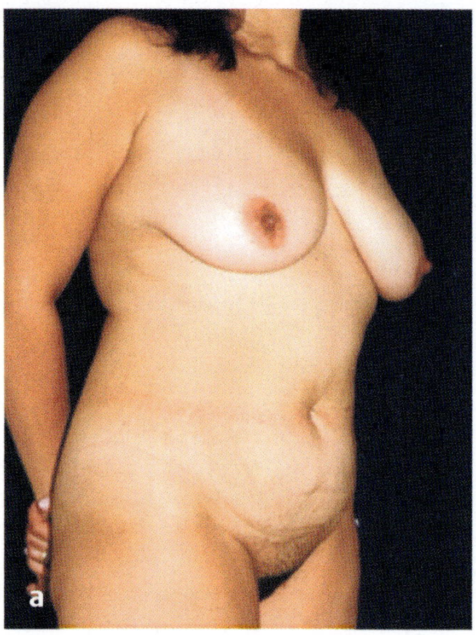

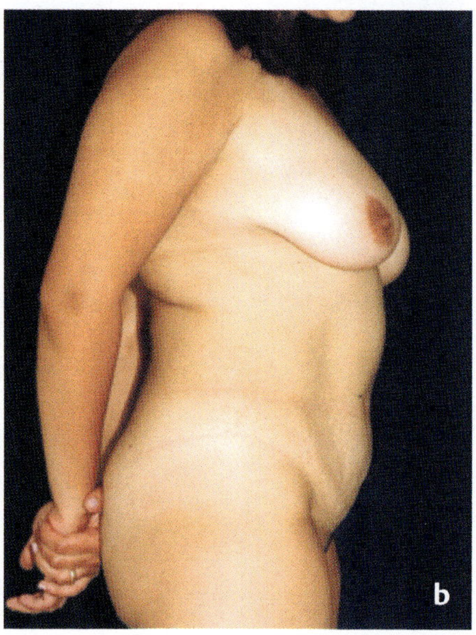

Fig. 9-9. (**a**,**b**) Pré-operatório de paciente com 44 anos de idade, que teve duas gestações, queixava-se de projeção excessiva do abdome anterior. (*Continua.*)

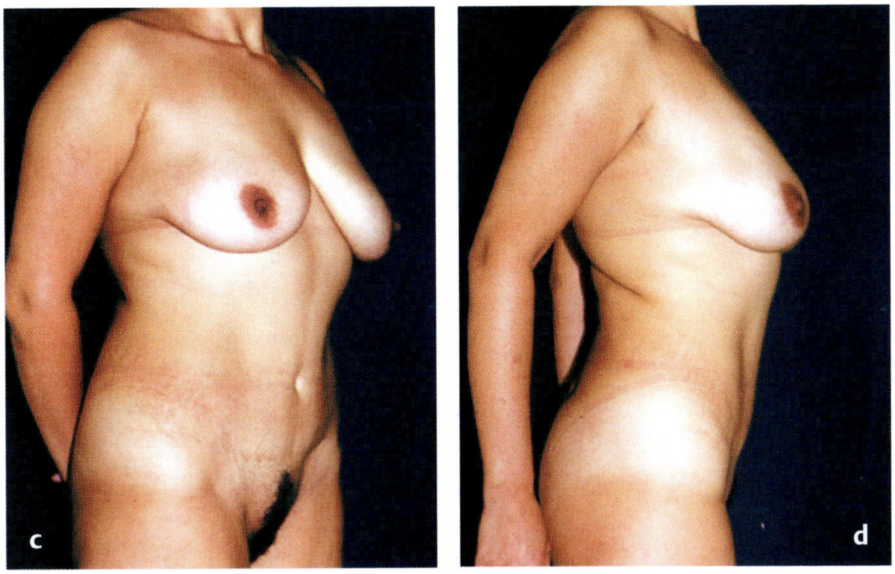

Fig. 9-9. (*Cont.*) (**c**,**d**) Pós-operatório de dois anos de correção de deformidade tipo A (diástase do reto abdominal secundária à gravidez) pela plicatura da bainha anterior do músculo reto abdominal.

músculos retos. Isto promove uma melhora do relevo fino do abdome, especialmente percebido em pacientes magros. Se o cirurgião, durante a correção da diástase de retos, aumenta a área de plicatura da lâmina anterior da bainha do reto, estendendo-a lateralmente à borda medial dos músculos retos, o relevo fino do abdome pode ser apagado, pois este é definido pelas projeções dos músculos abdominais.

A plicatura em L promove um reforço aponeurótico na região do umbigo, área que geralmente não é plicada durante a correção da diástase. Também foi demonstrado que estas plicaturas não alteram de modo significativo a pressão intra-abdominal. A pressão intra-abdominal foi comparada após a plicatura da aponeurose dos retos e após a plicatura dos oblíquos e verificou-se que não houve diferença significativa. É importante salientar que a camada entre os músculos oblíquos externo e interno é composta por tecido conjuntivo muito frouxo. Com a plicatura, ocorre um deslizamento do músculo oblíquo externo sobre o músculo interno, o que torna a técnica muito eficiente (Fig. 9-10).

Tipo C

Pacientes do tipo C apresentam diástase congênita do reto abdominal. Estes pacientes diferem daqueles com diástase do reto abdominal secundária à gestação, porque nestes, os músculos retos são inseridos lateralmente no rebordo costal. Estes pacientes são classificados pelos cirurgiões gerais como portadores de hérnia epigástrica. Embora esta hérnia na região supraumbilical nem sempre esteja presente, ela é um defeito frequentemente associado.

Nestes casos, a bainha aponeurótica dos músculos retos (tanto a lâmina anterior quanto a posterior) deve ser avançada. Desta forma, os músculos retos serão deslocados medialmente pelo avanço do estojo em que estão localizados estes músculos (há verdadeiramente um avanço da bainha dos retos). Para corrigir a diástase congênita do reto abdominal, uma incisão é realizada ao longo da bainha anterior do reto abdominal, junto à linha alba, e o músculo reto é dissecado de sua bainha posterior. Em seguida, uma invaginação da linha alba é realizada com suturas invertidas com fio de náilon 2-0,

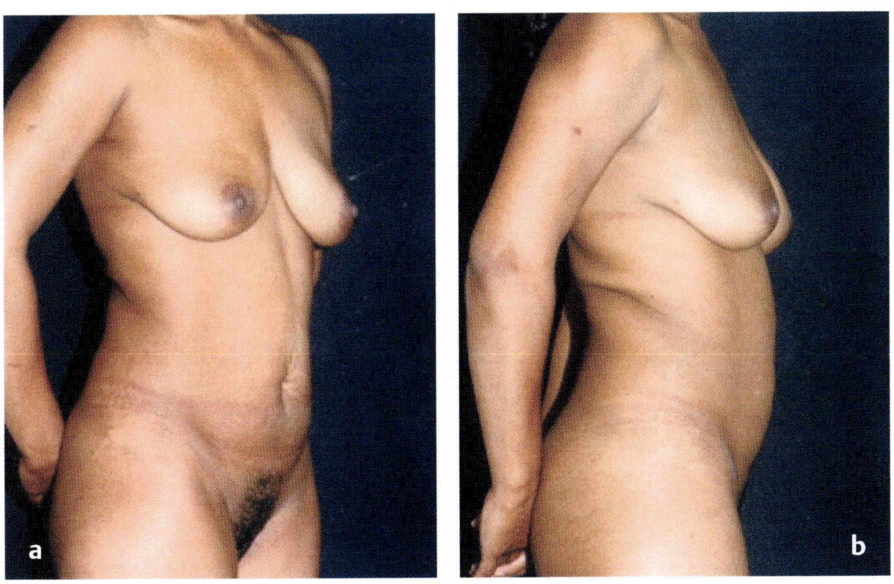

Fig. 9-10. (**a**,**b**) Pré-operatório de paciente de 37 anos de idade, que teve 3 gestações, queixava-se de falta de definição do abdome e de uma parede abdominal excessivamente projetada, sendo esta uma deformidade do tipo B. (*Continua.*)

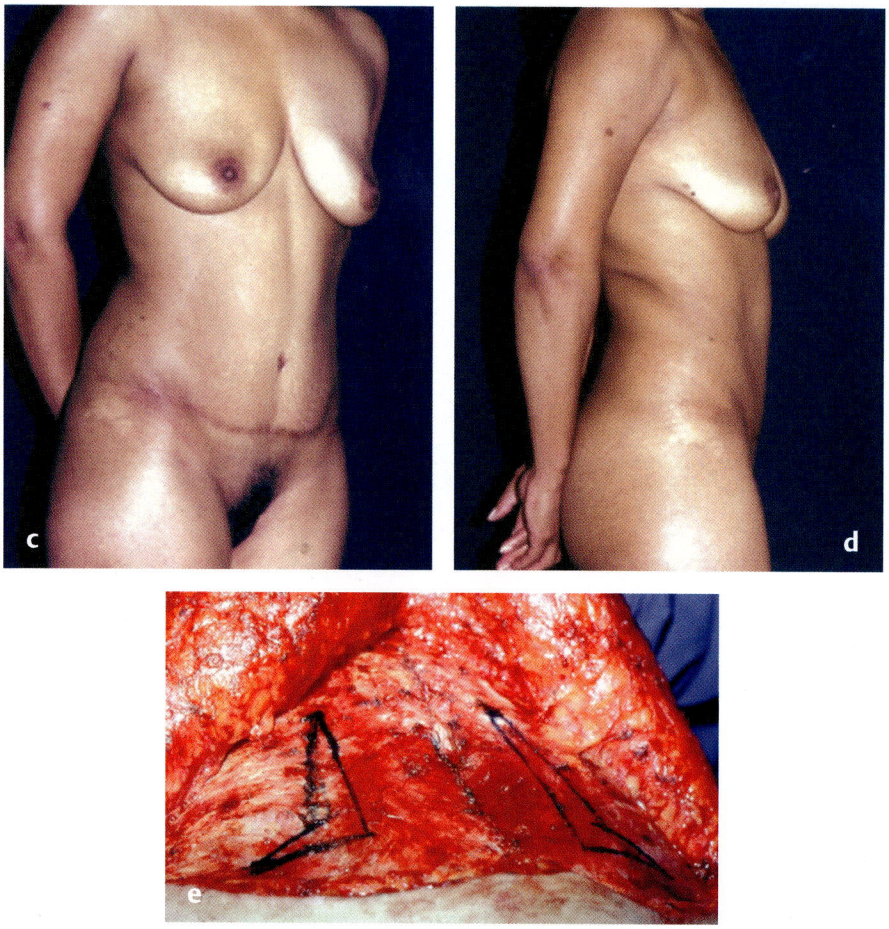

Fig. 9-10. (*Cont.*) (c,d) Pós-operatório de 1 ano após a realização de plicatura da bainha anterior do músculo reto abdominal, associada a uma plicatura em L da aponeurose do oblíquo externo. Note o sulco medial supraumbilical criado pela correção da diástase e a leve depressão lateralmente ao músculo reto obtida pela plicatura em L. (e) Aspecto intraoperatório da marcação da plicatura em L na aponeurose do músculo oblíquo externo

avançando medialmente a lâmina posterior do reto abdominal. Estes músculos, ainda presos à lâmina anterior, são avançados em direção à linha média e ancorados na linha alba invaginada com as mesmas suturas. Portanto, ambas as lâminas anterior e posterior do reto abdominal são avançadas, e o músculo reto passa a situar-se em posição mais medial na região superiormente à linha arqueada (Fig. 9-11).

O estudo científico que fundamentou o uso desta técnica em seres humanos foi realizado em cadáveres quando ficou demonstrado que após a liberação dos músculos retos das lâminas posteriores da bainha dos retos, houve diminuição significativa da tensão no avanço medial destes músculos. Usando esta técnica, uma correção mais eficaz foi obtida na região superior do abdome.

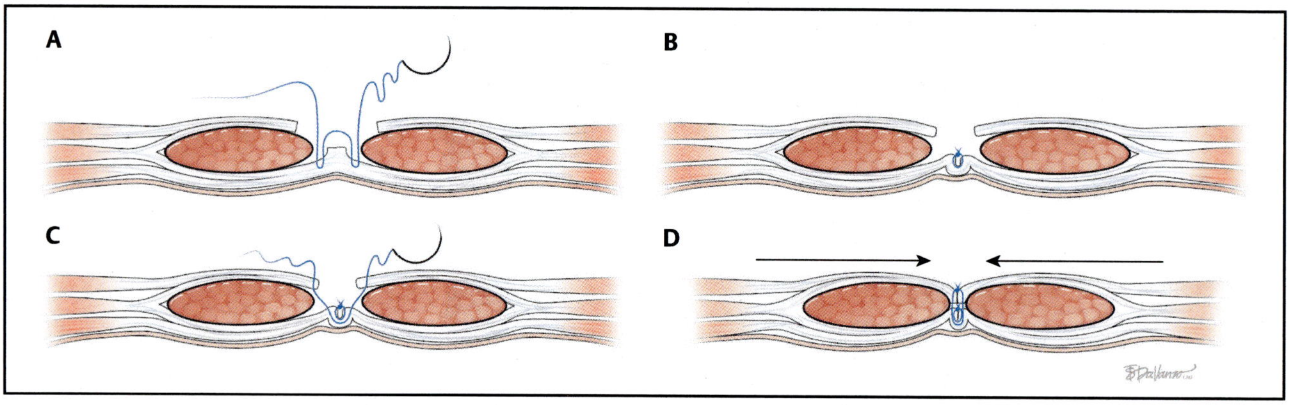

Fig. 9-11. (a) Para realizar o avanço das bainhas do reto abdominal, uma incisão é feita ao longo da bainha anterior do reto abdominal. O mais próximo possível da linha alba. O músculo reto é, então, separado de sua bainha posterior. (b) Uma plicatura que causa invaginação da linha alba é realizada na lâmina posterior da bainha dos retos. (c) Conforme a plicatura é realizada, os recessos laterais das bainhas do reto abdominal são aproximados um do outro. Finalmente, a lâmina anterior da bainha do reto abdominal é aproximada de sua bainha contralateral. Esta sutura é ancorada na lâmina posterior para garantir uma separação entre os músculos retos esquerdo e direito, evitando, assim, fibrose entre eles. (d) A aparência final é mostrada. (Reproduzida com autorização de Aly A, Nahas F. The Art of Body Contouring: A Comprehensive Approach. Thieme; 2017. Cap. 2.)

Nestes pacientes, pode ocorrer recidiva da diástase, se a simples plicatura da lâmina anterior do reto abdominal for realizada. Isto acontece, pois, como os músculos retos são inseridos lateralmente na margem costal, quando realizada a plicatura, pode ocorrer um efeito de corda violino. Tal como no violino, as *cordas* paralelas nunca tocam uma na outra e tendem a voltar para a posição original. Nestes casos, a recidiva ocorre tão somente na região superior do abdome. Pelo fato de não haver recidiva da plicatura na região inferior do abdome, a projeção no abdome superior é geralmente maior do que no estado pré-operatório. Nestes casos, para corrigir esta deformidade, uma cirurgia tão extensa quanto a abdominoplastia primária deverá ser realizada, para avançar a bainha do reto abdominal. Quando a bainha do reto for avançada, os músculos retos se contraem em uma nova posição dentro da bainha aponeurótica, evitando este efeito de corda de violino.

Esta deformidade nem sempre é reconhecida pelos cirurgiões plásticos. Pelo fato de homens terem uma parede abdominal menos distensível do que as mulheres, quando eles apresentam uma diástase congênita do reto abdominal, a deformidade abdominal se torna mais evidente após os 30 anos de idade, e estes homens buscam a correção com um cirurgião geral. Mulheres, talvez por terem uma parede abdominal mais frouxa, tendem a viver com esta deformidade até após as gestações. Neste momento, elas buscam um cirurgião plástico por causa da deterioração da aparência do abdome. O percentual de pacientes que buscam abdominoplastia e que apresentam esta deformidade congênita varia entre 5,3% e 8%, de acordo com dois de nossos estudos anteriores (Fig. 9-12).

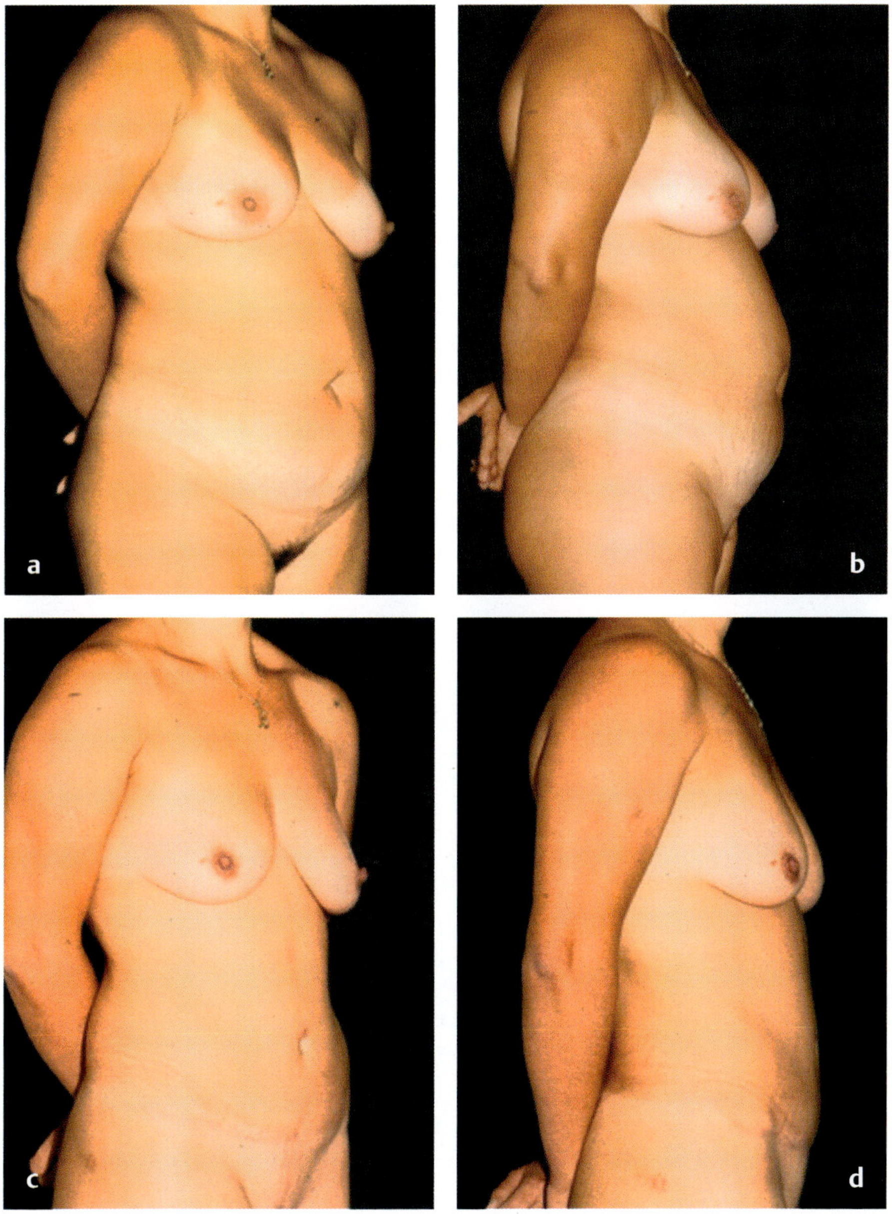

Fig. 9-12. (**a**,**b**) Pré-operatório de paciente de 42 anos de idade, que teve 3 gestações, apresentava projeção excessiva de seu abdome anterior, particularmente na área supraumbilical, apresentando a deformidade do tipo C, com inserção lateral dos músculos retos no gradil costal. (**c**,**d**) Pós-operatório de 1 ano após o avanço das bainhas do reto abdominal, com correção da projeção supraumbilical.

Tipo D

Pacientes que apresentam deformidade do tipo D são aquelas que têm uma diástase do reto abdominal secundária à gestação associada à flacidez musculoaponeurótica da área do flanco, com uma cintura pouco definida. A plicatura da lâmina anterior do reto abdominal associada ao avanço dos músculos oblíquos externos é o procedimento indicado nestas pacientes. A aponeurose do músculo oblíquo externo é incisada ao longo da linha semilunar, superiormente até o rebordo costal, e inferiormente até o ligamento inguinal. O músculo oblíquo externo é dissecado lateralmente em direção à linha axilar anterior, em que seu pedículo neurovascular penetra no músculo. Uma incisão na aponeurose do músculo oblíquo externo é realizada paralelamente ao ligamento inguinal. Este músculo é avançado até a linha média e, se possível, suturado ao músculo contralateral. A plicatura da bainha anterior do reto é realizada da mesma forma que a descrita para pacientes com deformidade do tipo A.

O estudo que promove a base científica desta técnica foi realizado por nosso grupo em cadáveres em que se constatou que o avanço dos músculos oblíquos externos é mais eficaz para criar uma definição da cintura do que a correção da diástase do reto abdominal (Fig. 9-13).

A classificação das deformidades abdominais permite ao cirurgião plástico ter uma avaliação apurada da deformidade do paciente e oferecer uma técnica específica para seu tratamento. A cirurgia plástica está cada vez mais focada nas diferenças anatômicas individuais e oferece um tratamento mais direcionado aos pacientes.

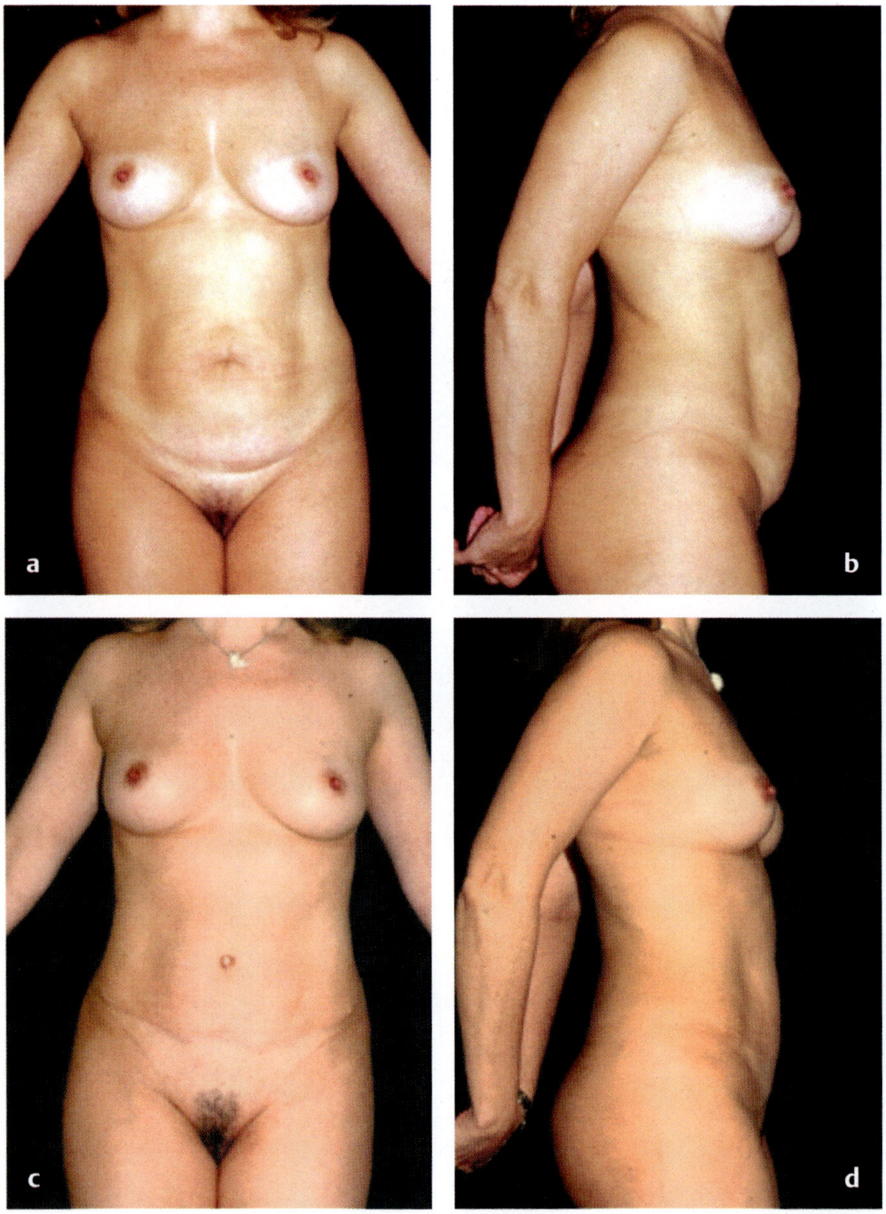

Fig. 9-13. (**a**,**b**) Pré-operatório de paciente de 38 anos de idade, que teve 3 gestações e 3 partos, queixava-se de projeção excessiva do abdome anterior e perda de definição da cintura. Sua deformidade foi classificada como do tipo D. (**c**,**d**) Pós-operatório de 2 anos após a correção da diástase de retos por plicatura da bainha anterior dos retos abdominais e avanço dos músculos oblíquos externos.

BIBLIOGRAFIA

Gama LJM, Barbosa MVJ, Czapkowski A, et al. Single-Layer Plication for Repair of Diastasis Recti: The Most Rapid and Efficient Technique. Aesthet Surg J. 2017;37(6):698-705.

Nahas FX, Augusto SM, Ghelfond C. Should Diastasis Recti Be Corrected? Aesthetic Plastic Surgery (Estados Unidos). 1997;21:285-9.

Nahas FX, Faustino LD, Ferreira LM. Abdominal Wall Plication and Correction of Deformities of the Myoaponeurotic Layer: Focusing on Materials and Techniques Used for Synthesis. Aesthet Surg J. 2019;39(2):S78-S84.

Nahas FX, Ferreira LM, Ely P B, Ghelfond C. Rectus Diastasis Corrected with Absorbable Suture: A Long-Term Evaluation. Aesthetic Plastic Surgery. 2011;35:43-8.

Nahas FX, Ferreira LM, Ghelfond C, Augusto SM. Long term follow-up of correction of rectus diastasis. Plastic and Reconstructive Surgery (Estados Unidos). 2005;115(6):1736-41.

Nahas FX, Ferreira LM, Mendes JA. An efficient way to correct recurrent rectus diastasis. Aesthetic Plastic Surgery (Estados Unidos). 2004;28(4):189-96.

Nahas FX, Ferreira LM. Concepts on correction of the musculoaponeurotic layer in abdominoplasty. Clinics in Plastic Surgery. 2010;37:527-38.

Nahas FX, Ishida J, Gemperli R, Ferreira MC. Abdominal Wall Closure after Selective Aponeurotic Incision and Undermining. Annals of Plastic Surgery (Estados Unidos). 1998;41(6)606-13.

Nahas FX. A Pragmatic Way to Treat Abdominal Deformities Based on Skin and Subcutaneous Excess. Aesthetic Plastic Surgery (Estados Unidos). 2001;125(5):365-71.

Nahas FX. Advancement of the External Oblique Muscle Flap to Improve Waistline: a Study in Cadavers. Plastic and Reconstructive Surgery (Estados Unidos). 2001;108(2):550-55.

Nahas FX. An Aesthetic Classification for Abdominoplasty Based on the Myoaponeurotic Layer. Plastic and Reconstructive Surgery (Estados Unidos). 2001;108(6):1787-95.

Nahas FX, Augusto SM, Ghelfond C. Nylon versus polydioxanone in the correction of rectus diastasis. Plast Reconstr Surg. 2001 Mar;107(3):700-6.

Veríssimo P, Nahas FX, Barbosa MV, de Carvalho Gomes HF, Ferreira LM. Is it possible to repair diastasis recti and shorten the aponeurosis at the same time? Aesthetic Plast Surg. 2014;38(2):379-86.

Vídeo Aula

CAPÍTULO 10

LIPOESCULTURA EM ALTA DEFINIÇÃO DO ABDOME MASCULINO

Felipe Massignan ▪ Filipe Fusinato

INTRODUÇÃO

O conceito de aspiração dos depósitos adiposos em excesso na camada lamelar utilizado há três décadas vem sendo modificado, tanto pelo aumento da complexidade que essa intervenção cirúrgica propõe, quanto pela gradual evolução de tecnologias não invasivas, inaugurando um belíssimo e fascinante avanço em cirurgias de contorno corporal.

Esta contemporânea abordagem cirúrgica tem como propósito revelar as características da anatomia superficial com as suas incontáveis morfologias tridimensionais. Para tanto, é fundamental uma releitura da anatomia cartesiana a que estamos familiarizados, aprimorando o conhecimento das funções musculares estáticas e dinâmicas, assim como das variações morfológicas formadas pelas estruturas ósseas e musculares que são refletidas no relevo da superfície cutânea.

ANATOMIA ARTÍSTICA

Historicamente, foi no período do Renascimento Italiano que ampliamos o conhecimento da anatomia humana. Naquela época, conceitos, como sombra e luz, eram utilizados para valorizar a superfície anatômica, tanto pela técnica do *sfumato*, que evidenciava as graduações e diferenças tonais que a sombra produz, quanto pela técnica do *chiaroscuro*, cujos traços auxiliavam a demarcação de relevos com abruptas mudanças na altura e volume.

Parte-se do pressuposto que o conceito de ideal anatômico no corpo masculino é uma aparência saudável com a visível divisão dos compartimentos anatômicos: os músculos superiores do tronco (peitoral, deltoide, bíceps e tríceps) necessitam evidenciar o volume; e os estojos musculares da topografia abdominal devem ser delimitados, bem como suas interligações com estruturas vizinhas. A associação dessas duas características produz uma morfologia corporal em forma de "V".

BIOTIPOS CORPORAIS E ALGORITMO CIRÚRGICO

De maneira a facilitar a compreensão e a padronização técnica dos biotipos corporais existentes, seguimos o protocolo formulado por Hoyos. O algoritmo tem como base a graduação no status físico que uma pessoa vai obtendo ao intensificar hábitos de vida saudáveis. Importante ressaltar que diversas variáveis, como gênero, idade e fototipo cutâneo, são interligadas ao resultado, podendo levar a situações imprevisíveis em alguns pacientes.

O protocolo segue três graus de precisão tridimensional:

1. Básico: inicia-se aspirando o tecido celular subcutâneo que está em excesso na topografia abdominal e, posteriormente, revela-se a tridimensionalidade no sentido cranial para caudal, com a visualização da linha alba e das bordas laterais superiores do músculo reto abdominal;
2. Moderado: necessário um aumento volumétrico no tórax através de lipoenxertia em topografia do músculo peitoral maior e uma lipoaspiração da linha média que ultrapassa o apêndice xifoide, chegando a 1,5 cm da fúrcula esternal; na região abdominal, é realizada uma remoção precisa das áreas de intersecções tendíneas da borda lateral do músculo reto abdominal com seus metâmeros transversais, assim como a delimitação da interface inferior do m. oblíquo externo;
3. Extremo: para pacientes que têm o intuito de aparentar hipertrofia muscular em todas as unidades anatômicas, como no fisiculturismo. Nestes casos, na região abdominal, adiciona-se a delimitação das intersecções do músculo oblíquo externo superior com os músculos serráteis.

MARCAÇÕES

Para as demarcações pré-operatórias abdominais o paciente fica em posição ortostática e, sequencialmente, é realizada a seguinte padronização:

- Topografia com excesso de tecido celular subcutâneo, encontradas habitualmente em hipogástrio, flancos, interface toracoabdominal e quadrantes superolaterais de mesogástrio que podem prolongar-se até a axila (Fig. 10-1);
- Enquadramento local dos marcos anatômicos ou *landmarks*, que, no abdome masculino, são a linha média, as bordas laterais do músculo reto abdominal e as intersecções dos seus metâmeros transversais, assim como a borda inferolateral do músculo peitoral maior (Fig. 10-2);
- Espaços negativos representam as áreas que unem os marcos anatômicos (enquadramento) com as regiões refletoras de luz. Estas áreas têm como característica a sombra, que pode ser interpretada como um relevo deprimido e delgado. Uma região que reflete a luz tridimensionalmente possui um relevo projetado e volumoso. Com a devida atenção do cirurgião, é possível identificar uma progressão de tons da coloração cutânea entre a distância dessas superfícies. Essa escala tonal progressiva pode ser compreendida por um aumento gradual na espessura tecidual, partindo-se do ponto

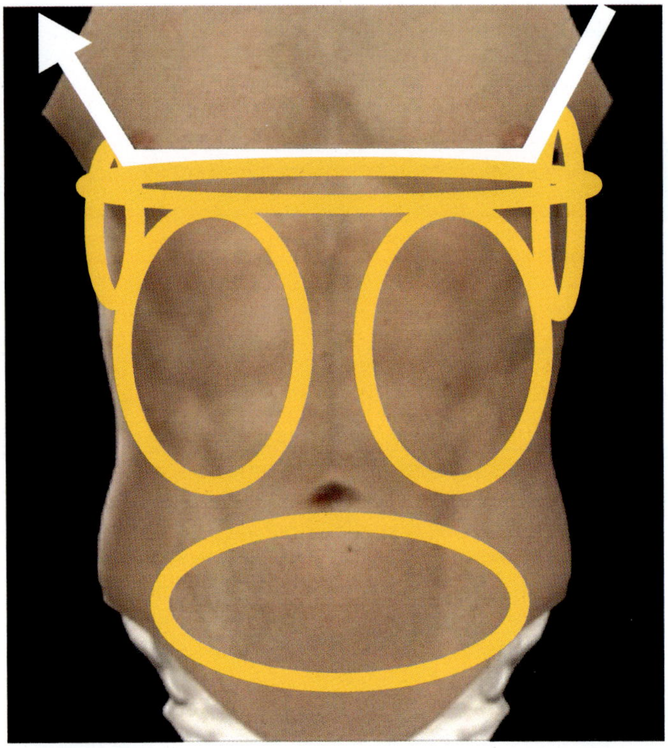

Fig. 10-1. Áreas de excesso de tecido celular subcutâneo profundo na face anterior e lateral do abdome masculino.

analisado inicialmente com maior sombreamento. Os espaços negativos abdominais são cinco: trígono reto-peitoral, trígono subcostal, trígono semilunar, trígono sub-oblíquo e trígono peitoral-grande dorsal (Fig. 10-3);

- Solicitar inspiração profunda do paciente para identificar o manúbrio esternal que, geralmente, faz um ângulo de 60 graus na margem costal, permitindo delimitar toda sua extensão de medial à inferolateral;
- Delimitar a linha alba, da cicatriz umbilical em sentido cranial, ultrapassando o apêndice xifoide e estendendo-se até 1,5 cm da fúrcula esternal. O diâmetro da mesma vai diminuindo gradativamente de cranial para caudal. Lembrando da inexistência da linha média abaixo da cicatriz umbilical;
- Localizar e marcar a borda lateral dos músculos retos abdominais, utilizando a sintonia do encontro do arco costal com a face lateral deste para iniciar sua delimitação. Importante salientar a tênue sinuosidade deste marco anatômico. Através da contração abdominal, com auxílio da palpação com as polpas digitais do segundo e terceiro dedos, torna-se possível identificar as intersecções tendíneas transversais deste músculo. Comum o encontro de assimetrias e/ou números de ventres musculares a mais. Solicitar ao paciente distender o abdome, facilitando a demarcação das bordas inferolaterais, dos músculos transversos e oblíquos bilateralmente;

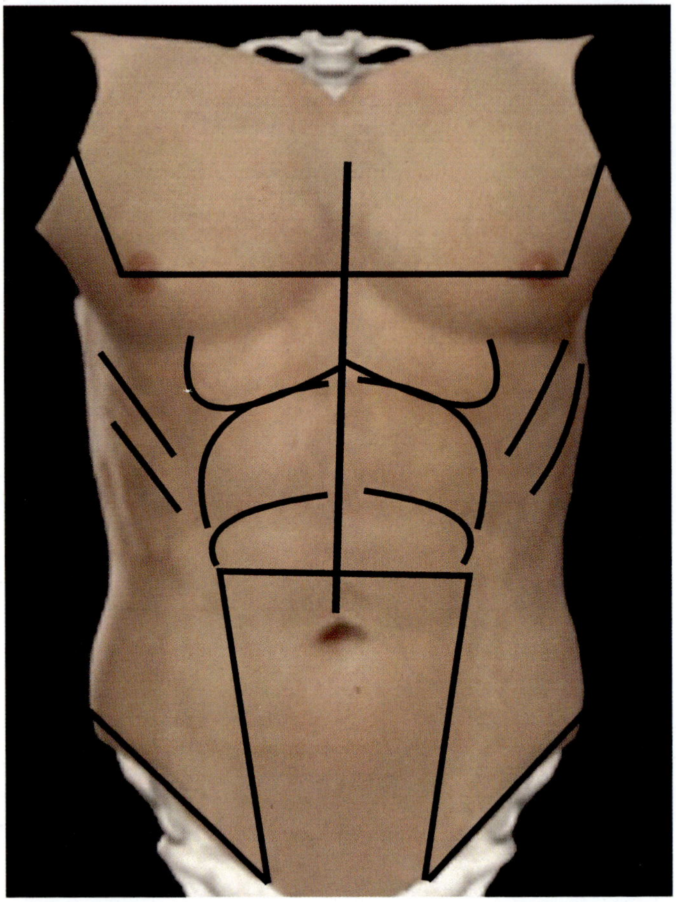

Fig. 10-2. Marcação de *landmarks* que provém da técnica do *chiaroscuro* de Michelangelo. As marcações são posicionadas pelo toque da polpa digital da intersecção tendínea e das suas bordas musculares.

- Com o paciente em pé, solicitar a extensão do membro superior apoiando a mão sob o ombro do cirurgião, que estará sentado em sentido oblíquo, formando ângulo de 45 graus. Com isso, permitem-se identificar a linha axilar posterior e sua sintopia com a borda do músculo grande dorsal. Ademais, encontrar-se-á a interconexão dos músculos oblíquos com os ventres anteriores dos músculos serráteis para correta delimitação (Fig. 10-4).

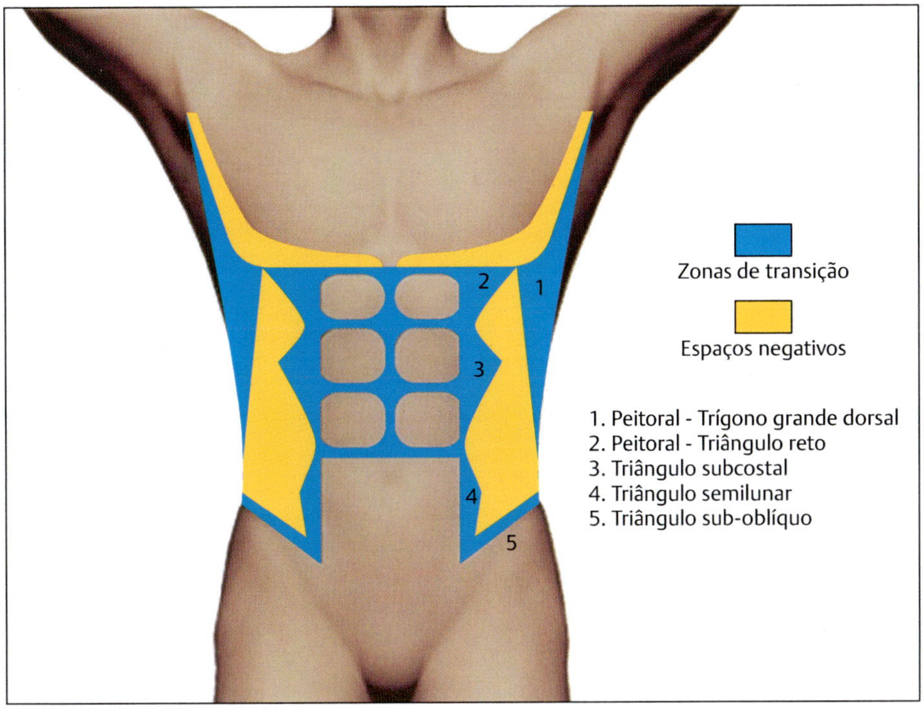

Fig. 10-3. Zonas 2, 3 e 4 são triângulos laterais de transição às bordas da linha semilunar do músculo reto abdominal. As áreas em amarelo compreendem áreas de conexão entre os espaços negativos (transição) com lipoescultura em plano profundo.

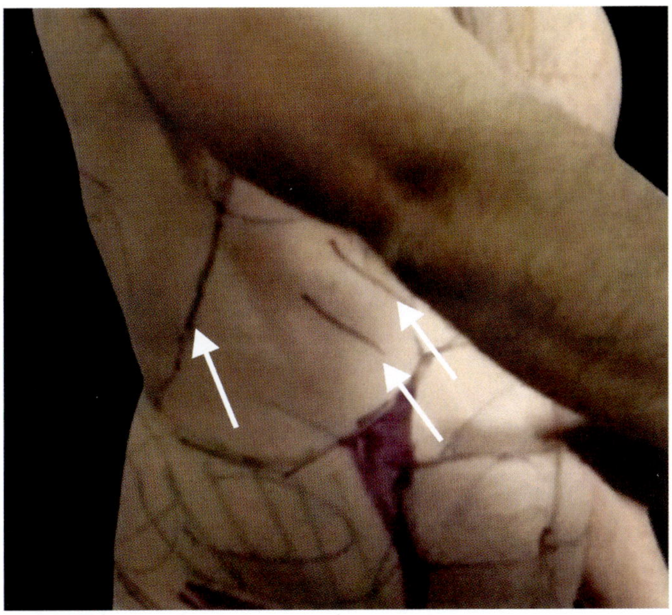

Fig. 10-4. Solicita-se ao paciente para que faça uma compressão da mão sobre o ombro do cirurgião com intuito de gerar contração dos músculos oblíquo, serrátil e grande dorsal, para adequada identificação das suas bordas musculares.

TÉCNICA CIRÚRGICA

Incisões

Devem ser discretas e localizadas nas transições anatômicas, sulcos e extremidades:

- Púbis: duas incisões alinhadas verticalmente com as linhas semilunares;
- Cicatriz umbilical;
- Borda mamilar inferior;
- Prega axilar anterior.

Na quase totalidade dos casos a definição abdominal é realizada pelos acessos supracitados. Em situações pontuais, incisões horizontais podem ser utilizadas para o adelgaçamento de intersecções tendinosas transversais, dispostas assimetricamente (Fig. 10-5).

Infiltração

O uso de solução tumescente é essencial, pois a onda sonora transita apenas em meio líquido, que serve também para proteção do tegumento cutâneo. A preparação consiste em 1.000 mL de solução de soro fisiológico 0,9%, 1 mL de epinefrina a 1:100.000 e 250 mg de Ácido Tranexâmico. Além disso, durante a indução anestésica, utiliza-se de rotina a infusão endovenosa de 1 g de Ácido Tranexâmico, seguindo publicações que relatam diminuição da depleção sanguínea, conforme Cansanção et al. O início da infiltração é realizado em toda profundidade justaposta à fáscia muscular. Na sequência, infiltra-se todo o tecido areolar, com intuito de proteção do plexo subdérmico da cavitação sonora.

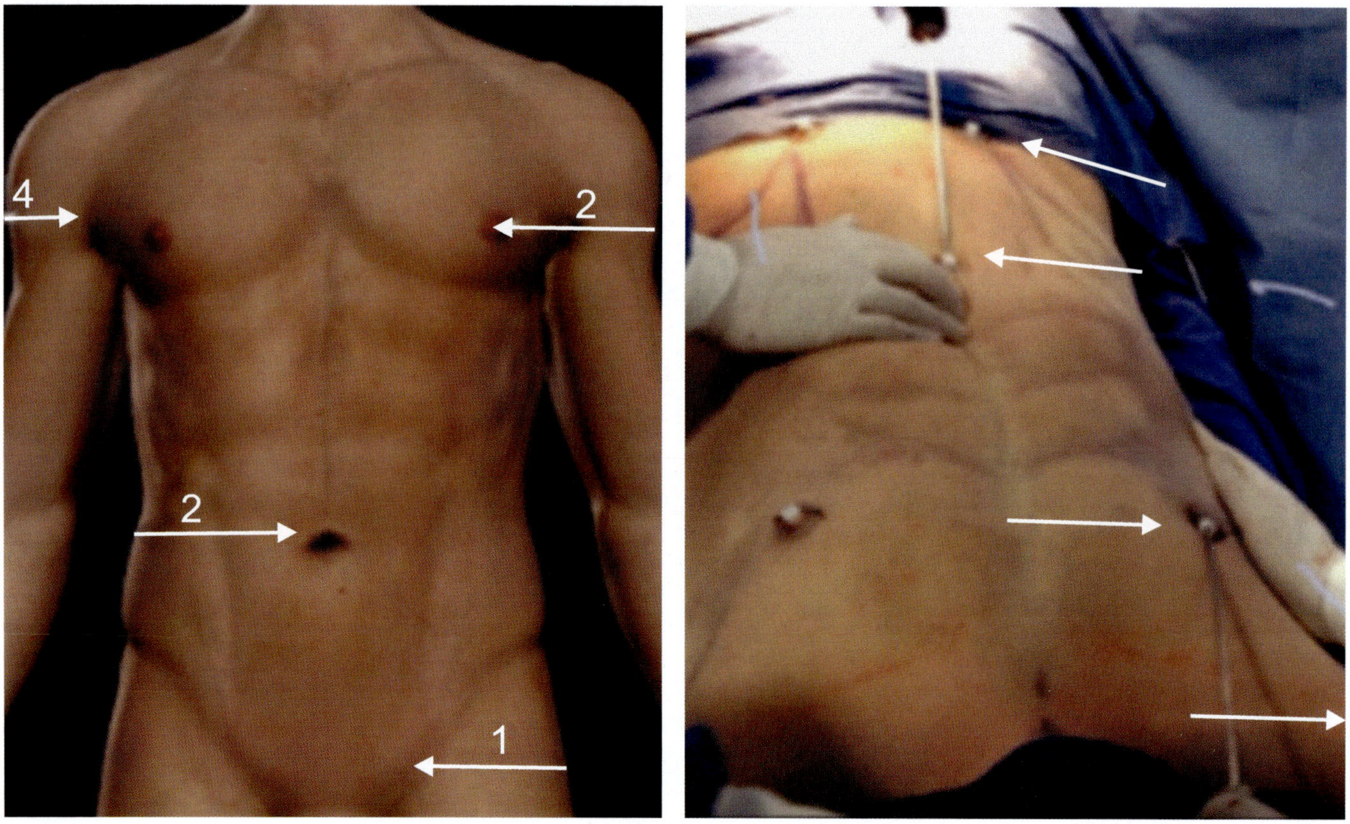

Fig. 10-5. Incisões em púbis, cicatriz umbilical, região inframamilar bilateral e linhas axilares anteriores.

Emulsificação

Utilizamos o VASER® (Solta Medical, Hayward, CA) para execução desta etapa cirúrgica, por cinco fundamentos: versatilidade de abordagem das unidades anatômicas com mudanças na entrega de energia sonora, manipulação areolar isenta de complicações, depleção orgânica 26% menor em relação a outros dispositivos, aspiração de maior número de adipócitos viáveis e coleta seletiva do extrato emulsificado sem avulsão da microarquitetura vizinha, conforme Vanek. A efetividade da emulsificação está relacionada com os parâmetros de energia sonora liberados aos tecidos, ao número de anéis na extremidade do probe a ser utilizado e à densidade tecidual histológica que a unidade anatômica possui (Fig. 10-6). Esta etapa técnica fundamenta-se pela emulsão da camada areolar com energia sonora na forma pulsátil e frequência a 50%, utilizando probes de dois anéis. Adota-se esta sequência com intuito de que o líquido infiltrado se desloque para profundidade por força gravitacional, pois o tecido que inicialmente manipula-se é o que se demarcou no enquadramento como espaço negativo. Outro conceito de segurança para o adipócito ressoar sem danos ao tegumento superficial é o da utilização do ultrassom durante dois minutos a cada 100 mL de solução infundida. Outro parâmetro a ser alterado é o da energia sonora ao adipócito, utilizando o modo contínuo de dispersão com potência de 60%/70%. Nesta topografia, a região supraumbilical possui 50% de tecido adiposo superficial e 50% profundo. No hipogástrico, o extrato areolar em média compõe 70% de extensão, e a superfície histológica superficial contém os 30% restantes. O aspecto necessário ao final desta etapa técnica é a percepção do cirurgião pela fluidez dos movimentos de excursão, que não encontram mais resistência à sua execução.

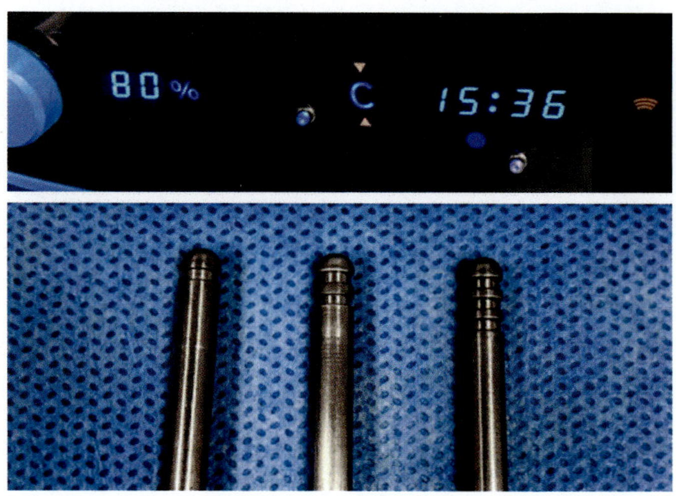

Fig. 10-6. Exemplo de utilização do ultrassom, mostrando no sensor uma dispersão energética no modo contínuo representado pela letra "C" com frequência de 80%. Abaixo os *designs* de *probes* com um, dois e três anéis, respectivamente, em sua extremidade.

Aspiração

Camada Profunda

Iniciar aspirando a camada lamelar na região infraumbilical. As cânulas com 3,7 mm são recomendadas. Esta etapa cirúrgica é rápida pela emulsificação prévia. Ao final da extração, a uniformidade da espessura tecidual de 0,9 mm deve ser homogênea, pois o resultado final tem íntima ligação com a precisão e a espessura desta região. Em seguida, extraímos a gordura dos flancos até o "pinch test" se aproximar de 0,5 cm, utilizando o acesso inguinal, umbilical e mamilar. O terceiro passo, pelo acesso mamilar, é a extração completa do tecido celular subcutâneo profundo supraumbilical, chegando-se à espessura de 0,8 mm. Passando para a quarta etapa, da transição toracoabdominal, usam-se a incisão axilar como acesso e preferencialmente cânulas de 3,0 mm. Após, deve-se delimitar a borda do músculo grande dorsal, com cânulas de 3,7 mm.

Transições Superficiais

Primeiro passo, com material delicado, cânula de 3 mm, demarcar a borda inferior do músculo reto abdominal. Aspiração superficial necessita de movimentos de vai e vem curtos, com pressão digital para controlar a amplitude do movimento. Esta manobra tem como alicerces a precisão da excursão do movimento e a eficiência pela correta pressão digital executada. Similar manobra na linha demarcada se finaliza na área de transição do abdome com as unidades caudais.

Segundo passo, utilizar a incisão mamilar para trabalhar a borda do músculo reto abdominal seguindo a marcação pré-operatória. Importante delimitar as áreas de intersecções entre os tendões horizontais. Lembrar que a linha semilunar não apresenta um trajeto retilíneo e sim diferentes sinuosidades mais evidentes no seu trajeto arciforme (Fig. 10-7).

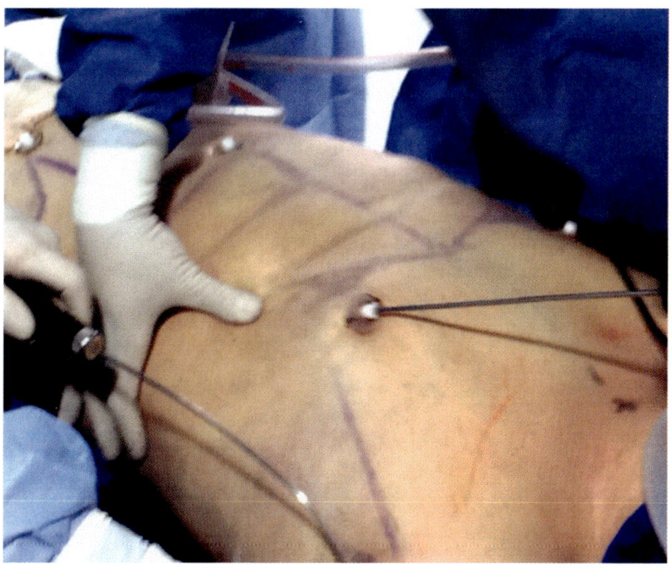

Fig. 10-7. Movimento adotado para trabalhar a borda do músculo reto abdominal seguindo a marcação pré-operatória. O movimento não é retilíneo; apresenta conexões com as intersecções tendinosas e arciforme.

A definição do músculo peitoral maior e grande dorsal é realizada esvaziando o triângulo entre ambos. As bordas laterais do peitoral maior são definidas primeiro por sucção superficial, usando cânulas de 3,0 mm da incisão axilar anterior, após aspiração de todo espaço negativo com cânula de 3,7 mm. Usa-se a mesma incisão para marcar a linha do músculo grande dorsal. Após, nova aspiração superficial do triângulo formado pelo espaço negativo.

Linha Alba

Realiza-se pressão digital em movimentos curtos na aspiração superficial (Figs. 10-8 e 10-9).

Intersecções do Músculo Reto Abdominal

Da incisão mamilar, contralateral, realiza-se a marcação das intersecções das linhas horizontais do primeiro e segundo dermátomos horizontais. Após, utiliza-se compressão manual em intersecção tendínea do terceiro dermátomo horizontal do músculo reto abdominal através da incisão umbilical.

CUIDADOS PÓS-OPERATÓRIOS

Etapa fundamental, visando à segurança e à qualidade dos resultados, é sistematizada da seguinte forma:

- Utiliza-se dreno de sucção em sistema fechado (Portovac 3,2 mm) introduzido nos orifícios das regiões inguinais, para evitar a formação de seroma e eliminar fluidos da infiltração;
- Compressor pneumático intermitente durante todo o ato cirúrgico e o período de internação;
- Deambulação precoce obrigatória em até 6 horas após o procedimento;
- Verifica-se de 4 em 4 horas a posição das malhas durante o período de internação.
- Drenagens linfáticas diárias são iniciadas do primeiro até o décimo dia de pós-operatório;
- Uso de coletes com espumas em áreas de adesão cutânea e roupas de compressão até a décima semana de pós-operatório;
- Conforme Bassetto *et al.* a utilização de câmera hiperbárica até o terceiro dia tem o objetivo de uma otimização da oxigenação tecidual, redução de radicais livres e do edema, além de diminuição do processo inflamatório tecidual, o que acelera o processo de recuperação no pós-operatório;
- Profilaxia com heparina de baixo peso molecular por pelo menos 7 dias, conforme Silva Souza *et al;*
- Inicia-se a prática de atividades físicas leves após 10 dias. Nas áreas como glúteos, peitoral e braços, aguardam-se 60 dias para a prática de exercícios físicos intensos em virtude dos lipoenxertos.

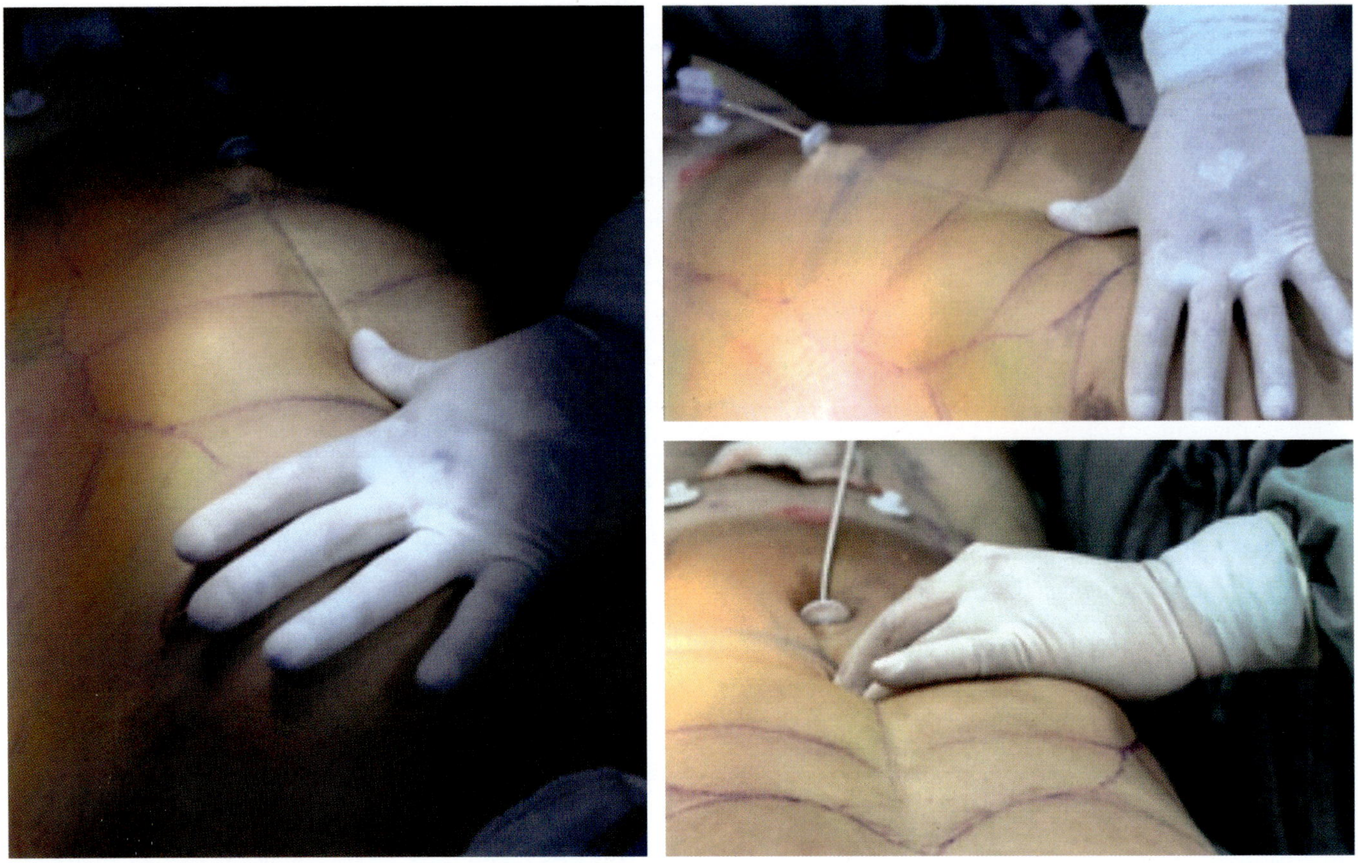

Fig. 10-8. Demarcando a linha média com túneis prévios com cânulas de 3 mm e aspiração com diâmetro de 4 mm. A pressão digital é suave neste sítio, usando-se as polpas digitais e a pressão do polegar.

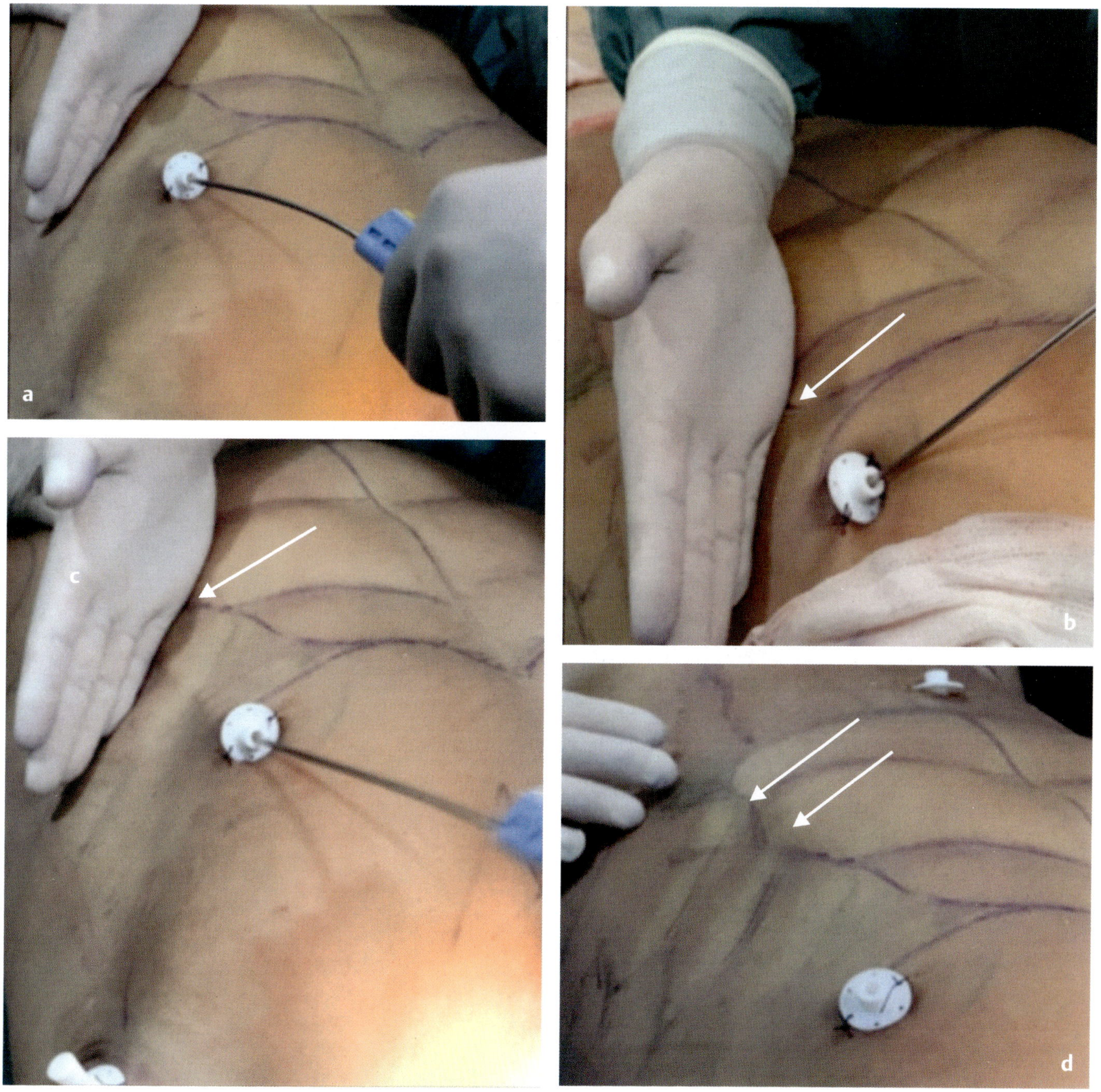

Fig. 10-9. Exemplo de detalhamento nas zonas de transições e em músculo oblíquo externo com a mão exercendo pressão uniforme para que o movimento perpendicular da cânula seja efetivo e preciso. (**a-c**) Exemplos do movimento de leque de medial para lateral. (**d**) Impressões tridimensionais executadas.

COMPLICAÇÕES

As complicações são raras, mas na presença de alguma dessas, adotam-se as seguintes condutas:

- *Seroma*: realizam-se drenagem e posterior terapia com ultrassom focado;
- *Celulite*: utilizam-se antibióticos orais;
- *Irregularidades ou assimetrias*: fisioterapia com ultrassom e, se necessário, ao final de 6 meses, revisão cirúrgica sob anestesia local;
- *Retração exacerbada da superfície cutânea*: fisioterapia com ultrassom e massagens manuais.

Segundo a literatura são relatados também edema pulmonar, tromboembolismo, necrose, queimaduras e transfusões.

RESULTADO (FIGS. 10-10 A 10-12)

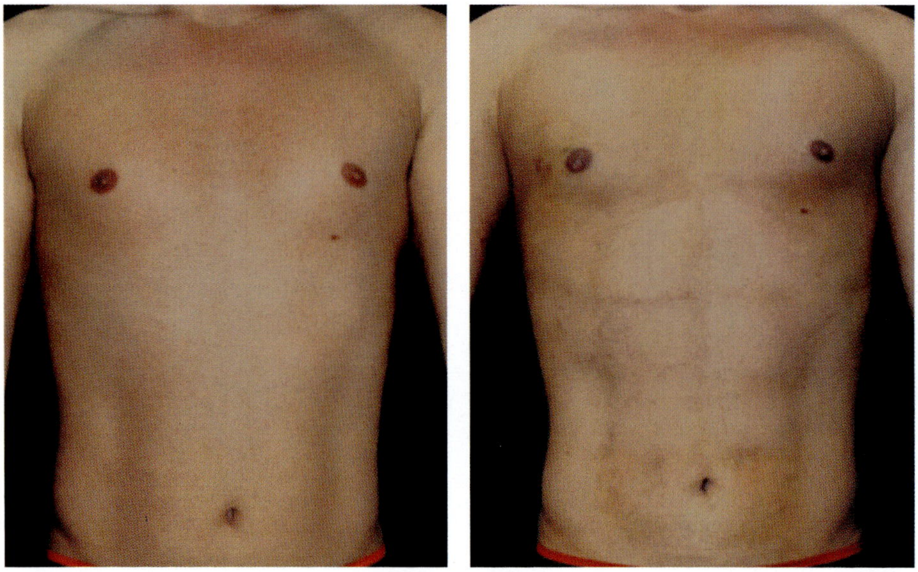

Fig. 10-10. Pré e pós-operatório de 2 meses em paciente com 32 anos e hábitos adequados à indicação cirúrgica.

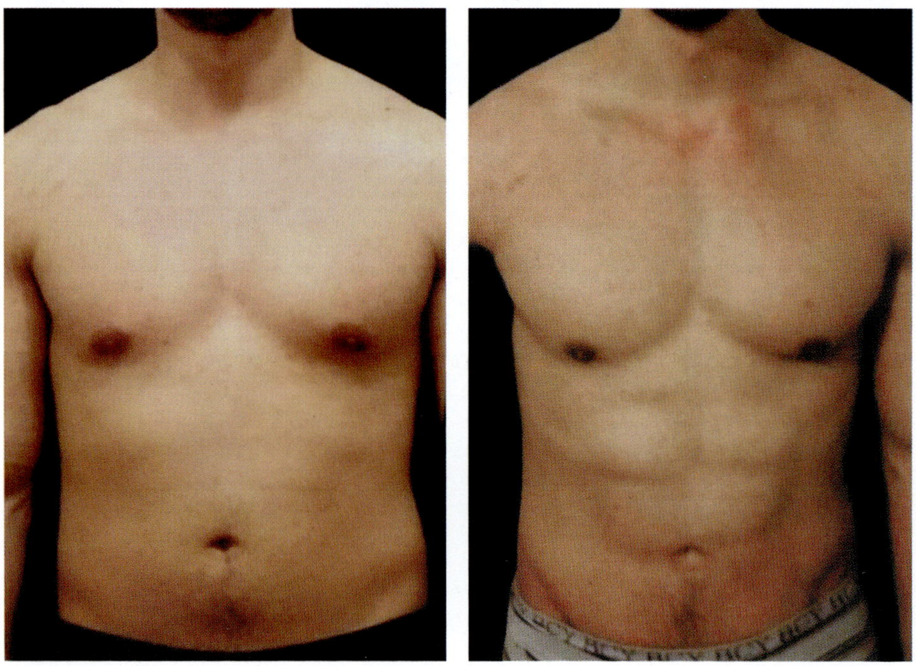

Fig. 10-11. Pré e pós-operatório de 1 ano e 2 meses em paciente com 29 anos e hábitos compatíveis com indicação de procedimento.

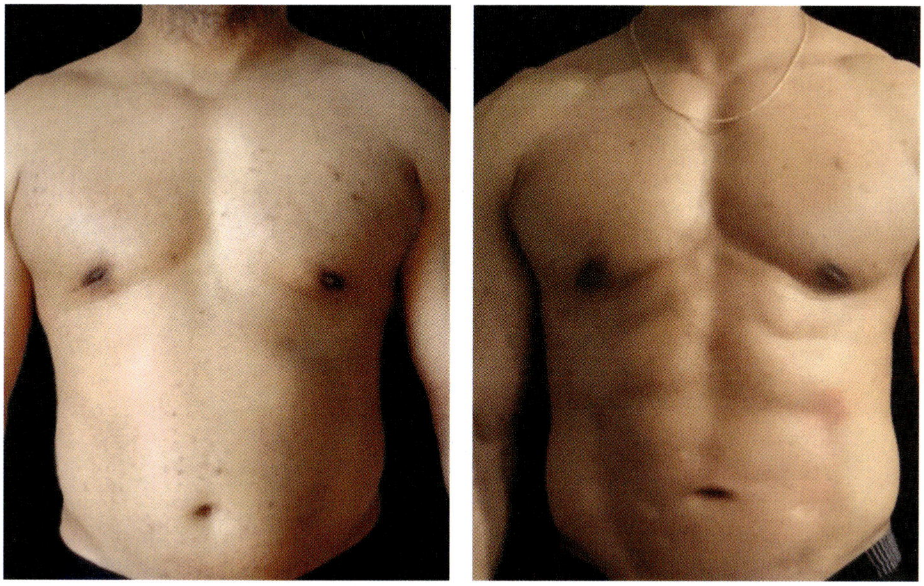

Fig. 10-12. Pré e pós-operatório de 2 anos em paciente com 43 anos mantendo resultado satisfatório.

CONCLUSÕES

É importante que o cirurgião perceba a transição benéfica que estamos vivenciando. A lipoaspiração de alta definição é um procedimento com alta complexidade técnica, que possibilitou a entrega de um resultado antes então não imaginado.

Alguns pontos tornam-se fundamentais de serem citados para não incorrermos nos erros que ao longo do tempo surgiram. A curva de aprendizado é longa, portanto, a humildade para respeitá-la deve ser a regra. Quanto melhor a ferramenta, independentemente da área de atuação, melhor o desempenho. Em razão disso, constantes atualizações dos *guidelines* cirúrgicos tornam-se uma prática salutar.

Além disso, caso façamos um exercício de autocrítica coletiva vamos concluir, sem dúvida nenhuma, que nosso conhecimento sobre anatomia de relevo superficial é praticamente nulo e necessita de uma releitura que pode ser encontrada em livros de anatomia artística.

Salientamos que, para atingir bons resultados, a importância de sistematizar o atendimento do paciente com uma equipe multidisciplinar e com cirurgiões que adquiriram maturidade técnica e ultrapassaram a curva de aprendizado com a diligência esperada.

BIBLIOGRAFIA

Avelar J. Regional distribution and behavior of the subcutaneous tissue concerning selection and indication for liposuction. Aesthetic Plast Surg. 1989;13(3):155-65.

Bassetto F, Bosco G, Brambullo T, et al. Hyperbaric oxygen therapy in Plastic Surgery practice: case series and literature overview. G Chir. 2019;40(4):257-75.

Cansanção AL, Condé-Green A, David JA, et al. Use of Tranexamic Acid to Reduce Blood Loss in Liposuction. Plast Reconstr Surg. 2018;141(5):1132-5.

Cimino WW. Ultrasonic surgery: power quantification and efficiency optimization. Aesthet Surg J. 2001;21(3):233-41.

Ersek RA, Salisbury AV. Abdominal etching. Aesthetic Plast Surg. 1997;21(5):328-31.

Hoyos A E, Millard J A. VASER-assisted high-definition liposculpture. Aesthet Surg J. 2007;27(6):594-604.

Hoyos AE, Perez ME, Domínguez-Millán R. Variable Sculpting in Dynamic Definition Body Contouring: Procedure Selection and Management Algorithm. Aesthet Surg J. 2021;41(3):318-32.

Hoyos AE, Perez ME. Definição Dinâmica de Hoyos: presente e futuro do contorno corporal. In: Hoyos AE, Massignan F, Fuzinato F. (Org.). Fundamentos das Técnicas de Lipoescultura em Alta Definição Dinâmica: Manual Prática. Porto Alegre: Elegantia Juris. 2021.

Jewell ML, Fodor PB, de Souza Pinto EB, Al Shammari MA. Clinical application of VASER--assisted lipoplasty: a pilot clinical study. Aesthet Surg J. 2002;22(2):131-46.

Massignan F, Fuzinato F. Abdômen. In: Hoyos AE, Massignan F, Fuzinato F. (Org.). Fundamentos das Técnicas de Lipoescultura em Alta Definição Dinâmica: Manual Prática. Porto Alegre: Elegantia Juris. 2021.

Massignan F. Evaluation of the safety of VASER in liposuction surgery to improve body contour. Rev Bras Cir Plást. 2019;34(4):458-67.

Mentz HA, Gilliland MD, Patronella CK. Abdominal etching: differential liposuction to detail abdominal musculature. Aesthetic Plast Surg. 1993;17(4):287-90.

Nagy MW, Vanek Jr. PF. A multicenter, prospective, randomized, single-blind, controlled clinical trial comparing VASER-assisted Lipoplasty and suction-assisted. Lipoplasty Plast Reconstr Surg. 2012;129(4):681e-689e.

Scheflan M, Tazi H. Ultrasonically Assisted Body Contouring, Aesthetic Surgery Journal. 1996;16(2):117-22.

Simblet S, Davis J. Anatomy for the Artist. New York: DK Publishing. 2011.

Sousa LCS, Silva AF, Figueiredo BQ, et al. Prevention of venous thromboembolism in plastic surgery: a literature review. RSD [Internet]. 2021;10(11):e267101119687.

Zocchi ML. Ultrasonic assisted lipoplasty. Technical refinements and clinical evaluations. Clin Plast Surg. 1996;23(4):575-98.

Vídeo Aula · Vídeo Cirurgia 1 · Vídeo Cirurgia 2

CAPÍTULO 11

LIPOASPIRAÇÃO DE ALTA DEFINIÇÃO NO ABDOME FEMININO

Ricardo Ventura ▪ Osvaldo Saldanha ▪ Benjamin Gomez ▪ Manuel Ventura

INTRODUÇÃO

Os cuidados com a saúde física tornaram-se necessários para se ter uma vida saudável no mundo moderno. A anatomia muscular mais definida tornou-se um dos desejos físicos mais populares entre homens e mulheres na última década, em especial, na região abdominal. No entanto, isso não envolve apenas uma alimentação saudável, mas também depende de características genéticas, assim como hábitos de exercícios físicos intensos.

O trabalho pioneiro de Mentz *et al.* demonstrou a importância da lipoaspiração na modelagem toracoabdominal, destacando as áreas **negativas e positivas** e expondo os conhecidos *six-packs*. Hoyos *et al.* associaram a tecnologia Vaser aos princípios de Mentz, contribuindo sensivelmente na consolidação da técnica de lipodefinição, visando especificamente à alta definição. Neste contexto, Saldanha *et at.* desenvolveram uma melhoria nesta técnica e publicaram, em 2020, uma análise da lipoabdominoplastia de definição anatômica, aplicando esses novos princípios da lipodefinição.

O objetivo deste capítulo é demonstrar uma padronização para lipodefinição 3D, visando uma abordagem simples e reprodutível. Uma combinação de bom senso, conhecimento anatômico e experiência do cirurgião em lipoescultura se faz necessária para criar uma metodologia reprodutível para a obtenção de resultados harmônicos, naturais e com baixa incidência de complicações.

Uma das limitações da técnica é o fato de não ser indicada a todos os pacientes e de necessitar um maior tempo operatório em decorrência de múltiplos detalhes e etapas que são importantes para o sucesso do processo cirúrgico.

INDICAÇÃO E CONTRAINDICAÇÃO

A lipodefinição proporciona melhores resultados em pacientes que possuem um percentual de gordura inferior a 31%, ausência de flacidez cutânea, estilo de vida saudável e sem alterações clínicas ou laboratoriais, em especial, hormonais ou metabólicas.

De acordo com o Conselho Americano de Exercícios (CAE), uma mulher possui em média um percentual de gordura corporal entre 25% a 31%. Mulheres praticantes de atividade física podem apresentar apenas 21% a 24% e atletas femininas apresentam, em média, 14% a 20% de gordura corporal.

A classificação do CAE, associada ao percentual que se enquadra como o resultado que é pretendido em sua definição, pode ser utilizada, conforme o Quadro 11-1.

Os graus de lipodefinição podem ser classificados em:

A) *Lipo de alta definição (LDA):* pacientes do gênero feminino com um percentual de gordura entre 14%-20%, pele com elasticidade suficiente na visualização do efeito marcante dos músculos abdominais e pacientes que desejam essa abordagem de definição mais intensa (Fig. 11-1);
B) *Lipo de definição média (LDM):* pacientes do gênero feminino com percentual de gordura entre 21%-24%; pele com elasticidade suficiente na visualização do efeito moderado dos músculos abdominais e pacientes que desejam essa abordagem de definição mais moderada (Figs. 11-2 e 11-3);
C) *Lipo de baixa definição (LBD):* pacientes do gênero feminino com percentual de gordura entre 25%-31%; ausência de definição à contração muscular e pacientes que desejam essa abordagem de pequena definição (Fig. 11-4).

Quadro 11-1. Normas de Porcentagem de Gordura do American Council on Exercise em Amarelo (ACE) (2019). Valores Sugeridos Devem Ser Ajustados às Características de Cada Paciente

Descrição	Mulher	Classificação da marcação segundo a porcentagem de gordura (&)	Relação da espessura das áreas negativas *versus* áreas positivas e valores sugeridos (*)	Valores sugeridos (*)
Gordura essencial	10%-13%	Não se aplica	Não se aplica	Não se aplica
Atletas	14%-20%	Definição Alta	Área negativa (±)30% da área positiva	UA (-): 3-4 mm UA (+): 8-10 mm
Praticantes de atividade física intensa	21%-24%	Definição Média	Área negativa (±)50% da área positiva	UA (-): 5-6 mm UA (+): 10-12 mm
Aceitável	25%-31%	Definição Baixa	Área negativa (±)70% da área positiva	UA (-): 7-8 UA (+): 10-12
Obesidade	< 32%	Não se aplica	Não se aplica	Não se aplica

*Formula VENLI (azul). Considera-se a camada espessa da derme e flacidez tecidual.
&Classificação da lipodefinição de Javier Vera Cucchiaro em verde.

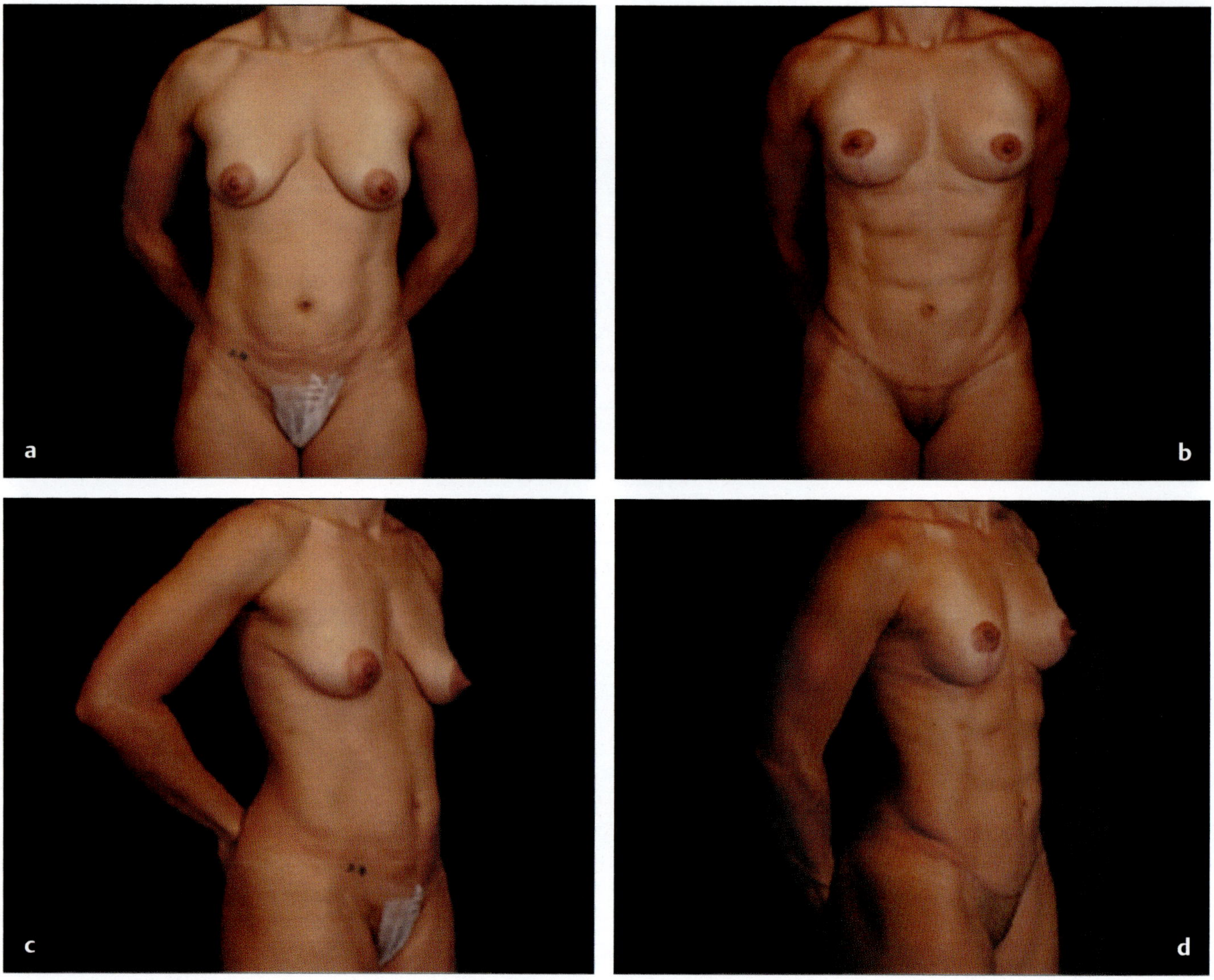

Fig. 11-1. (**a**,**c**) Lipodefinição alta/resecção de fuso de pele inferior e correção de ptose mamária. (**b**,**d**) Pós-operatório de 6 meses.

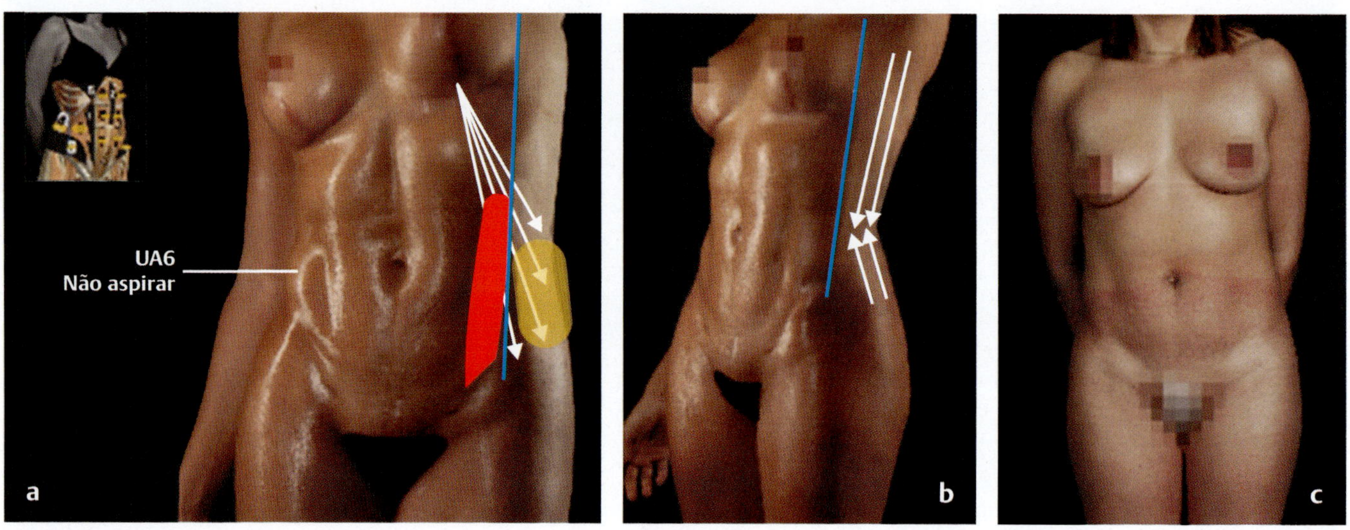

Fig. 11-2. (**a**,**b**) Pós-operatório de lipodefinição média. UA6 em vermelho não deve ser aspirada. Linha azul: linha axilar anterior, limite entre UA6 e UA4. Setas brancas mostram a direção recomendada para tratar UA4 desde o sulco mamário, em direção vertical. (**c**) Pré-operatório.

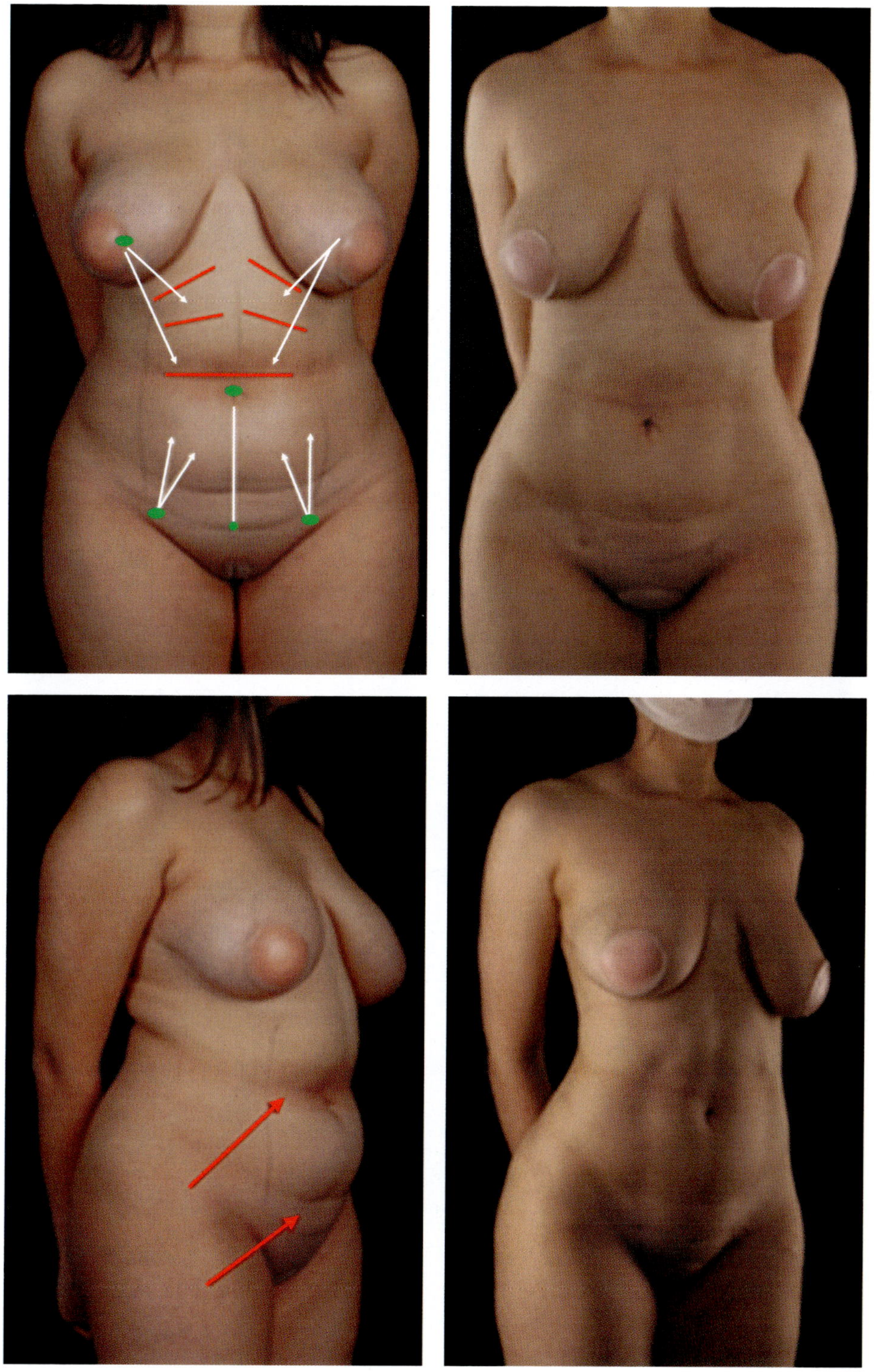

Fig. 11-3. Lipodefinição média. Pontos verdes mostram as incisões. Setas brancas mostram a direção das cânulas para realizar a lipodefinição. Setas vermelhas mostram áreas de retração que devem ser evitadas.

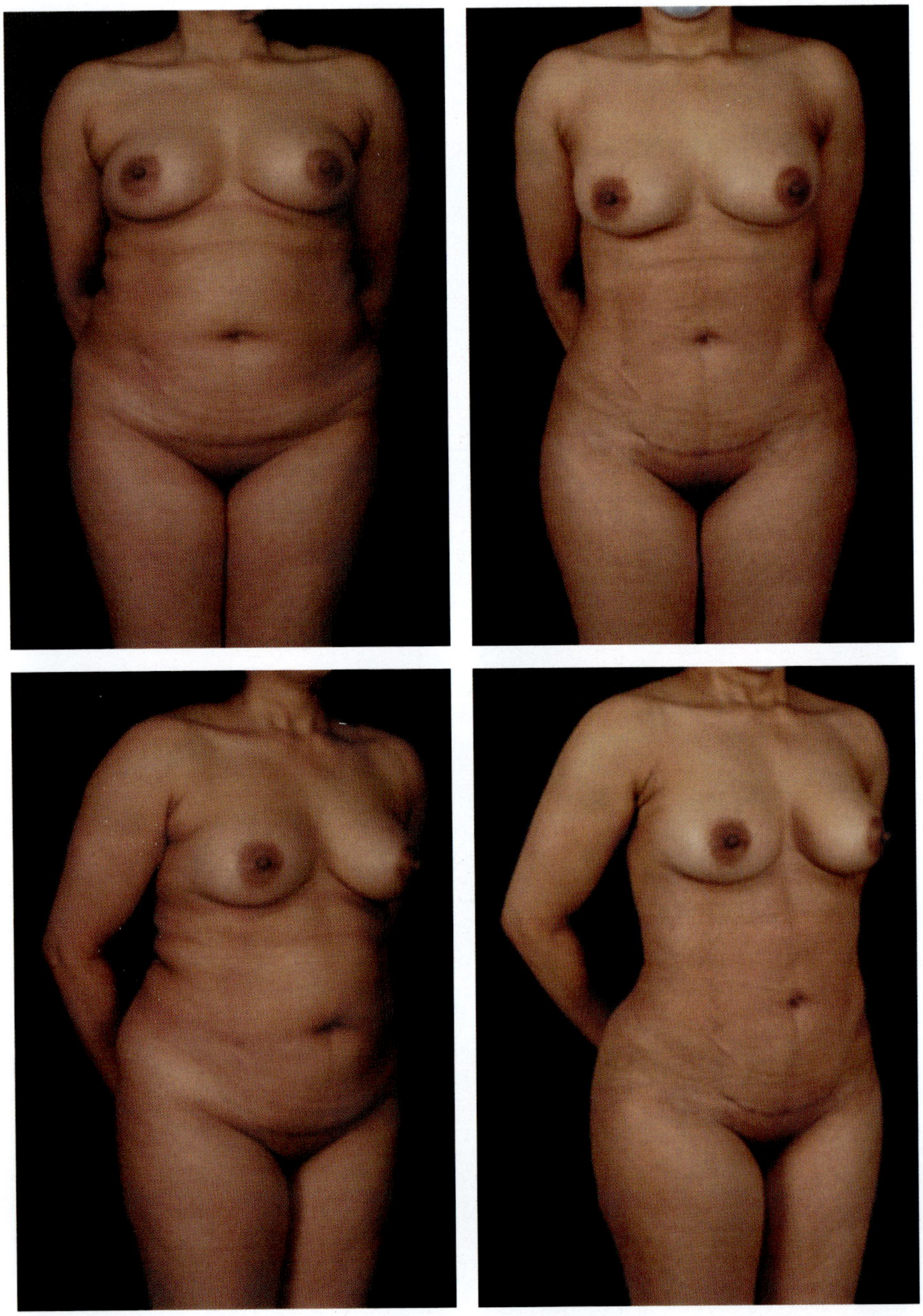

Fig. 11-4. Lipodefinição de baixa definição. Pós-operatório – 6 meses.

DETERMINAÇÃO DO PERCENTUAL DE GORDURA E CLASSIFICAÇÃO DA ABORDAGEM

A primeira etapa consiste em classificar o tipo de marcação a ser realizada, avaliando previamente o percentual de gordura corporal (Quadros 11-1 e 11-2). O índice de gordura corporal pode ser determinado por diferentes métodos. No entanto, o uso do adipômetro (Fig. 11-5) consiste em um método simples, dispensando a utilização de outros equipamentos. O adipômetro afere as medidas em milímetros das dobras cutâneas em lugares específicos, logo essas medidas se dividem pelo número de lugares avaliados para determinar uma média.

No nosso caso, utilizamos 3 medidas:

$$\frac{(M1+M2+M3)}{3} = \text{percentual de gordura}$$

Para mulheres, os locais de dobras cutâneas indicadas são (Fig. 11-6):

- *Tríceps*: uma dobra vertical na parte de trás do braço, realizada na porção medial entre os processos do acrômio (ombro) e do olécrano (cotovelo);
- *Coxa*: uma dobra cutânea vertical realizada na porção medial entre as articulações do quadril e do joelho, na frente da coxa;

Quadro 11-2. Etapas para Marcação da Confirmação Final no Ato Cirúrgico

Planejamento cirúrgico
1. Determinar o percentual de gordura com o uso do adipômetro (uso dos três pontos) 2. Marcação de cada unidade anatômica e classificação segundo o Quadro 11-1 3. Durante a cirurgia devem-se verificar com o adipômetro os valores até alcançar o valor sugerido ou desejado, segundo o grau de marcação

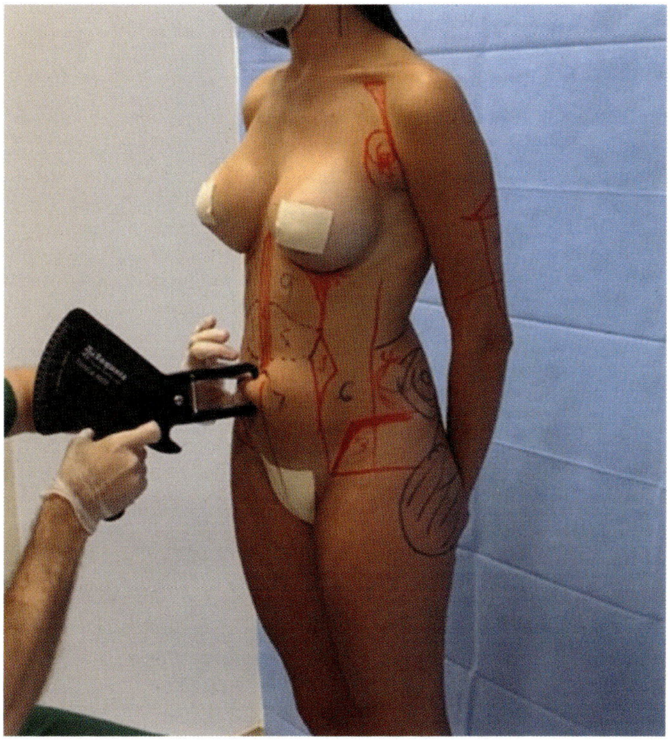

Fig. 11-5. Aferição da porcentagem de gordura com adipômetro.

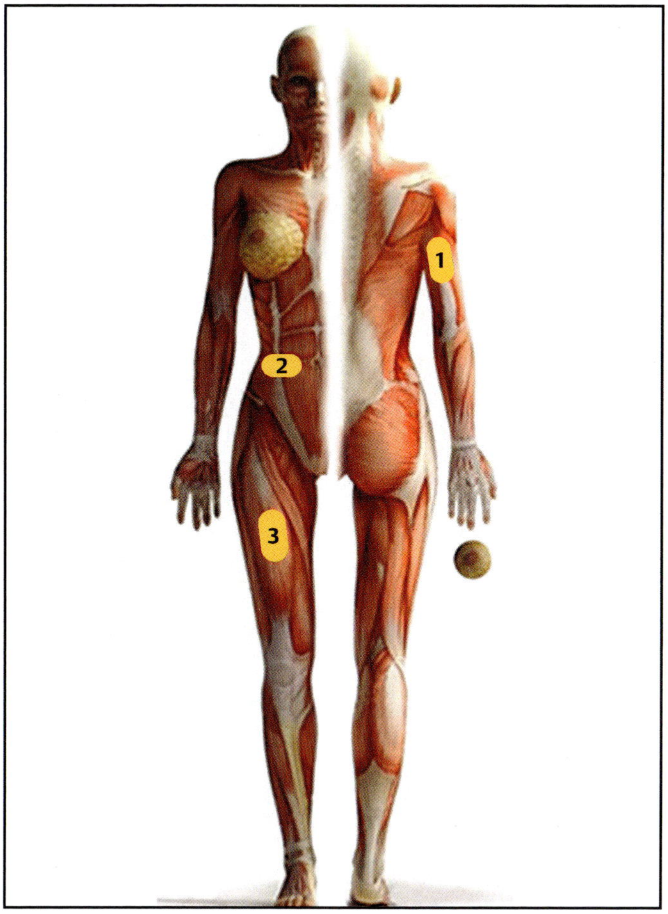

Fig. 11-6. Pregas para medir a porcentagem de gordura. Como realizar a medição: *1.* em direção vertical, *2.* em direção horizontal e *3.* em direção vertical.

- *Suprailíaco*: uma dobra horizontal obtida superiormente à crista do ilíaco.

DEMARCAÇÃO

Unidades Anatômicas

Para orientação na marcação, o abdome é dividido em dez unidades anatômicas (UA). As cinco primeiras (UA 1, 2, 3, 4 e 5) são classificadas como **áreas negativas**, e as demais (UA 6, 7, 8, 9 e 10), são denominadas **áreas positivas**, correspondendo ao baixo e alto relevo da superfície abdominal, respectivamente (Fig. 11-7). Em um número elevado de casos, observa-se assimetria dessas unidades anatômicas direitas e esquerdas, inerente a cada indivíduo.

Para identificar as **áreas negativas**, deve-se observar a distribuição do tecido adiposo, que varia de acordo com a unidade anatômica e o percentual de gordura abdominal do paciente. Para a melhor identificação das linhas anatômicas, durante a marcação, o paciente deve estar em posição ortostática, com uma iluminação adequada, vinda de frente e por cima do mesmo. Deve ser solicitado, ao paciente, contrair e relaxar a musculatura abdominal, facilitando a identificação das unidades anatômicas, e, assim, proporcionar uma marcação precisa. As áreas negativas são as áreas que definirão as sombras do contorno abdominal, e as áreas positivas realçarão suas respectivas superfícies musculares, correspondendo às concavidades e convexidade do abdome, respectivamente (Figs. 11-8 e 11-9).

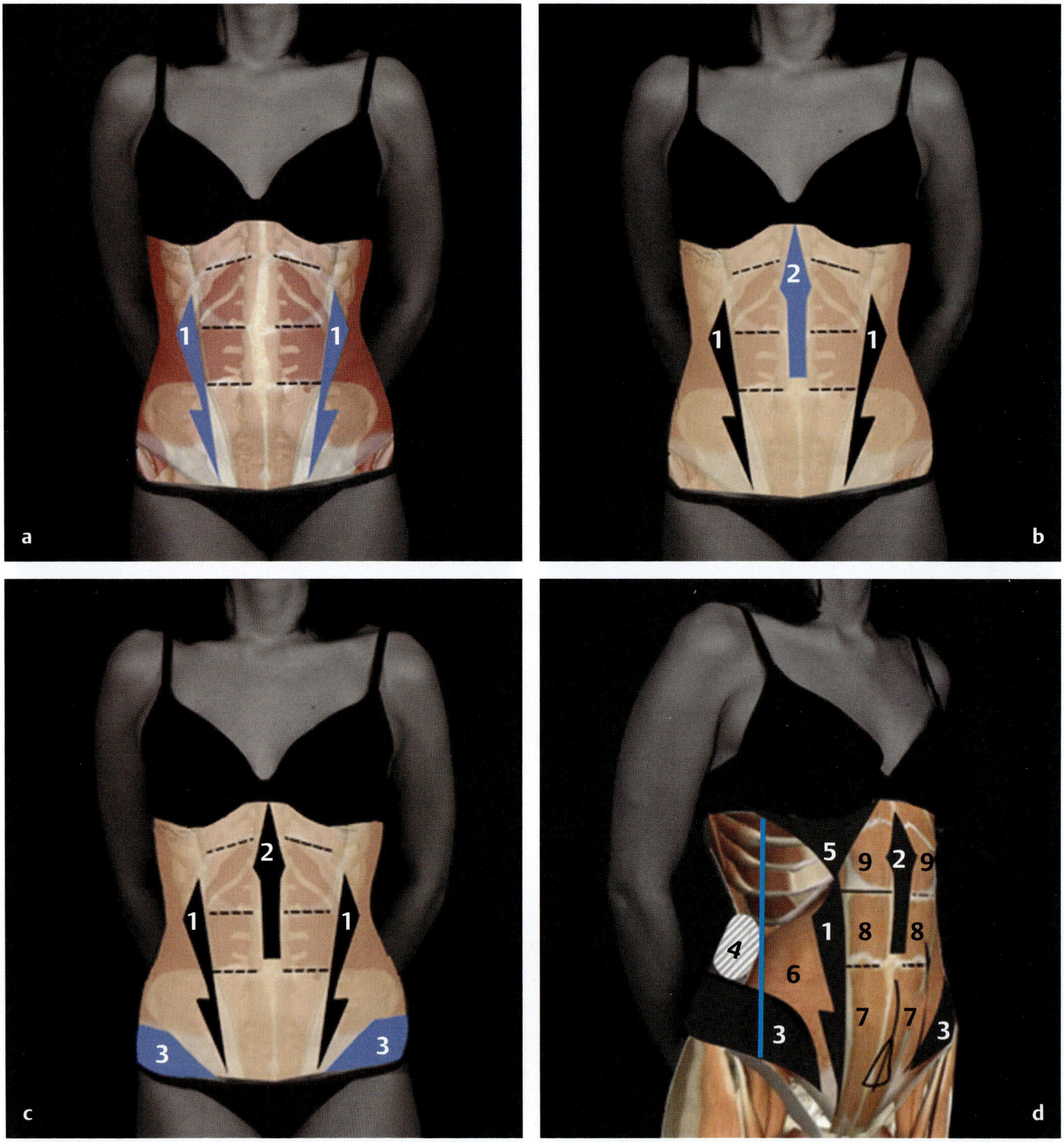

Fig. 11-7. (**a**) **Unidade Anatômica 1:** linhas de transição entre o oblíquo e o reto abdominal. O topo dessa unidade anatômica é formado pelo triângulo subcostal (corresponde ao ângulo da décima costela) e, na parte inferior, o triângulo semilunar que termina na proeminência iliopúbica. (**b**) **Unidade Anatômica 2:** linha Alba, desde a cicatriz umbilical até a parte inferior do osso esterno. No topo dessa unidade anatômica, uma região em forma de diamante é demarcada. (**c**) **Unidade Anatômica 3 (regiões ilíacas):** é formada a partir de uma linha reta horizontal (Linha A) que se inicia na crista ilíaca anterior até a linha axilar posterior; uma outra linha horizontal (linha B) estende-se do tubérculo púbico até aproximadamente a linha axilar posterior; e uma terceira linha (linha C) que envolverá a unidade em forma geométrica trapezoidal, fechando o ponto distal da linha A e o ponto distal de linha B. (**d**) **Unidade Anatômica 4 (flancos):** esta área é limitada anteriormente por uma linha desenhada a partir da linha axilar anterior até a espinha ilíaca anterior e superiormente à unidade anatômica 3. *(Continua.)*

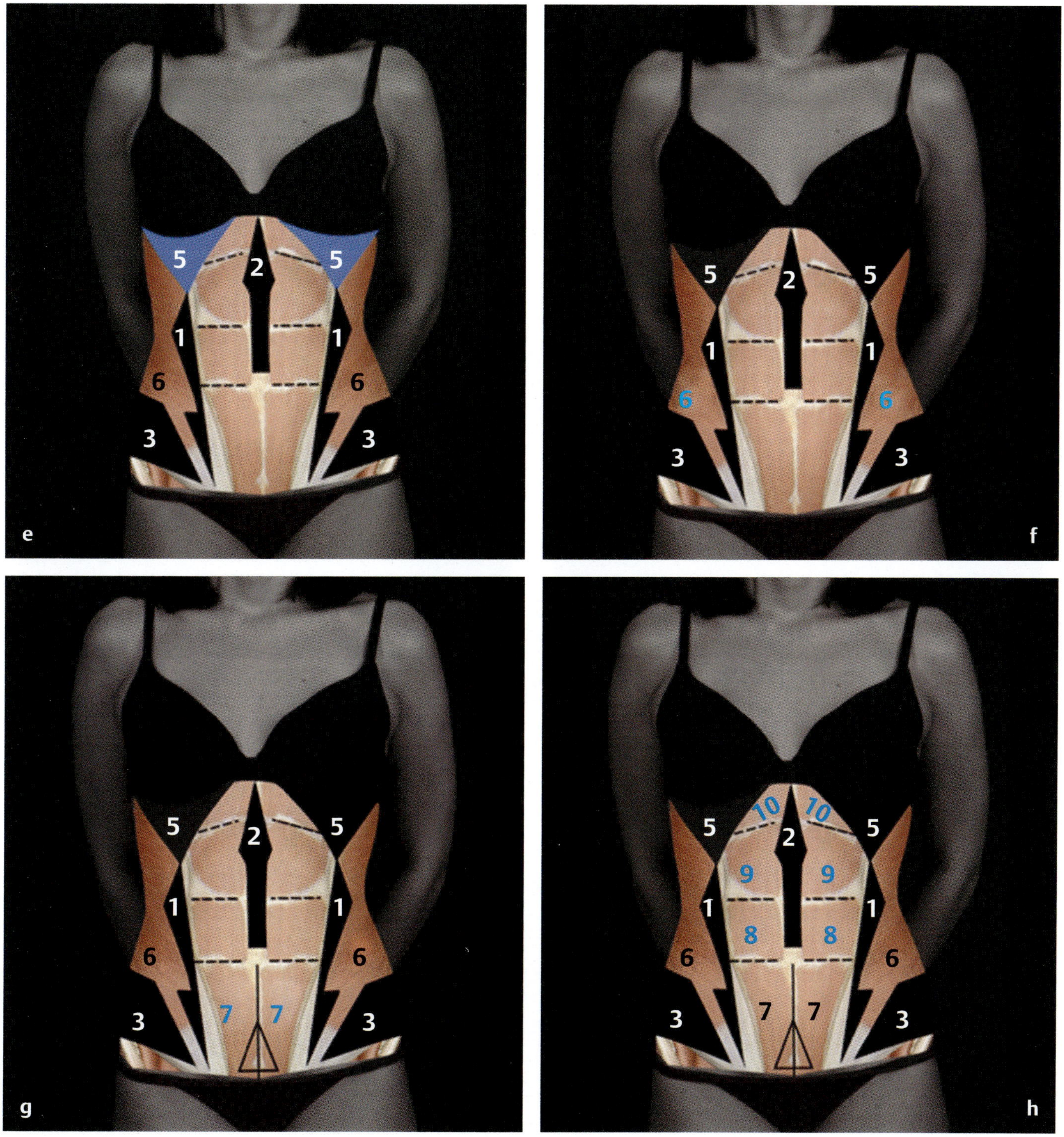

Fig. 11-7. *(Cont.)* (**e**) **Unidade Anatômica 5 (hipocôndrio):** corresponde ao triângulo submamário, que é formado por uma 1ª linha oblíqua traçada da crista peitoral lateral ao ápice superior do triângulo subcostal (unidade 1), uma 2ª linha (curva) que se inicia no apêndice xifoide, contornando a última intersecção tendínea horizontal palpável do reto abdominal, até o ápice do triângulo subcostal da unidade anatômica 1, e a 3ª linha de base que corresponde ao sulco inframamário. (**f**) **Unidade Anatômica 6:** corresponde à área do Músculo Oblíquo Externo, bilateralmente. É delimitada na porção anterior pela unidade anatômica negativa 1; inferiormente, pela unidade anatômica 3; na porção posterior, pela unidade anatômica 4; e na superior pela unidade anatômica 5. (**g**) **Unidade Anatômica 7 (Hipogastro)**: corresponde à área infraumbilical, e é dividida em duas porções, por uma linha vertical traçada da cicatriz umbilical ao púbis, criando duas subunidades anatômicas: 7a e 7b. (**h**) **Unidade Anatômica 8, 9 e 10**: cada uma dessas unidades corresponde à área anatômica limitada pelas intersecções tendíneas do reto abdominal, da linha alba e da unidade anatômica 1, (bilateralmente). (Unidade anatômica 8 *: formada entre a 1ª intersecção tendínea como limite inferior, a unidade anatômica 1 como limite lateral, a unidade anatômica 2 como limite medial, e a 2ª intersecção tendínea como limite superior. Unidade anatômica 9 *: formada entre a 2ª intersecção tendínea como limite inferior, a unidade anatômica 1 como limite lateral, a unidade anatômica 2 como limite medial, e a 3ª intersecção tendínea como limite superior. Unidade anatômica 10 *: comumente visualizada em pacientes com menor percentual de gordura corporal. É definida como a área entre a última intersecção tendínea (limite superior), a unidade anatômica 5 (limite lateral) e a 3ª intersecção tendínea (limite inferior) e o limite medial é a unidade anatômica.

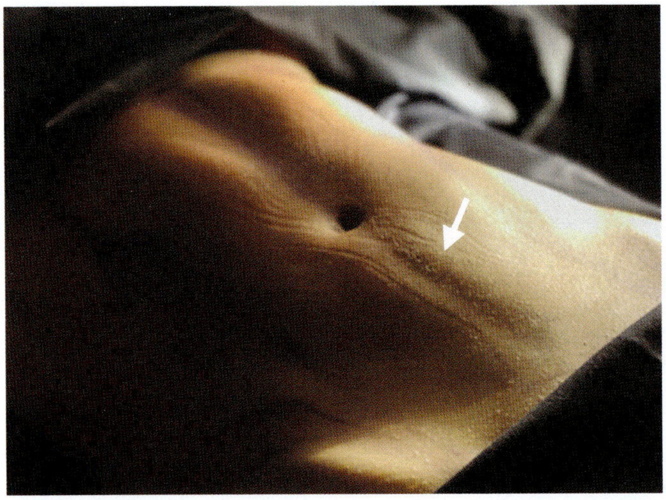

Fig. 11-8. Linha infraumbilical de 1 cm de largura realizada para a redução de projeção da área central da UA7.

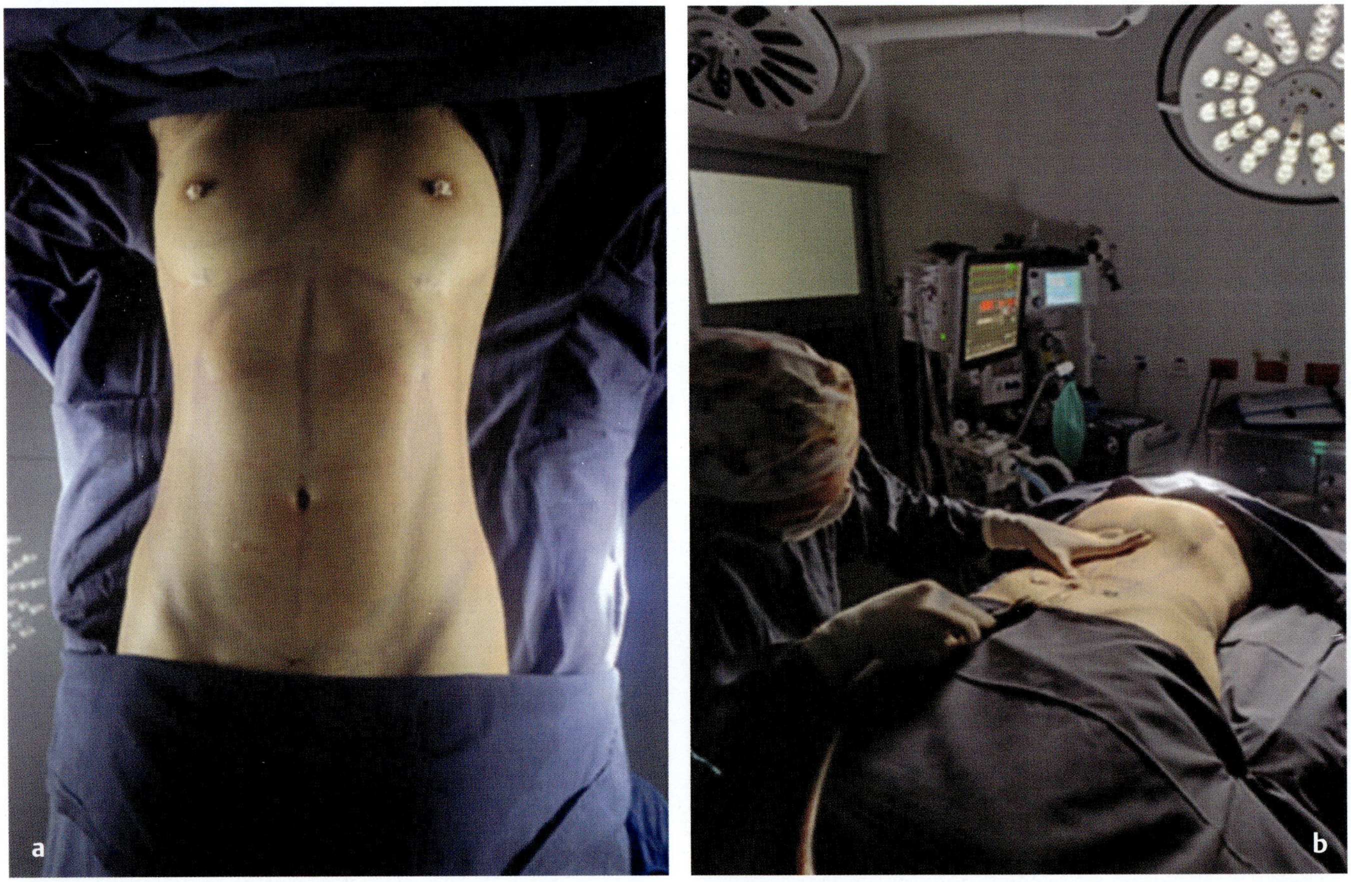

Fig. 11-9. (a) Luzes colocadas em ambas as laterais, paralelas ao paciente, para conferir AU1, 2 e 3. (b) Luz única colocada às 12 h para conferir qualquer irregularidade em UA7, 8, 9 e 10.

TÉCNICA CIRÚRGICA E INTRAOPERATÓRIA

O paciente será colocado em decúbito dorsal, com os braços abertos. Deve-se utilizar manta térmica e a temperatura da sala cirúrgica deve estar em torno de 23°C para manter a temperatura do paciente. Colocar coxins nos pontos de apoio e botas pneumáticas. Logo após a antissepsia, serão realizadas seis incisões menores que 0,5 cm, sendo duas na região pubiana (superiormente à eminência iliopúbica), duas em cada sulco mamário (linha mamária média), uma às 12 horas na face interna do umbigo e finalmente uma central no púbis (Figs. 11-3 e 11-10). A paciente deverá ser infiltrada, usando a técnica de infiltração tumescente, com adrenalina de 1 mg/mL na proporção de 2 mL para cada 1.000 mL de soro fisiológico a 0,9%. O abdome será dividido em quatro partes e infiltrado com 400 a 600 mL por quadrante. Após uma espera de 10 minutos para que ocorra a ação da adrenalina, inicia-se a emulsificação da gordura com a utilização de ultrassom de terceira geração (Vaser®, Soltamedica), usando uma potência entre 60%-70% modo Vaser, utilizando cânulas de três anéis de 3,7 mm de diâmetro. O tempo de emulsificação é de um minuto a cada 100 mL infiltrado.

Geralmente a emulsificação ocorre no período de 4 a 6 minutos por quadrante dependendo do volume infiltrado (400 a 600 mL) (Fig. 11-10). A lipodefinição inicia-se nas áreas negativas na sequência dos números das unidades anatômicas descritas (Figs. 11-7g-h e 11-10) e posteriormente nas áreas positivas. Nas áreas negativas primeiramente devemos tratar a gordura profunda com cânulas de 4 mm mercedes e após a gordura superficial com cânulas de 3,0 mm mercedes. Nas áreas positivas será abordada apenas a gordura profunda, de preferência com cânula de 3,0 mm mercedes. Destacamos assim a importância de lipodefinir na orientação vertical e respeitar áreas de aderência no abdome (Fig. 11-3). Com estes princípios, será atingido um equilíbrio de forças retráteis e estáveis entre áreas de lipoaspiração intensa (áreas negativas)

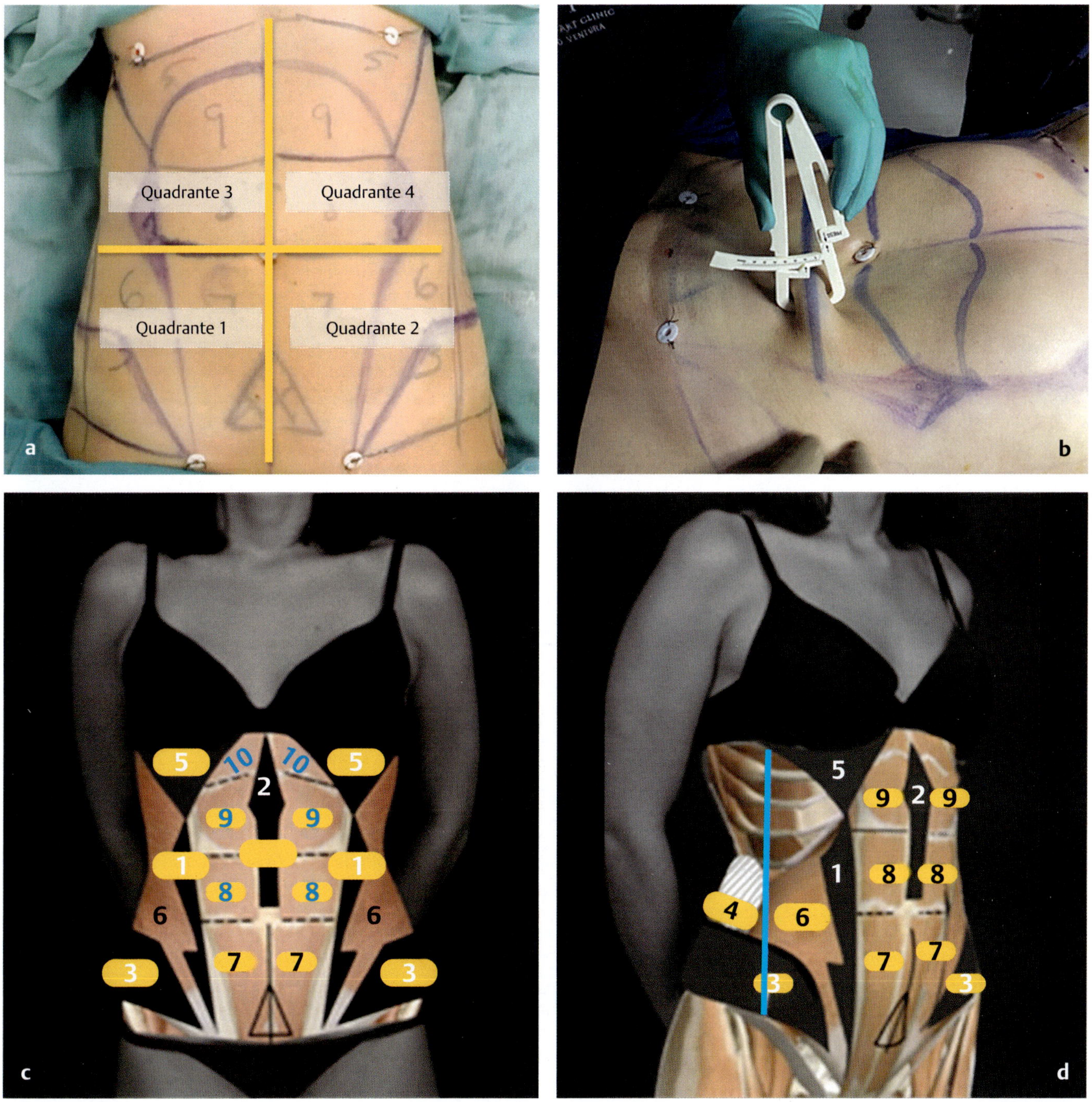

Fig. 11-10. (**a**) Linhas amarelas mostram divisão dos quadrantes para a infiltração e emulsificação. Observa-se o uso de portais de proteção da pele para evitar queimaduras nas incisões. O triângulo demarcado é zona de aderência e deve ser respeitado. (**b**) Uso do adipômetro durante o pós-cirúrgico imediato (UA7). (**c,d**) Áreas anatômicas (em amarelo) a serem medidas as espessuras de gordura subcutânea no pós-cirúrgico.

abordando as camadas de gordura profunda e superficial e lipoaspiração moderada (áreas positivas), abordando a camada de gordura profunda. O objetivo desta técnica é preservar o tecido conjuntivo, diminuindo a possibilidade de ocorrer flacidez residual, seroma e outras complicações. Este conceito foi denominado lipoplastia de preservação. As unidades anatômicas são aferidas no final da cirurgia, usando-se o adipômetro. O método envolve a medição da espessura da dobra cutânea da camada de gordura logo abaixo da pele nas áreas tratadas (Fig. 11-11). O adipômetro é um método confiável, de fácil utilização e de baixo custo para avaliar a medição do teste de pinçamento e atingir resultados previsíveis, como as medidas recomendadas no Quadro 11-1.

Considerações Importantes da Técnica

Existem unidades anatômicas (UA) que extrapolam a regra ou devem ser tratadas de forma diferenciada. A UA6 não deve ser aspirada para preservar sua anatomia, pois esta unidade anatômica positiva possui uma espessura menor de 12 mm no pinch do adipômetro em pacientes com percentual de gordura inferior a 31% (Figs. 11-2 e 11-9). Na UA7, deve-se marcar uma linha de ±1 cm centímetro de diâmetro que se inicia na região infraumbilical, estendendo-se à área de aderência do púbis. Nesta linha será aspirada gordura profunda e superficial, levando a desestruturar o centro desta UA e proporcionando um aspecto mais plano da UA7 (Fig. 11-10). As UA 8, 9 e 10 devem ser tratadas de forma individual, e não se deve passar pelos metâmeros para evitar áreas de retração e para preservar a rede fibrosseptal da região supraumbilical, evitando a forma do "umbigo triste" ou preservando uma condição preexistente (Fig. 11-3). As UA 7, 8, 9,10 deverão sempre ser tratadas com cânulas de 3 mm mercedes, respeitando a gordura superficial. Finalmente, na UA4 recomendamos não ultrapassar mais de 10 mm de gordura no *pinch test* com o adipômetro para evitar lesionar a pele nesta área.

Durante e ao final da cirurgia se utilizará o adipômetro para medir as unidades anatômicas (Fig. 11-10b). O ponto de finalização da aspiração de cada área será determinado pelo cirurgião, após a avaliação pela classificação do grau de lipodefinição que será realizada. A lipodefinição do abdome finaliza quando os valores ideais pela classificação são atingidos ou a critério do cirurgião (Quadros 11-1 e 11-2).

Ao término da cirurgia é de fundamental importância a verificação do efeito 3D do abdome, com base nos efeitos de luzes e sombras criados ainda na mesa cirúrgica. Este efeito pode ser realizado desligando os refletores do teto do centro cirúrgico e deixando acesas as luzes cirúrgicas, sendo que as mesmas são alocadas em cada lateral para comparação da marcação das UA 1, 2, 3, 5. Logo a seguir, colocar uma luz única na cabeceira do paciente (simulando o sol ao meio-dia). Com esta colocação avaliaremos a UA7, pois qualquer tipo de irregularidade aparecerá nesta zona, assim como em UA 8, 9, 10. O resultado que se visualizará até esse momento da cirurgia será semelhante ao que o paciente terá quatro meses após a cirurgia se seguir às orientações pós-operatórias (Fig. 11-9).

CUIDADOS PÓS-OPERATÓRIOS

O pós-operatório é muito importante em pacientes submetidos à lipodefinição. A rotina consiste na utilização de 3 drenos de penrose ou aspirativos, que são introduzidos tanto pela incisão púbica, quanto pela incisão sacral. Eles são mantidos por cerca de 3 a 4 dias. Ao sair do centro cirúrgico os pacientes utilizarão uma cinta abdominal com compressão leve, e logo após 24 horas e prévia avaliação do cirurgião, serão colocadas as roupas compressivas Sculptor®e um colete acolchoado sob a cinta durante 24 horas por dia no primeiro mês e 12 horas por dia durante o segundo mês. Meias compressivas são utilizadas por 10 dias após o procedimento, e será prescrita heparina de baixo peso molecular 40 mg (dose única) 12 horas ao término do procedimento cirúrgico. Recomenda-se a realização de 10 sessões de drenagem linfática nos primeiros 10 dias do pós-operatório e de 2 a 3 sessões semanais durante o segundo e terceiro meses. Por fim, após 1 mês do procedimento, serão prescritas 10 sessões semanais de radiofrequência multipolar. O paciente será liberado para atividades físicas após três semanas do pós-operatório.

DISCUSSÃO

Mudanças na lipoaspiração foram observadas ao longo das décadas, apresentando mais um cunho escultural do que redutor. A lipodefinição abdominal consiste no ápice dessa ideia, dividindo grandes áreas em unidades anatômicas menores, tratando-as individualmente e proporcionando um contorno abdominal de aspecto natural, realçando os sulcos naturais representados pelos músculos abdominais subjacentes (Figs. 11-1, 11-3 e 11-4).

O conhecimento inadequado da técnica, má indicação ou a falta de padronização do procedimento podem resultar em irregularidades, queimaduras e flacidez da pele. Estes problemas podem ocorrer por não se considerar o conceito de "lipoplastia preservadora", quando se procura preservar o máximo de tecido conjuntivo possível permitido pela emulsificação do tecido gorduroso, utilizando ultrassom de terceira geração, cânulas finas (diâmetro 3-4 mm mercedes). O respeito das zonas de aderência e o balanço de retrações controladas entre as UA negativas e positivas complementam o conceito (Fig. 11-3).

A lipoaspiração tradicional, em grande parte dos casos, proporciona um contorno abdominal plano e não natural, enquanto, na lipodefinição, a lipoaspiração superficial é realizada de forma mais intensa, contornando a maioria dos músculos para melhorar a definição. Essa abordagem proporciona ao paciente um tipo de corpo atlético (Figs. 11-1, 11-3, 11-2 e 11-9).

A classificação de Vera Cucchiaro em alta, média e baixa (LDA, LDM e LDB) foi uma grande contribuição à lipodefinição. Esta classificação pode ser utilizada para relacionar o percentual de gordura com o tipo de marcação, conforme os valores sugeridos no Quadro 11-1.

CONCLUSÃO

Procedimentos cirúrgicos atualizados são importantes para que seja possível atingir os novos conceitos de beleza do contorno corporal. Neste capítulo foi apresentada uma padronização da lipodefinição 3D do tratamento do abdome feminino, utilizando-se uma classificação da gordura corporal e sua associação ao tipo de abordagem cirúrgica (LDA, LDM ou LDB) (Quadro 11-1). Foram apresentados parâmetros cirúrgicos seguros e replicáveis, com alto índice de satisfação do paciente e do cirurgião.

A análise apresenta a técnica e classificação cirúrgica 3D do abdome segundo as áreas de extração de gordura, gênero e percentual de gordura corporal. A técnica é segura, reproduzível e atinge alto índice de satisfação da paciente com baixa incidência de complicações e rápido período de recuperação.

BIBLIOGRAFIA

Augusto H, Zonatto M, Romanovitch R, et al. Correction equations to estimate body fat with plicometer WCS dual hand. Research on Biomedical Engineering. 2017;33(4):285-92.

Hoyos AE, Millard JA. VASER-assisted high-definition liposculpture. Aesthet Surg J. 2007;27(6):594-604.

Mentz HA 3rd, Gilliland MD, Patronella C K. Abdominal etching: differential liposuction to detail abdominal musculature. Aesthetic Plast Surg. 1993;17(4):287-90.

Saldanha O, Ordenes AI, Goyeneche C, et al. Lipoabdominoplasty with Anatomic Definition: An Evolution on Saldanha's Technique. Clin Plast Surg. 2020;47(3):335-49.

Sarria A, Garcia-Llop LA, Moreno LA, et al. Skinfold thickness measurements are better predictors of body fat percentage than body mass index in male Spanish children and adolescents. Eur J Clin Nutr. 1998;52(8):573-6.

Ventura R. Vaser e Lipo de definição anatômica. In: Saldanha O (Ed.). Lipo de Definição 3ª Geração da Lipoaspiração. Rio de Janeiro: DiLivros. 2020. p: 121-33.

Vera Cucchiaro J. High Definition Liposuction Classification. Plast Reconstr Surg Glob Open. 2019;7(9):e2440.

Vídeo Aula

Vídeo Cirurgia

CAPÍTULO 12

LIPOASPIRAÇÃO DE ALTA DEFINIÇÃO ABDOMINAL ATRAVÉS DA TÉCNICA UGRAFT

Maurício Schneider Viaro ▪ Álvaro Cansanção

INTRODUÇÃO

Mentz *et al.*, em 1993, publicaram um novo conceito de lipoaspiração, que se preocupava não só em retirar gordura, mas também em esculpir o corpo, reproduzindo com maior detalhamento a musculatura da parede abdominal. Infelizmente, este conceito demorou a ser aceito entre os cirurgiões plásticos e apenas, em 2012, quando Hoyos elevou os conceitos de Mentz a uma abordagem tridimensional, integrada a outros grupos musculares (torso, pernas e dorso) a lipo de alta definição passou a ser encarada como uma real evolução da lipoaspiração tradicional e vem sendo cada vez mais utilizada por cirurgiões plásticos ao redor do mundo.

Com objetivo de criar um abdome mais atlético e com aparência muscular, Steinbrech e Sinno utilizaram técnica de lipoenxertia no subcutâneo da região abdominal. Danilla obteve resultado mais natural, realizando a lipoenxertia dentro do músculo reto abdominal em pacientes submetidos à lipoabdominoplastia, técnica denominada RAFT (*Rectus Abdominis Fat Transfer*). Porém, apesar dos excelentes resultados obtidos por este autor, sua técnica ficava limitada a apenas pacientes que tinham indicação de abdominoplastia.

Cansanção *et al.* descreveram a utilização da lipoenxertia glútea guiada por ultrassom, tornando um procedimento que era originalmente feito às cegas, em um procedimento que poderia ser feito sob vigilância constante em tempo real.

A soma dos conceitos da lipoenxertia dos músculos retos abdominais, com a utilização do ultrassom para a realização de um lipoenxertia guiada, nos permitiu ampliar a aplicabilidade da técnica RAFT a todos os pacientes com indicação de lipoaspiração, não deixando mais esta técnica limitada àqueles com flacidez de pele.

O objetivo desde capítulo é descrever a técnica UGRAFT (*Ultrasound Guided Rectus Abdominis Fat Transfer*) de lipoenxertia no músculo reto abdominal guiada por ultrassom para aumento do volume muscular associado à técnica de lipoaspiração de definição abdominal.

ANATOMIA CIRÚRGICA

Parede Abdominal Lateral

A parede abdominal lateral é formada por três músculos planos situados de cada lado do abdome, são eles o músculo oblíquo externo, o músculo oblíquo interno e o transverso do abdome. O oblíquo externo é o maior e mais superficial dos três músculos da parede abdominal lateral. As fibras inferolaterais do oblíquo externo se espessam e se dobram para trás para formar o ligamento inguinal, uma faixa fibrosa que se estende desde a espinha ilíaca anterossuperior até o tubérculo púbico. Nesse local existe a formação de um espaço negativo denominado triângulo suboblíquo, importante para a técnica de marcação abdominal.

Linha Semilunar

A linha semilunar é formada por um sulco que se estende desde a nona costela até o tubérculo púbico. Estende-se da borda lateral do músculo reto abdominal até a borda medial da musculatura lateral do abdome, formado mais superficialmente pelo músculo oblíquo externo. Em sua porção mais superior, há uma pequena depressão denominada triângulo subcostal, com ápice formado pela borda lateral do reto e do arco costal (Fig. 12-1).

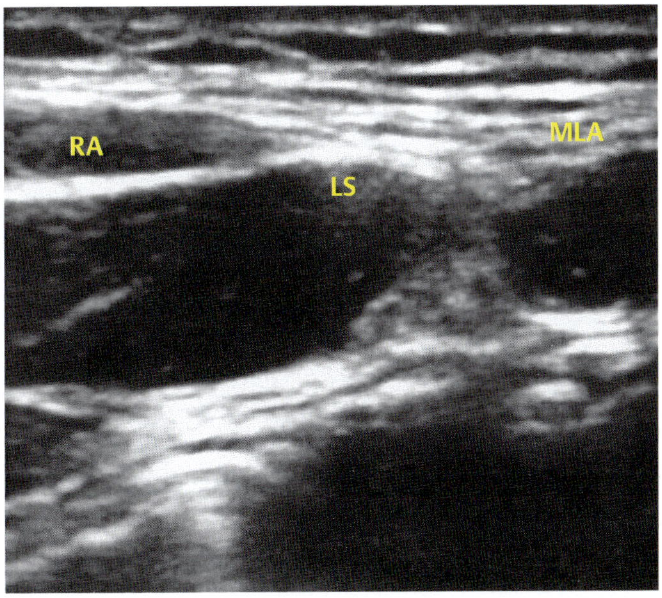

Fig. 12-1. Imagem ultrassonográfica em corte transversal demonstrando o local exato da linha semilunar, correspondendo à borda lateral do reto abdominal e borda medial da musculatura lateral do abdome – oblíquo externo superiormente, oblíquo interno em plano intermediário e transverso em plano inferior. RA, músculo reto abdominal; LS, linha semilunar; MLA, musculatura lateral do abdome.

Músculo Reto Abdominal

É um músculo em forma de faixa, largo e longo. Ele é largo e fino superiormente e estreito e espesso inferiormente. Insere-se, inferiormente, na sínfise e crista púbica e, superiormente, no processo xifoide do esterno, do quinto e ao sétimo arcos costais. A maior parte dos músculos abdominais está incluída na bainha do reto do abdome.

Bainha do Reto do Abdome

É um forte compartimento fibroso, formado pela decussação e entrelaçamento das aponeuroses dos músculos planos do abdome (músculos oblíquo interno, oblíquo externo e transverso). A lâmina anterior é formada pelas aponeuroses do músculo oblíquo externo e lâmina anterior do músculo oblíquo interno até o ponto da linha arqueada, no quarto inferior do músculo, quando passa a ser formada pelas aponeuroses do oblíquo externo, aponeuroses do oblíquo interno e aponeurose anterior do músculo transverso.

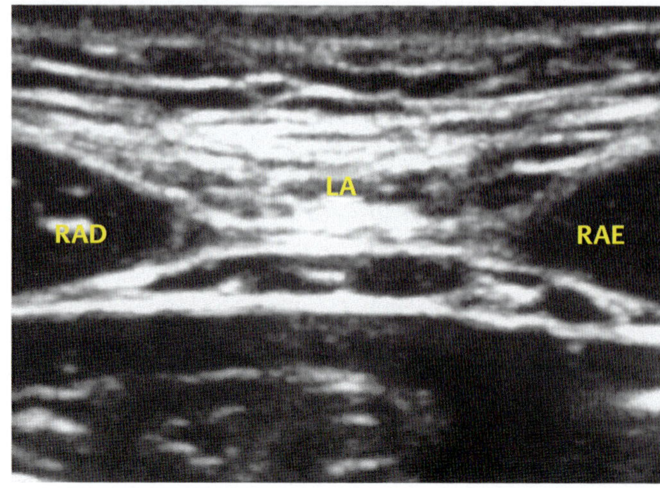

Fig. 12-2. Imagem ultrassonográfica em corte transversal demonstrando afastamento muscular na linha média. RAD, músculo reto abdominal direito; LA, linha Alba; ERA, musculo reto abdominal esquerdo.

Linha Alba

É uma faixa fibrosa que corre verticalmente por toda a extensão da parede abdominal anterior, sendo estreita abaixo do umbigo e larga acima dele. O sulco formado pelo espaço existente entre os músculos reto do abdome ocorre apenas acima da região umbilical até o processo xifoide. Esse ponto representa o grau de diástase muscular, sendo uma área negativa de muita importância na técnica de definição abdominal (Fig. 12-2).

Intersecções Tendinosas

O músculo reto abdominal é dividido em partes por intersecções tendinosas que são, de três a cinco bandas fibrosas irregulares, que atravessam o reto e se aderem à bainha anterior. Em estudos anatômicos, as intersecções são, em geral, pares e cursam em plano transverso ou oblíquo (Fig. 12-3), dividindo o reto abdominal em três segmentos: parte livre do processo xifoide, umbigo e no meio do caminho entre essas duas estruturas.

Em estudo anatômico em cadáveres, concluiu-se que os músculos retos abdominais podem ter uma intersecção (1,2%), duas intersecções (5,9%), três intersecções (58%) ou até quatro intersecções (58%).

Oitenta e dois por cento dos espécimes tinham número igual de intersecções bilateralmente.

Apenas 67% das intersecções se estendem, sem interrupção, da lateral para medial no reto abdominal e apenas 18% têm espessura anteroposterior completa.

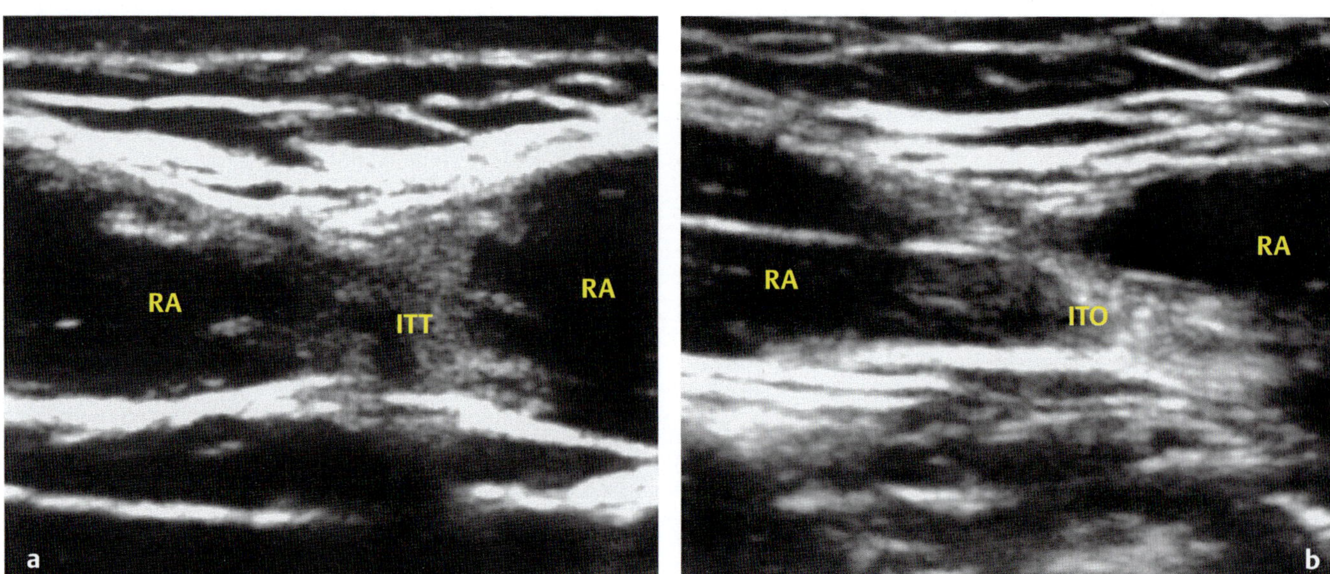

Fig. 12-3. Imagens ultrassonográficas em corte longitudinal demonstrando fibras musculares do músculo reto abdominal e intersecção tendínea transversal (a) e oblíqua (b). RA, músculo reto abdominal; ITT, intersecção tendínea transversal; ITO, intersecção tendínea oblíqua.

INDICAÇÕES E CONTRAINDICAÇÕES DA TÉCNICA

Os candidatos ideias são aqueles pacientes do sexo masculino com IMC menor do que 28 kg-m2 e pacientes do sexo feminino com IMC menor do que 26 kg-m2 e classificação de Matarasso tipo 1, mínima flacidez de pele e mínima diástase. Aqui são incluídos pacientes pós-abdominoplastia e aqueles com indicação de miniabdominoplastia sem descolamento do túnel para correção de diástase.

Resumidamente a técnica UGRAFT está indicada para pacientes saudáveis, candidatos à lipoaspiração de alta definição (Lipo HD) magros, com mínima gordura visceral e que desejam um aspecto mais atlético e muscular da região abdominal.

PLANO PRÉ-OPERATÓRIO E MARCAÇÃO CIRÚRGICA

As áreas de lipoaspiração profunda e superficial (linha média, linhas semilunares, triângulo subcostal, triângulos das linhas semilunares, triângulos suboblíquos e intersecções tendíneas) são demarcadas no pré-operatório com a paciente em posição ortostática, com auxílio do ultrassom (Fig. 12-4).

O US identifica o músculo reto abdominal e suas intersecções tendíneas de forma precisa em relação ao número, direção, simetria, posição, permitindo uma marcação correta dos locais de lipoaspiração superficial. As variações anatômicas são muito comuns e a lipodistrofia da região abdominal dificulta a identificação dos detalhes anatômicos do reto abdominal apenas com a palpação (Fig. 12-5).

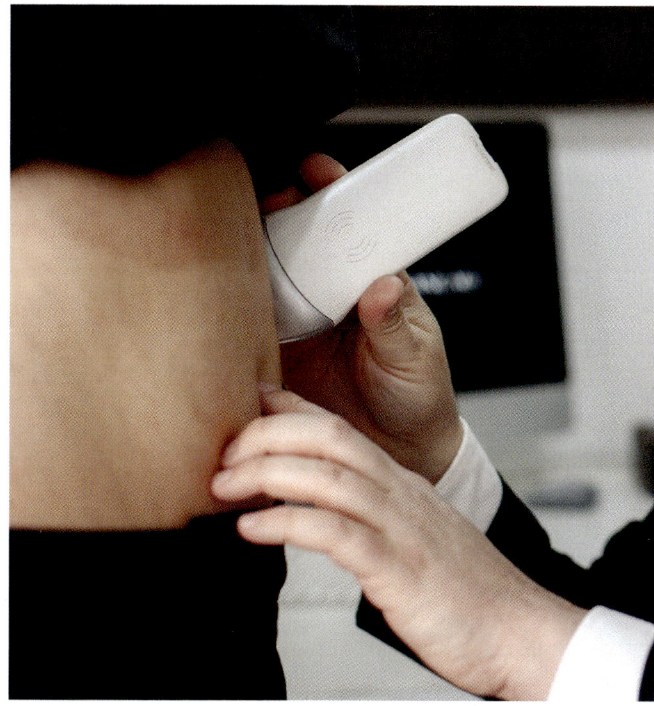

Fig. 12-4. As áreas de lipoaspiração profunda e superficial (linha média, linhas semilunares, triângulo subcostal, triângulos das linhas semilunares, triângulos suboblíquos e intersecções tendíneas) são demarcadas no pré-operatório com a paciente em posição ortostática, com auxílio do ultrassom.

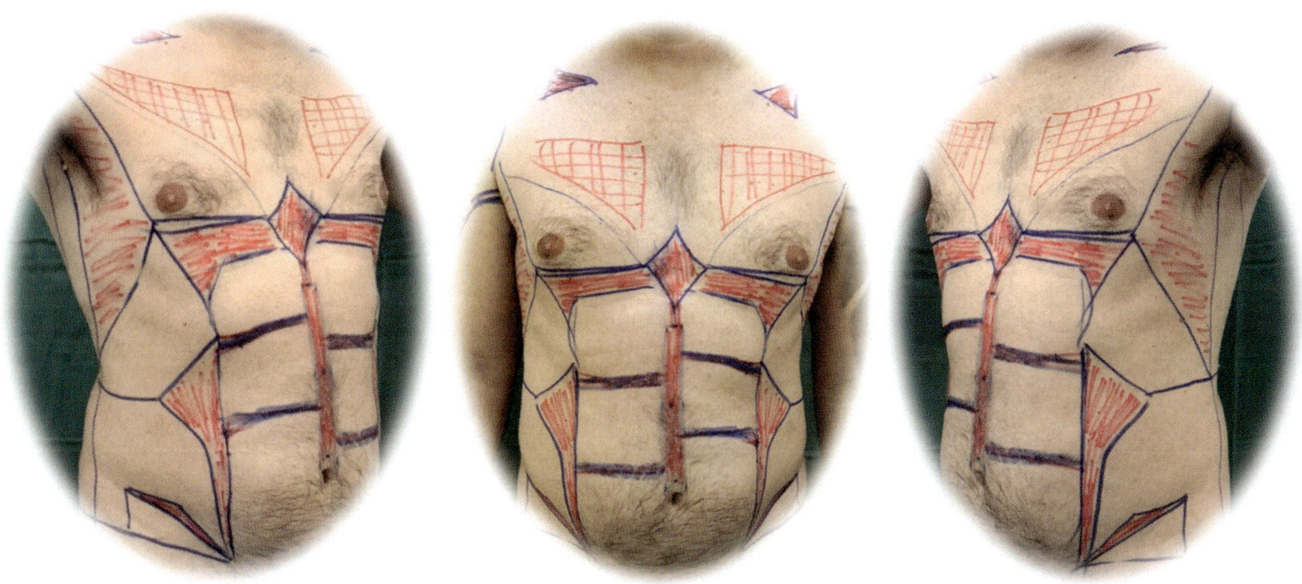

Fig. 12-5. Áreas de marcação superficial e profunda no abdome e tórax de paciente masculino *4-pack*, guiada por ultrassom.

TÉCNICA CIRÚRGICA

Lipoaspiração Padrão *Clockwise*

É utilizada a técnica de lipoaspiração superúmida, com infiltração de solução de soro fisiológico com adrenalina 1:1.000.

Após tempo médio de 15 minutos, realizamos o procedimento de lipoaspiração com cânula Mercedes reta de 4,0 mm, a vácuo, conectado a lipoaspirador com pressão contínua de 600 mmHg.

A lipoaspiração superficial é utilizada para marcação abdominal, seguida de lipoaspiração profunda, de acordo com a necessidade de cada paciente, através de uma sequência padronizada de lipoaspiração, denominada *clockwise liposuction*.

Nesta sequência, o abdome é dividido em 12 áreas, sendo 5 de lipoaspiração superficial, 5 de lipoaspiração profunda e 2 áreas complementares (Quadro 12-1 e Fig. 12-6).

O *pinch test* desejado para as áreas de lipoaspiração superficial é de 3-5 mm. Para as áreas de lipoaspiração profunda é de 10-15 mm. Devem-se considerar as áreas complementares como áreas de lipoaspiração superficial, sendo *pinch test* de 5-8 mm.

Lipoenxertia Muscular Guiada por Ultrassom

A lipoenxertia muscular é realizada como último passo da cirurgia, utilizando-se transdutor linear com corte transversal.

O preparo da gordura é feito por decantação em sistema coletor fechado, sem nenhuma manipulação do tecido adiposo.

Para injeção intramuscular é utilizada incisão na cicatriz umbilical. É preciso se ter o cuidado para que a paciente tenha um mínimo relaxamento muscular no momento da realização da punção. Utiliza-se a técnica do paralelelismo e cânula de 2,5 ou 3 mm com ponteira romba para a perfuração guiada da bainha anterior do reto abdominal, respeitando-se as intersecções tendíneas previamente demarcadas (Fig. 12-7). É realizada uma lipoinjeção em *bolus* intramuscular, mais próximo à bainha anterior do reto, nos *packs* inferiores e intermediários, recomendamos para cirurgiões com menor experiência na técnica que se evite a injeção nos *packs* superiores, pela proximidade ao gradil costal e maior dificuldade técnica de injeção (Figs. 12-8 a 12-10).

Quando os *packs* intermediários são injetados, o ponto de entrada é o mesmo do local do *pack* inferior. A cânula corre por dentro das fibras musculares, com menor resistência, e atravessa a intersecção média em local de maior fragilidade desta. O *pack* intermediário é então enxertado, retira-se a cânula até o local do *pack* inferior em que ocorre nova lipoenxertia em *bolus*, tudo realizado sob visualização do ultrassom.

A distribuição da gordura ocorre de forma uniforme através das fibras musculares, conforme visualizado no US, ocasionando expansão muscular no sentido anteroposterior. Ao término da lipoinjeção palpa-se claramente o aumento do *pack* enxertado.

Em nossa estatística obtemos um aumento médio de 5,1 mm (55,7 ± 37%) de espessura muscular média após o término da lipoenxertia.

Quadro 12-1. Sequência Padronizada de Lipoaspiração

Áreas de lipoaspiração superficial (sempre indicadas)	Áreas de lipoaspiração profunda (indicadas em alguns casos)	Áreas complementares (quando se deseja maior definição)
Triângulo Suboblíquo direito	Púbis	Região submamária ou subpeitoral
Linha semilunar, triângulo semilunar direito e triângulo subcostal direito	Flanco direito	Intersecções tendíneas
Linha mediana	Reto abdominal direito	
Linha semilunar, triângulo semilunar esquerdo e subcostal esquerdo	Reto abdominal esquerdo	
Triângulo suboblíquo esquerdo	Flanco esquerdo	

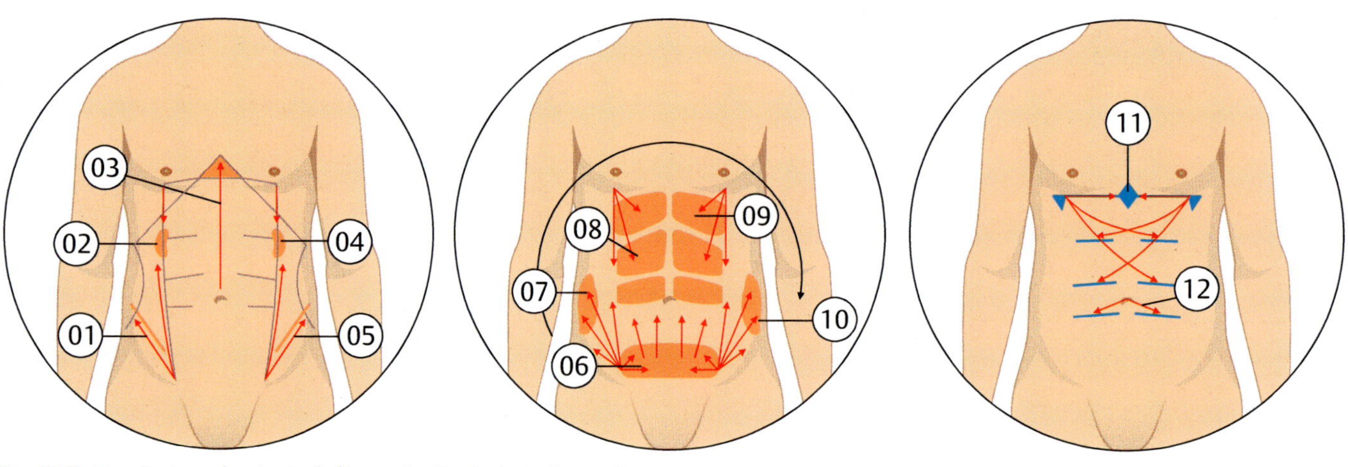

Fig. 12-6. Sequência padronizada de lipoaspiração *clockwise liposuction*.

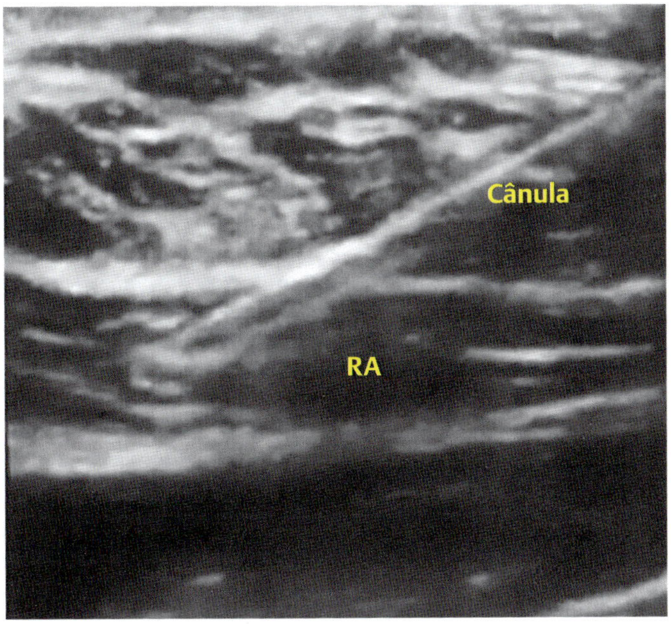

Fig. 12-7. Técnica do paralelismo. Com o transdutor na mão esquerda em corte longitudinal é possível visualizar toda a cânula até seu ponto de entrada no músculo reto abdominal (RA).

CUIDADOS PÓS-OPERATÓRIOS

Ao término da cirurgia é interessante que o cirurgião refaça as marcações das linhas de definição, pois estas servirão como base para a condução do pós-operatório.

O pós-operatório pode ser iniciado com o paciente ainda no centro cirúrgico, através a aplicação do *taping* linfático. Na impossibilidade de aplicar em centro cirúrgico, este pode ser aplicado dentro das primeiras 24 horas ou na presença de edema intenso, em qualquer dia de pós-operatório. Quanto antes aplicar o *taping*, melhor o controle do edema e das equimoses.

O corte do *tape* no formato em "i" pode ser aplicado sem tensão sobre a linha alba e sobre as linhas semilunares. Na sequência o *taping* linfático, conhecido como *fan* ou *polvo*, sem tensão na fita, deve ser aplicado sobre todas as regiões operadas e mantido por 4 a 7 dias.

A compressão localizada sobre as linhas de definição favorece uma melhor aderência, com menos irregularidades e menor formação de fibrose em cordão. Para tal utiliza-se um material siliconado no formato de um semicírculo, semelhante a uma canaleta. Um colete de espuma e uma cinta modeladora de baixa compressão favorecem a compressão uniforme dos tecidos.

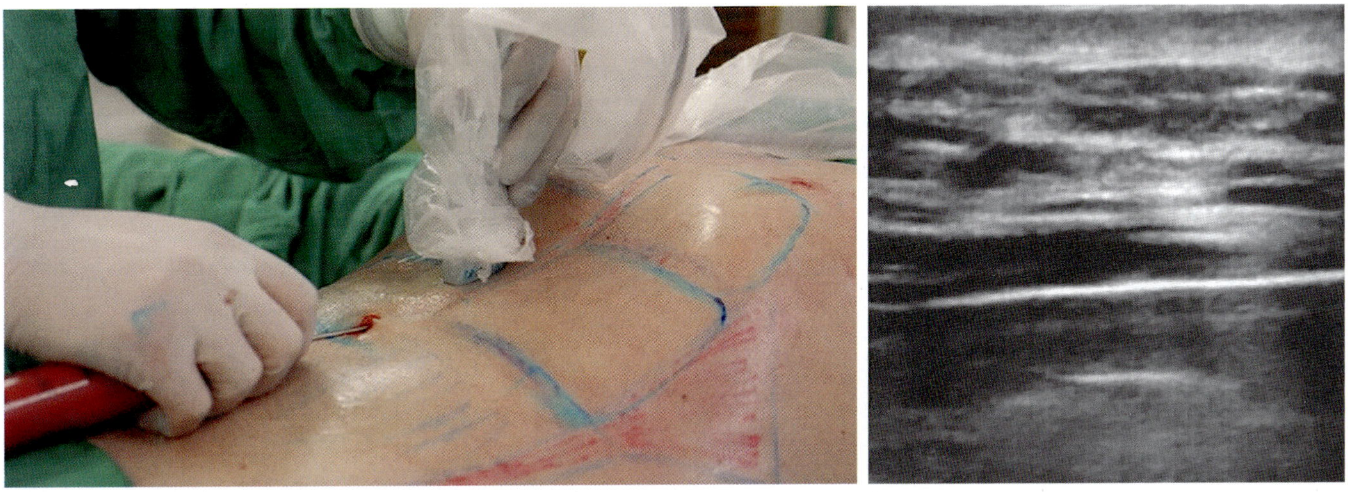

Fig. 12-8. (**a**) Cirurgião segurando o ultrassom com a mão esquerda e a cânula com a mão direita para realizar o enxerto de gordura do músculo reto abdominal guiado por ultrassom (UGRAFT). (**b**) A cânula é introduzida por uma incisão na região umbilical e cuidadosamente guiada por imagem do ultrassom até a penetração no músculo reto abdominal.

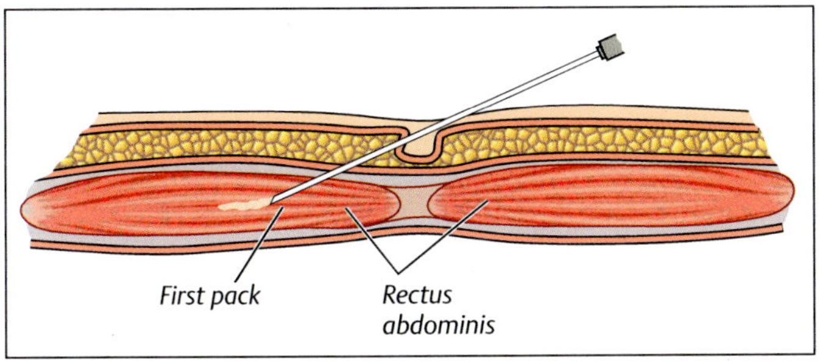

Fig. 12-9. Imagem esquemática demonstrando o enxerto de gordura no músculo reto abdominal (UGRAFT). A cânula é introduzida por uma incisão na região umbilical e cuidadosamente guiada por imagem do ultrassom até a penetração no músculo reto abdominal. Uma injeção intramuscular em *bolus* é realizada próximo à bainha anterior do músculo nos *packs* inferiores e intermediários.

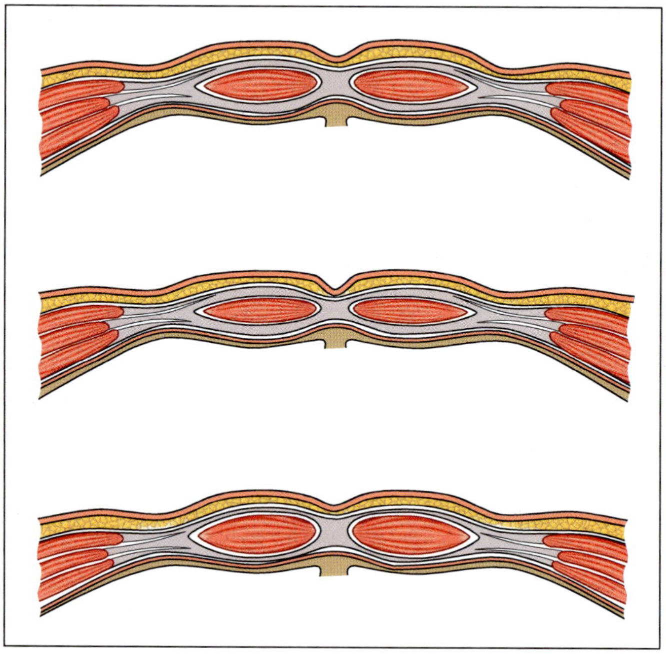

Fig. 12-10. Imagens esquemáticas demonstrando corte transversal da parede abdominal anterior. De cima para baixo: Lipo HD tradicional; Lipo por definição de gordura, em que a marcação se deve ao espessamento do tecido celular subcutâneo acima do músculo reto abdominal; UGRAFT, em que a marcação ocorre pelo espessamento muscular.

O uso das canaletas é indicado nos primeiros 3-4 dias de forma contínua, após orienta-se o uso por 12 horas/dia. O desmame das canaletas deve ser realizado quando o edema estiver controlado, em média no 30º dia de pós-operatório.

As fibroses podem estar ou não presentes no pós-operatório. O tratamento pode ser realizado com técnicas da terapia manual, que envolve movimentos de compressão e tração suave dos tecidos fibrosados. A associação do *taping* com tensão na fita e alongamentos ativos, ativos assistidos ou ainda passivos potencializa os resultados.

RESULTADOS

Resultados pré e pós-operatórios podem ser vistos nas Figuras 12-11 a 12-15.

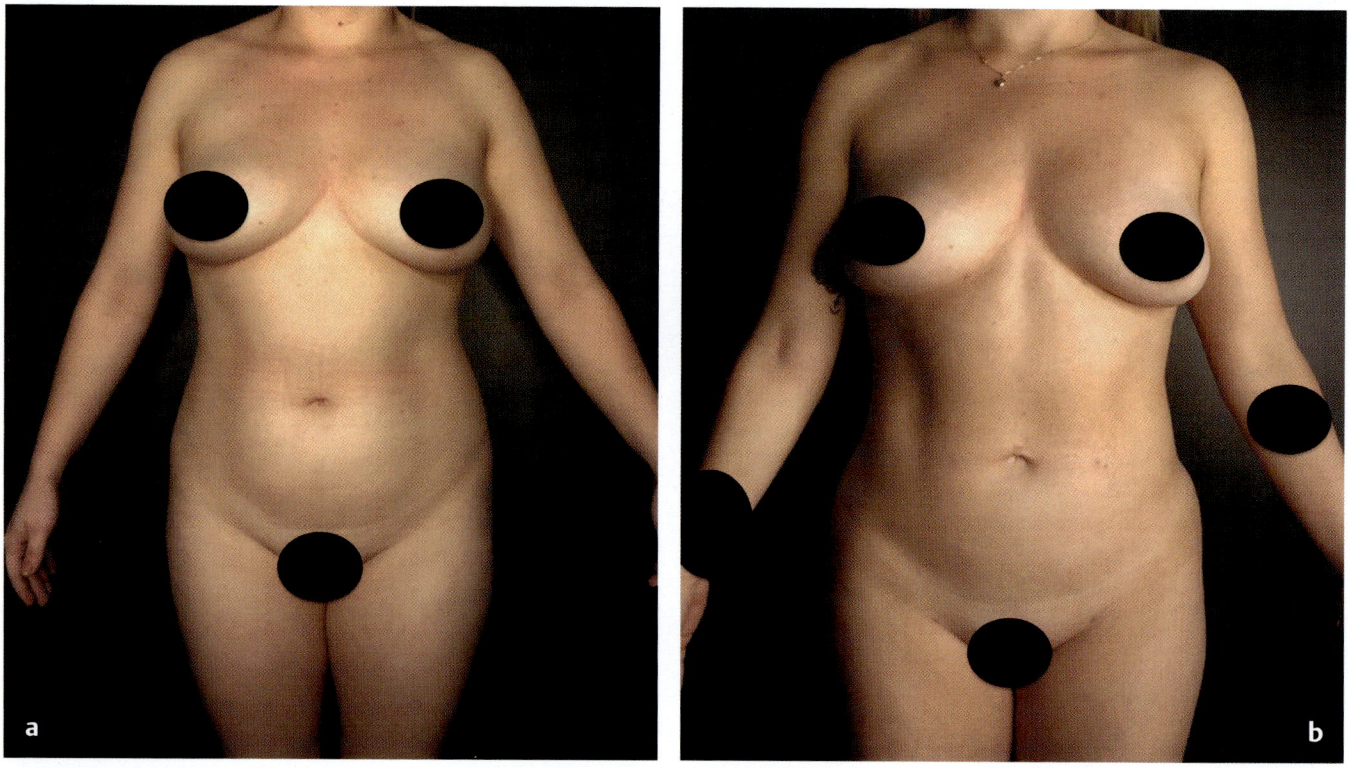

Fig. 12-11. Paciente do sexo feminino, 32 anos, classificada como *6-pack*. Submetida à lipoaspiração de alta definição e marcação de intersecções tendíneas com enxerto de gordura intramuscular guiado por ultrassom (UGRAFT) + Renuvion. Foram injetados 40 mL de gordura nos *packs* inferiores e intermediários. (a) Pré-operatório. (b) Pós-operatório.

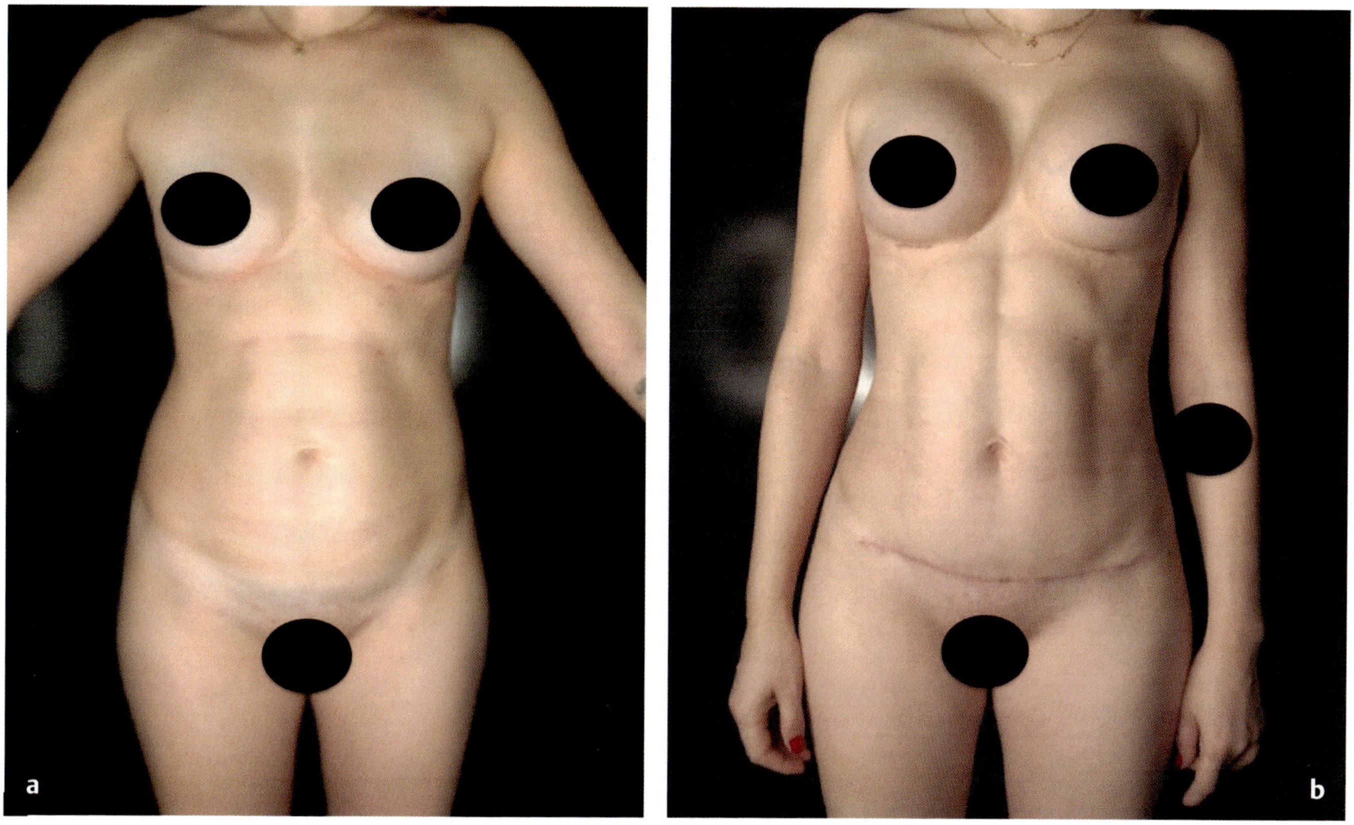

Fig. 12-12. Paciente do sexo feminino, 32 anos, classificada como *6-pack*, submetida à minilipoabdominoplastia com lipoaspiração de alta definição e enxerto de gordura intramuscular guiado por ultrassom (UGRAFT). Foram injetados 30 mL de gordura nos *packs* inferiores e intermediários. (**a**) Pré-operatório. (**b**) Pós-operatório.

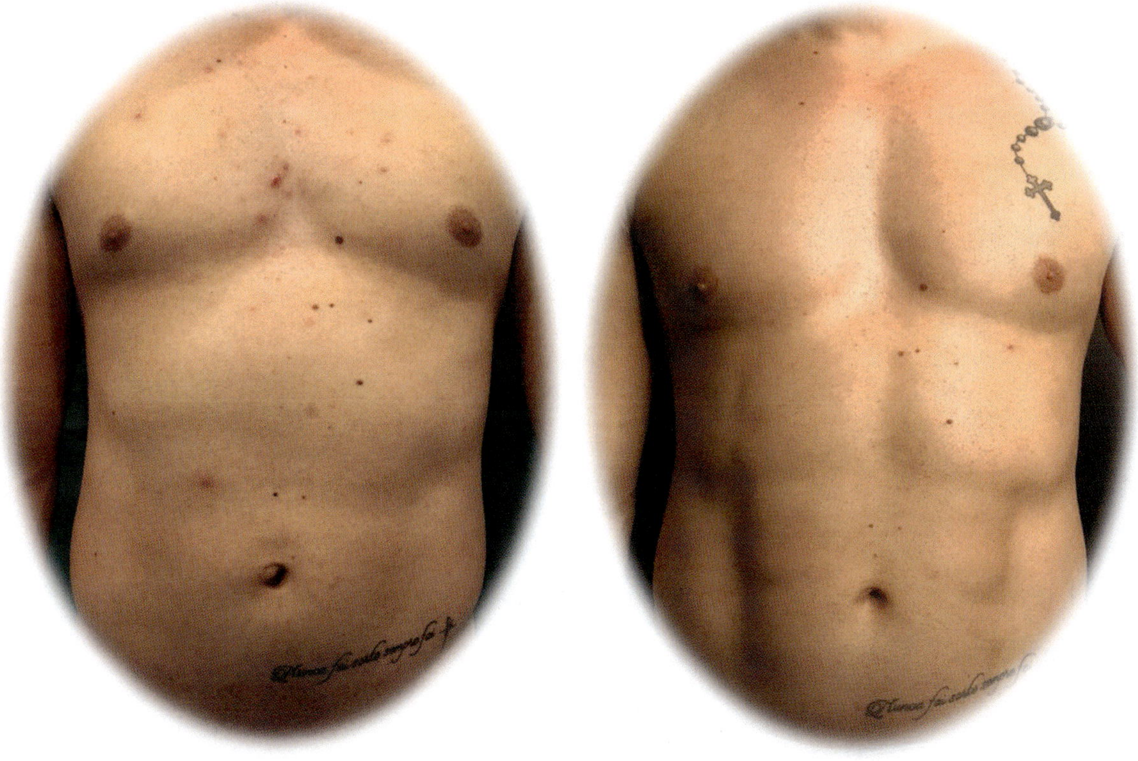

Fig. 12-13. Paciente sexo masculino, 28 anos, classificado como *6-pack*. Submetido à lipoaspiração de alta definição e enxerto de gordura intramuscular guiado por ultrassom (UGRAFT). Foram injetados 40 mL de gordura nos *packs* inferiores e intermediários.

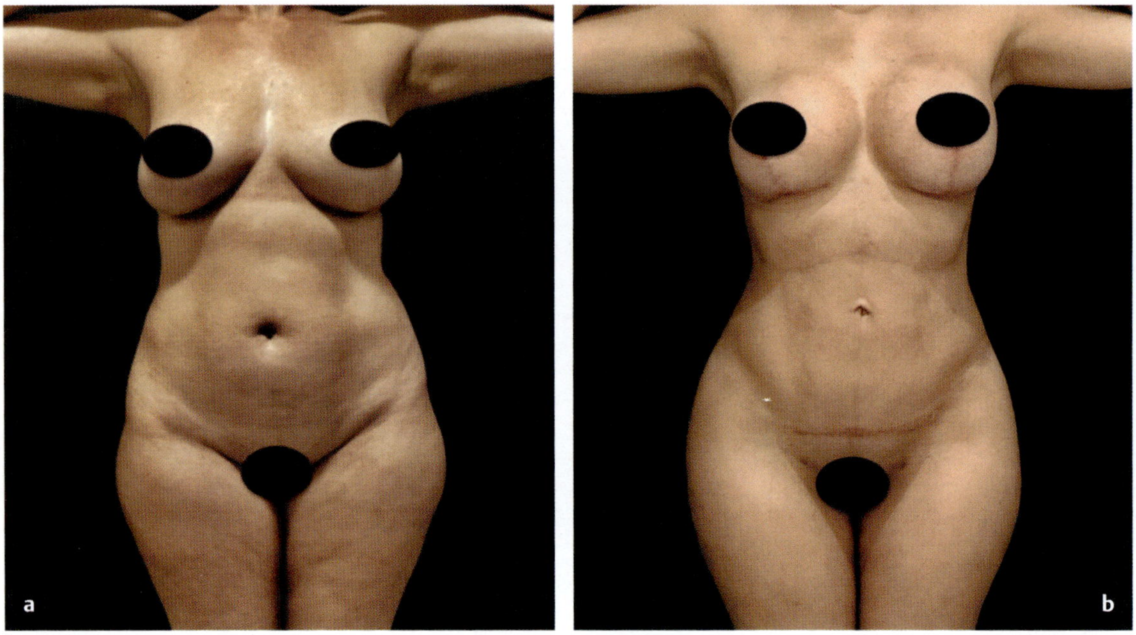

Fig. 12-14. Paciente do sexo feminino, 39 anos, classificada como *4-pack*, submetida à lipoaspiração de alta definição com miniabdominoplastia e enxerto de gordura intramuscular guiado por ultrassom (UGRAFT). Foram injetados 40 mL de gordura nos *packs* inferiores e intermediários e 30 mL nos *packs* infraumbilicais: (**a**) Pré-operatório. (**b**) Pós-operatório.

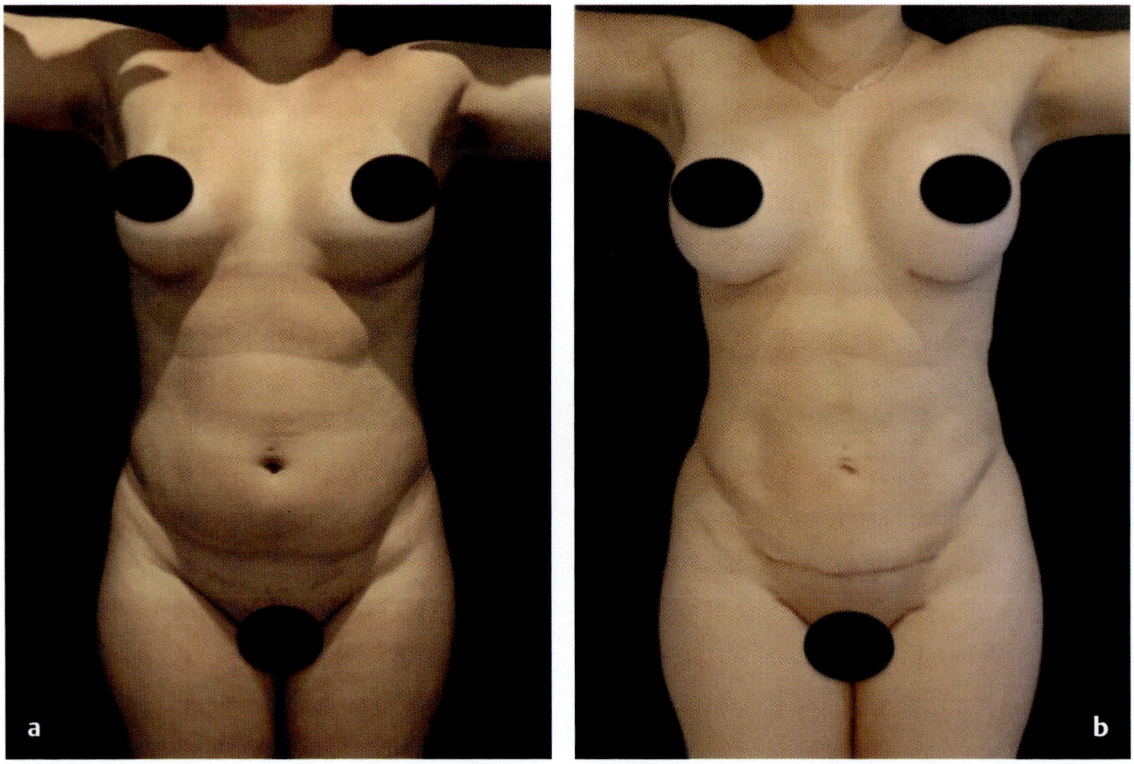

Fig. 12-15. Paciente do sexo feminino, 29 anos, classificada como *6-pack*, submetida à lipoaspiração de alta definição com miniabdominoplastia e enxerto de gordura intramuscular guiado por ultrassom (UGRAFT). Foram injetados 40 mL de gordura nos *packs* inferiores e intermediários e 20 mL nos packs infraumbilicais. (**a**) Pré-operatório. (**b**) Pós-operatório.

PROBLEMAS E COMPLICAÇÕES

As desvantagens potenciais desta técnica seriam a seleção adequada de pacientes com verdadeiro benefício, os riscos potenciais de infecção, necrose gordurosa, formação de cistos, embolia gordurosa e lesão intra-abdominal por punção inadvertida.

Outras desvantagens da técnica UGRAFT incluem a necessidade de um dispositivo de ultrassom na sala de cirurgia, assim como uma curva de aprendizagem do cirurgião, que deve estar familiarizado com procedimentos assistidos por ultrassom.

DISCUSSÃO E CONCLUSÕES

A lipoaspiração de alta definição tornou-se popular entre cirurgiões plásticos ao proporcionar aos pacientes um resultado mais atlético. Entretanto, esta técnica pode apresentar resultados desfavoráveis como, por exemplo, a aparência artificial do abdome pela marcação excessiva por exclusiva retirada de gordura e não por expansão muscular.

A técnica RAFT, em que o enxerto de gordura é realizado no músculo reto abdominal sob visualização direta durante a lipoabdominoplastia, pode ser utilizada para um resultado mais natural. Entretanto, ela é indicada apenas para pacientes com flacidez de pele suficiente para serem submetidos a uma abdominoplastia e com peso adequado para serem submetidos a uma lipoaspiração de alta definição.

A técnica UGRAFT amplia a indicação de pacientes que podem ser beneficiados com a lipoenxertia do músculo reto abdominal, incluindo aqueles sem flacidez cutânea (Fig. 12-14). Sua vantagem sobre a lipoaspiração em alta definição tradicional é um resultado mais natural, por causa da amplificação muscular, demonstrada mesmo durante a movimentação do paciente.

O músculo reto abdominal é um músculo tipo III, na classificação de Mathes-Nahai, recebendo irrigação através da artéria epigástrica inferior (pedículo dominante) e epigástrica superior, que correm posteriormente ao músculo, próximo à bainha posterior. A injeção de gordura foi realizada em *bolus* abaixo da bainha anterior do músculo reto, atentando para que não fosse posteriormente ao músculo. A cânula utilizada apresentava uma ponta romba, com menor risco de penetração no sistema vascular e na cavidade abdominal.

Vários trabalhos demonstraram a segurança do enxerto muscular, no músculo peitoral, deltoide, bíceps, tríceps e grande dorsal. Nestes estudos não foram relatados casos de embolia gordurosa.

A técnica UGRAFT pode ser utilizada para se obter expansão muscular e um resultado mais natural em pacientes que buscam um corpo atlético. Ela é uma ferramenta importante para se atingir um maior grau de definição abdominal em pacientes selecionados, evitando assim a aparência artificial que a lipoaspiração em alta definição pode promover em pacientes que ganham peso ou têm flacidez de pele.

BIBLIOGRAFIA

Cansanção AL, Condé-Green A, Vidigal RA, et al. Real-time ultrasound-assisted gluteal fat grafting. Plast Reconstr Surg. 2018;142:372-6.

Danilla S. Rectus Abdominis Fat Transfer (RAFT) in Lipoabdominoplasty: A New Technique to Achieve Fitness Body Contour in Patients that Require Tummy Tuck. Aesthetic. 2017.

Hoyos A, Perez M. Dynamic-definition male pectoral reshaping and enhancement in slim, athletic, obese, and gynecomastic patients through selective fat removal and grafting. Aesthetic Plast Surg. 2012;36(5):1066-77.

Hoyos AE, Millard JA. VASER-assisted high-definition liposculpture. Aesthet Surg J. 2007;27(6):594-604.

Lange A. Fisioterapia Dermatofuncional aplicada a cirurgia plástica. 2. ed. Curitiba, PR: Vitória Gráfica & Editora. 2018.

Mentz HA, Gilliland MD, Patronella CK. Abdominal etching: differential liposuction to detail abdominal musculature. Aesthetic Plast Surg. 1993;17(4):287-90.

Steinbrech DS, Sinno S. Utilizing the Power of Fat Grafting to Obtain a Naturally-Appearing Muscular 6-Pack Abdomen. Aesthet Surg J. 2016;36(9):1085-8.

Streit L, Drazan L, Schneiderová M, et al. Intraoperative Fat Grafting into the Pectoralis and Latissimus Dorsi Muscles- Novel Modification of Autologous Breast Reconstruction with Estended Latissimus Dorsi Flap. Acta Chir Plast (Fall). 2017;59(2):72-81.

Viaro MS. Abdominal etching. Rev Bras Cir Plást. 2019;34(3):336-43.

Viaro MS, Danilla S, Cansanção A. Ultra HD Liposuction: Enhancing Abdominal Etching Using Ulrasound-Guided Rectus Abdominis Fat Transfer (UGRAFT). PRS Global Open. 2020;8:e2818.

ABDOMINOPLASTIA CLÁSSICA

Fabio Xerfan Nahas ▪ Mauro Fernando Deos

INTRODUÇÃO

O termo abdominoplastia representa uma plêiade de procedimentos que engloba os diversos tipos de plásticas da região do abdome. Entretanto, no início dos anos 1960, este termo referia-se a uma cirurgia bem definida, descrita por Callia. Ao longo do tempo, muitas alternativas técnicas foram propostas para contemplar deformidades específicas, que anteriormente ou não eram tratadas ou eram corrigidas sempre da mesma forma. Com o tempo, a abdominoplastia passou a ser denominada abdominoplastia clássica, e o termo abdominoplastia passou a englobar todas as técnicas que envolvem cirurgias plásticas para a correção de deformidades diversas do abdome.

Algumas técnicas, como a abdominoplastia em âncora, a circunferencial, a miniabdominoplastia e suas variações, a lipoabdominoplastia, a associação de abdominoplastia e lipoaspiração, a abdominoplastia reversa, a abdominoplastia por robótica e por videolaparoscopia entre outras, são exemplos do que se pode oferecer aos pacientes que buscam a correção destas deformidades.

Desta forma, este capítulo procura descrever o que seria a abdominoplastia clássica, que teria como eixo principal a remoção da pele localizada entre o umbigo e a região pubiana, associada à correção da diástase de retos pela plicatura da lâmina anterior da bainha dos retos.

Algumas modificações foram incorporadas neste procedimento ao longo do tempo, sendo que algumas preferências foram adicionadas pelos autores que redigiram este capítulo. As preferências serão descritas com **N** em negrito (para Fábio Nahas) ou **D** em negrito (para Mauro Deos), de acordo com a técnica adotada para cada autor.

INCISÃO

Como já dito anteriormente, nas décadas de 1960 e 1970, houve uma profusão das propostas de marcações para incisão transversa suprapúbica nas abdominoplastias que foram se adaptando às modificações dos trajes de banho. Pitanguy, em 1967, publicou uma grande revisão das suas abdominoplastias confirmando ser favorável às incisões mais baixas, mas com uma leve curvatura inferior nas laterais, adaptando-se aos trajes de banho da época. Atualmente, a maioria das incisões utilizadas posicionam os prolongamentos laterais de forma paralela às arcadas crurais, com maior ou menor inclinação, dependendo da preferência do paciente. Este tipo de incisão lateral mais superior acompanha os trajes de banho atuais, com a vantagem de acompanhar também a unidade anatômica da região. Isso permite que a cicatriz final fique localizada na margem inferior da unidade anatômica do abdome, tornando-a mais discreta. Na posição superior ao púbis, a incisão poderá ser reta ou arqueada superiormente, como propunha Callia. Normalmente esse arqueamento superior serve para facilitar a descida do retalho com segurança até a incisão suprapúbica sem tensão excessiva e, confirmado depois que ainda há algum excedente cutâneo, poderá ser retificado ao final da cirurgia, deixando a incisão mais próxima ao púbis. Importante que a incisão na zona acima do púbis esteja posicionada a uma distância entre 6 a 8 cm da comissura vaginal, para que se mantenha distante da cicatriz umbilical. Nos pacientes que apresentam uma prega abdominal mais alta, pode-se colocar a incisão um pouco mais acima, pois a cicatriz final irá respeitar o limite da unidade anatômica.

PLANO DE DESCOLAMENTO

Na abdominoplastia clássica o descolamento é realizado em plano supra-aponeurótico. Embora esse seja o plano de descolamento preferido pela maioria dos cirurgiões plásticos, alguns autores passaram a advogar que o descolamento seja realizado superficialmente à fáscia de Scarpa que será mantida no abdome, com a finalidade de se reduzir a incidência de seroma. Entretanto, ainda não existem estudos que comprovem efetivamente essa suposta vantagem, principalmente quando se compara ao descolamento em plano justa-aponeurótico associado aos pontos de adesão.

(revisão sistemática realizada por Seretis et al., em 2017, revelou que não existe ensaios clínicos que comprovem a superioridade de se manter a fáscia de Scarpa quando se comparou à utilização dos pontos de adesão em relação à prevenção de seroma).

AMPLITUDE DO DESCOLAMENTO

Vermon, em 1957, foi o primeiro a descrever a ressecção transversal infraumbilical associada ao descolamento supraumbilical do retalho e à transposição umbilical. Este foi o divisor para o que se considera a abdominoplastia moderna. Pitanguy, na década de 1960, propôs a extensão dos descolamentos até o nível superior às margens costais. Neste momento houve uma tendência de ampliação dos descolamentos, permitindo a ressecção completa do excedente de pele do retalho desde a cicatriz umbilical até o púbis, incluindo o orifício de liberação da cicatriz umbilical. Além disso, descolamentos mais amplos permitiram ressecções em casos de flacidez não tão acentuada, aumentando as indicações da abdominoplastia clássica. Da mesma forma, os descolamentos mais ampliados possibilitaram a diminuição da tensão na porção mais distal do retalho.

Com o surgimento da lipoaspiração e da lipoabdominoplastia, no início dos anos 2000, houve uma tendência de se reduzir a área de descolamento do retalho na porção supraumbilical até o apêndice xifoide. A ideia é que descolamentos em túneis mais estreitos, que não ultrapassam os limites laterais dos retos abdominais, aumentam a segurança do retalho ao preservar grande parte das perfurantes. Apesar de esta tendência estar consolidada atualmente, há casos que somente um descolamento mais amplo permitirá a completa transposição inferior do retalho, evitando-se o posicionamento mais alto da cicatriz suprapúbica ou a realização de uma cicatriz vertical entre o púbis e o umbigo. Entretanto, a maioria destes casos com pouco excesso de pele pode ser tratada com técnicas mais conservadoras, sem que haja a necessidade de se ressecar toda a pele situada entre o umbigo e o púbis. O descolamento que o autor (**N**) realiza é bastante conservador, especialmente na região supraumbilical. Nesta região, os vasos perfurantes dos retos são bastante preservados. O descolamento inicial é realizado 1 a 2 cm lateralmente à margem medial dos retos. Este descolamento preserva a maioria das perfurantes. Não raramente há a necessidade de se ampliar. Antes da realização do descolamento, utiliza-se uma cânula de lipoaspiração para liberar os tecidos supraumbilicais. Se mesmo assim ainda houver necessidade de aumentar o descolamento, o mesmo é realizado cuidadosamente, procurando preservar o máximo de perfurantes do reto. As perfurantes dos músculos oblíquos externos são quase sempre poupadas. O autor (**D**) também procura na maioria das vezes realizar descolamentos conservadores preservando a integridade das perfurantes, porém, com o objetivo de não estabelecer tensão nas suturas e evitar cicatrizes altas em relação ao púbis, prefere ampliar os descolamentos mesmo que esses ultrapassem os limites laterais dos retos abdominais. Importante é que, nessas situações de descolamentos mais ampliados, a lipoaspiração supraumbilical seja mais conservadora.

POSIÇÃO DO PACIENTE NA MESA CIRÚRGICA

A necessidade do avanço do retalho abdominal para posições mais inferiores, próxima ao púbis, fez com que alguns cirurgiões passassem a flexionar a mesa operatória. Desta forma, o dorso e os joelhos podem ser elevados, em maior ou menor grau, dependendo da preferência de cada cirurgião, flexionando o abdome. Com isso, pode-se avançar o retalho abdominal com mais facilidade em pacientes com pouco excesso de pele. Foram Gillies e Millard, em seu livro de 1957, Principles and Art of Plastic Surgery, que descrevem as vantagens da posição Jack-Knife (canivete) com a recomendação da flexão de joelho no pós-operatório. Na opinião do autor (**N**), a flexão da mesa deve ser somente realizada em casos especiais. O planejamento de técnicas mais conservadoras em relação a casos com menor excesso de pele diminuiu a indicação dessas manobras. A flexão da mesa, entretanto, deve fazer parte da abdominoplastia em todos os casos após o avanço do retalho. Esta manobra ajuda a atenuar o período de isquemia do retalho até que o paciente seja colocado no leito. O autor (**D**) costuma flexionar a mesa em 30° após o descolamento completo do retalho e antes de iniciar as suturas tensionais. Entende-se que esse grau de flexão permite um melhor avanço do retalho com a ressecção mais adequada dos excessos de pele e gordura com menor risco de sofrimento vascular. Esta tática do uso de suturas tensionais permite a redistribuição de forças em todo o retalho, diminuindo a tensão na sutura da região suprapúbica.

UMBILICOPLASTIA

Foi, a partir de 1924, que a preservação ou reconstrução umbilical passou a ser considerada, quando Thorek descreveu a importância de reimplantar ou preservar o umbigo nas dermolipectomias. Ela propunha a remoção do umbigo e reimplante como enxerto ou a alternativa de deixá-lo preso por seu pedículo no abdome trazendo-o através da pele ao final do procedimento.

A posição e a forma do umbigo são extremamente importantes no aspecto da beleza do abdome. Determinar sua localização ideal e obter uma forma natural ainda permanece um desafio para os cirurgiões plásticos.

Existem várias maneiras de determinar a melhor posição do umbigo, incluindo métodos complexos que utilizam múltiplas referências anatômicas na tentativa de ser mais preciso na localização umbilical e que estão detalhados no Capítulo 19. Entretanto, o método mais simples é usar a projeção do nível das espinhas ilíacas anterossuperiores na linha média (a linha xifopúbica). Outra maneira prática é encontrar o ponto de projeção na linha média do abdome, no nível das vértebras lombares L3-L4.

Como citado anteriormente o umbigo é caracterizado como uma pequena depressão anatômica na parede anterior do abdome e foram Freeman e Weimer, em 1978, os primeiros a proporem uma lipectomia periumbilical para gerar mais profundidade.

Aqui serão colocadas as diretrizes básicas para a realização da umbilicoplastia, demonstrando as preferências das técnicas dos autores.

Técnicas de Umbilicoplastia (D)

Na técnica utilizada por Deos, preserva-se certo volume de gordura no retalho abdominal ao redor do local onde o coto umbilical será exteriorizado. Mesmo nos retalhos mais finos deverá ser preservada a gordura neste local. A seguir, remove-se, em forma navicular longitudinal, a parte central da gordura preservada no retalho. Essas manobras permitem o aprofundamento do umbigo e a ocultação das cicatrizes. As incisões no umbigo são marcadas criando uma forma distinta que foi denominado técnica de "Mickey Mouse", por apresentar certa semelhança com a imagem do personagem do desenho animado. Posteriormente, do desenho original do "Mickey Mouse", houve uma evolução para formas um pouco mais arredondadas (ver capítulo 19: Umilicoplastia).

O coto umbilical é então fixado à aponeurose, deixando-o o mais curto possível. Entretanto isso vai variar, conforme os seguintes casos:

A) Em pedículos muito longos não é recomendável grande encurtamento, pois nesses casos haverá dobra do pedículo sobre si mesmo causando isquemia no coto umbilical;
B) Em retalhos abdominais mais espessos a altura do pedículo umbilical deve corresponder à espessura do retalho abdominal no local de exteriorização do umbigo.

A seguir, incisa-se o retalho abdominal no local de exteriorização do umbigo em forma de "Y", conforme proposto por Avelar. O orifício para exteriorização do umbigo no retalho sempre deverá ser um pouco menor do que o retalho de pele do coto umbilical.

O orifício para exteriorização do umbigo no retalho abdominal é fixado à aponeurose com fio de poliglactina 3-0 em 4 pontos cardinais. A fixação do retalho será realizada exclusivamente na aponeurose sem que a sutura passe pelo coto umbilical. Dessa forma a fixação do coto e a ancoragem do retalho na aponeurose se fazem de maneira independente, de forma que uma eventual tensão sobre o retalho não é transmitida para o coto umbilical. Quando essa manobra é realizada, observa-se uma menor variação nas dimensões umbilicais, com menos alargamento ou contração da cicatriz no pós-operatório (ver detalhes da técnica no Capítulo 19. Umbilicoplastia).

Técnica de Umbilicoplastia (N)

A projeção da cicatriz umbilical original da paciente é feita no retalho abdominal por meio de uma pinça longa, e o local é marcado com azul de metileno. Realiza-se uma incisão em "Y" no retalho, conforme descrito por Avelar. É realizada lipectomia em forma cilíndrica, que tenderá a tomar uma forma cônica pela tração do retalho. A forma da cicatriz umbilical é a de um escudo com "V" central na porção superior e deverá ser fixada à aponeurose. O pedículo umbilical poderá ser encurtado ou avançado em direção à superfície, no caso da correção de grandes diástases. Nestes casos, é comum que haja uma tração do coto umbilical para a profundidade, e poderá ocorrer uma tensão aumentada na sutura de pele entre a pele do umbigo e a do retalho. Portanto, nestes casos, o avanço do retalho com pontos na aponeurose que tendam a alongar o pedículo é relevante na prevenção de complicações. Após a transposição do umbigo são realizados pontos na pele, mantendo-se a entrada e saída do fio na pele umbilical (ver figuras no Capítulo 19). Com menor frequência são realizados pontos entre o retalho abdominal e a aponeurose. Entretanto, casos em que ocorre a formação de tenda na área do umbigo, mesmo com suturas de adesão, podem ser necessários estes tipos de pontos para diminuir a tensão da sutura de pele.

PONTOS DE ADESÃO E SUTURAS TENSIONAIS

Os pontos de adesão são realizados com a finalidade de diminuir a mobilidade do retalho, de reduzir o espaço morto e a consequente formação de seroma. Além disso, permite maior precocidade na deambulação por manter fixo o retalho, evitando a fricção que pode promover seroma. A deambulação precoce, por sua vez, minimiza o risco de fenômenos tromboembólicos. Essa tática, segundo estudo de Martins et al., em 2021, reduz em quase 30% a tração necessária para o avanço do retalho em direção ao púbis, o que potencialmente diminui o risco de necrose de pele. Com todas estas vantagens, estes pontos passaram a fazer parte integrante da abdominoplastia, sendo realizados por muitos cirurgiões. As formas de realizá-los difere entre os cirurgiões. Alguns fazem conforme descrito por Baroudi (N) em número de 30 pontos, outros utilizam de 10 a 12. O autor (D) desenvolveu uma rotina de realizar suturas contínuas com tração inferior que, além de ser mais rápida, apresenta algumas vantagens adicionais: a sutura contínua na linha média supraumbilical define melhor o sulco central do abdome e determina com exatidão o limite superior da incisão no retalho para a exteriorização do coto umbilical. Também, pelo fato de estas suturas serem contínuas e paralelas, limita-se a expansão de eventuais hematomas.

Entretanto, os dois autores aplicam o mesmo sentido de tração, ou seja, da lateral para medial, para que dessa forma a tração medial reduza a extensão da cicatriz final. Portanto, as suturas são realizadas, prevendo estes vetores. Na abdominoplastia clássica existem autores que realizam estas suturas antes de fazer a incisão de transfixação do umbigo no retalho e autores que a fazem após esta incisão. Isso determinará o quanto cirurgião deseja tracionar o retalho para a região pubiana. Certamente não é infinito o quanto se pode avançar o retalho, utilizando-se desta manobra. Na maioria dos casos o autor (**N**) incisa antes, mas em casos em que há dificuldade para avançar o retalho esta é sempre uma possibilidade. O ganho linear não é grande e, se for exercida uma tração exagerada, poderá haver distorção da posição do púbis e até retração pós-operatória com migração superior da cicatriz umbilical. Se já foi realizada a incisão da nova posição do umbigo no retalho, o cirurgião deverá ter em mente que os pontos não devam ser colocados de forma a tracionar exageradamente o retalho para que não ocorra sobra de pele na região supraumbilical.

USO DE DRENOS

A diminuição da incidência de seroma com o uso de pontos de adesão fez com que a indicação do uso de drenos fosse reavaliada nas abdominoplastias.

O autor (**N**) tem usado dois drenos de Penrose exteriorizados pela incisão, sendo um de cada lado. Estes drenos são removidos no primeiro dia de pós-operatório, durante a troca de curativo. Excepcionalmente o dreno é mantido por mais de 24 horas. O uso de dreno a vácuo é restrito a casos de abdominoplastia secundária.

Por utilizar as suturas de adesão, o autor (**D**) prefere não utilizar drenos nas abdominoplastias clássicas. Inclui drenos de sucção somente quando realiza abdominoplastia estendida ou circunferencial. Nesses casos, posiciona um dreno em cada lateral do abdome com os orifícios de sucção estendendo-se até o limite final da incisão, na porção posterior do tronco. Estes drenos são exteriorizados pelo púbis por contraincisão. São retirados quando a drenagem estiver pouco sanguinolenta e com menos de 40 cc em medições de 24 horas.

Cabe destacar que não existem vantagens comprovadas na associação de pontos de adesão com drenos de sucção em relação à diminuição da incidência de formação de seroma.

PLICATURAS

Outra modificação importante incorporada à abdominoplastia foi a plicatura da aponeurose dos retos abdominais. Ambos os autores (N e D) têm como preferência a sutura em dois planos, sendo o primeiro com a sutura triangular, (descrito no no Capítulo de Plicaturas Abdominais) quando serão realizados 3 a 4 pontos na região supraumbilical e o mesmo número na região infraumbilical. Gama L J M demonstrou, em estudo prospectivo, que a sutura em plano único é mais rápida e tão eficaz quanto a sutura em dois planos. Por esta razão, apenas esta sutura seria suficiente para corrigir a diástase. Entretanto, existe sempre alguma distensão multidimensional no plano musculoaponeurótico após a gestação. A sutura triangular corrige a distensão vertical, além de corrigir a diástase. O segundo plano é realizado por meio de sutura contínua, ancorada a cada duas passadas. O fio utilizado pode ser de nylon 2-0 ou polidiaxona. O primeiro é inabsorvível, e o segundo tem força tênsil de 100 dias, sendo reabsorvido em 180 dias. Ambas são boas suturas. Se a paciente for magra com um retalho muito fino, o ideal é usar a sutura absorvível. É importante frisar que a sutura é realizada no intuito de se corrigir apenas a diástase. No caso de ainda existir flacidez, devem-se utilizar outros tipos de plicaturas aponeuróticas, descritas no capítulo específico (classificações).

CUIDADOS INTRAOPERATÓRIOS

Os pacientes submetidos à abdominoplastia recebem antibioticoterapia profilática, sendo a primeira dose na indução e uma segunda dose, caso a cirurgia ultrapasse 4 horas. Em geral a cefazolina é o antibiótico utilizado.

Meias e massageadores intermitentes de panturrilha são utilizados rotineiramente nesta cirurgia. Os massageadores são retirados quando a paciente tem alta, após 24 horas da internação. Cinta compressiva é utilizada e procura-se solicitar que a paciente esteja bem confortável e que a cinta esteja frouxa, pelo risco de estase em vasos dos membros inferiores.

BIBLIOGRAFIA

Baroudi R, Keppke EM, Tozzi-Netto F. Abdominoplasty. Plast Reconstruct Surg. 1974;54:161.

Callia WEP. Dermolipectomia abdominal. São Paulo (Brazil): Carlo Erb. 1963.

Deos M. Emprego das suturas tensionais contínuas nas abdominoplastias e lipoabdominoplastias – Anais da Jornada Sulbrasileira de Cirurgia Plástica, Gramado – RS. 2002.

Deos M. Lipoabdominoplastias – Fundamentos e Classificação In: Saldanha O. Lipoabdominoplastia. Di-Livros Editora. 2004. p. 57-65.

Freeman BS, Weimer DR. Abdominoplasty with special attention on to reconstruction of umbilicus: thecnique and complications. Aesth Plast Surg. 1978;2:65.

Gama LJM, Barbosa MVJ, Czapkowski A, et al. Single-Layer Plication for Repair of Diastasis Recti: The Most Rapid and Efficient Technique. Aesthet Surg J. 2017;37(6):698-705.

Gillies H, Millard Jr. DR. The principles and art of plastic surgery. Vol 2. Boston, MA: Little Brown. 1957.

Illouz YG. Une nouvelle technique pour les lipodisrophies localis. Es Rev Chir Esth France. 1980;6.

Martins MRC, de Moraes BZF, Fabri DC, et al. The Effect of Quilting Sutures on the Tension Required to Advance the Abdominal Flap in Abdominoplasty. Aesthet Surg J. 2021.

Nahas FX. How to deal with the umbilical stalk during abdominoplasty. Plast Reconstr Surg. 2000;106(5):1220-1.

Nahas FX, Ferreira LM. Concepts on correction of the musculoaponeurotic layer in abdominoplasty. Clinics in Plastic Surgery. 2010;37:527-38.

Nahas FX, Augusto SM, Ghelfond C. Nylon versus polydioxanone in the correction of rectus diastasis. Plast Reconstr Surg. 2001 Mar;107(3):700-6.

Nahas FX, Faustino LD, Ferreira LM. Abdominal Wall Plication and Correction of Deformities of the Myoaponeurotic Layer: Focusing on Materials and Techniques Used for Synthesis. Aesthet Surg J. 2019;39(2):S78-S84.

de Castro EJP, Radwanski HN, Pitanguy I, Nahas F. Long-term ultrasonographic evaluation of midline aponeurotic plication during abdominoplasty. Plast Reconstr Surg. 2013 Aug;132(2):333-338.

Pitanguy I. Abdominal lipectomy: An approach to it through an analysis of 300 consecutive cases. Plast Reconstruct Surg. 1967;40:384.

Saldanha OR, Souza Pinto EB, Matos WN Jr., et al. Lipoabdominoplasty without undermining. Aesthet Surg J. 2001;21:518-26.

Seretis K, Goulis D, Demiri EC, Lyokoudis EG. Prevention of seroma formation following abdominoplasty: a systematic review and meta-analysis. Aesth Surg J. 2017;37(3):316-23.

Thorek M. Plastic surgery of the breast and abdominal wall. Springfield, Ill: Charles C Thomas. 1924.

Vernon S. Umbilical transplantation upward and abdominal contouring in lipectomy. Am J Surg. 1957;94:490.

CAPÍTULO 14

LIPOABDOMINOPLASTIA COM DEFINIÇÃO ANATÔMICA – CONCEITOS ATUAIS DA TÉCNICA

Osvaldo Saldanha ▪ Osvaldo Saldanha Filho ▪ Cristianna Bonetto Saldanha
Ricardo Ventura ▪ Benjamin Gomes ▪ Camilo Andres Cañas Martinez

INTRODUÇÃO

O tratamento da maioria das deformidades anatômicas do contorno abdominal, estéticas e funcionais, atualmente, dispõe de muitas alternativas técnicas. A lipoabdominoplastia é a nossa preferência e nos últimos anos incorporou os modernos princípios do destaque da definição da musculatura abdominal, melhorando substancialmente os resultados, tornando-os mais naturais e menos estigmatizadas.

Todo esse movimento técnico se iniciou com Illouz em 1992, quando 12 anos após desenvolver a lipoaspiração, publicou a *Abdominoplasty mesh undermining*, sendo seguido pelas nossas publicações da *Lipoabdominoplasty without undermining*, em 2001, e logo em seguida em 2003, *Lipoabdominoplastia.*

Mentz, em 1993, foi o primeiro a publicar artigo sobre a importância do destaque da musculatura no abdome e no tórax – *Abdominal etching: differential liposuction to detail abdominal musculature* –, chamando a atenção da comunidade científica da especialidade para a necessidade de se detalhar a musculatura abdominal aos moldes dos grandes artistas do renascimento. Hoyos, em 2007, introduziu o Vaser® a essa modalidade de lipoaspiração e teve grande mérito na divulgação dessa nova ideia e convencimento dos cirurgiões plásticos e pacientes.

Nos últimos 5 anos iniciamos a busca pela padronização desses conceitos para sua aplicabilidade na lipoabdominoplastia. Em 2020, após demonstrar a efetividade da definição do contorno abdominal, publicamos dois artigos com a nova padronização.

Conforme tem sido demonstrado na literatura, o descolamento seletivo (túnel entre as bordas internas dos retos abdominais supraumbilicais) continua sendo mantido nessa nova modalidade. Agora ainda mais mandatório devido à maior intensidade da lipoaspiração de definição anatômica, diminuindo a morbidade do retalho abdominal por meio da manutenção dos vasos perfurantes abdominais, conforme demonstrado por Graf e Munhoz em 2004.

Na lipoaspiração tradicional existe a possibilidade de uma aparência pouco natural e plana do abdome, sem os contornos anatômicos da musculatura do abdome. Embora o procedimento seja reproduzível e esteticamente satisfatório para os pacientes e muitos cirurgiões, com a incorporação de novos parâmetros de refinamento da lipoaspiração, temos modificado alguns conceitos na lipoabdominoplastia para atingir o objetivo de uma silhueta mais natural. O objetivo principal da técnica é realçar os músculos retos e oblíquos do abdome. As intersecções tendinosas dos músculos retoabdominais não devem ser produzidos pela limitação provocada pelo deslizamento do retalho abdominal ao encontro do púbis. Assim, somente o contorno superior do primeiro metâmero pode ser definido nas suas porções superior, medial e lateral.

Para a completa padronização da lipoabdominoplastia de definição, utilizamos os princípios atuais da marcação da lipodefinição, desenvolvido por Ricardo Ventura.

As indicações continuam sendo as mesmas da lipoabdominoplastia tradicional, apenas atentando para o desejo da paciente em ter pequena, média ou alta definição. O mesmo acontece com as contraindicações em pacientes com grandes hérnias ou eventrações da parede abdominal.

PRINCÍPIOS FISIOLÓGICOS E ANATÔMICOS DA LIPOABDOMINOPLASTIA DE DEFINIÇÃO

A anatomia cirúrgica da lipoabdominoplastia de definição contempla três pontos principais.

Preservação dos Vasos Perfurantes Abdominais

Com base no entendimento da anatomia vascular da parede abdominal, particularmente dos vasos perfurantes que emergem das artérias epigástricas inferiores e superiores, que são responsáveis do suprimento sanguíneo central do abdome. Na região lateral, os vasos circunflexos ilíacos superficiais e profundos e ramos intercostais posteriores são os responsáveis pela irrigação. Na região superior, principal área do retalho abdominal, a vascularização é por meio das perfurantes dos vasos epigástricos superiores da artéria torácica interna (Fig. 14-1). O descolamento cirúrgico na abdominoplastia convencional interrompe os vasos perfurantes dos músculos retos abdominais. Na lipoabdominoplastia essas perfurantes são preservadas devido à confecção de túnel da linha média supraumbilical, relativamente avascular (Fig. 14-2). Assim, há reduzida perda sanguínea, menor possibilidade de seroma pós-operatório e manutenção da sensibilidade distal do retalho na maioria dos casos.

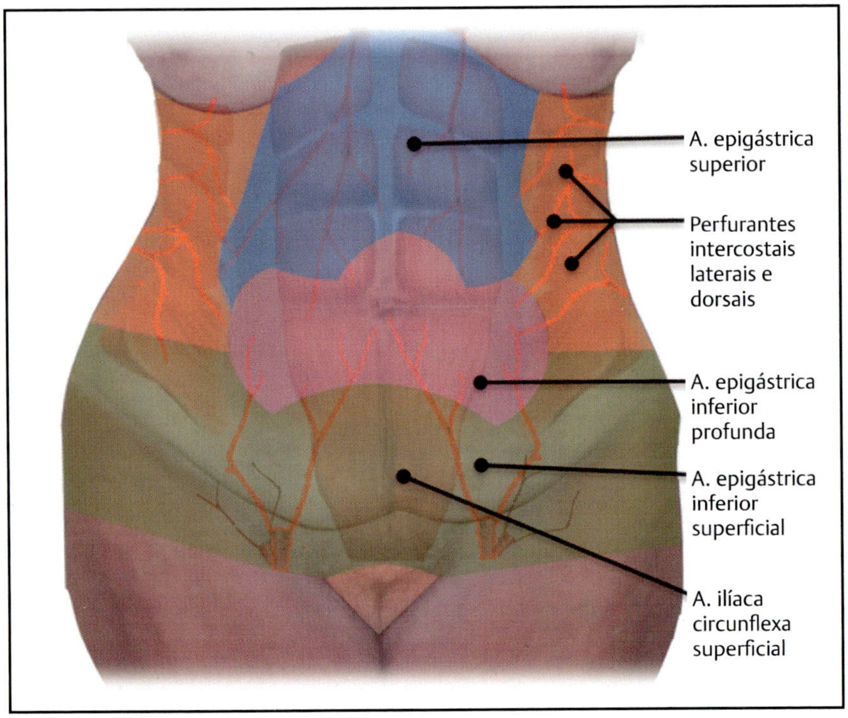

Fig. 14-1. Territórios de perfurantes da parede abdominal.

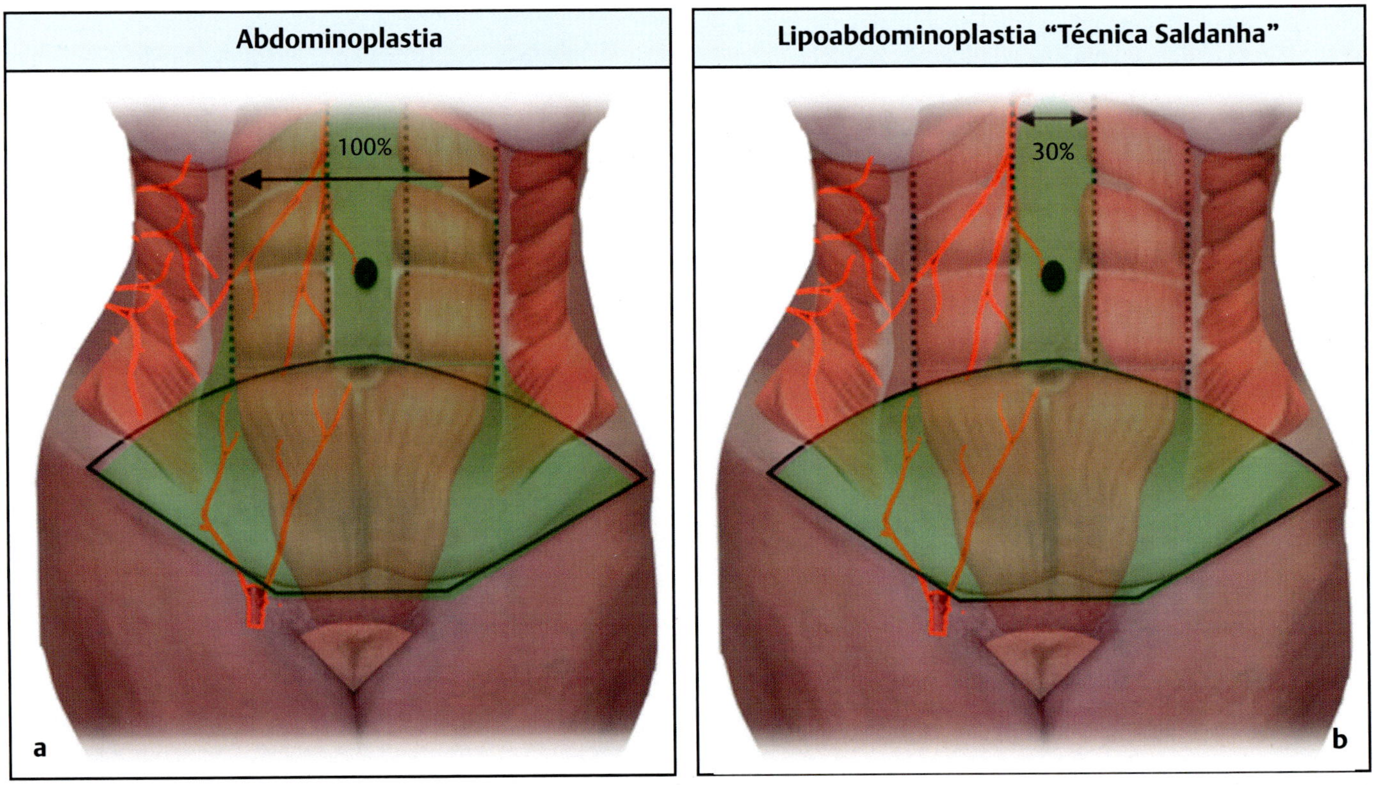

Fig. 14-2. (a,b) Descolamento do abdome.

Lipoaspiração Tridimensional para o Destaque dos Músculos Retos Abominais e Oblíquos

Dependendo do desejo e da anatomia prévia do paciente, pode-se atingir pequena, média ou alta definição abdominal, sempre observando o grau de comprometimento vascular que possa atingir a graduação da lipoaspiração e a necessidade do descolamento do túnel central para realizar a plicatura dos retos abdominais (Fig. 14-3).

Preservação da Fáscia

É realizada conforme a descrição original da técnica, seguindo os princípios básicos da reconstrução completa da anatomia e dos princípios fisiológicos da manutenção da parede abdominal. É conhecida sua importância na drenagem linfática da região abdominal, além da diminuição de perda sanguínea, sistema de tração do púbis e potencial de encurtamento da cicatriz suprapúbica.

TÉCNICA CIRÚRGICA

Marcação

Com a paciente em pé, inicia-se a marcação das áreas negativas e positivas, buscando a identificação da anatomia existente do paciente, embora apagada ou camuflada pela flacidez e lipodistrofia presentes (Fig. 14-3).

A linha curva suprapúbica de 28-30 cm é realizada de forma tradicional, a uma altura entre 6 e 8 cm acima da fúrcula vulvar, traçada desde a linha horizontal em direção às cristas ilíacas. Posteriormente é marcado o limite supraumbilical da ressecção abdominal juntando esse ponto com uma linha curva ao limite lateral das linhas das cristas ilíacas.

Recentemente, para se obter melhor definição do abdome, são demarcadas com a paciente em pé e com contração muscular abdominal as bordas mediais e laterais dos retos abdominais, delimitando a diástase e orientando assim a lipoaspiração seletiva na região central e laterais do abdome. Três linhas são desenhadas para uma lipoaspiração superficial: linha central do abdome (linha Alba) e as linhas de união das bordas laterais do reto e os músculos oblíquos (linhas semilunares).

A provável localização do novo umbigo é marcada a 4 dedos acima da cicatriz umbilical para se ter referência na hora da lipoaspiração dessa área negativa, que deve ser feita desse ponto até o apêndice xifoide. Abaixo desse ponto (área amarela), a lipoaspiração deve ser mais conservadora, uma vez que essa área será mobilizada para substituir a região infraumbilical ressecada.

Por último, realiza-se a demarcação da área pubiana quando existe a necessidade de se realizar lipoaspiração (Fig. 14-3).

Infiltração

É utilizada a técnica úmida, com infiltração de toda a região abdominal com solução salina com adrenalina a 1:500.000 utilizando-se, em média, 1,5-2 litros da solução, dando prioridade às áreas com lipoaspiração mais intensa (Fig. 14-4).

Lipoaspiração

Para maior segurança na execução da lipoaspiração, coloca-se a paciente em posição hiperestendida na mesa cirúrgica (posição de Pillet). Inicia-se a aspiração na região central, acima do ponto negro (possível localização do novo umbigo), com cânulas convencionais de 3 e 4 mm, removendo gordura das camadas profunda e superficial de forma seletiva de acordo a marcação. Deve-se manter uma espessura de gordura uniforme para evitar comprometimento vascular e deformidades de contorno.

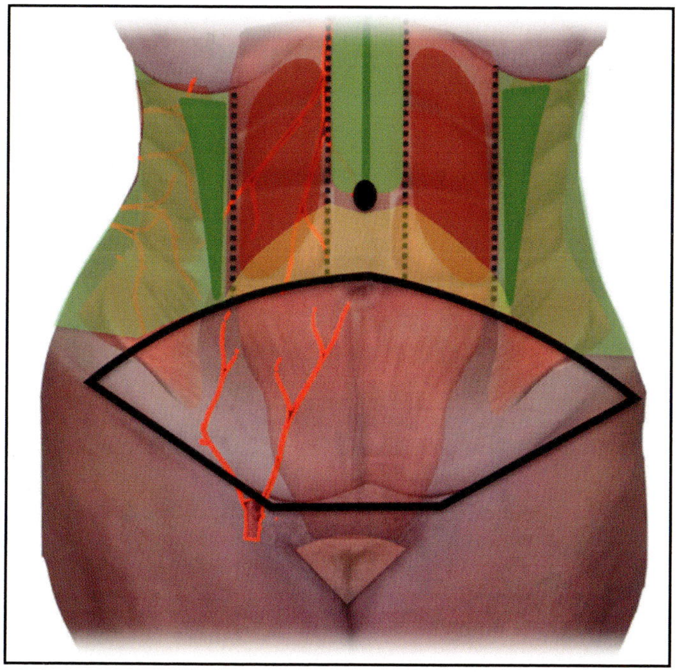

Fig. 14-3. Marcação abdominal personalizada.

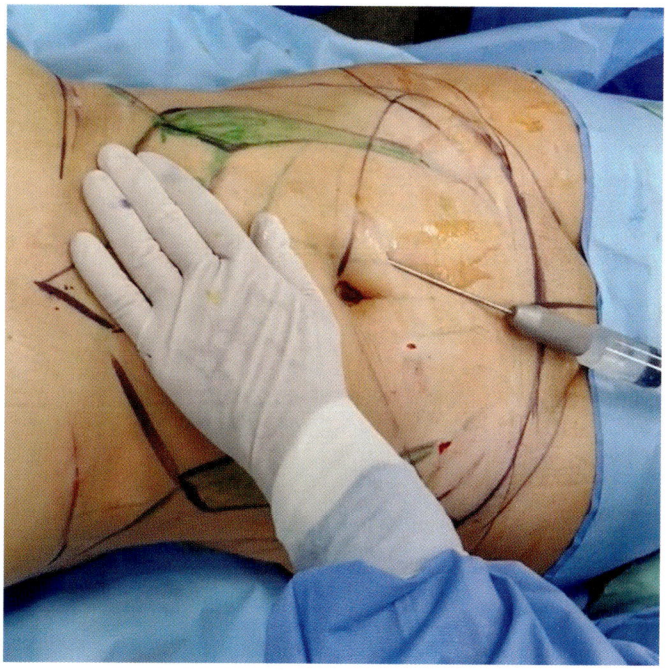

Fig. 14-4. Infiltração da solução.

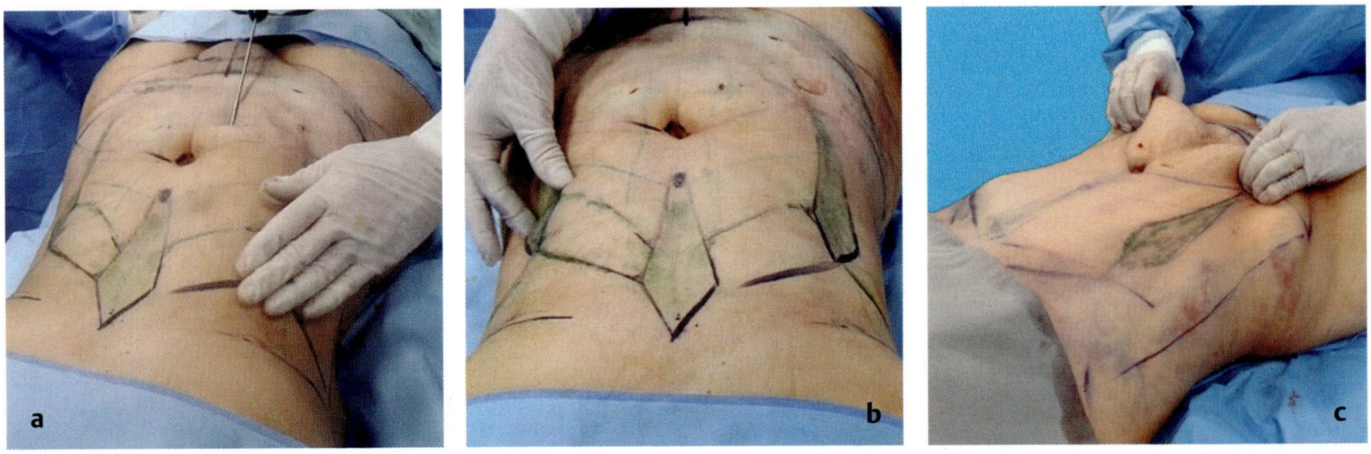

Fig. 14-5. (a-c) Lipoaspiração seletiva com redefinição anatômica do abdome e avaliação da descida do retalho.

A lipoaspiração das áreas central (entre as bordas mediais dos músculos retos abdominais) e laterais e dos flancos é feita mais intensamente para atingir um resultado mais natural e harmonioso do contorno da parede abdominal. Este novo conceito de lipoaspiração seletiva visa à definição das curvas naturais do abdome, resultado das projeções e inserções musculares. Não utilizamos nenhuma tecnologia diferente da tradicional para a realização da lipoaspiração.

A seguir faz-se a lipoaspiração do púbis e nas linhas das cristas ilíacas. Por fim é feita uma lipoaspiração complementar superficial de forma intensa nas linhas semilunar (laterais) e alba (central) já mencionadas, sem traumatizar o plexo subdérmico (Fig. 14-5). Nunca são definidas as linhas horizontais dos músculos retos abdominais, uma vez que a mobilização do retalho abdominal pode desconectar as projeções dos metâmeros e resultar em irregularidades do abdome, além de comprometer a vascularização do retalho.

Preservação da Fáscia de Scarpa

Após a incisão da pele na área inferior e lateral do abdome, visualiza-se a fáscia de Scarpa, realizando descolamento no plano suprafascial até o nível das espinhas ilíacas anterossuperiores. Embora não seja procedimento obrigatório, recomendamos a preservação da fáscia de Scarpa pelo benefício na diminuição da extensão da cicatriz, redução do espaço morto e o risco de seroma (Figs. 14-6 e 14-7).

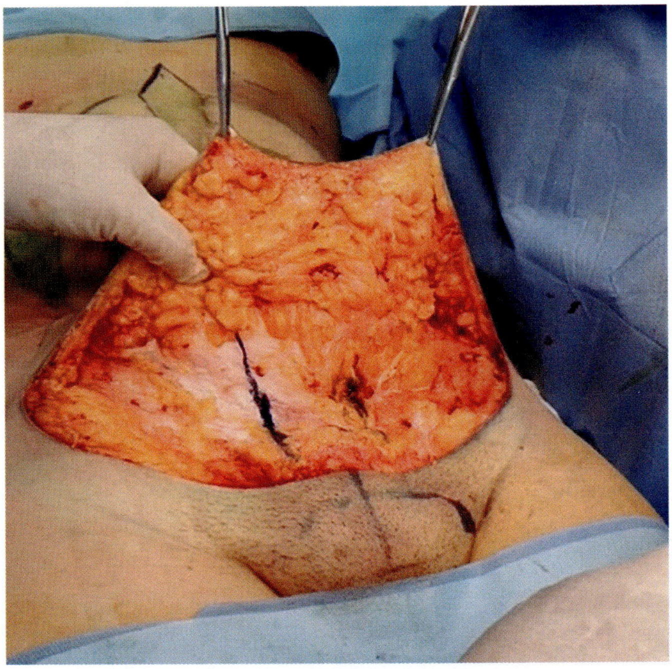

Fig. 14-6. Fáscia de Scarpa infraumbilical preservada.

Confecção do Túnel e Preservação das Perfurantes

Na região supraumbilical inicia-se descolamento do túnel na linha média do abdome, entre as bordas internas dos músculos retos abdominais. Deve-se evitar que o descolamento atinja além do terço médio desses músculos, pois a partir daí podem ser seccionados os vasos perfurantes abdominais, o que aumentaria a morbidade e o risco de necrose do retalho abdominal.

O descolamento do túnel pode atingir o apêndice xifoide, dependendo da necessidade da plicatura (Figs. 14-8 e 14-9).

Ressecção do Feixe central da Fáscia de Scarpa e Plicatura dos Retos Abdominais

Na linha média do abdome inferior remove-se um fuso vertical contendo fáscia de Scarpa e tecido gorduroso para expor as bordas internas dos retos abdominais inferiores, e assim realizar a plicatura xifopubiana (Fig. 14-10).

Onfaloplastia em Estrela

Utilizamos a técnica em estrela com uma incisão em formato de cruz na parede abdominal com pequena secção das pontas dos retalhos do pedículo umbilical (Fig. 14-11).

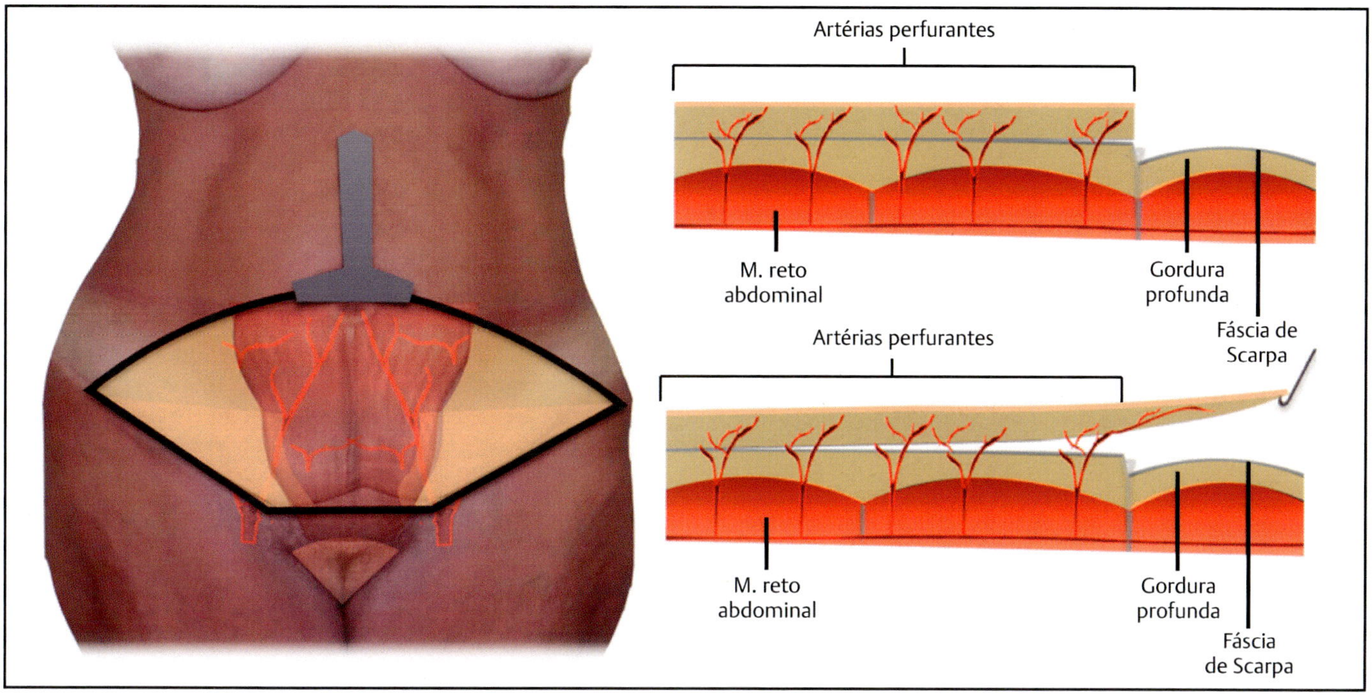

Fig. 14-7. Preservação da fáscia de Scarpa e camada gordurosa profunda parcial para acomodar o retalho abdominal.

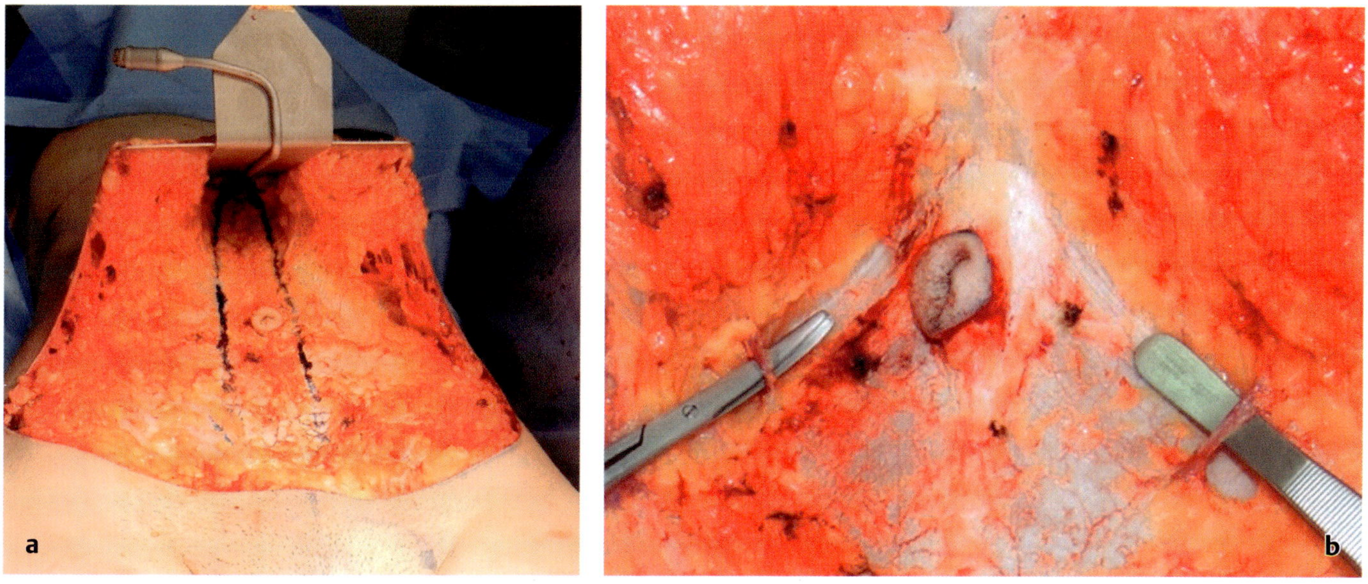

Fig. 14-8. (a,b) Descolamento restrito e seletivo do túnel e preservação dos vasos perfurantes.

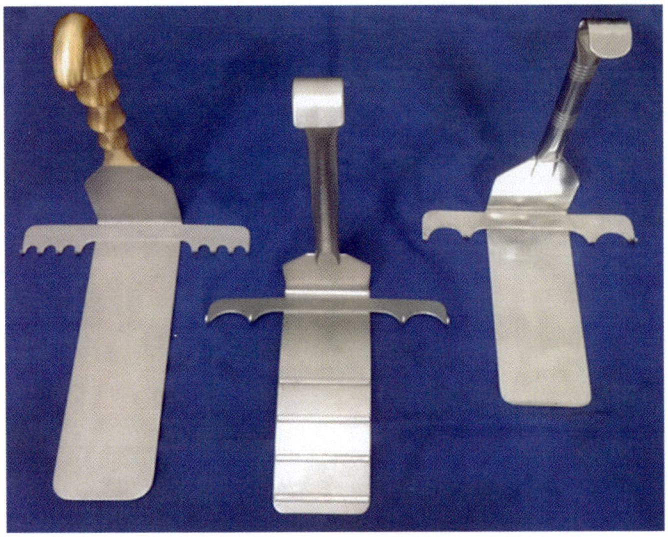

Fig. 14-9. Retratores de Saldanha ampliam a área operatória e evitam traumatismo da borda do retalho.

O pedículo é fixado em posição profunda na linha da plicatura (Fig. 14-12). Quatro pontos cardeais subdérmicos, reposicionando o pedículo umbilical à parede abdominal, são realizados com com Monocryl® 4/0. São realizadas pequenas ressecções das pontas dos retalhos do pedículo e outros 4 pontos subdérmicos complementares são finalizados. A cicatriz resultante é vertical e com excelente e natural resultado (Fig. 14-13).

Sutura, Dreno, Curativo e Cuidados Pós-Operatórios

Com o paciente em posição de Trendelenburg e semiflexão de dorso, o excesso de pele é marcado e ressecado. A sutura é realizada em dois planos com Monocryl® 4-0, uma camada profunda (tecido conjuntivo) e outra na subderme. No final do procedimento com o relaxamento e diminuição da tensão no retalho abdominal, na maioria dos casos, pode-se remover cerca de 2-3 cm da pele pubiana, colocando-se a cicatriz em posição mais baixa. Utiliza-se dreno de aspiração contínua (4,8 mm), que é removido no primeiro dia pós-operatório, quando o(a) paciente tem alta hospitalar (Fig. 14-14).

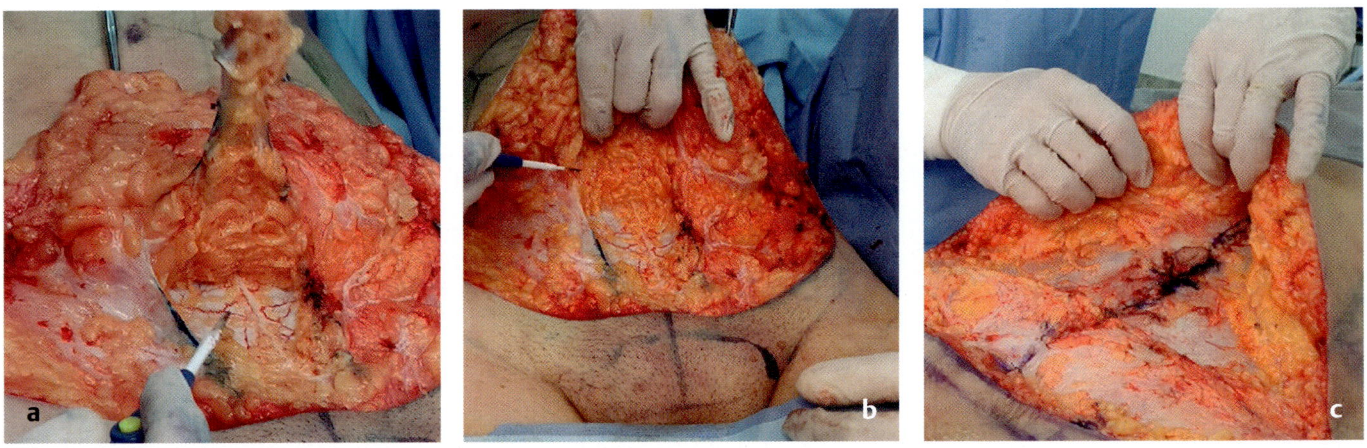

Fig. 14-10. (a-c) Ressecção do feixe longitudinal e plicatura dos retos abdominais.

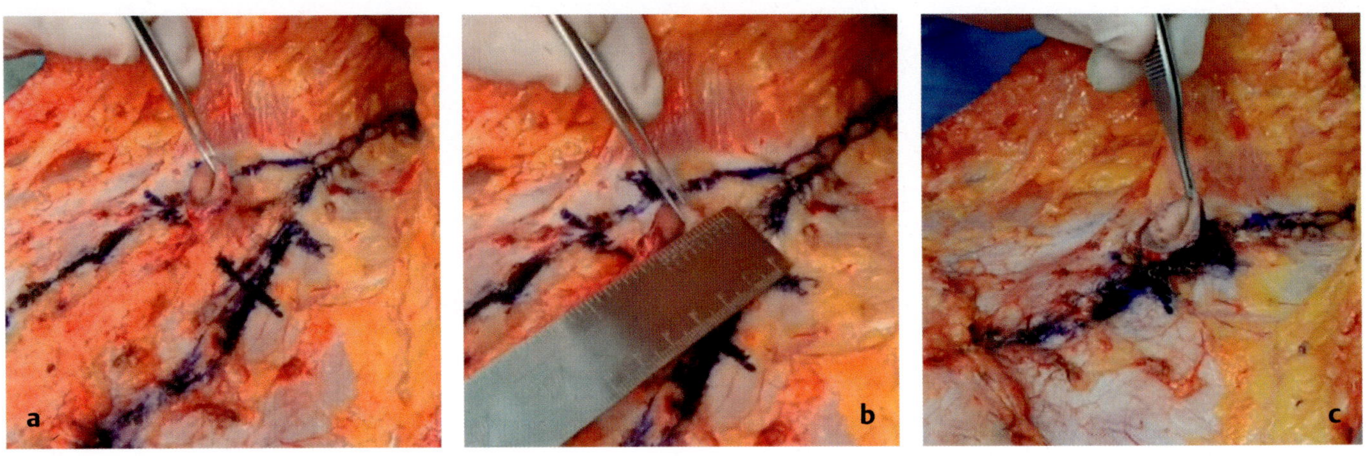

Fig. 14-11. (a) Umbigo livre. (b) Medição. (c) Fixação profunda do pedículo.

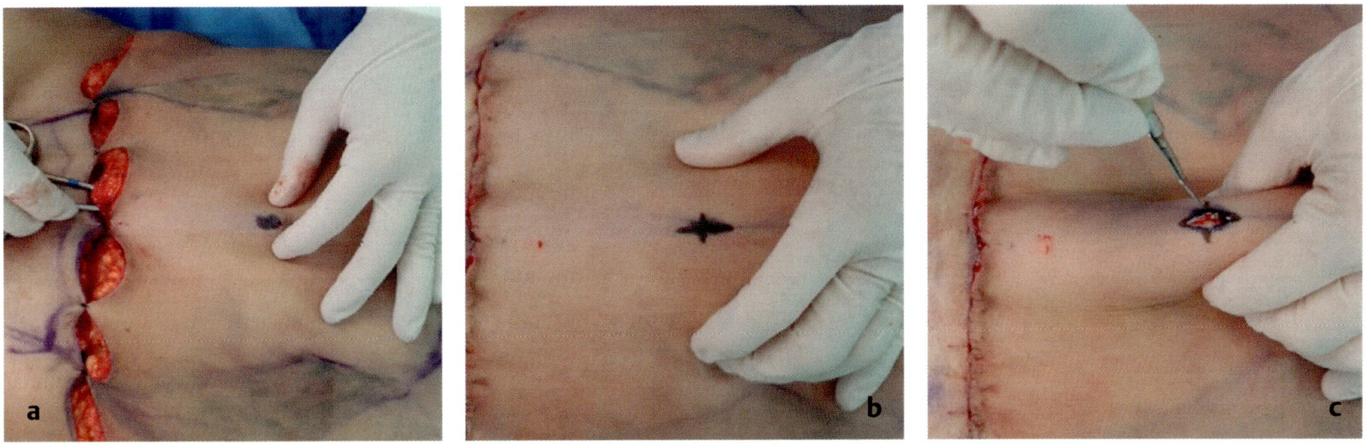

Fig. 14-12. (**a**) Marcação da localização do umbigo. (**b**) Marcação do tamanho. (**c**) Incisões.

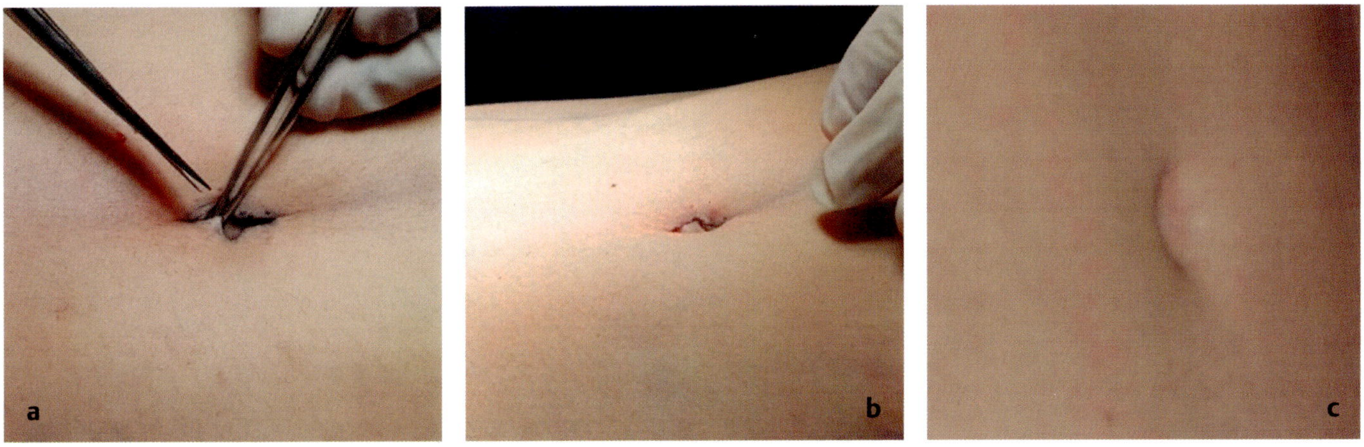

Fig. 14-13. (**a**) Secção das pontas de excedente de pele. (**b**) Aparência final do umbigo. (**c**) Umbigo cicatrizado.

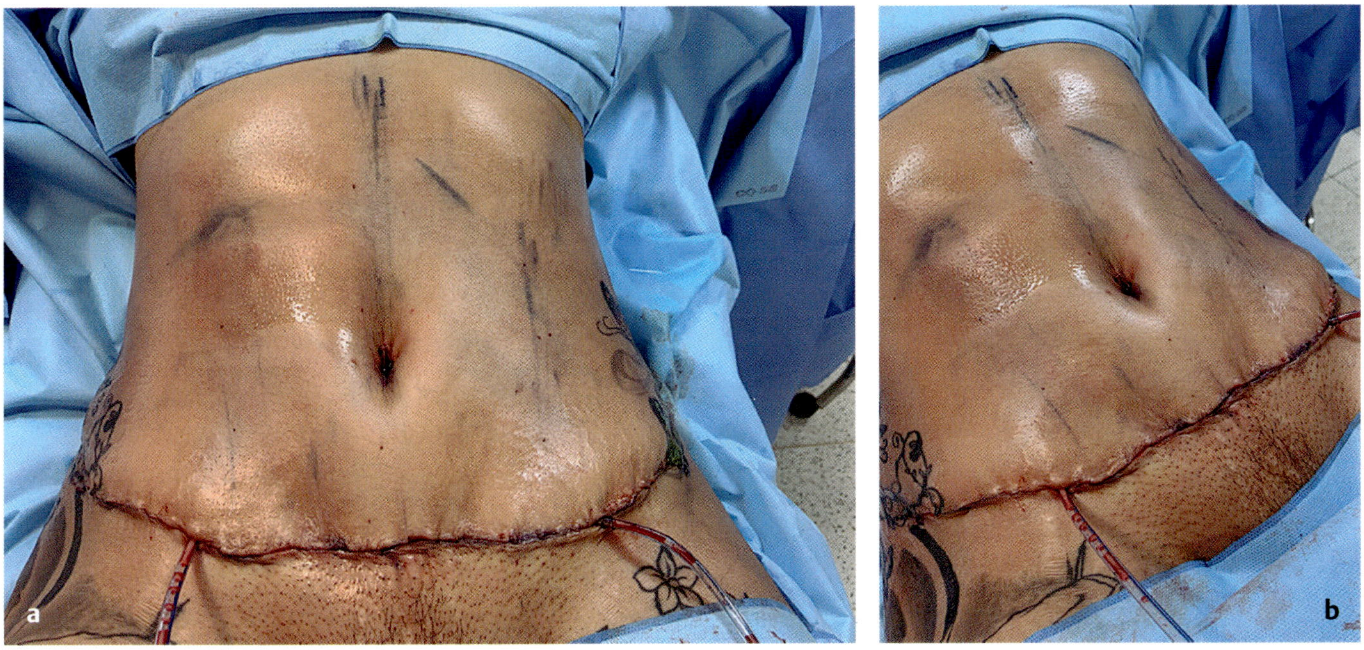

Fig. 14-14. (**a**,**b**) Resultado final e dreno de aspiração contínua.

O curativo é feito com Micropore® direto na linha da sutura. Não são utilizados pontos externos.

Bota de compressão pneumática Intermitente nas pernas, entre 30 e 40 mmHg é usada durante o procedimento e no pós-operatório imediato, até que o paciente realize mobilização ativa.

É utilizado modelador de média compressão por período de 20-30 dias.

Rotineiramente é utilizada heparina de baixo peso (40 mg) no pós-operatório (6 horas após o procedimento), no dia seguinte, antes de deambular e no pós-operatório, durante 7 dias. Quando o paciente possui fatores tromboembólicos, encaminhamos ao cirurgião vascular para avaliação e orientação de protocolo específico. Ambulatorialmente, prescrevemos antibioticoprofilaxia com cefalosporina de primeira geração por 7 dias e anti-inflamatórios não esteroides por 5 dias.

Adicionalmente, os pacientes podem-se beneficiar da drenagem linfática que é iniciada no 5º dia de pós-operatório, 2/3 vezes por semana, 10-15 sessões, dependendo da necessidade.

RESULTADOS

A lipoabdominoplastia com definição anatômica é uma evolução da técnica tradicional de lipoabdominoplastia. Realizamos esta técnica desde 2016. Nossas opinião e percepção do paciente são de que os resultados estéticos obtidos são superiores à técnica tradicional por realçarem contorno natural e harmonia do abdome seguindo os limites anatômicos da parede abdominal com manutenção da segurança de lipoabdominoplastia tradicional (Fig. 14-15).

PROBLEMAS E COMPLICAÇÕES

As taxas de complicação mantêm-se baixas: seroma (0,8%), epiteliólise cutânea pequena inferior a 10 cm (1,5%), hematoma (1%). Não foram observados casos de necrose cutânea ou complicações maiores, como trombose venosa profunda. Não houve irregularidades ou necessidade de lipoaspiração de revisão secundária.

DISCUSSÃO

As técnicas de lipoaspiração e abdominoplastia têm mudado com o tempo. Sua evolução tem incorporado técnicas de lipoaspiração para obter melhores resultados estéticos, porém, os conceitos de segurança devem ser mantidos para não retroceder ao tempo em que a associação da lipoaspiração e abdominoplastia trouxe aumento de complicações que quase fizeram proibir sua combinação. Foi nesse tempo que a lipoabdominoplastia nasceu para trazer segurança nesse procedimento. A preservação das perfurantes da parede abdominal, responsáveis por garantir um retalho seguro e bem vascularizado, tem uma anatomia amplamente estudada, com vários trabalhos que reforçam o conceito dos territórios vasculares do abdome. Certamente, quanto maior o número de perfurantes no retalho, maior segurança existe para o paciente e menor risco na realização de uma lipoaspiração mais intensa.

A lipoaspiração para definição da parede abdominal tem evoluído bastante. As técnicas de lipoaspiração têm-se tornado mais superficiais, porém, mais artísticas, buscando marcações com detalhes nas curvas e musculatura abdominais. Esse conceito de definição é muito interessante, mas pode comprometer os critérios de segurança caso não sejam adotados os cuidados necessários.

Há evidências na obtenção de resultados sem a utilização de nenhuma tecnologia além da tradicional. O pioneiro da lipodefinição no mundo, foi Mentz em 1992, utilizando a técnica de lipoaspiração tradicional em 8 pacientes masculinos atléticos numa técnica que chamou de *abdominal etching*.

Independente da tecnologia, o principal objetivo é a incorporação da variabilidade anatômica dos pacientes na marcação, obtendo-se definição individualizada. Algumas áreas terão uma lipoaspiração profunda, outras, superficial e profunda, com maior ou menor intensidade, dependendo da proximidade das perfurantes e a intensão de definição na parede abdominal.

Esse conceito tem mudado também as áreas de segurança para a lipoaspiração descritas por Matarasso, sendo atualmente a área central superior ao novo umbigo uma área de lipoaspiração segura, que permite, inclusive, uma marcação abdominal superficial, com risco reduzido.

Outro ponto não mandatório da técnica é a preservação da fáscia de Scarpa. Em nossa opinião e após 20 anos de experiência com a técnica e com mais de 1.500 pacientes operados, a preservação da fáscia de Scarpa segue sendo um passo importante e sua efetividade tem sido extensamente estudada.

Outra teoria para a diminuição do seroma é a ausência de espaço morto no abdome inferior e a ação aderente natural da fáscia remanescente. Independente da teoria, existe nível de evidência tipo 1 para recomendar a preservação da fáscia de Scarpa como medida efetiva na prevenção do seroma.

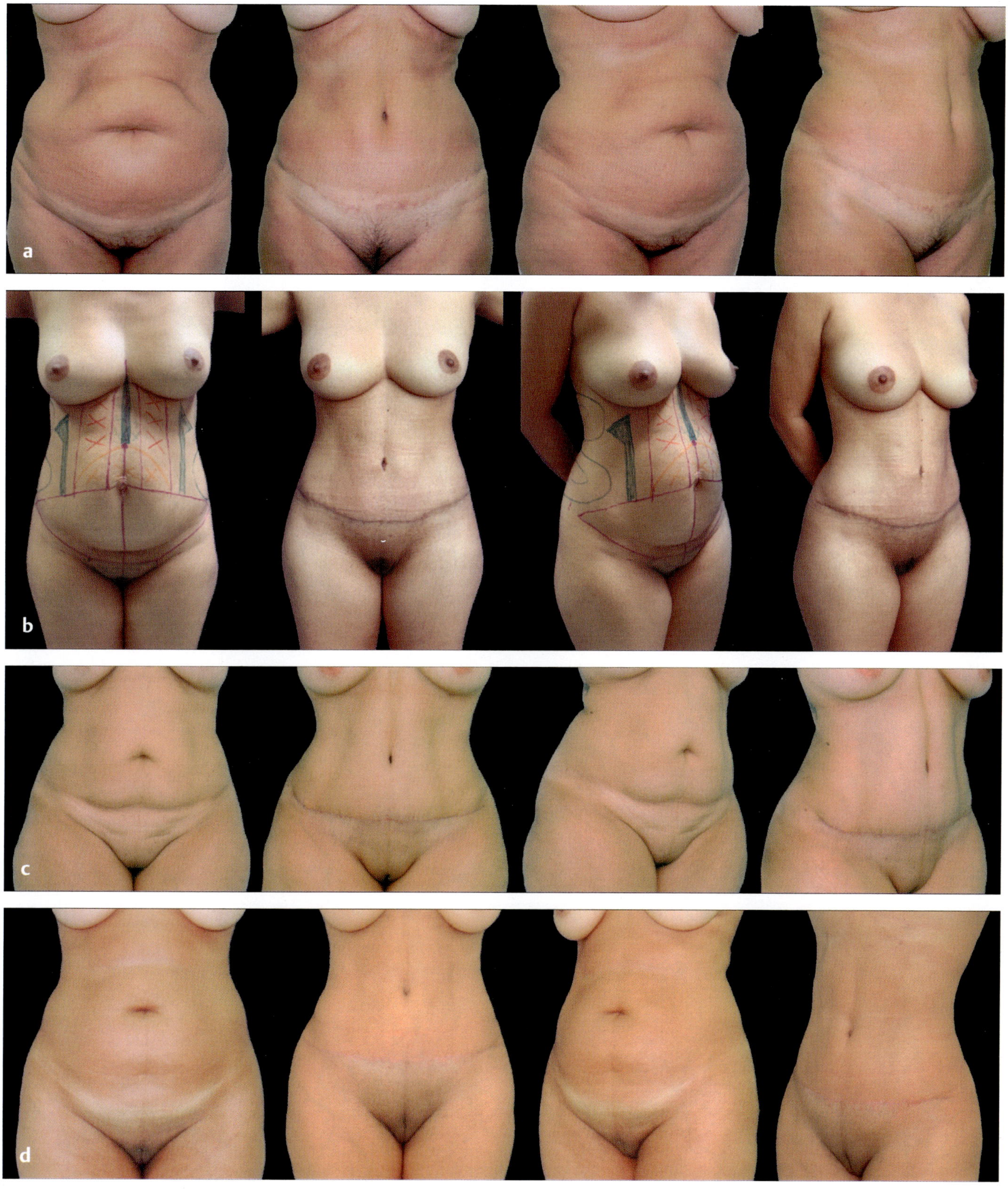

Fig. 14-15. (a-d) Resultados finais.

CONCLUSÃO

O novo conceito de lipoabdominoplastia com definição abdominal tem demostrado benefícios no resultado sem comprometer a segurança da técnica de lipoabdominoplastia tradicional. O resultado mais natural da definição abdominal tem conseguido alta satisfação nos pacientes.

A técnica de lipoabdominoplastia continua sendo uma referência para os cirurgiões plásticos, reprodutível, com baixa taxa de complicações e alta segurança para os pacientes que procuram melhorar seu contorno corporal.

BIBLIOGRAFIA

Costa-Ferreira A, Marco R, Vásconez L, Amarante J. Abdominoplasty with Scarpa fascia preservation. Ann Plast Surg. 2016;76(4):S264-74.

Friedman T, Coon D, Kanbour-shakir A, et al. Defining de lymphatic system of the anterior abdominal wall: an anatomical study. Plast Reconstr Surg. 2015;135(4):1027-32.

Hoyos A E, Millard J A. VASER-assisted high-definition liposculpture. Aesthet Surg J. 2007;27(6):594-604.

Huger Jr. W E. The anatomic rationale for abdominal lipectomy. Am Surg. 1979;45(9):612-7.

Illouz Y G. Body contouring by lipolysis: a 5-year experience with over 3000 cases. Plast Reconstr Surg. 1983;72:591-7.

Mentz H A, Gilliland M D, Patronella C K. Abdominal etching: differential liposuction to detail abdominal musculature. Aesthetic Plast Surg 3rd. 1993;17:287-90.

Munhoz, et al. Lipoabdominoplastia. 2004.

Ruth Graf, et al. Lipoabdominoplastia. 2004.

Saldanha O, Ordenes A, Goyeneche C, et al. Lipoabdominoplasty with anatomical definition. Plast Reconst Surg. 2020;146(4):766-77.

Saldanha O, Ordenes AI, Goyeneche C, et al. Lipoabdominoplasty with Anatomical Definition – Na Evolution on Saldanha's Technique. Clin Plastic Surg. 2020 July;43(3):335-9.

Saldanha O, Salles, A, Ferreira M, et al. Aesthetic evaluation of lipoabdominoplasty in overweight patients. Plast Reconstr Surg. 2013;132(5):1103-12.

Saldanha OR, et al. Lipoabdominoplasty without undermining. Aesth Surg Journal. 2001;21(6):518-26.

Saldanha OR, et al. Lipoabdominoplasty. Aesth Plastic Surg. 2003.

Saldanha OR. Lipoabdominoplasty. Plast Reconstr Surg. 2009;124:934.

Swanson E. Comparison of limited and full dissection abdominoplasty using laser fluorescence imaging to evaluate perfusion of the abdominal skin. Plast Reconstr Surg. 2015;136:31e-43e.

Xiao X, Ye L. Efficacy and Safety of Scarpa Fascia Preservation During Abdominoplasty: A Systematic Review and Meta-analysis. Aesthetic Plast Surg. 2017;41(3):585-90.

Vídeo Aula

Vídeo Cirurgia

CAPÍTULO 15

TULUA – ABDOMINOPLASTIA POR PLICATURA TRANSVERSAL

Francisco Javier Villegas-Alzate ▪ Carlos Oscar Uebel

INTRODUÇÃO

A técnica denominada TULUA é uma lipoabdominoplastia modificada que acreditamos ter vantagens em relação à lipoabdominoplastia, descrita por Saldanha. Apesar de a lipoabdominoplastia ser uma técnica que apresenta bom nível de segurança, não está isenta de complicações, como necrose, deiscência de ferida, redundância epigástrica, cicatriz transversal alta e baixo posicionamento do umbigo. A TULUA vem sendo realizada desde 2005. As modificações da técnica TULUA em relação à lipoabdominoplastia são as seguintes:

A) Plicatura transversal elíptica através da parede abdominal inferior;
B) Nenhum descolamento do retalho acima do umbigo;
C) Lipoaspiração irrestrita do retalho abdominal, incluindo linha média, flancos e epigástrio; ressecção direta da pele e gordura na porção inferior do abdome, do umbigo ao púbis e de uma crista ilíaca anterior à outra;
D) Amputação do umbigo seguida de neoumbilicoplastia de reconstrução imediata na posição ideal com um enxerto de pele;
E) Posicionamento da cicatriz transversal baixa (Quadro 15-1).

Na ausência descolamento da área supraumbilical mantém vasos e nervos perfurantes, permitindo uma boa perfusão e recuperação da sensibilidade.

A neoumbilicoplastia facilita o posicionamento e a qualidade do neoumbigo.

A ampla plicatura transversal corrige integralmente a flacidez da parede, enquanto o efeito de arrasto das suturas da parede facilita o avanço do retalho e o fechamento da ferida sem tensão e com menos espaço morto, simplificando os esforços para posicionar a cicatriz transversal em uma situação muito baixa.

Os resultados estéticos quantificados têm pontuação ou escore elevada.

Acreditamos que a TULUA, por não ter descolamento do retalho acima do umbigo, tem vantagens em relação à segurança vascular, permitindo uma lipoaspiração sem restrições e expandindo as indicações para um grupo maior de pacientes, como obesos, casos secundários, com hérnias umbilicais ou ventrais do hipogástrio e aqueles com perda maciça de peso devido à cirurgia bariátrica. Também poder ser utilizada para fechamento da área doadora de retalhos livres da porção inferior do abdome.

A principal desvantagem da técnica é que ela não permite diretamente a correção da diástase dos músculos retos acima do umbigo. No entanto, em aproximadamente 8% dos casos em que há uma separação verdadeiramente patológica na linha média supraumbilical, a plicatura transversa tem sido combinada com uma plicatura vertical através de um túnel de dissecção epigástrica, agregando as vantagens das duas plicaturas, tentando manter os vasos perfurantes íntegros e reduzindo a tensão para o fechamento da ferida cirúrgica.

A TULUA é recomendada como uma alternativa a ser utilizada pelos cirurgiões plásticos com experiência em abdominoplastia clássica e lipoabdominoplastia. Os pacientes devem ser adequadamente selecionados e os princípios da técnica TULUA seguidos rigorosamente.

Quadro 15-1. Acrônimo TULUA com Base nas Modificações da Abdominoplastia; em Comparação à Lipoabdominoplastia e Abdominoplastia Convencionais

Lipoabdominoplastia com Dissecção Limitada	Abdominoplastia Tulua		Abdominoplastia Convencional
Plicatura vertical	T	Plicatura transversal	Plicatura vertical ampla
Dissecção supraumbilical do túnel	U	Descolamento interrompido no umbigo	Dissecção ampla
Lipoaspiração	L	Lipoaspiração (sem restrições)	Sem lipoaspiração ou limitada ("zonas de perigo")
Umbilicoplastia por exteriorização do coto	U	Umbilicoplastia com enxerto de pele	Umbilicoplastia por exteriorização do coto
Localização da cicatriz baixa limitada por nenhuma dissecção supraumbilical	A	Abdominoplastia com localização da cicatriz transversal baixa	Abdominoplastia com localização da cicatriz de acordo com a tensão do retalho

Modificado de Villegas F., 2020.

ANATOMIA CIRÚRGICA E FISIOLOGIA

Obesidade, gravidez, idade e condições patológicas podem ampliar a parede abdominal nas dimensões vertical e transversal. A maioria dos métodos descritos para corrigi-las é feita por uma plicatura vertical unindo com suturas as bordas mediais dos músculos retos para correção das diástases patológicas. As plicaturas transversais são realizadas como eventos isolados ou como um complemento à correção vertical.

O umbigo é o ponto de união mais forte entre a pele e os planos profundos, sua posição é um marco principal da proporcionalidade humana. A camada de tecido adiposo é dividida em estrato areolar superficial e a camada profunda ou lamelar, separada por tecido fibroso, ajustando-se à fáscia superficial. A gordura da parede abdominal é envolvida por pele elástica para complementar a função de cobertura com capacidades de tensão frequente e alterações de volume. As mudanças permanentes não desejáveis são bem conhecidas em decorrência da idade, gravidez e variações no peso corporal. A maioria das técnicas em abdominoplastia realiza quantidades variáveis de ressecção de tecidos redundantes abaixo do umbigo.

O centro do abdome na área epigástrica é irrigado por vasos perfurantes pela fáscia anterior do músculo reto que surge das artérias epigástricas superiores. A dissecção direta do retalho acima do umbigo, como é realizada na abdominoplastia clássica, secciona as perfurantes nesta área. Os estudos de perfusão após a elevação epigástrica demonstram o comprometimento vascular. Por outro lado, foi demonstrado que a lipoaspiração sem descolamento direto mantém a permeabilidade dos vasos sanguíneos do epigástrio. Cirurgiões plásticos como Illouz e Vila-Rovira conduziram esforços para criar técnicas sem dissecção com o propósito de aumentar a segurança, entretanto a ausência de descolamento os impediu de corrigir a flacidez abdominal simultaneamente. Foi descrita por Lockwood e Avelar, e amplamente publicada por Saldanha, a correção da flacidez da parede através da plicatura com a dissecção limitada na forma de um túnel na linha média. As contribuições de Lockwood para o desenvolvimento da abdominoplastia foram:

A) Esclarecer que é possível fechar a ferida da abdominoplastia sem descolamento extenso do retalho acima do umbigo;
B) Elucidar que a lipoaspiração pode ser adicionada ao retalho não descolado para moldá-lo.
C) Ao se realizar uma tunelização adicional com as cânulas de lipoaspiração no retalho não descolado, mantém-se íntegra a vascularização e possibilita-se um melhor deslizamento do retalho para baixo, facilitando o fechamento de ferida;
D) A diminuição da tensão no fechamento é um ponto-chave para evitar deiscências na ferida, mantendo a perfusão da pele e melhorando a qualidade e a posição da cicatriz.

A posição da cicatriz e do umbigo são aspectos cruciais na avaliação dos resultados da abdominoplastia; frequentemente, estes fatores não são planejados e a decisão do seu melhor posicionamento é tomada de forma aleatória durante a cirurgia. Na lipoabdominoplastia moderna, a amputação do umbigo antigo e a criação de um novo estão ganhando aceitação pela possibilidade de escolha do melhor posicionamento, segurança e previsibilidade dos resultados.

INDICAÇÕES

Recomenda-se a seleção cuidadosa de cada paciente utilizando-se critérios similares aos da abdominoplastia clássica, evitando fumantes ativos, índice de massa corporal superior a 30, pacientes com obesidade mórbida, comorbidades descontroladas, história prévia de trombose venosa e tromboembolismo pulmonar (Quadro 15-2).

Quadro 15-2. Seleção de Pacientes para Abdominoplastia TULUA

Contraindicações	Contraindicações relativas	Indicações
Falta de conhecimento técnico	Falta de experiência prévia com a técnica	Conhecimento de detalhes técnicos
Obesidade mórbida	Obeso sem comorbidades	Pós-bariátrica, peso estabilizado
Diástase patológica (mais de 4 cm, abaulamento ou invaginação)	Diástase (menos de 4 cm)	Qualquer paciente com indicação de abdominoplastia sem diástase clínica ou hérnia epigástrica
Hérnia epigástrica	Hérnia ventral no hipogástrio	Hérnia umbilical
Fumante ativo	Dúvidas sobre o *status* de fumante, fumantes passivos, doença pulmonar obstrutiva crônica	Não fumante ativo
História pessoal de trombose venosa e tromboembolismo pulmonar	História familiar de trombose venosa e tromboembolismo pulmonar	Avaliação adequada do Escore de Caprini
Cicatrizes epigástricas excessivas, inelasticidade da pele, fibrose excessiva	Cicatrizes na linha média da porção superior do abdome, aderências moderadas da pele	Uma abdominoplastia anterior, cirurgia abdominal, cicatrizes, cicatriz subcostal
Excessiva flacidez transversal da pele no epigástrio	Flacidez moderada da pele	Redundância (pele e tecido adiposo) epigástrica
Nuliparidade	A paridade não é satisfatória?	Paridade satisfatória
Menores de 18 anos ou maiores de 60 anos	Idade inferior a 18 anos ou superior a 60 anos	Idade entre 18-60 anos
Expectativa muito alta acompanhada de grande deformidade	Alta, mas expectativa e deformidade razoáveis	Expectativa e deformidades adequadas

A diástase patológica deve ser descartada por exame físico, com o paciente deitado em flexão ativa do tronco, enquanto a linha média epigástrica é cuidadosamente palpada. Se a distância inter-reto for maior que 4 cm ou se houver uma protuberância palpável ou uma depressão indesejável da linha média, o paciente não é um bom candidato à TULUA isolada. Nestes casos a diástase deve ser abordada diretamente sendo recomendada uma combinação de plicaturas verticais e transversais. Não é necessário um exame de ultrassonografia de rotina ou uma tomografia computadorizada da parede abdominal (Fig. 15-1).

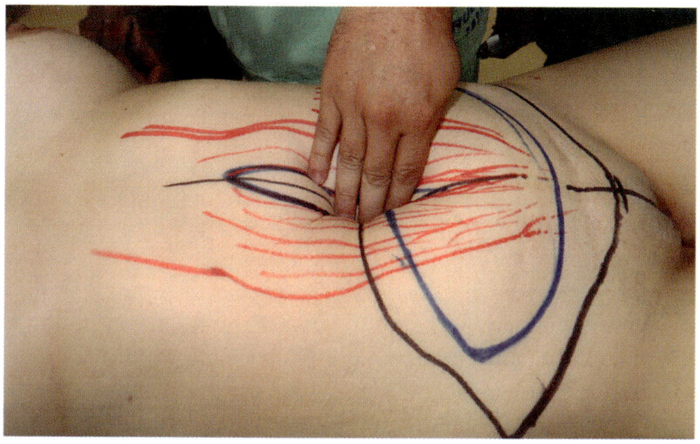

Fig. 15-1. TULUA em diástases patológicas. Exame clínico pré-cirúrgico com o paciente deitado enquanto realiza uma flexão do tronco, para excluir as diástases patológicas. Se for observada uma fenda depressiva ou um abaulamento maior que 4 cm, entre as bordas mediais dos músculos retos, a plicatura transversal deve ser acompanhada de uma plicatura vertical no epigástrio por uma dissecção limitada do túnel. A elipse negra transversal retrata a ressecção de pele e de gordura, a elipse azul transversal retrata a quantidade planejada de plicatura transversal, e a elipse vertical demonstra o comprimento esperado da plicatura vertical.

MARCAÇÕES

As marcações cirúrgicas são semelhantes à abdominoplastia clássica, com ênfase na tração bimanual superior do monte do púbis para planejar o ponto médio inferior da incisão, 6 cm acima da comissura vulvar anterior ou da base do pênis. Após definir o ponto médio, a tração da pele é liberada, e uma linha é traçada 2,5 cm acima da prega inguinal da região medial para lateral. A extensão da incisão deve ser suficientemente longa para evitar abaulamentos nas extremidades (orelhas de cão) durante o fechamento. A porção lateral da incisão pode seguir uma prega abdominal natural ou variar de acordo com a preferência do paciente. Reproduz-se simetricamente a mesma linha no lado oposto, completando o limite inferior da ressecção. A partir destas duas extremidades traça-se uma linha passando acima do umbigo, formando uma elipse que delimita a área do retalho a ser ressecada. As marcações são reforçadas com arranhões de uma agulha após o paciente ser anestesiado (Fig. 15-2).

TÉCNICA CIRÚRGICA

Antes de iniciar seu primeiro caso, o cirurgião plástico deve estar seguro de todos os detalhes da técnica operatória e familiarizado com a lipoaspiração tumescente e com a lipoabdominoplastia. Para minimizar risco de trombose venosa profunda são utilizados dispositivos de compressão pneumática intermitente, cobertores térmicos e dispositivos de aquecimento do ar. Aquecimento de fluidos também é encorajado.

Sob anestesia geral, realiza-se uma infiltração tumescente de soro fisiológico e adrenalina a 1:500.000 em todo o abdome, flancos e áreas adicionais a serem lipoaspiradas.

Após um intervalo de tempo de 7 a 15 minutos, usando cânulas de 4 mm, realiza-se uma lipoaspiração convencional profunda e superficial do abdome superior, incluindo linha média, flancos, monte do púbis, tronco e áreas complementares.

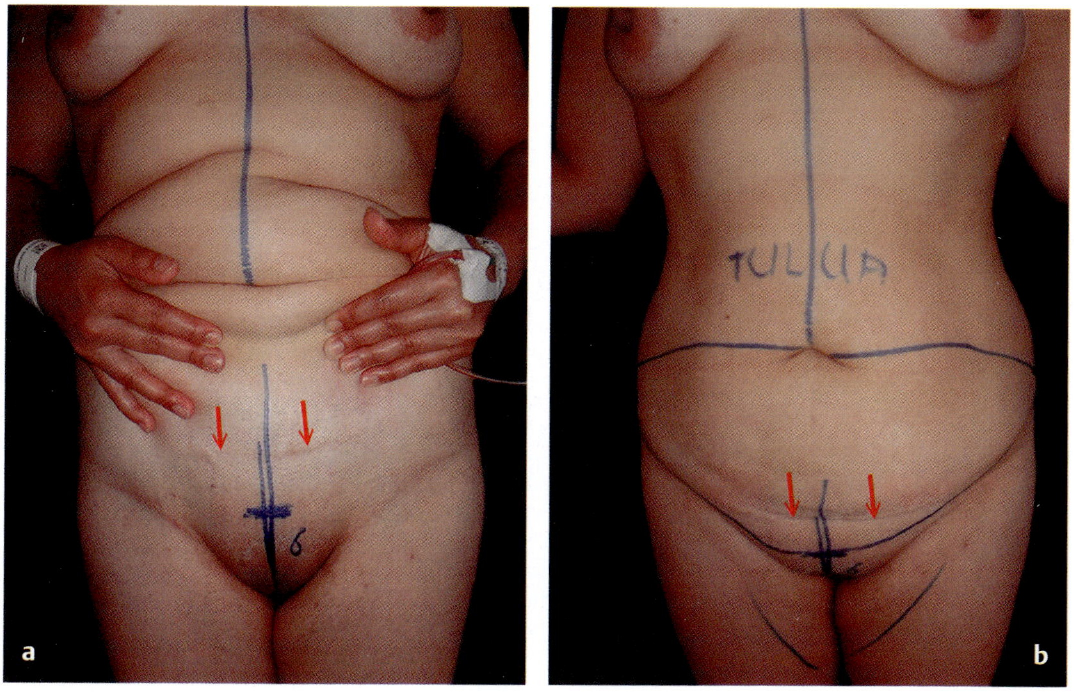

Fig. 15-2. TULUA, marcações na pele. Mulher de 35 anos, IMC de 29 kg/m^2, duas cesáreas anteriores. Durante as marcações cirúrgicas pré-operatórias, a paciente exerce forte tração ascendente da pele abdominal para determinar o ponto mais baixo da linha média, 6 cm acima da comissura vulvar anterior. As setas vermelhas demonstram um sulco abdominal inferior durante e após a tração, ficando claro que o sulco abdominal inferior não deve ser utilizado para a definição do local da incisão, sob o risco de termos um posicionamento elevado da cicatriz. Observe quão baixa a incisão é planejada. Uma extensão lateral é recomendada para evitar cones de rotação. Observar também a extensão da ressecção planejada.

A espessura adequada do retalho e a mobilidade são então verificadas. A espessura do retalho na linha média deve ser de cerca de 2 cm para permitir um aprofundamento da cicatriz umbilical, quando da sua confecção no final da cirurgia (Fig. 15-3).

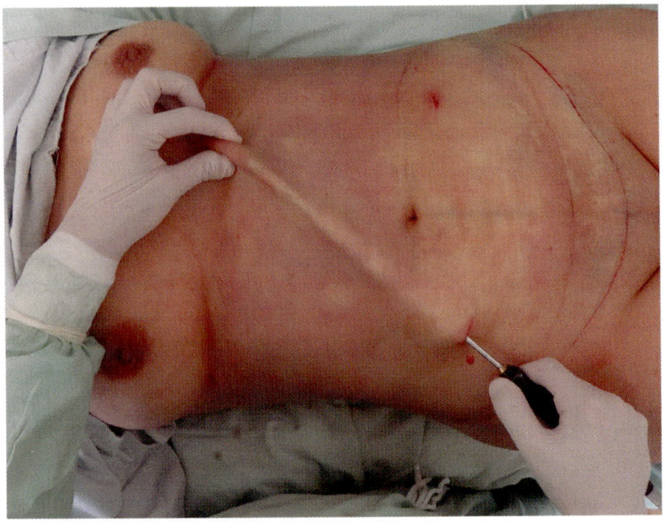

Fig. 15-3. A TULUA permite uma lipoaspiração irrestrita no epigástrio, incluindo a linha média. Para propósitos demonstrativos, a ponta de uma cânula de lipoaspiração com orifícios espirais de 4 mm e 35 cm de comprimento é apalpada para demonstrar o afinamento uniforme do retalho durante o procedimento de TULUA. A espessura recomendada do retalho é de aproximadamente 2 cm. O afinamento excessivo terminará em um neoumbigo achatado.

Inicia-se a incisão para ressecção do retalho acima da área púbica e de forma biselada, preservando uma camada de tecido adiposo neste local para evitar posteriormente uma deformação em degrau durante o fechamento da ferida, pois a zona supraumbilical é mais fina que o monte de púbis.

A ressecção em bloco da elipse demarcada é realizada em um plano acima da fáscia muscular. Os vasos perfurantes são cuidadosamente eletrocoagulados e a dissecção é interrompida no nível umbilical. Antes de secção do umbigo, é realizada uma manobra de ordenha do pedículo umbilical para se evitar uma lesão acidental das vísceras. O defeito do anel umbilical resultante da secção do pedículo é fechado com suturas.

Não se realiza a dissecção acima do umbigo (Fig. 15-4).

Com a mesa cirúrgica flexionada em 30 a 45 graus e com relaxamento muscular, uma elipse horizontal é traçada na fáscia abdominal de uma espinha ilíaca anterior para a outra e do umbigo até o púbis para fazer uma plicatura transversal. As dimensões da plicatura podem variar de paciente para paciente, sendo testada pela depressão manual na parede abdominal. A amplitude (altura) excessiva da plicatura pode produzir lacerações da fáscia durante as suturas. A plicatura transversal é realizada por duas camadas de pontos (polipropileno 0), a primeira camada com suturas interrompidas com nós enterrados, seguida por uma sutura contínua para reforço (Fig. 15-5).

Se durante a cirurgia for observada uma diástase significativa dos músculos reto-abdominais, uma dissecção limitada de um túnel pode ser feita até o processo xifoide para realizar uma plicatura vertical, seguida de plicatura transversal descrita anteriormente. Estes casos combinados são denominados TULUANHA (combinação com a técnica de Saldanha).

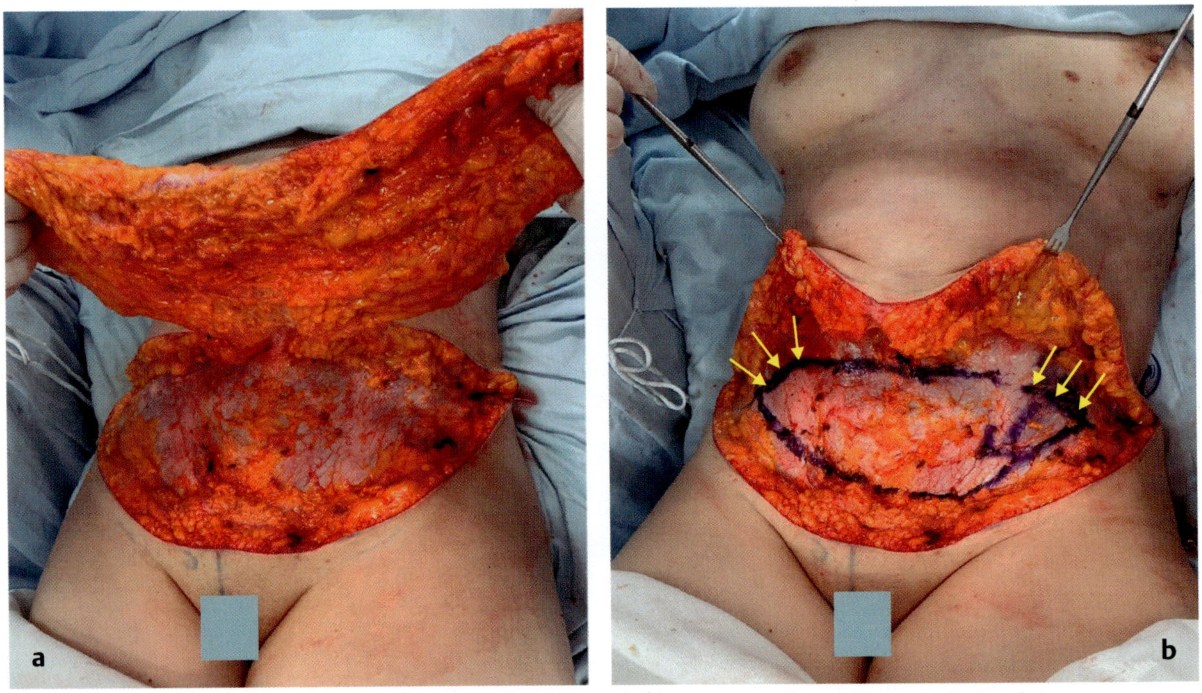

Fig. 15-4. A TULUA permite uma ampla ressecção do *pannus* e uma ampla plicatura transversal, enquanto avança os músculos oblíquos. (**a**) Após a elevação do panículo supra-aponeurótico, a ressecção "em bloco" é realizada. Nesta imagem, o *pannus* inteiro ainda está unido ao pedículo umbilical antes de sua secção. (**b**) Não há elevação direta do retalho epigástrico ou descolamento. As bordas inferiores dos músculos oblíquos externos EOM (setas amarelas) coincidem com as margens superiores da plicatura planejada. Com a plicatura, o EOM avançará para baixo até a linha média, melhorando o plano profundo da cintura.

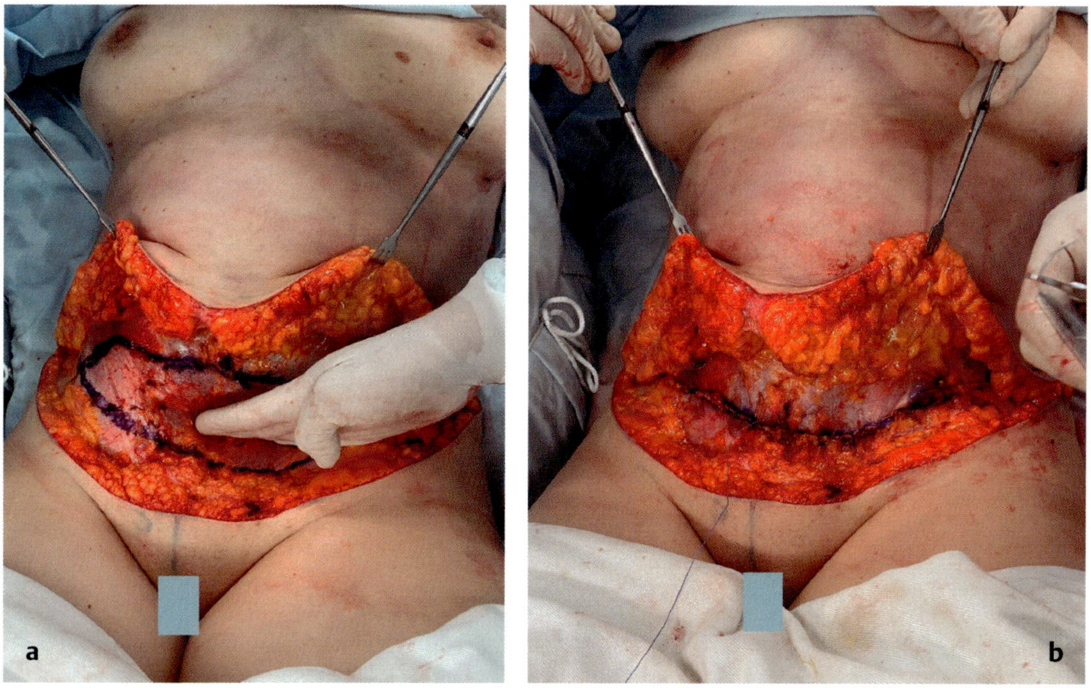

Fig. 15-5. Plicatura transversal durante a TULUA. (**a**) Com a mesa de operação em **leve flexão**, o cirurgião plástico estende sua mão e produz uma depressão no abdome inferior para determinar o tamanho da plicatura que pode variar em cada paciente de acordo com a flacidez da parede; geralmente, é de 10-14 cm de altura por 26 a 32 cm de largura. (**b**) A plicatura transversal é finalizada em duas camadas. A plicatura traz para baixo facilmente os tecidos epigástricos, não havendo, no entanto, nenhum descolamento; a lipoaspiração irrestrita produz um descolamento de malha, facilitando, também, o fechamento da ferida sob tensão diminuída e menos espaço morto.

Após as plicaturas, a ferida é fechada usando-se múltiplas suturas interrompidas de ácido poliglicólico 2-0 USP para reparo da fáscia de Scarpa. A derme é reparada com suturas interrompidas 3–0 do mesmo material e uma sutura contínua subcuticular com fio monofilamentar absorvível 3–0 com agulha cortante completa o fechamento. Recomenda-se o uso de dreno de sucção fechado.

A mesa cirúrgica retorna à sua posição plana de 180 graus, sendo a nova posição umbilical definida, de acordo com a proporção áurea 1:1,62, em que 1 é determinada pela distância do *introito vulvar* ou *base do pênis* até a incisão (V), e 1,62 corresponde à distância da incisão até o neoumbigo (H). Durante esta etapa, um compasso de Fibonacci estéril é útil, mas não indispensável. Frequentemente a distância V é de 6 cm, e, portanto, a localização do novo umbigo deve estar cerca de 9,7 cm acima da incisão transversal já suturada (Fig. 15-6).

A neoumbilicoplastia é feita por uma incisão em forma de "U" invertido. Uma depressão de 2,5 cm de largura é formada ao redor da incisão em "U", com a remoção direta da gordura com tesoura, até que a linha alba seja visível e palpável. Após estas manobras, a derme da região de incisão em "U" é suturada firmemente à *linha alba* usando seis pontos de sutura de ácido poliglicólico 2–0 USP. A área cruenta restante na fáscia corresponde ao fundo do novo umbigo e é fechada com um enxerto de pele de espessura total retirado do retalho de pele ressecado e suturado com fio de categute simples 3–0 (Fig. 15-7 e Quadro 15-3).

CUIDADOS PÓS-OPERATÓRIOS

Uma cinta de média compressão é colocada sobre a área corporal tratada com o paciente ainda sob anestesia. Recomenda-se o pernoite no hospital, mantendo-se o uso dos dispositivos de compressão intermitente nos membros inferiores que serão substituídos por meias de compressão após 12 horas. Prescreve-se a tromboprofilaxia com enoxaparina por uma semana e recomenda-se a deambulação forçada no mesmo dia da cirurgia. As visitas regulares ao consultório são nos dias 5 ou 7, momento no qual os drenos serão removidos. Nenhuma fisioterapia ou massagens adicionais são realizadas.

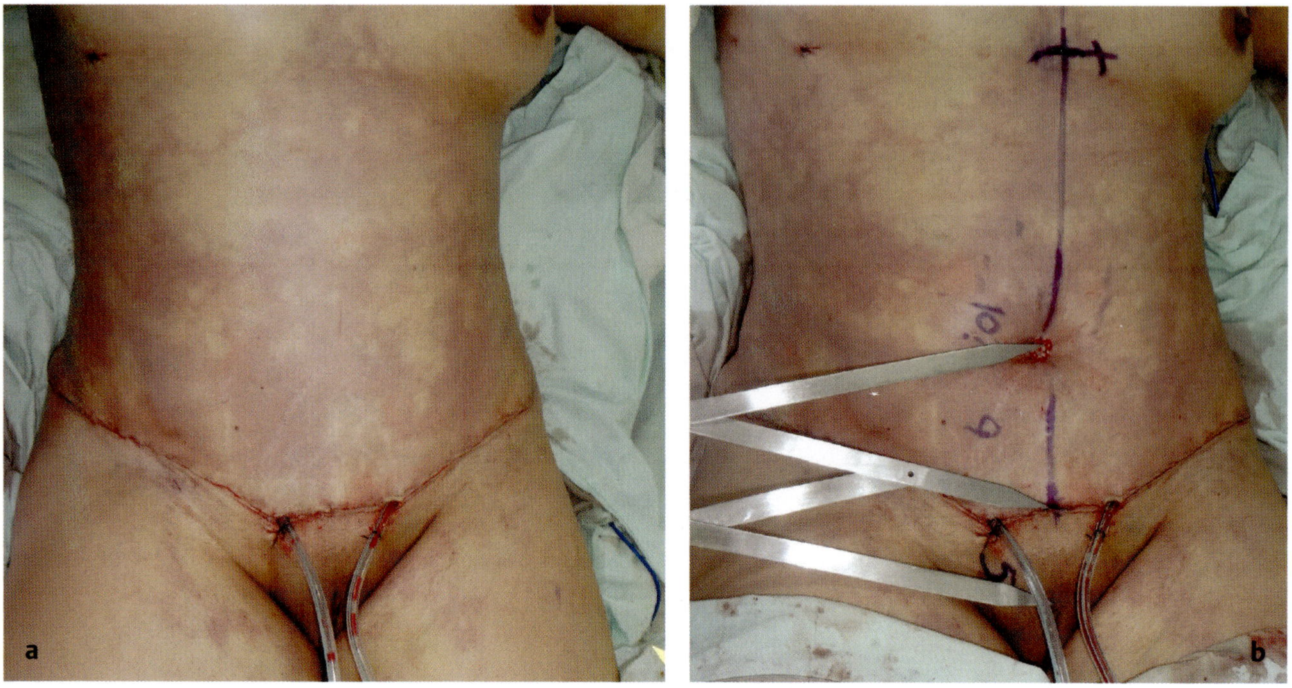

Fig. 15-6. Planejamento da neoumbilicoplastia durante a TULUA. (a) Com a mesa de operação **estendida**, a linha média é marcada e a distância da comissura vulvar é mensurada (V: 6 cm), sendo esta distância multiplicada por 1,62 (proporção áurea) para obter o comprimento da distância H correspondente ao intervalo desde o neoumbigo até a incisão. (b) Um compasso de Fibonacci na proporção áurea corrobora as medidas e os cálculos. Observe a colocação do dreno, o baixo posicionamento do fechamento da ferida e a perfusão completa do retalho.

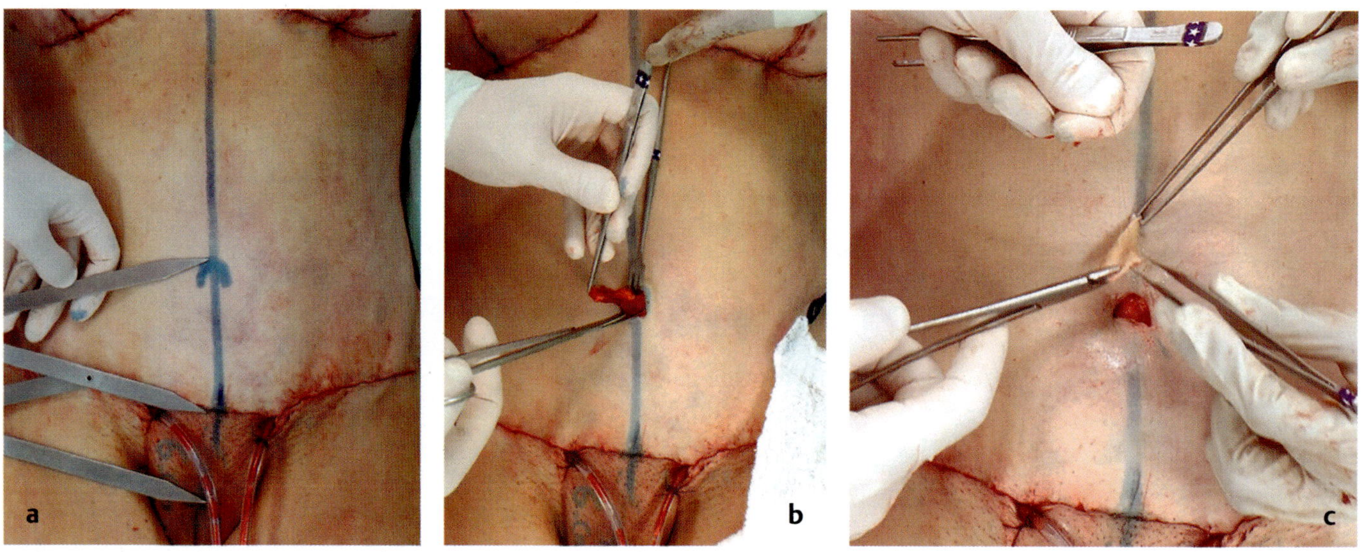

Fig. 15-7. Neoumbilicoplastia durante a TULUA. (a) A linha média foi marcada e o posicionamento adequado do umbigo foi reconfirmado com um compasso de Fibonacci. A distância esperada da cicatriz até a comissura vulvar é de cerca de 6 cm, e a distância da incisão até o neoumbigo é de aproximadamente 9,5 cm, obtendo-se a proporção áurea de 1:1,618. (b) A incisão em "U" invertido é realizada, e, então, a remoção de tecido adiposo em torno dela cria uma depressão periumbilical com inclinações suaves. A derme subjacente do "U" é suturada com nós enterrados interrompidos de suturas 2-0 de Poliglactina para a linha alba. (c) Um enxerto de pele com espessura total é suturado na linha média, na região da parede abdominal, com categute simples 3-0, para recriar a parte inferior do umbigo.

Quadro 15-3. Detalhes Técnicos Operatórios da Abdominoplastia TULUA

Preparação do cirurgião	Cirurgião plástico qualificado, que conhece a técnica convencional e técnicas alternativas, combina previamente a lipoaspiração e a abdominoplastia, conhece detalhes da técnica TULUA
Seleção do paciente	Sem diástase, sem hérnia epigástrica. Qualquer paciente que se qualifica para a lipoabdominoplastia convencional pelo critério "intuitivo" do cirurgião. (Evite casos difíceis ou secundários para começar a utilizar a técnica TULUA)
Sala de operação	Certificada de acordo com as leis de cada país, a possibilidade de hospitalização, protocolo antitrombótico, mesa de cirurgia com a possibilidade de flexão
Marcações	Tração superior do retalho abdominal, 5 a 6 cm da genitália
Lipoaspiração	Tumescente sem restrição, linha média da porção superior do abdome e flancos. (O uso de energias para fazer lipoaspiração não é recomendado até que se adquira mais experiência)
Ressecção do *pannus*	Em bloco, sem preservação da fáscia de Scarpa, sem lipoaspiração na parte inferior do abdome
Plicatura	Do púbis até o umbigo ou menos, se a tensão não permitir. As dimensões podem variar de acordo com cada paciente
Fechamento da ferida	Fechamento em camadas, reparo da fáscia de Scarpa, colocação baixa da cicatriz sem tensão, ancoragem ao púbis, uso de drenos
Neoumbilicoplastia	Pequeno enxerto, somente para o fundo do umbigo a 1,5 cm. Incisão em U invertido, sendo pele do U ligada à fáscia com suturas. O número áureo e o compasso Fibonacci são úteis, mas não indispensáveis
Período pós-operatório	Compressão moderada com *lycra*, deambulação precoce, sem massagem, drenagem por sucção durante uma semana, profilaxia antitrombótica

RESULTADOS

Os resultados são de boa qualidade na maioria dos pacientes. O umbigo apresenta uma localização adequada, uma forma muito aceitável e com cicatriz dissimuladas. Não se observa abaulamento residual na região epigástrica.

Resultados quantificados em 845 pacientes operados por 68 cirurgiões plásticos em dez países diferentes demonstraram pontuações de 13,7 de uma pontuação máxima possível de 16.

A TULUA também demonstrou mudanças significativas no perímetro da cintura, resultados estes atribuídos à lipoaspiração sem restrições e à plicatura transversal. Nesta plicatura as bordas inferiores-mediais dos músculos oblíquos externos são tracionadas inferiormente e para a linha média, permitindo a remodelação da cintura (Figs. 15-8 e 15-9).

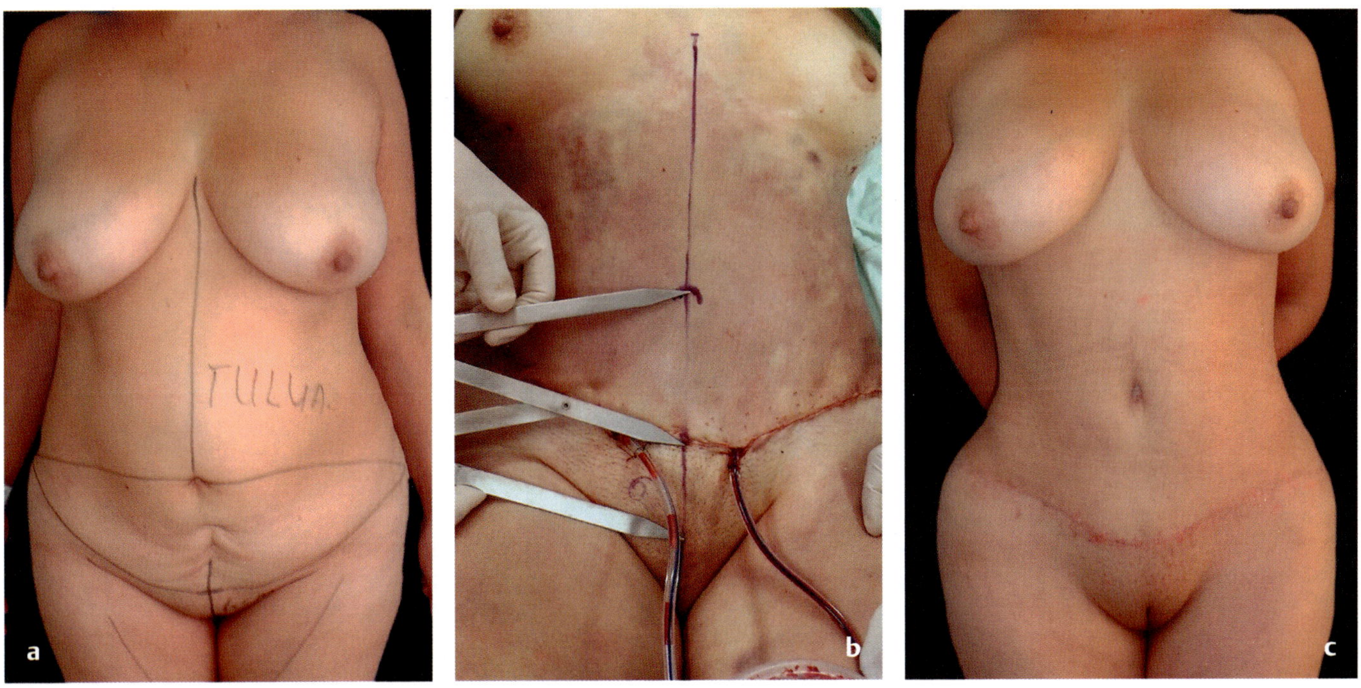

Fig. 15-8. Caso representativo de TULUA. (**a**) Mulher de 37 anos, IMC 29,5, com três gestações prévias. A vista frontal demonstra flacidez da pele e da parede com depósitos de gordura. Observar a marcação baixa para o posicionamento da incisão e a ampla ressecção planejada. Foi excluída a diástase importante dos retos abdominais. (**b**) Durante o planejamento da neoumbilicoplastia, o posicionamento de acordo com as proporções áureas foi auxiliado por um compasso de Fibonacci. (**c**) 15 meses após a abdominoplastia TULUA. O abdome é plano com melhora do contorno e da cintura. A cicatriz e o umbigo estão proporcionalmente localizados.

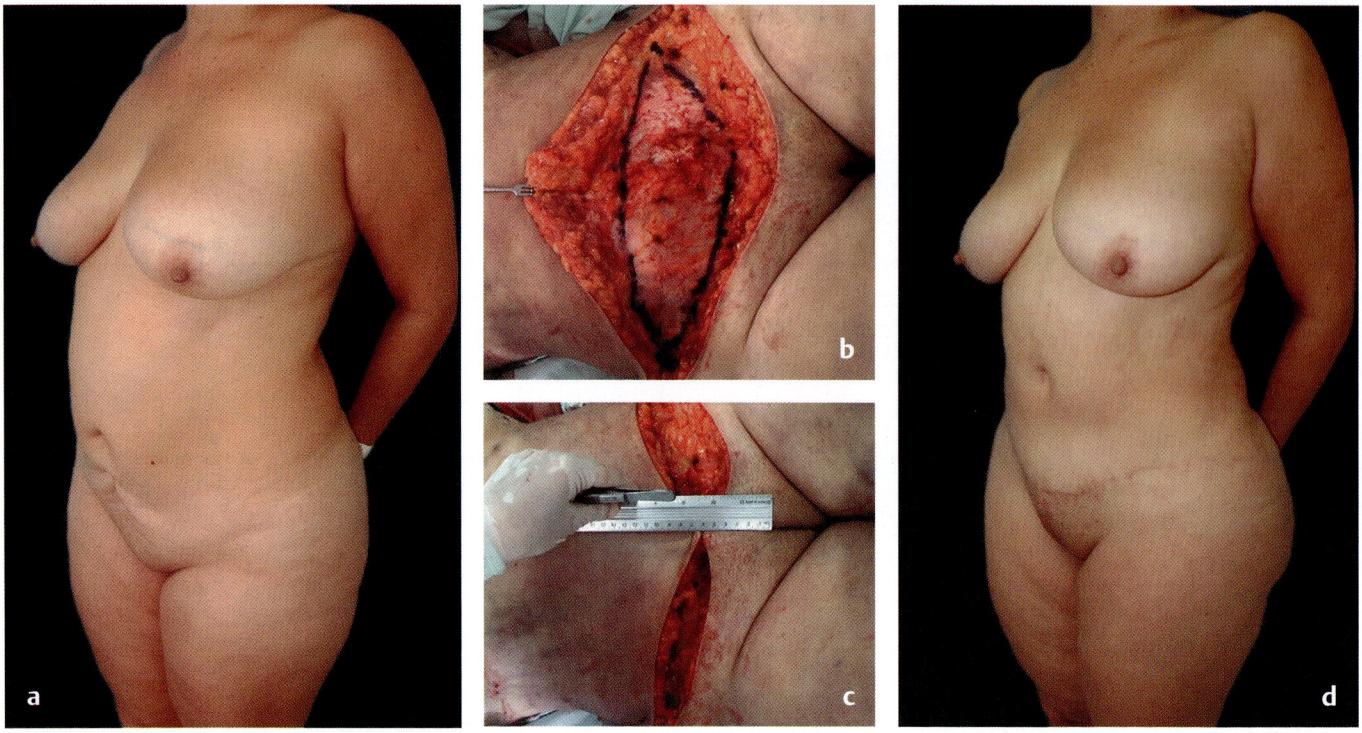

Fig. 15-9. (a) Pré-operatório da mesma paciente da Figura 15-8. (b) Durante a cirurgia após lipoaspiração completa: ressecção "em bloco" sem dissecção do retalho na região do epigástrio e amputação do umbigo. As marcações da plicatura colocadas horizontalmente são representadas em azul. (c) A plicatura transversal produz uma diminuição da tensão facilitando o fechamento da ferida em camadas. Uma régua metálica estéril demonstra a distância de 6 cm da comissura vulvar anterior (fúrcula) até a incisão. (d) 15 meses após a abdominoplastia TULUA. A flacidez da parede abdominal foi corrigida sem abaulamento epigástrico compensatório ou rebote.

COMPLICAÇÕES

Na mesma série, nenhuma morte foi relatada, e as complicações globais foram de 16,2%. Seroma foi a complicação mais frequente em 8,8% dos casos, e o enxerto de pele teve integração tardia ou fechamento por segunda intenção no umbigo em 2,7% dos 845 pacientes. Houve somente 0,7% de casos com algum grau de necrose isolada de pele e, quando consideramos as complicações vasculares agrupadas (necrose, deiscências e infecções), foram observadas em 2,7% dos casos.

DISCUSSÃO

A TULUA é um tipo radicalmente diferente de abdominoplastia. Sua concepção está de acordo com as principais tendências históricas da abdominoplastia que visam melhorar a segurança, acrescentar simplicidade e manter os resultados.

É sabido que a ausência de dissecção direta do retalho na região do epigástrio mantém a integridade da sua vascularização, assim como a diminuição da tensão no fechamento da ferida evita complicações. Seguindo esta linha de pensamento, o não descolamento do retalho na região do epigástrico é seguro do ponto de vista vascular, pois não apenas preserva os vasos intercostais segmentares, mas toda a circulação da artéria epigástrica profunda proveniente de perfurantes dos músculos retos abdominais. Além disso, a tração exercida sobre os músculos abdominais pela plicatura transversa desde o umbigo até o púbis avança suavemente o retalho de gordura da pele do epigástrio para baixo, reduzindo a tensão na linha de sutura da pele, sendo a maior parte da tensão suportada nas estruturas profundas.

Embora inicialmente a técnica tenha sido indicada em casos selecionados, hoje é o método eletivo em 92% dos casos do autor; os demais 8% dos pacientes que apresentavam diástase patológica ou hérnias epigástricas ventrais podem ser sujeitos ao método combinado de plicaturas vertical e transversal (Figs. 15-10 e 15-11).

Alguns resultados insatisfatórios de abdominoplastias anteriores ou pacientes que tiveram seus resultados comprometidos pela presença de complicações podem ser resolvidos com a técnica TULUA, uma vez que a plicatura transversal permite uma nova ressecção abaixo do umbigo para fazer uma abdominoplastia completa novamente. Na experiência do autor, é útil resolver tais casos, através de uma nova cirurgia para corrigir deformidades residuais (Fig. 15-12)

Combinar a reparação da hérnia umbilical com a abdominoplastia é um desafio que pode ser resolvido de várias maneiras, utilizando dissecções intrabdominais especiais, malhas especificamente projetadas ou laparoscopia. Na prática dos autores, a TULUA permitiu combinar com segurança a correção da hérnia umbilical, porque a amputação do pedículo umbilical possibilita o reparo completo da parede, enquanto a neoumbilicoplastia evita qualquer preocupação com a viabilidade, deformação ou posicionamento do pedículo umbilical (Fig. 15-13).

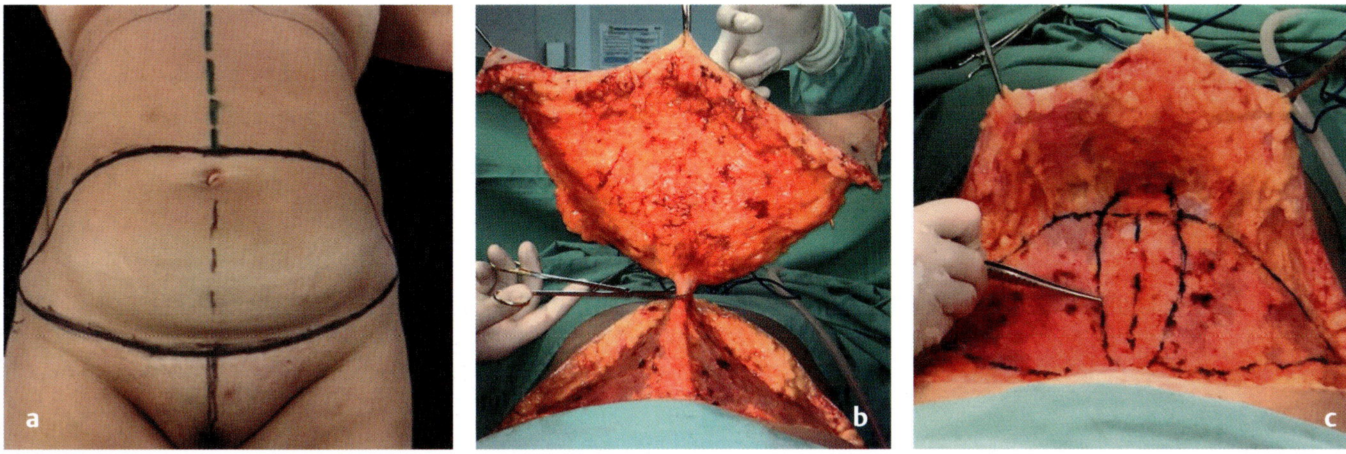

Fig. 15-10. TULUANHA em uma paciente com diástase epigástrica patológica. (**a**) Paciente com 48 anos de idade, com três gestações prévias, abdome proeminente com flacidez na parede acompanhada de diástase patológica. Uma plicatura transversal vertical e combinada é prevista. (**b**) Após tumescência e lipoaspiração, o *pannus* na parte inferior do abdome é dissecado acima da fáscia muscular para realizar uma ampla ressecção "em bloco". A imagem demonstra o momento da transecção do pedículo umbilical, observe a extrema flacidez da parede e a diástase. (**c**) Plicaturas verticais e transversais combinadas representadas na parede abdominal, a borda superior da plicatura transversal é o umbigo, a dissecção acima do umbigo é feita em um túnel estreito com o objetivo de preservar a maioria das perfurações musculares da artéria epigástrica superior. (Foto: Cortesia de Dr. Uebel.)

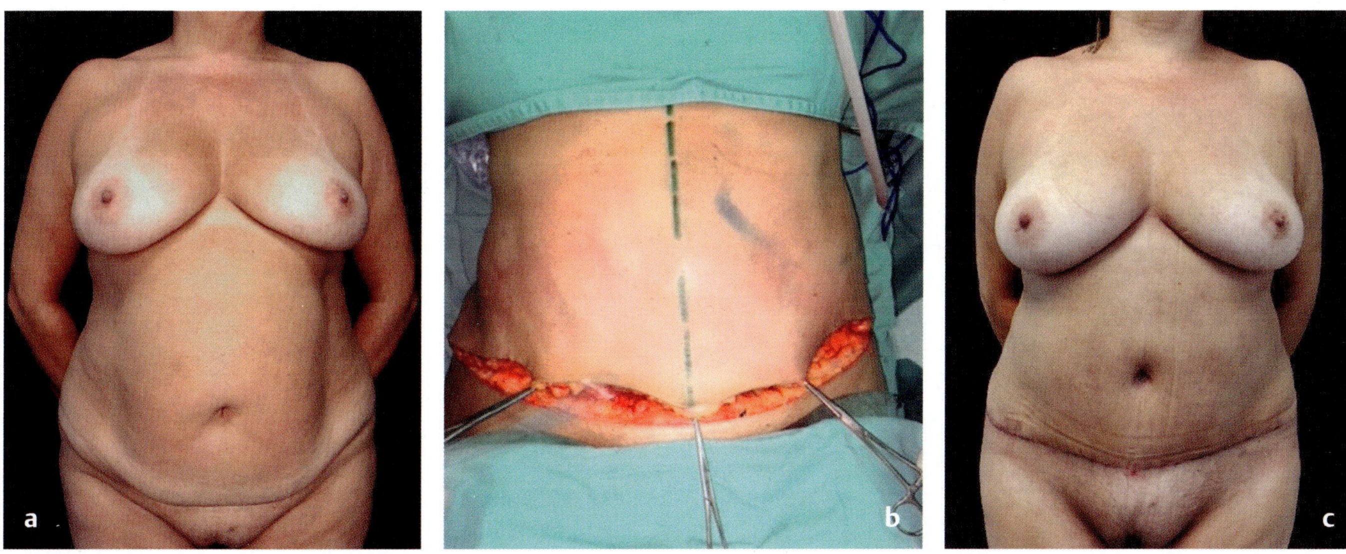

Fig. 15-11. TULUANHA em uma paciente com diástase epigástrica patológica. (**a**) Foto pré-operatória da mesma paciente da Figura 15-10. (**b**) Intraoperatório após as plicaturas vertical e transversal. A plicatura transversal facilita o fechamento da ferida sob menor tensão e diminuição do espaço morto, a marca delineada na linha média auxiliará na realização de uma neoumbilicoplastia com proporcionalidade adequada. (**c**) Pós-operatório de 24 semanas após a cirurgia TULUA, combinando plicaturas verticais e transversais. (Foto: Cortesia de Dr. Uebel.)

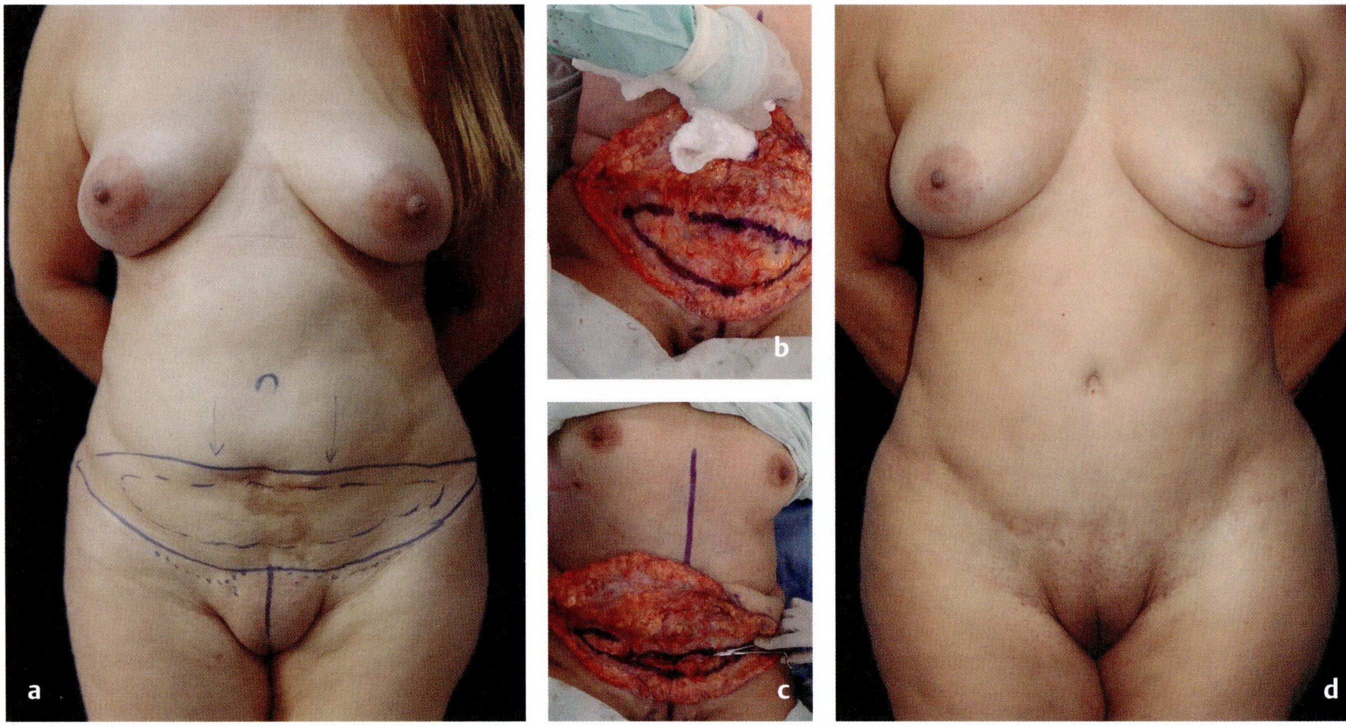

Fig. 15-12. TULUA em um caso secundário. (**a**) Esta mulher de 38 anos realizou uma abdominoplastia prévia com necrose cutânea umbilical e abaixo do umbigo. As cicatrizes após a contração e a cicatrização secundária da ferida estão contidas em uma elipse azul transversal. Um U invertido foi desenhado para simular o novo posicionamento do umbigo após o fechamento da pele. (**b,c**) Após a lipoaspiração epigástrica, o retalho cicatrizado foi elevado ao nível do umbigo antigo, uma plicatura transversal auxiliou na ressecção de todos os tecidos cicatrizados. (**d**) Três anos de pós-operatório; observe a cicatriz e o posicionamento do umbigo.

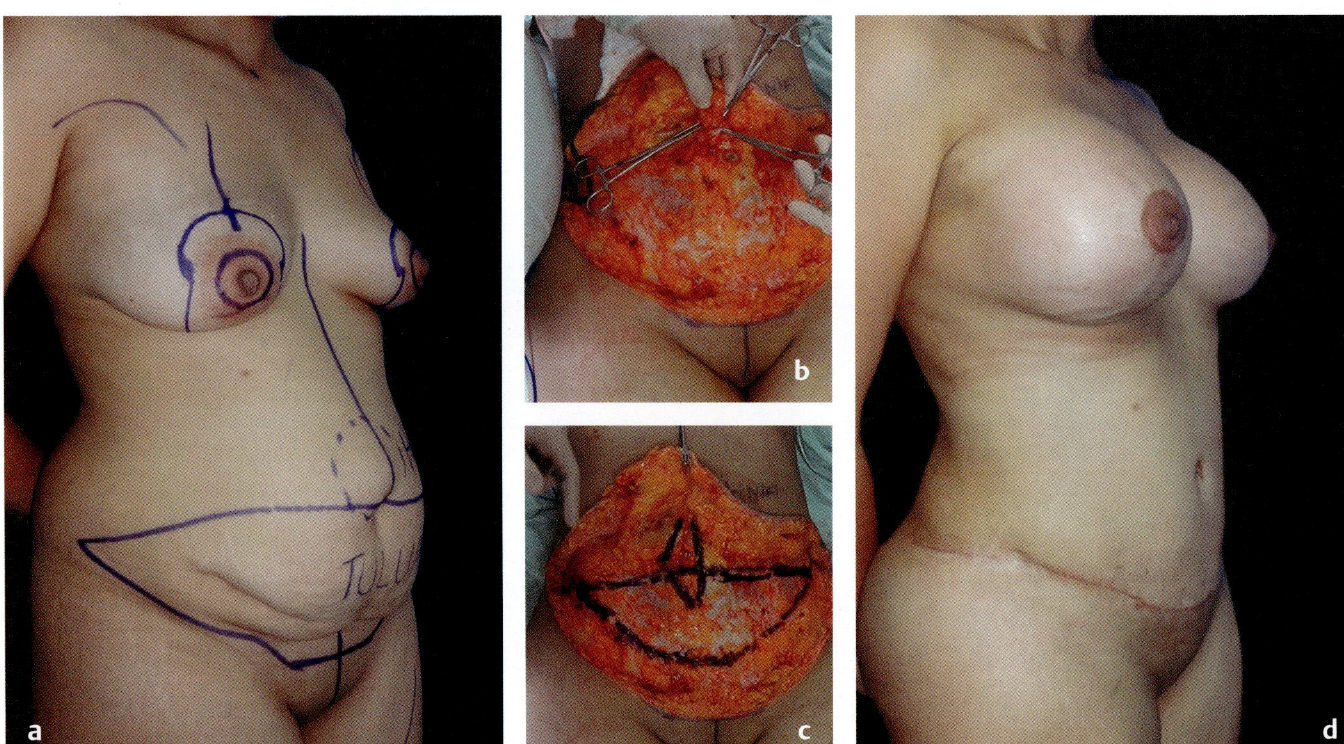

Fig. 15-13. Abdominoplastia TULUA em um caso de hérnia umbilical. (**a**) Mulher de 29 anos de idade, com marcações antes da mastopexia com implante e a lipoabdominoplastia com correção da hérnia umbilical. (**b**) O umbigo foi amputado, uma hérnia epigástrica periumbilical foi dissecada. (**c**) Linhas azuis representam a correção umbilical e a plicatura transversal. (**d**) 4 meses após a cirurgia.

Apesar de se esperar uma ampla diástase após a perda maciça de peso, a técnica tem sido utilizada em tais casos desde que não se observe nenhuma alteração patológica durante a avaliação pré-cirúrgica ou durante a dissecção periumbilical. A ampla plicatura transversal da região inferior do abdome parece suficiente para corrigir integralmente a flacidez da parede; além disso, o umbigo longo e, às vezes, deslocado é amputado, sendo criado um novo umbigo com resultados aceitáveis.

Quando a dermolipectomia reconstrutiva higiênica é indicada, a TULUA pode ser realizada para converter tais procedimentos reconstrutivos em verdadeiras abdominoplastias estéticas. Uma experiência semelhante foi relatada pelo autor (FV), utilizando-se o retalho ressecado do abdome inferior como retalho livre para reconstrução mamária (TULUA-DIEP), com a vantagem adicional de ter-se obtido o resultado de uma abdominoplastia estética.

Um grupo muito específico de pacientes com uma quantidade moderada de tecido adiposo e flacidez cutânea que solicita uma alta definição do abdome realizou a operação, combinando lipoaspiração de definição segura com abdominoplastia TULUA (TULUA-HD).

Uma vez que o cirurgião seja treinado para a abdominoplastia de plicatura transversal, mais indicações aparecerão. Em geral, a TULUA amplia o espectro de indicações.

VANTAGENS DA TULUA

O procedimento permite uma lipoaspiração completa, corrige a parede abdominal integralmente sem descolamento supraumbilical, há posicionamento adequado da cicatriz e do umbigo com bons resultados estéticos. A diminuição da tensão no fechamento da ferida com menos espaço morto e preservação dos nervos e dos vasos do retalho não descolado são consideradas vantagens adicionais. As complicações são mantidas em níveis aceitáveis, e a curva de aprendizado do procedimento é curta por causa de sua simplicidade.

DESVANTAGENS DA TULUA

A técnica não permite a correção da diástase do músculo reto abdominal diretamente e não permite a correção da hérnia epigástrica.

A criação de um novo umbigo é o passo técnico mais desafiador, podendo haver atraso na integração do enxerto e a consequente cicatrização prolongada da ferida. O posicionamento impróprio do umbigo na linha média ou em um local alto é possível, se a atenção não for dirigida aos detalhes cirúrgicos e às proporções antropométricas. Espera-se algum alongamento da parede abdominal após a plicatura, de modo que a cicatriz possa migrar para cima com o tempo em 1 cm, e o umbigo entre 1 a 3 cm.

Há alguma preocupação sobre possíveis efeitos desfavoráveis da plicatura sobre os nervos e as virilhas.

Há um relato de gravidez após a TULUA, sem efeitos prejudiciais na gravidez ou no abdome.

CONCLUSÕES

A técnica TULUA incorpora vários aspectos da evolução histórica da lipoabdominoplastia para melhorar os resultados, diminuir os períodos de recuperação, de custos e complicações. Superando a fase de prova de conceito, a TULUA é oferecida como uma alternativa com raciocínios evolutivos técnico, científico e histórico, como mais um passo na constante busca pela excelência, simplicidade e segurança na cirurgia plástica.

A seleção dos pacientes deve seguir critérios apropriados. Os pacientes devem estar bem-informados e com expectativas realistas. O cirurgião que realiza a TULUA pela primeira vez deve escolher um caso fácil, sem diástase do músculo reto abdominal, deve estar familiarizado com a abdominoplastia convencional, a lipoabdominoplastia e a prevenção e o tratamento de complicações.

NOTA FINAL

TULUA é o acrônimo que resume as modificações das técnicas atuais de abdominoplastia e é o nome da cidade na Colômbia, América do Sul, onde a ideia foi desenvolvida, em 2005. O nome Tuluá significa na língua indígena terra fácil e fértil.

BIBLIOGRAFIA

Avelar J. Regional distribution and behavior of the subcutaneous tissue concerning selection and indication for liposuction. Aesthetic Plastic Surgery. 1989;13(3):155-65.

Avelar JM. Abdominoplasty without panniculus undermining and resection: analysis and 3-year follow-up of 97 consecutive cases. Aesthetic Surgery Journal. 2002;22:16-25.

Cárdenas Restrepo JC, Muñoz Ahmed JA. New technique of plication for miniabdominoplasty. Plastic and reconstructive surgery. 2002;109(3):1170-7;discussion 8-90.

Graf R, de Araujo LR, Rippel R, et al. Lipoabdominoplasty: liposuction with reduced undermining and traditional abdominal skin flap resection. Aesthetic plastic surgery. 2006;30(1):1-8.

Hoyos A, Perez ME, Guarin DE, Montenegro A. A Report of 736 High-Definition lipoabdominoplasties performed in conjunction with circumferential VASER liposuction. Plastic and reconstructive surgery. 2018;142(3):662-75.

Illouz YG. A new safe and aesthetic approach to suction abdominoplasty. Aesthetic plastic surgery. 1992;16(3):237-45.

Lockwood T. High-lateral-tension abdominoplasty with superficial fascial system suspension. Plastic and reconstructive surgery. 1995;96(3):603-15.

Martinez-Teixido L, Serra-Mestre JM, Serra-Renom JM. A new technique for creating a neo-umbilicus in abdominoplasty. Journal of Plastic, Reconstructive & Aesthetic Surgery. 2017;70(12):1760-7.

Mayr M, Holm C, Hofter E, et al. Effects of aesthetic abdominoplasty on abdominal wall perfusion: a quantitative evaluation. Plastic and reconstructive surgery. 2004;114(6):1586-94.

Saldanha OR, de Souza Pinto EB, Matos WN, et al. Lipoabdominoplasty Without Undermining. Aesthetic Surgery Journal. 2001;21:518-26.

Uebel CO. Lipoabdominoplasty: revisiting the superior pull-down abdominal flap and new approaches. Aesthetic Plast Surg. 2009;3:366.

Uebel CO. Miniabdominoplasty—a new approach for body contouring. Presented at the Ninth Annual Congress of the International Society of Aesthetic Surgery, New York. 1987.

Uebel CO. Minilipoabdominoplastiy—Its Evolution. Lipoabdominoplasty. Rio de Janeiro: Di Livros. 2004.

Vila-Rovira R. Lipoabdominoplasty. Clinics in plastic surgery. 2008;35(1):95-104;discussion 5.

Villegas F. TULUA Lipoabdominoplasty: no supraumbilical elevation combined with transverse infraumbilical plication, video description, and experience with 164 patients. Aesthetic Surgery Journal. 2020;41(5):577-94.

Villegas-Alzate F. [TULUA: transverse plication lipoabdominoplasty without supraumbilical flap detachment. A series of 176 patients.] TULUA: lipoabdominoplastia de plicatura transversa sin despegamiento supraumbilical. Serie de 176 pacientes. Cirurgía plástica Iberolatinoamericana [Internet]. 2020;46:7-24.

Villegas-Alzate FJ, Villegas-Mesa JD. Pregnancy after transverse plication lipoabdominoplasty, undermining halted at umbilicus, liposuction without restrictions, umbilicoplasty with a skin graft, and low transverse scar localization (TULUA). Literature review and case report. Revista Colombiana Obstetricia y Ginecología. 2020;71(4).

Villegas-Alzate FJ. Umbilicus and scar positioning during abdominoplasty: Main determinants of results. Chapter 5. In: Murillo W (Ed.). Omphaloplasty a surgical guide to the umbilicus. Springer International Publishing AG, part of Springer Nature. 2018. p. 41-70.

Vídeo Aula

CAPÍTULO 16

PLICATURAS NAS ABDOMINOPLASTIAS

Fabio Xerfan Nahas ▪ Pamella Verissimo ▪ Lydia Masako Ferreira

INTRODUÇÃO

As plicaturas são técnicas de sutura das aponeuroses dos músculos abdominais que foram desenvolvidas para tratamento de deformidades musculoaponeuróticas da parede abdominal. As deformidades musculoaponeuróticas que geralmente necessitam de tratamento cirúrgico são originadas por fatores que levam ao aumento multidirecional da parede abdominal, constatando-se, com maior frequência, a gestação e o ganho ponderal. Associados a esses fatores, existem também alterações estruturais do sistema aponeurótico e alterações congênitas, como a implantação lateral dos músculos retos abdominais.

A gestação é uma fase em que ocorrem mudanças progressivas em toda região abdominal, observando-se, num curto lapso temporal, o aumento multidirecional e distensão de todos os planos anatômicos. Mudanças semelhantes ocorrem em grandes ganhos ponderais, acometendo homens e mulheres, em períodos de tempo variáveis, o que proporciona ao organismo melhores condições adaptativas. Apesar de haver retração de todos os tecidos nos meses que se seguem à diminuição do volume abdominal, a maioria dos indivíduos apresenta graus variados de flacidez cutânea, muscular e aponeurótica. Em geral, a flacidez cutânea é representada pelo excesso de pele abdominal, enquanto a flacidez musculoaponeurótica reflete um abaulamento abdominal geralmente associado à diástase dos músculos retos abdominais. Estas deformidades geram insatisfação do indivíduo com o seu corpo, motivo pelo qual procuram tratamento cirúrgico para melhora do contorno abdominal.

Uma das etapas da abdominoplastia, de extrema importância estética e reparadora, é o tratamento das deformidades musculoaponeuróticas da parede abdominal. É imperiosa a compreensão das técnicas descritas na literatura para o tratamento dessas deformidades, tendo como escopo o diagnóstico adequado e a programação cirúrgica individualizada.

DIAGNÓSTICO DAS DEFORMIDADES MUSCULOAPONEURÓTICAS

Na anamnese, diuturnamente, são encontrados indícios da importância das deformidades musculoaponeuróticas e dos impactos na vida dos pacientes. Queixas referentes a abaulamentos abdominais devem ser consideradas, em especial, em condições de estabilidade do peso corporal, prática de exercícios físicos ou após perda ponderal. Abaulamentos em região epigástrica precisam ser investigados para excluir a possibilidade de implantação lateral congênita dos músculos retos abdominais e evitar surpresas no período intraoperatório. Para investigação adequada, o exame físico representa um importante instrumento para o diagnóstico dessas deformidades e pode ser prejudicado pela espessura do tecido subcutâneo. Atualmente, a utilização de exames complementares é de grande importância para auxiliar no diagnóstico. Alguns métodos são de fácil acesso na maioria dos lugares, como a ultrassonografia da parede abdominal e a tomografia computadorizada do abdome. Ambos fornecem valiosas informações para a programação cirúrgica.

Dentre as deformidades musculoaponeuróticas, a mais frequente é a diástase dos músculos retos. Diástase é o afastamento dos músculos retos com consequente alargamento da linha alba. A largura da linha Alba pode ser mensurada por ultrassonografia (USG) e considerada normal quando suas medidas forem menores que 15 mm na altura do apêndice xifoide, até 22 mm cerca de 3 cm superiormente à cicatriz umbilical e até 16 mm cerca de 2 cm inferiormente à cicatriz umbilical.

A maioria das classificações de deformidades abdominais inclui os defeitos musculoaponeuróticos associados às dermolipodistrofias. Em 2001, Nahas propôs uma classificação das deformidades musculoaponeuróticas com o tratamento adequado para cada tipo de alteração encontrada e uma classificação de deformidades de pele e subcutâneo, que pode ser usada em associação à classificação de deformidades musculoaponeuróticas. Tais classificações fornecem subsídios para que o cirurgião tome decisões, observando-se a liberdade das associações entre os defeitos musculoaponeuróticos e as deformidades de pele e subcutâneo. É de conhecimento de todos os cirurgiões plásticos que existem associações mais frequentes (razão pela qual as classificações em geral são de grande utilidade), mas a possibilidade de classificar separadamente leva à inclusão de praticamente todos os casos de deformidades abdominais. As exceções se aplicam às deformidades relacionadas a traumas, cirurgias prévias, deformidades pós-eviscerações e grandes hérnias abdominais. A classificação de Nahas para deformidades musculoaponeuróticas foi descrita no Capítulo 9 deste livro. No presente capítulo serão tratadas as principais técnicas de plicatura.

TRATAMENTOS

A enorme gama de tratamentos para correção dos defeitos musculoaponeuróticos do abdome foi descrita com a intenção de melhorar o contorno abdominal, tratando de formas variadas o defeito que é global e multidirecional. Diversos autores propuseram técnicas de plicaturas verticais, horizontais e a associação das técnicas verticais e horizontais. Cada qual com enfoque no aspecto da deformidade que mais chamava a atenção no momento da avaliação clínica. Além das técnicas de plicatura, foram descritas também técnicas de sutura com intenção de associar os benefícios do encurtamento vertical e horizontal dessas deformidades, como a técnica de sutura triangular, descrita por Ferreira *et al.*, em 2001.

TÉCNICAS DE PLICATURAS VERTICAIS

As técnicas de plicaturas verticais ou longitudinais são aquelas que, em sua maioria, visam à diminuição da projeção da parede anterior do abdome. As plicaturas medianas únicas, bem como a plicatura da lâmina anterior da bainha dos músculos retos abdominais e as plicaturas múltiplas longitudinais, são exemplos de técnicas de plicaturas verticais.

Plicatura Vertical Única

A plicatura vertical única da lâmina anterior da bainha dos músculos retos abdominais para tratamento da diástase dos músculos retos abdominais é a mais utilizada nas abdominoplastias. Essa mesma técnica pode ser realizada de diversas formas: nos limites mediais dos músculos retos, sobre os músculos retos e nos limites laterais dos músculos retos (Fig. 16-1). Os dados encontrados mais frequentemente na literatura são confirmações sobre a estabilidade das plicaturas quando realizadas com o objetivo puro de corrigir a diástase dos músculos retos, respeitando-se os limites mediais desses músculos. Essa estabilidade foi comprovada por diversos métodos diagnósticos.

Várias pesquisas demonstram a estabilidade da plicatura. Em alguns estudos foram utilizadas ultrassonografias (USG) de parede abdominal em períodos maiores de um ano de pós-operatório de abdominoplastia e plicatura com fios inabsorvíveis ou absorvíveis, não se observando nenhum caso de recidiva da diástase. Outros estudos também descreveram a completa estabilidade das plicaturas, utilizando-se a tomografia computadorizada (TC) de abdome. Após abdominoplastia e plicatura dos músculos retos com fio inabsorvível em dois planos a TC foi realizada em dois períodos, sendo a primeira em três semanas, e a segunda em seis meses. Na mesma linha, foi comprovada a estabilidade da plicatura em longo prazo de seis a sete anos após a abdominoplastia, constatando-se a estabilidade até mesmo após a gestação. Em outro estudo, foi utilizada a ressonância magnética (RM) de abdome nos períodos pré-operatório e pós-operatório de seis a vinte e cinco meses em pacientes submetidos à correção de diástase dos músculos retos com sutura contínua única de fio inabsorvível duplo, sem que houvesse recidivas.

Quando utilizadas plicaturas ampliadas para correção da diástase dos músculos retos frequentemente são encontrados relatos de recidivas na literatura. A recidiva da diástase dos músculos retos abdominais é o afastamento das margens mediais destes músculos após sua correção cirúrgica, mas os critérios de recidiva ainda não são muito bem definidos. Em 2011, uma revisão sistemática constatou que a avaliação dos índices de recidiva nos diversos estudos incluídos foi de difícil julgamento. Tal fato foi justificado pela falta de padronização e classificação de recidiva.

Um estudo de Al-Qattan, em 1997, demonstrou 100% de recidiva após realização de abdominoplastia com técnica de plicatura ampliada entre os graus I e III de uma classificação de recidiva de frouxidão musculoaponeurótica com base em observação clínica e formulada pelo próprio autor. No grau I os pacientes apresentavam abaulamento epigástrico e abdome inferior côncavo, no grau II apresentavam discreta convexidade da parede abdominal, no grau III moderada convexidade da parede abdominal, no grau IV severa convexidade abdominal e no Grau V apresentavam recorrência total da frouxidão musculoaponeurótica.

Radiografias simples de abdome em associação a clipes metálicos também foram utilizadas para avaliar a estabilidade das plicaturas. Os estudos que demonstram sinais de recidiva parcial ou completa da plicatura, geralmente, utilizam técnica de plicatura ampliada, ou seja, ultrapassando as margens mediais dos músculos retos abdominais.

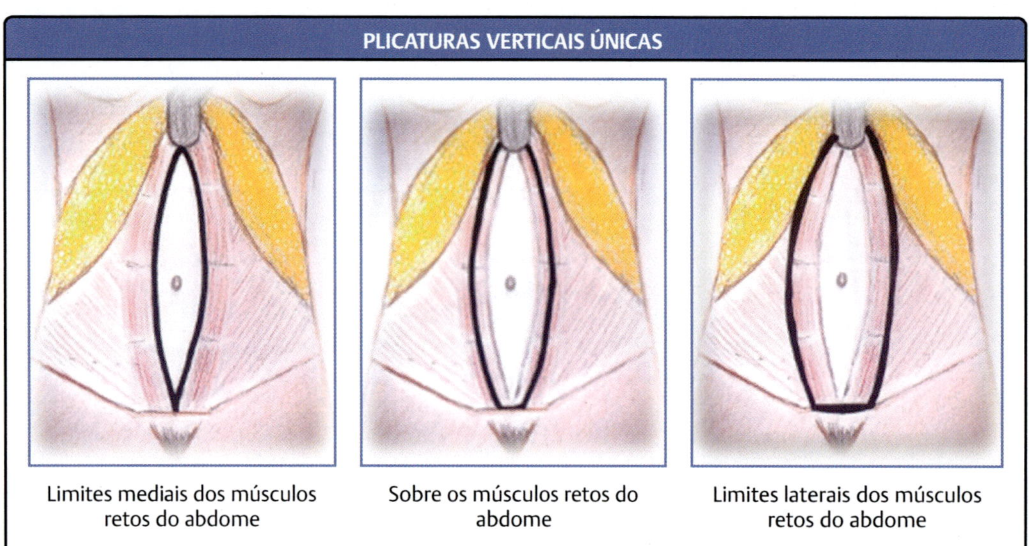

Fig. 16-1. Plicatura vertical única.

A técnica de plicatura ampliada, com demarcação na margem lateral dos músculos retos abdominais, realiza a completa rotação medial desses músculos. Essa técnica foi denominada WARP (*Wide Abdominal Rectus Plication*) e relatada como efetiva no alívio das dores lombares. A fusão do abdome anterior à região toracolombar realizada pelos músculos oblíquos interno e transverso pode ser um dos mecanismos para melhora da dor.

Plicaturas Verticais Múltiplas

Dentre as técnicas verticais múltiplas descritas, está a utilização de:

A) Duas plicaturas paramedianas semilunares sem a correção da diástase dos músculos retos abdominais, promovendo uma maior definição da linha da cintura e manutenção da naturalidade entre os músculos retos abdominais;
B) Plicaturas verticais triplas, sendo uma delas a plicatura da lâmina anterior da bainha dos retos, e as outras duas paramedianas. Essas plicaturas paramedianas podem ser elípticas ou semilunares, simétricas ou assimétricas, dependendo da anatomia individual (Fig. 16-2).

TÉCNICAS DE PICATURAS HORIZONTAIS

As técnicas horizontais visam à melhora do contorno abdominal realizando um encurtamento vertical do plano musculoaponeurótico. Dentre elas estão:

A) Plicatura horizontal semilunar em abdome inferior, de 4 cm a 6 cm de largura em pacientes submetidas à lipoaspiração no mesmo tempo cirúrgico;
B) Técnica de modificação da abdominoplastia, denominada TULUA (plicatura transversa, sem descolamentos, lipoaspiração completa, neo-onfaloplastia com enxerto de pele e cicatriz abdominal transversa baixa). Pode ser indicada para pacientes com excesso de pele supraumbilical que não apresentam diástase de músculos retos clinicamente detectáveis. Além da extensa lipoaspiração, é realizada ampla plicatura horizontal (30 cm horizontal e 10 cm vertical), não havendo descolamento do retalho de pele supraumbilical. Foram relatados resultados com bom contorno abdominal (Fig. 16-3).

TÉCNICAS DE PLICATURAS MISTAS

Associação de Técnicas de Plicaturas Horizontais e Verticais

As técnicas mistas visam a realizar encurtamento musculoaponeurótico tanto vertical como horizontal, associando-se às técnicas de plicaturas horizontais e verticais:

A) Plicatura em forma de H deitado, com plicatura vertical mediana elíptica da lâmina anterior da bainha dos músculos retos, com medidas de 3 cm a 12 cm, associada a plicaturas horizontais elípticas na região epigástrica e suprapúbica, com largura de 2 cm a 6 cm. Há relatos de melhoria da linha de cintura, reforço da parede anterior do abdome e melhor acomodação do retalho cutâneo;
B) Plicaturas transversais para correção da frouxidão vertical da parede abdominal. A correção da diástase dos músculos retos é feita com plicatura vertical. Realiza-se a complementação com duas a três plicaturas transversas sobre a aponeurose anterior dos músculos retos, acrescidas de duas plicaturas semilunares na aponeurose dos músculos oblíquos externos com pontos separados em forma de oito. Foi relatada melhora nos aspectos de contorno do abdome anterior e definição da linha semilunar;
C) Plicatura mediana vertical por vezes associada à plicatura horizontal na região dos oblíquos externos;
D) Plicatura da lâmina anterior da bainha dos músculos retos abdominais associada à plicatura da aponeurose dos músculos oblíquos externos em L para os casos de deformidade musculoaponeurótica do tipo B de Nahas (Fig. 16-4).

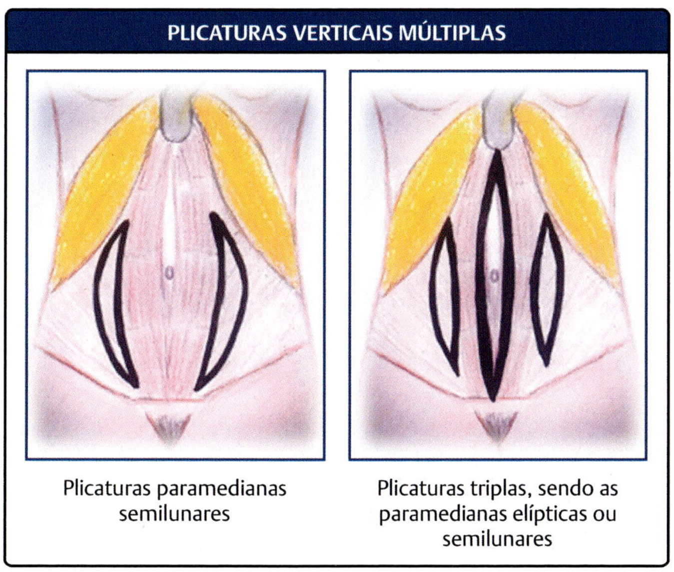

Fig. 16-2. Plicaturas verticais múltiplas.

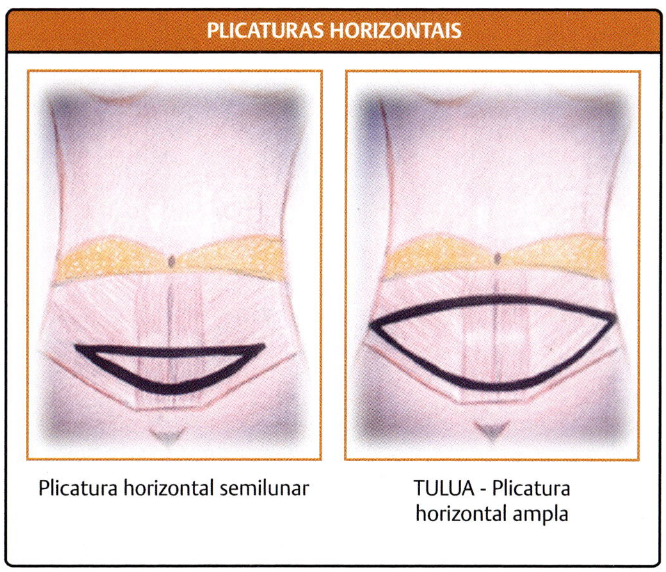

Fig. 16-3. Plicaturas horizontais.

PLICATURAS MISTAS

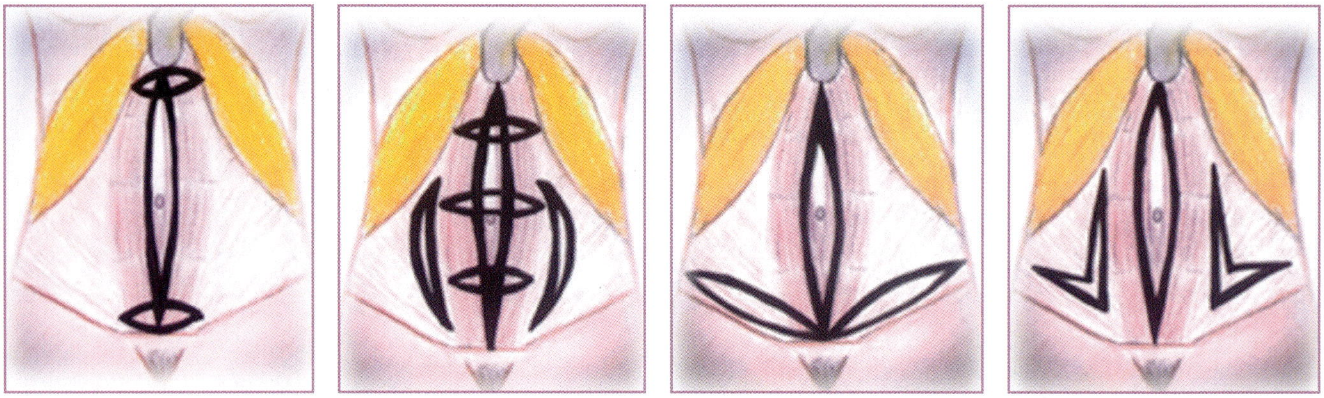

Plicatura em H deitado | Plicaturas transversais, vertical e semilunares | Plicatura vertical e dos músculos oblíquos externos | Plicatura vertical e dos músculos oblíquos externos em L

Fig. 16-4. Plicaturas mistas.

Técnicas de Plicaturas por Vias Endoscópica e Robótica

Em 1993, Nahas descreveu a plicatura por via laparoscópica. Desde então, tem sido usada por cirurgiões plásticos e, mais recentemente, por cirurgiões gerais. Com a evolução das técnicas endoscópicas, essa abordagem teve sua utilização aumentada, em especial com o advento da cirurgia robótica.

O tratamento da diástase dos músculos retos abdominais, frequentemente realizado por via laparoscópica, é a técnica chamada Rives-Stoppa modificada. Essa técnica prevê a separação de componentes e implante de tela. É realizada a incisão da lâmina posterior da bainha dos músculos retos e descolamento dos mesmos, colocação da tela sem fixação e fechamento da lâmina posterior da bainha dos músculos retos abdominais. Além da correção da diástase, há relatos de melhora dos sintomas de incontinência urinária e dor lombar.

Em uma revisão sistemática de correção da diástase dos músculos retos, as intervenções cirúrgicas foram categorizadas em técnicas de plicatura (aberta e por via laparoscópica), técnicas de correção de hérnia (exclusivamente) e técnicas associadas de correção de hérnia e diástase de músculos retos (abertas e por via laparoscópica). Concluiu-se que, ao comparar procedimentos laparoscópicos e abertos para correção da diástase de retos, não houve diferença nas complicações pós-operatórias ou taxas de recorrência. Em contrapartida ao fato de a recuperação do paciente após o procedimento cirúrgico por via endoscópica ser mais rápida, perde-se a oportunidade de solucionar a flacidez cutânea tão comumente associada às diástases de reto e até mesmo de promover cirurgicamente uma melhor acomodação da pele em toda região supraumbilical. Destaca-se, nesse ponto, uma das particularidades únicas da Cirurgia Plástica dentre as especialidades médicas, pois ao mesmo tempo em que busca a solução de problemas associa o maior número e qualidade de benefícios possíveis ao paciente. A cirurgia robótica veio a melhorar as técnicas utilizadas por meio de laparoscopia. A facilidade de acesso à parede abdominal anterior com o robô é ímpar. Entretanto, estas técnicas são realizadas, em sua maioria, pela plicatura ou colocação da tela junto à lâmina posterior da aponeurose dos retos. A desvantagem de se trabalhar nesta aponeurose é que a relação desta lâmina com os retos é frouxa, diferentemente da lâmina anterior. Qualquer tração exercida na lâmina anterior traz consigo o músculo reto, o que não é verdade na lâmina posterior. Portanto, isso deve ser levado em conta quando é corrigida a flacidez aponeurótica e seu reflexo na estética da parede abdominal posterior. Por outro lado, o músculo transverso, que está inserido na fáscia toracodorsal, será tracionado diretamente quando esta aponeurose for plicada, melhorando a posição das vértebras, e com maiores chances de diminuir a dor lombar quando comparado à plicatura da lâmina anterior.

Técnicas para Correção de Diástases Gigantes

Grandes defeitos podem ser corrigidos com retalhos de avanço muscular e utilização de telas sintéticas (absorvíveis e inabsorvíveis). Foi relatado também o uso de *mesh* autodérmico confeccionado com a derme retirada do próprio retalho de pele abdominal. Esse reforço foi implantado superiormente ao plano de plicatura da bainha posterior dos músculos retos abdominais. Outras técnicas que reforçam o chamado *core* abdominal, ou seja a região abdominal como se fosse o núcleo do corpo, podem fortalecer o balanço anteroposterior do abdome. O uso de tela na região posterior do músculo reto com avanço e tração medial destes músculos visa exatamente isso e é indicado em grandes distensões da parede abdominal anterior.

SUTURAS

Diversos tipos de sutura foram descritos e estudados nos últimos anos, como: as associações do formato e extensão do ponto de sutura (pontos simples, pontos invertidos, pontos em X, em forma do número 8, sutura triangular) a disposição desses pontos (contínuos simples, contínuos ancorados ou separados) e os tipos de materiais de síntese (fios inabsorvíveis,

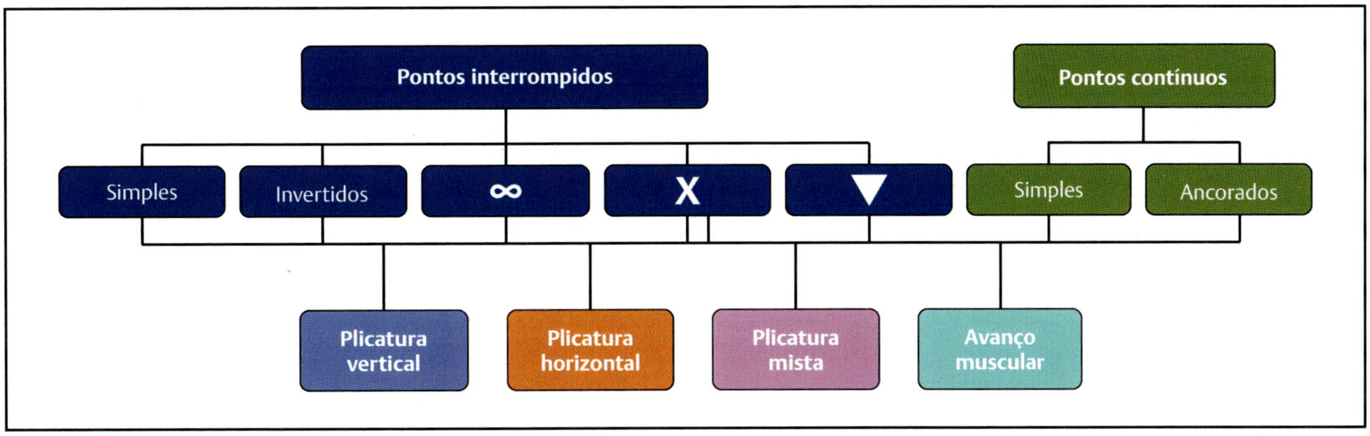

Fig. 16-5. Associações de técnicas de suturas e plicaturas.

absorvíveis, fio farpado e grampos cirúrgicos). Em estudos de revisão sistemática, o uso de fio monofilamentar de náilon e a sutura contínua apresentam um menor índice de hérnias incisionais no fechamento de defeitos da parede abdominal e demonstram resultados duradouros e com menor índice de complicações quando utilizados na correção da diástase. Em plicaturas, os tipos de fios de sutura que podem ser utilizados com segurança são o inabsorvível (náilon) e o de absorção lenta (polidioxanona – PDS®) (Fig. 16-5).

Estudo em cadáveres sobre a força necessária para a ruptura da lâmina anterior da bainha do músculo reto abdominal quando utilizados pontos horizontais e verticais comprovou que a força necessária para a ruptura da fáscia foi significativamente maior nas suturas verticais.

A sutura triangular descrita por Ferreira *et al.*, em 2001, apresenta características muito interessantes, como facilidade e rapidez de execução da plicatura. Como o percurso intra-aponeurótico do fio de sutura é de cerca de 3 cm, são necessários menos pontos para conclusão da plicatura, o que torna a técnica mais rápida. Outra vantagem que deve ser levada em consideração é a direção do ponto, que é oblíquo vertical. A referida técnica demonstra vantagem em relação à tensão suportada por essa sutura quando comparada a outras técnicas de suturas horizontais. Importante é ressaltar que esta técnica promoveu um encurtamento vertical do plano aponeurótico de 8,2%, conforme constatado no estudo de Verissimo *et al.*, em 2014, e que a média do encurtamento foi de aproximadamente 2,7 cm. Esta técnica provou que é possível corrigir ao mesmo tempo os vetores vertical e horizontal da parede abdominal anterior, realizando-se tão somente a plicatura dos retos. Outras formas de encurtamentos vertical e horizontal em conjunto demandam associação de técnicas de plicaturas, aumentando o tempo de execução do procedimento.

Outro estudo que avaliou a eficácia e o tempo dispendido na realização das plicaturas demonstrou que a técnica de sutura com menor índice de recidivas e menor tempo para sua realização é a sutura contínua ancorada a cada duas passadas. Esta técnica foi comparada à sutura com fio de sutura farpada (Quill®), que apresentou o menor tempo para execução, porém com recidiva em 20% dos casos, enquanto a sutura em dois planos (pontos simples e sutura contínua), embora tenha sido eficaz em todos os casos, teve um tempo de 20 minutos mais longo que as demais.

CONCLUSÕES

Não menos importante que qualquer aspecto abordado neste capítulo, está a liberdade do cirurgião em escolher a técnica que deverá ser utilizada para cada paciente, respeitando as suas particularidades físicas e emocionais. O maior desafio para o especialista é conseguir obter todo o conhecimento necessário para estabelecer o planejamento individualizado, visando o melhor resultado funcional e estético que o paciente necessita.

BIBLIOGRAFIA

Bucaria V, Boccuzzi A. Autologous Dermal Mesh in Severe Postpregnancy Recti Muscles Diastasis. Aesthetic Plast Surg. 2021 Feb;45(1):198-211.

Ferreira LM, Castilho HT, Hochberg J, Ardenghy M, Toledo SR, Cruz RG, Tardelli H. Triangular mattress suture in abdominal diastasis to prevent epigastric bulging. Ann Plast Surg. 2001 Feb;46(2):130-4.

Gama LJM, Barbosa MVJ, Czapkowski A, Ajzen S, Ferreira LM, Nahas FX. Single-Layer Plication for Repair of Diastasis Recti: The Most Rapid and Efficient Technique. Aesthet Surg J. 2017 Jun 1;37(6):698-705.

Manetti G, Lolli MG, Belloni E, Nigri G. A new minimally invasive technique for the repair of diastasis recti: a pilot study. Surg Endosc. 2021 Jul;35(7):4028-34.

Nahas FX, Augusto SM, Ghelfond C. Should diastasis recti be corrected? Aesthetic Plast Surg. 1997 Jul-Aug; 21(4):285-9.

Nahas FX, Faustino LD, Ferreira LM. Abdominal Wall Plication and Correction of Deformities of the Myoaponeurotic Layer: Focusing on Materials and Techniques Used for Synthesis. Aesthet Surg J. 2019 Mar 14;39 Suppl (2):S78-S84.

Nahas FX, Faustino LD, Ferreira LM. Abdominal Wall Plication and Correction of Deformities of the Myoaponeurotic Layer: Focusing on Materials and Techniques Used for Synthesis. Aesthet Surg J. 2019 Mar 14;39 Suppl (2):S78-S84.

Nahas FX, Ferreira LM, Augusto SM, Ghelfond C. Long-term follow-up of correction of rectus diastasis. Plast Reconstr Surg. 2005 May;115(6):1736-41.

Nahas FX. An aesthetic classification of the abdomen based on the myoaponeurotic layer. Plast Reconstr Surg. 2001 Nov;108(6):1787-95

Nahas FX. Pregnancy after abdominoplasty. Aesthetic Plast Surg. 2002 Jul-Aug;26 (4):284-6

Ramirez AE, Hsieh TY, Cardenas JP, Lao WW. Abdominoplasty: My Preferred Techniques. Ann Plast Surg. 2021 Mar 1;86 3S Suppl (2):S229-S234.

Toranto, IR. Resolution of the back pain of the Wide Abdominal rectus plication of Abdominoplasty. 1988;81:777-9.

Veríssimo P, Nahas FX, Barbosa MV, de Carvalho Gomes HF, Ferreira LM. Is it possible to repair diastasis recti and shorten the aponeurosis at the same time? Aesthetic Plast Surg. 2014;38(2):379-86.

Verissimo, P. Plicatura da lâmina anterior da bainha dos músculos retos do abdome com a técnica de sutura triangular. São Paulo. Tese Mestrado em Cirurgia Translacional. Universidade Federal de São Paulo -UNIFESP; 2013.

Villegas FJ. A novel approach to abdominoplasty: TULUA modifications transverse plication, no undermining, full liposuction, neoumbilicoplasty, and low transverse abdominal scar. Aesthetic Plast Surg. 2014 Jun;38(3):511-20.

Vídeo Aula

Vídeo Cirurgia

CAPÍTULO 17

SUTURAS DE TENSÃO PROGRESSIVA EM ABDOMINOPLASTIA

Todd A. Pollock

INTRODUÇÃO

A abdominoplastia foi descrita há muitas décadas e continua a crescer em número de procedimentos realizados em todo o mundo. Sua indicação foi expandida desde o rejuvenescimento do abdome feminino após uma gravidez, até a correção de pacientes que apresentaram perda substancial de peso, à medida que a cirurgia bariátrica e outros métodos para essa finalidade se tornam mais eficazes e seguros.

O seroma é a complicação mais comum da abdominoplastia, e o método tradicional de prevenção tem sido o uso de drenos de sucção. Vários estudos demonstram que entre 10% e 15% dos pacientes de abdominoplastia desenvolverão seroma quando drenos são utilizados como o único método de prevenção. Apesar deste índice relativamente alto de complicação para um procedimento cosmético eletivo, o uso de drenos tem sido o padrão na prevenção de seroma em abdominoplastia, e poucas técnicas foram utilizadas para reduzir a incidência desta complicação até recentemente.

Em 2000, descrevemos a ausência de seroma realizando uma técnica de abdominoplastia sem o uso de drenos, em que múltiplas suturas são amplamente colocadas entre o retalho abdominal avançado e a fáscia do músculo subjacente, à qual demos o nome de suturas de tensão progressiva (Fig. 17-1). Essa pequena série foi mais tarde seguida por outra muito maior de abdominoplastias consecutivas, documentando um índice de seromas bem inferior a 1% sem drenos, o que, à época, foi considerado um importante avanço para este tipo de procedimento.

Neste capítulo será descrita a técnica pessoal atual de abdominoplastia com foco na técnica de suturas de tensão progressiva (STP) e a obtenção de um resultado natural e esteticamente agradável. O objetivo deste capítulo será o de fornecer detalhes suficientes que permitam a um cirurgião começar a introduzir essa técnica em seus procedimentos de abdominoplastia.

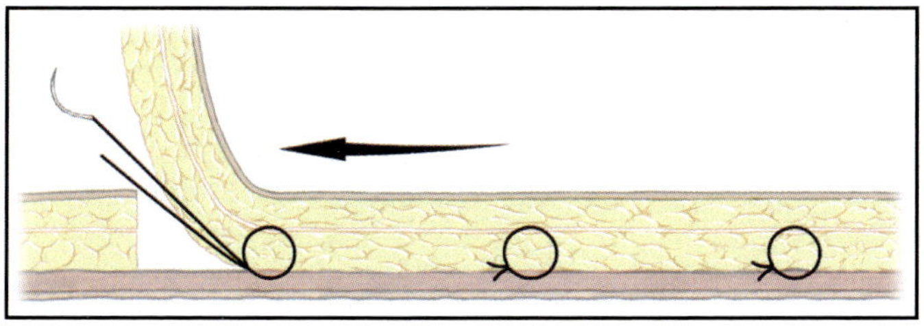

Fig. 17-1. Em abdominoplastia, as suturas de tensão progressiva fixam o retalho abdominal avançado, fixando a fáscia de Scarpa à fáscia muscular. Com a colocação de cada sutura, o retalho avança.

ANATOMIA E FISIOLOGIA CIRÚRGICAS

Na abdominoplastia, a pele juntamente com a gordura é cirurgicamente separada sobre uma vasta área, em um plano bem superficial à fáscia de músculos profundos, visando avançar o retalho de pele o suficiente para remover pele e gordura redundantes e fechá-lo sob tensão, para criar uma aparência mais uniforme, tensa e esteticamente agradável do abdome. Por consequência, isso cria uma área ampla de espaço morto que leva à alta incidência de formação de seroma.

É evidente que, sem nenhuma providência para reduzir a formação de seroma, a ocorrência chega a quase 100%. O método primário para diminuir a incidência dessa complicação é a colocação de drenos de sucção, o que reduz esse problema em cerca de 10% a 15%, conforme definido em vários estudos sobre o tema.

Para efetivamente prevenir o seroma, é essencial compreender o mecanismo de formação desse quadro, que ainda não foi definitivamente esclarecido. Vários mecanismos já foram sugeridos, mas uma das teorias afirma que o seroma se forma devido ao movimento abdominal que repetidamente rompe a cicatrização fraca e precoce entre o retalho e a fáscia muscular, resultando em inflamação. Andrades colheu amostras do seroma de pacientes submetidos à abdominoplastia e descobriu tratar-se de um exsudado inflamatório.

Isso explica por que os drenos de sucção, que possuem vácuo fraco e inconsistente, não podem proteger a mobilização de forma confiável das duas superfícies teciduais para permitir a cicatrização. E explica também o porquê as suturas de tensão progressiva (STP) que fixam os dois tecidos e reduzem a formação de seroma para a incidência muito baixa mencionada.

Para que as STPs fixem de forma confiável e segura o retalho abdominal à fáscia profunda, é obrigatório que essas suturas incluam a fáscia de Scarpa com força adequada para resistir à ruptura contra os movimentos criados pelos potentes músculos retos. É importante também que essas suturas que englobem a fáscia de Scarpa não se estendam superficialmente muito próximas à derme, o que pode criar uma retração permanente, o que é uma preocupação daqueles que estejam considerando usar as STP. Se as suturas forem colocadas conforme esse processo, a retração permanente não ocorrerá (Fig. 17-2). Não se deve confundir a retração criada com a colocação de uma STP próxima à derme com aquela criada pelo tecido frouxo não avançado, que denominamos de retração de avanço, e que desaparecerá quando a próxima PTS for colocada, e uma nova retração de avanço for criada.

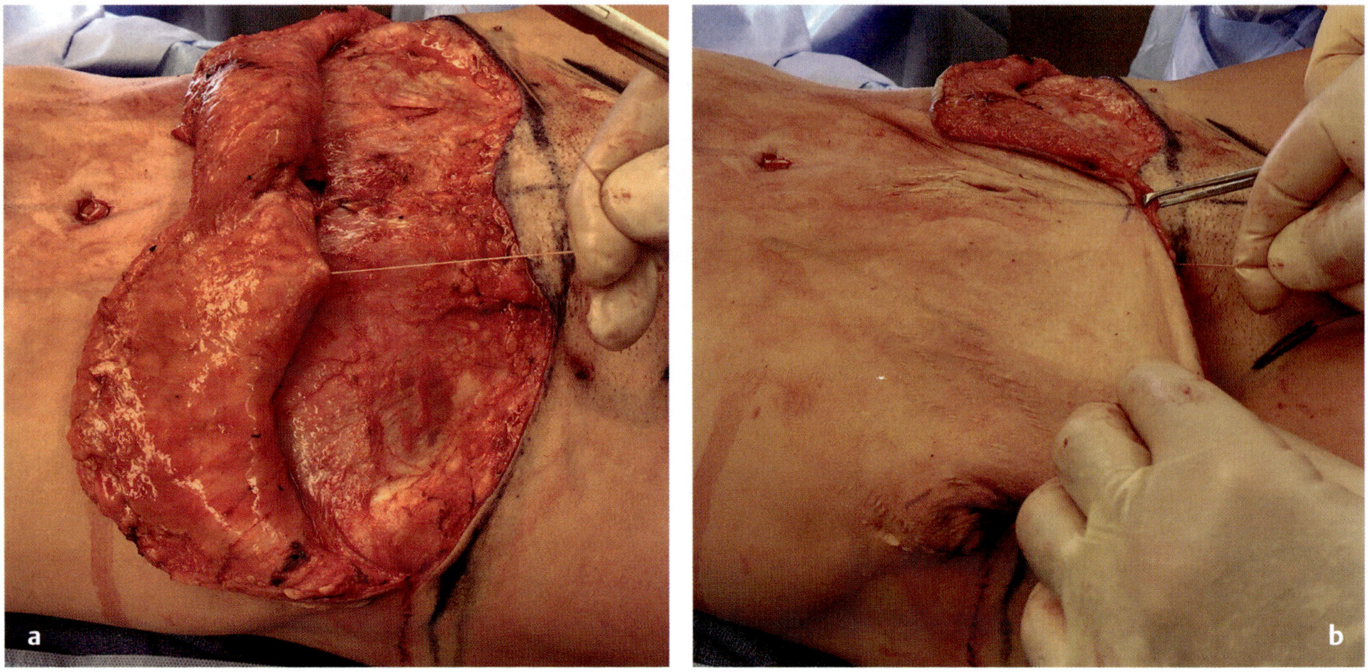

Fig. 17-2. A formação de retração cutânea não ocorrerá se as suturas incluírem a fáscia de Scarpa e não ficarem próximas à derme. (a) Sutura sob tensão é colocada na fáscia de Scarpa. (b) Quando a pele abdominal sobre essa sutura colocada sob tensão for tracionada, não serão observadas quaisquer retrações cutâneas.

ANATOMIA E ESTÉTICA ABDOMINAL

O objetivo final da abdominoplastia é atingir um resultado esteticamente agradável e natural. Com certa frequência, as pacientes e muitos médicos consideram que se trata apenas de se obter um abdome uniforme, tenso e com um mínimo de gordura. Entretanto, a avaliação de um abdome feminino atraente revela contornos coerentes que contribuem para a atratividade e, talvez o mais importante, uma aparência natural. A ausência desses elementos contribui para uma aparência não natural que pode atrair a atenção de um observador subconscientemente ou, o pior, conscientemente, alertando-o para examinar os detalhes. Não importa que o resultado de uma abdominoplastia seja excelente, um exame atento sempre levará a confirmar que o abdome foi modificado cirurgicamente.

O processo começa com uma cicatriz bem posicionada que é facilmente escondida pelo biquini. Outro componente importante é obter um umbigo de aparência natural, que é, provavelmente, a característica mais importante e difícil de criar. Além disso, há vários outros componentes que formam um abdome feminino natural e atraente.

A recriação de uma aparência natural começa com a compreensão da anatomia natural. E o umbigo é um bom exemplo. É importante colocar o umbigo em um sítio natural e obter um formato o mais natural possível e atraente esteticamente (Fig. 17-3). Isso tem sido documentado em outros estudos. Entretanto, a recriação de um contorno natural é o elemento ausente na maioria das técnicas de abdominoplastia. Se examinarmos a porção distal do retalho abdominal após a liberação umbilical, perceberemos uma área de aproximadamente 1 a 1,5 cm de pele que tem muito pouco tecido subcutâneo, ao redor do local onde era o umbigo original (Fig. 17-4). Em uma técnica que vou descrever mais tarde, essa é uma característica que, acredito, seja essencial que deve ser mimetizada para possibilitar a criação de um umbigo com aparência mais natural.

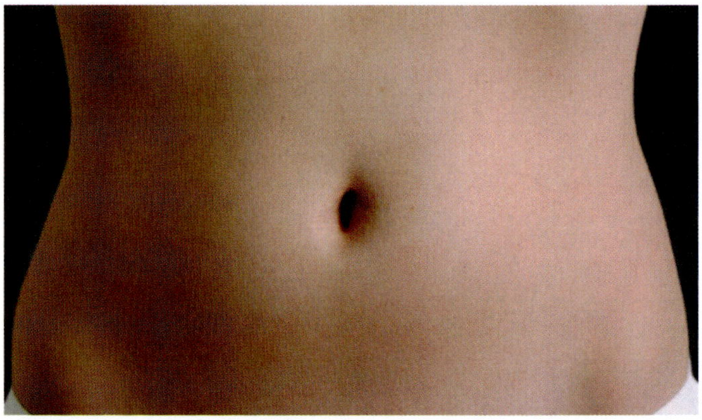

Fig. 17-3. Um umbigo natural e atraente deve estar posicionado em uma localização correta, na altura das cristas ilíacas anterossuperiores. Deve ter tamanho adequado e formato levemente verticalizado e, talvez, o mais importante, contornos suaves, raramente encontrados após abdominoplastias.

Existem outros seis elementos que compõem um abdome feminino natural e atraente, e esses elementos devem ser implementados (ou, pelo menos, o que for possível) no resultado da abdominoplastia para agradar o olhar do observador. Eles incluem uma depressão vertical sutil no abdome superior, certa projeção de volume sobre o músculo reto abdominal e lateral a ele, em uma ondulação que progride para um contorno agradável da cintura. O abdome inferior entre o umbigo e o *Mons Púbis* é levemente convexo, mesmo na constituição atlética magra. A proeminência da crista ilíaca, que continua para uma depressão medial. E, por fim, o *Mons Púbis* deve ter uma espessura apropriada (Fig. 17-5).

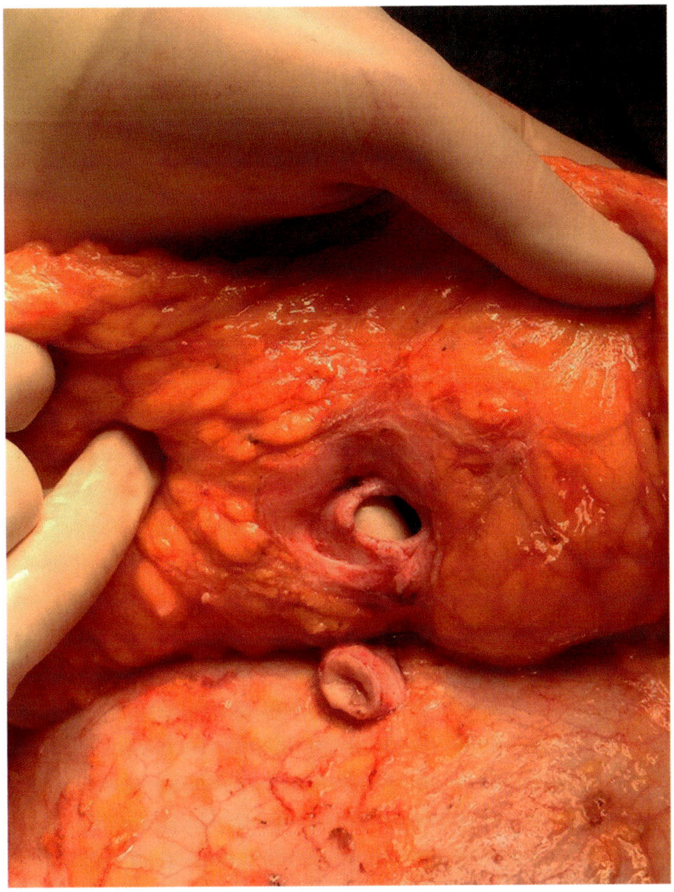

Fig. 17-4. Quando o retalho abdominal inferior é invertido, após a dissecção e liberação do coto umbilical, será realizada a lipectomia ao redor do umbigo, produzindo um umbigo com aparência mais natural, conforme nota-se na figura.

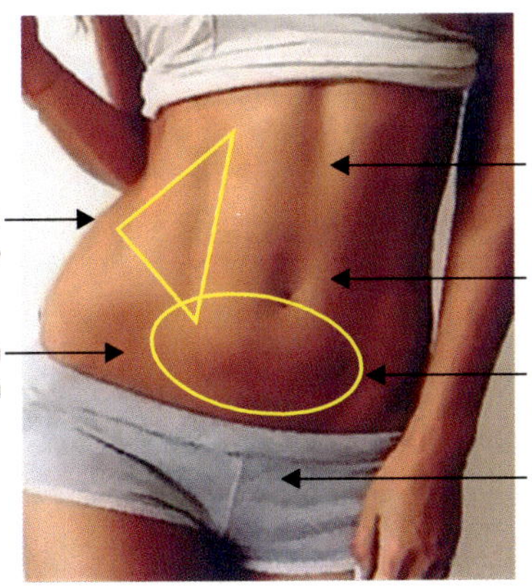

Fig. 17-5. Elementos de um abdome feminino atraente.

Quando esses elementos são incluídos nos objetivos do cirurgião, eles podem ser recriados por meio de um planejamento apropriado e várias técnicas cirúrgicas de menor porte. Nesta revisão da minha técnica de abdominoplastia eu incluo a maneira como planejo e recrio esses elementos. É importante saber que todos os elementos não podem ser criados em todas as pacientes. Mas nenhuma delas será incluída se a paciente não for conscientemente avaliada e incluídos os elementos, sempre que possível.

INDICAÇÕES/CONTRAINDICAÇÕES

Em nossa prática, usamos essa técnica em todas as pacientes. Nossa experiência foi divulgada em uma revisão retrospectiva de dez anos de 597 abdominoplastias consecutivas, usando STP sem drenos, com um índice de seroma inferior a 1%. Algumas nos preocuparam mais pelos extremos de índice de massa corporal (IMC). Em nosso estudo, o IMC variou de 18 a 41 kg/m^2. Na paciente muito magra, existia a preocupação de que o uso de STP pudesse criar a formação de retrações no retalho. Em nossa experiência, se todo o cuidado for tomado para incluir somente a fáscia de Scarpa, não haverá aumento no risco dessa formação. Na paciente com IMC elevado, a preocupação é a de que o risco de seroma seja alto. Temos vasta experiência com pacientes com IMC mais elevado e não encontramos aumento em seroma nesse subgrupo.

MARCAÇÕES

Com a paciente em pé são realizadas algumas marcações antes da cirurgia. Marcam-se a linha média, as áreas para lipoaspiração e a área de pele provável a ser descolada, baseando-se no excesso de pele. A incisão marcada nessa posição tende a mover-se em direção superior, quando a paciente fica na posição supina. Isso não ocorre no planejamento de pacientes que serão submetidos à abdominoplastia circunferencial ou estendida. Neste caso, marca-se antecipadamente a área a ser excisada, e planeja-se a excisão a partir da região posterior para a anterior.

Na mesa, marcações adicionais são realizadas para identificar áreas do retalho que, uma vez avançadas, irão formar um contorno natural, conforme descrito anteriormente (Fig. 17-6). Essas marcações incluem um triângulo criado pela porção lateral do músculo reto, junto à margem costal, e uma linha que cria uma extensão lateral na altura das cristas ilíacas. Essa área sofrerá lipoaspiração agressiva, unindo-se à área posterior também lipoaspirada, para criar uma linha de cintura agradável.

Uma área que corresponde à futura região infraumbilical é marcada, superiormente ao umbigo, para criar certa convexidade. É importante planejar algumas áreas de preservação de gordura, o que permitirá a modelagem posterior para se atingir o contorno desejado.

TÉCNICA CIRÚRGICA E DETALHES TÉCNICOS

Dois terços de nossas pacientes são operadas sob anestesia geral, com base no volume de tecido e de lipoaspiração a serem removidos, nos múltiplos procedimentos a serem realizados, nas condições preexistentes e nos desejos da paciente. Medidas preventivas de rotina são tomadas para prevenção de tromboembolismo venoso (TEP), manutenção da temperatura e proteção com espuma das proeminências ósseas. Se for planejada uma lipoaspiração e/ou um procedimento estendido, a paciente será colocada inicialmente em decúbito ventral para a realização desses procedimentos.

Uma solução tumescente padronizada é infiltrada nas áreas da lipoaspiração e dissecção planejadas. Em relação à lipoaspiração, utilizamos a técnica SAFELipo modificada, usando-se uma cânula de padrão de cesta (*basket*) de 5 mm com lipoaspiração mecânica na área de descolamento e uma cânula Mercedes de 5 mm para as áreas de lipoaspiração sem descolamento. Entretanto, não é realizada a chamada equalização

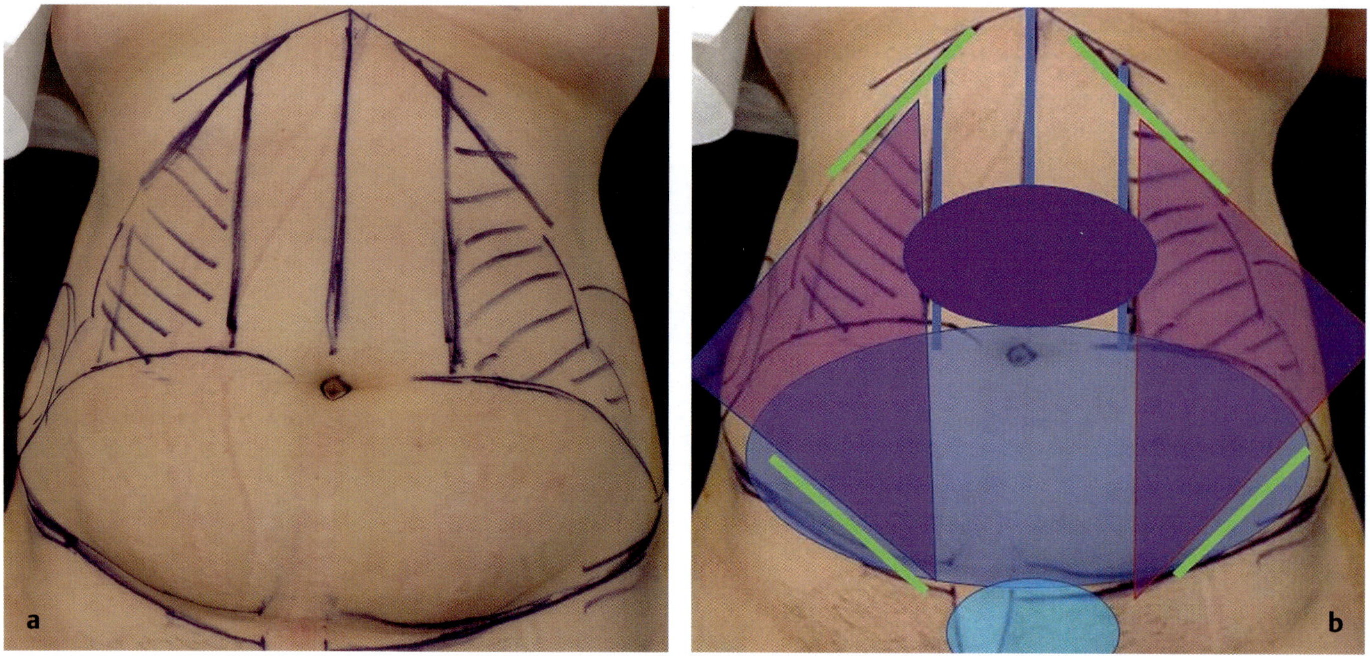

Fig. 17-6. (a,b) Paciente na mesa, já com as marcações. A marcação da linha média é o local em que serão realizados as STPs e lipoaspiração, em que um sulco raso será criado. São desenhados seis triângulos delimitados pelo músculo reto, e o rebordo costal bilateralmente em que será realizada lipoaspiração. A lipoaspiração será também realizada na transição entre a proeminência do reto e os músculos oblíquos mais achatados e em direção à cintura. Na área prevista de ressecção do excesso do retalho abdominal não se realiza lipoaspiração.

de gordura, em que se procura redistribuir a gordura cureta-da, mas não lipoaspirada na região. Como a área será aberta, a gordura poderá ser nivelada de maneira direta, conforme o necessário. A lipoaspiração da região anterior do abdome é realizada somente no plano profundo.

As incisões são realizadas em direção ao plano do músculo aponeurótico. É preservada uma faixa de 1 cm da fáscia de Scarpa na região inferior que será suturada posteriormente. Esta manobra não visa à prevenção de seroma, como descrita por alguns autores. A dissecção do retalho é ampla, a depender da quantidade de flacidez da pele. O retalho é descolado com o uso de eletrocautério. Em geral, toda a gordura sob a fáscia de Scarpa lateralmente à *Linea Semilunaris* (Linha Semilunar) é ressecada desde a incisão até a margem costal. A diástase dos retos é corrigida em dois planos. O primeiro é feito com pontos separados de náilon 0 multifilamentar, e o segundo plano é realizado com sutura contínua com fio de polidioxanona multifilamentar duplo no sentido bidirecional. A seguir, o monte púbico é adelgaçado conforme necessário para nivelar em relação ao retalho abdominal, obtendo-se um formato e posição mais joviais, fixando-o com sutura de Vicryl 2-0 colocada na fáscia de Scarpa, na linha média e duas suturas mais, uma de cada lado, com cerca de 3 cm de distância uma da outra. É importante não exagerar no adelgaçamento ou na elevação do monte pubiano.

COLOCAÇÃO DE SUTURA DE TENSÃO PROGRESSIVA NO ABDOME SUPERIOR

A paciente é então flexionada, mas bem menos que o habitual, pois a STP promove um avanço do retalho de modo agressivo. A diferença mais significativa na técnica de abdominoplastia utilizada, em comparação à abordagem mais tradicional, é a colocação de suturas de tensão progressiva (STPs) (Fig. 17-7). Essas suturas começam na linha média, no ponto mais alto de dissecção. Para a colocação mais fácil e eficaz destes pontos, é necessária a coordenação entre o cirurgião e seus assistentes. O cirurgião coloca sua mão não dominante atrás com o retalho com seu dedo indicador ou médio na pele da linha média. A sutura é colocada passando no retalho, no ponto em que está o dedo não dominante

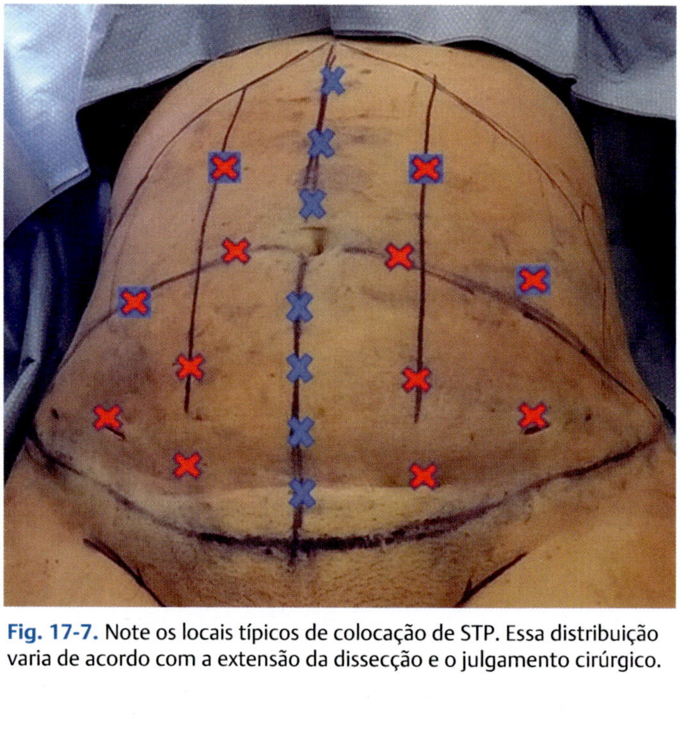

Fig. 17-7. Note os locais típicos de colocação de STP. Essa distribuição varia de acordo com a extensão da dissecção e o julgamento cirúrgico.

na linha média, certificando-se de incluir a fáscia de Scarpa, mas evitando chegar muito próximo à derme. A colocação de tensão no ponto mostra que a passada no subcutâneo foi eficiente e não rompeu esse tecido. A mão não dominante do cirurgião então avança o retalho para a posição desejada e coloca a sutura através da fáscia do músculo, cerca de 2 cm além do ponto de avanço, para compensar a retração mecânica natural da fáscia profunda. Agora, o assistente substitui a mão não dominante do cirurgião com sua mão dominante para manter a posição de avanço do retalho, enquanto o cirurgião dá o nó. Isso continua na linha média até atingir o umbigo. A STP lateral pode ser colocada no abdome superior, se a dissecção for ampla.

Há duas coisas importantes após a colocação dessas suturas. Primeiro, deve-se recordar da formação da retração na pele promovida pelo avanço do retalho, discutida anteriormente, a qual é consequência direta entre a porção avançada e a posição natural do retalho. A colocação da próxima STP eliminará a retração cutânea anterior e criará outra no próximo ponto de transição. Se houver certeza de que a sutura foi colocada apropriadamente, não deverá haver preocupação quanto a uma retração cutânea permanente. Pode-se optar por não cortar as suturas que criam uma irregularidade de superfície até que todas ou a maior parte das STPs forem colocadas. Sempre é possível posicionar a tesoura entre a última STP a ser cortada e uma sutura mal colocada. Em segundo lugar, na linha média da região supraumbilical a fáscia de Scarpa é mais superficial, o que cria uma certa depressão com orientação vertical. Isso é acentuado pela colocação da STP na linha média, dando a depressão vertical abdominal superior desejada sem que haja a necessidade de se afinar essa área com lipoaspiração ou por outros meios na maioria dos pacientes.

INSERÇÃO UMBILICAL EM CONTINUIDADE

Uma vez que as suturas sejam colocadas na região supraumbilical, o pedículo umbilical é incorporado em continuidade com o avanço do retalho. Não há adivinhação na determinação do local do umbigo, de modo que posicioná-lo em local incorreto é improvável. O pedículo umbilical é recortado, mantendo-se um umbigo pequeno de forma circular (ou oval, se desejado) de aproximadamente 1 cm. A gordura do retalho sobre o pedículo é adelgaçado por cerca de 3 cm ao redor da região de excisão da pele. Isso é realizado tão somente para criar uma depressão. Com o dedo pode ser sentido o pedículo sob o retalho e identificando a posição do umbigo sob a pele. Este ponto é marcado, e é feita uma excisão circular ou oval de pele de aproximadamente 1 cm. O retalho abdominal é invertido, e a área de 1 cm ao redor do defeito de pele tem o subcutâneo adelgaçado, o que permite um fechamento da derme com menor tensão.

A seguir, suturas de três (3) passadas são feitas a partir da derme do pedículo umbilical fixando-o na derme do retalho

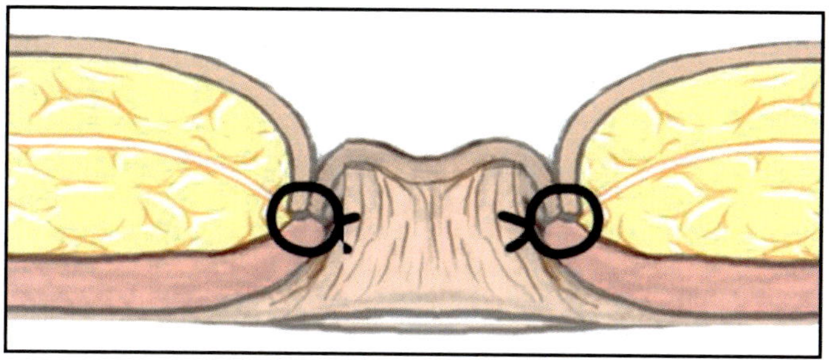

Fig. 17-8. Ilustração da inserção umbilical. Note a fixação da derme tanto do retalho, quanto do umbigo na fáscia muscular, causando a sensação de profundidade e escondendo a cicatriz

abdominal e também à fáscia profunda. Isso é feito com sutura de Vicryl 3-0 ou de polidioxanona (PDS) em quatro pontos ao redor do umbigo. Quando amarradas isso traz a linha de sutura (a cicatriz final) para o fundo e cria um contorno natural do umbigo (Fig. 17-8).

COLOCAÇÃO DE SUTURA DE TENSÃO PROGRESSIVA NO ABDOME INFERIOR

Uma vez inserido o umbigo, uma STP é colocada na linha média, logo abaixo dele e de cada lado do pedículo umbilical. A partir daí, uma STP de linha média é colocada alguns centímetros além da sutura anterior mediante a maior tensão possível, e então outro ponto é colocado de cada lado, com cerca de 4 a 5 cm de distância uma da outra. Lembre-se de que o objetivo primário é proteger o retalho contra o movimento de deslizamento no pós-operatório. O fechamento do espaço morto é secundário. Em geral é utilizado Vicryl 0 na linha média e Vicryl 2-0 na periferia. Em média, três STP são colocadas na linha média abdominal superior, quatro na linha média inferior e quatro lateralmente, de cada lado, tendo uma média total de 15 suturas. Este número de suturas foi suficiente conforme demonstrado por um estudo recente (não publicado ainda), e o tempo para a colocação de todas as STPs foi de um pouco mais de 12 minutos.

Nesse ponto o excesso do retalho é ressecado, e as margens são aproximadas por planos, com suturas de Vicryl 2-0 com três (3) passadas nas fáscias superficiais superior e inferior e fáscia muscular. Pontos separados de Vicryl 3-0 são realizados na derme profunda para guiar a sutura contínua que é colocada a seguir. Esta sutura multifilamentar de **PDO** 3-0 é utilizada de forma bidirecional como sutura contínua subcuticular na derme. Alguns pontos simples são colocados ao redor do umbigo. A seguir, aplica-se um curativo estéril, e coloca-se uma cinta compressiva. A intensidade da pressão da cinta é verificada novamente na sala de recuperação (Fig. 17-9).

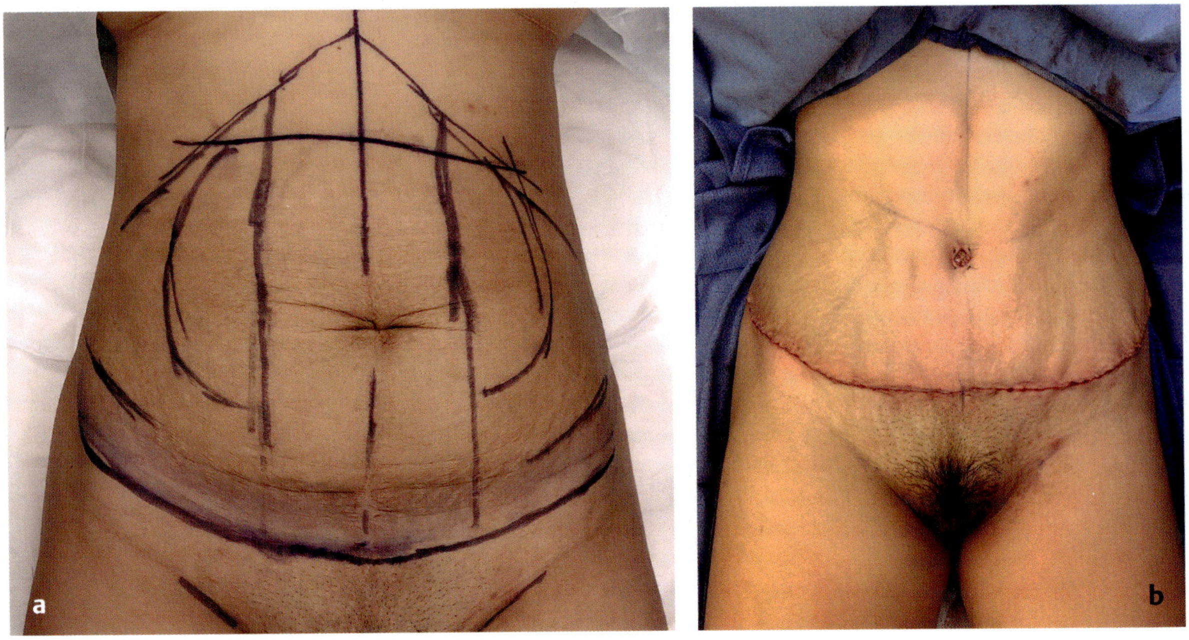

Fig. 17-9. Comparação: (a) marcações feitas no início do procedimento, veja também Figura 17-6a. (b) Resultado pós-operatório imediato.

RESULTADOS

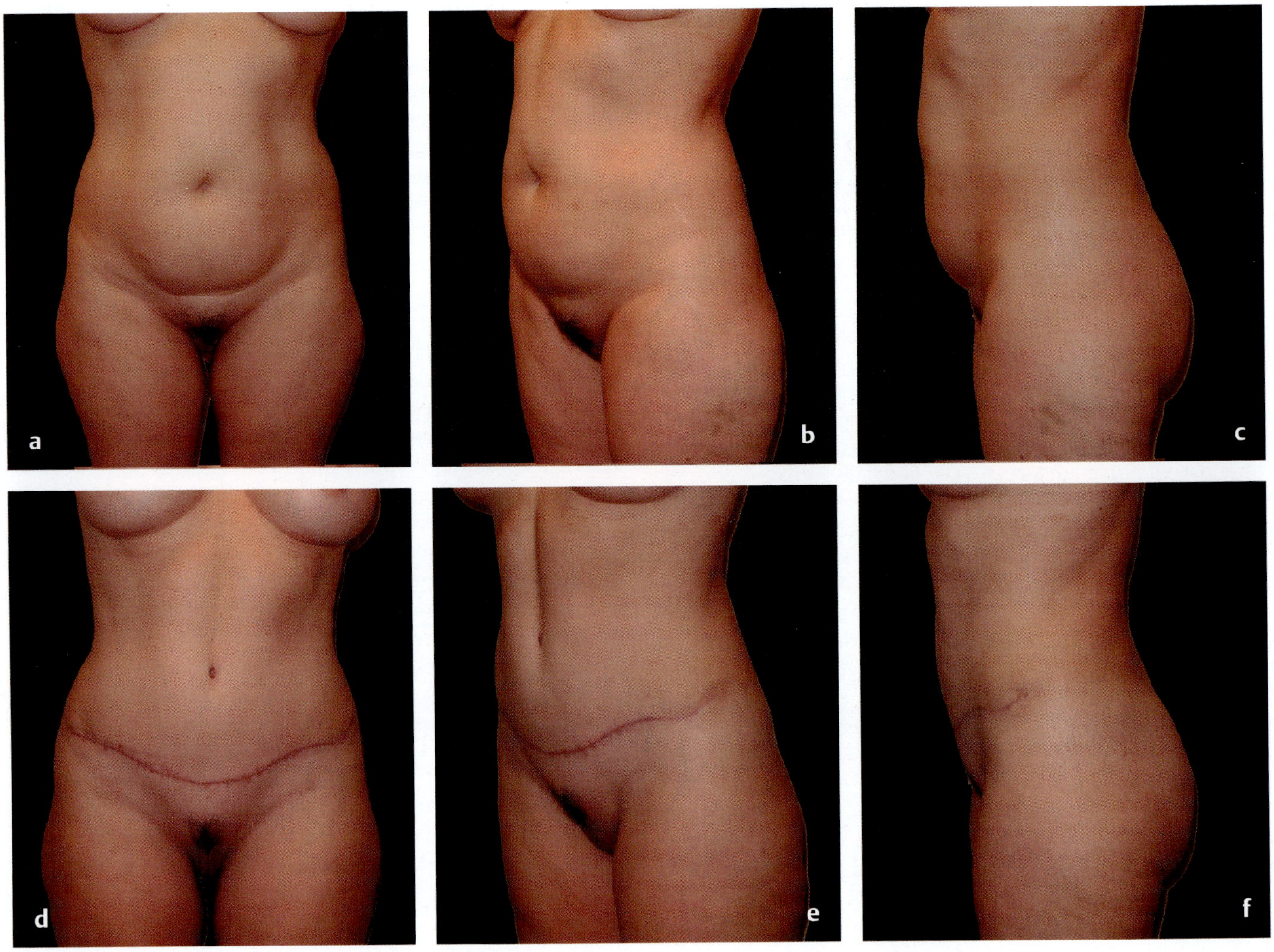

Fig. 17-10. (a-f) Paciente com IMC baixo. Aspectos pré e 3 meses de pós-operatório. Vistas de frente e oblíqua.

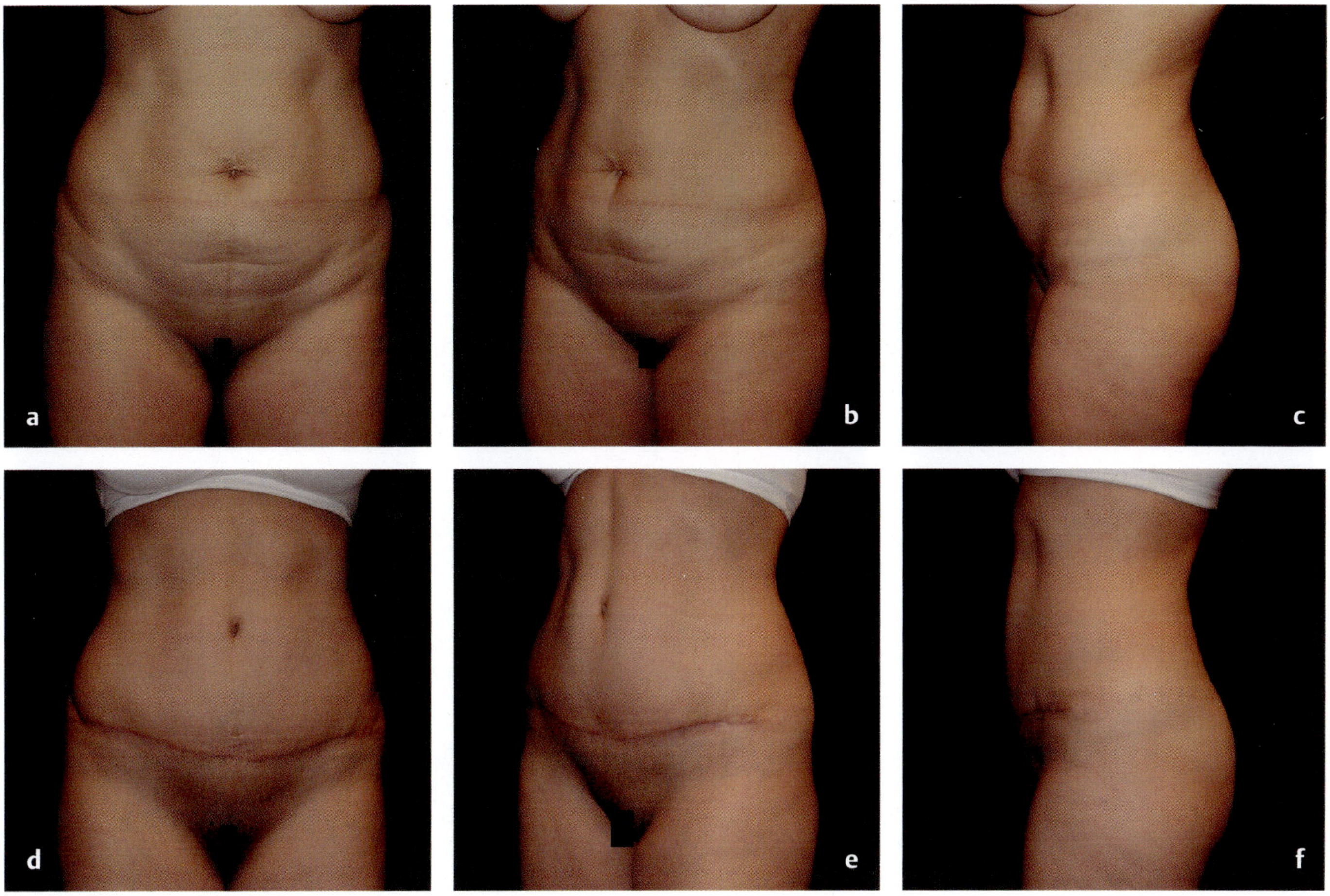

Fig. 17-11. (a-f) Aspectos pré e 3 meses de pós-operatório, vistas de frente e oblíqua.

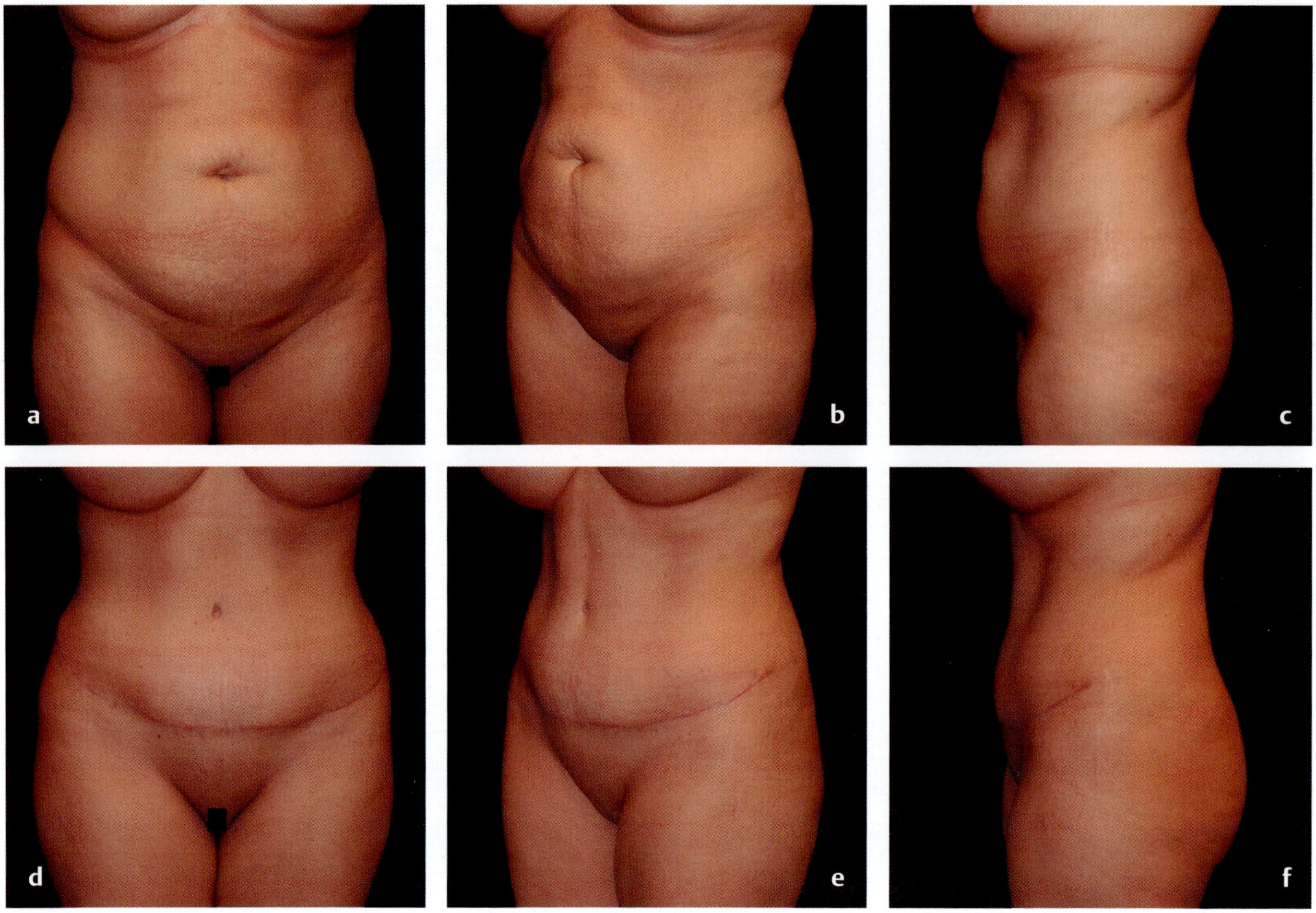

Fig. 17-12. (**a-f**) Aspectos pré e 9 meses de pós-operatório, vistas de frente e em perfil.

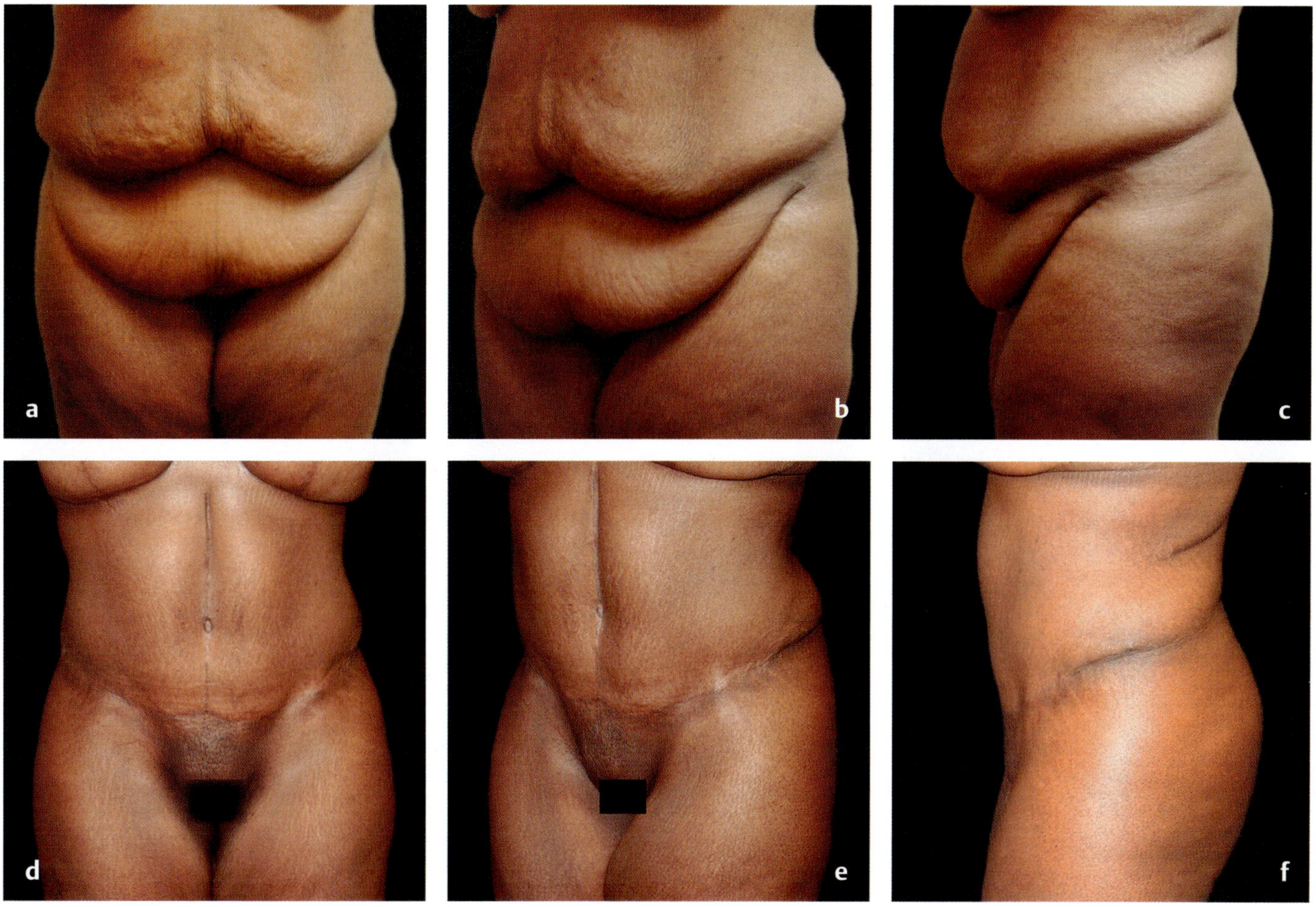

Fig. 17-13. (a-f) Paciente com grande perda ponderal. Aspectos pré e 1 ano de pós-operatório. Vistas de frente e oblíqua.

CUIDADOS PÓS-OPERATÓRIOS

Em geral, os cuidados pós-operatórios ficam a critério do cirurgião. Entretanto, a fixação segura do retalho abdominal à fáscia profunda por uma área ampla de suturas de tensão progressiva permite à paciente liberdades impensáveis na abdominoplastia tradicional. As pacientes são encorajadas a caminharem em postura ereta já no dia da cirurgia. Isso previne dor na região lombar, evita a rigidez decorrente da flexão duradoura dos quadris e dá à paciente a sensação de recuperação mais rápida. Observou-se a incidência mínima de deiscência, necrose ou aumento da incidência de seroma durante a longa experiência com esse tipo de orientação pós-operatória. Além da prevenção de seroma, a eliminação de drenos e a permissão da postura ereta representam os maiores benefícios dessa técnica na experiência do pós-operatório da paciente.

Uma cinta de compressão é usada para fornecer suporte e certo nível de conforto à paciente, assim como fornecer compressão para as áreas de lipoaspiração no flanco e nas costas, quando for o caso. Utilizamos a *Recuperação Reforçada Após a Cirurgia* para controle da dor, profilaxia para TVP com base na classificação de Caprini e limitações físicas para evitar recidiva da *Diastasis Recti.*

DISCUSSÃO

As suturas de tensão progressiva podem ser definidas como suturas que mantêm um retalho em posição avançada sobre uma área ampla de superfície, usando múltiplos pontos de fixação. Neste capítulo descrevemos seu uso em abdominoplastia. Mas é importante compreender que a STP não é um procedimento de abdominoplastia por si mesmo, mas uma técnica adjunta de sutura que pode ser adicionada a qualquer procedimento com base no uso de retalhos.

Indiscutivelmente, a maior diferença em nossa técnica de abdominoplastia é a ausência de drenos. Não utilizamos dreno em abdominoplastia há mais de 25 anos (e Harlan Pollok, meu pai, por quase 20 anos antes disso), com um índice de seroma inferior a 1%. Comecei a usar essa técnica quando me associei a meu pai, na prática, em meados dos anos de 1990. Fora do treinamento eu acreditava, como a maioria dos cirurgiões plásticos na época, e como a maioria dos cirurgiões atuais ainda, que os drenos eram inquestionavelmente exigidos em abdominoplastia.

Mas observei meu pai realizando esse procedimento sem o uso de quaisquer drenos e perguntei a ele. Ele sentia que fechar um espaço morto era simplesmente um bom princípio cirúrgico. Ele acreditava que o fechamento por sutura reduziria o espaço morto o suficiente para eliminar o uso de drenos e abandonou seu uso por volta dos anos de 1970. Ele usou essa técnica por quase 20 anos sem qualquer ideia de que ela fosse única ou incomum.

Juntos começamos a discutir esse tema, pesquisar a literatura e modificar a técnica a ser mais facilmente replicada, culminando na publicação de uma série de 65 abdominoplastias sem drenos e não observamos a incidência de seroma usando o que denominamos de suturas de tensão progressiva. Mais tarde documentamos isso em 597 procedimentos consecutivos com índice de seroma inferior a 1%. Outros estudos confirmaram índices baixos similares. Mais tarde descobrimos que Ricardo Baroudi havia publicado uma técnica muito semelhante, em 1998.

Além disso, há estudos mostrando ausência de benefícios com o uso de drenos além das STPs. Concordo com isso, mas acredito realmente que o uso de drenos com STP pode beneficiar os cirurgiões que estejam começando a usar essas suturas para permitir que eles se sintam confortáveis com a técnica e adquiram confiança nela.

A partir dessas publicações, surgiram várias técnicas que descrevem a redução de índices de seroma em abdominoplastia com e sem o uso de drenos e iniciam uma nova era nesse universo da abdominoplastia.

CONCLUSÃO

As Suturas de Tensão Progressiva são uma simples técnica de sutura e quando usadas em abdominoplastia podem, de maneira coerente, reduzir a incidência de seroma, eliminar a necessidade de drenos e melhorar a experiência da paciente. Espero que este capítulo tenha fornecido alguns pensamentos e métodos para criar um resultado de uma abdominoplastia que tenha uma aparência mais natural, esteticamente agradável e que mude alguns dos princípios rígidos históricos do procedimento.

BIBLIOGRAFIA

Akbaş H, Guneren E, Ero lu L, Uysal O. Natural-looking umbilicus as an important part of abdominoplasty. Aesthetic Plast Surg. 2003;27(2):139-42.

Andrades P, Prado A. Composition of post-abdominoplasty seromas. Aesthetic Plast Surg. 2007;31(5):515-18.

Andrades P, Prado A, Danilla S, et al. Progressive Tension Sutures in the Prevention of Postabdominoplasty Seroma: A Prospective, Randomized, Double-Blind Clinical Trial. Plast Reconstr Surg. 2007;120(4):935-46.

Baroudi R, Ferreira C. Seroma; How to Avoid It and How to Treat It. Aesthetic Surg J. 1998;18(6):439-41.

Bartlett EL, Zavlin D, Friedman JD, Abdollahi A. Rappaport, Enhanced Recovery After Surgery: The Plastic Surgery Paradigm Shift. Aesthetic Surg J. 2018;38(6):676-85.

Khan S, Teotia SS, Mullis W, et al. Do Progressive Tension Sutures Really Decrease Complications in Abdominoplasty? Annals of Plast Surg. 2006;56(1):14-21.

Lee SJ, Garg S, Lee HP. Computer-Aided Analysis of the Beautiful Umbilicus. Aesthetic Surg J. 2014;34(5):748-56.

Nahas N, Ferreira L, Ghelfond C. Does Quilting Suture Prevent Seroma in Abdominoplasty? Plast Reconstr Surg. 2007;119:1060-4.

Patronella CK. Redefining Abdominal Anatomy: 10 Key Elements for restoring form in Abdominoplasty. Aesthetic Surg J. 2015;35(8):972-86.

Pollock H, Pollock T. Progressive tension sutures: a technique for reducing local complications in abdominoplasty. Plast Reconstr Surg. 2000;105:2583-6.

Pollock TA, Pollock H. No-drain abdominoplasty with progressive tension sutures. Clinic Plast Surg. 2010;37(3):515-25.

Pollock TA, Pollock H. Progressive tension sutures in abdominoplasty: a review of 597 consecutive cases. Aesthetic Surg J. 2012;32(6):729-42.

Wall S. SAFE Circumferential Liposuction with Abdominoplasty. Clinics in Plastic Surgery. 2010;37(3):485-501.

Wall S, Lee M. Separation, Aspiration, and Fat Equalization: SAFE Liposuction Concepts for Comprehensive Body Contouring. Plast Reconstr Surg. 2016: 138(6): 1192-201.

Vídeo Aula

Vídeo Cirurgia

CAPÍTULO 18

PONTOS DE ADESÃO NAS ABDOMINOPLASTIAS

Fabio Xerfan Nahas ■ Mauro Fernando Deos

INTRODUÇÃO

A formação de seroma, em geral, é uma complicação sem muita gravidade e de tratamento relativamente simples. Entretanto, alguns casos não diagnosticados podem evoluir para complicações que vão desde a formação de fibrose local, pseudobursa, até infecção.

O seroma foi a complicação que levou à criação de uma técnica que revolucionou a forma como realizamos a abdominoplastia. Desde a publicação de Baroudi e Ferreira, em 1998, poucos cirurgiões acreditaram que com uma técnica simples, como é a fixação do retalho na aponeurose, um problema que havia sido rotulado como uma intercorrência e não complicação, por sua alta incidência, havia sido resolvido. A ideia, segundo Baroudi, lhe ocorreu quando foi reoperar uma paciente com múltiplas abdominoplastias secundárias que apresentavam seroma recorrente com formação de intensa fibrose e pseudobursa. Após realizar a ressecção da fibrose, numa tentativa quase que aleatória, ele resolveu dar "uns pontos" para fixar o retalho, na esperança de que o seroma não retornasse. E não houve recidiva. Partiram, então, para um estudo com avaliação clínica do seroma em uma série de casos de abdominoplastia e verificaram a eficiência da técnica. Mesmo assim poucos acreditaram que esta técnica era eficaz. Muitos diziam que o seroma foi produzido nestes casos, mas não detectável clinicamente.

Na descrição inicial eram realizados de 30 a 40 pontos fixando o retalho à aponeurose. Os pontos não deveriam ser realizados muito próximos à pele para não causar depressões cutâneas e eram feitos com distância de 2 cm entre si. Deveriam respeitar os vetores de tração do retalho na abdominoplastia. Eram realizados após a remoção do excedente de pele e tecido adiposo do retalho abdominal. Desta forma, o retalho era fixado em toda sua extensão. Além de evitar o espaço morto entre o retalho dermogorduroso e a aponeurose, evitava-se a fricção entre estes dois tecidos (cisalhamento) que são umas possíveis causas de formação de seroma.

A ideia parecia interessante, mas trabalhosa. Em 2007, Nahas *et al.*, publicaram um estudo prospectivo em um grupo de 21 pacientes com alto risco de desenvolver seroma utilizando esta técnica. Os fatores de inclusão destes pacientes no grupo eram: cicatrizes supraumbilicais, perda ponderal acima de 12 kg e obesidade. Uma avaliação ultrassonográfica foi realizada em todos os pacientes para verificar se havia acúmulo de fluidos entre o retalho e a aponeurose em dois períodos: de 11 a 14 dias e de 17 a 21 dias após a cirurgia. Apenas dois destes pacientes apresentaram seroma de 25 e 40 mL. O paciente que apresentou acúmulo de 40 mL foi submetido à aspiração do seroma por meio de apenas uma punção, e houve resolução total nos exames subsequentes. O peso do tecido ressecado desta paciente foi de 4 kg. A outra paciente foi apenas acompanhada, e houve reabsorção do seroma. Este foi o primeiro estudo que demonstrou cientificamente a eficácia desta técnica.

Os períodos de avaliação foram com base em outro estudo de Di Martino *et al.* que verificaram os momentos no pós-operatório de maior incidência de seroma, bem como suas localizações mais frequentes. Neste estudo foram avaliados somente pacientes submetidos à abdominoplastia sem pontos de fixação do retalho. Além disso, foram comparados os diagnósticos clínico e ultrassonográfico. Houve uma detecção de aproximadamente 25% dos casos, quando o paciente foi avaliado clinicamente, e de 38% quando a avaliação foi feita por ultrassom. Portanto, o diagnóstico por ultrassom foi muito mais eficaz.

Por outro lado, a lipoabdominoplastia estava evoluindo e demonstrava, em séries clínicas, uma redução na incidência de seroma. O que embasava o fato de esta técnica ter uma menor incidência de seroma eram dois fatores: o descolamento reduzido e a dissecção ser realizada sobre a fáscia de Scarpa na região infraumbilical, permitindo o contato entre o retalho e a fáscia de Scarpa após o avanço do retalho. A vantagem é que não ocorre um movimento de fricção entre a aponeurose e o retalho cutâneo quando os músculos são contraídos, como acontece na abdominoplastia, quando o descolamento é realizado no plano musculoaponerurótico, ou seja, não provoca o fenômeno de cisalhamento.

Di Martino *et al.*, realizaram, em 2010, um ensaio clínico prospectivo que avaliou três grupos de 20 pacientes cada. Dois dos grupos foram submetidos à abdominoplastia, um deles sem, e o outro com os pontos de fixação. O terceiro grupo foi submetido à lipoabdominoplastia com a preservação da fáscia de Scarpa. Os resultados deste estudo foram muito favoráveis ao grupo com os pontos de fixação em que não ocorreu seroma em nenhum dos pacientes, enquanto o grupo sem pontos apresentou esta complicação em 38% dos casos, e o grupo submetido à lipoabdominoplastia teve 10% entre o 11° e o 14° dia de pós-operatório, avaliado por ultrassom. Este foi um estudo que demonstrou, com um forte embasamento científico, a eficácia desta técnica na prevenção de seroma.

Alguns autores passaram a advogar a manutenção da fáscia de Scarpa com a finalidade de se reduzir a incidência de seroma. Em 2017, uma revisão sistemática seguida de metanálise foi realizada por Seretis *et al.* que revelaram que não existem ensaios clínicos randomizados que comprovem a superioridade de se manter a fáscia de Scarpa quando se comparou à utilização dos pontos de adesão em relação à prevenção de seroma. Outra ponderação que deve ser feita é que a dissecção sobre a fáscia de Scarpa é mais difícil em relação àquela sobre a aponeurose e, por outro lado, os pontos de adesão consomem mais tempo cirúrgico. Em estudo nosso (F.X.N.) ainda não publicado, verificou-se que não houve diferença estatisticamente significativa em relação ao tempo quando estas duas técnicas foram comparadas.

Embora a etiologia do seroma ainda seja motivo de controvérsia, a drenagem linfática, as forças de cisalhamento e o espaço morto são possíveis fatores preponderantes em sua formação. Em estudo recente de Bassalobre *et al.*, de 2021, foram avaliadas 20 pacientes submetidas à abdominoplastia em que foi realizada linfocintilografia pré e pós-operatória. Verificou-se que apenas 65% dos pacientes apresentaram drenagem linfática no primeiro e sexto meses de pós-operatório para a região axilar, enquanto 35% tiveram a drenagem total ou parcialmente direcionada para a cadeia inguinal ou para a cavidade abdominal. As vias linfáticas destas duas cadeias são seccionadas durante a abdominoplastia e ainda não estão formadas antes do primeiro mês. Portanto, neste percentual de pacientes (35%) há, provavelmente, maior propensão de formação de seroma.

O tempo de realização dos pontos de adesão é bastante longo. Com a finalidade de se reduzir este tempo, Nahas *et al.*, em 2012, utilizaram cola de fibrina em série de casos de abdominoplastia, substituindo os pontos de adesão. O uso de cola de fibrina não funcionou pela baixa força tênsil promovida pelo adesivo. Nos casos em que foi utilizada, houve uma incidência maior de seroma.

Como a cola de fibrina tinha baixa adesividade, os mesmos autores realizaram estudo experimental em ratos para avaliar a eficácia do octil cianoacrolato para substituir estes pontos. O octil cianoacrilato tem uma força tênsil bem maior que a cola de fibrina. Embora seja utilizado na vedação de anastomoses arteriais, sabe-se que este material promove grande reação inflamatória no tecido subcutâneo. Infelizmente esta reação inflamatória exagerada, encontrada nos animais deste estudo, não permitiu o uso deste material em pacientes.

Em 2019, Cartaxo e cols. realizaram um estudo de prevenção da formação de seroma em ratos. Criaram um modelo de seroma em ratos e dividiram os animais em três (3) grupos. Injetaram na área de descolamento do retalho abdominal dos ratos do grupo controle soro fisiológico, e nos grupos experimentais injetaram 5-Fluorouracil e Glicose 75%. Houve uma incidência significativamente menor de seroma nos animais submetidos à injeção com 5-Fluorouracil. Este é um estudo promissor que deverá ser cuidadosamente transladado ao ser humano, pelo risco de efeito colateral que esta droga pode causar.

Os pontos de adesão têm outras funções além de prevenir seroma. Uma delas seria a diminuição da tensão na sutura cutânea pela distribuição das forças em cada ponto. O retalho tem uma tendência de retornar à sua posição original após seu avanço, e o uso dos pontos de adesão acabaria por distribuir a tensão. Essa tensão, sem a realização dos pontos de fixação, ficaria restrita à parte mais distal da pele. A diminuição da tensão traria uma diminuição do risco de necrose, alargamento da cicatriz e migração superior do púbis.

Em estudo realizado por Martins *et al.*, em 2019, 34 pacientes foram submetidas à abdominoplastia e, após o descolamento do retalho, utilizaram um dinamômetro para medir a tração necessária para que a pele do retalho tocasse o púbis em duas situações: antes e após a realização de pontos de adesão. Houve uma redução média de 27% da força necessária para aproximar as margens cutâneas após o uso destes pontos. Portanto, isso nos leva a crer que há redução dos riscos de necrose, de alargamento de cicatrizes e de deslocamento do púbis.

TÉCNICAS CIRÚRGICAS

As técnicas mais utilizadas atualmente são pontos separados e sutura contínua. As suturas mais utilizadas são as absorvíveis de Vycril® ou PDS® 2-0 ou inabsorvíveis de náilon 2-0. Os pontos separados são realizados, mantendo-se uma distância de 2 cm entre si. Existem autores que estão aumentando a distância entre os pontos e, consequentemente, diminuindo o número de pontos de adesão. Entretanto, ainda não há estudos que comprovem a eficácia do uso de um menor número de pontos com avaliação ultrassonográfica que avaliem a incidência de seroma com pontos mais distantes entre si.

Duas técnicas podem ser utilizadas: na primeira os pontos são realizados após o posicionamento do local da umbilicoplastia no retalho abdominal, ou seja, planeja-se o posicionamento do umbigo como era realizado na abdominoplastia sem os pontos de adesão, após fixar o retalho. A seguir são realizados os pontos de adesão. A segunda forma de se realizar esta técnica é realizar os pontos à medida que o retalho é avançado, procurando-se tracionar ao máximo o retalho, até que se atinja a cicatriz umbilical. Neste momento, realiza-se a incisão da umbilicoplastia no retalho abdominal e continua-se avançando o retalho. Essa é a técnica proposta por Pollok e Pollok, em 2000, denominada sutura de tensão progressiva. Em ambos os casos, os pontos devem levar em conta os vetores de tração do retalho abdominal (Fig. 18-1), evitando-se, desta forma, uma cicatriz final mais extensa na

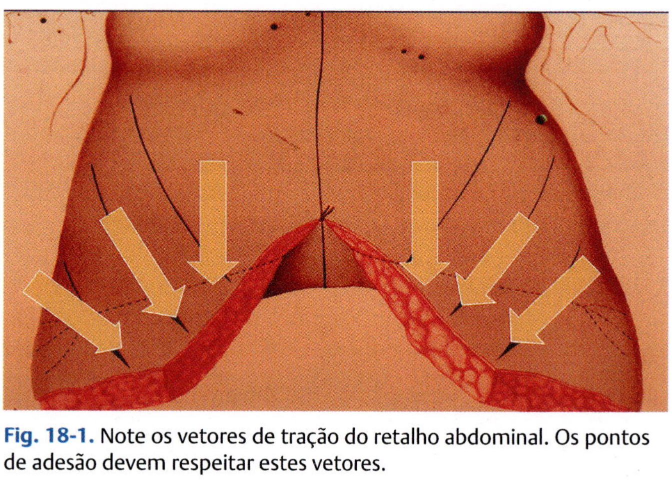

Fig. 18-1. Note os vetores de tração do retalho abdominal. Os pontos de adesão devem respeitar estes vetores.

região lateral. Cada técnica pode ser utilizada em um tipo diferente de paciente. A primeira está mais indicada em casos em que o retalho tem uma boa excursão em direção ao púbis. A outra pode-se utilizar em pacientes que necessitem maior tração do retalho para chegar ao púbis. Em relação à segunda técnica deve-se ter o cuidado de não exagerar na tração, pois pode ocorrer retração pós-operatória do retalho em grau variável, o que pode deslocar o umbigo para uma posição mais cefálica, bem como a região pubiana.

A forma mais eficiente de realizar os pontos de adesão é uma manobra que envolve o cirurgião, o auxiliar e uma passagem rítmica de fios montados em porta-agulhas pelo instrumentador. O cirurgião estima onde o ponto será dado no retalho e onde será fixado. Desta forma, o cirurgião everte o retalho com a mão esquerda levando-o até o local onde será fixado. O fio deverá ser passado pela aponeurose e a seguir no retalho. É importante que o ponto transfixe a fáscia de Scarpa sem, no entanto, aproximar-se muito da pele para evitar retrações cutâneas. Após esta manobra, o auxiliar pega o fio utilizando-se de um porta-agulhas e faz o nó. O cirurgião deverá utilizar uma tesoura para cortar o fio. Assim que o cirurgião corta o fio, o instrumentador deverá passar um novo fio montado no porta-agulhas para que um novo ponto seja realizado. Esta sequência está bem demonstrada no vídeo do capítulo.

Em 2002, apresentamos (MFD), uma proposta de emprego das suturas tensionais contínuas nas abdominoplastias e lipoabdominoplastias, realizada com fio de Vycril (poliglactina) 2-0 e agulha de 4 cm, incluindo a fáscia de Scarpa. Sugerimos que nesse momento da cirurgia o paciente esteja com uma inclinação (elevação do dorso) de aproximadamente 30° e que a mão não dominante do cirurgião empurre o retalho inferiormente (Fig. 18-2).

Após exteriorizado o umbigo a sutura na linha média é reiniciada até o retalho encontrar a incisão inferior. A localização das linhas de trações é marcada na aponeurose e no retalho com azul de metileno para que não haja desvios na progressão da sutura. As suturas laterais têm menor extensão pela limitação do descolamento do retalho e, muitas vezes, uma disposição oblíqua com direção ao ponto central do púbis para melhor acomodação dos excedentes laterais do retalho (Fig. 18-3). Em algumas situações emprega-se uma combinação tática, utilizando-se a sutura contínua na linha média e as suturas contínuas laterais substituídas por 5 ou 6 pontos separados, em

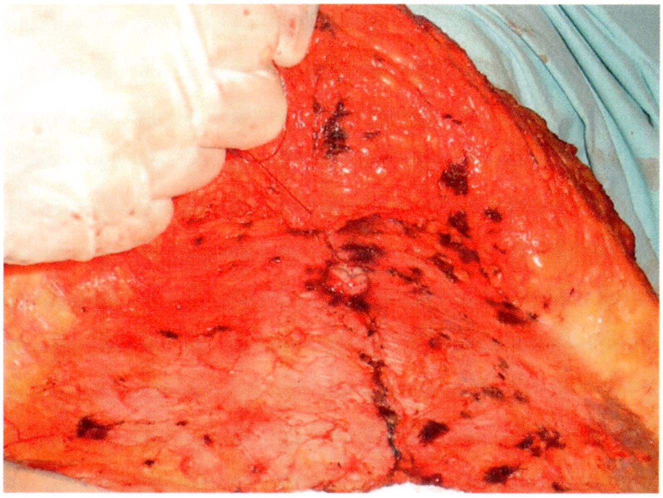

Fig. 18-2. Sutura contínua da linha média acima do umbigo realizada com fio de poliglactina 2-0 e agulha de 4 cm, incluindo a fáscia de Scarpa. Neste momento sugerimos que o paciente esteja com uma inclinação (elevação do dorso) de aproximadamente 30° e que a mão não dominante do cirurgião empurre o retalho inferiormente.

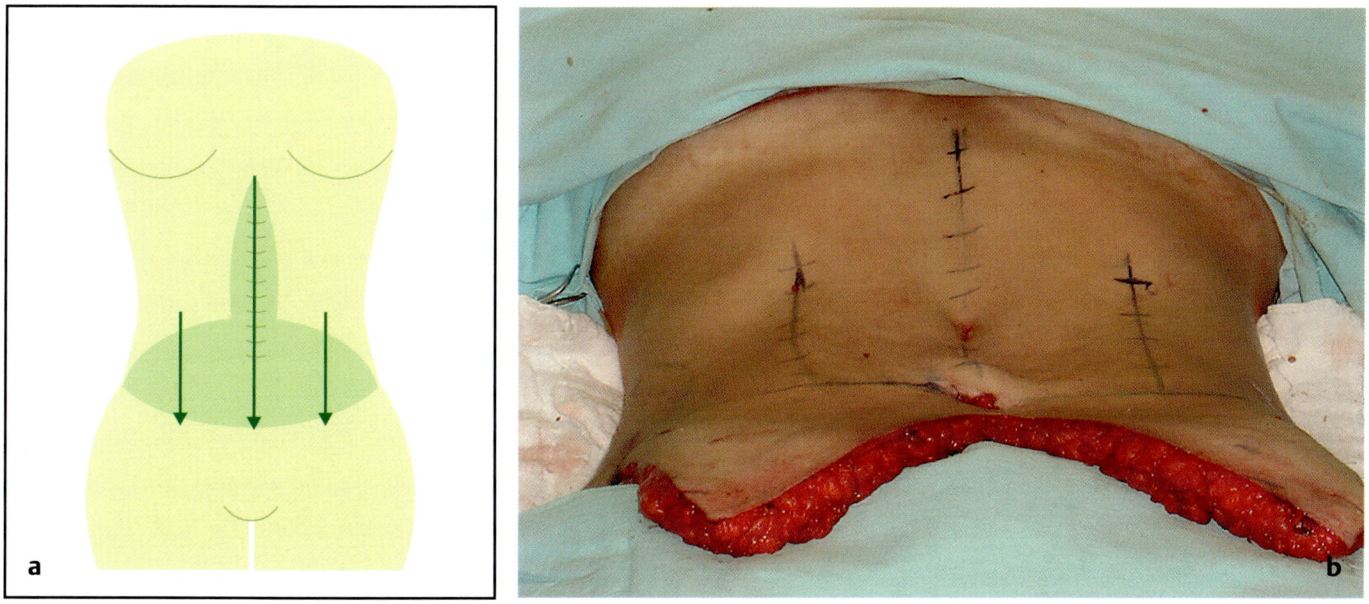

Fig. 18-3. Esquema gráfico (a) e foto transoperatória (b) mostrando a sutura contínua única na linha média que é interrompida para exteriorização do umbigo e continuada posteriormente até encontrar a incisão inferior. Na porção inferolateral do retalho são realizadas duas linhas de suturas contínuas até encontrar a incisão inferior. Também podemos, como opção no lugar das suturas laterais contínuas, realizar 5 a 6 pontos separados em cada lateral para facilitar a acomodação do retalho em direção à linha média.

cada lateral, para melhor acomodação do retalho. Estas são variações da técnica proposta por Pollok e Pollok, em 2000, e, como citado anteriormente, os pontos devem levar em conta os vetores de tração do retalho abdominal, evitando-se uma cicatriz final mais extensa na região lateral.

Apesar de ainda não comprovada por pesquisas, além do aumento na velocidade da execução, a prática clínica tem demostrado algumas outras vantagens adicionais dos pontos de adesão quando realizados de forma contínua:

- Definição do sulco supraumbilical: principalmente quando associado à lipoaspiração, a sutura contínua na linha média supraumbilical permite demarcar mais o sulco central, conferindo uma melhor definição à parede abdominal (Fig. 18-4);
- Determinação exata do local de exteriorização do umbigo: a sutura contínua será necessariamente interrompida quando encontrar o coto umbilical e, ao marcar externamente esse ponto na pele do retalho, determina com exatidão o limite superior de incisão no retalho para exteriorização do coto umbilical (Fig. 18-5);
- Contensão de hematomas: a sutura contínua na linha média impede a expansão para o lado contralateral em caso de hematoma, diminuindo riscos (Fig. 18-6);
- Movimentação mais precoce: a estabilização do retalho e a redução ou ausência de seromas permite maior precocidade na deambulação, diminuindo riscos tromboembólicos.

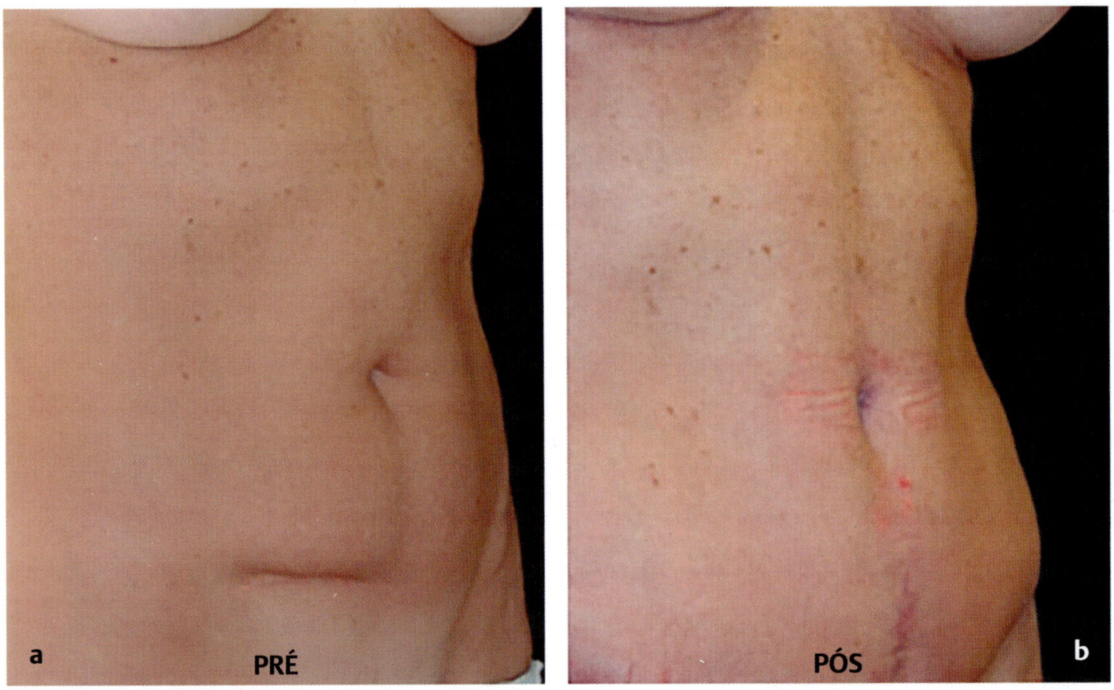

Fig. 18-4. Pré (**a**) e pós-operatório (**b**) de abdominoplastia com pontos de adesão e sutura tensionais mostrando a melhora da definição da linha média supraumbilical proporcionada pela sutura contínua.

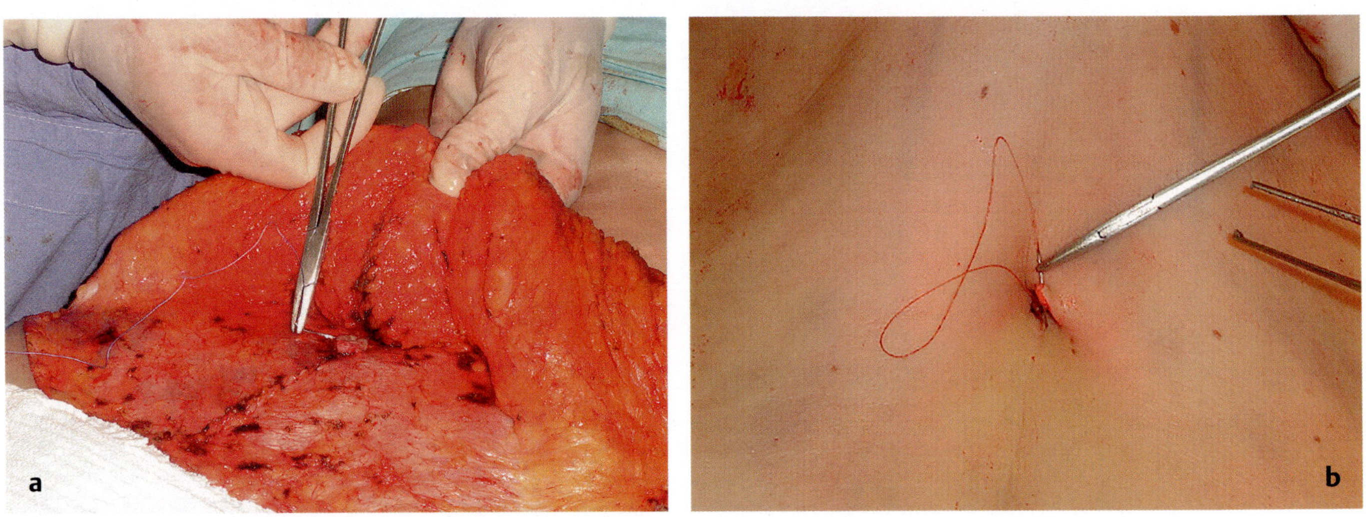

Fig. 18-5. (**a**)Transoperatório de abdominoplastia mostrando o término da sutura contínua da linha média supraumbilical ao encontrar o coto umbilical. (**b**) Vista do retalho mostrando a zona de afundamento (depressão) ao término da sutura contínua da linha média, o que facilita a determinação exata do ponto de exteriorização do umbigo. Fixação do retalho na aponeurose com pontos separados absorvíveis.

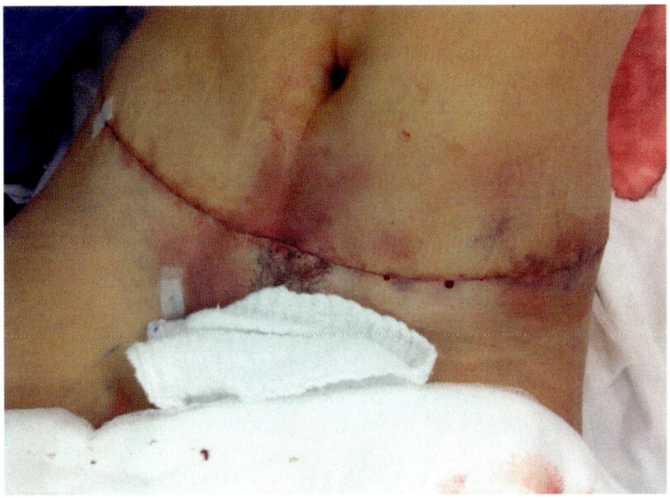

Fig. 18-6. Foto de pós-operatório imediato de abdominoplastia com suturas tensionais contínuas. A imagem mostra abdome com expansão de volume nas paredes lateral e inferior esquerdas. A sutura contínua da linha média abaixo do umbigo impediu a expansão do hematoma para o lado direito do abdome.

A cirurgia plástica do século 21 está passando por uma transformação. Controle de resultado e redução de complicações são ações que estão sendo realizadas em todas as áreas da cirurgia estética. Os pontos de fixação representam um símbolo destes avanços na abdominoplastia, promovendo ambos, controle de resultados e minimizando complicações. De forma semelhante, as suturas tensionais, realizadas de forma separada ou contínua, também têm-se mostrado promissoras pela redistribuição das tensões no retalho e consequente melhoria da qualidade dos resultados. Em pesquisa junto aos associados da Sociedade Brasileira de Cirurgia Plástica, 52% dos cirurgiões plásticos realizam estes pontos de adesão de forma rotineira. E este número está crescendo progressivamente.

BIBLIOGRAFIA

Baroudi R, Ferreira CAA. Seroma: How to avoid it and how to treat it. Aesthet Surg J. 1998;18(6):439-41.

Bassalobre M, Liebano RE, Silva MP, et al. Changes of the pattern of superficial lymphatic drainage of the abdomen after abdominoplasty. Accepted for publication. Plast Reconstr Surg. 2021.

Cartaxo S. Uso do 5-fluorouracil e da glicose hipertônica 75% na prevenção de seroma: estudo experimental em modelo animal. Tese apresentada à Universidade Federal de São Paulo – Escola Paulista de Medicina (EPM), para obtenção do título de Doutor em Ciências (orientador Nahas F.X.). 2019.

Deos M. Emprego das suturas tensionais contínuas nas abdominoplastias e lipoabdominoplastias – Anais da Jornada Sulbrasileira de Cirurgia Plástica, Gramado – RS. 2002.

Deos M. Lipoaspiração associada a abdominoplastia. Comunicações e Novidades em Cir. Plástica. III Simpósio Internacional de Cir. Plástica. São Paulo. Brasil. 2002.

Deos MF, Arnt RA, Gus EI. Tensioned reverse abdominoplasty. Plast Reconstr Surg. 2009;124(6):2134-41.

di Martino M, Nahas FX, Barbosa MV, et al. Seroma in lipoabdominoplasty and abdominoplasty – a comparative study using ultrassound. Plast Reconstr Surg. 2010;126(5):1742-51.

di Martino M, Nahas FX, Ferreira L M. Natural evolution of seroma in abdominoplasty. Plast Reconstr Surg. 2015;135(4):691e-8e.

Martins MRC, Moraes BZF, Fabri DC, et al. The effect of quilting sutures on the tension required to advance the abdominal flap in abdominoplasty. Aesth Surg J. 2021.

Nahas FX, Di Martino M, Ferreira LM. Fibrin glue as a substitute for quilting suture in abdominoplasty. Plast Reconstr Surg. 2012;129(1):212e-213e.

Nahas FX, Ghelfond C, Ferreira L M. Does quilting suture prevent seroma in abdominoplasty? Plast Reconstr Surg. 2007;119(3):1060-4.

Pollock H, Pollock T. Progressive tension sutures: a technique to reduce local complications in abdominoplasty. Plast Reconstr Surg. 2000;105(7):2583-8.

Seretis K, Goulis D, Demiri EC, Lyokoudis EG. Prevention of seroma formation following abdominoplasty: a systematic review and meta-analysis. Aesth Surg J. 2017;37(3):316-23.

CAPÍTULO 19

UMBILICOPLASTIAS E PREVENÇÃO DA FLACIDEZ UMBILICAL

Seção I ▪ INTRODUÇÃO

Mauro Fernando Deos ▪ *Fabio Xerfan Nahas*

A palavra umbigo tem sua origem no latim *umbilicus*, diminutivo de *umbo*, com o sentido de saliência arredondada em uma superfície. Apesar de o umbigo ser a cicatriz resultante da queda natural do cordão umbilical, há muitos anos o significado do umbigo ultrapassa o fato de ser uma pequena depressão anatômica na parede anterior do abdome.

A posição e a forma do umbigo são extremamente importantes no aspecto da beleza do abdome. Determinar sua localização ideal e obter uma forma natural são de fundamental importância para se alcançarem resultados de boa qualidade estética nas plásticas abdominais.

LOCALIZAÇÃO DO UMBIGO

A posição adequada do umbigo na parede do abdome depende de múltiplas variáveis que nem sempre são exatas.

Existem várias maneiras de determinar a melhor posição do umbigo, mas o método mais simples é usar a linha média como referência de centro e as espinhas ilíacas anterossuperiores como referência de altura, embora Rohrich *et al.* tenham relatado que o umbigo não está exatamente na linha média em quase 100% dos indivíduos. Sabatier *et al.* localizam a posição do umbigo pelo cruzamento da linha xifopúbica com uma linha transversal cerca de 2 cm superiormente a cada espinha ilíaca anterossuperior. Outra maneira é localizar o umbigo na altura das vértebras lombares L3-L4. Em 1911, Johnson publicou um estudo em relação à posição do umbigo com as seguintes conclusões:

A) Que o umbigo está situado no nível aproximadamente na transição entre os terços médio e inferior, considerando-se a distância da fúrcula esternal à sínfise;
B) Que essa posição pode variar, sendo, em alguns indivíduos, posicionado na porção superior da quarta parte mais distal;
C) Que na posição em pé, o umbigo fica ligeiramente mais baixo do que na posição deitada, diferença mais marcante nas mulheres do que nos homens.

Embora esse não seja o objetivo deste capítulo, vale citar que existem métodos mais complexos que utilizam múltiplas referências anatômicas na tentativa de ser mais preciso na localização umbilical. Cabe destacar que podem existir variações na localização do umbigo na parede abdominal para populações específicas.

FORMA UMBILICAL

No que se refere à forma, é importante salientar que esta sofre modificações com a mudança da faixa etária evoluindo da seguinte maneira, conforme publicação de Sakamoto *et al.*: até os 3 anos de idade tem a forma arredondada como prevalente, dos 4 aos 7 anos passa a ter uma forma mais horizontalizada e após essa idade vai sofrendo um processo de verticalização, sendo predominante a forma mais ovalada dos 8 aos 11 anos, e uma forma vertical tipo amêndoa dos 12 aos 16 anos.

Cavale, em trabalho publicado, em 2008, apresentou através de fotografias as formas umbilicais mais prevalentes (oval com capuz, oval, horizontal, vertical e vertical com capuz) e solicitou aos participantes fazer uma escolha indicando sua preferência. O umbigo com a forma oval com capuz foi a preferida tanto pelos participantes do sexo masculino (86%), quanto do feminino (89%).

Embora existam preferências quanto à forma umbilical, há consenso entre autores que o novo umbigo deve estar bem posicionado e com uma distância adequada da cicatriz suprapúbica. A pele do coto umbilical deve estar "mergulhada" no retalho, fazendo com que a cicatriz fique o mais oculta possível.

Na sequência deste capítulo, os primeiros autores irão descrever suas preferências e técnicas pessoais para tratamento do umbigo nas abdominoplastias. O terceiro autor irá apresentar sua técnica pessoal de reposicionamento umbilical numa abordagem local, nos casos dos umbigos que perderam sua forma ou posição após emagrecimento ou lipoaspiração.

Seção II ▪ UMBILICOPLASTIAS: CONCEITOS E TÉCNICA PESSOAL

Mauro Fernando Deos

A seguir será descrita a abordagem pessoal de umbilicoplastia nas abdominoplastias, desenvolvida conjuntamente com o Dr. Ricardo Arnt.

Embora existam maneiras distintas de encontrar a posição ideal do umbigo, é importante que se desenvolva uma percepção estética de localização. A partir dessa necessidade foi desenvolvido um conceito visual de localização umbilical. Com este conceito em mente, pode-se valorizar o posicionamento ideal desta estrutura.

A Figura 19-1 mostra três corpos exatamente iguais nas suas dimensões, mas com umbigos posicionados em alturas diferentes.

Essa percepção da alteração da forma corporal a partir da localização umbilical reforça a importância da correta posição do umbigo no tronco, já que uma disposição inadequada do umbigo altera completamente a compreensão da estética corporal. Técnicas que propõem o reposicionamento inferior do umbigo devem ser usadas com parcimônia e em pacientes selecionados, e estão melhor indicadas em pacientes longilíneas ou em pacientes que possuam umbigo em posição mais alta.

As Figuras 19-2 e 19-3 mostram uma situação que sempre deverá ser evitada: reposicionamento da cicatriz umbilical muito próxima da cicatriz suprapúbica horizontal.

Algumas vezes, para se manter um distanciamento adequado da cicatriz horizontal até o umbigo, é necessária a interposição de uma cicatriz vertical entre o umbigo e a cicatriz suprapúbica que estará mais ou menos próxima da cicatriz horizontal, dependendo da maior ou menor quantidade do retalho abdominal que será ressecado. Essa tática pode ser utilizada para evitar cicatrizes suprapúbicas altas e próximas da cicatriz umbilical (Fig. 19-4).

FORMA, PROFUNDIDADE E OCULTAÇÃO DAS CICATRIZES NAS UMBILICOPLASTIAS

Para que se possa obter uma forma adequada com profundidade e ocultação da cicatriz umbilical será descrita a sequência cirúrgica que utilizamos como rotina na umbilicoplastia em abdominoplastias clássicas.

Tratamento da Gordura Periumbilical

Nos casos em que será realizada lipoaspiração do retalho da parede abdominal, é importante preservar certo volume de gordura na porção central em que o coto umbilical será exteriorizado (Fig. 19-5). A não preservação desta gordura central inviabiliza o aprofundamento do retalho e a consequente ocultação da cicatriz na umbilicoplastia.

Retalhos muito finos dificultam o aprofundamento do umbigo e a ocultação das cicatrizes (Figs. 19-6 e 19-7).

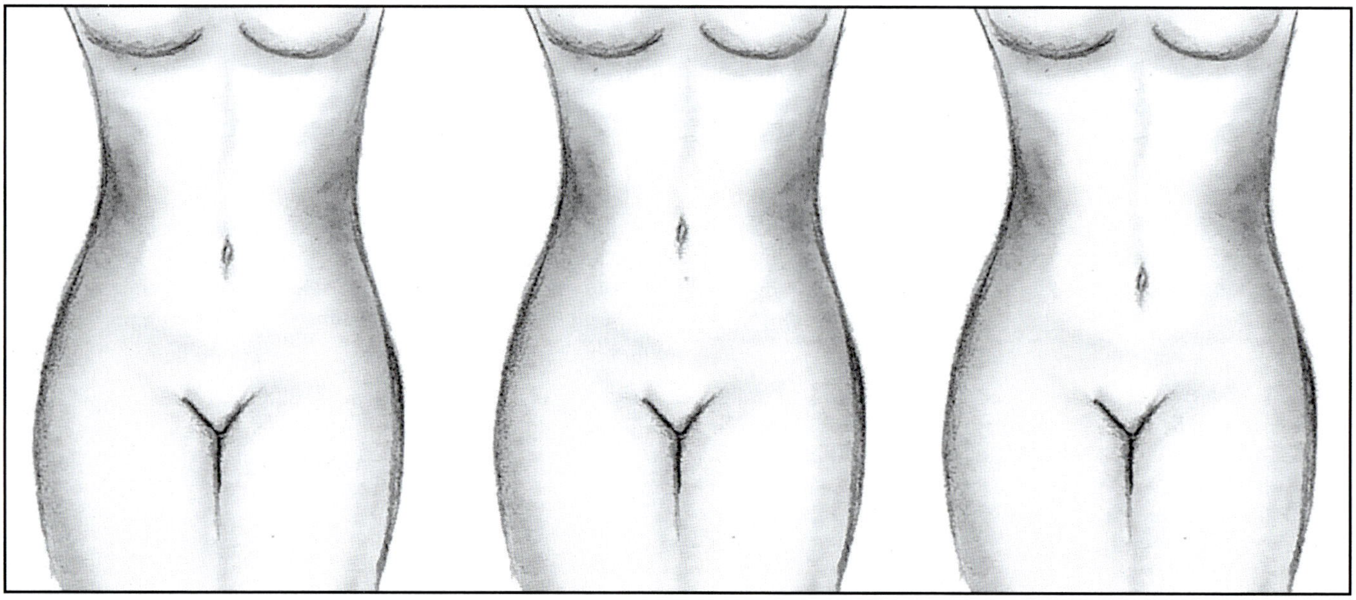

Fig. 19-1. Nota-se que o torso central, que possui o umbigo posicionado um pouco mais alto, passa a percepção estética de ser mais alongado. Já o corpo com umbigo mais baixo (à direita) transmite a impressão inversa, além de o quadril parecer mais alargado.

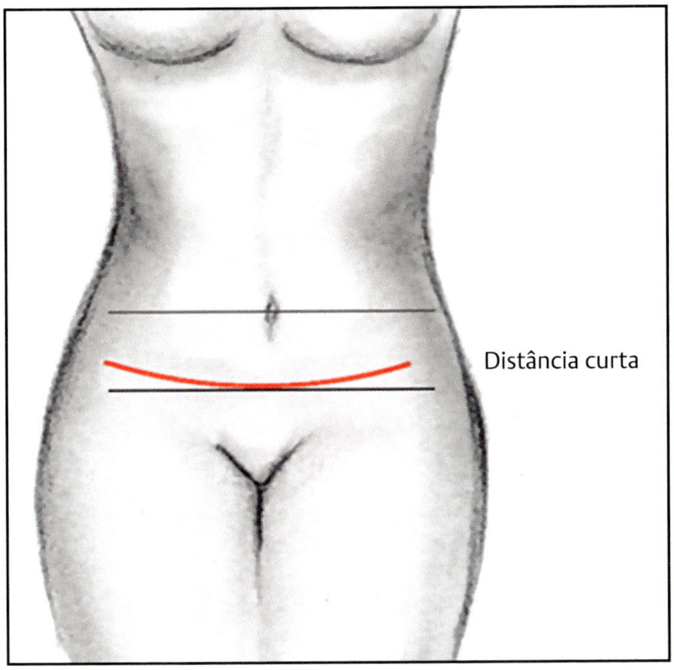

Fig. 19-2. Cicatriz suprapúbica alta, muito próxima ao umbigo. Essa situação é especialmente mais desfavorável nos casos de pacientes com tronco curto, quando a posição do umbigo em relação à cicatriz traz a sensação de um encurtamento ainda maior do tronco.

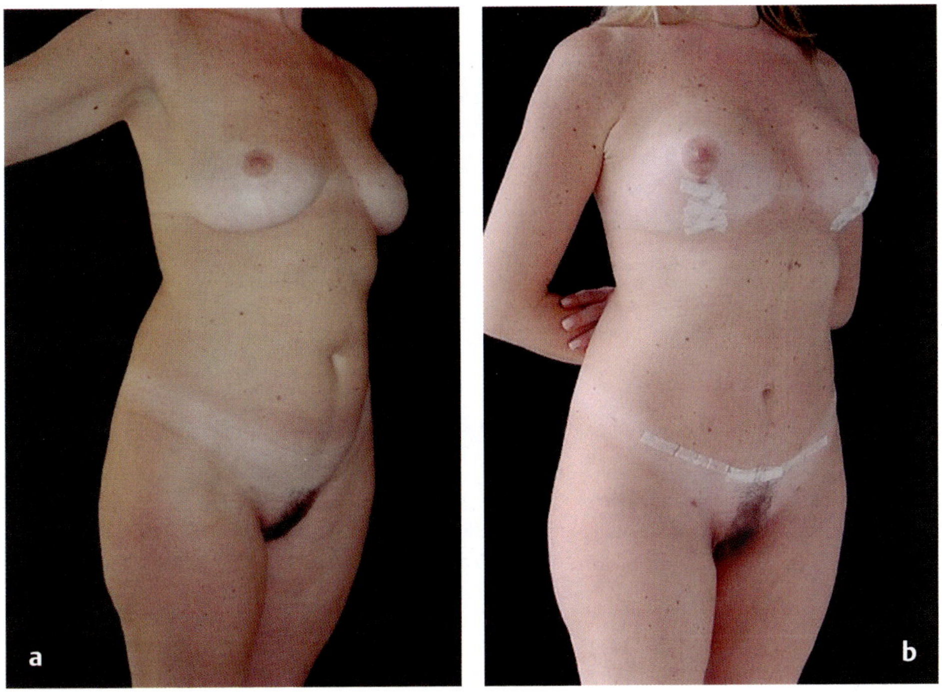

Fig. 19-3. (a,b) Pré e pós-operatório de paciente submetida a uma miniabdominoplastia com flutuação e reposicionamento inferior do umbigo. Por tratar-se de paciente longilínea a nova posição umbilical não compromete o resultado final.

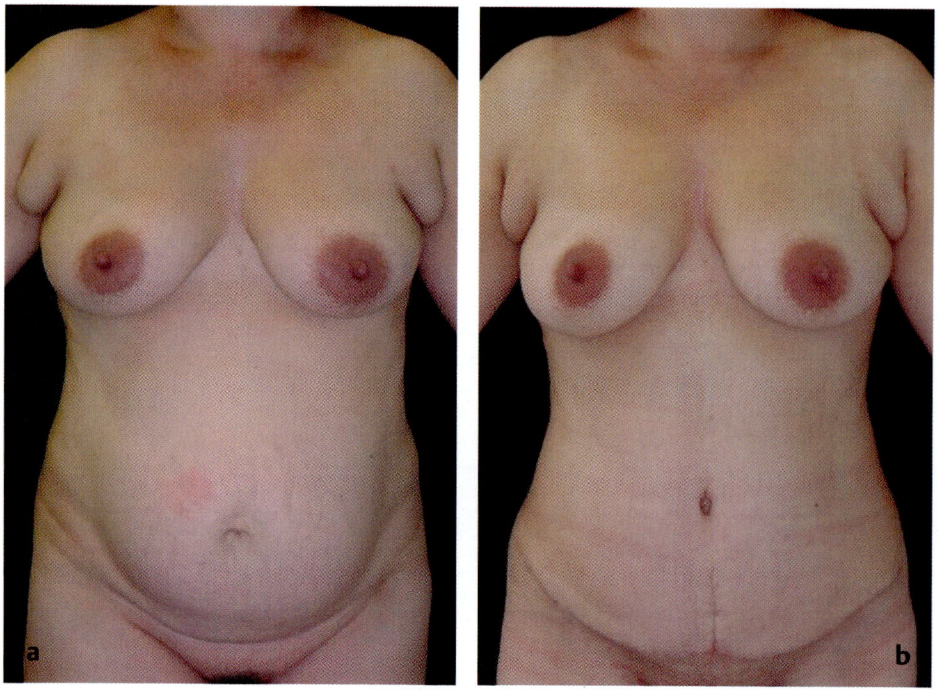

Fig. 19-4. (a,b) Pré e pós-operatório de paciente em que se optou por realizar uma cicatriz vertical entre o umbigo e a cicatriz suprapúbica para permitir a realização de uma cicatriz posicionada mais inferiormente, mantendo-se, desta forma, uma distância adequada entre a cicatriz horizontal e o umbigo.

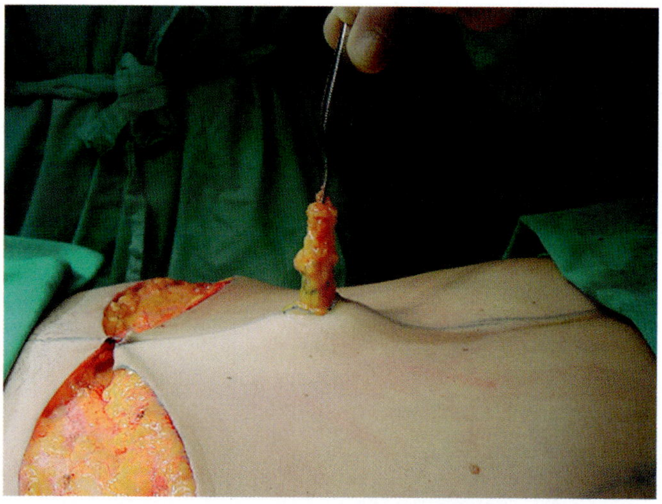

Fig. 19-5. Transoperatório mostrando a realização da lipectomia da região em que será exteriorizado o coto umbilical. Para que essa lipectomia seletiva seja viável, o tecido subcutâneo deverá ser preservado durante a lipoaspiração do retalho para garantir a profundidade do umbigo. A ressecção deverá ser realizada em forma navicular longitudinal.

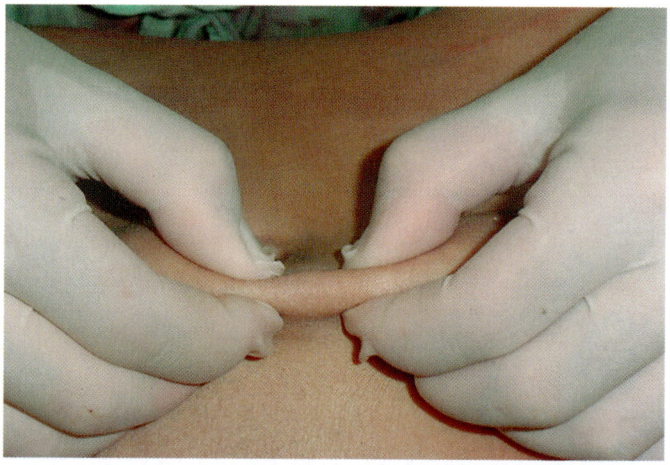

Fig. 19-6. Exame transoperatório na lipoabdominoplastia em que se percebe retalho muito fino com pouca gordura na região ao redor do umbigo. Nesses casos será mais difícil realizar o aprofundamendo da cicatriz umbilical.

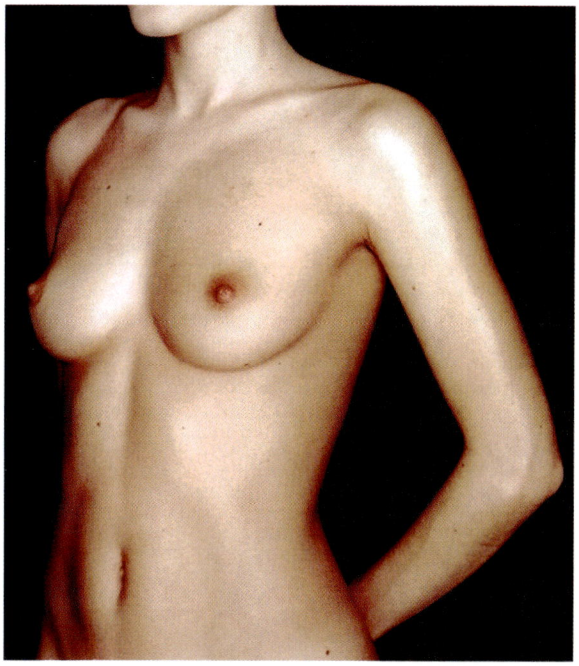

Fig. 19-7. Depressão umbilical, demonstrando o resultado esperado produzido pela retirada parcial de gordura em forma navicular e preservação e certa quantidade de gordura na porção central do retalho em que previamente se determinou o local de exteriorização do coto umbilical.

Desenho do Umbigo

Denominamos de Mickey Mouse o formato do umbigo por apresentar certa semelhança com a imagem do personagem do desenho animado da Walt Disney e é uma modificação da técnica proposta por Juarez Avelar. A técnica original, nas nossas mãos, apresentava com alguma frequência necrose nas extremidades dos retalhos, o que favorecia retrações cicatriciais e estenose umbilical no pós-operatório (Fig. 19-8).

Comprimento do Coto Umbilical

Há de se considerar que existem variações individuais no comprimento do coto umbilical. O ideal é fixá-lo junto à aponeurose, deixando-o o mais curto possível. Entretanto, cotos longos, quando fixados muito próximos à aponeurose, podem provocar uma certa dificuldade vascular pela dobra do coto sobre ele mesmo, provocando sofrimento da pele do coto umbilical parcial ou total. Nesses casos sugere-se não fixar o coto muito próximo à aponeurose muscular, mantendo certo afastamento da mesma. Realiza-se a fixação na aponeurose com dois pontos de náilon monofilamentar 3-0, sendo o primeiro na porção superior do coto e o segundo na inferior.

Incisão no Retalho Abdominal para Exteriorização do Coto Umbilical

Realizamos a abertura do retalho em forma de Y conforme descrito por Avelar, mas propomos que a dimensão do orifício para exteriorização do umbigo seja um pouco menor do que o tamanho da pele do coto umbilical. Dessa forma, há uma maior circunferência da pele do coto umbilical do que a circunferência interna da abertura da pele no retalho e, por essa razão, uma melhor coaptação da pele do coto à pele do retalho (Fig. 19-9).

Fixação do Retalho Abdominal na Aponeurose

O retalho é fixado com 4 pontos cardinais com poliglactina 3-0, junto ao coto umbilical. Diferentemente do que é realizado pela maioria dos cirurgiões, fixa-se o retalho exclusivamente na aponeurose sem passar a sutura pelo coto umbilical. Dessa forma, a fixação do coto e a ancoragem do retalho na aponeurose se fazem de maneira independentes, sendo que a tensão que a sutura exerce sobre o retalho não é transmitida para o coto umbilical (Figs. 19-10 e 19-11).

O resultado desta sequência de manobras é um umbigo com profundidade, forma adequada e ocultação das cicatrizes, com aparência natural e sem estigmas.

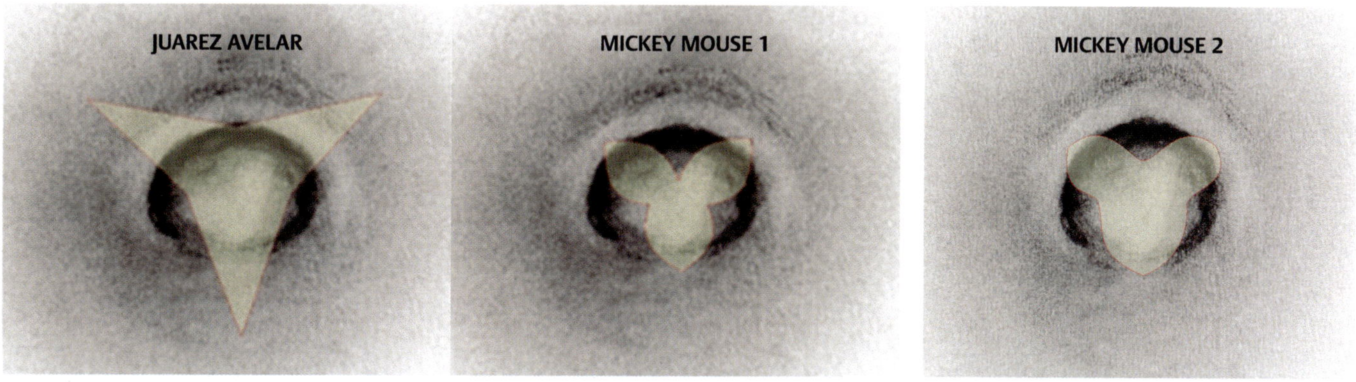

Fig. 19-8. Posteriormente, do desenho original do *Mickey Mouse 1*, evoluiu-se para desenhos um pouco mais arredondadas, *Mickey Mouse 2*, as quais ainda preservam certas curvas que buscam semelhança com a imagem do personagem.

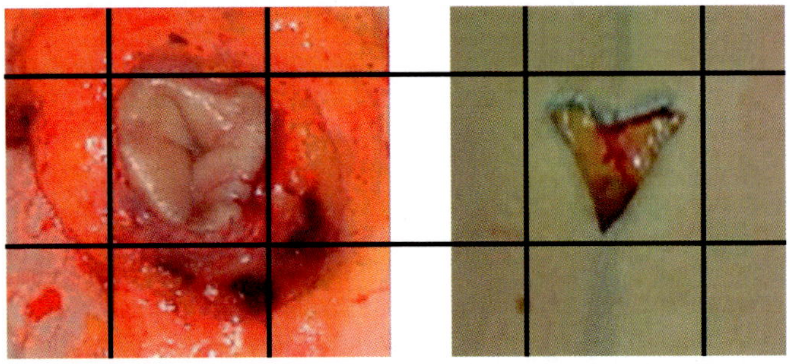

Fig. 19-9. Esquema gráfico com fotos transoperatórias demostrando a relação da dimensão da pele do coto umbilical que deverá ser um pouco maior que as dimensões do orifício realizado na pele do retalho abdominal, cuja abertura é feita em forma de Y, conforme proposto por Juarez Avelar.

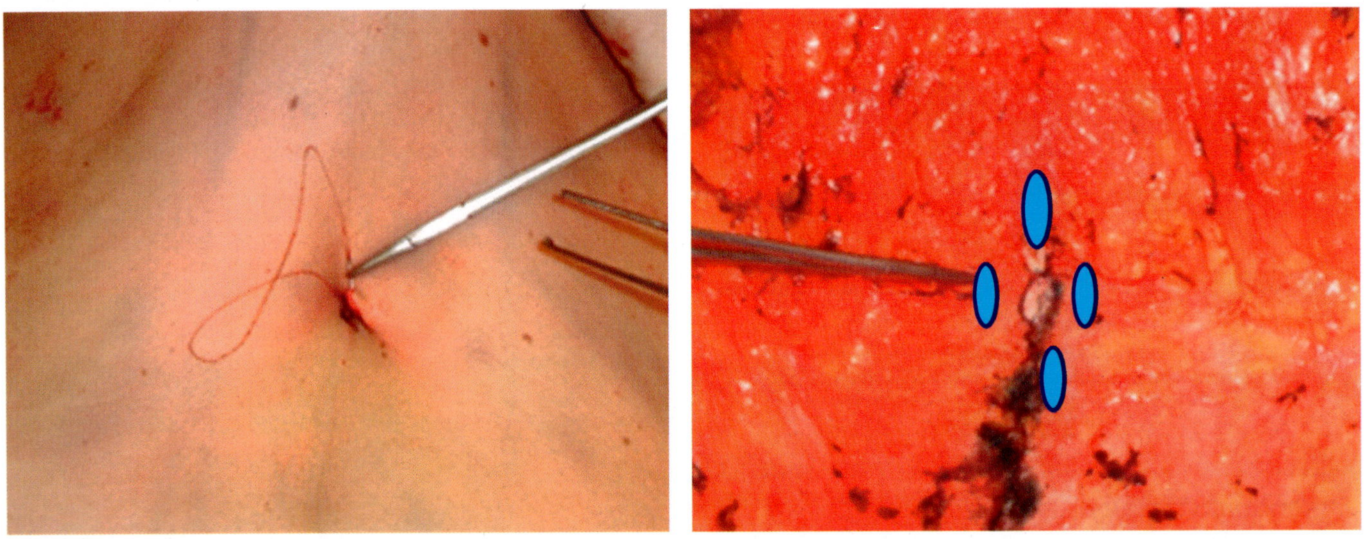

Fig. 19-10. Imagens transoperatórias mostrando o ponto com fio de poliglactina 3-0 passado pela derme do retalho e sendo fixado em 4 pontos demarcados em azul na aponeurose ao lado do coto umbilical. Dessa maneira, a pele do retalho é levada à profundidade em que se encontra a pele do coto umbilical.

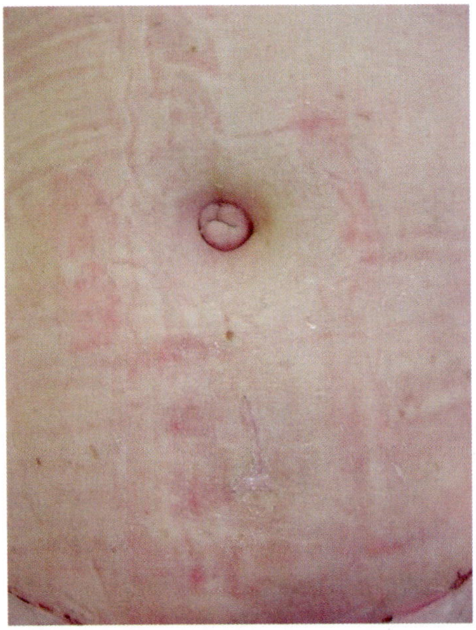

Fig. 19-11. Imagem de pós-operatório imediato mostrando o coto exteriorizado com uma coaptação completa da pele umbilical com a do retalho. Como o retalho da pele umbilical é maior que o orifício de exteriorização, ocorre uma certa irregularidade **natural** na pele do **novo umbigo**. Eventualmente, serão necessários alguns poucos pontos simples de acomodação e coaptação com náilon 6-0 da pele do coto com o retalho sem tensão na aproximação.

CASOS

Caso 1 – Figs. 19-12 e 19-13

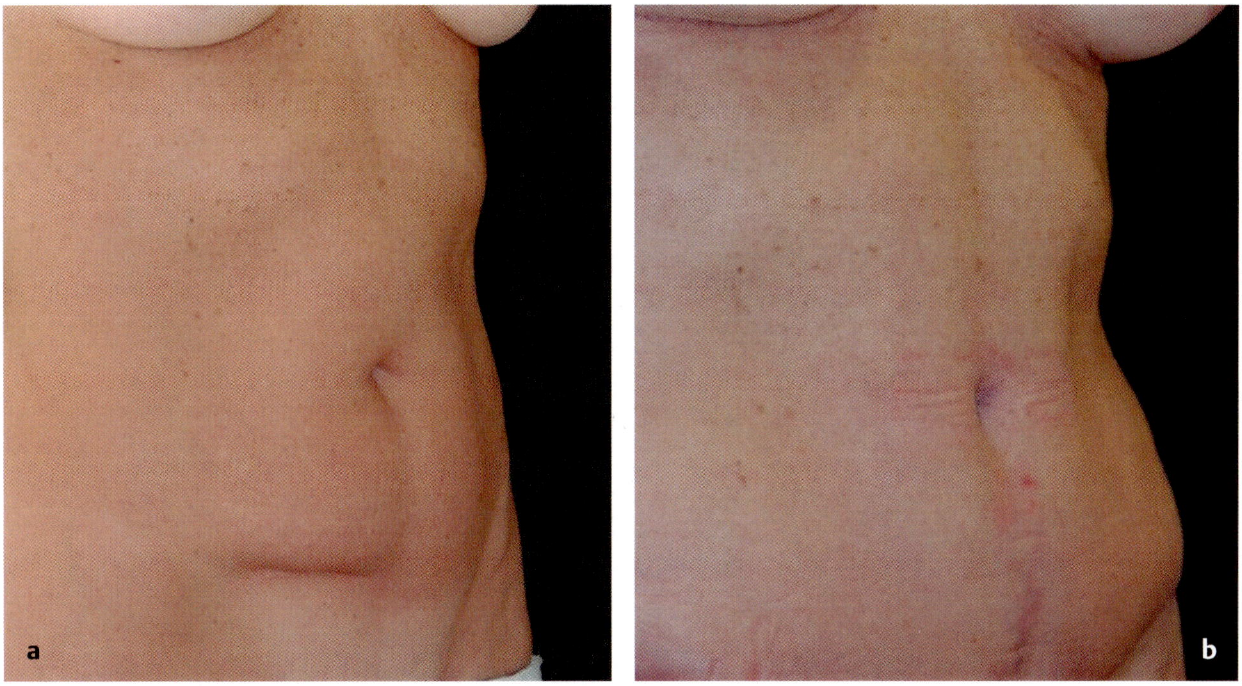

Fig. 19-12. (a,b) Pré e pós-operatório de 9 meses de cicatriz umbilical com boa profundidade na vista de meio perfil.

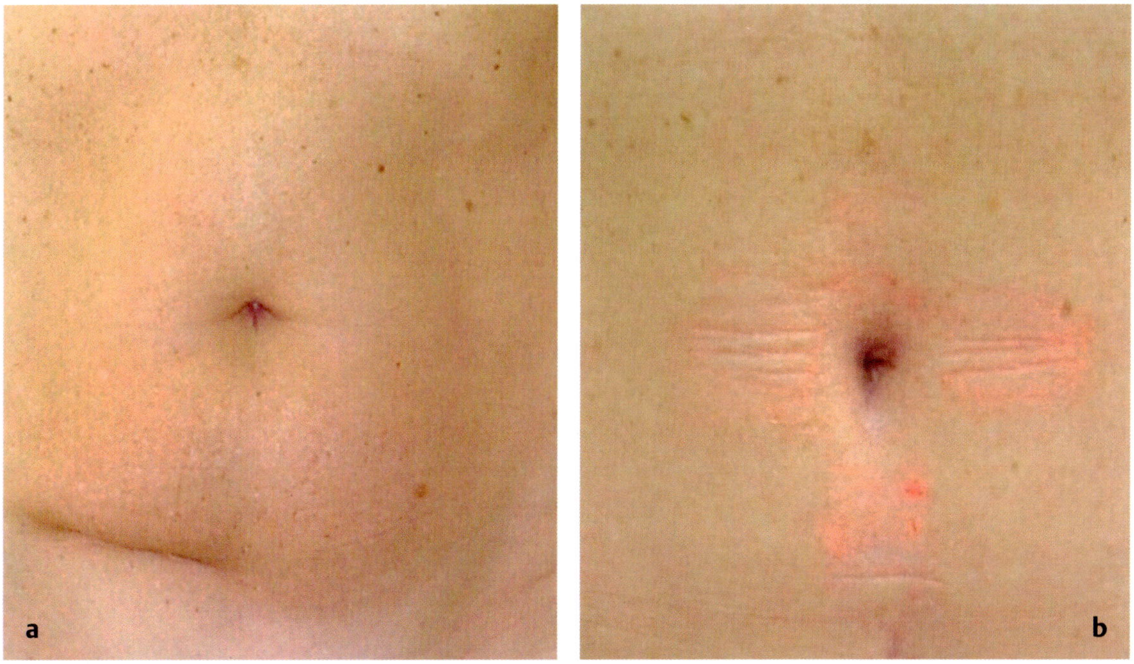

Fig. 19-13. (a,b) Pré e pós-operatório de 9 meses de cicatriz umbilical com boa profundidade e ocultação das cicatrizes na vista frontal.

Caso 2 – Fig. 19-14

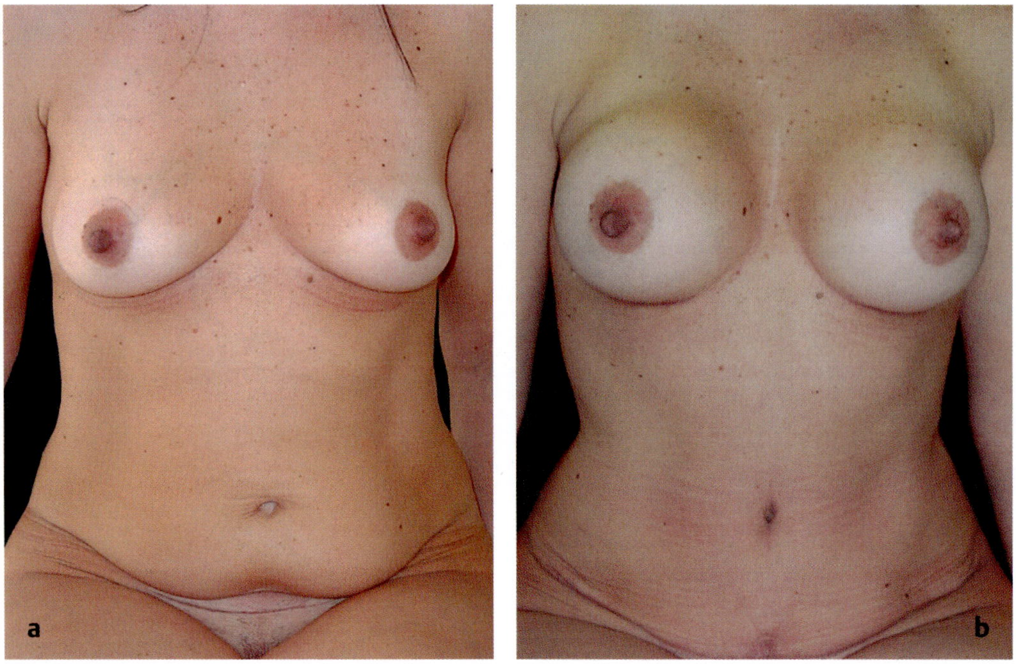

Fig. 19-14. (**a**,**b**) Pré e pós-operatório frontal de 8 meses em paciente sentada: forma e profundidade corretas e distância adequada do umbigo da cicatriz inferior.

Caso 3 – Fig. 19-15

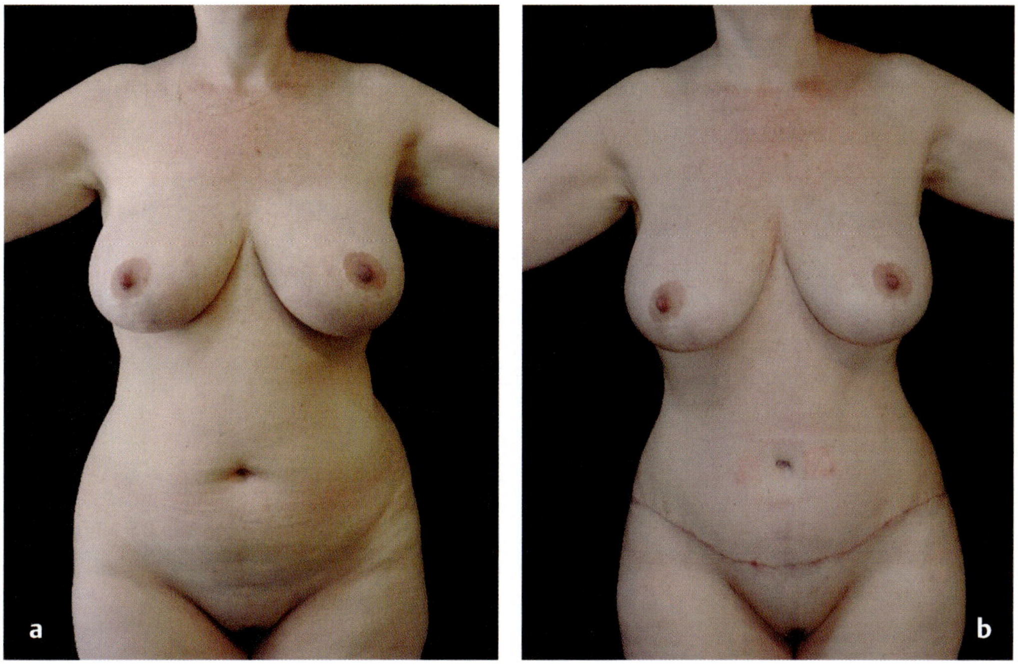

Fig. 19-15. (a,b) Pré e pós-operatório de 5 meses em vista frontal: forma e profundidade corretas e distância adequada do umbigo da cicatriz inferior.

Com a técnica proposta é possível obter um umbigo com aspecto natural, previsível na sua evolução até a completa cicatrização e, principalmente, sem as caraterísticas estigmatizantes que denunciam a realização de uma abdominoplastia.

Seção III ▪ UMBILICOPLASTIAS: CONCEITOS E TÉCNICAS

Fabio Xerfan Nahas

A umbilicoplastia é parte integrante da abdominoplastia. Basicamente o umbigo pode ser tratado numa abdominoplastia sendo:

A) Utilizado na cirurgia sem sofrer alterações (umbilicoplastia);
B) Utilizado na cirurgia tendo sua estrutura reduzida (plástica intraumbilical);
C) Sendo substituído (neo-onfaloplastia). Nesta parte do capítulo, o autor FXN irá descrever as principais técnicas utilizadas nestas condições.

USO DO UMBIGO SEM REALIZAR ALTERAÇÕES NA CICATRIZ UMBILICAL (UMBILICOPLASTIA)

Esta é a forma mais comum de lidar com o umbigo durante a abdominoplastia. Nestes casos, o umbigo é transposto pelo retalho abdominal por uma incisão no próprio retalho. A maioria das técnicas utilizadas são aquelas que resultam em linhas quebradas, para evitar estenose umbilical. A umbilicoplastia, descrita por Avelar, utiliza este princípio de quebrar as linhas da cicatriz. O umbigo é cortado no formato de escudo. O nível onde o umbigo será transfixado é estimado, e marca-se no retalho abdominal. O retalho é, então, incisado em forma de Y, e o tecido subcutâneo subjacente é removido. A seguir, o retalho é avançado até a região púbica, e o espaço virtual formado pela incisão em Y se torna um espaço real em que o umbigo será transposto (Fig. 19-16). O pedículo umbilical é fixado à aponeurose. Esta fixação tem por finalidade regular a tensão cutânea durante a sutura da pele umbilical no retalho abdominal. Se houver pouca tensão, o pedículo deve ser encurtado; se houver tensão excessiva, a fixação deve ser realizada na base do pedículo, tracionando-o em direção à pele. Geralmente, após plicatura da lâmina anterior da bainha do músculo reto abdominal, parte do pedículo umbilical fica invaginada na área de plicatura. Nestes casos, deve-se recrutar parte do pedículo suturando sua base à aponeurose, avançando o umbigo em direção ao retalho abdominal, diminuindo assim a tensão durante a sutura da pele. A melhor forma de se obter um umbigo ideal do ponto de vista estético é transformando um umbigo horizontalizado em um verticalizado. Isso pode ser obtido por meio de suturas na pele com mínima tensão.

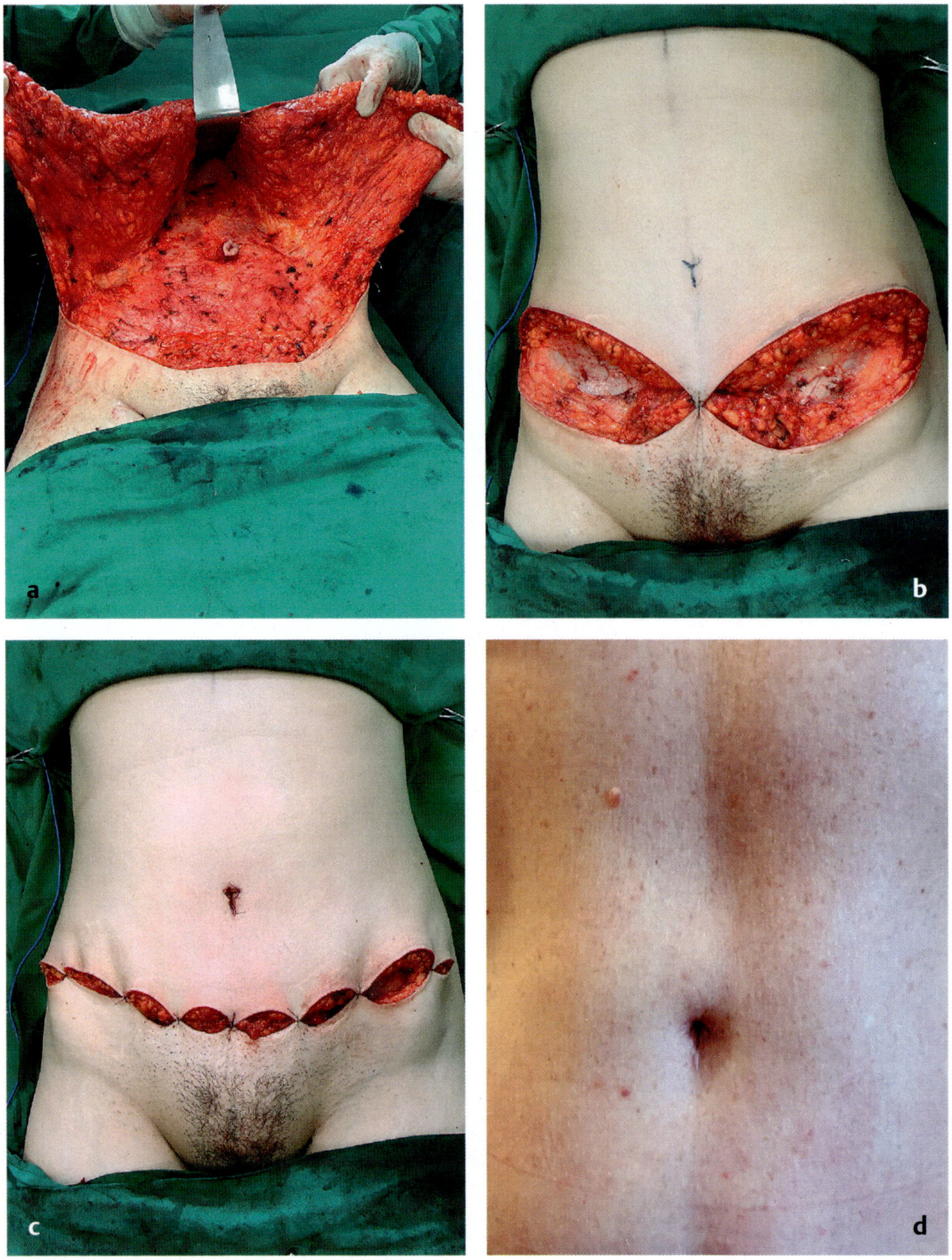

Fig. 19-16. Técnica de umbilicoplastia. (**a**) Recorte de umbigo em forma de escudo. (**b**) Marcação da incisão umbilical em forma de "Y". (**c**) Umbigo transposto pelo retalho abdominal. (**d**) Aspecto pós-operatório de 2 anos do umbigo em paciente de 56 anos. Note a forma do umbigo orientado verticalmente.

USO DO PRÓPRIO UMBIGO REALIZANDO ALTERAÇÕES EM SUA ESTRUTURA (PLÁSTICA INTRAUMBILICAL)

Existe um tipo de paciente que apresenta pouco excesso de subcutâneo, com pele pouco elástica e com estrias. O plano musculoaponeurótico apresenta-se distendido, com uma diástase bastante acentuada, e, por vezes com hérnia umbilical e deformidade umbilical associada. Nestes casos não existe pele suficiente para abdominoplastia clássica (tipo III). É um caso do tipo I com hérnia umbilical (ver Capítulo XXX – Classificação das def. abdominais) em que está indicada a flutuação umbilical. Nestes casos, o pedículo umbilical é seccionado e permanece preso ao retalho cutâneo abdominal. O umbigo é reinserido na aponeurose, na altura da espinha ilíaca anterior superior, de 2 a 3 cm inferiormente à sua posição original. Nos casos de pacientes que apresentam hérnia umbilical com uma expansão da pele do umbigo, são realizadas três incisões no formato da estrela da marca Mercedez no próprio umbigo, formando três retalhos. O excesso de pele é removido dos três retalhos, reduzindo a redundância de pele. Portanto, é possível remover a pele umbilical extra, exatamente onde há excesso (Fig. 19-17). Nestes casos, a incisão facilita o acesso à aponeurose, local onde a hérnia está localizada. As incisões finais são escondidas nas pregas naturais do umbigo.

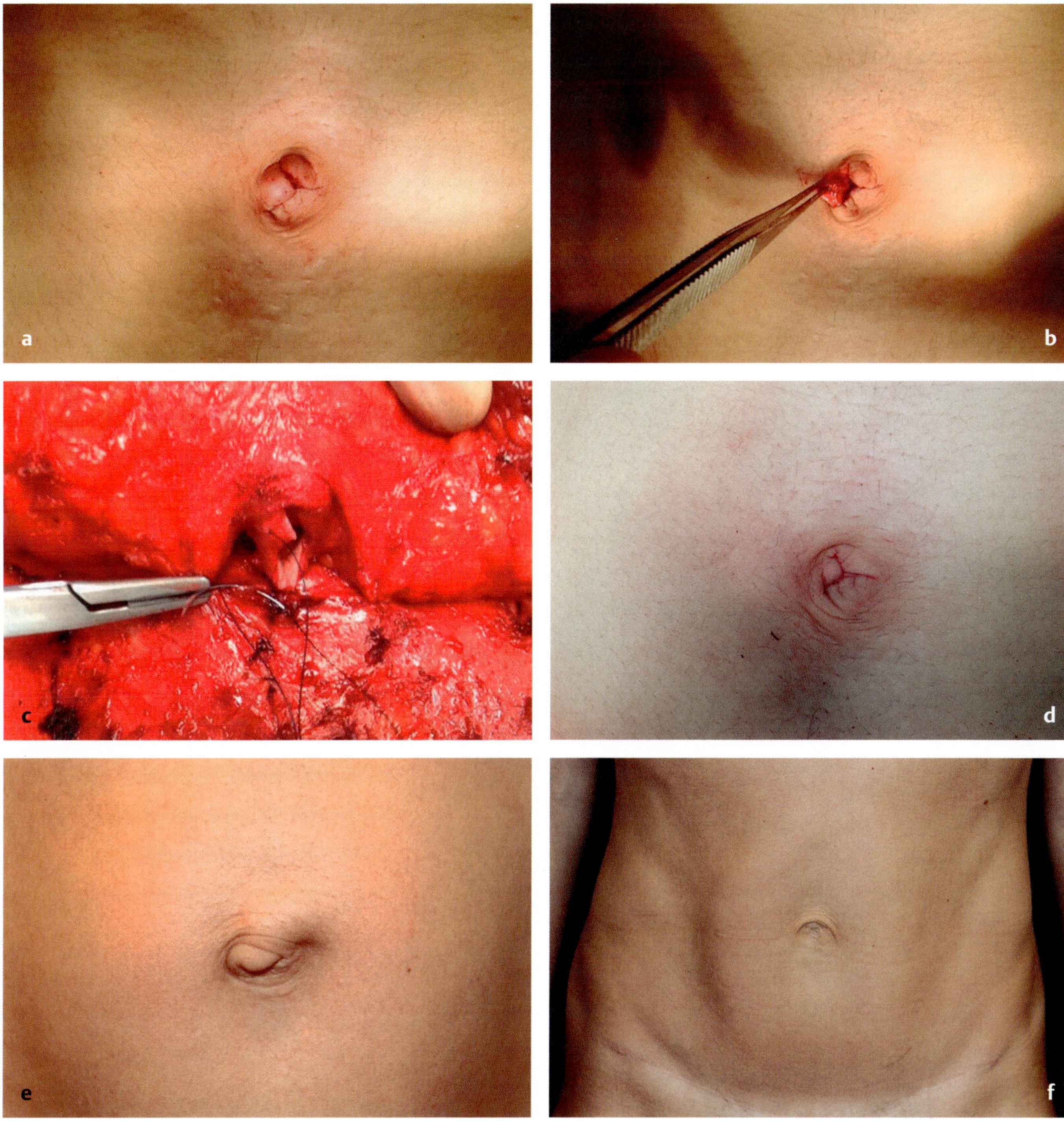

Fig. 19-17. (**a**) Realização das incisões intraumbilicais em região de pregas. (**b**) Realizados três (3) retalhos de pele umbilical que são reduzidos para corrigir o excesso de pele ocasionado pela expansão da hérnia. (**c**) Fixação dos retalhos na aponeurose. (**d**) Aspecto final antes da sutura. (**e**) Aspecto pré-operatório de paciente com deformidade do tipo I e que apresentava hérnia umbilical. (**f**) Aspecto 1 ano após a correção da hérnia, com mobilização do umbigo 2 cm inferiormente, e correção do excesso cutâneo.

SUBSTITUIÇÃO DO UMBIGO (NEO-ONFALOPLASTIA)

Em casos em que há destruição da cicatriz umbilical, pode-se ressecar a cicatriz original substituindo-a por outra. Usar a própria cicatriz pode não trazer um resultado satisfatório. Uma alternativa é a realização de retalhos cutâneos laterais provenientes dos retalhos abdominais laterais. A grande vantagem desta técnica é o fato de a cicatriz final estar na região mediana, possibilitando a não distorção do umbigo (Fig. 19-18).

Uma das complicações mais difíceis de corrigir é o alargamento da umbilicoplastia. Nestes casos, uma alternativa eficaz é a realização de uma cicatriz mediana infraumbilical, aproximando a pele medialmente e reduzindo o tamanho da cicatriz umbilical (Fig. 19-19).

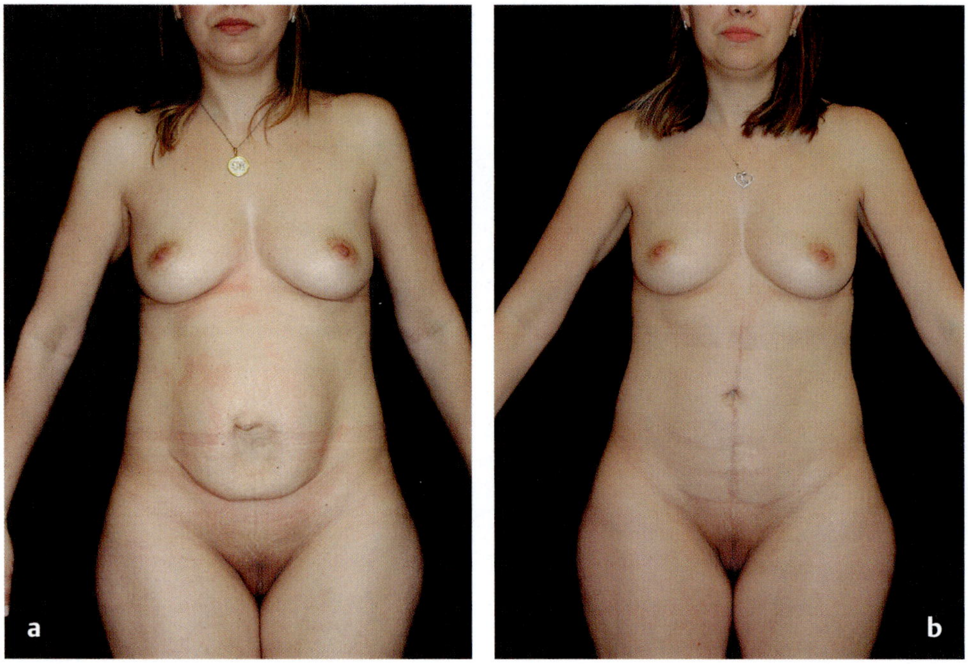

Fig. 19-18. (**a**) Aspecto pré-operatório de paciente que apresentava hérnia umbilical com 3 cm de colo. (**b**) A hérnia foi corrigida, bem como a diástase, e o umbigo original foi ressecado. Foram realizados dois (2) retalhos laterais para a reconstrução do neoumbigo. Note que a incisão não circunda o umbigo, o que facilita a simetria desta estrutura anatômica.

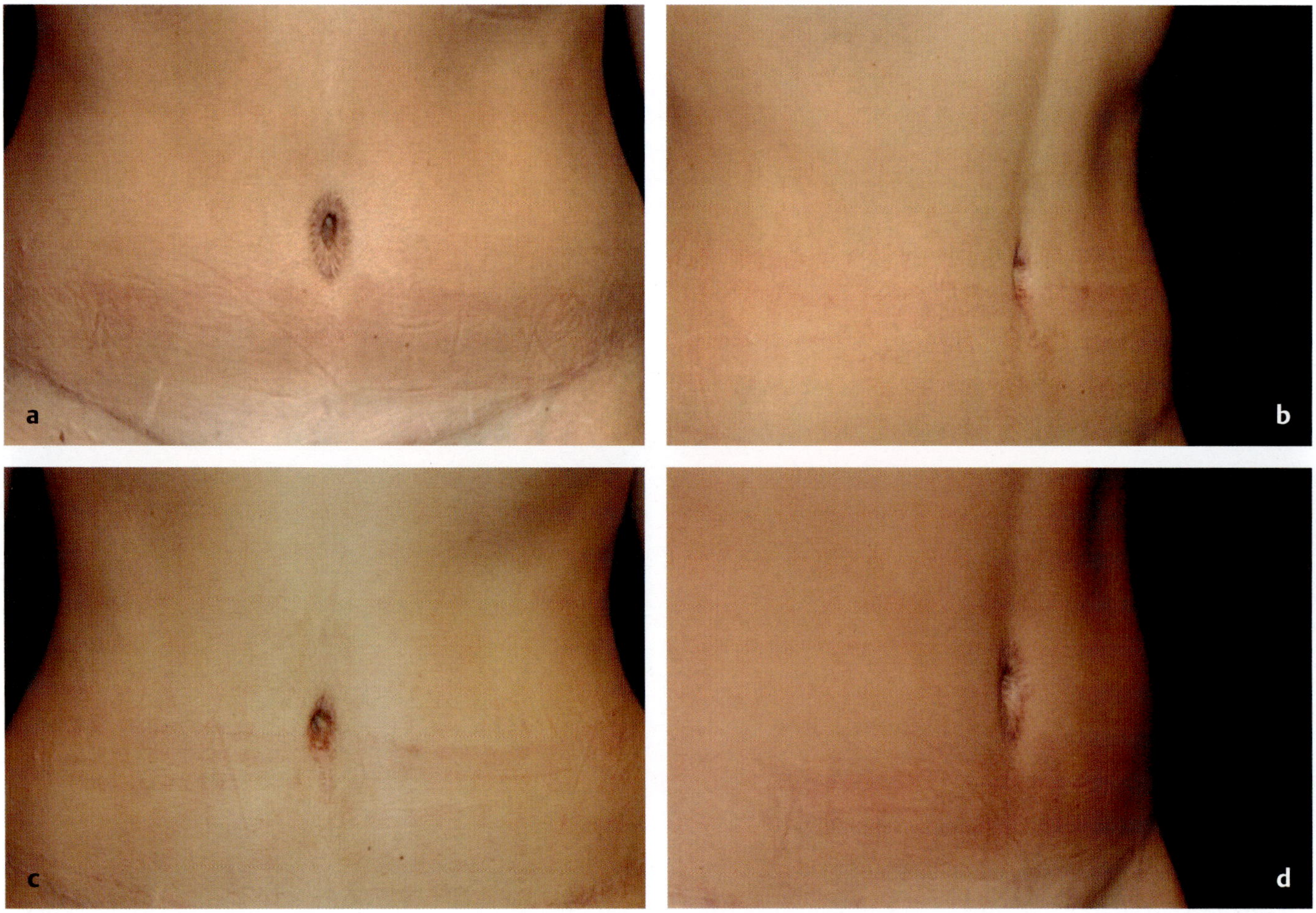

Fig. 19-19. (**a,b**) Pré-operatório de frente e oblíquo de umbilicoplastia secundária de paciente de 28 anos que apresentava alargamento de cicatriz umbilical. (**c,d**) Aspecto de 9 meses de pós-operatório, frente e oblíquo, após a ressecção da cicatriz cirúrgica anterior e aproximação dos retalhos laterais de pele na região infraumbilical, resultando na diminuição da cicatriz umbilical, diminuindo o estigma da abdominoplastia anterior.

Seção IV ▪ PREVENÇÃO DO UMBIGO TRISTE APÓS A LIPOASPIRAÇÃO

Giuliano Borille

A ocorrência do umbigo triste, após a lipoaspiração, é comum e decorre da perda de tensão da pele, no abdome superior, causada pela remoção da gordura local. A flacidez cutânea, resultante, depende de fatores, como: a qualidade da pele, quantidade de gordura removida e capacidade da pele em se reajustar ao novo formato. Quanto maior a quantidade de gordura removida, maior é o desequilíbrio entre o continente (pele) e o conteúdo (gordura). Essa desproporção pode produzir distorções, na forma do umbigo, devido ao excesso de tecido remanescente, no abdome superior.

Apesar de ter mínima importância funcional, o umbigo tem um papel fundamental de referência, na parede abdominal anterior, e ancora a pele abdominal à linha alba, por intermédio de seu pedículo. O umbigo ideal é pequeno, não protuberante, ovalado e posicionado, relativamente, mais alto em relação às espinhas ilíacas anterossuperiores. Um umbigo esteticamente atraente deve apresentar uma depressão central com prega superior, além de ser verticalizado em seu maior eixo. Sua aparência modifica-se com a idade e sofre influência da quantidade de gordura abdominal circunjacente, bem como qualidade/quantidade da pele, flutuações de peso, gestações, hérnias, diástase e cicatrizes.

O aspecto de flacidez umbilical ou deformidades horizontais, em sua forma, (umbigo triste) não são, primariamente, problemas da cicatriz umbilical, mas sim, da falta de tensão da pele da linha média, cranialmente a ele. O autor propõe um sistema de imobilização temporária dos tecidos supraumbilicais, associado à lipoaspiração de definição para que ocorra uma remodelação dos tecidos periumbilicais e a manutenção de sua forma.

A lipoaspiração de média definição (LipoMD) é um sistema de definição de relevo corporal, com base nas remoções superficial e profunda da gordura, e compressão, contínua, de áreas especificas, por moldes de compressão abdominal, customizados, produzindo uma fibrose controlada entre as zonas de transição muscular e o conjunto pele/subcutâneo. A fibrose, guiada, é a responsável pela definição muscular suave, regular, duradoura, e pela conexão, do tecido local, substituindo a necessidade da utilização de fontes de energia externa, como VASER, *LASER* ou radiofrequência em pacientes selecionados.

SUTURA DE IMOBILIZAÇÃO DO UMBIGO

Uma agulha de Reverdain, modificada, (agulha de Casagrande) é utilizada para realizar uma dupla sutura capitonada, suspendendo o tecido da linha média, com fio de Mononylon 3-0.

Após a lipoaspiração de definição, a agulha de Casagrande é inserida de modo transcutâneo, na linha média, a cerca de 12 a 15 cm superiormente ao umbigo (Fig. 19-20a). Após o trajeto subcutâneo, a agulha é exteriorizada pelo orifício de acesso intraumbilical, inferior, utilizado como prévio acesso da cânula de lipoaspiração (Fig. 19-20b).

A seguir, um fio de Mononylon 3-0 é passado pelo orifício presente, na extremidade da agulha (Fig. 19-20c), a qual é tracionada, cranialmente, até expor a laçada do fio de náilon em seu ponto de entrada no acesso transcutâneo (12-15 cm acima do umbigo). Esse laço é cortado, gerando 2 cabos superiores (Fig. 19-20d). A agulha do cabo, da extremidade umbilical (inferior), é removida, gerando, também dois (2) cabos inferiores.

Ambas as extremidades (superior e inferior) serão amarradas, como pontos capitonados externos (Fig. 19-20e).

A sutura é removida entre 10 e 14 dias, que é o período mínimo, para que já exista uma adesão e imobilização parcial do tecido supraumbilical da linha média.

COMPRESSÃO

A compressão contínua é um dos pontos mais importantes na LipoMD. Após a lipoaspiração e a imobilização do umbigo estarem completas, moldes de compressão abdominal de gaze, atadura e algodão, customizados, serão aplicados sobre a área da linha média e demais áreas em que se realizou a lipo de definição. Esses moldes serão cobertos por uma placa semirrígida de papelão e serão comprimidos pela malha modeladora.

O conjunto deve permanecer fechado, por 48 h, momento em que já se estabelece uma adesão precoce, basicamente composta de coágulo/fibrina, bastante instável. Dessa forma, é importante que se mantenha a compressão, contínua, por 30 dias, até que um tecido cicatricial organizado seja produzido. O paciente poderá remover os moldes para o banho (1× ao dia), e, logo, reposicioná-los para que se estabeleça a definição.

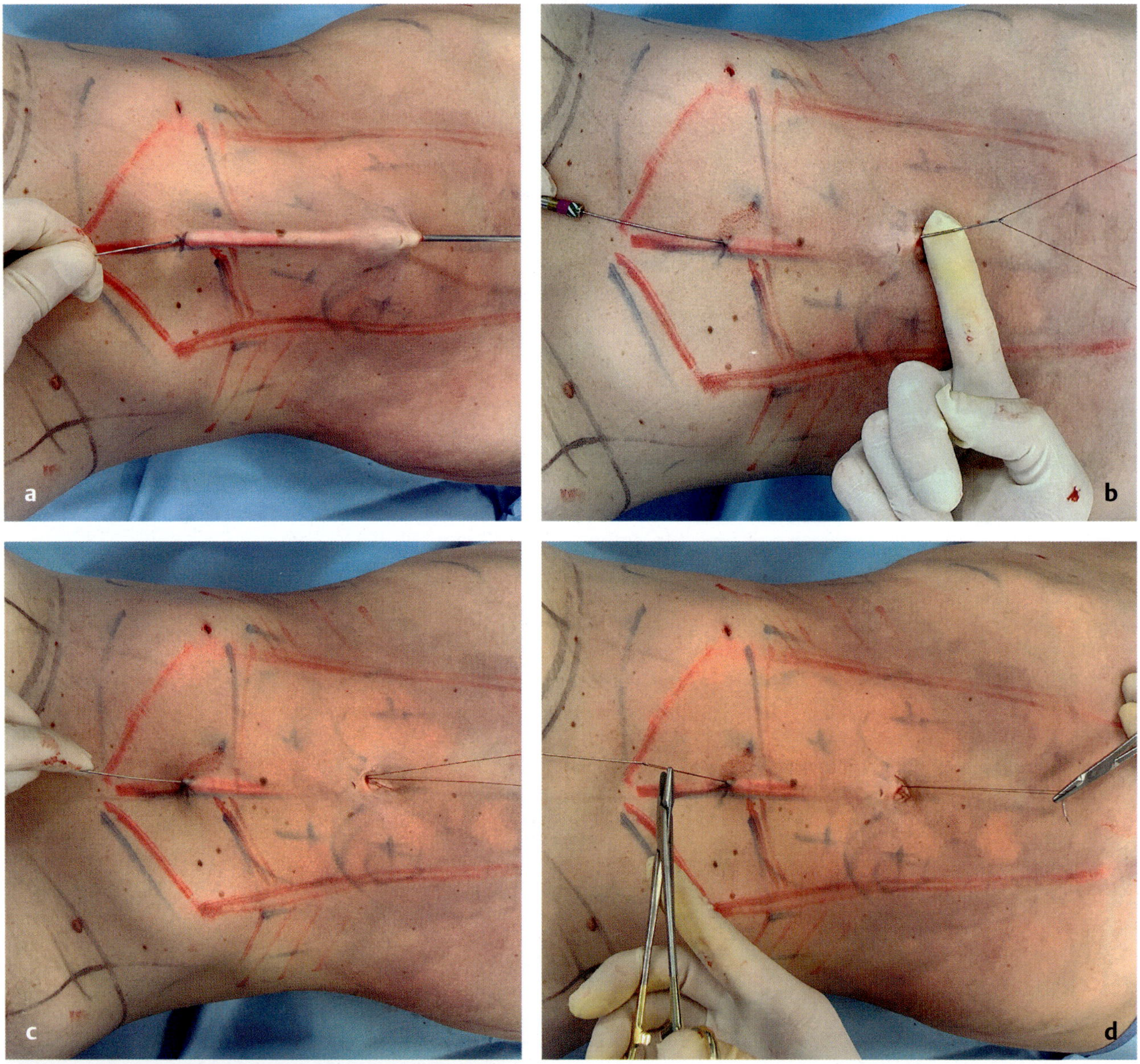

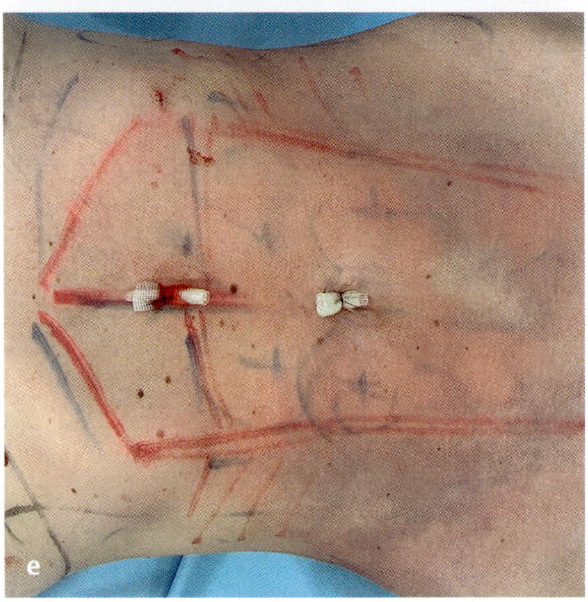

Fig. 19-20. (**a,b**) Após a lipoaspiração a agulha de Reverdain modificada, é inserida de modo transcutâneo, na linha média, a cerca de 12 a 15 cm superiormente ao umbigo e após o trajeto subcutâneo a agulha é exteriorizada pelo orifício de acesso intraumbilical, utilizado como prévio acesso da cânula de lipoaspiração. (**c**) A seguir, um fio de Mononylon 3-0 é passado pelo orifício presente, na extremidade da agulha , a qual é tracionada, cranialmente até expor a laçada do fio de náilon em seu ponto de entrada no acesso transcutâneo acima do umbigo). (**d**) Esse laço é cortado, gerando 2 cabos superiores e a agulha do cabo, da extremidade umbilical (inferior), é removida, gerando, também dois (2) cabos inferiores. (**e**) Ambas as extremidades (superior e inferior) serão amarradas, como pontos capitonados externos.

A sutura capitonada não é uma fixação real do umbigo, mas sim uma imobilização dos tecidos da linha média, enquanto os moldes de compressão organizam a cicatrização e conexão do conjunto pele/subcutâneo da linha média supraumbilical. Portanto, quem realiza o efeito principal é a compressão. A sutura, apenas, imobiliza o tecido na posição correta, enquanto os moldes atuam localmente.

É importante salientar que essa técnica não trata o "umbigo triste". Apenas, previne, em mais de 96%, a sua ocorrência, segundo estudo recente. Entretanto, na mesma série, pôde-se observar a melhora do aspecto do umbigo em alguns casos. Também, deve-se destacar que a sutura é transitória, não absorvível e não fixa a pele a nenhuma estrutura profunda. Durante o desenvolvimento dessa técnica, diversas alternativas foram testadas, como, por exemplo: uso de fios absorvíveis, fios farpados, *tapings*, fixação à derme e/ou à fáscia profunda. Todas elas demonstraram falha precoce da suspensão, irregularidades, distorções e/ou fibrose excessiva. Entretanto, não foi testado o uso da técnica, combinada ao uso de energia externa.

A técnica já se demonstrou segura, rápida, reprodutível e de baixo custo. E é mais uma ferramenta, valiosa, na obtenção de resultados mais harmônicos na lipoaspiração de definição, como demostrado nas Figuras 19-21 a 19-24.

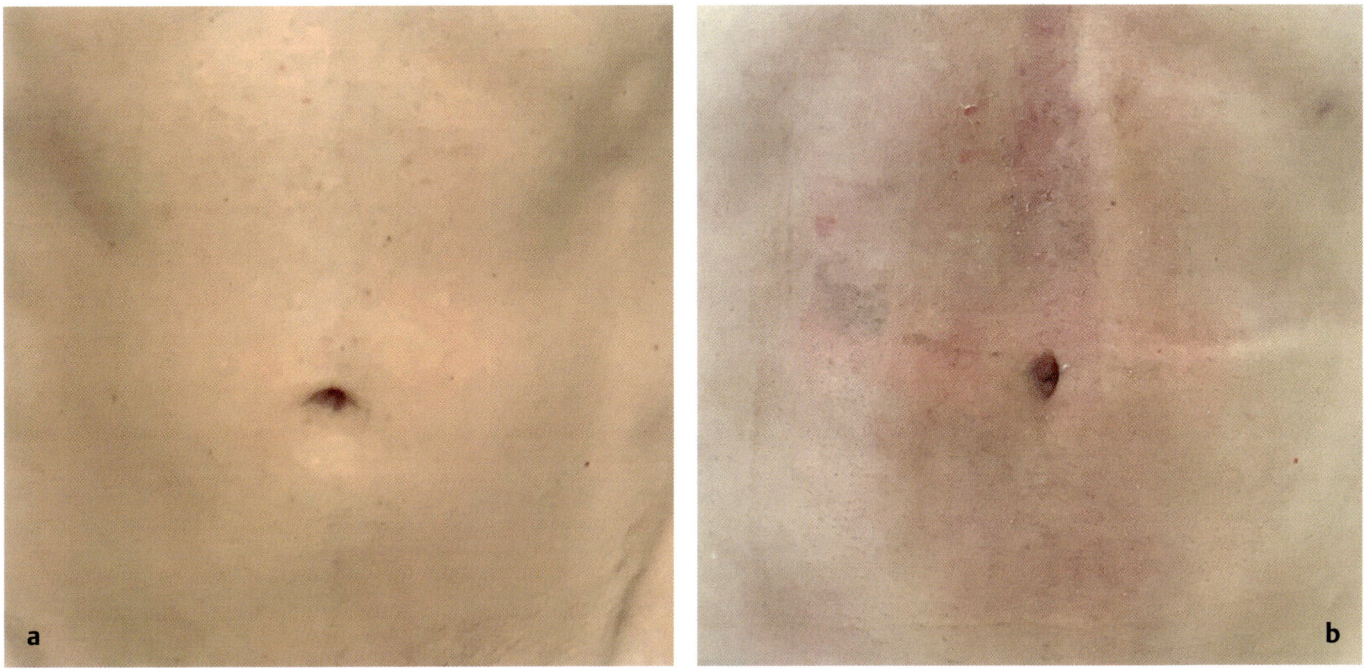

Fig. 19-21. (**a**) Pré-operatório. (**b**) Duas semanas de pós-operatório, logo após retirada da sutura capitonada.

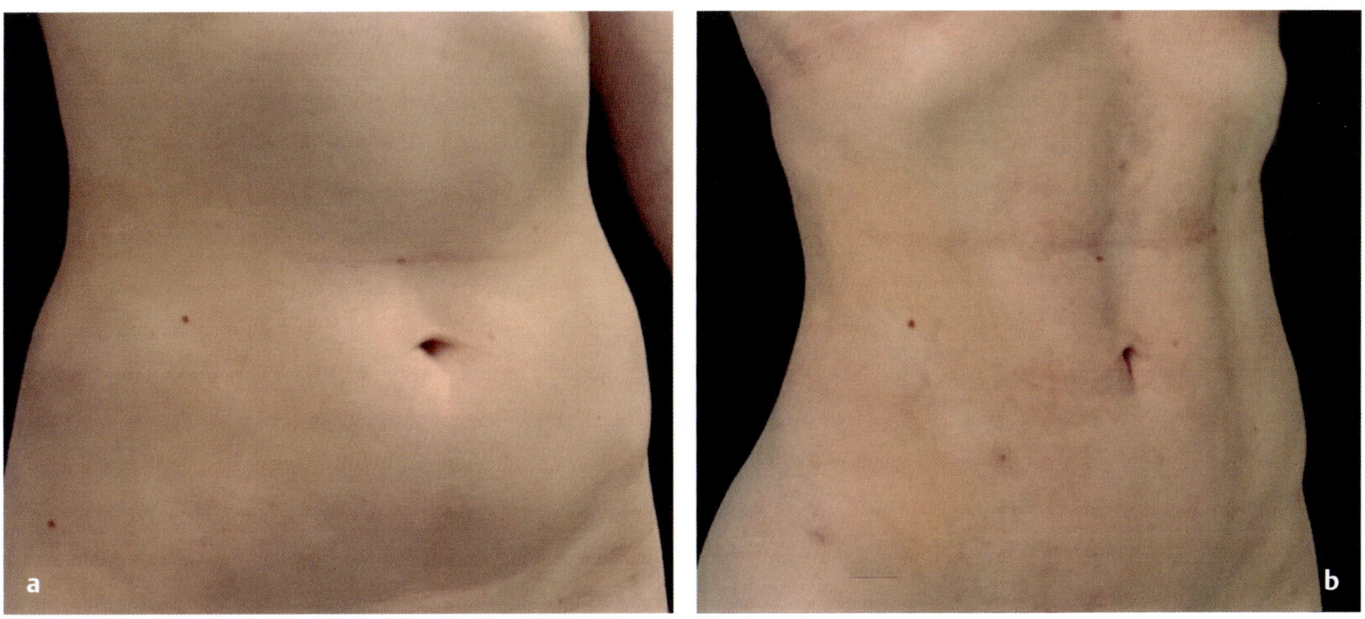

Fig. 19-22. (**a**) Pré-operatório. (**b**) Seis meses de pós-operatório.

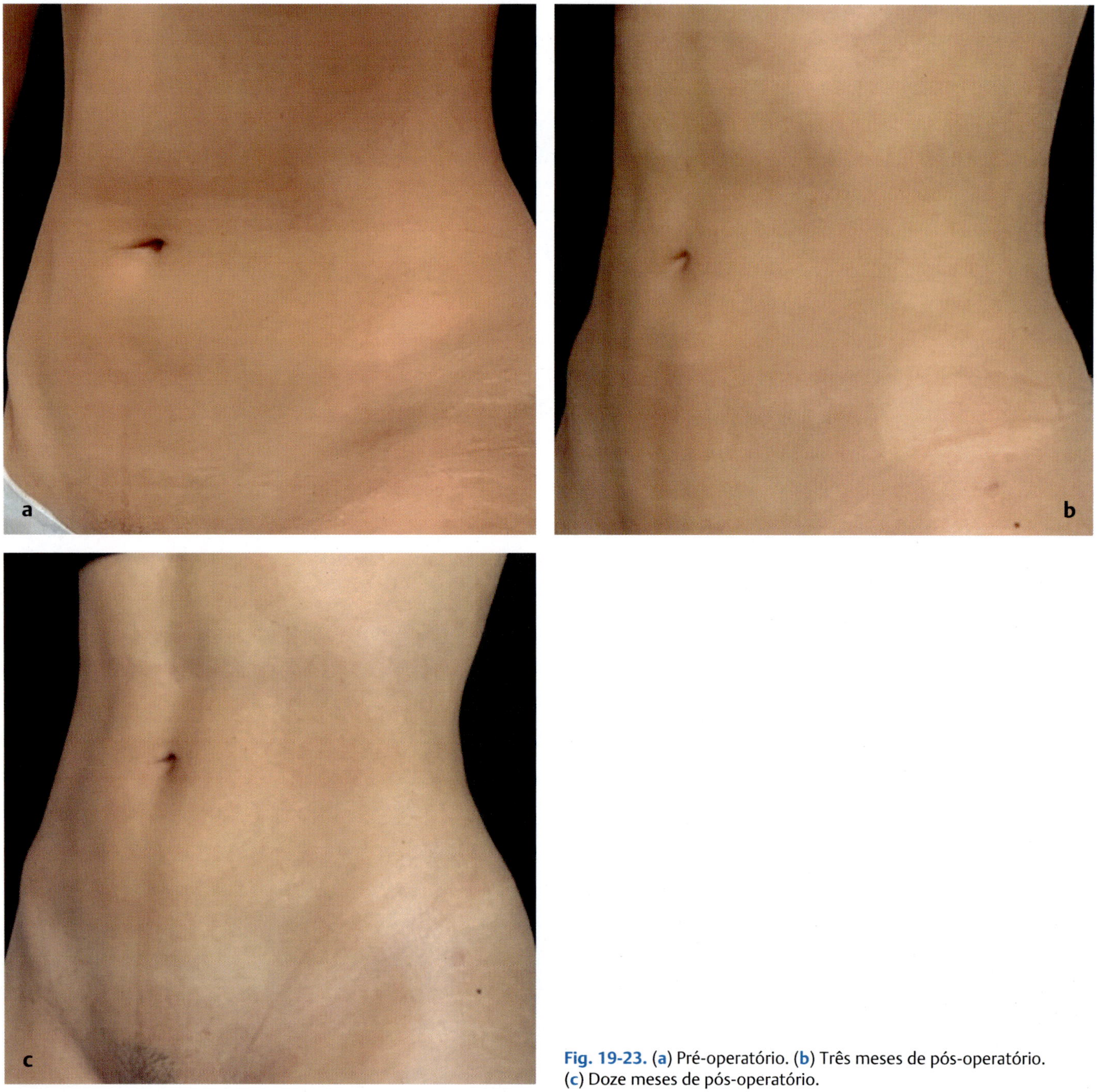

Fig. 19-23. (**a**) Pré-operatório. (**b**) Três meses de pós-operatório. (**c**) Doze meses de pós-operatório.

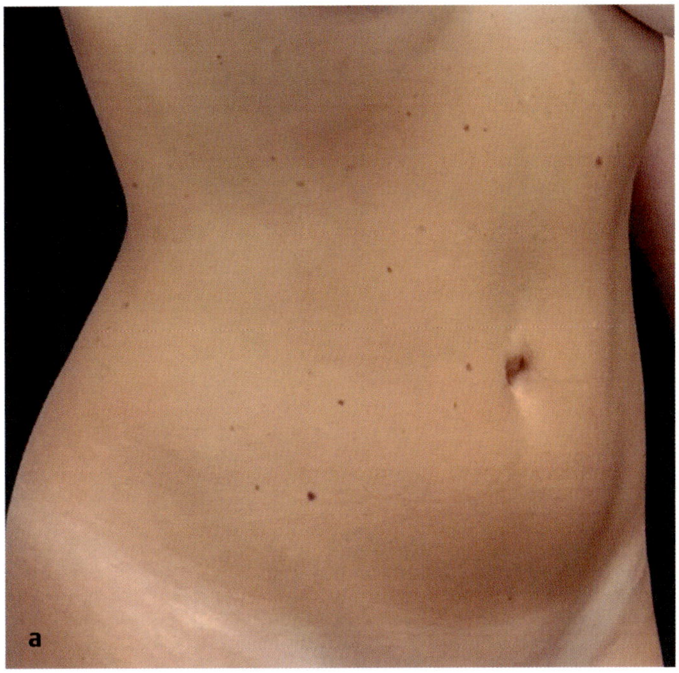
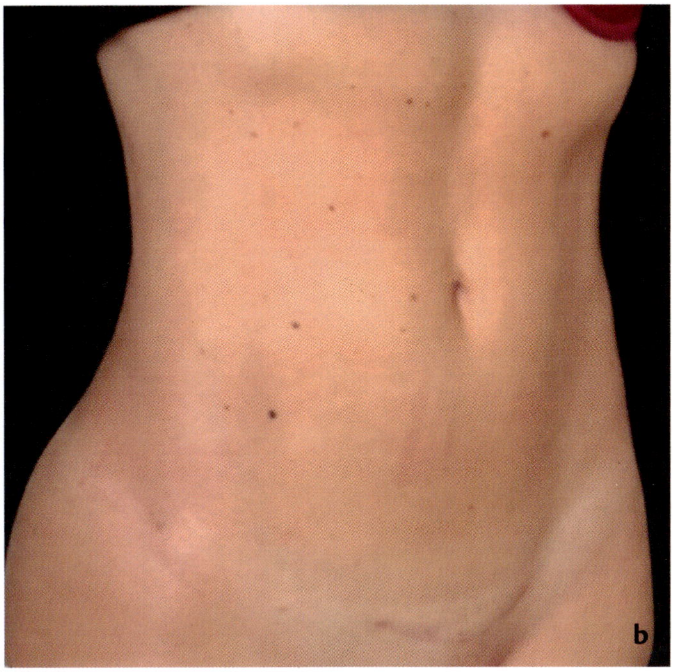

Fig. 19-24. (a) Pré-operatório. (b) Doze meses de pós-operatório.

BIBLIOGRAFIA

Avelar JM. Umbilicoplastia: uma técnica sem cirurgia externa. Anais do 13 Cong. Bras Cir Plást. Porto Alegre: Ed. Meridional. 1976.

Barbosa MV, Nahas F X, Sabia Neto M A, Ferreira L M. Strategies in umbilical

Barbosa MV, Nahas FX, Ferreira LM. A practical dressing to the umbilical stalk. J Plast Reconstr Aesthet Surg. 2008;61(7):851-2.

Baroudi R. Umbilicoplasty. Clin Plast Surg. 1975;2:431.

Borille G, Neves PMA, Pereira Filho G, et al. Prevention of Umbilical Sagging After Medium Definition Liposuction. Aesthet Surg J. 2021;41(4):463-73.

Borille G. Medium definition liposuction. Med Clin Res. 2019;4(12):1-3.

Cavale N, Butler PEM. he Ideal Female Umbilicus? Plastic Reconstructive Surgery. 2008;121(5):356e-357e.

Deos MFS. Miniabdominoplastias – Livro do Desc. (Dep. de Ensino e Serviços Credenciados da SBCP). 2018;3:147-54.

Deos MFS. Refinamentos nas Umbilicoplastias – Jornada Paulista de Cirurgia Plástica. São Paulo, SP. 2008.

Dubou R, Ousterhout D. Placement of the umbilicus in an abdominoplasty. Plast Reconstr Surg. 1978;61:291.

Johnson MM. A study in surface anatomy with special reference to the position of the umbilicus. Article on file in the Library of the University of California.

Nahas FX. How to deal with the umbilical stalk during abdominoplasty. Plast Reconstr Surg. 2000;106(5):1220-1.

reconstruction. J Plast Reconstr Aesthet Surg. 2009;62(6):e147-50.

Rohrich RJ, Sorokin ES, Brown SA, Gibby DL. Is the umbilicus truly midline? Clinical and medicolegal implications. Plast Reconstr Surg. 2003;112(1):259-63.

Sabatier PH, Barray L, Picaud AJ. Une technique originale de refection de l'ombilic. Ann Chir Plast. 1978;23(4):245-8.

Sakamoto Y, Kamagata S, Hirobe S, Hayashi A. Umbilical Shape by Age and Growth: A Japanese Study. Plastic Reconstructive Surgery. 2010;126(2):97e-98e.

CAPÍTULO 20

MINIABDOMINOPLASTIAS E TRATAMENTOS NA CLASSIFICAÇÃO DE BOZOLA/PSILLAKIS

Antônio Roberto Bozola ▪ Alexandre Caroni Bozola

INTRODUÇÃO

Antes de 1988, quando a lipoaspiração ainda não era uma técnica totalmente confiável, a maioria das pacientes candidatos à abdominoplastia apresentavam grandes excedentes de pele e gordura, e o padrão técnico das abdominoplastias consistia em retirar o segmento infraumbilical, descolar amplamente o retalho supraumbilical, aproximar as aponeuroses dos músculos retos abdominais, tracionar o retalho em direção ao púbis e reposicionar o umbigo em sua posição original. Os resultados seguiam um padrão estigmatizado: abdomes estirado e plano.

A possibilidade de tração medial dos músculos oblíquos nas inserções junto às aponeuroses laterais dos músculos retos abdominais, desde o rebordo costal até o ligamento inguinal, conseguiu melhorar o contorno abdominal, reduzindo as medidas da cintura e definindo as arcadas semilunares.

Com a melhoria da qualidade dos resultados, pacientes com menores excedentes de pele passaram a procurar abdominoplastia. Entretanto, ao remover o segmento infraumbilical, o superior não cobria todo o abdome. Surgiu, então, como solução para esse problema, a possibilidade de fechamento final do retalho em forma de "mini T", mas com muitas necroses na sua confluência.

Outra alternativa era primeiramente incisar o retalho e depois suturar. Entretanto, na dificuldade de descida plena do retalho, sua tração excessiva arqueava a cicatriz para cima, produzindo alargamento, hipertrofia e cruzando a prega inguinal para baixo nas laterais, redundando em elevação do púbis com desconexão anatômica/estética do abdome/púbis/vulva.

Sinder propôs incisar primeiro a marca superior do fuso infraumbilical, descolar o retalho supraumbilical, tracioná-lo para marcar a incisão inferior e ressecar. Evitava necroses por excesso de tração, mas as cicatrizes se colocavam altas.

Desde 1982 as lipectomias seletivas abaixo da *fascia superficialis*, preconizadas por Bozola e Psillakis, caracterizavam o relevo do abdome (lira), atualmente conhecida como abdominoplastia LD (*low definition*). O abdome que antes era plano, liso, sem beleza, passou a ter formas atraentes.

Desse novo conceito da forma estética do abdome surgiu uma classificação que define os vários segmentos comprometidos com seus respectivos tratamentos apropriados:

A) Excedente ou não de pele;
B) Excedente ou não de gordura subcutânea;
C) Diástases ou não da parede músculo/aponeurótica;
D) Posição vertical do umbigo;
E) Proporção entre perímetro da cintura e quadril;
F) Definição de formas (lira-LD).

Com a lipoaspiração os tratamentos do tecido subcutâneo evoluíram, sendo maiores e mais extensos. Reduziram-se os descolamentos, agora realizados em "túneis". As trações e resseções de pele tornaram-se menores, com melhora dos resultados obtidos. Outras classificações surgiram demonstrando a necessidade de desmembrar um tratamento padrão em vários outros, em consonância com diagnóstico correto das **patologias anatômicas/estéticas** dos segmentos e tecidos abdominais.

FORMA ANATÔMICA/ESTÉTICA DO ABDOME

A incidência de luzes no abdome mostra linhas, pontos, sombras, brilhos, saliências e depressões que o faz no conjunto assemelhar-se a uma lira (Fig. 20-1). A forma e proporções do abdome é que atrai a admiração do que é belo. Beleza é forma, volume, medidas, proporções, relevos, luzes, brilhos, sombras, cores, postura e dinâmica de movimentos nos seres vivos. Estimula os sistemas límbicos cerebrais marcados ao longo da história do homem: o *back-up* humano. Beleza é ótica–física–matemática e passível de ser reproduzida. Não é subjetiva. Quanto mais essa proporção caminha em direção a Phi ($\Phi = 1{,}618$), mais agradável aos olhos dos observadores. O que ao longo do tempo e da história do homem foi denominada áurea, número áureo, divina proporção.

É necessário entender quais as características produzem a beleza abdominal. O que pode o cirurgião plástico identificar na forma anatômica e reproduzir na correção das **patologias anatômicas/estéticas** dele nas abdominoplastias. Um padrão de beleza pode ser estabelecido, sendo possível reproduzi-lo. Beleza parece intuitiva e subjetiva, mas não é.

As saliências e depressões que produzem sombras e brilhos formam uma "lira" que pode ser mais ou menos evidente. As saliências são os músculos retos abdominais, as cristas ilíacas, o púbis, o hipogástrio e a margem inferior do arcabouço costal. As depressões são a linha média supraumbilical, o umbigo, as fossas ilíacas, e as linhas semilunares definidas pela inserção dos músculos oblíquos externos na porção lateral dos músculos retos abdominais. Em abdomes atléticos masculinos, as intersecções dos músculos retos aparecem como depressões transversas supraumbilicais. Numa linha vertical mediana que vai do púbis ao apêndice xifoide, a posição de implantação do umbigo deverá estar na proporção de 1/1,5 até 1/1,6, próximo à proporção Phi, entre segmento inferior/superior (Fig. 20-1). Proporções de 1/1,4 ou acima são consideradas umbigos de implantação alta. De 1/1,6 ou menores o umbigo tem implantação baixa. O perímetro da linha da cintura e do quadril deve ter proporção de 1/1,5 até 1/1,6, tendendo a proporção Phi (1/1,618). É função do cirurgião plástico refazer essa lira, criar as proporções entre os segmentos supra/infraumbilical

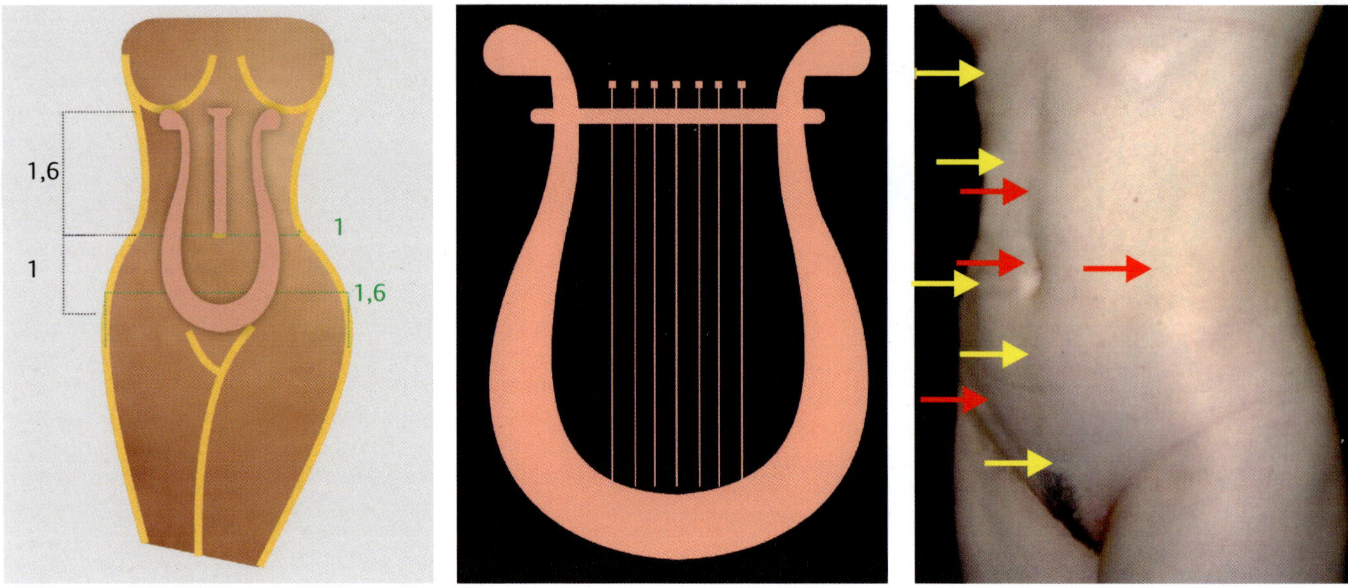

Fig. 20-1. Abdome com saliências e depressões mostrando a "lira". Setas vermelhas mostram as saliências, negras as depressões – Proporções ideais entre o segmento infra/supraumbilical e perímetro da cintura e do quadril de 1/1,5 a 1/1,6.

e as proporções entre o perímetro da cintura/quadril o mais próximo do relatado.

Considerando terminologias recentes, a formação da lira na abdominoplastia seria de baixa definição LD (*low definition*) de Bozola/Psillakis. Este foi o início do pensamento de melhorar formas e gerou ao longo do tempo outras atitudes, como a tática HD (***high definition***) e MD (***medium definition***).

CLASSIFICAÇÃO DE BOZOLA/PSILLAKIS

Bozola e Psillakis propuseram cinco (5) grupos de diagnósticos, com base nas alterações da pele, subcutâneo, musculatura e altura do umbigo com seus respectivos tratamentos. O tratamento das gorduras, antes por lipectomias abaixo da *fascia superficialis*, agora é realizado com lipoaspiração de forma mais extensa e intensa desde as cristas ilíacas até o sulco submamário em toda circunferência abdominal com descolamentos em até três (3) túneis e plicaturas das fáscias musculares. O **retalho abdominal** passou a se assemelhar a um retalho miocutâneo lipoaspirado com vasos e nervos perfurantes, nutrindo-o e inervando-o. Soma-se a isso menores trações e menores remoções de pele, melhorando a qualidade das cicatrizes.

Grupo I

Constituído geralmente por mulheres jovens nulíparas com excesso de gordura subcutânea no abdome (em toda parede ou em algumas áreas abdominais), evidentes na região infraumbilical e flancos posteriores até a porção superior das nádegas.

Boa elasticidade da pele e musculatura abdominal com bom tônus, sem diástase. Umbigo de boa forma e implantação nas proporções ideais descritas. A alteração é somente do panículo adiposo, da forma e volume, sem definição da lira. Proporção cintura/quadril maiores que 1/1,5 ou 1/1,6.

O tratamento com lipoaspiração deve incluir as gorduras anterolaterais da parede abdominal, em toda a circunferência do tronco desde as pregas inguinais, até o sulco submamário, criando a lira. São tratadas pelo autor com equipamento pneumático de vibrolipoaspiração e cânulas com diâmetro de 2/3/4 mm, dependente da espessura do panículo adiposo. Infiltram-se as áreas com solução hiposmolar, em geral 2 litros, utilizando no máximo mais 1 litro em pacientes com grandes áreas corporais. A composição da solução proposta é: 1.000 mL de solução fisiológica, 1.000 mL de água destilada, 10 mg de dexametasona, 2 mL de adrenalina 1/1.000, 20 a 40 mL de lidocaína a 2%.

A lipoaspiração é realizada tanto na camada lamelar, quanto na reticular, preservando em torno de 1 cm da camada superficial, evitando irregularidades na superfície. Posição do paciente é sempre o decúbito dorsal horizontal, hiperextensão do abdome e posição de Trendelenburg 20/30 graus. A lipoaspiração dos flancos posteriores é feita dobrando as pernas da paciente e colocando a direita sobre a esquerda rodando o tronco para a lateral, expondo facilmente a região posterior dos flancos, sem mudanças de decúbito, ou somente colocando-a em posição lateral (Fig. 20-2). A cânula terá sempre posição "expulsiva", evitando acidentes. No início do ato cirúrgico

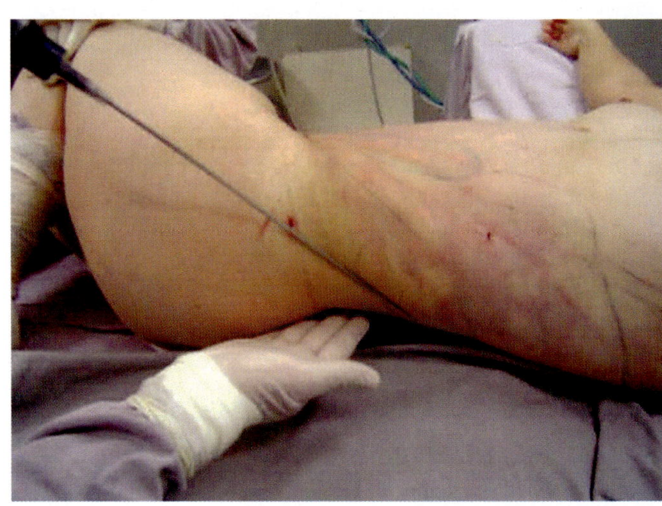

Fig. 20-2. Paciente em posição para vibrolipoaspiração dos flancos.

são administrados e/v 1 g de hidrocortisona e, ao final, 10 mg de dexametasona. Anestesia em hipotensão controlada 20% abaixo da normal. Recomenda-se não ultrapassar 30% da área corporal lipoaspirada (tabela de Lund e Browder), mesmo que o produto esteja sem sinais de sangramento (amarelo). A ação farmacológica dos corticosteroides é bem conhecida, como anti-inflamatórios, anti-edematosos e protetores da atividade fisiológica no tratamento do choque (pois bloqueiam a síndrome da resposta inflamatória sistêmica). Aumentam a volemia e a excitabilidade cerebral, provocando euforia e bem-estar, além de aumentarem a atividade motora. Reduzem a agregação plaquetária, apesar de aumentarem nas primeiras duas a três horas o número de plaquetas. Reduzem náuseas, vômitos e enjoos, deixando o apetite inalterado. Potencializam analgésicos e têm efeitos paradoxais sobre algumas infecções, apresentam efeito *doping*. Seu uso é conveniente em cirurgia plástica por período não prolongado. Temperatura da sala cirúrgica deverá ser mantida acima de 20 graus para não provocar hipotermia e lentificação da circulação periférica. Associa-se hiper-hidratação, membros inferiores elevados durante o ato cirúrgico e que deverão ser mantidos durante a internação e no repouso domiciliar (onde se mantêm a hidratação e anticoagulante por via oral). O corticosteroide é estabilizador da coagulação em casos de desiquilíbrio e em cirurgias e traumas de grande porte, ou em casos de exigência de repouso prolongado. Em cirurgias longas de descolamentos grandes é sempre temeroso o uso de anticoagulantes preventivos, que, às vezes, se torna desastroso. Com o uso de corticosteroide da maneira relatada, os pacientes sentem bem-estar, e a redução da incidência de TVP (trombose venosa profunda) é evidente e observada pelo autor. A lipoabdominoplastia é cirurgia extensa, por tempo prolongado, e o uso de cintas compressivas aumenta seus riscos.

Ainda com pressão arterial abaixo da inicial em 20%, realizam-se os curativos finais com aplicação de microporagem de contenção do edema maior, depois cintas elásticas compressivas auxiliadas com placas de espuma de borracha para compressões seletivas ou mais homogêneas. Após 24 horas de internação os curativos sobre as incisões são removidos, e o paciente, liberado para banho em chuveiro. São realizados novos curativos, mantida cinta compressiva e prescrita alta hospitalar. Recomendamos o uso de antibiótico, anti-histamínicos e analgésicos. Associamos anticoagulante via oral (rivaroxabana 10 a 20 mg/dia) por 20 dias, iniciando 12/24 horas após a cirurgia (Fig. 20-3).

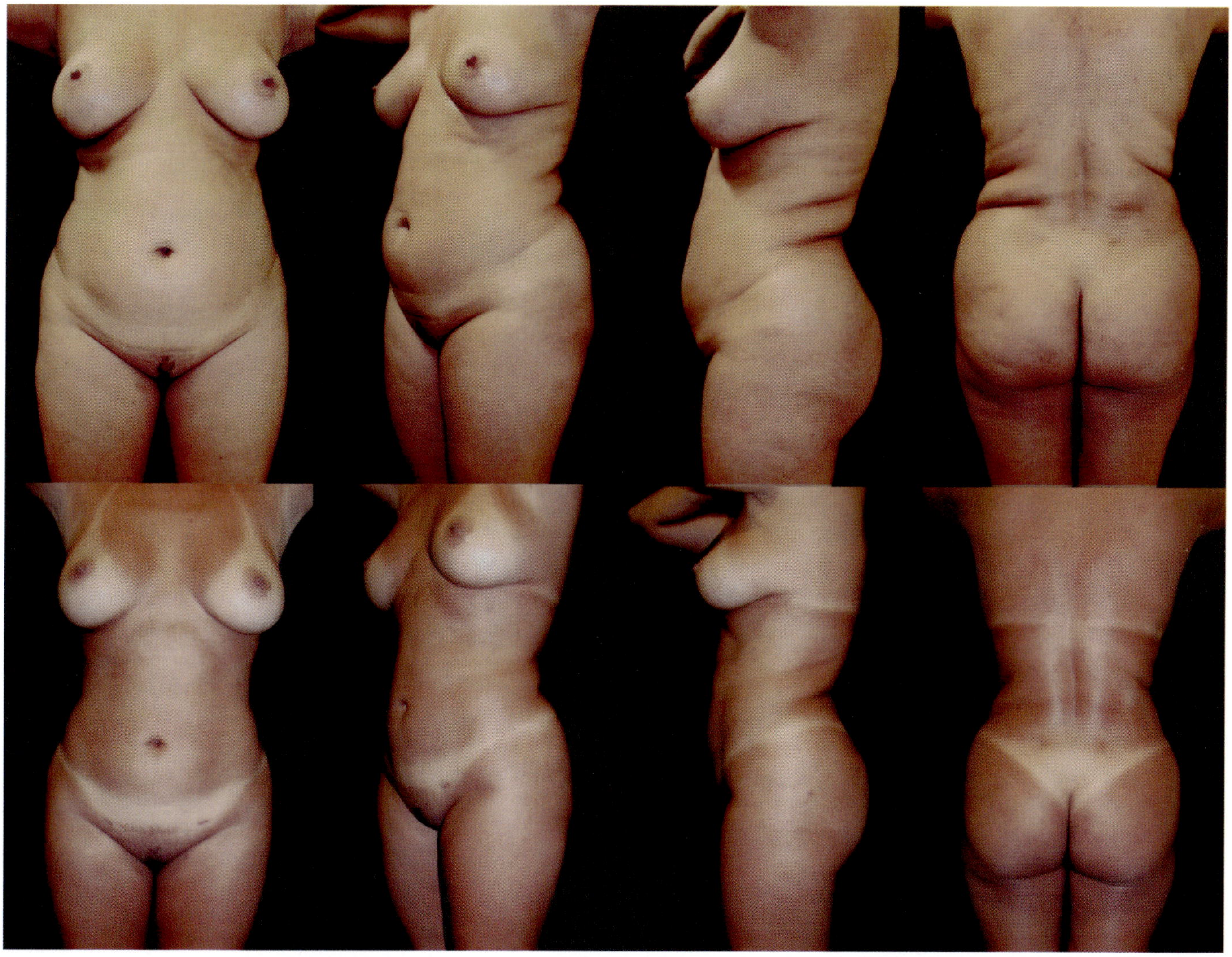

Fig. 20-3. Pré e pós-operatório de paciente do GI.

Grupo II

Tem as mesmas alterações do GI associado à cicatriz transversal suprapúbica deprimida (frequentemente cicatriz de cesariana prévia), abaulamento do hipogástrio e da região pubiana (provocado pela ausência de sutura da fascia superficialis ou fáscia de Scarpa que se contrai, inclusive em abdominoplastias, deprimindo a cicatriz e projetando os segmentos acima e abaixo dela) desconectando o fundo da lira abdominal do púbis/vulva, com efeito esteticamente inadequado. Como no GI, há excesso de gordura subcutânea e pequeno excedente de pele no segmento infraumbilical, associado a um bom tônus da parede musculoaponeurótica abdominal, sem diástase muscular. Altura normal da implantação do umbigo, segmento infra e supraumbilical na proporção aproximada de 1/1,5 até 1/1,6. Em geral essas pacientes têm 1 ou 2 filhos e se cuidaram antes, durante e depois da gravidez. Perderam forma corporal porque a expansão do útero alarga a bacia, expande o arcabouço costal inferior e provoca diástase ou não dos músculos da parede anterolateral do abdome. No GII não houve diástase. O tratamento das gorduras subcutâneas é por vibrolipoaspiração semelhante ao GI. Em seguida resseca-se um fuso transversal de pele e subcutâneo até a aponeurose muscular em forma de canoa indígena, na região suprapúbica, variável na extensão lateral (Fig. 20-4). A extensão vertical da borda da incisão superior até o umbigo varia de 12 a 14 cm com a pele ligeiramente estirada. A incisão inferior deve ser suficientemente baixa para não seccionar o fundo da lira, acompanhando as pregas inguinais 1/1,5 cm acima, sem cruzá-las, unindo-as na linha média com incisão levemente curva em direção à vulva. A marcação do fuso deve ser com a pele moderadamente estirada para cima, e depois para baixo. É necessário pequeno descolamento da borda superior da incisão para ajustar-se com a pele pubiana, podendo ir até o umbigo. Nesse caso o retalho deve ser fixado às aponeuroses. Na sutura dos planos incisados é importante a recomposição da fascia superficialis transversalmente com fios não absorvíveis (Figs. 20-5 e 20-6).

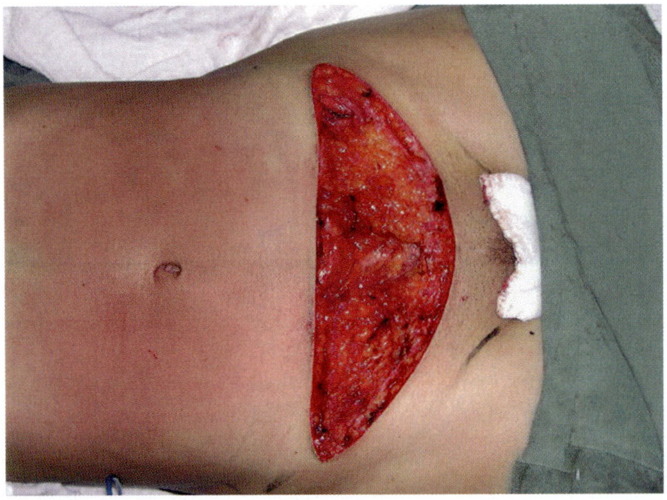

Fig. 20-4. Fuso de pele e subcutâneo suprapúbico removido nos GII-GIII-GIV. Extensão e largura conforme a necessidade.

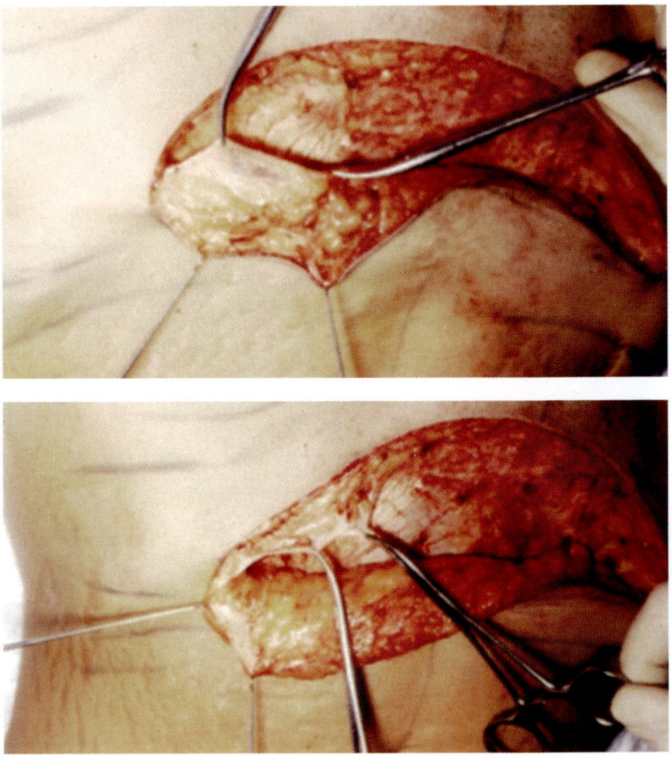

Fig. 20-5. *Fascia superficialis.*

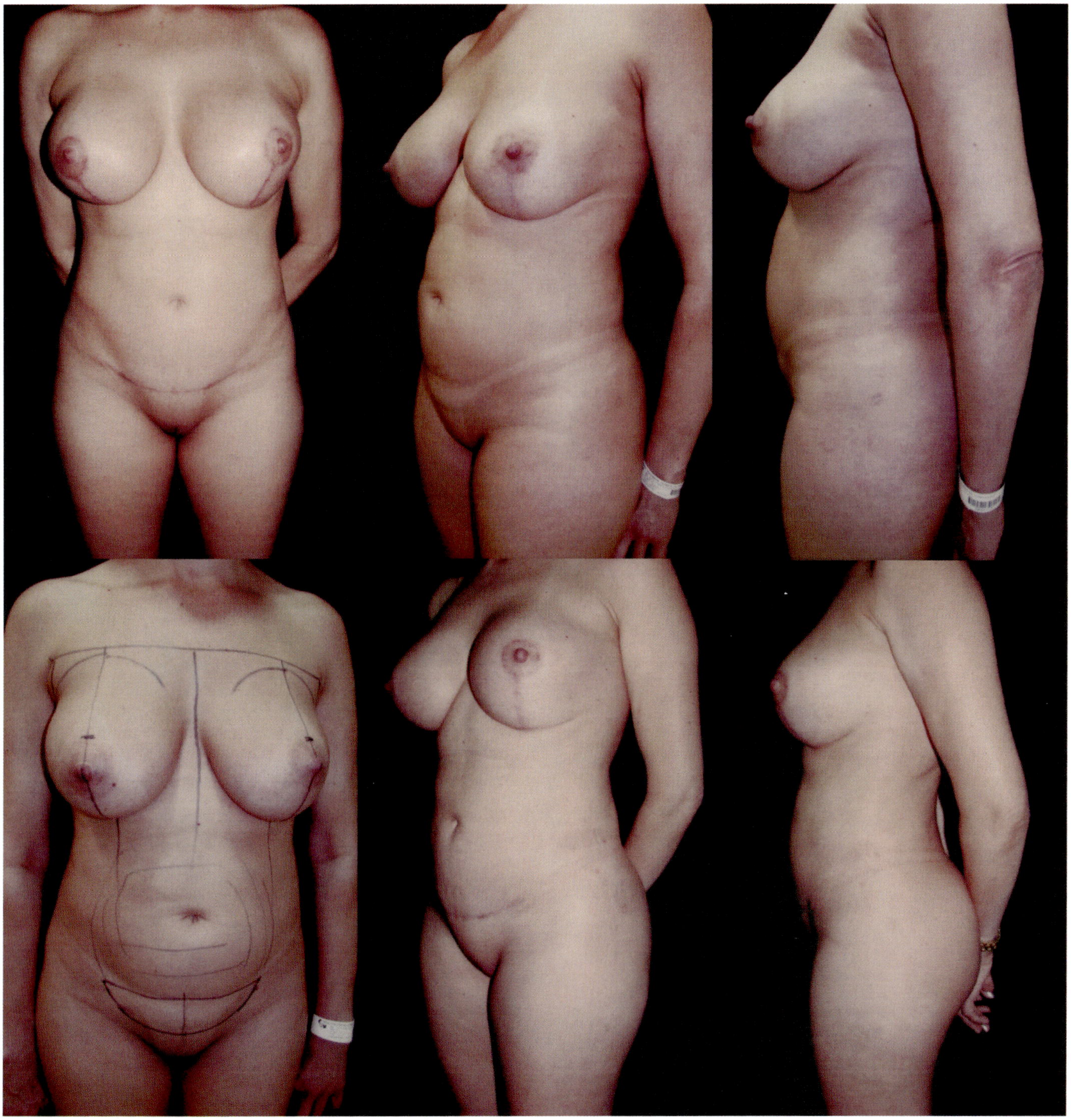

Fig. 20-6. Pré e pós-operatório de paciente do GII.

Grupo III

Apresenta alterações de subcutâneo e pele semelhantes aos GI e GII, associadas a diástases dos músculos oblíquos externos e umbigo com implantação em altura normal. O tratamento das gorduras é similar aos GI/GII, e a ressecção de pele similar ao GII. A correção das diástases dos músculos oblíquos externos é feita conforme proposto por Psillakis, através de dois túneis laterais desde a crista ilíaca e ligamento inguinais até o rebordo costal lateral, expondo as inserções das aponeuroses deles às dos músculos retos abdominais (Fig. 20-7). Essa região não tem vasos perfurantes importantes que irrigam o retalho de pele e subcutâneo, e a tunelização tem sangramento mínimo. A diástase é marcada, e a sutura inicia-se na margem laterocostal, com fios não absorvíveis, terminando próximo ao ligamento inguinal. Inicia-se com alguns pontos separados de cada lado, definindo trações iguais, evitando desvios do umbigo, terminando com sutura contínua ancorada. Pode-se também incisar a aponeurose de inserção do músculo obliquo externo do músculo reto abdominal, liberá-lo do musculo transverso até encontrar seu pedículo arterio/venoso perfurante, tracionando mais medialmente e obtendo mais redução do perímetro da cintura. Poderá ser realizada a sutura aponeurótica transversal suprapúbica, unindo o final da plicatura dos músculos oblíquos quando necessitar de redução maior da projeção do baixo abdome (fundo da lira). O retalho de pele e subcutâneo é tracionado para baixo, fixado às aponeuroses, e a borda superior suturada com o inferior, como descrito no GII. A definição das arcadas semilunares fica bastante evidente com esse procedimento (Fig. 20-8).

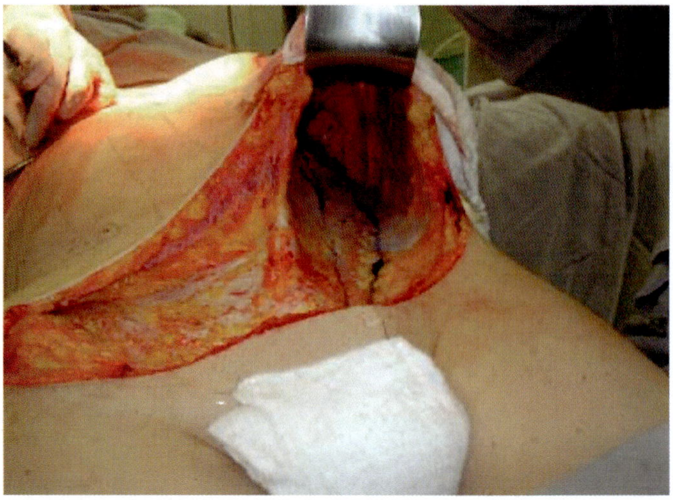

Fig. 20-7. Túnel lateral para tração medial dos músculos oblíquos externos, refazendo a arcada semilunar.

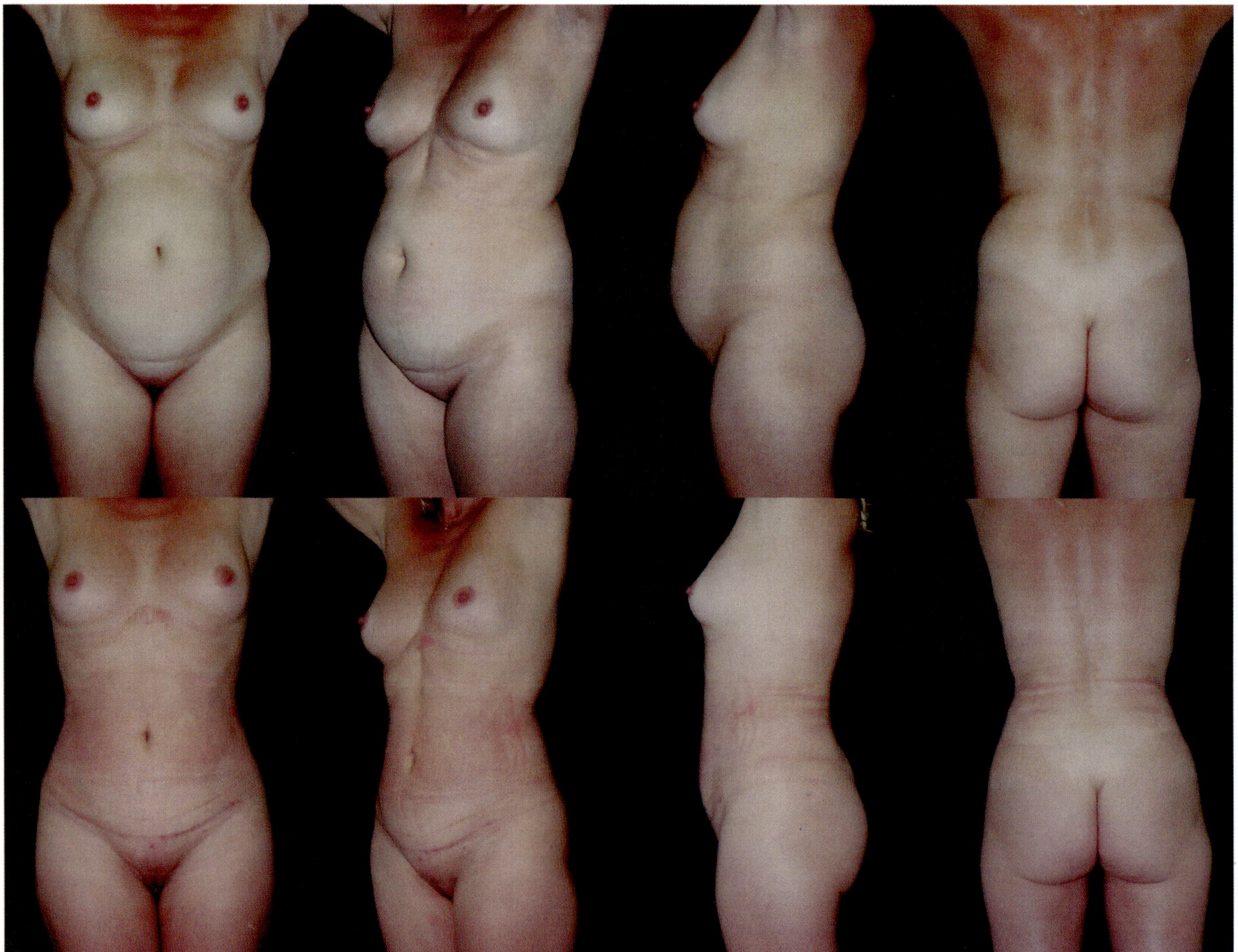

Fig. 20-8. Pré e pós-operatório de paciente do GIII.

Grupo IV

As gorduras subcutâneas são semelhantes aos GI, GII e GIII, com pouco excedente de pele no segmento supra e infraumbilical. Há diástase dos músculos retos e implantação alta do umbigo (de 1/1,4, chegando até 1/1,2, e raramente 1/1). O tratamento consiste em vibrolipoaspiração semelhante aos GI/GII/GIII, ressecção de pele e subcutâneo semelhantes aos GII/GIII. A diástase dos músculos retos é tratada por sutura com fios não absorvíveis por um túnel na linha média até o apêndice xifoide, liberando o umbigo em dedo de luva de sua inserção aponeurótica (Fig. 20-9). As suturas podem ser contínuas ancoradas, reforçadas com pontos separados. Se necessário reduzir mais o perímetro da cintura, podem-se fazer dois (2) túneis laterais descritos para o GIII, realizar plicatura dos músculos oblíquos externos, com ou sem descolamento deles (Fig. 20-10). O umbigo desinserido da sua base de implantação aponeurótica fica fixo ao retalho em forma de dedo de luva, o que facilita a exposição da diástase e as suturas. As áreas descoladas sobre ela também não apresentam vasos perfurantes importantes que irrigam o retalho abdominal. Quando possível devem-se preservar dois importantes pedículos vasculares paraumbilicais durante os descolamentos, aumentando a vascularização da porção infraumbilical do retalho de pele e subcutâneo. Este é suturado sobre a parede aponeurótica corrigida, com ligeira tração para baixo, com fios absorvíveis. Na linha média do segmento supraumbilical, o retalho deve ser fixado à aponeurose, evidenciando a depressão vertical xifoumbilical esteticamente adequada. Poderá ser complementada com lipoaspiração. O umbigo é relocado na aponeurose 2 a 4 cm abaixo da implantação original, tracionando levemente o segmento de pele supraumbilical e alterando a relação entre o segmento infra e supraumbilical, no máximo até 1/1,6 (próximo da proporção Phi), tornando o abdome mais proporcional que o anterior. O ponto de colchoeiro do umbigo inicia na pele do fundo do dedo de luva, passado na aponeurose, retorna pelo fundo dele e fixa-se uma esfera de gaze embebida em pomada (Fig. 20-11). Permanece por 2 semanas. A implantação antes alta torna-se de implantação normal ou baixa. A fixação do retalho infraumbilical, nas regiões das fossas ilíacas, deve reproduzir as depressões das porções mais baixas das linhas semilunares e o fundo da lira. O restante das suturas de fascia superficialis e pele é então concluído (Fig. 20-12).

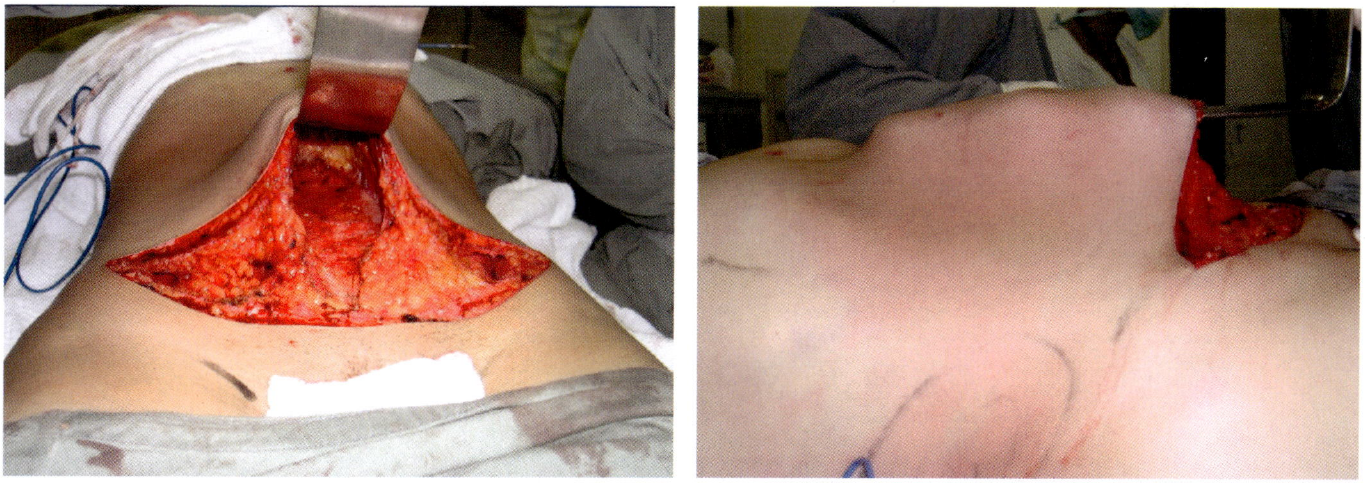

Fig. 20-9. Túnel central para sutura das aponeuroses dos músculos retos abdominais com diástase.

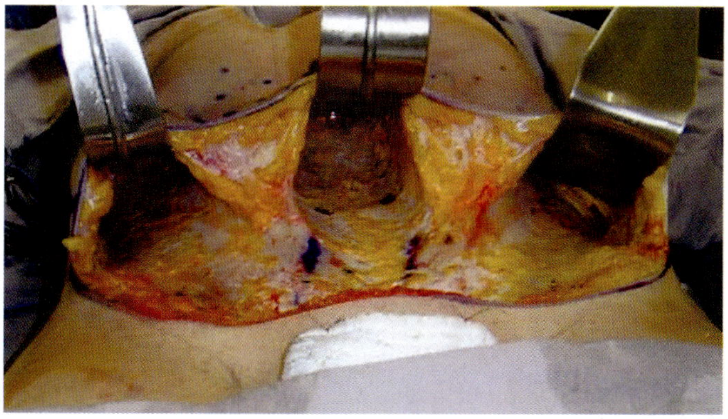

Fig. 20-10. Três túneis para suturas das aponeuroses dos músculos retos abdominais e dos músculos oblíquos.

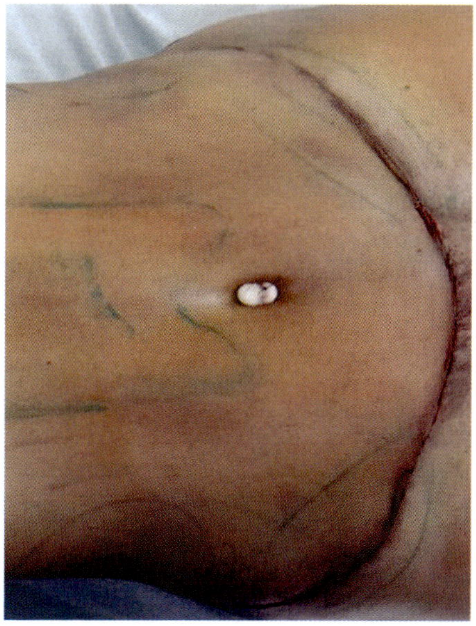

Fig. 20-11. O umbigo fixado à aponeurose com um ponto de colchoeiro.

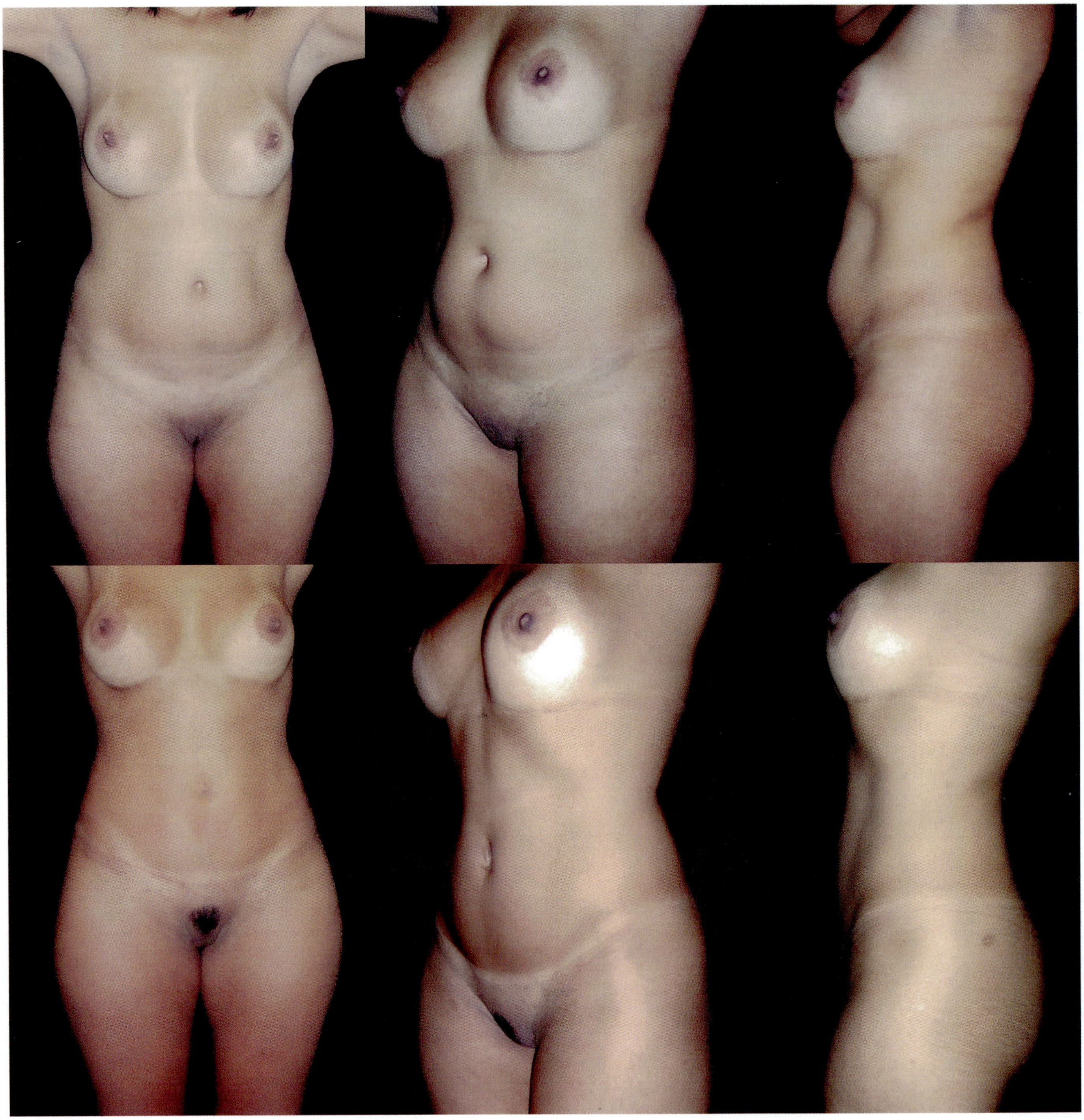

Fig. 20-12. Pré e pós-operatório de paciente do GIV.

Grupo V

Esse grupo está inserido aqui apenas para completar a classificação e será descrito por outros autores. Tem excedentes de gordura subcutânea parecidos com os GI, GII, GIII, GIV, grande excesso de pele no segmento supraumbilical, diástase dos músculos retos e, às vezes, dos músculos oblíquos externos, implantação baixa do umbigo em proporções dos segmentos supra e infraumbilical, iguais ou menores que 1/1,6. O segmento supraumbilical é longo. O infraumbilical pode ou não ser flácido e longo, podendo formar avental. São tratados(as) com vibrolipoaspiração semelhantes aos GI/GII/GIII/GIV, ressecção transversal de fuso de pele e subcutâneo desde o púbis até o umbigo, com a largura necessária à remoção dos excedentes de pele e subcutâneo fixados a ele. E tratamento das diástases dos músculos retos e/ou oblíquos, mais transposição do umbigo e onfaloplastia, refazendo a lira (LD).

DISCUSSÃO

A miniabdominoplastia não é termo conveniente e não se ajusta a nenhum desses procedimentos. Foi usada inicialmente apenas para pequena lipoaspiração infraumbilical e mínima retirada de pele suprapúbica. Por parecer tratamento mínimo pode gerar confusão às pacientes quanto aos resultados, às possíveis complicações e até mesmo quanto a valores de honorários. No diagnóstico é necessário estar atento a alterações posturais, da coluna vertebral, quadris e membros inferiores, observando assimetrias e projeção do abdome. Observar também hipotrofia da musculatura, além de distúrbios gastrointestinais que podem provocar abaulamento. Em qualquer um dos grupos quando não há excessos de tecido subcutâneo, exceto a vibrolipoaspiração, os demais procedimentos são semelhantes. Para o ajuste adequado da pele e do tecido subcutâneo à parede aponeurótica, após infiltração se faz a vibrolipoaspiração sem sucção ou descolamentos mais amplos, preservando ao máximo os vasos perfurantes reconhecidos.

Em casos secundários quando a cicatriz transversal estiver alta cortando o fundo da "lira", o abdome não será bonito em função da desconexão referida. Essa situação é comum em pacientes operadas como GV, e o excedente de pele supraumbilical era curto, e o umbigo, alto. Como alternativa de correção, após 6 meses, o retalho infraumbilical pode ser descolado acima da *fascia superficialis* até o umbigo e tracionado inferiormente, ressecando pele abaixo da cicatriz primária e recompondo a "lira". Se for realizada a onfaloplastia, e o umbigo estiver alto, pode liberá-lo da aponeurose, descolar até o apêndice xifoide e reimplantá-lo mais baixo, semelhante ao GIV, com descolamento supra-aponeurótico.

A preservação das perfurantes vasculares que irrigam o retalho abdominal reduz também o edema infraumbilical no pós-operatório. A fixação do retalho às aponeuroses nos túneis reduz a formação de seromas, previne hematomas e define melhor as áreas de sombras da lira. Sinais dessas suturas com fios não absorvíveis na superfície desaparecem. As suturas musculares e a cinta aumentam a pressão venosa da cavidade abdominal e dos membros inferiores. Para reduzir suas consequências deve-se mantê-los elevados em todo período operatório, pós-operatório imediato e até reinício das atividades habituais. Se for feita a lipoaspiração em outro tempo cirúrgico prévio, o retalho de pele e subcutâneo não desliza facilmente, necessitando maiores cuidados na tração vertical da ressecção de pele. Trações com ressecções exageradas de pele não fazem o abdome mais bonito, além de a cicatriz ser de pior qualidade e mais longa. Nesses casos, como descrevemos, com a tração menor as cicatrizes quase sempre são de boa qualidade. Em pacientes dos GII e GIII que apresentam forma do umbigo transversal e prega superior de pele muito longa, com o aspecto de umbigo "triste", há duas possibilidades de correção:

1. Remover uma meia-lua de pele em sua metade superior;
2. Descolar o retalho infraumbilical até o umbigo, liberar sua implantação aponeurótica e refixá-lo logo abaixo, mudando o eixo anteroposterior do mesmo.

Se houver dúvidas entre os GIV e GV, descola-se o retalho infraumbilical sem seccioná-lo, libera-se o umbigo como no GV e traciona-se sem exageros. A ferida da liberação é suturada por planos, e a neo-onfaloplastia é feita logo acima, resultando em uma cicatriz periumbilical e outra pequena cicatriz vertical entre o umbigo e a cicatriz transversal suprapúbica. O resultado estético é de melhor qualidade do que as denominadas cicatrizes em mini T.

Em GIII com diástase dos músculos retos, fazem-se 3 túneis, e o umbigo é liberado da aponeurose e reimplantado na posição original. Nos GIV e GV com diástases dos músculos oblíquos, também se podem fazer 3 túneis.

Alta definição das saliências e depressões camufladas no tecido gorduroso pode ser obtida para o sexo masculino e definições média e baixa para o feminino. Deve-se ter cuidado com o uso de ultrassom para criar o relevo. O sistema de transformação de energia elétrica em ultrassom por piezoelétricos produz perda de calor e pode provocar queimaduras da pele e nos tecidos internos com posteriores retrações cicatriciais.

CONCLUSÃO

Com a evolução da lipoaspiração, o tratamento das patologias anatômicas/estéticas do abdome modificou-se em extensão e intensidade. A classificação das diferentes alterações comparadas a um modelo de beleza ideal semelhante a uma lira, modernamente definida como baixa (LD), média (MD) ou alta definição (HD), manteve-se inalterada. Atualmente as condutas caracterizam-se por lipoaspirações mais extensas, redução dos descolamentos através de túneis para realizar as plicaturas musculares, menores trações e ressecções de pele e pontos de fixação das áreas descoladas às suas respectivas aponeuroses subpostas. A classificação proposta, em 1988, por Bozola/Psillakis contribuiu para ajustar diferentes patologias anatômicas/estéticas que demandam diferentes tratamentos, de acordo com o excedente de gordura, de pele, da presença de diástase dos músculos retos e oblíquos abdominais e a altura de implantação do umbigo. Abdominoplastia atual não é cirurgia simples e única e deve ser realizada como uma obra de arte.

BIBLIOGRAFIA

Apiani E. Muscular Plastic Aesthetic Conformation of Abdominal Girdle. Ann. Plat. Surg. 1984;13:97.

Avelar JM. Uma nova técnica de abdominoplastia: sistema vascular fechado de retalho subdérmico dobrado sobre sí mesmo combinado com lipoaspiração. Rer. Bras.Cir. 1999;88/89(1/6):3-20.

Baroudi R, Ferreira C. Seroma: how to avoid it and how to treat it. Aesthet Surg J. 1998;18:439.

Bernabei J. Importância da área pubiana na abdominoplastia. Mesa Redonda 12, 13 novembro – 12/13 horas 48° Congresso Brasileiro de Cirurgia Plástica, Goiânia 11/15 novembro. 2011.

Borille G. Neves PMA, Filho GP, et al. Prevention of Umbilical Sagging After Medium Definition Liposuction Aesth. Surg. Jour [Internet]. 2021.

Bozola AR, Psillakis JM. Abdominoplasty: a new concept and classification for treatment. Plast. Reconstr. Surg. Dec. 1988;82(6):983-993.

Bozola AR. Abdomen. Classificación y análisis de los tratamientos quirúrgicos em: cirurgia plastica, reconstructiva y estetica. *In*: Coiffman F (ed.). Cir Plast Rec y Estética, 1 ed., Barcelona: Ed. Salvat. 1994;4(7):3.086-95.

Bozola AR. Abdominoplastias em: Cirurgia Plastica Reparadora e Estética. Mélega J.M. Zanini S.A. Psillakis J.M. MEDSI Editora Médica e Cientifica Ltda, Rio de Janeiro. 1992.

Bozola AR. Abdominoplastias: Efetividade da classificação de Bozola e Psillakis _ 27 anos de observação do autor Rev. Bras. Cir. Plast. 2013;28(4):633.

Bozola AR. Abdominoplasty: Same Classification and a New Concept 20 Years Later. Aesthetic Plastic Surgery. 2010;34(2):181-192.

Greminger RF. The miniabdominoplasty. Plast Rec. Surg. 1987;799(3):356-385.

Hoyos A, Perez ME, Guarin DE, Montenegro A. A Report of 736 High Definition Lipoabdominoplasty Performed in Conjunction with Circunferential VASER Liposuction. Plast Rec Surg. 2018;142(3):662-75.

Illouz YG. Une Nouvelle Technique por Leslipodystrophies Localeseés. Rev Chir Esther. 1980;4:19.

Leão C. Curso de Abdominoplastias. Chair man: Bozola A R.XXXVII Congresso Bras Cir Plast. Porto Alegre Brasil. 2000.

Livio M. La proporción áurea, la historia de PHI, el numero más sorprendente del mundo.Editorial Ariel. S.A.Barcelona. 2005.

Matarasso A. Abdominoplasty: a system of classification and treatment for combined abdominoplasty and suction-assisted lipectomy. Aesthet Plast Surg. 1991;15(1):111-121.

Nahas FX. An aesthetic classification of the abdomen based on the myoaponeurotic layer. Plast. Reconstr. Surg. 2001;108(6):1787-97.

Pitanguy I, Salgado F, Murakami R, et al. Abdominoplastia: classificação e técnicas cirúrgicas. Rev Bras Cir. 1995;85(1):23-44.

Pollock H, Pollock T. Progressive tension sutures: a technique to reduce local complications in abdominoplasty. Plast Reconstr Surg. 2000;105(7):2583-2586.

Psillakis JM. Abdominoplasty: Some Ideas to Improve Results. Aesthetic Plast Surg. 1978;2(1):205-151.

Ricketts RM. The biologic significance of the divine proportion and Fibonacci series. American Journal of Orthodontics. 1982;81(5):351-70.

Saldanha OR, Pinto EBS, Mattos Jr. WN, et al. Lipoabdominoplasty with selective and safe undermining. Aesthet Plast Surg. 2003;27(4): 322-327.

Sinder R. Plastic Surgery of the Abdomen- Personal Technique In: Abstracts of the 6th International Congress of Plastic and Reconstructive Surgery. Paris Masson. 1975:58.

Sterzi G. La Fascia Superficialis in Il Tessuto Sottocutaneo. Firenze, Luigi Nicolai Tipografo Editora Firenze, Italia. 1910.

Stork R. Lipo-mini-abdominoplastia. Em: Atualização em Cirurgia Plástica Estética, Reg. São Paulo. 1994. SBCP1986 Avelar 1988.

Uebel CO. Mini-abdominoplasty – a new approach for body contouring. Presented at the Ninth Annual Congress of the International Society of Aesthetic Surgery, New York. 1987.

Uebel CO. Mini-lipoabdominoplastiy – Its Evolution. Lipoabdominoplasty. Rio de Janeiro: Di Livros. 2004.

Vídeo Aula

Vídeo Cirurgia

CAPÍTULO 21

MINIABDOMINOPLASTIA REVERSA TENSIONADA (MINI-ART)

Mauro Fernando Deos ▪ Bruno Rabolini

INTRODUÇÃO

As abdominoplastias clássicas e as miniabdominoplastias, associadas ou não à lipoaspiração, costumam resolver boa parte dos problemas de flacidez ou deformidades da parede abdominal. Entretanto, nas deformidades localizadas principalmente na porção superior da parede abdominal, pode haver dificuldade na escolha da melhor proposta de tratamento.

Rebello e Franco, em 1977, publicaram a abordagem no sulco submamário com descolamento reverso, como uma alternativa às plásticas abdominais para tratamento de flacidez no andar superior do abdome, definindo o que ficou consagrado como abdominoplastia reversa (AR).

Entretanto, para casos em que a flacidez no andar superior do abdome não seja tão acentuada, a indicação da AR, como descrita originalmente, com a incisão inframamária completa que ultrapassa a linha média esternal, continuava parecendo uma indicação demasiada.

Na busca de alternativas para esse tipo de problema, em 2002, Juarez Avelar publicou uma proposta de tratamento com ressecção em forma de meia-lua de pele e tecido subcutâneo nas bases mamárias, sem descolamento, com o propósito de preservar estruturas subdérmicas e evitar danos vasculares, linfáticos e nervosos.

Diferentemente do que era proposto até então, em 2009, publicamos uma proposta de tratamento para deformidades da porção superior da parede abdominal em que agregamos suturas tensionais progressivas e contínuas em direção às bases mamárias, fixando fortemente o retalho na aponeurose abdominal. Por essas razões denominamos a técnica de abdominoplastia reversa tensionada (ART).

Dividimos a ART em dois grupos, dependendo da indicação e da forma de execução: 1. ART tipo I quando a flacidez maior vai exigir uma incisão inframamária completa (ultrapassando a linha média esternal) associada a um descolamento em forma de U, em túnel único, até o umbigo (ver Capítulo 29). 2. ART do tipo II (Mini-ART), em casos de flacidez menor, com incisões limitadas aos sulcos mamários sem necessidade de união na linha média esternal, associada a um descolamento do retalho abdominal em dois túneis separados até próximo à cicatriz umbilical. Denominamos esta técnica de miniabdominoplastia reversa tensionada ou abdominoplastia reversa tensionada com incisões limitadas aos sulcos mamários.

Neste capítulo descreveremos os critérios para indicação, a técnica cirúrgica e suas limitações, bem como seus resultados e complicações.

ANATOMIA CIRÚRGICA

Está detalhada nos Capítulos 2 e 29.

INDICAÇÕES E CONTRAINDICAÇÕES DA TÉCNICA

Para sua correta indicação deve-se considerar que não há sobra suficiente de pele para a realização de uma abdominoplastia clássica e que as miniabdominoplastias apresentariam resultados insuficientes.

São Condições que Favorecem a Indicação da Técnica

- Flacidez leve à moderada de pele na porção superior do abdome ou previsão de flacidez de pele no andar superior após a lipoaspiração;
- Insuficiência de pele para a descida do retalho quando da indicação da abdominoplastia clássica ou o entendimento de que uma abdominoplastia clássica seria uma cirurgia demasiada para um problema localizado;
- Cicatrizes prévias em sulco mamário (geralmente cicatrizes de cirurgias de mamoplastia prévia). Embora a presença de cicatrizes prévias em sulco mamário não seja condição indispensável, reforça-se a indicação da técnica;
- Mamas de bases largas. Bases mamárias mais amplas tendem a ocultar melhor a cicatriz submamária e permitem maior ressecção de tecido abdominal;
- Inexistência de diástase muscular ou pequena diástase;
- Umbigo em posição baixa e com aspecto transversal pelo excedente de pele na parede abdominal superior (o umbigo pode estar em posição mais inferior por variação anatômica ou pela flacidez da pele);
- Associação à cirurgia mamária (mastopexia, mamoplastia redutora ou de aumento). Favorece a indicação da possibilidade de associar duas cirurgias à mesma via de acesso e à produção de uma única cicatriz nos sulcos mamários;
- Possibilidade de tratamento de deformidades no andar superior do abdome decorrentes ou não de abdominoplastia prévia. São exemplos: bolsas residuais pós-seroma crônico ou pele excedente no andar superior do abdome pós-abdominoplastias por ressecção insuficiente.

São Condições que Desfavorecem a Indicação da Técnica

- *História prévia de cicatrizes hipertróficas ou queloide*: mesmo que as cicatrizes estejam limitadas aos sulcos mamários, a presença anterior de cicatrizes patológicas é uma contraindicação relativa à técnica;

- *Grande excedente de pele supraumbilical*: excedentes maiores de pele nesta região vão exigir ressecções maiores de pele e a necessária união das cicatrizes na linha média com descolamento mais amplo em um único túnel;
- *Grande excedente de pele infraumbilical*: nestes casos, havendo flacidez nos andares superior e inferior, provavelmente há indicação de uma abdominoplastia clássica;
- *Presença de diástase abdominal significativa*: na ART com cicatrizes reduzidas e descolamento em dois túneis impossibilita a realização de plicaturas na linha média abdominal (Fig. 21-1).

Não há contraindicação da Mini-ART em pacientes submetidos previamente à abdominoplastia clássica, desde que haja pelo menos um intervalo de seis meses entre as cirurgias. Também a presença de cicatrizes de outras cirurgias no andar superior do abdome – tipo cicatriz na linha média, cicatriz de Kocher ou mesmo cicatriz transversa abaixo dos sulcos mamários, não costuma inviabilizar a indicação da Mini-ART.

PLANO PRÉ-OPERATÓRIO E MARCAÇÃO CIRÚRGICA

São selecionados para emprego da técnica somente os casos em que há ausência ou mínima diástase dos músculos retos abdominais, e a correção da flacidez supraumbilical é viável sem a necessidade de união das cicatrizes na linha média entre as mamas.

A marcação pré-operatória é feita preferencialmente em posição ortostática, tracionando-se superiormente o retalho em direção às mamas e determinando qual a quantidade de pele que deverá ser ressecada. Neste momento deverá ser decidida a exata extensão da incisão submamária e, optando-se pela ART com incisões limitadas aos sulcos mamários, deverá se ter a certeza de que essas incisões acomodarão de maneira adequada os retalhos ressecados sem deixar excedentes de tecido após as suturas. Após a marcação da incisão nos sulcos mamários delimitam-se os dois túneis que irão convergir próximo à cicatriz umbilical, normalmente se encontrando e formando um túnel único no terço final. A largura de cada túnel costuma ter a mesma largura das bases mamárias correspondentes (Fig. 21-1a). Sobre o desenho de cada túnel faz-se a marcação do local onde serão efetuadas as suturas tensionais que darão sustentação e estabilidade aos retalhos (Fig. 21-1b).

TÉCNICA CIRÚRGICA

Realizamos a cirurgia com bloqueio raquidiano e com o paciente posicionado em decúbito dorsal.

Sugerimos que sejam seguidos os seguintes princípios da ART com cicatrizes reduzidas para obtenção de resultados esperados e com boa qualidade.

Retalhos Abdominais Leves

Caso o retalho seja espesso, iniciamos o procedimento pela lipoaspiração, que poderá estar limitada à zona do retalho ou englobar toda a parede abdominal. Infiltramos o retalho que será descolado com solução de soro fisiológico e adrenalina, na concentração de 1:500.000.

Incisão dos Sulcos Mamários e Descolamento em Dois Túneis até o Umbigo

Assim como nos casos de lipoaspiração prévia, infiltramos os retalhos e realizamos o descolamento de dois túneis em plano supra-aponeurótico, com eletrocautério, de forma oblíqua em direção à cicatriz umbilical e que vão se unir exclusivamente no terço final (Fig. 21-2). Cada túnel tem a sua largura determinada pelo tamanho das bases mamárias e se une ao contralateral ao se aproximar da cicatriz umbilical.

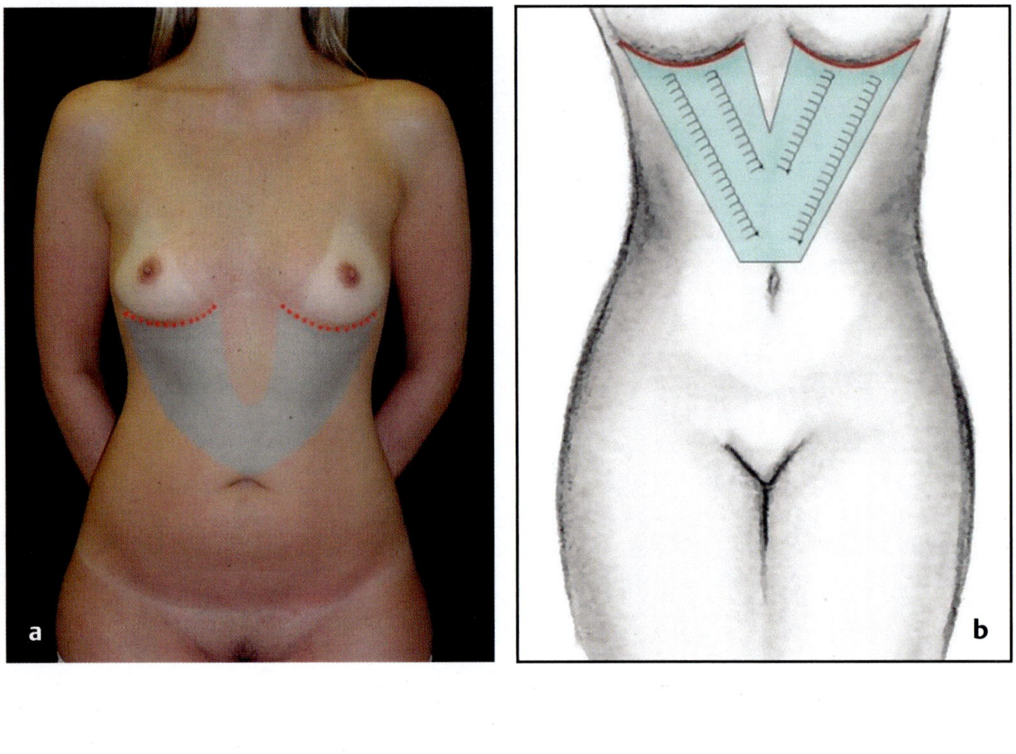

Fig. 21-1. (**a**) Imagem pré-operatória e (**b**) esquema gráfico com zona de descolamento demarcado e linhas de suturas tensionais. (**a**) A incisão será limitada à região inframamária, sem união na linha média. São confeccionados dois retalhos a partir das bases mamárias, com descolamento no plano justa-aponeurótico resultando em dois retalhos dermogordurosos que terão como limite a cicatriz umbilical. (**b**) Sobre o desenho de cada túnel faz-se a marcação do local em que serão efetuadas as duas linhas de suturas tensionais contínuas que darão sustentação e estabilidade aos retalhos.

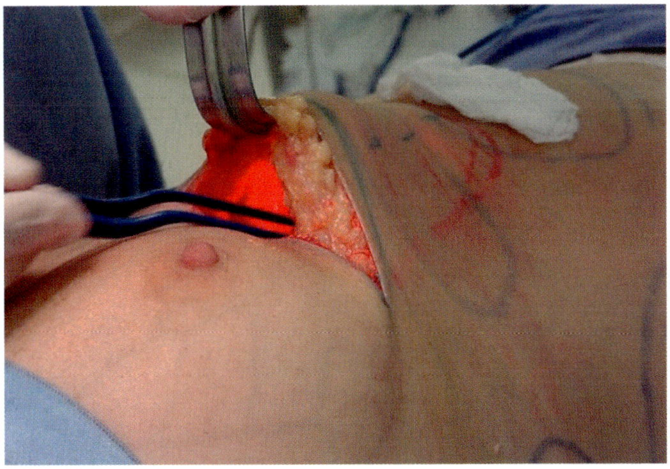

Fig. 21-2. Transoperatório mostrando descolamento realizado em túneis em plano supra-aponeurótico e que tem como largura as bases mamárias. Utilizam-se afastadores com fonte de luz para iluminação adequada.

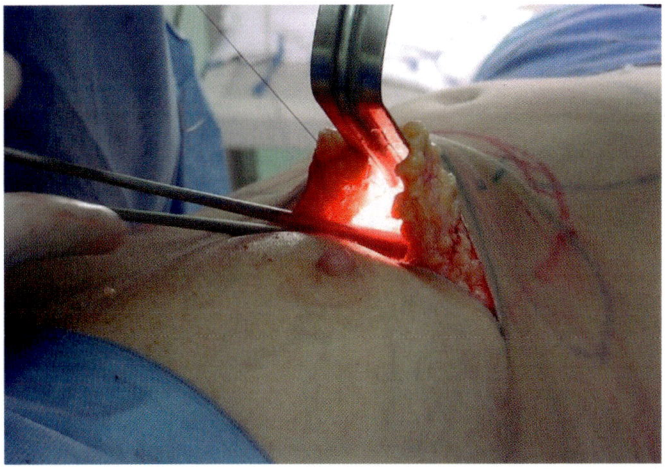

Fig. 21-3. Transoperatório mostrando o avanço de uma das linhas das suturas tensionais progressivas e contínuas. Nota-se que uma das mãos do cirurgião empurra o retalho superiormente, enquanto a outra executa a sutura contínua entre o retalho tensionado superiormente e a fáscia muscular.

Suturas Tensionais Progressivas e Contínuas

Realizamos suturas tensionais progressivas e contínuas em direção às bases mamárias, fixando fortemente os retalhos na aponeurose abdominal. Depois de realizados os descolamentos, marcamos com azul de metileno o local de fixação das linhas de suturas. Fazemos a fixação e tração superior de forma oblíqua dos retalhos com duas a três linhas de suturas em cada túnel. As suturas devem ser feitas de forma contínua com o ponto incluindo a fáscia gordurosa, mas evitando-se chegar muito próximo à derme para não produzir afundamentos na pele. A demora no desaparecimento dos afundamentos pode gerar ansiedade nos pacientes (Fig. 21-3). As suturas devem ser feitas quase que simultaneamente, já que o avanço de uma linha de sutura diminui o espaço, dificultando os pontos das suturas laterais. Utilizamos o fio de poligalactina 2-0 com agulha de 4 cm. Como manobra de auxílio para avanço do retalho, uma das mãos do cirurgião ou do assistente deve empurrar os retalhos superiormente, antes da passagem do ponto, de forma que cada ponto determine um avanço superior de cada retalho.

Ressecção da Pele e Reconstrução do Sulco Mamário em Três Planos de Sutura

A adequada reconstituição do sulco mamário é de fundamental importância para o resultado e é feita em três planos. Após a tração e ampla fixação dos retalhos na aponeurose, os excedentes dermogordurosos são ressecados após medição (Fig. 21-4). Para a confecção do neossulco mamário procedemos à fixação profunda do retalho com fio de poligalactina 2-0 junto à fáscia muscular. Um segundo plano de suturas subcutâneas com poligalactina 3-0 e uma última sutura intradérmica com poligalactina 4-0.

Quando realizado da maneira descrita anteriormente, por estar amplamente fixado na parede abdominal, não há deslocamento inferior, e a cicatriz permanece estável junto ao

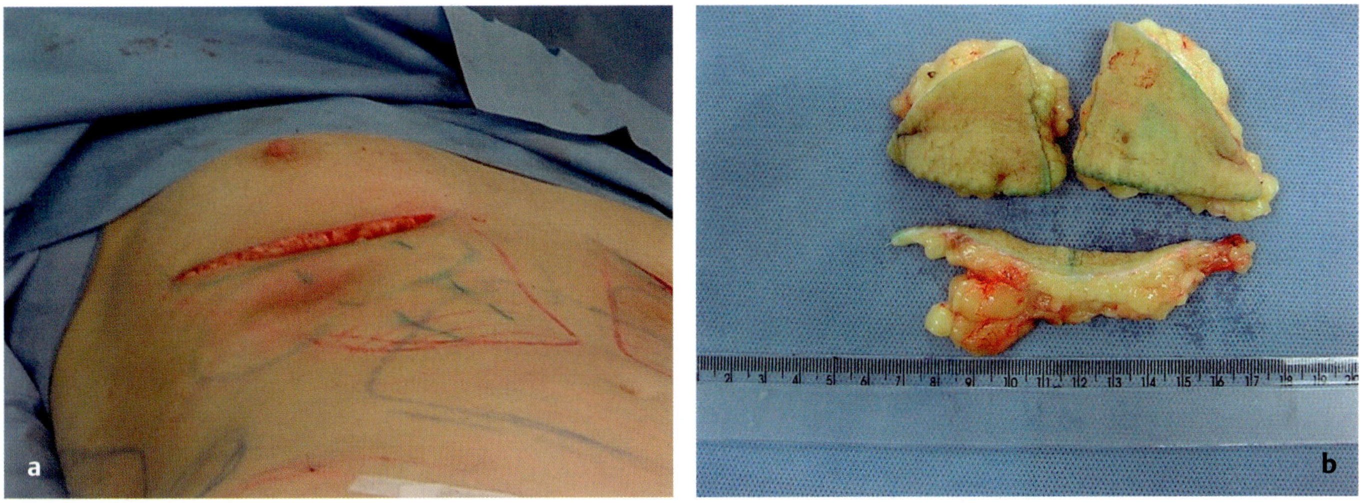

Fig. 21-4. (a) Transoperatório mostrando a fixação do retalho com as suturas tensionais e o último ponto de fixação do retalho determinando o local em que o retalho excedente será ressecado. (b) Retalhos dermocutâneos ressecados bilateralmente.

sulco mamário. Procuramos sempre que possível manter o sulco mamário na posição original. Entretanto, nos casos em que identificamos previamente que há posição baixa do sulco, podemos reposicioná-lo mais acima, melhorando a percepção estética com o alongamento do tronco (ver Capítulo 19).

Ressecções Complementares de Pele no Abdome Inferior

Mesmo sendo o umbigo o limite inferior do descolamento, em função da tração e fixação do retalho, podemos observar uma pequena diminuição da redundância cutânea do segmento infraumbilical e o reposicionamento do umbigo mais acima, corrigindo a posição baixa por variante anatômica ou estabelecida pela flacidez. A observância da correção da redundância cutânea inferior é muitas vezes confirmada nos casos em que planejamos ressecções concomitantes de pele suprapúbicas, mas, ao final da cirurgia, notamos uma diminuição ou desaparecimento dessa necessidade. Havendo a permanência de algum excedente cutâneo na porção infraumbilical, poderão ser realizadas pequenas ressecções complementares de pele em forma de fuso do tipo miniabdominoplastias (Fig. 21-5). Mesmo nestes descolamentos associados, o risco de sofrimento vascular é mínimo, já que há preservação da quase totalidade dos vasos perfurantes que estão localizados na linha média entre o rebordo costal e o umbigo.

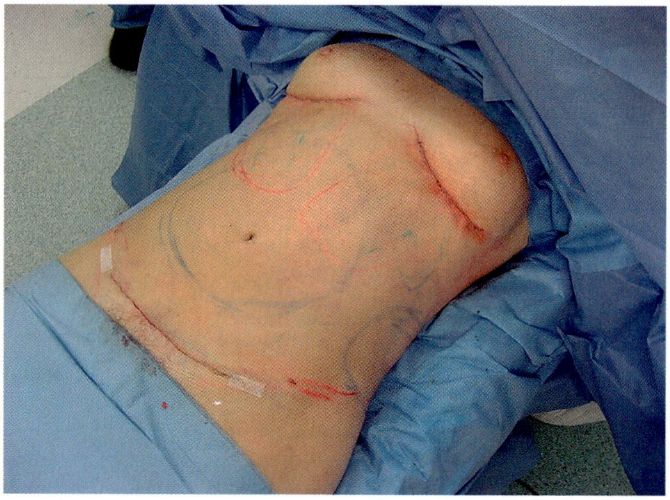

Fig. 21-5. Pós-operatório imediato mostrando associação da Mini-ART com incisões reduzidas nos sulcos mamários, associado à miniabdominoplastia complementar para correção do excedente cutâneo inferior.

CUIDADOS PÓS-OPERATÓRIOS

Após o término do procedimento, a área abdominal descolada é acolchoada por algodões envoltos em gazes, e o uso de malhas compressivas é recomendado por quatro semanas. Ademais, vale salientar que o uso de drenos não traz benefícios após a utilização da técnica de sutura tensionada.

Normalmente a paciente tem alta hospitalar entre 8 e 12 horas após o término do procedimento. A deambulação precoce é sempre estimulada, desde as primeiras horas de pós-operatório.

Recomendamos o uso de anti-inflamatórios não esteroides por quatro dias, associados a analgésicos, se necessário.

Todos os pacientes recebem uma dose de cefazolina na indução anestésica, que é repetida, caso o procedimento se estenda por mais de três horas.

RESULTADOS PÓS-OPERATÓRIOS

A Mini-ART é uma técnica que produz bons resultados, desde que as indicações sejam adequadas, e os princípios técnicos descritos sejam respeitados.

Caso 1

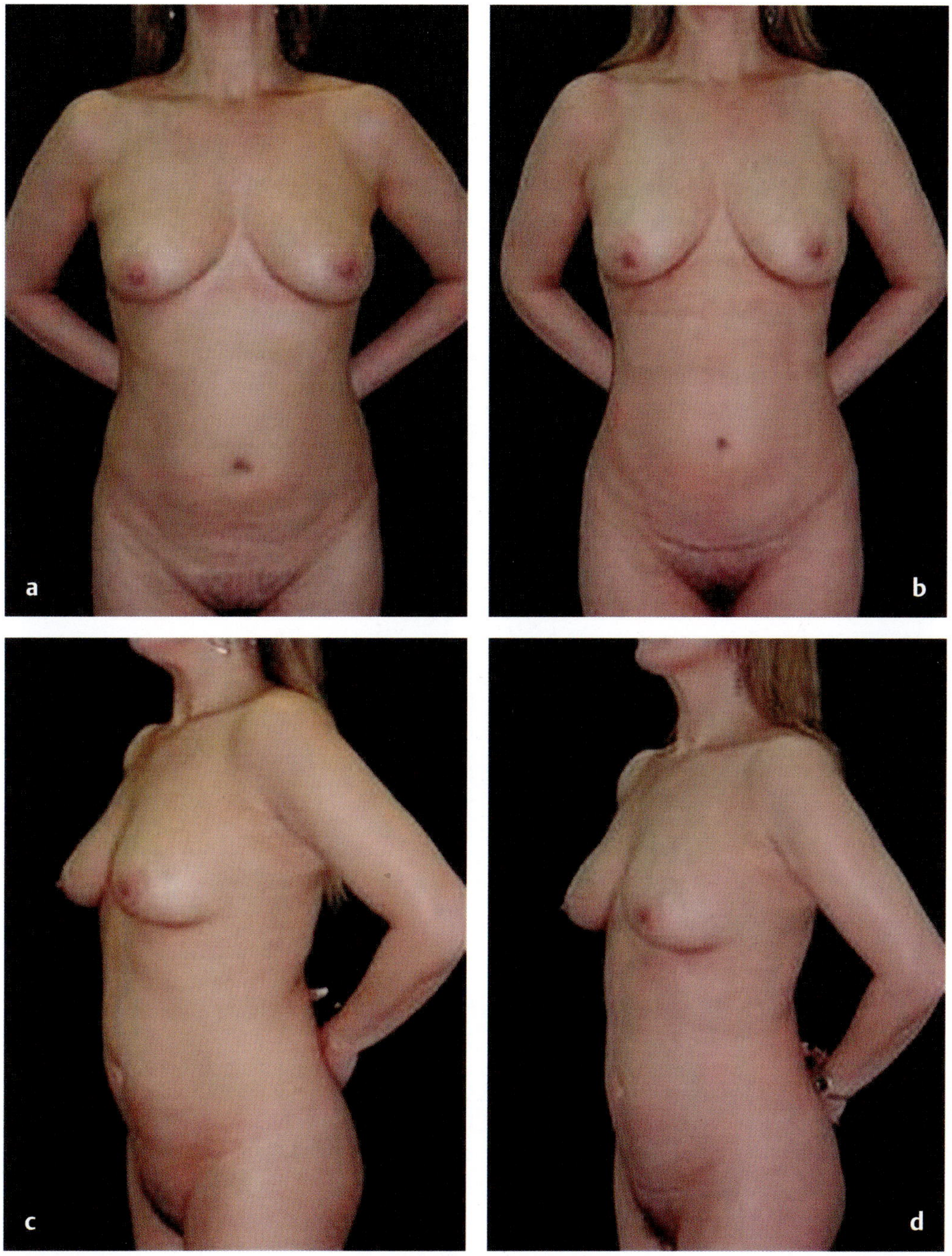

Fig. 21-6. Vistas frontal e meio perfil. Pré e pós-operatório de 10 meses em paciente de 40 anos submetida à Mini-ART associada à miniabdominoplastia. Notam-se a melhora do contorno corporal e a diminuição da flacidez da pele que fica evidenciada pela nova posição e forma umbilical mais elevada. (Vídeo deste caso anexo no capítulo.)

Caso 2

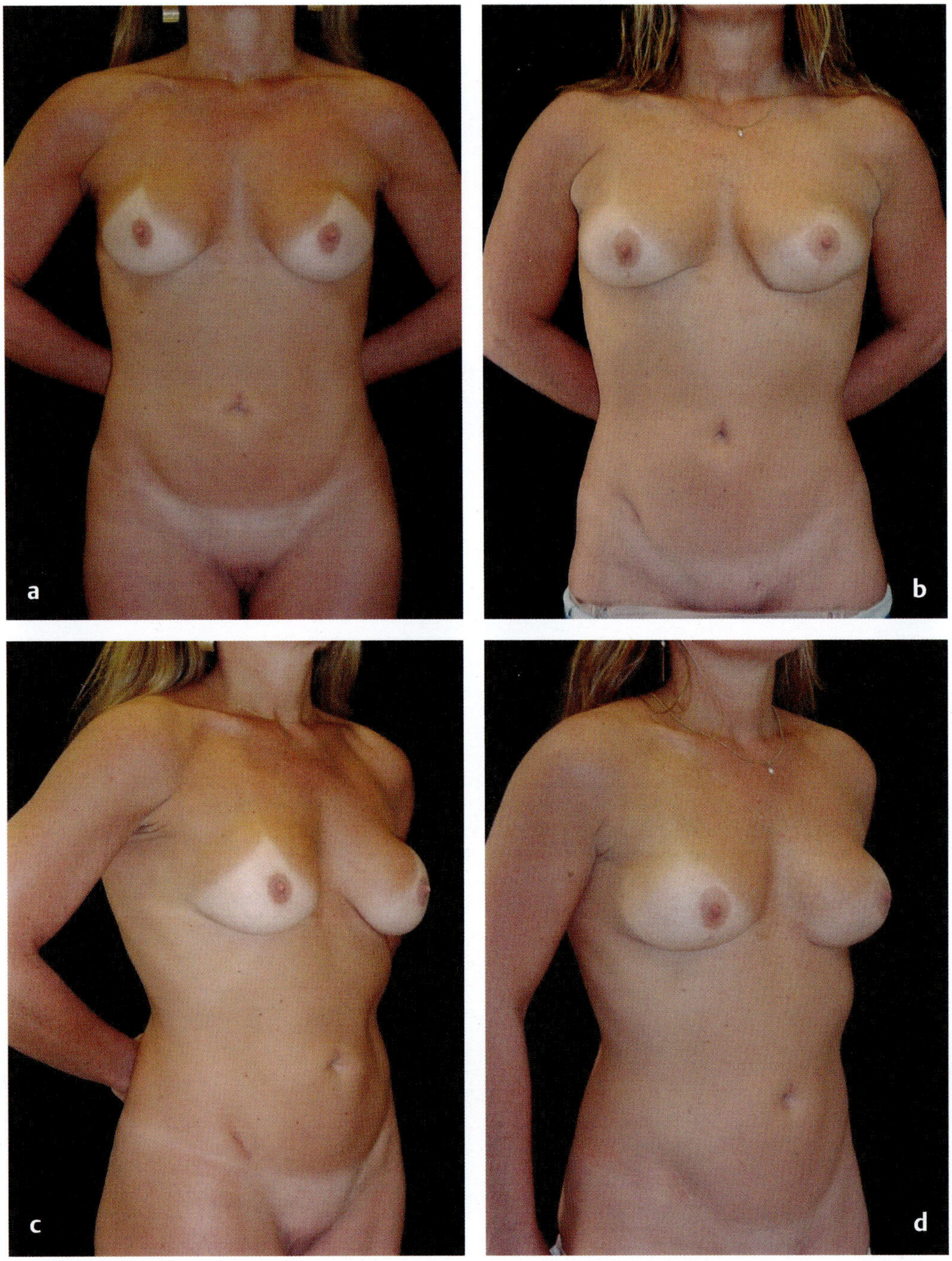

Fig. 21-7. Vistas frontal e meio perfil. Pré e pós-operatório de 14 meses em paciente de 38 anos. Queixava-se da flacidez abdominal superior pós-lipoaspiração e forma umbilical alargada decorrente da flacidez. Foi submetida à Mini-ART associadas à mastopexia. Nota-se a ocultação completa da cicatriz inframamária em posição ortostática e a diminuição da flacidez da pele, evidenciada pela nova forma e posição umbilical mais elevada.

PROBLEMAS E COMPLICAÇÕES

Foram poucas as complicações locais encontradas, e a quase totalidade delas foi relativa à cicatriz inframamária ou insuficiência do resultado.

Embora infrequentes, listo a seguir os problemas encontrados relativos à cicatriz inframamária:

- *Má posição cicatricial*: descida da cicatriz no sulco mamário. Quando ocorre isso se deve ao excesso de ressecção do retalho no local, com consequente tensão e posterior abaixamento da cicatriz ou ancoragem inadequada do retalho na aponeurose;
- *Alargamento da cicatriz*: provavelmente devido ao excesso de ressecção e consequente tensão da cicatriz;
- Hipertrofia cicatricial ou queloide; situação incomum quando respeitados os critérios de indicação;
- *Excesso de pele nas laterais das mamas (dobras)*: no caso em que o tamanho da incisão nos sulcos mamários é insuficiente para acomodar a extensão do retalho. Nesses casos talvez a melhor indicação fosse ART com incisão completa;
- *Duplo sulco mamário ou ausências de sulco mamário*: normalmente se deve à insuficiente fixação do sulco mamário na aponeurose profunda.

Na nossa experiência não há nenhum caso de seroma, infecção ou sofrimento cutâneo diagnosticado clinicamente no pós-operatório.

As complicações sistêmicas são incomuns por se tratar de cirurgia de rápida execução, com descolamento limitado de tecidos e que permite deambulação precoce.

DISCUSSÃO E CONCLUSÃO

A grande vantagem desta técnica é a possibilidade de corrigirmos a flacidez do andar superior da parede abdominal através de uma abordagem reduzida com as cicatrizes limitadas aos sulcos mamários.

Como proposto por Baroudi e Ferreira, em 1998, a fixação do retalho à aponeurose diminui drasticamente a ocorrência de seromas. Harlan e Todd Pollock, em 2000, a partir dos pontos de adesão propuseram agregar uma tração progressiva em direção à região suprapúbica para redistribuir a tensão em todo o retalho abdominal nas abdominoplastias clássicas. Denominaram essa técnica de *abdominoplastia* com *sutura tensional progressiva*. Entendemos que esse princípio seria de grande utilidade nas abdominoplastias reversas, pois a tração da porção superior do abdome e sua ampla fixação na aponeurose abdominal diminuem a tensão sobre a cicatriz na região inframamária, favorecendo a qualidade cicatricial e impedindo o deslocamento cicatricial no pós-operatório.

Acreditamos que as suturas contínuas facilitem o procedimento e diminuam o tempo operatório, mas entendemos que a técnica também poderá ser realizada com pontos separados, sem comprometimento do resultado.

A Mini-ART pode ser utilizada em associação a outros procedimentos, como, por exemplo, a lipoaspiração e a miniabdominoplastia (nos casos em que há excesso cutâneo infraumbilical). A possibilidade de utilização da mesma via de acesso faz da associação à cirurgia mamária um importante reforço na indicação. Pode ser associada à mamoplastia de aumento com próteses de silicone ou à mamoplastia de redução ou à mastopexia.

A possibilidade de associação à cirurgia de mama reforça a indicação da abdominoplastia reversa com incisão reduzida, sendo, muitas vezes, sugerida pelos próprios pacientes. Cabe salientar que, embora a simultaneidade com cirurgias de mamas seja um reforço da indicação, essa associação não deixa de ser um dificultador na confecção do novo sulco, pois, além da ressecção exata do excedente do retalho abdominal, somos obrigados a lidar com variáveis, como o peso da mama a ser remodelada e o excedente de pele a ser ressecado de cada mama.

Mamas de bases largas permitem incisões maiores nos sulcos mamários e aumentam a amplitude dos retalhos e os respectivos túneis, com a possibilidade de maior ressecção de pele junto à base mamária. Da mesma forma, o aumento mamário com implante de silicone simultaneamente à Mini-ART gera aumento da base mamária, maior ressecção e tração de pele. A presença de cicatriz anterior de boa qualidade nas mamas é um referencial importante quanto à qualidade cicatricial inframamária futura.

É comum a associação à lipoaspiração nos pacientes com lipodistrofia difusa ou localizada na parede abdominal, incluindo o retalho a ser descolado.

Por haver limitações das ressecções ao sulco mamário, para obtenção de resultados com boa qualidade estética, algumas vezes necessitamos associar à miniabdominoplastia. Nestes casos, a Mini-ART traciona superiormente o retalho, e a miniabdominoplastia o faz inferiormente. Essa associação de técnicas permite a obtenção de resultados de boa qualidade e com cicatrizes limitadas. Cabe salientar que também podemos empregar o princípio da sutura tensional contínua na miniabdominoplastia.

Observamos que quando seguidos os princípios propostos anteriormente para execução, a Mini-ART apresenta boa qualidade de resultados com baixo índice de complicações, sendo as intercorrências atribuídas à curva de aprendizado ou má indicação da técnica.

BIBLIOGRAFIA

Andrades P, Prado A, Danilla S, et al. Progressive tension sutures in the prevention of postabdominoplasty seroma: a prospective, randomized, double-blind clinical trial. Plast Reconstr Surg. 2007;120(4):935-46.

Avelar JM. Upper Abdominoplasty without panniculus undermining and resection. In: Avelar JM. Abdominoplasty: Without Panniculus Undermining and Resection. São Paulo: Editora Hipócrates. 2002.

Baroudi R, Ferreira CA. Seroma: how to avoid it and how to treat it. Aesthet Surg J. 1998;18(6):439-41.

Baroudi R, Keppke EM, Carvalho CG. Mammary reduction combined with reverse abdominoplasty. Ann Plast Surg. 1979;2(5):368-73.

Deos MF, Arnt RA, Gus EI. Tensioned reverse abdominoplasty. Plast Reconstr Surg. 2009;124(6):2134-41.

Halbesma GJ, van der Lei B. The reverse abdominoplasty: a report of seven cases and a review of English-language literature. Ann Plast Surg. 2008;61(2):133-7.

Khan UD. Risk of seroma with simultaneous liposuction and abdominoplasty and the role of progressive tension sutures. Aesthetic Plast Surg. 2008;32(1):93-9.

Marc D, Pacifico FRCS, Sanjay Mahendru MB, et al. Refining Trunk Contouring with Reverse Abdominoplasty, Aesthetic Surgery Journal. 2010;30(2):225-34.
Nahas FX, Ferreira LM, Ghelfond C. Does quilting suture prevent seroma in abdominoplasty? Plast Reconstr Surg. 2007;119(3):1060-4.
Pollock H, Pollock T. Progressive tension sutures: a technique to reduce local complications in abdominoplasty. Plast Reconstr Surg. 2000;105(7):2583-6.
Pollock TA, Pollock H. Progressive tension sutures in abdominoplasty: a review of 597 consecutive cases. Aesthet Surg J. 2012;32(6):729-42.
Rebello C, Franco T. Abdominoplasty through a submammary incision. Int Surg. 1977;62(9):462-3.
Yang X, Wang GH, Wang J, Xie HB. Correction of Contour Deformity Using Reverse Abdominoplasty Combined with Mini-Abdominoplasty. Chin Med J (Engl). 2018;131(15):1871-2.

Vídeo Aula

Vídeo Cirurgia

CAPÍTULO 22

MINILIPOABDOMINOPLASTIA E MID-LIPOABDOMINOPLASTA

João Erfon Almeida Ramos ▪ Claudio Mauricio M. Rodrigues ▪ Aleksandra Markovic

INTRODUÇÃO

A abdominoplastia é uma das cirurgias plásticas mais realizadas no mundo. Desde 2001, o autor sênior vem realizando a abdominoplastia com descolamento mínimo associada à lipoaspiração de todo o abdome e flancos, seguindo os princípios de Avelar, inicialmente em mini-abdominoplastia, depois ampliando para lipoabdominoplastia completa, descrita por Saldanha.

Avelar descreveu a associação da miniabdominoplastia com a lipoaspiração em toda a área do abdome e flancos sem descolamento, preservando as estruturas anatômicas nesta área.

Saldanha introduziu a lipoabdominoplastia, associando a abdominoplastia completa à lipoaspiração superficial e profunda de todo o abdome, com preservação dos vasos perfurantes musculocutâneos abdominais no abdome superior.

A técnica de miniabdominoplastia, como descrita por Farid e Uebel, considera cicatrizes pequenas no abdome inferior e quase sempre limitadas à região púbica e sem incisões umbilicais.

Neste capítulo apresentaremos uma proposta de classificação das lipoabdominoplastias segundo a extensão das cicatrizes. Como modificações da técnica original, apresentamos uma proposta pessoal de marcação para ressecção dos tecidos, uma plicatura da fáscia transversal no abdome inferior e uma ressecção transversal sistemática de parte do púbis. A lipoabdominoplastia é a indicação de eleição para todos os nossos pacientes em que anteriormente indicávamos abdominoplastia clássica.

INDICAÇÕES E CLASSIFICAÇÃO

Os pacientes são avaliados no pré-operatório e classificados em quatro grupos:

- *Grupo 1 (G1)*: pacientes com lipodistrofia de abdome e/ou de flancos, sem flacidez cutânea e sem diástase dos músculos retos abdominais;
- *Grupo 2 (G2)*: pacientes com lipodistrofia de abdome e/ou de flancos, com pequena flacidez cutânea suprapúbica, umbigo posicionado de modo que é impossível baixar o retalho cutâneo abdominal superior até o púbis, com ou sem diástase dos músculos retos abdominais;
- *Grupo 3 (G3)*: lipodistrofia de abdome e/ou flancos, flacidez cutânea maior que no grupo anterior, incluindo regiões suprapúbica e supraumbilical, umbigo em posição no abdome com impossibilidade de baixar o retalho cutâneo abdominal superior até o púbis, com ou sem diástase muscular abdominal;
- *Grupo 4 (G4)*: pacientes com lipodistrofia de abdome e flancos com grande flacidez cutânea abdominal, diástase dos músculos retos abdominais, umbigo em posição que permite tracionar o retalho cutâneo abdominal superior até o púbis, preservando uma adequada extensão deste (em torno de 6 cm) sem necessidade de cicatriz vertical suprapúbica.

A indicação do procedimento cirúrgico varia de acordo com cada grupo:

- G1: apenas a lipoaspiração;
- G2: minilipoabdominoplastia;
- G3: mid-lipoabdominoplastia;
- G4: lipoabdominoplastia completa.

Contraindicamos cirurgias em pacientes com índice de massa corporal (IMC) maior que 30 e/ou doenças crônicas graves.

TÉCNICA CIRÚRGICA

No pré-operatório são solicitados exames de sangue e urina, ultrassonografia da parede abdominal, radiografia de de tórax e avaliação cardiológica. Eventualmente, quando indicados, incluem-se o ecodoppler arterial/venoso dos membros inferiores e a espirometria.

Todos os pacientes são fotografados no dia da cirurgia. Com o paciente em posição ortostática, realizamos a marcação de todas as áreas que serão submetidas à lipoaspiração.

Após anestesia geral, antissepsia e colocação dos campos cirúrgicos, continuamos com as marcações das incisões indicadas para cada grupo cirúrgico (Fig. 22-1).

Realizamos uma marcação própria, diferente das demais, com ressecção de tecido na parte central do abdome inferior, sem prejuízo de estruturas anatômicas importantes, permitindo uma boa visualização da fáscia muscular nesta área. Também introduzimos uma plicatura da fáscia transversal no abdome inferior e uma ressecção transversal sistemática de parte do púbis. Temos indicado a lipoabdominoplastia para todos os pacientes com indicação cirúrgica de abdominoplastia.

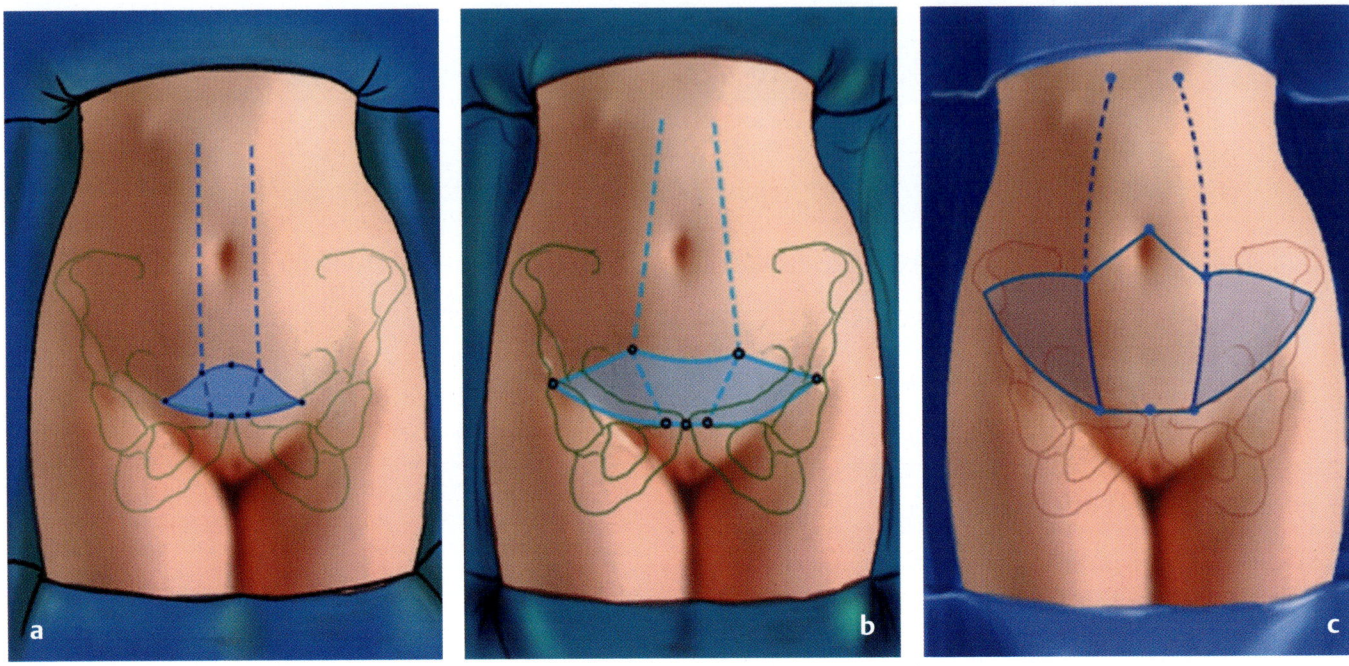

Fig. 22-1. Planejamento das incisões. (**a**) Marcação para minilipoabdominoplastia. (**b**) Marcação para mid-lipoabdominoplastia (**c**) Marcação para lipoabdominoplastia completa.

Minilipoabdominoplastia

Desde 2001, para os casos de miniabdominoplastia, temos realizado a abdominoplastia com lipoaspiração associada em todo o abdome e flancos, sem descolamento, como descrito por Avelar.

Entretanto, acrescentamos duas modificações:

1. Uma exérese de tecido na área central do abdome inferior até a fáscia muscular para reduzir a quantidade de fáscia superficial e tecido conjuntivo no abdome inferior;
2. Um descolamento mínimo até 2 cm lateral às bordas mediais dos músculos retos abdominais, entre o umbigo e o apêndice xifoide, para realizar uma plicatura com boa visão da aponeurose.

A incisão é realizada na área do púbis, sem incisão na cicatriz umbilical. O ponto central do púbis é marcado distando 6 cm da fúrcula vaginal e, a partir deste, uma linha é marcada transversalmente até as extremidades laterais do púbis, fazendo uma pequena angulação superior nos seus 2 cm finais. Se a marcação ficar além da borda superior do púbis, deve ser colocada neste e, se ficar aquém, uma pubectomia transversal é indicada. O termo pubectomia transversal vem sendo descrito pelo autor, por entender que uma redução na extensão do púbis favorece a manutenção das cicatrizes desta região bem posicionadas, evitando as desagradáveis cicatrizes altas (Fig. 22-2). A necessidade de ressecção cutânea será avaliada de acordo com cada caso, e um ponto será determinado na linha média anterior entre o umbigo e o púbis. Partindo deste ponto, um semicírculo de convexidade superior será marcado em direção às extremidades laterais do púbis. Duas linhas oblíquas são utilizadas, para dividir a área marcada em três segmentos, saindo do semicírculo, simetricamente em relação à linha alba e em direção inferior até 2 cm lateralmente ao ponto central do púbis, concluindo a marcação.

Mid-Lipoabdominoplastia

O termo Midabdomen Abdominoplasty foi utilizado por Stuckey, em 1979, para descrever uma cirurgia para exérese de pele no abdome, através de uma incisão transversal em elipse envolvendo a cicatriz umbilical, sob anestesia local. Desde 2001, temos usado o termo mid-lipoabdominoplastia para os casos em que é impossível baixar o retalho cutâneo abdominal superior e que requerem maior exérese de pele do que na minilipoabdominoplastia. As principais indicações são aquelas pacientes que não aceitam incisões verticais suprapúbicas e/ou cicatrizes abdominais muito altas. Nestes casos, recomendamos a manutenção de uma adequada distância do umbigo até o púbis para um bom resultado estético, evitando posicionamento muito baixo e inadequado do umbigo. Sugerimos realizar a convexidade da linha de marcação superior para baixo, ao contrário da marcação na minilipoabdominoplastia (convexidade para cima).

As incisões são iniciadas como no grupo anterior e estendidas além do púbis de acordo com a necessidade de exérese cutânea de cada paciente, mas sem incisão umbilical, como na minilipoabdominoplastia. O ponto central do púbis é marcado distando 6 cm da fúrcula vaginal. Se este ponto ficar além da borda superior do púbis, deve ser colocado neste último, e se ficar aquém, uma pubectomia transversal é planejada. Partindo do ponto central do púbis, um segmento de reta é marcado transversalmente até a extremidade lateral do púbis, para cada lado. Avaliada a extensão de pele a ser ressecada, um ponto é marcado na linha alba, entre o umbigo e o púbis, a uma adequada distância do umbigo (em média 6 a 8 cm). Partindo deste ponto um semicírculo é marcado para cada lado, com a convexidade inferior, estendendo-se lateralmente nas

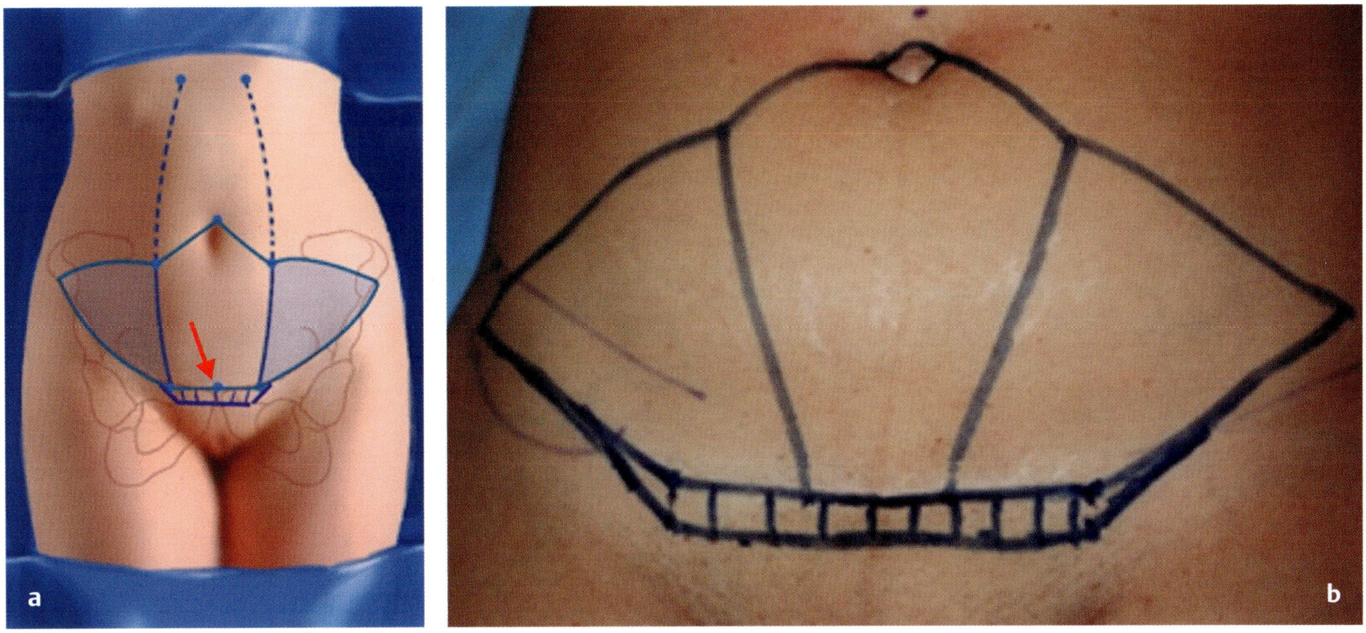

Fig. 22-2. (a,b) Panejamento para pubectomia transversal parcial.

mesmas dimensões das linhas marcadas no púbis. Das extremidades laterais deste semicírculo, de cada lado, são traçados dois segmentos de retas: um unindo-a à extremidade lateral da linha marcada no sulco abdominal inferior, e outro oblíquo, em direção à linha transversa do púbis e a 2 cm lateralmente ao ponto central deste, dividindo a área marcada no abdome inferior em 3 segmentos (Fig. 22-3).

Lipoabdominoplastia Completa

Para lipoabdominoplastia completa, utilizamos também as marcações já descritas anteriormente, chamando a atenção para a preservação dos vasos epigástricos inferiores e circunflexos ilíacos superficiais como circulação acessória para esta área. A manutenção da anastomose dos vasos epigástricos inferiores com os vasos epigástricos superficiais e dos vasos circunflexos ilíacos superficiais com os seus homônimos profundos, constitui uma importante circulação acessória não só na lipoabdominoplastia completa, como também na mid-lipoabdominoplastia e minilipoabdominoplastia, reduzindo a chance de necroses dos retalhos cutâneos, achado depois confirmado pelos estudos anatômicos de Almeida.

A técnica contempla maior exérese cutânea que os grupos anteriores e inclui incisão na cicatriz umbilical. A marcação das incisões inferiores é semelhante à da mid-lipoabdominoplastia, descrita anteriormente. Depois a incisão umbilical é marcada em forma de um losango. A partir do ponto superior do umbigo, um segmento de reta é marcado, de cada lado, simetricamente, com as mesmas dimensões dos segmentos marcados no púbis, e um pouco inclinados para baixo. Das extremidades laterais, destes dois segmentos, duas outras linhas saem, bilateralmente: uma unindo-se à extremidade lateral da marcação do sulco abdominal inferior, e outra, oblíqua, segue em direção inferior, até 2 cm lateralmente ao ponto central do púbis, completando a marcação e dividindo o abdome inferior em 3 áreas. Após a marcação, o tecido subcutâneo do abdome e flancos é infiltrado usando uma solução de adrenalina com soro fisiológico na relação de 1 mL/1.000 mL. Utilizamos no máximo 2 litros desta solução. A cirurgia começa pela lipoaspiração de toda a área marcada, incluindo os flancos. A lipoaspiração, superficial e profunda, começa pelos triângulos laterais no abdome inferior. O bloco central, desta região, não precisa ser aspirado. Em seguida as incisões cutâneas são realizadas, bem como a cicatriz umbilical é incisada e individualizada. É realizada exérese de pele total nos triângulos laterais inferiores, preservando a fáscia superficial, bem como as estruturas anatômicas importantes destas áreas. O bloco central é ressecado até a aponeurose muscular. Isolada a cicatriz umbilical, a dissecção do túnel para plicatura é realizada até o apêndice xifoide, atingindo no máximo 2 cm lateralmente à borda medial dos músculos retos abdominais, para preservação dos vasos perfurantes dos músculos cutâneos da parede abdominal. Após hemostasia, a plicatura na fáscia muscular é realizada com fio mononáilon 0, duplo, com pontos separados em "x", indo do apêndice xifoide até o púbis. A cicatriz umbilical é fixada à parede abdominal apenas com dois pontos, superior e inferior, e deixado em torno de 1 cm livre da aponeurose muscular. Após a plicatura da aponeurose, é realizada a aproximação da fáscia superficial no abdome inferior, com fio mononáilon incolor 3.0, em sutura separada ou contínua. Neste momento a paciente é posicionada em posição de Fowler, e o retalho cutâneo abdominal superior é tracionado para baixo e fixado ao púbis. As cinco primeiras suturas são realizadas com pontos separados e fio mononáilon 0. Agora uma incisão em "v" é marcada na linha alba para extrusão umbilical. Incisada a pele, a lingueta superior do "v" é amputada, e o umbigo fixado com pontos de mononáilon incolor 4.0, tomando um formato mais longitudinal. A sutura do retalho cutâneo abdominal é realizada com mononáilon incolor 3.0 ou Monocryl 3.0, em pontos separados. Quando necessário, antes dos últimos pontos, lipoaspiração complementar pode ser realizada. Como não

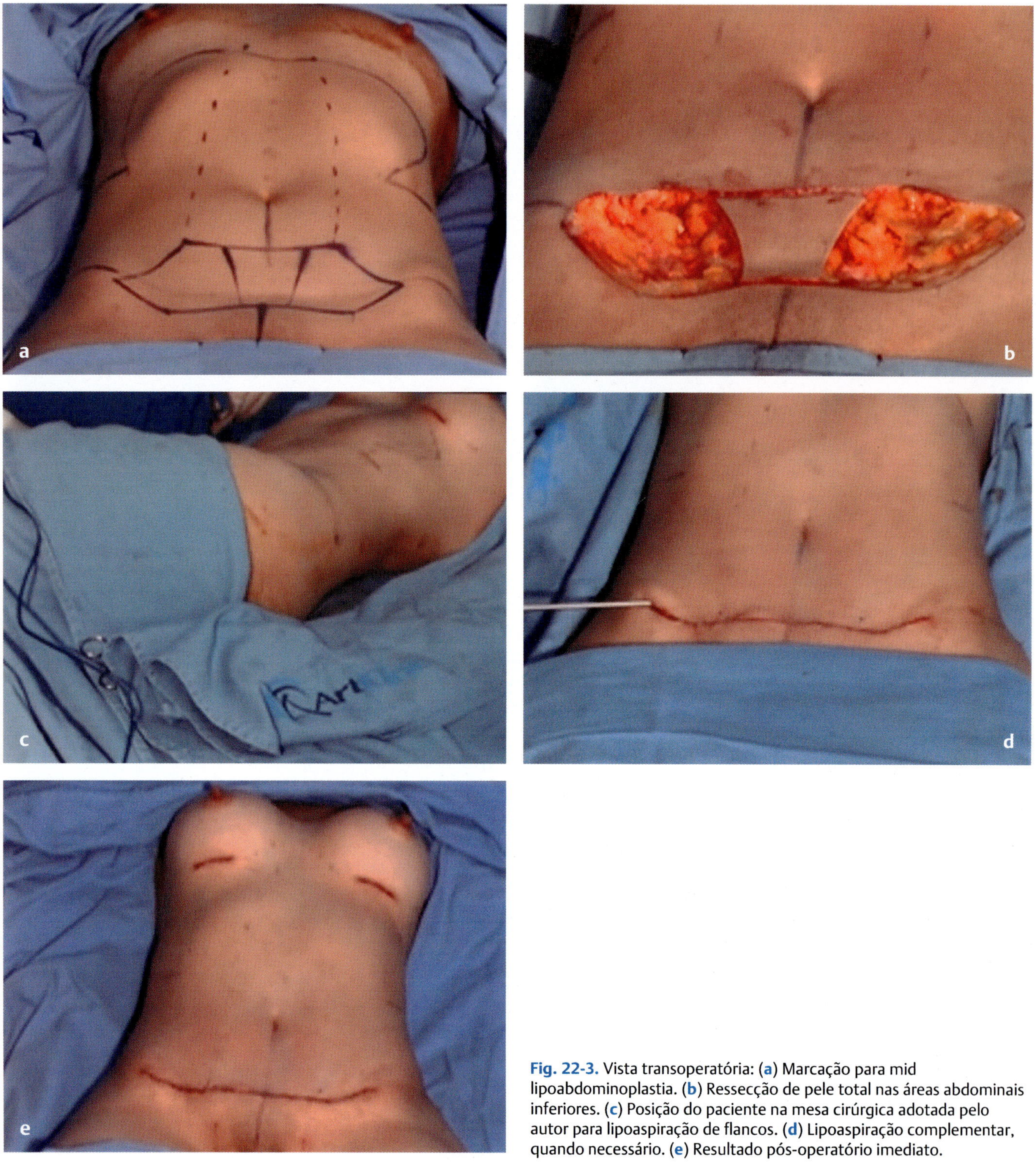

Fig. 22-3. Vista transoperatória: (**a**) Marcação para mid lipoabdominoplastia. (**b**) Ressecção de pele total nas áreas abdominais inferiores. (**c**) Posição do paciente na mesa cirúrgica adotada pelo autor para lipoaspiração de flancos. (**d**) Lipoaspiração complementar, quando necessário. (**e**) Resultado pós-operatório imediato.

há "espaço morto", drenos não são usados. Ao término da cirurgia o curativo é feito com gaze simples, gaze acolchoada e cinta elástica com pressão mínima ou sem nenhuma pressão.

CUIDADOS TRANS E PÓS-OPERATÓRIOS

Antibióticos são administrados na indução anestésica e continuados por sete dias. Compressor pneumático em membros inferiores é utilizado desde o início da cirurgia e mantido durante as primeiras 24 horas de internação hospitalar, bem como sonda vesical. Recomenda-se o uso de meias elásticas até 21 dias de pós-operatório. Heparina de baixo peso molecular, 40 mg por dia, iniciando no final da cirurgia, mantendo até 10 dias de pós-operatório. Deambulação precoce e boa hidratação trans e pós-operatória. Uso da cinta elástica por dois meses. Drenagem linfática no pós-operatório.

COMPLICAÇÕES

Em uma revisão de 1.004 pacientes operados em 10 anos (795 casos de lipoabdominoplastia completa, 112 de minilipoabdominoplastia e 97 de mid-lipoabdominoplastia (Figs. 22-4 a 22-6), encontramos como complicações: seromas (0,4%), hematomas localizados (0,3%), necrose cutânea na extremidade distal do retalho cutâneo abdominal (0,2%) e hipertrofia cicatricial (2,0%). Houve necessidade de lipoaspiração complementar após 6 meses, para melhorar os resultados estéticos e obter maior satisfação dos pacientes em 5% dos casos.

Ocorreu um caso de alergia à clorexidina degermante em toda a área de antissepsia, com queimadura de segundo grau em algumas áreas e primeiro grau na maioria delas. A paciente necessitou internação hospitalar para tratamento e ficou com algumas manchas na pele, como sequela.

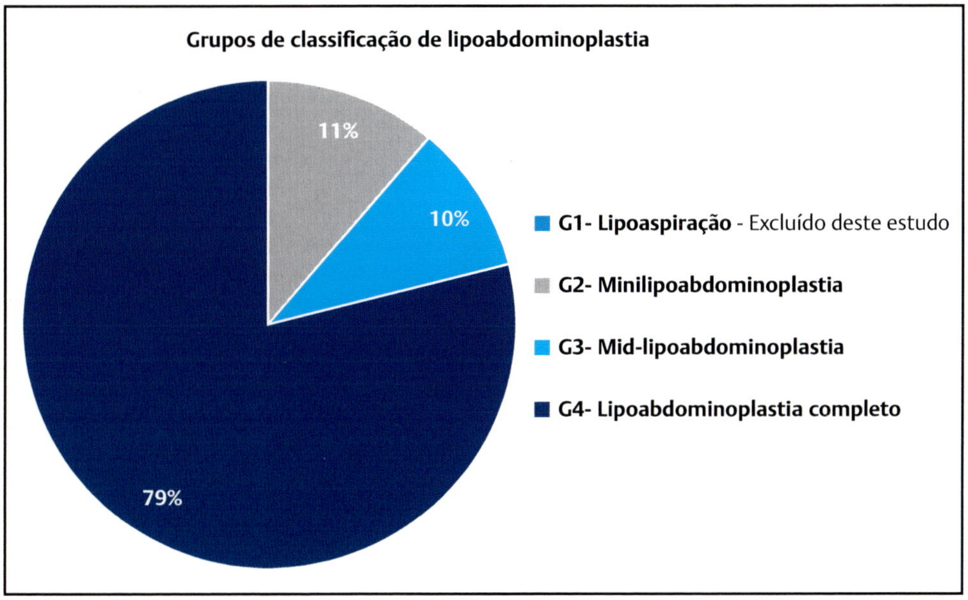

Fig. 22-4. Gráfico dos grupos de lipoabdominoplastia classificados pelo autor.

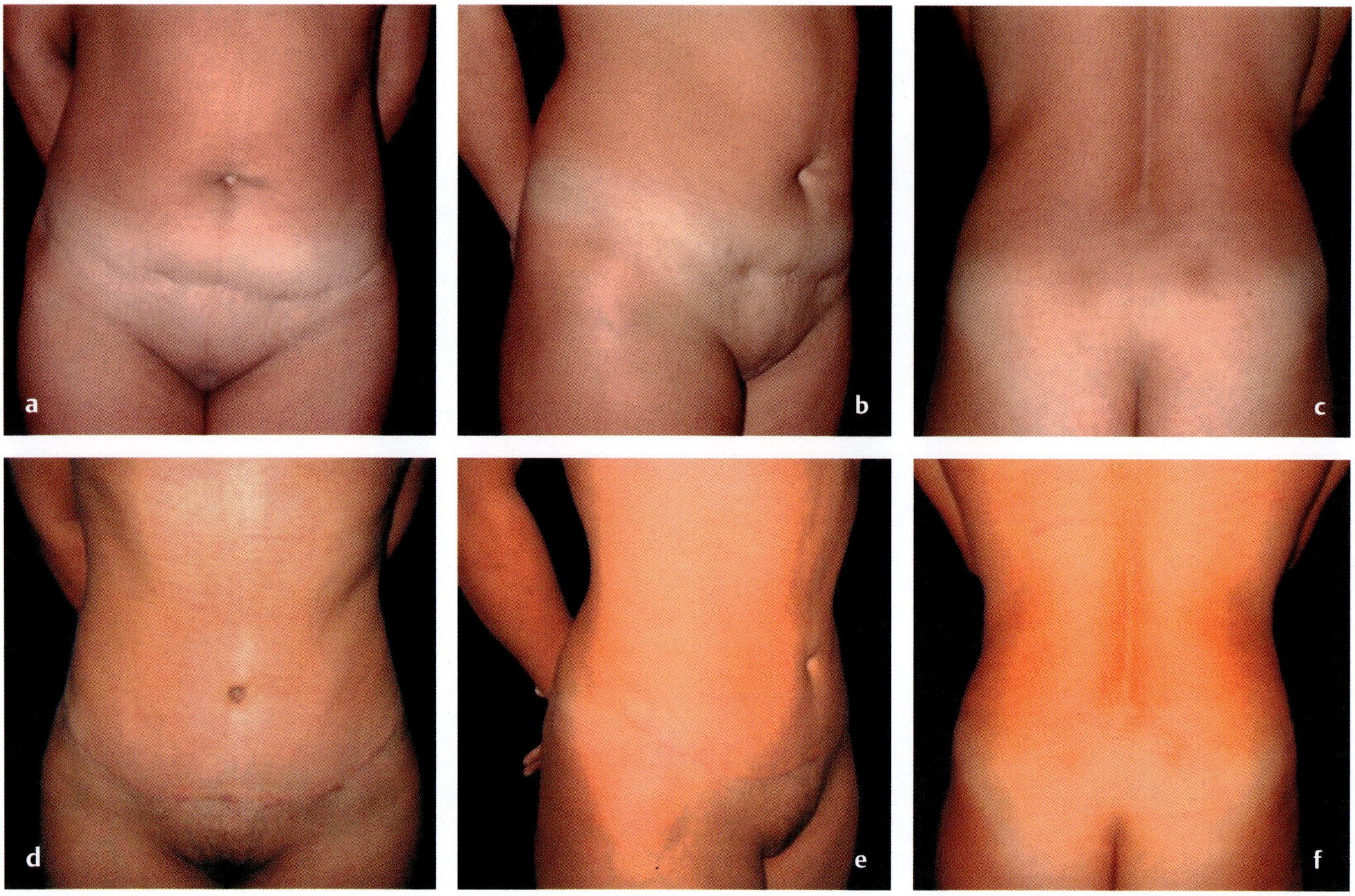

Fig. 22-5. Paciente submetida à Lipoabdominoplastia completa, secundária à cirurgia anterior realizada noutro Serviço: (a-c) Vista pré-operatória. (d-f) Resultado final 1 ano depois.

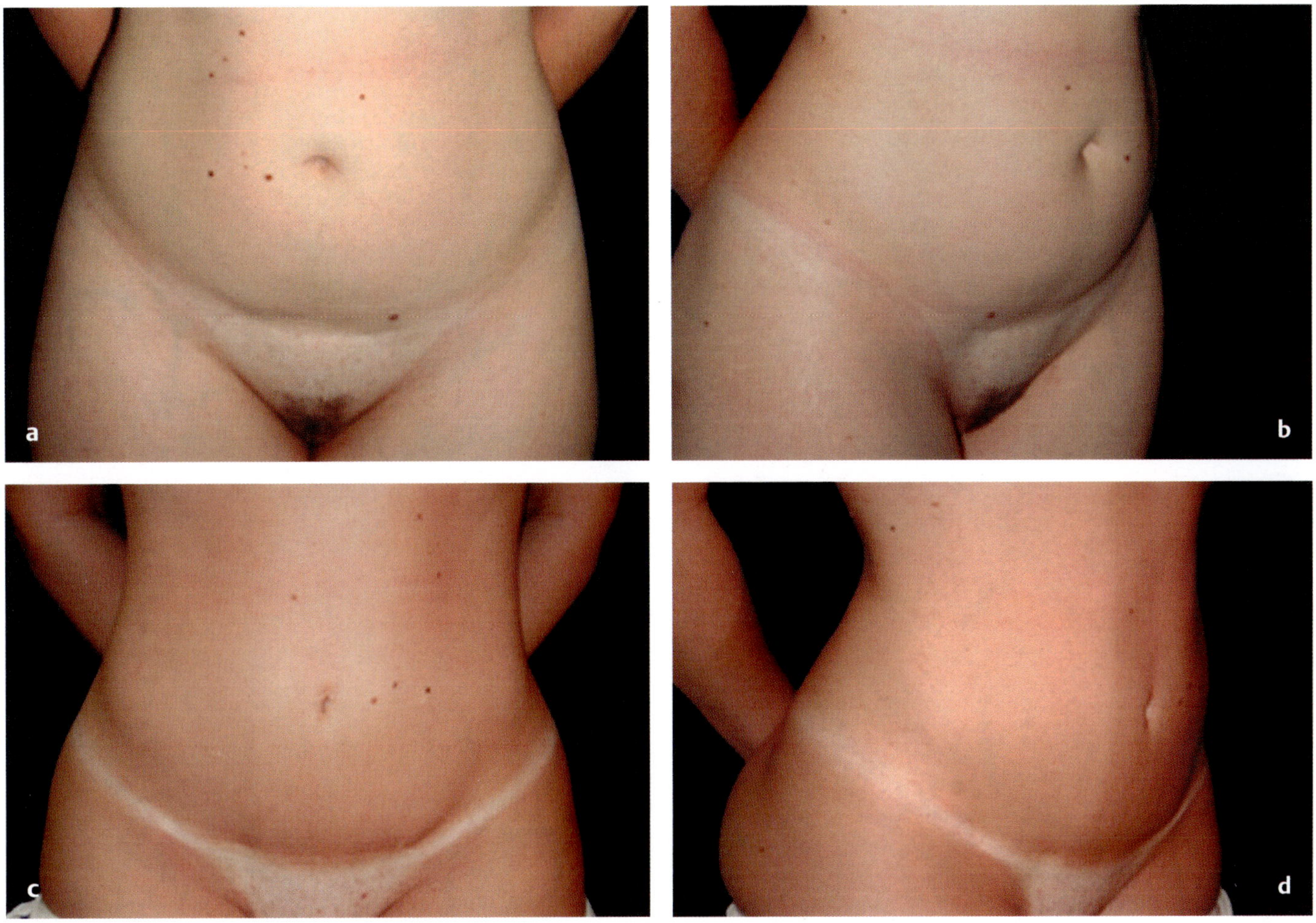

Fig. 22-6. Paciente submetida à mid lipoabdominoplastia: (a,b) Vista pré-operatória. (c,d) Resultado 11 (onze) anos depois.

CONCLUSÃO

A lipoabdominoplastia constitui a maior evolução na cirurgia de abdome nos últimos sessenta anos, combinando a abdominoplastia e a lipoaspiração. Os princípios de descolamento mínimo, lipoaspiração adequada com preservação dos vasos perfurantes musculocutâneos abdominais, manutenção da fáscia superficial nas áreas de exérese de pele melhoraram muito os resultados estéticos, quando comparados à abdominoplastia tradicional.

Salientamos o uso do termo mid-lipoabdominoplastia, para aqueles casos em que se faz necessária maior exérese de pele em relação à minilipoabdominoplastia, quando é impossível baixar o retalho cutâneo abdominal superior até o púbis, sem incisão umbilical, evitando as indesejáveis cicatrizes verticais suprapúbicas.

Percebemos, ao longo do tempo, uma redução nas complicações quando comparamos a lipoabdominoplastia à técnica de abdominoplastia tradicional antes utilizada.

BIBLIOGRAFIA

Abdominoplastia por sistema vascular fechado associado à lipoaspiração. Apresentado na XVI Jornada Norte-Nordeste de Cirurgia. Plástica. Costa do Sauípe, Bahia – Brasil. 2016.

Almeida CLA, Vieira LFDF, Leite LAS, et al. Importância da preservação da artéria ilíaca circunflexa superficial do abdome na prevenção das necroses da parede abdominal em pacientes submetidas a miniabdominoplastias: estudo anatômico cirúrgico descritivo prospectivo. Rev Bras Cir Plast. 2016;31(2):178-85.

Avelar JM. Anatomy of the abdominal panniculus. In: Avelar JM (Ed.) Abdominoplasty without panniculus undermining and resection. São Paulo: Hippócrates. 2002. p. 59-86.

Avelar JM. Uma nova técnica de abdominoplastia: sistema vascular fechado de retalho subdérmico dobrado sobre si, combinado com lipoaspiração. Rev Bras Cir. 1999;6:3-20.

Baroudi R, Ferreira CA. Seroma: how to avoid it and how to treat it. Aesthet Surg J. 1998;18(6):439-41.

Carlos C. Reto do Abdome – Anatomia Cirúrgica. In: Hochberg J (Ed.). Retalhos. Rio de Janeiro, Brasil: Medsi. 1990:567-74.

Erfon J, Mauricio C. Plication of the Abdominal Wall in Lipoabdominoplasty. In: Avelar JM (Ed.), New Concepts on Abdominoplasty and Further Applications. Switzerland: Springer. 2016. p. 303-15.

Erfon J. Abdominoplastia por sistema vascular fechado associado à lipoaspiração. Apresentado na XVI Jornada Norte-Nordeste de Cirurgia. Plástica. Costa do Sauípe – Bahia, Brasil. 2001.

Erfon J. Abdominoplasty through a closed vascular system associated to liposuction: Avelar's technique. In: Avelar JM (Ed.). Abdominoplasty. São Paulo, Brasil: Hipócrates. 2002. p. 299-307.

Erfon J. Abdominoplasty with Liposuction and Minimal Undermining. 11th Espras Congress. Book of Abstracts. Greece: Rhodes. 2009. p. 291-4.

Erfon J. Abdominoplasty with Liposuction and Minimal Undermining. Rev Bras Cir Plást. 2011;26(1):116-20.

Faria Correa MA. Robotic Procedure for Plication of the Muscle Aponeurotic Abdominal Wall. In Avelar JM (Ed.), New Concepts on Abdominoplasty and Further Applications. Switzerland: Springer. p. 161-77.

Faria Corrêa MA. Videoendoscopic Abdominoplasty (Subcutaneoscopy). Rev Bras Cir Plást. 1992;7:32-4.

Hakme F. Abdominoplasty: Peri- and Supraumbilical Lipectomy Aesthetic Plastic Surgery. 1983;7:213-20.

Nahas FX, Ferreira LM. Concepts on correction of the musculoaponeurotic layer in abdominoplasty. Clin Plastic Surgery. 2010;37(3):527-38.

Nahas FX. Advancement of the External Oblique Muscle Flap to Improve Waistline: A Study in Cadavers. Plastic Reconstr Surg. 2001;108(2):550-5.

Saldanha OR, Pinto EB, Matos Jr. WN, et al. Lipoabdominoplasty without undermining. Aesthet Surg J. 2001;21(6):518-26.

Stuckey JG. Midabdomen Abdominoplasty. Plastic Reconstructive Surgery. 1979:333-5.

Uebel CO. Cirurgia do abdome associada à lipoescultura. In: Tourniex AAB (Ed.). Atualização em Cirurgia Plástica Estética. São Paulo, Brasil: Robe Editorial. 1994. p. 483-9.

Uebel CO. Lipoabdominoplasty: Revisiting the Superior Pull-Down Abdominal Flap and New Approaches. Aesthetic Plastic Surgery. 2009;33:366-76.

Vídeo Aula

MINIABDOMINOPLASTIA COM DESINSERÇÃO DO PEDÍCULO UMBILICAL E ABDOMINOPLASTIA COM INCISÃO PRÉVIA SUPRAUMBILICAL

CAPÍTULO 23

Carlos Oscar Uebel

INTRODUÇÃO

As abdominoplastias tiveram uma evolução muito expressiva nos últimos anos. Desde as técnicas publicadas por Callia e Pitanguy e, posteriormente, por Pontes, Avelar, Saldanha, Cardoso de Castro, Storck e Nahas. Várias modificações e melhoramentos foram introduzidos entre os quais a miniabdominoplastia com a desinserção da cicatriz umbilical apresentada e publicada por nós, em 1987, e a abdominoplastia com incisão prévia supraumbilical, também publicada na década de 1980.

MINIABDOMINPLASTIA COM DESINSERÇÃO DO PEDÍCULO UMBILICAL

Nesta técnica a cirurgia está indicada àqueles pacientes que tenham preferencialmente os seguintes aspectos anatômicos:

- Longilínea;
- Pele de boa elasticidade;
- Diástase dos músculos retos abdominais;
- Longa distância entre a cicatriz umbilical e a região suprapúbica.

Planejamento

Após o exame físico do abdome solicita-se que a paciente tome a posição sentada, quando se faz a avaliação do excesso de pele e tecido adiposo. É identificado o limite da prega inguinal e se desenha uma elipse de pele na região suprapúbica distando 6 a 7 cm da vertente dos grandes lábios. Esta elipse pode-se estender mais para as espinhas ilíacas, dependendo da flacidez abdominal de cada paciente (Figs. 23-1 e 23-2).

Anestesia

Normalmente nossa equipe de anestesistas sugere anestesia geral com propofol ou anestesia epidural com cateter. Uma solução analgésica é preparada para administração pós-operatória pela bomba de infusão. Botas de retorno venoso ou meias de compressão são aplicadas nos membros inferiores para prevenir tromboembolismo venoso.

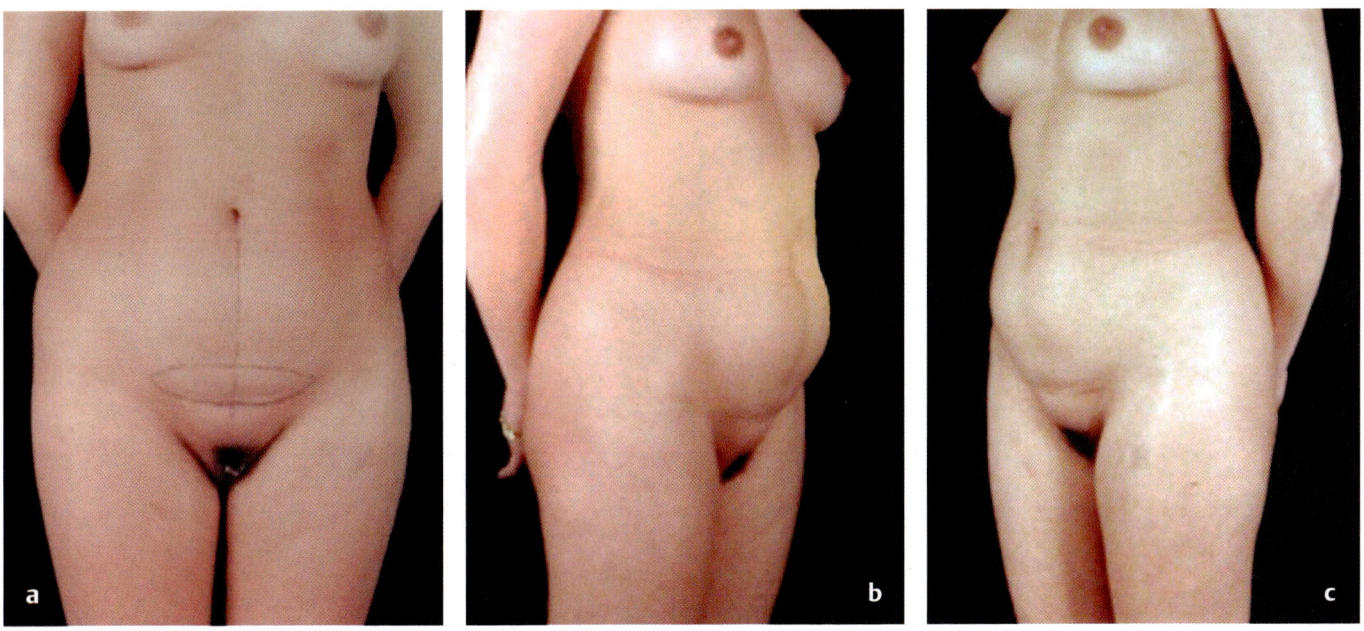

Fig. 23-1. (a-c) Sequência mostrando avaliação da paciente de 43 anos que apresenta abdome globoso, diástase dos retos, grande distância entre a cicatriz umbilical e o púbis, lipodistrofia da parede abdominal e pele de boa elasticidade. Boa candidata para o miniabdome com desinserção do umbigo.

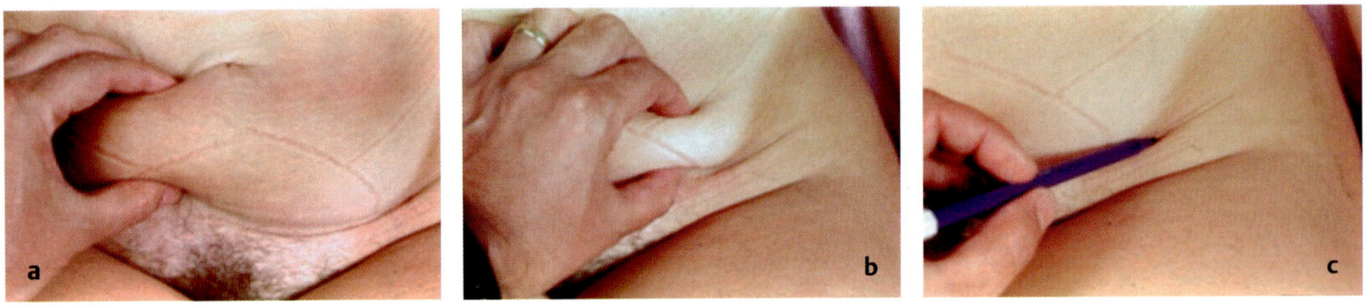

Fig. 23-2. (a-c) Sequência mostrando paciente em posição sentada para avaliação da lipodistrofia e da elipse de pele a ser removida.

Cirurgia

Assepsia de toda região abdominal com clorexidina alcóolica, infiltração de toda área a ser abordada com solução salina e adrenalina a 1:500.000, o que diminui substancialmente o sangramento transoperatório. Lipoaspiração de todas as áreas de lipodistrofia. Exérese da elipse previamente desenhada, descolamento de um túnel que se estende da região suprapúbica até o apêndice xifoide. A largura deste túnel pode variar de paciente para paciente ao redor de 8 a 15 cm, mantendo-se intactos os feixes neurovasculares nos seus flancos. Atingindo o pedículo do umbigo este é seccionado em sua base com tesoura, tomando-se o cuidado de não atingir uma eventual hérnia peri-umbilical (Figs. 23-3 a 23-5). Para esta manobra é importante utilizar um longo afastador, descrito por Storck, que simplifica a abordagen em toda sua extensão. É feita a plicatura da diástase dos retos abdominais com fio inabsorvível 3-0 sempre de cima para baixo. O novo sítio do umbigo é delimitado normalmente por uma linha horizontal entre ambas as espinhas ilíacas anteriores, podendo se situar 2 a 4 cm abaixo do seu sítio original em que se faz sua reinserção com náilon monofilamentar 4-0 (mononáilon 4-0) (Fig. 23-6). Quando necessário fazemos pontos de adesão e de tração descritos por Baroudi em toda extensão da parede abdominal e com isso evitando formação de hematomas e seromas. A elipse é suturada com fios de náilon 4-0 em seu subcutâneo e complementado com uma sutura intradérmica com fio de poliglecaprone (Monocryl 4-0). Mesmo com pontos de adesão recomendamos deixar dreno de sucção (Portovac) por 24 horas para uma eventual drenagem superiores a 30 a 50 mL de secreção serossanguinolenta. Curativo com fitas adesivas (micropore), algodões envoltos em gazes (apósitos) e cinta modeladora de média compressão. Paciente é encaminhada à sala de recuperação em posição de Fowler recebendo alta hospitalar no dia seguinte.

Pós-Operatório

Os drenos são retirados no dia seguinte, e a paciente começa a deambular precocemente, curvada nos primeiro 6 dias e voltando gradativamente para a posição ereta. Recomendamos manter a cinta elástica por 30 dias e só então retornar à academia com exercícios leves e moderados.

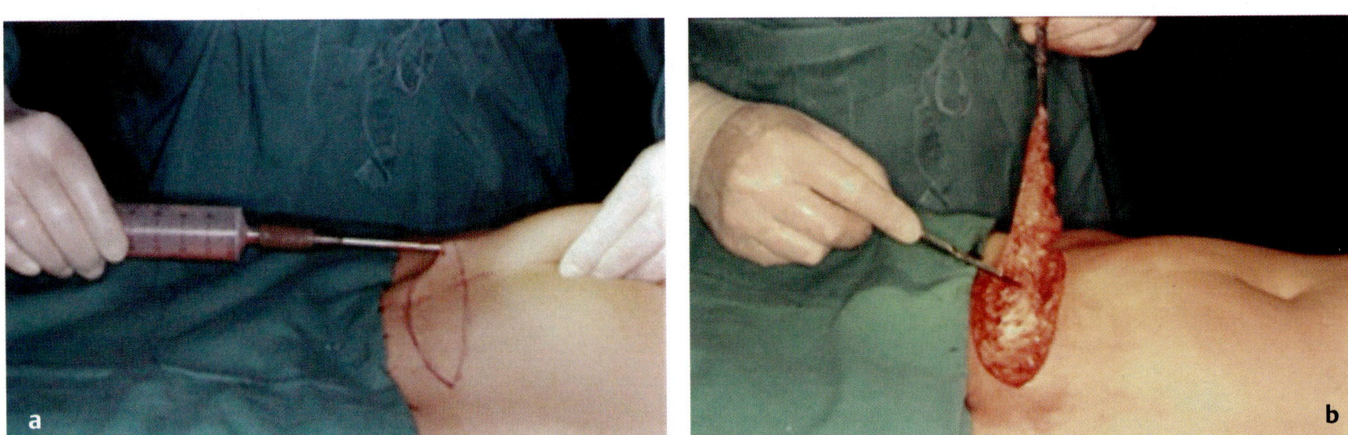

Fig. 23-3. (a,b) Imagens transoperatórias de lipoaspiração da parede abdominal e exérese da elipse previamente demarcada.

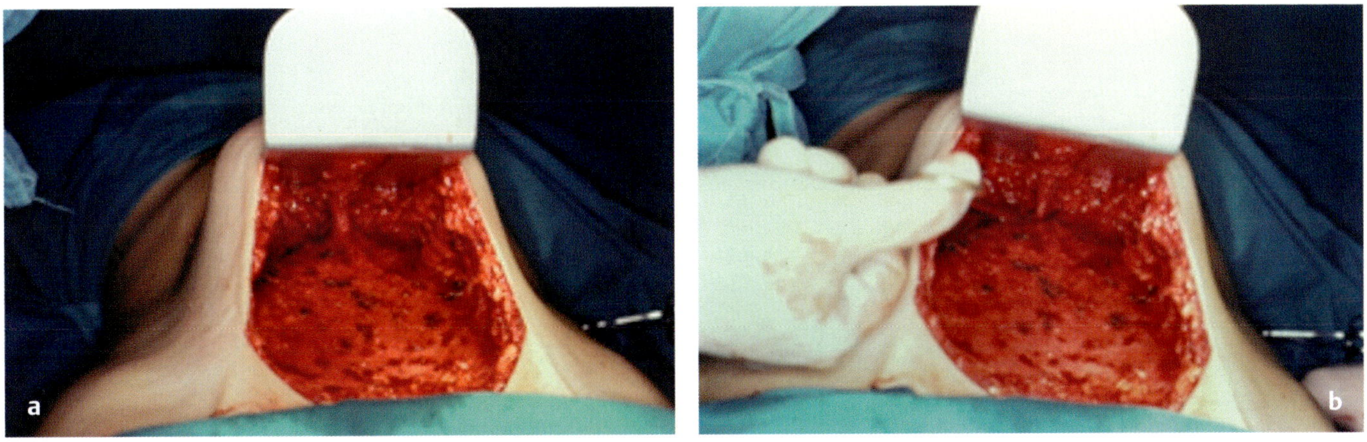

Fig. 23-4. (a,b) Imagens transoperatórias de descolamento do túnel até a região do apêndice xifoide e secção do pedículo umbilical.

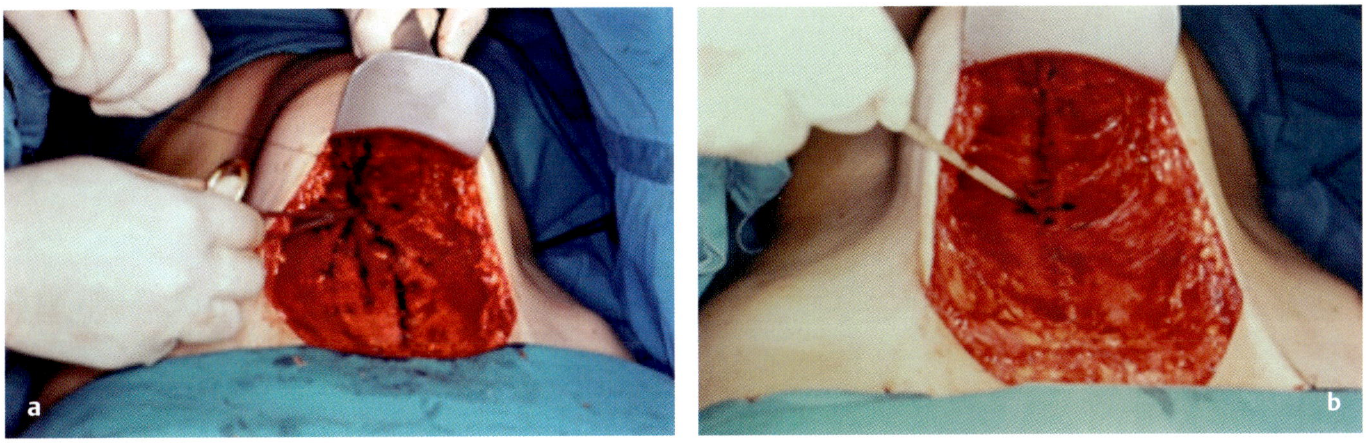

Fig. 23-5. (a,b) Imagens transoperatórias de plicatura da aponeurose dos grande retos abdominais ao redor de 6 a 8 cm da diástase com mononáilon 3-0. Localização do novo sítio do umbigo mantendo nas bordas laterais do túnel todos os feixes neurovasculares importantes para a nutrição da parede abdominal.

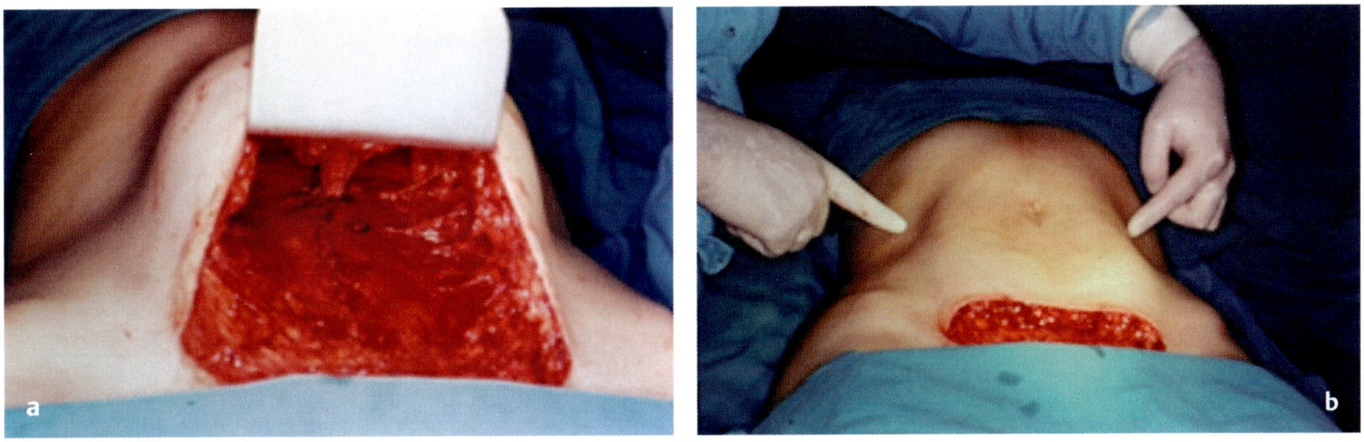

Fig. 23-6. (a,b) Imagens transoperatórias de reinserção da cicatriz umbilical 2 cm abaixo de seu antigo sítio e logrando 8 cm de cintura abdominal.

Resultados

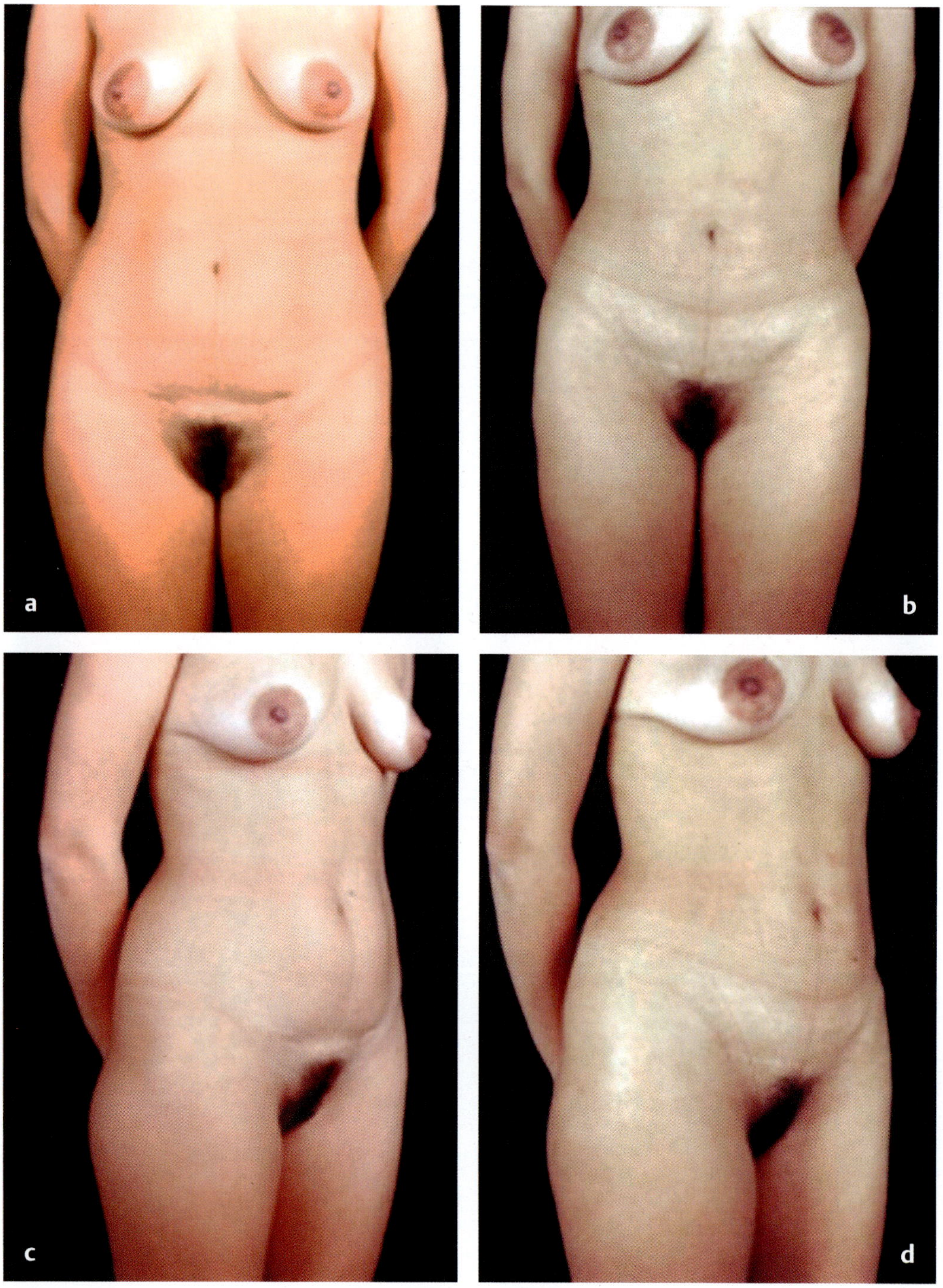

Fig. 23-7. (a-d) Sequência mostrando pré e pós-operatório de 18 meses de paciente de 38 anos submetida ao miniabdome com secção do pedículo umbilical, plicatura da aponeurose dos retos e lipoaspiração da parede abdominal.

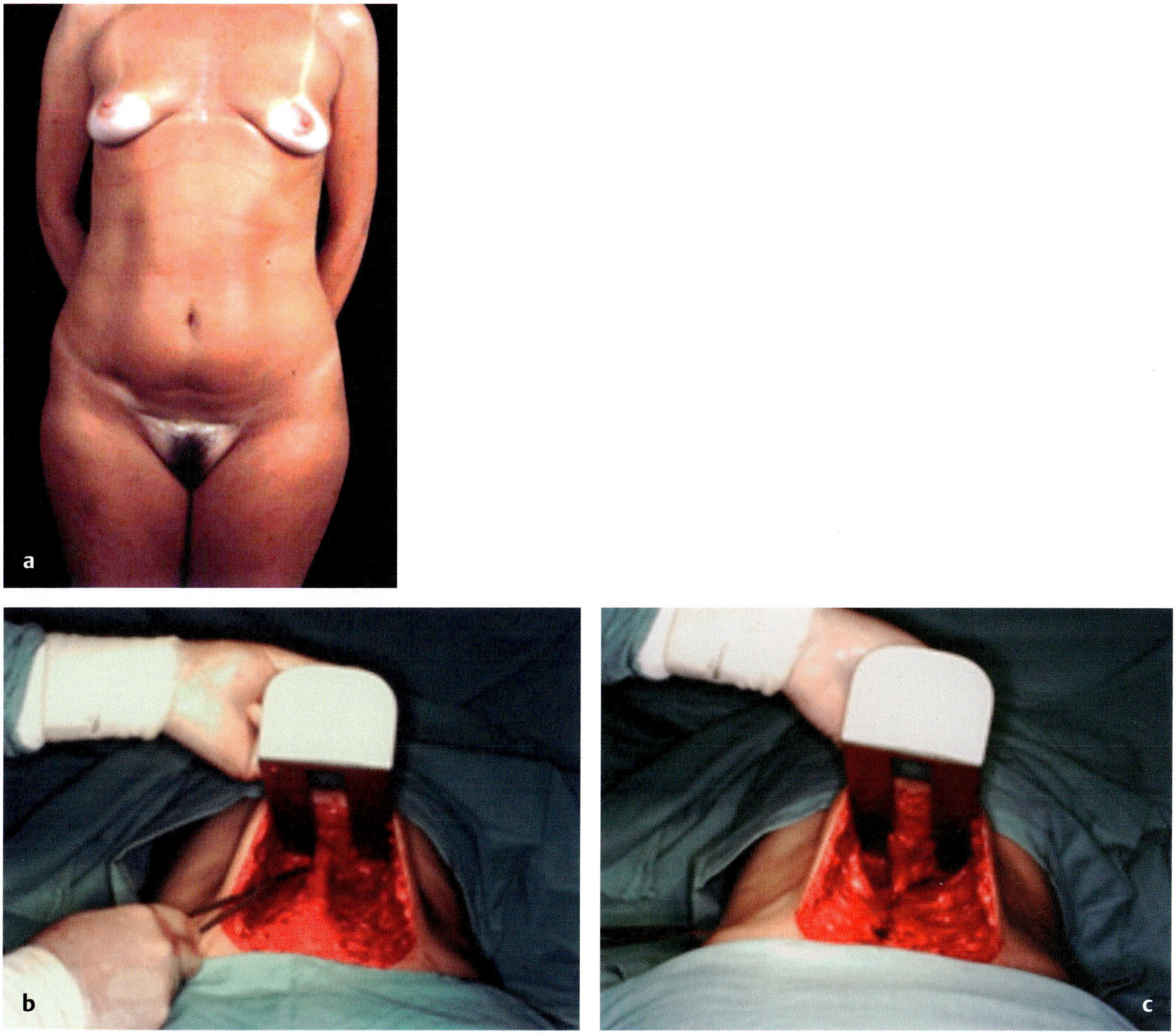

Fig. 23-8. (**a**) Pré-operatório de paciente de 46 anos que será submetida à miniabdominoplastia. (**b**,**c**) Transoperatório da secção do pedículo umbilical e da reinserção do umbigo 2 cm abaixo do sítio original.

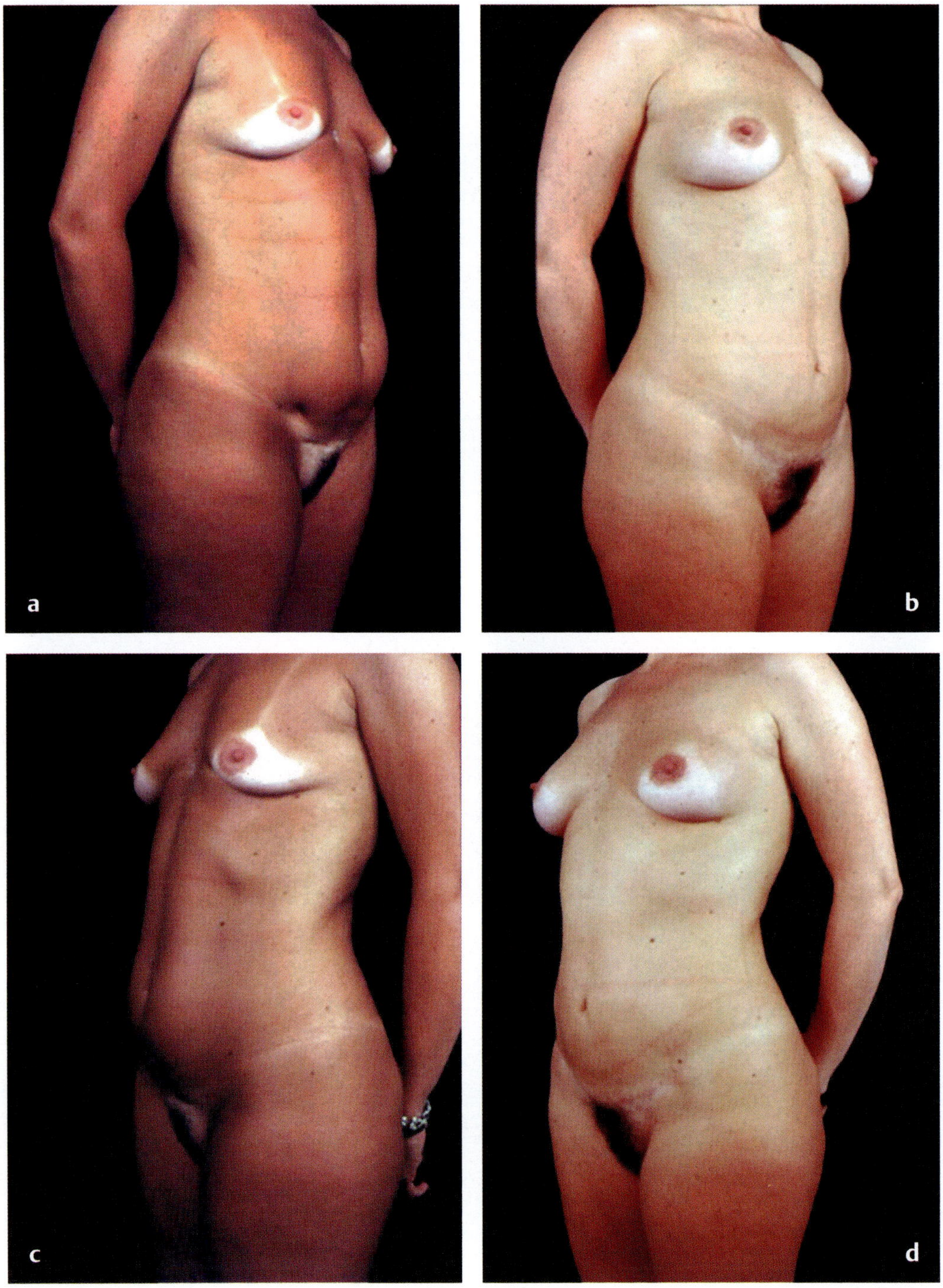

Fig. 23-9. (a-d) Sequência mostrando pré e pós-operatório de 8 meses da mesma paciente da Figura 23-8.

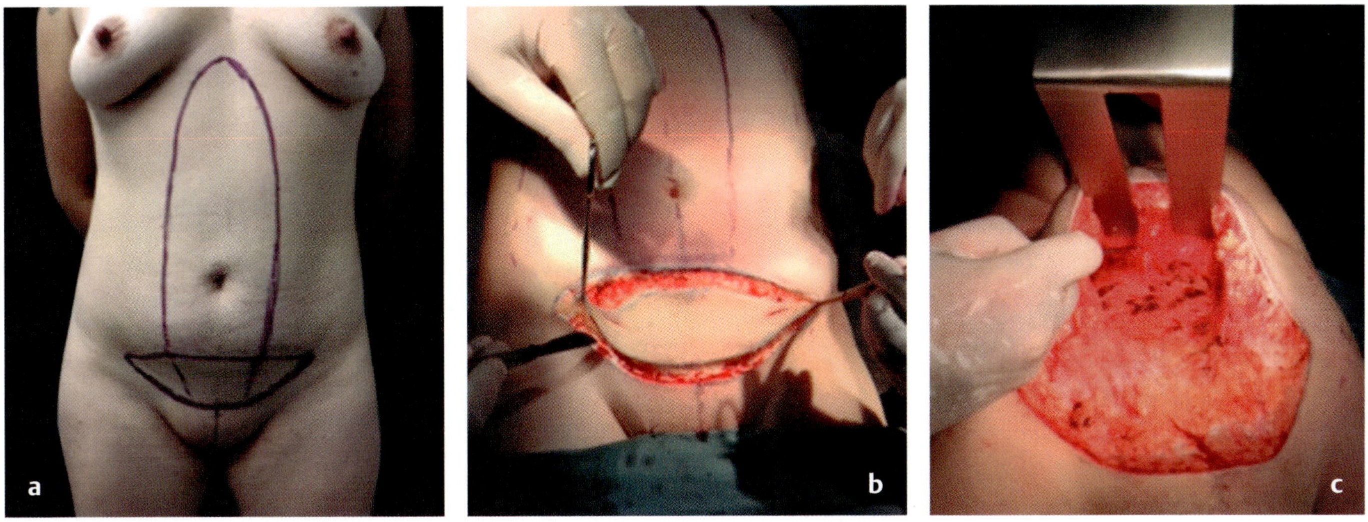

Fig. 23-10. (**a**) Marcação pré-operatória de miniabdominoplastia em paciente de 36 anos. (**b**) Transoperatório de ressecção ampliada da elipse de pele. (**c**) Transoperatório da secção do pedículo umbilical e descolamento de túnel até o apêndice xifoide.

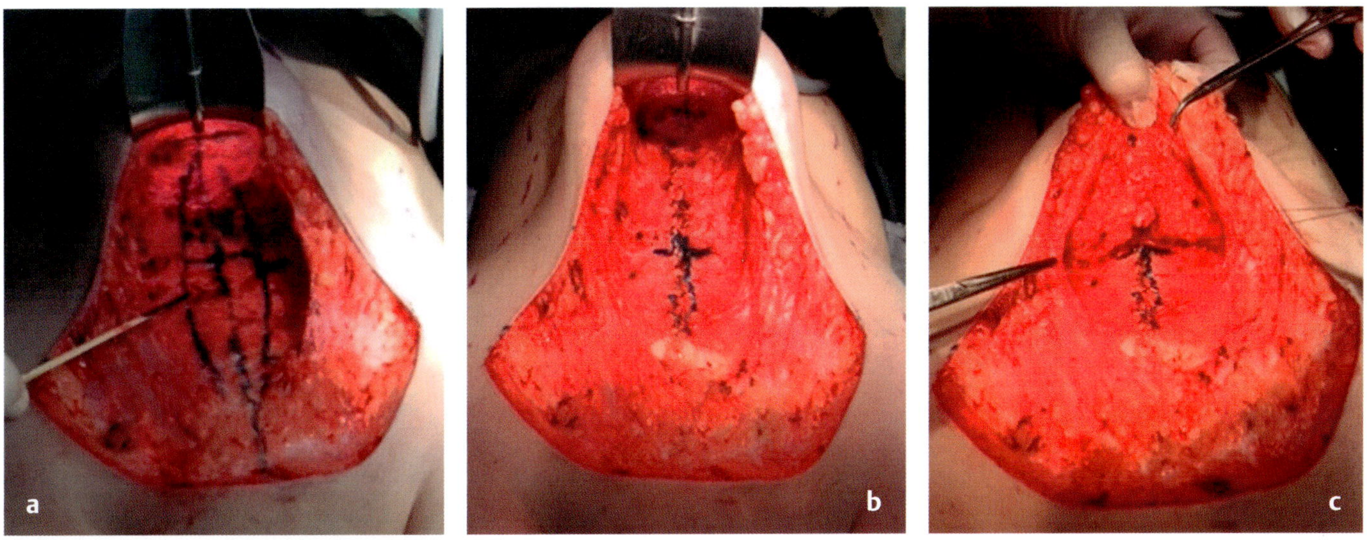

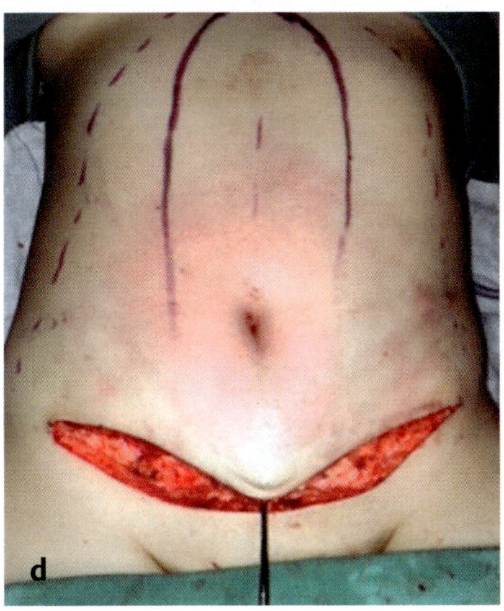

Fig. 23-11. Sequência de transoperatório. (**a**) Delimitação da amplitude da diástase abdominal. (**b**) Plicatura da diástase dos retos abdominais. (**c**) Reinserção do pedículo umbilical 3 cm abaixo do seu sítio original. (**d**) Tração e posicionamento do retalho até a cicatriz suprapúbica.

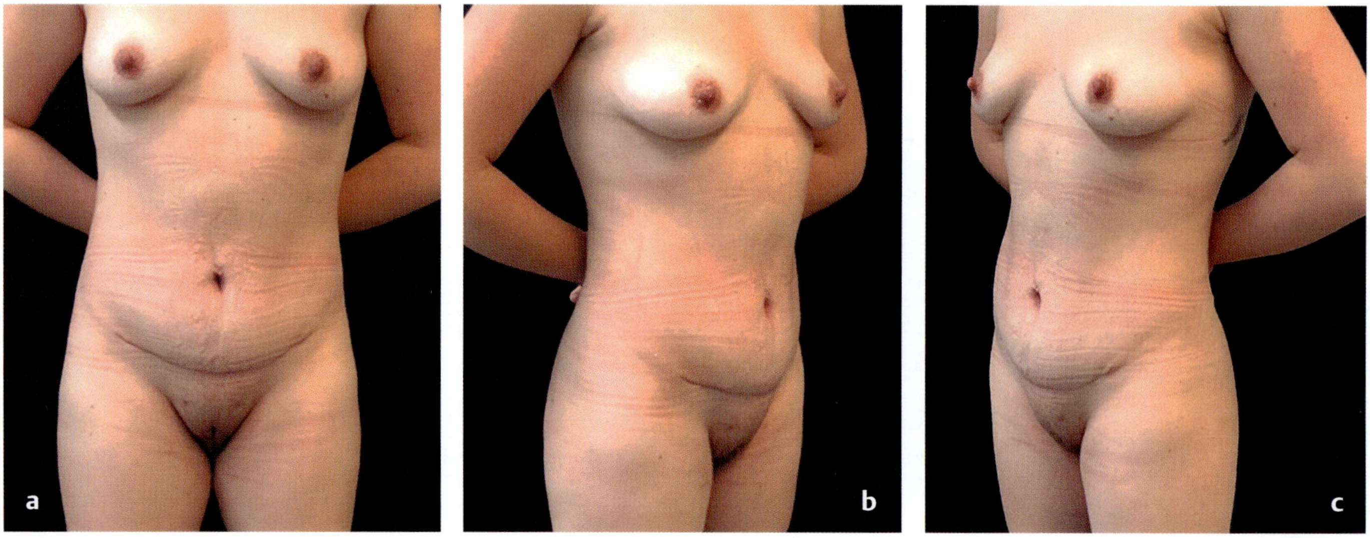

Fig. 23-12. (**a-c**) Sequência de pós-operatório de 8 meses.

ABDOMINOPLASTIA COM INCISÃO PRÉVIA SUPRAUMBILICAL

Esta técnica foi introduzida inicialmente por Sinder, em 1975, e posteriormente também por planas. Nós aprimoramos a abordagem, em 1978, introduzindo vários detalhes que a enriqueceram e simplificaram, tornando muito versátil sua execução. A incisão prévia supraumbilical permite um descolamento mais simples do túnel com visão direta do abdome superior até o apêndice xifoide. Facilita o auxílio do assistente sem necessidade de tracionar todo o retalho inferior como nas abdominoplastias clássicas. Em segundo lugar, a manobra de trazer o retalho superior descolado permite verificar a viabilidade de atingir a região suprapúbica previamente delineada, viabilizando a ressecção em bloco de toda a região infra-abdominal com muito mais segurança (Figs. 23-13 a 23-16). Caso não seja possível atingi-la podemos subir a incisão suprapúbica 2 ou 3 cm da linha previamente delineada. O terceiro aspecto importante é conseguirmos finalizar uma melhor simetria da cicatriz no pós-operatório. Aqui realizamos também a plicatura dos músculos retos abdominais, a fixação da cicatriz umbilical e os pontos de adesão de Baroudi para evitar a formação de seromas. Outro detalhe importante nesta técnica e também publicado é a tração e fixação da fáscia superficial suprapúbica na aponeurose dos grandes retos no intuito de melhorar a flacidez intercrural (Figs. 23-17 e 23-18).

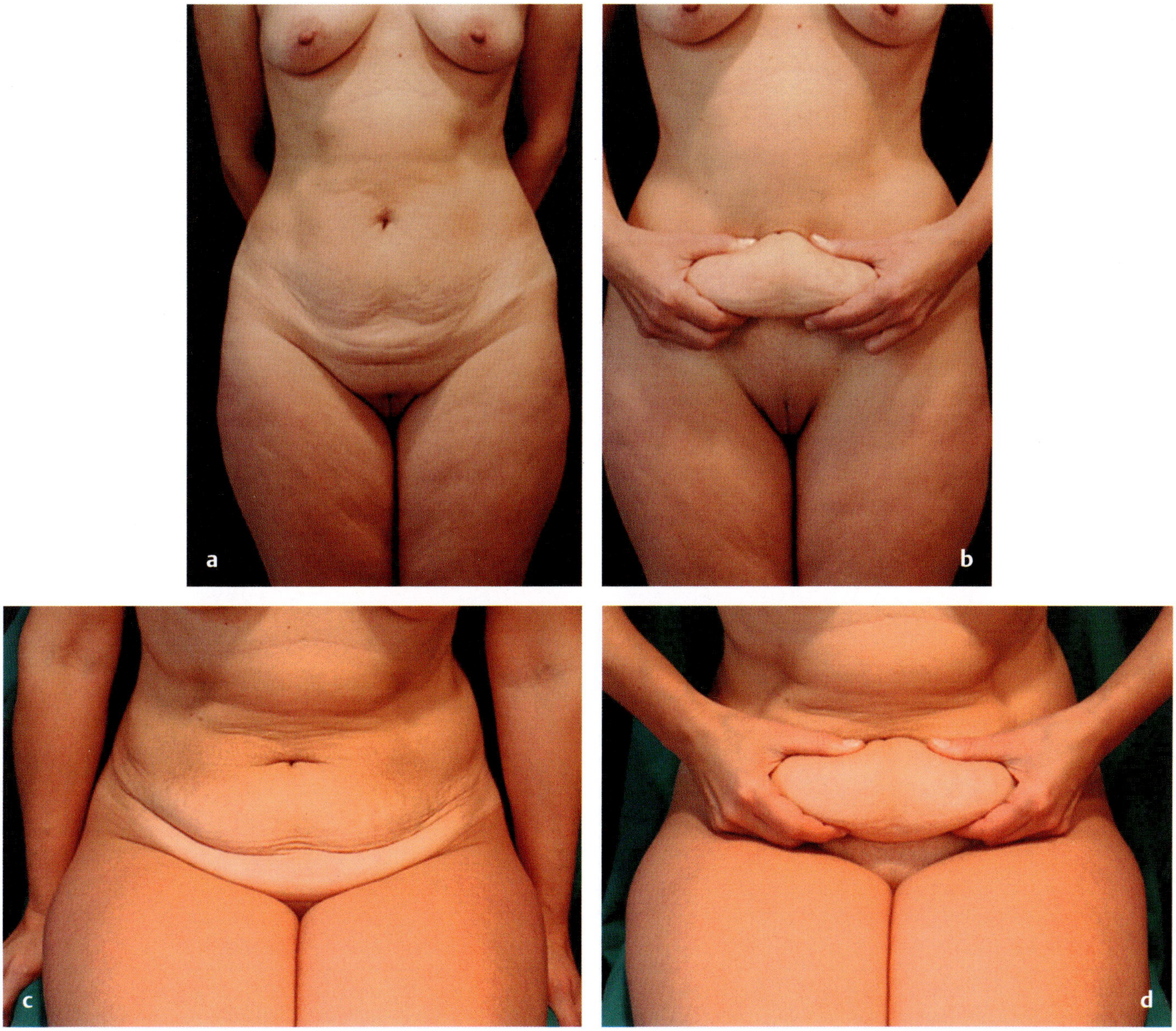

Fig. 23-13. (a-d) Paciente multípara de 45 anos com bastante flacidez abdominal, diástase dos retos, mostrando nas posições ereta e sentada o excesso de pele a ser ressecada. Nestes casos está indicada a abdominoplastia clássica com incisão prévia supraumbilical.

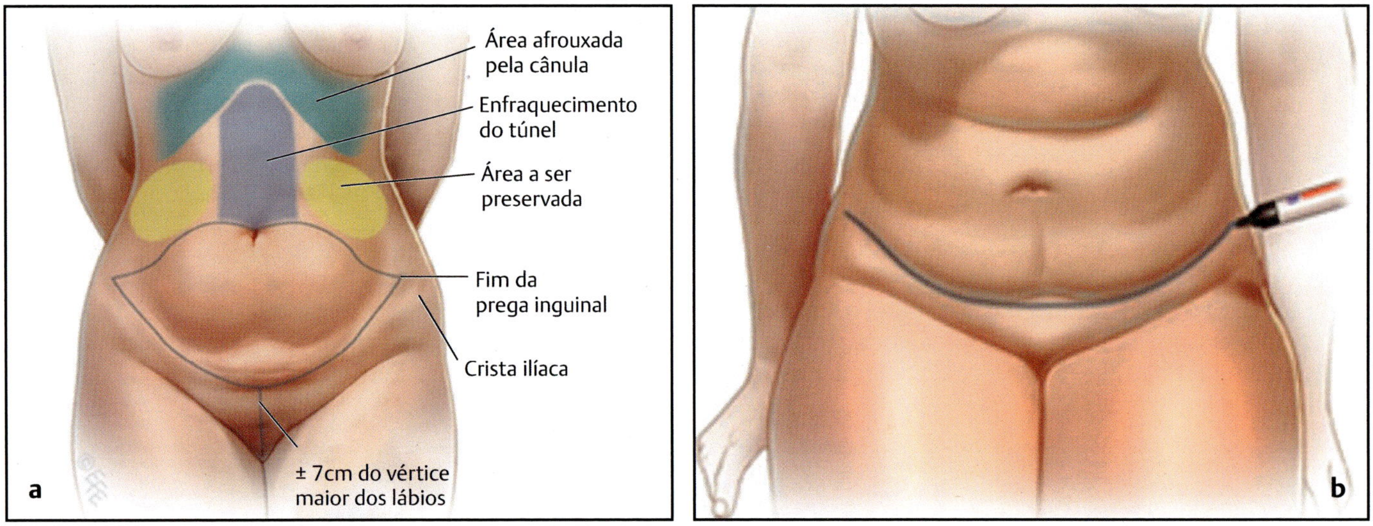

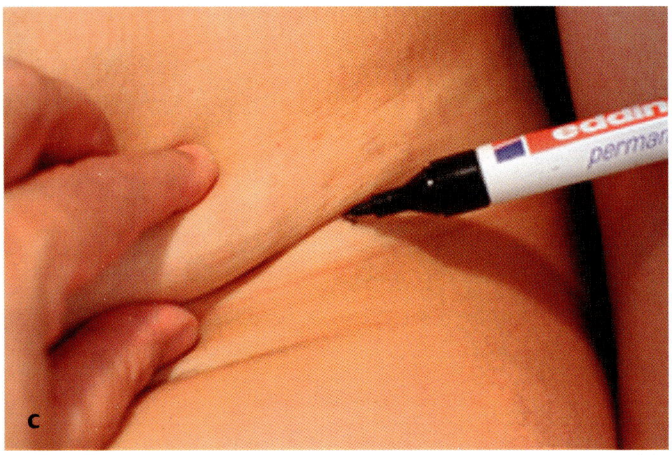

Fig. 23-14. (**a**) Desenho esquemático em posição ereta das regiões a serem abordadas. (**b**,**c**) Desenho e fotografia de paciente em posição sentada, definindo a posição e o limite lateral da incisão suprapúbica. (Reproduzida com autorização de Aly A, Nahas F. The Art of Body Contouring: A Comprehensive Approach. Thieme; 2017. Cap. 5.)

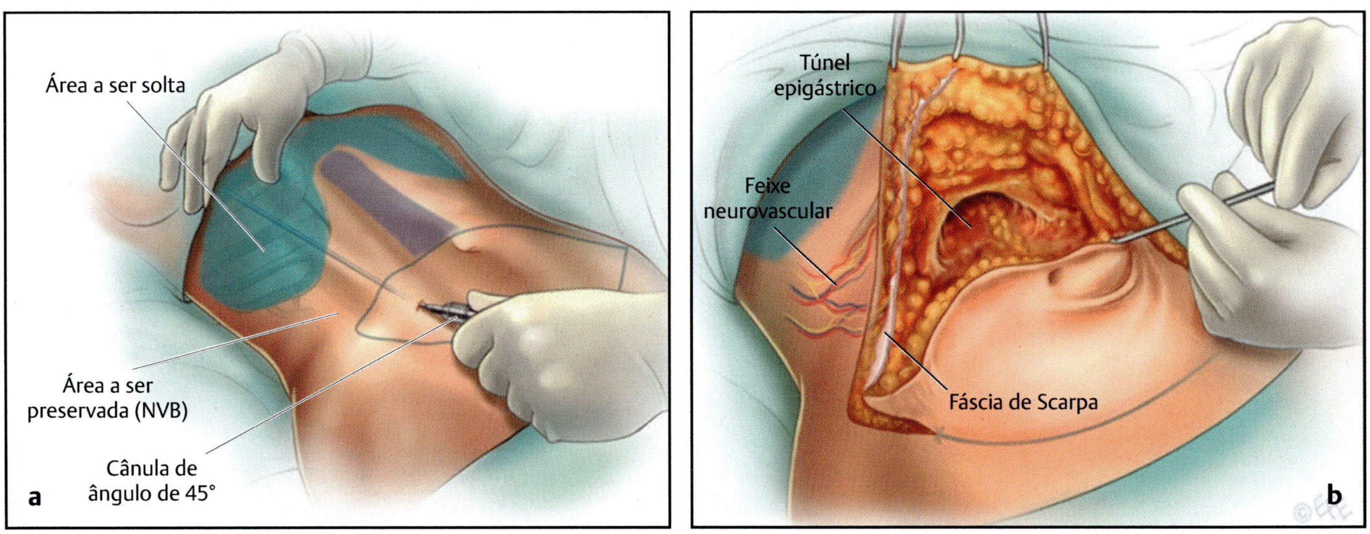

Fig. 23-15. (**a**,**b**) Desenho mostrando as áreas definidas para a lipoaspiração e a incisão supraumbilical com descolamento do túnel até o apêndice xifoide, preservando os feixes neurovasculares na região dos flancos. (Reproduzida com autorização de Aly A, Nahas F. The Art of Body Contouring: A Comprehensive Approach. Thieme; 2017. Cap. 5.)

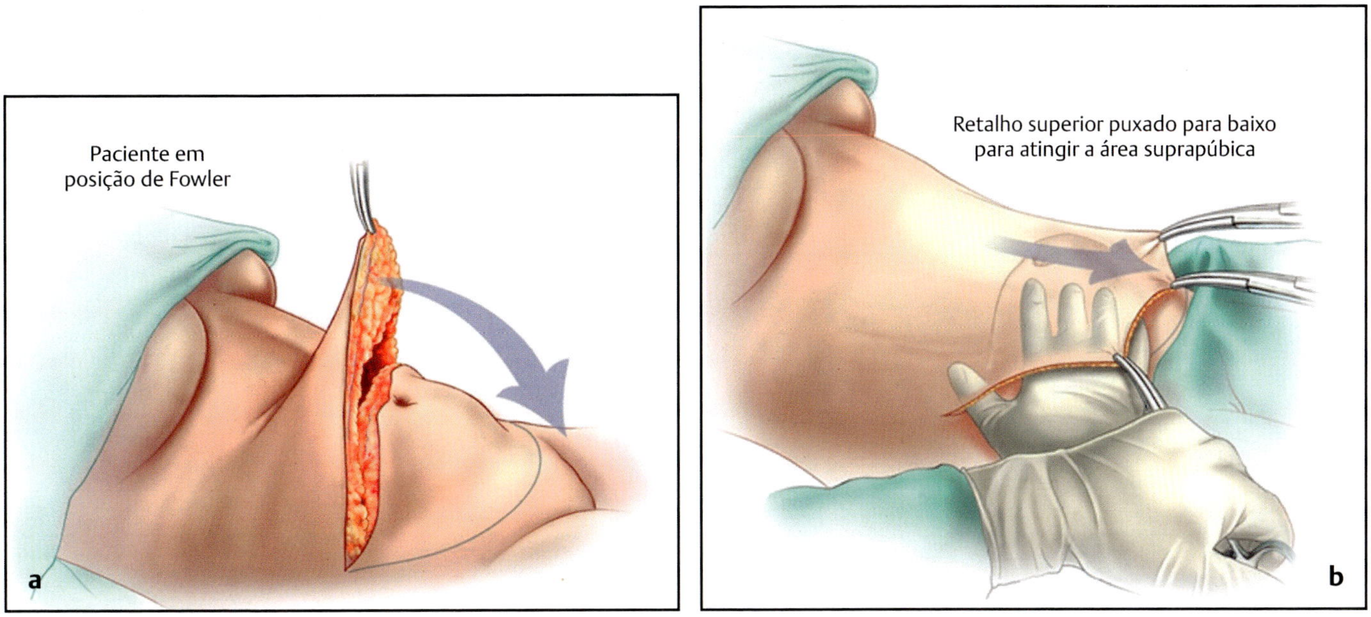

Fig. 23-16. (**a**) Paciente colocada em posição de Fowler com incisão e descolamento do retalho já realizados. (**b**) Movimento de tração inferior do retalho superior, que é trazido para baixo no intuito de atingir a incisão suprapúbica previamente desenhada. Caso não seja atingida, recua-se um a 2 cm, permitindo um acoplamento sem tensão. (Reproduzida com autorização de Aly A, Nahas F. The Art of Body Contouring: A Comprehensive Approach. Thieme; 2017. Cap. 5.)

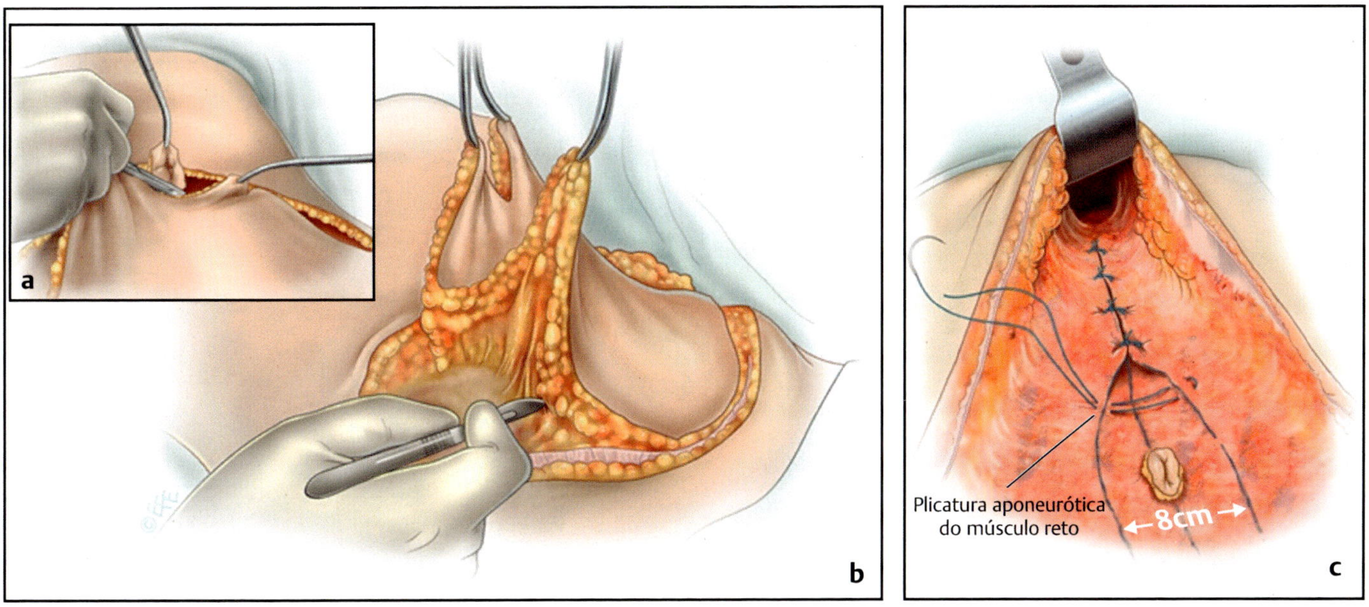

Fig. 23-17. (**a-c**) Desenhos mostrando a cicatriz umbilical, que é liberada, e o retalho inferior ressecado em bloco. Faz-se então a plicatura dos retos abdominias. (Reproduzida com autorização de Aly A, Nahas F. The Art of Body Contouring: A Comprehensive Approach. Thieme; 2017. Cap. 5.)

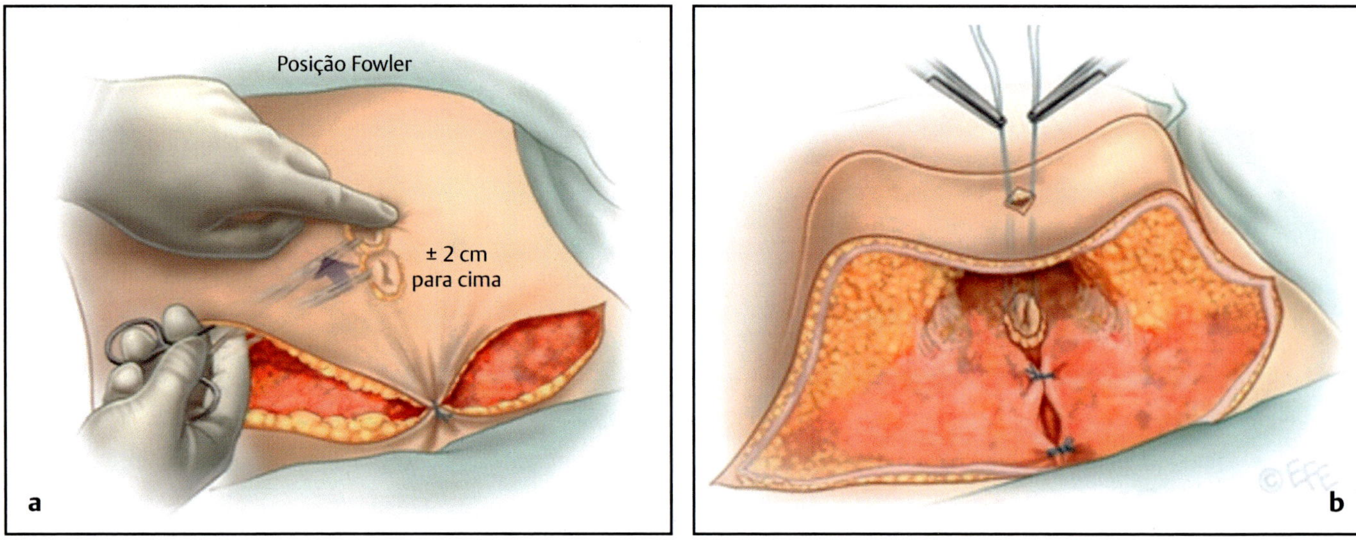

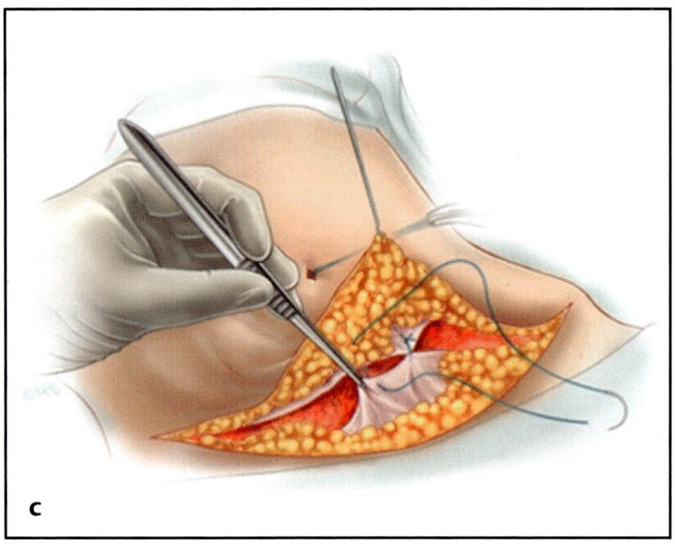

Fig. 23-18. (**a-c**) Desenhos mostrando o novo sítio do umbigo definido 2 cm acima de sua projeção e liberando, com isso, a tensão do retalho na região suprapúbica. Detalhe importante: a fáscia de Scarpa situada nesta região é tracionada e suturada na região da parede abdominal e dos grandes retos no intuito de corrigir a flacidez da região intercrural. (Reproduzida com autorização de Aly A, Nahas F. The Art of Body Contouring: A Comprehensive Approach. Thieme; 2017. Cap. 5.)

Pós-Operatório

A paciente permanece com uma drenagem positiva com dreno de sucção (Portovac) por 24 horas recebendo alta hospitalar no dia seguinte com cinta modeladora. Via de regra não usamos heparina de baixo peso molecular, mas recomendamos o uso de meias de compressão, massagens dos membros inferiores e deambulação precoce para evitar tromboembolismos.

Resultados

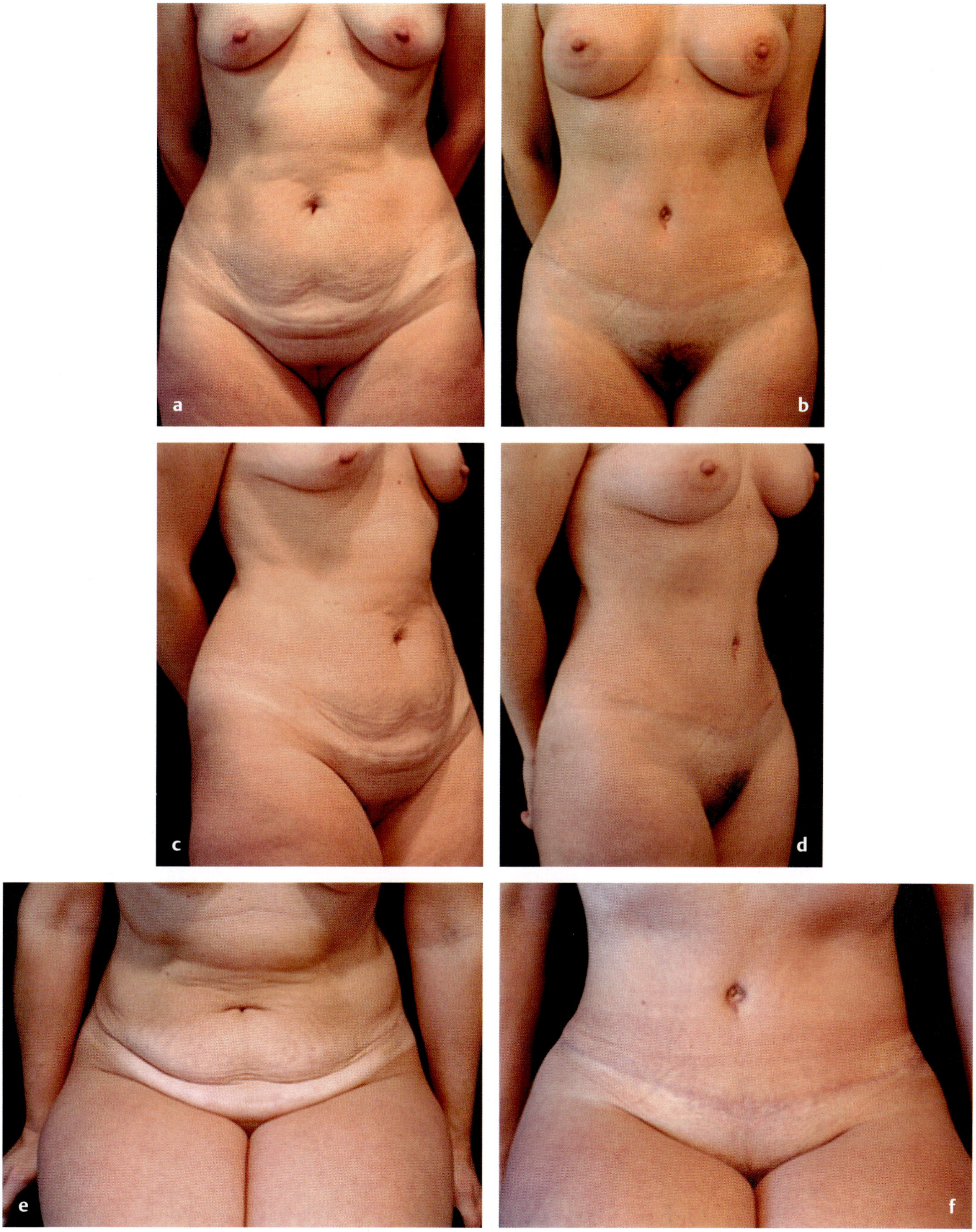

Fig. 23-19. (**a-f**) Fotografias de pré e pós-operatório de 8 meses da mesma paciente em posições ereta e sentada.

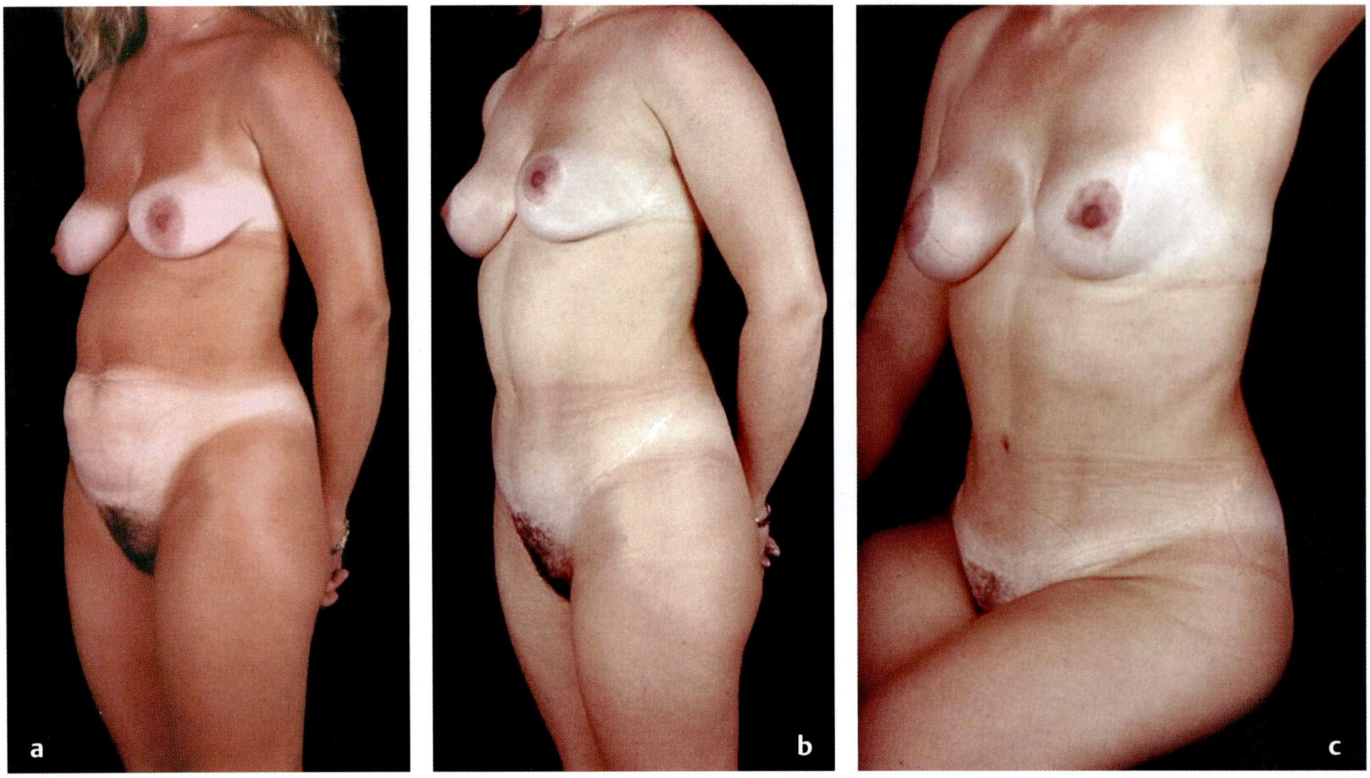

Fig. 23-20. (a-c) Sequência demostrando pré e pós-operatório de 12 meses de paciente de 52 anos submetida à abdominoplastia e mastopexia em posições ereta e sentada.

BIBLIOGRAFIA

Ariê G. Nova técnica em mamoplastia. Rev Latin Amer Cir Plast. 1957;3:28.

Avelar JM. Abdominoplasty without panniculus undermining and resection: analysis and 3-year follow-up of 97 consecutive cases. Aesthet Surg J. 2002;22:16.

Baroudi R, Ferreira CA. Seroma: how to avoid it and how to treat it. Aesthet Surg J. 1998;18:439.

Callia WEP. [Contribution to the study of surgical correction of the pendulum and original globular-technical abdomen] PhD thesis presented to the Faculty of Medicine of University of São Paulo,, São Paulo, Brazil. 1965.

Castro CC, Cupello A, Cintra H. Limited incisions in abdominoplasty. Ann Plast Surg. 1987;19:436.

De Souza Pinto EB, Oliveira RPR. Lipoaspiração Superficial. São Paulo, Brazil: Editora Revinter. 1999.

Nahas FX, Ishida J, Gemperli R, et al. Abdominal wall closure after selective aponeurotic incision and undermining. Ann Plast Surg. 1998;41:606.

Pitanguy I. Abdominal lipectomy: an approach to it through an analysis of 300 consecutive cases. Plast Reconstr Surg. 1967;40:385.

Planas J. The "vest over pants" abdominoplasty. Plast Reconstr Surg. 1978;61:694.

Pontes R. Variantes das abdominoplastias em bloco. In Pontes R (Ed.). Abdominoplastia: Ressecção em Saldanha OR. Lipoabdominoplasty with selective and safe undermining. Aesthetic Plast Surg. 2003;27:322.

Sinder R. Plastic Surgery of the abdomen—personal technique. In: Abstracts of the Sixth International Congress of Plastic and Reconstructive Surgery. Paris: Masson. 1975.

Uebel CO. Cirurgia do abdomen associada à lipoescultura. In Tourniex AAB (Ed.). Atualização em Cirurgia Plástica Estética. São Paulo, Brazil: Robe Editorial. 1994.

Uebel CO. Combined abdominal contouring and mastopexy. In: Rubin JP (Ed.). Body Contouring and Liposuction. New York: Elsevier. 2012.

Uebel CO. Lipoabdominoplasty: revisiting the superior pull-down abdominal flap and new approaches. Aesthetic Plast Surg. 2009;3:366.

Uebel CO. Mamoplastia redutora com rotação retalho dermo glandular supero lateral. Presented at the Fifteenth Congresso Brasileiro Cirurgia Plástica. São Paulo, Brazil. 1978.

Uebel CO. Mini-abdominoplasty—a new approach for body contouring. Presented at the Ninth Annual Congress of the International Society of Aesthetic Surgery, New York. 1987.

Uebel CO. Mini-lipoabdominoplastiy—Its Evolution. Lipoabdominoplasty. Rio de Janeiro: Di Livros. 2004.

Vídeo Aula 1

Vídeo Aula 2

CAPÍTULO 24

MINIABDOMINOPLASTIA DE DEFINIÇÃO DINÂMICA (*FIT MOMMY*) E ABDOMINOPLASTIA TOTAL DE ALTA DEFINIÇÃO (*MOMMY HD*^{2})

Alfredo E. Hoyos Ariza ▪ Maurício E. Perez Pachon

INTRODUÇÃO

De acordo com o relatório de 2020 da American Society of Plastic Surgeons (ASPS) sobre estatísticas de procedimentos, a abdominoplastia é o 8º procedimento mais comuns nos EUA, enquanto o relatório de pesquisa de 2019 da International Society of Aesthetic Plastic Surgery (ISAPS) afirma que a Abdominoplastia é hoje o 4º procedimento mais comum no mundo todo, com cerca de 924.000 procedimentos.

O termo atual, "lipectomia abdominal", foi cunhado por Kelly, in 1899, após realizar uma ressecção de retalho contendo pele e tecido adiposo. Daí em diante, várias modificações e aperfeiçoamentos foram adicionados à técnica original que visava reduzir não só a morbidade, mas melhorar a qualidade estética do resultado. Inicialmente Greminger em 1987 e logo depois WILKINSON em 1988 ajudaram a introduzir o termo miniabdominoplastia por meio de um relato de série de casos de abdominoplastia *limitada*. Embora o procedimento parecesse muito interessante, não ganhou muita popularidade entre os cirurgiões, e a abdominoplastia permaneceu como o procedimento de escolha na presença de flacidez da pele. Além disso, a incorporação de novos desenvolvimentos tecnológicos às técnicas de lipoaspiração encorajou cada vez mais pacientes a rejeitarem procedimentos que envolviam excisões mais amplas a optarem por essas novas cirurgias conservadoras. Em nossa prática, usamos o dispositivo VASER (Amplificação de Vibração de Energia Sonora em Ressonância) ou *Vibration Amplification Sound Energy at Resonance*, e outros dispositivos mais recentes (radiofrequência bipolar e orientada por plasma) para reduzir a necessidade de operações de excisão, mas ainda há muitos pacientes em que a abdominoplastia, seja total ou mini, se impõe como necessária.

Em geral, os pacientes se mostram muito preocupados com o estigma que a abdominoplastia carrega. Isso foi descrito por Lockwood como:

- A aparência plana e tensa do abdome.
- A falta de uma linha de cintura real.
- A distância inconsistente entre o umbigo e a cicatriz.
- A hipercromia umbilical.
- As cicatrizes visíveis.

Durante nossa experiência de quase 20 anos em lipoescultura de alta definição (HDL) e sua técnica evoluída de lipoescultura de definição dinâmica (HD^{2}), ampliamos continuamente o espectro de pacientes passíveis de tratamento, incorporando técnicas de excisão cutânea para aqueles com flacidez de pele redundante, mas preservando a segurança e a aparência atlética dos resultados. Mais tarde, a decisão de desenhar um novo método para a neoumbilicoplastia evitou tanto a distância fixa entre umbigo e cicatriz, quanto os problemas inerentes de reimplante de um umbigo original (p. ex., hérnias, hipercromia, cicatrizes etc.). Como resultado, foram associados os procedimentos de abdominoplastia mini e total à HDL e HD^{2} de tal maneira que foi possível superar todos os estigmas descritos por Lockwood. Neste capítulo serão descritas as técnicas de miniabdominoplastia (*Fit Mommy*) e abdominoplastia total (*Mommy HD*^{2}) e descreveremos nossa experiência sobre como fomos além dos procedimentos tradicionais.

ANATOMIA ARTÍSTICA

O objetivo destas duas técnicas está direcionado a pacientes que buscam melhorias estéticas por perda de peso (não maciça), envelhecimento, flacidez/redundância de pele após o parto ou cujos aspectos anatômicos não possam ser restaurados apenas com a lipoaspiração. Portanto, o passo mais relevante durante a avaliação pré-operatória para a cirurgia de contorno corporal é o conhecimento da anatomia do paciente e de suas variações comuns. Além disso, os conceitos artísticos para HD^{2} incluem os diferentes planos abdominais e as luzes e sombras na superfície abdominal.

Os Planos

- Os planos referem-se à grande perspectiva do efeito que as projeções lateral e anterior do músculo reto abdominal causam à superfície abdominal. Eles são esculpidos durante a cirurgia, começando da região inferior para a superior (Fig. 24-1):
  - Plano inferior: inferiormente ao nível das espinhas ilíacas anterior-superior (EIAS);
  - Inferior central: inferiormente ao ponto W até o nível das EIAS;
  - Superior central: superiormente ao ponto W até o nível de T10 (caixa torácica);
  - Superior: superiormente ao nível da margem costal (T10).

Luzes e Sombras

- O abdome ideal é moldado pela combinação de múltiplas convexidades e concavidades, criada pela interação da massa muscular subjacente com as estruturas tendíneas e as proeminências ósseas;
- A aparência curvilínea, atlética e esbelta da área abdominal lembra juventude e atratividade para pacientes do sexo feminino. Há três áreas de concavidades reconhecidas (Fig. 24-2):
  - A área subcostal, entre a margem lateral do músculo reto abdominal e a margem costal inferior;

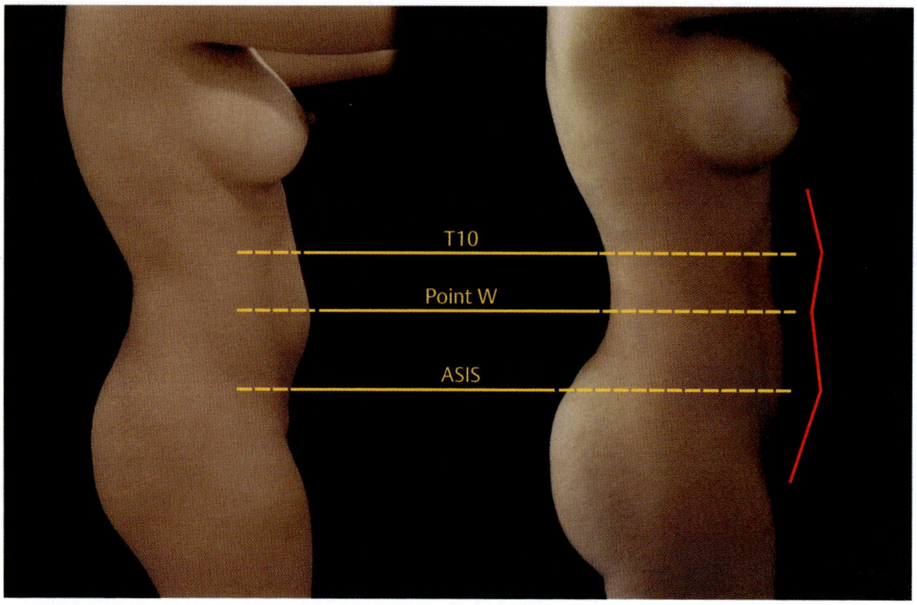

Fig. 24-1. Paciente com 38 anos de idade submetida a um procedimento *Fit Mommy*. A visão lateral pré-operatória mostra o abdome com flacidez de pele média e distorção dos planos abdominais. A fotografia pós-operatória mostra um abdome jovem e atlético com planos completamente restaurados. Concavidades e convexidades são necessárias para evitar a aparência achatada do ventre após procedimentos tradicionais de contorno corporal com excisão.

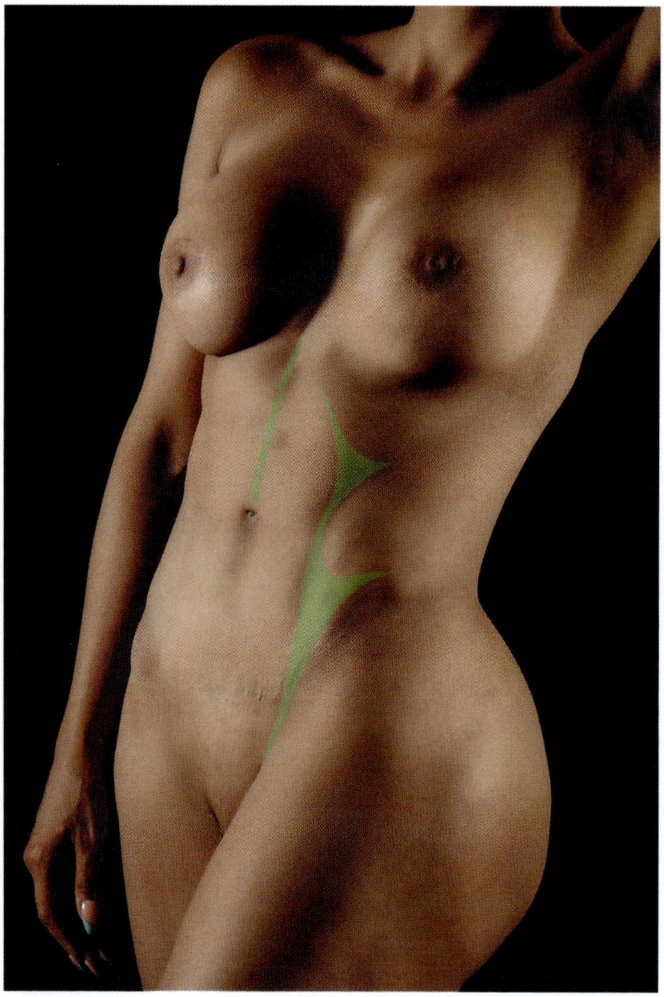

Fig. 24-2. Zonas de espaço negativo e de transição para enquadramento. Paciente de 41 anos submetida ao procedimento *Mommy HD*[2]. Observe como os triângulos subcostal e inguinal são esculpidos por meio de ressecção ao redor do músculo (Sombreamento: intersecções tendíneas, linha alba, linha semilunar, tendões do músculo etc.) e também uma transição suave em direção à projeção da massa muscular [luzes]). A linha média é definida somente acima do umbigo, pois anatomicamente a linha alba está ausente inferiormente a este. Para mulheres opta-se por transições suaves entre estas estruturas.

- A área entre o ligamento inguinal e a borda inferior da linha semilunar;
- A linha média superiormente ao umbigo.

Conceito Dinâmico

A HD^2 evoluiu da HDL depois de notarmos que os músculos geravam sombras diferentes sobre a superfície da pele durante a contração ativa, em comparação àquelas na posição de repouso. Para procedimentos de excisão, consideramos esse achado como uma vantagem para desenhar a plicatura mais adequada a uma determinada paciente, marcando os pontos de inserção e os limites laterais do músculo reto abdominal em ambas as situações, com consequente melhora estética.

Alterações Anatômicas

- Gravidez: as alterações de pele e de músculo se devem a efeitos mecânicos, hormonais, imunológicos, metabólicos e vasculares. Provavelmente, uma das questões mais preocupantes poderá ser a diástase do músculo reto abdominal, além do ganho de peso, estrias e redundância de pele;
- Mulheres obesas também sofrem hiperflacidez da pele e estrias sobre o abdome central, especialmente após um ciclo de perda/ganho de peso;
- A carga do envelhecimento inclui síntese reduzida de colágeno com atraso progressivo na produção de proteínas de suporte dérmico, como a fibroelastina, que leva à hiperflacidez da pele;
- A ptose/capuz umbilical ocorre após as alterações na deposição de tecido adiposo do abdome central, que pode ser o resultado de qualquer um dos quadros anteriores.

O UMBIGO

Destinamos ao umbigo um papel enorme nas exigências estéticas do abdome por causa dos fatos a seguir:

- A cicatriz umbilical é, provavelmente, a principal preocupação após a abdominoplastia;
- As alterações na aparência do umbigo que podem ocorrer durante a vida decorrente do envelhecimento, alterações de peso e/ou gravidez são alongamento, distorção de forma (vertical para horizontal), presença de hérnias e hipercromia por causa das alterações hormonais durante a gravidez;
- Um abdome sem umbigo parece não só estranho como desagradável do ponto de vista estético. Em relação ao aspecto estético do umbigo, devem ser consideradas a forma e posição no abdome;
- Algumas culturas percebem o umbigo como um centro de energia (chakra) em que se encontra o equilíbrio do corpo.

Zona Umbilical

Há várias medições e referências já usadas amplamente entre os cirurgiões e informadas na literatura médica para reconstruir e/ou realocar o umbigo; entretanto, uma medida padrão ainda não foi definida. Algumas delas são:

- Considerando-se uma linha desenhada do xifoide até o púbis, o umbigo ideal estaria localizado um pouco mais inferiormente no abdome, num ponto dividindo esta linha entre 60% (superiormente) e 40% (inferiormente);
- Sobre a linha média, ao nível das espinhas ilíacas anterossuperiores;
- 15 cm superiormente ao osso púbico, sobre a linha média.

Acreditamos que a posição do umbigo deverá acomodar as particularidades de preferência dos pacientes, sua distribuição corporal, idade e altura. Portanto, algumas dessas localizações fixas podem simplesmente não ser adequadas para alguns pacientes como o são para outros. Como resultado, descrevemos a zona umbilical (ZU) ideal em vez de um ponto isolado, o que nos permitiu considerar todas essas variáveis individuais antes de executar a neoumbilicoplastia (Fig. 24-3).

- *Fit Mommy:*
  - A miniabdominoplastia interfere na forma e posição do umbigo no abdome, de modo que a neoumbilicoplastia não é necessária, exceto em certas condições;
  - A liberação temporária e posterior fixação do umbigo nativo (***flutuação umbilical***) garantirá não só o aspecto natural, mas também ótimos resultados estéticos.

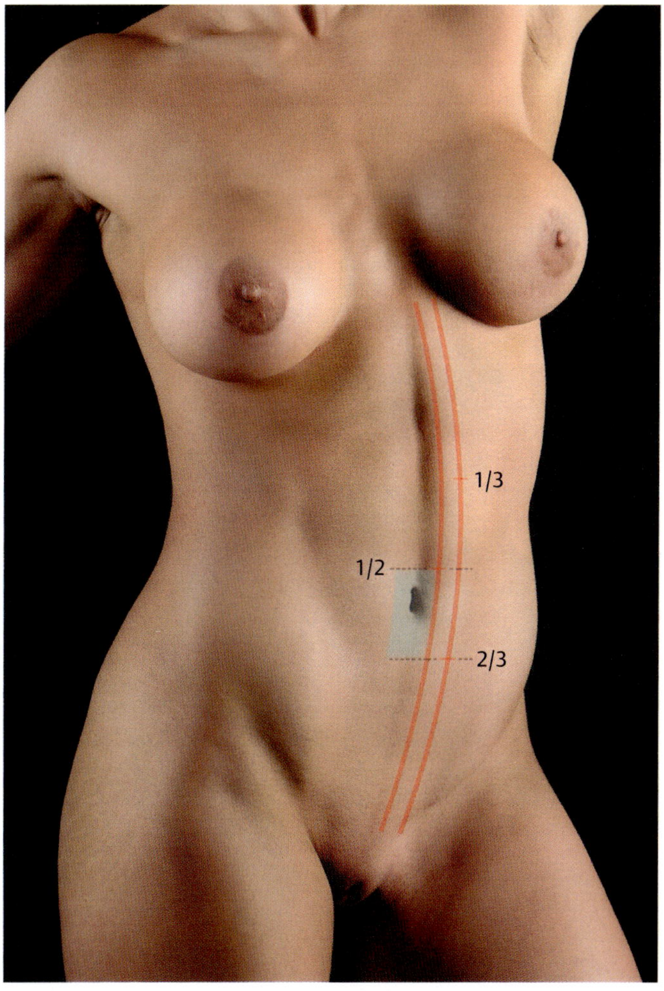

Fig. 24-3. Zona umbilical ideal (ZU). Área sobre a linha média delimitada pelo ponto médio e o limite inferior do segundo terço de uma linha imaginária desenhada desde o processo xifoide até o púbis. Se a localização pré-operatória do umbigo estiver fora dessa área, o Mommy HD^2 será o procedimento indicado.

- *Mommy HD²:*
  - O reimplante do umbigo nativo após uma abdominoplastia completa traz o problema da ressecção insuficiente da pele supraumbilical, da cicatrização e da distorção subsequente do umbigo em relação à sua forma natural;
  - A execução de uma neoumbilicoplastia diminuiu as preocupações de nossas pacientes de abdominoplastia total e resolveu todas essas questões.

AVISO

Sempre avaliar ambos os locais pré e pós-operatório previsíveis do umbigo para cada procedimento. Se baixo demais no pós-operatório = Aparência não natural e envelhecida.

DICA

Para alguns pacientes com indicação borderline, as tecnologias de retração de pele ajudam na decisão por procedimentos mais conservadores: flutuação umbilical e Miniabdominoplastia sem plicatura. Usamos dispositivos com base em radiofrequência, como:

- *BodyTite:* radiofrequência direcional bipolar – produz coagulação e liquefação de tecido adiposo.
- *Renuvion:* dispara plasma de hélio + radiofrequência para o tecido subcutâneo, que aquece as fibras de colágeno quase instantaneamente para 85 graus, causando a desnaturação do colágeno, encurtando o comprimento da fibra e, consequentemente, produzindo a retração da pele.

FUNDAMENTOS

Com base nas premissas para HDL e HD2, designamos um algoritmo para facilitar a tomada de decisão sobre qual seria o melhor procedimento para um determinado paciente, que se baseia na interação de quatro componentes:

- Localização pré-operatória do umbigo.
- Localização pós-operatória previsível do umbigo.
- Grau de flacidez da pele.
- Necessidade de plicatura muscular.

Classificação do Paciente

A avaliação pré-operatória de nossos pacientes inclui o sistema de classificação da American Society of Anesthesiologists (ASA) para estabelecer os riscos pré-operatórios específicos de cada caso. Da mesma forma, os escores de Caprini são calculados durante a consulta pré-operatória, nos permitindo planejar as intervenções adequadamente. Abdominoplastia responde pela maior percentagem de casos de trombose venosa profunda e tromboembolismo pulmonar entre as cirurgias plásticas com propósito de correção estética (mais de 50%). Portanto, usamos rotineiramente a quimioprofilaxia nesse grupo de pacientes (Heparina de baixo peso molecular 40 mg SC/ao dia durante 7-10 dias).

A lipoaspiração isolada ou assistida por tecnologias de retração de pele (p. ex., Bodytite®, Renuvion) é o melhor tratamento para mulheres com flacidez de pele leve à moderada que não demanda plicatura muscular, enquanto os procedimentos de abdominoplastia são mais adequados para mulheres com flacidez de pele moderada à intensa, com ptose umbilical e nas quais a plicatura muscular é mandatória. Portanto, as pacientes deverão ser classificadas com base nos seguintes aspectos:

- Localização pré-operatória do umbigo em relação à **zona umbilical** ideal: classificando como dentro ou fora desta zona;
- Aplica-se um teste de pinçamento do retalho (*pinch test*) para examinar o grau de flacidez da pele supra *vs.* infraumbilical;
- A diástase moderada e intensa do músculo reto abdominal, passível de plicatura;
- DICA:

Fit Mommy

- Indicações:
  - Presença de diástase do músculo reto abdominal com indicação de plicatura muscular;
  - Flacidez da pele predominante na parte inferior do abdome;
  - Pacientes com estrias residuais de gravidez no abdome central seis meses após o parto;
  - Localização pré-operatória do umbigo dentro da UZ (de preferência, na parte mais superior);
  - Mulheres precisando de abdominoplastia total que recusam esse procedimento.
- Contraindicações:
  - Flacidez de pele global de moderada à intensa;
  - Pacientes com período pós-parto ≤ 6 meses;
  - Localização pré-operatória do umbigo abaixo da ZU ;
  - Condições médicas que contraindicam qualquer cirurgia eletiva de grande porte (ASA III e acima);
  - Pacientes com obesidade classes 2 e 3.

Mommy HD²

- Indicações:
  - Diástase do músculo reto abdominal precisando de plicatura muscular;
  - Qualquer grau de flacidez de pele na área abdominal;
  - Pacientes com estrias residuais de gravidez no abdome seis meses após o parto;
  - Localização pré-operatória do umbigo fora da ZU ou em uma posição muito baixa nessa zona;
  - Mulheres com miniabdominoplastia anterior e protuberâncias pós-operatórias residuais;
  - Mulheres com resultados ruins após qualquer outro procedimento de excisão no abdome (abdominoplastia secundária).
- Contraindicações:
  - Pacientes com período pós-parto menor que 6 meses;
  - Flacidez de pele envolvendo costas e flancos e demandando dermolipectomia circunferencial parcial ou total (pacientes após perda de peso maciça);
  - Condições médicas que contraindicam qualquer cirurgia eletiva de grande porte (ASA III e acima);
  - Pacientes com obesidade classes 2 e 3.

Marcações

Na posição em pé, são marcadas as áreas para lipoaspiração profunda completa (depósitos com excesso de gordura) no tronco, abdome, glúteos, coxas e braços. As zonas negativas para lipoaspiração suave são marcadas com outra cor ou padrão (seguindo seu próprio código). Nós marcamos uma zona de transição abaixo da crista ilíaca no torso posterior e uma zona de adesão sobre a depressão trocantérica; essas áreas são passíveis de lipoaspiração suave e com cautela para evitar a ressecção exagerada e/ou assimetrias. A linha média é marcada por palpação direta da linha Alba (Fig. 24-4).

Marcações Especiais

- *Fit mommy:*
  - A definição do músculo reto abdominal é essencial; portanto, seus limites laterais são marcados em repouso *vs.* contração ativa na posição em pé para avaliar onde seus ventres estarão localizados após a plicatura muscular (linhas dinâmicas). Da mesma forma, suas inserções superior e inferior também são marcadas por palpação (Fig. 24-5).
- *Mommy HD*[2]*:*
  - Primeiramente, devem-se desenhar os limites mediais do músculo para determinar a zona de diástases na posição em repouso. A seguir, é solicitado que a paciente execute uma contração muscular ativa e marcar os pontos de origem e inserções do músculo reto abdominal. Um teste de pinçamento de gordura [*pinch test*] na pele redundante o ajudará a avaliar a margem lateral do músculo após a plicatura, conectando ambos os pontos (linhas dinâmicas) (Fig. 24-6).

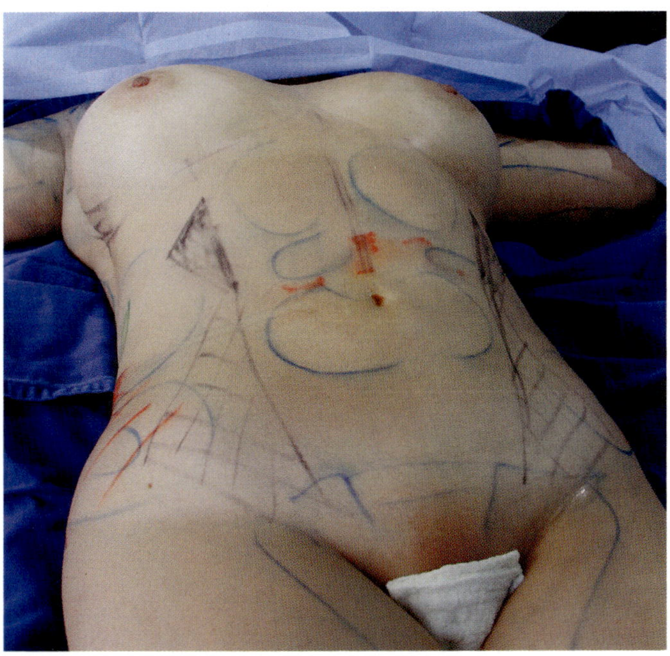

Fig. 24-4. Marcações gerais para lipoescultura. Siga seu próprio código de cores para marcar os depósitos de gordura extra (azul), espaços negativos (hachurado em preto), zonas de transição/adesão (vermelho), áreas para enxertia de gordura (não marcadas) e linhas de definição (linhas pretas).

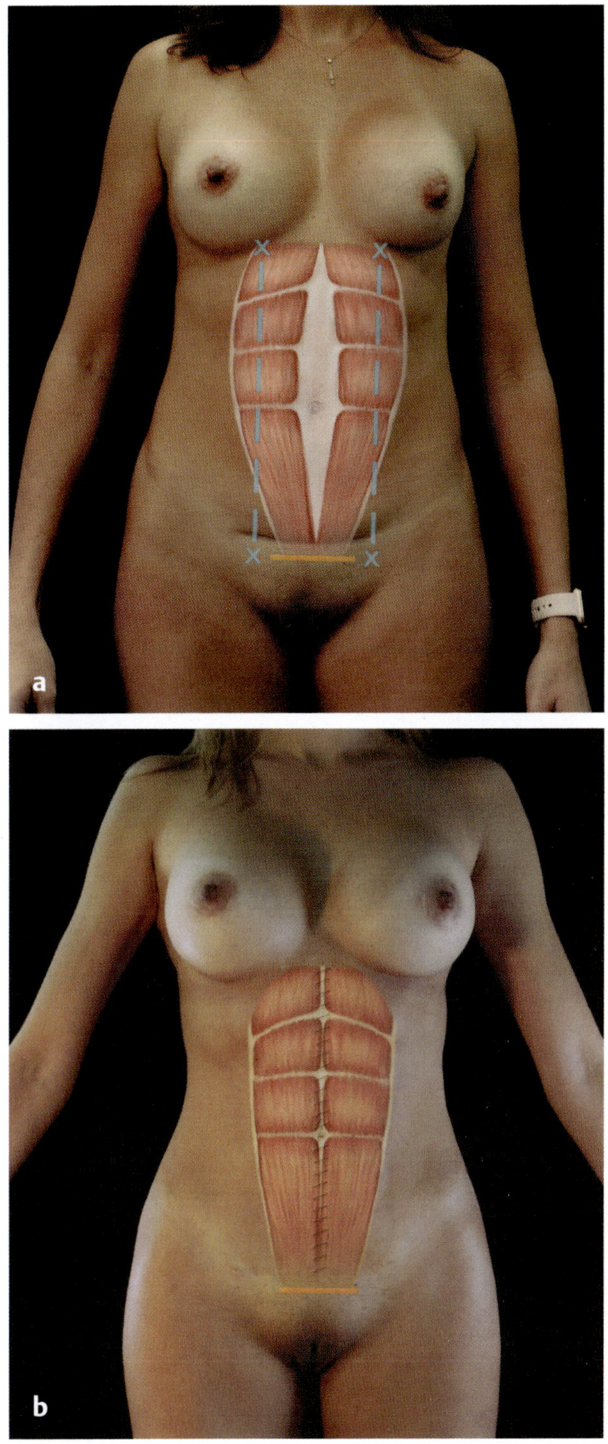

Fig. 24-5. Marcação Especial para Fit Mommy. A diástase muscular é palpada na posição em repouso. (**a**) Enquanto os limites laterais do reto abdominal são marcados mediante contração ativa (linha azul pontilhada). (**b**) A plicatura muscular vai restaurar não só a aparência natural do abdome, como também seu aspecto atlético. O *Fit Mommy* visa executar tudo isso por meio de uma incisão similar à de Pfannenstiel para a cesariana (linha amarela).

AVISO

Não orientar as marcações pela anatomia de superfície na posição em repouso, uma vez que a diástase muscular causada pela gravidez vai desorientar você.

DICA

Se o panículo abdominal da paciente for muito espesso e a palpação não for confiável, usar o ultrassom para guiar suas marcações aplicando as mesmas manobras.

CIRURGIA

Embora as técnicas de excisão da HD2 incluam vários procedimentos, dependendo das características de cada paciente, como gênero, idade, localização atual e futura posição do umbigo, flacidez da pele entre outras, nós vamos nos referir a *Fit Mommy* e HD² *Mommy*, pois informações complementares mais detalhadas sobre outras técnicas superariam o propósito deste capítulo. Deve-se destacar que esses procedimentos não são adequados somente para mulheres, mas para os homens também.

Anteriormente, *Mommy HD²* era chamada de E.V.A. (*Enhanced Viability Abdominoplasty*) ou Abdominoplastia de Viabilidade Aprimorada; embora o termo implicasse em ausência do umbigo, ela não representava a HDL de nenhuma maneira e de alguma forma confundia o leitor. Mais tarde, mudamos para uma denominação mais simples que incorporava a técnica HD², da qual sentimos que a mulher pós-parto, a de meia-idade ou qualquer outra mulher poderia se beneficiar. Trata-se de um procedimento de três fases: 1. Lipoescultura, 2. Abdominoplastia, e 3. Neoumbilicoplastia.

Lipoescultura

- *Medicamentos comuns utilizados*: cefazolina, tramadol, diclofenaco e injeção intravenosa (EV) de ácido tranexâmico (ATX);
- *Usar solução tumescente tradicional*: 1 mL de epinefrina por litro de Lactato de Ringer (RL). Nós nunca adicionamos lidocaína à mistura, exceto para os braços e as coxas;
- O modo e energia do VASER dependerão da resistência do tecido e do segmento do corpo. A aplicação deverá seguir o seguinte padrão:
  - Começar sempre na superfície e depois aprofundar;
  - Uso de sondas 3,7 mm com 2 anéis;

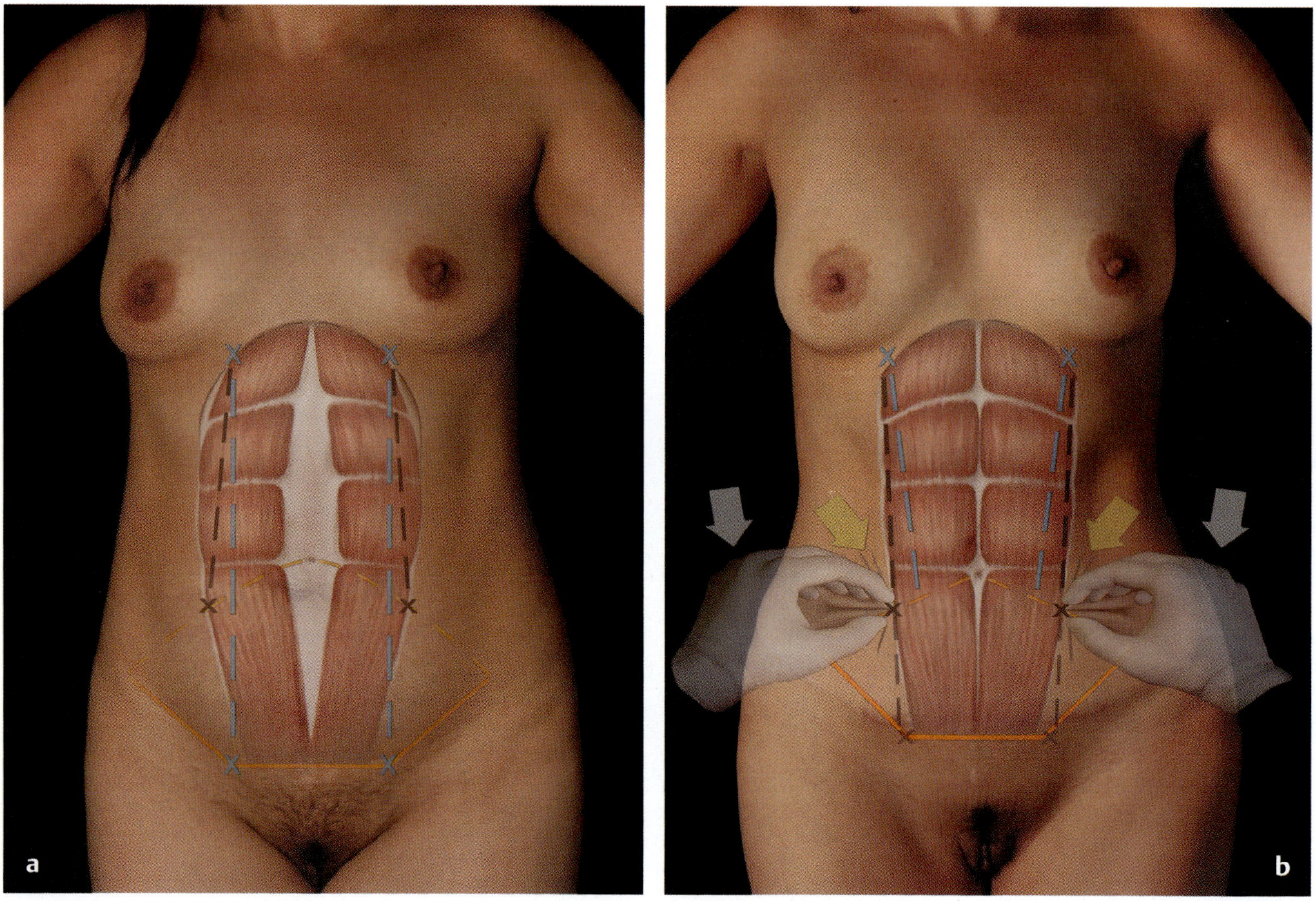

Fig. 24-6. (**a**,**b**) Marcação especial para Mommy HD². Deve-se delimitar a diástase por palpação e marcar os pontos de origem e de inserção do músculo reto abdominal nas posições em repouso e em contração ativa, respectivamente (Xis azul e linhas pontilhadas). A seguir, deve-se aplicar o teste de pinçamento sobre a pele redundante para marcar as margens laterais previsíveis do músculo (linhas pretas pontilhadas). Se a manobra não for executada corretamente, então as linhas dinâmicas poderão ser deslocadas (linha azul pontilhada).

  - Camada superficial realizada em modo pulsado e camada profunda em modo contínuo, ambos em energia de 70%-80% (braços e coxas geralmente demandam menos força ≈ 50%-60%).
- A lipoaspiração profunda e superficial acompanha as premissas da HD^2 para cada segmento anatômico:
  - São utilizadas cânulas longas de 3,0 mm e 4,0 mm para as regiões lateral e medial do abdome;
  - Para a linha da cintura são usadas cânulas de 5,0 mm e 4,0 mm curvas e semicurvas;
  - É importante esculpir as regiões de relevo para restaurar o contorno natural da região abdominal anterior.
- A lipoaspiração superficial será executada de acordo com o grau de definição muscular planejado para cada paciente. Devem-se:
  - Acompanhar as linhas dinâmicas (marcações) para atingir a definição dos limites laterais do músculo reto abdominal (linha semilunar), usando cânulas de diâmetro pequeno (3,0 mm; 3,7 mm) para essa finalidade (reduzindo assim a chance de isquemia do retalho);
  - Certificar-se de que o retalho esteja intacto e com perfusão satisfatória após a plicatura muscular e a dermolipectomia; se necessário, pode-se realizar definição muscular adicional (Fig. 24-7).

Fit Mommy

- Efetuar uma incisão transversa côncava (10 cm a 12 cm de comprimento) sobre a região suprapúbica e incluir as incisões da lipoaspiração (o mesmo deve ser feito se houver uma incisão de Pfannenstiel);
- A dobra cutânea sobre o púbis marca o limite inferior da ressecção de pele, logo superiormente aos pelos pubianos (linha convexa);
- Uma dissecção de retalho em forma de túnel é realizada a partir do púbis em direção ao processo xifoide;
- O umbigo deverá ser liberado de sua base para possibilitar o descolamento do retalho abdominal na região supraumbilical;
- Plicatura do músculo reto abdominal:
  - Na profundidade é realizada com sutura interrompida.
  - Na região superficial é utilizada sutura contínua.
- O retalho e o umbigo devem ser fixados à fáscia muscular com sutura contínua absorvível:
  - A sutura deve incluir a derme para aumentar a definição acima do umbigo;
  - Na porção inferior do abdome, os pontos só incluem a gordura profunda do retalho.
- A seguir, o panículo dermoadiposo extra deverá ser ressecado;
- Coloca-se um dreno de silicone com pressão negativa entre o retalho e a fáscia do músculo;
- O fechamento da ferida é feito por camadas com suturas absorvíveis;
- Pode-se realizar uma lipoaspiração superficial complementar para melhorar a definição muscular.

Mommy HD^2

- Realiza-se uma incisão transversa baixa, incluindo as incisões da lipoaspiração da HD^2 (geralmente 2 cm superiormente ao púbis);
- O retalho é liberado acompanhando o plano sob a fáscia de Scarpa. Uma dissecção em túnel (limitada lateralmente) é preferida na região supraumbilical, para preservar a maior quantidade possível de vasos perfurantes;
- O umbigo original é ressecado, e inverte-se o coto umbilical com um ponto duplo;
- A plicatura muscular do reto abdominal é feita com uma sutura em figura de 8, e então uma sutura dos planos profundo e superficial é realizada;
- Avanço descendente de retalho abdominal:
  - Uma sutura contínua com passadas grandes (passando pela camada subdérmica) é feita começando no xifoide e descendo até o umbigo (tensão progressiva), para reforçar a sombra da linha média no abdome superior;
  - A seguir, pontos com passada normal (incluindo a fáscia de Scarpa) são feitos inferiormente ao umbigo.
- O excesso de pele do retalho é ressecado;
- Um dreno de Jackson-Pratt é colocado sob o retalho de pele (Blake ETHICON, Inc., Johnson & Johnson);

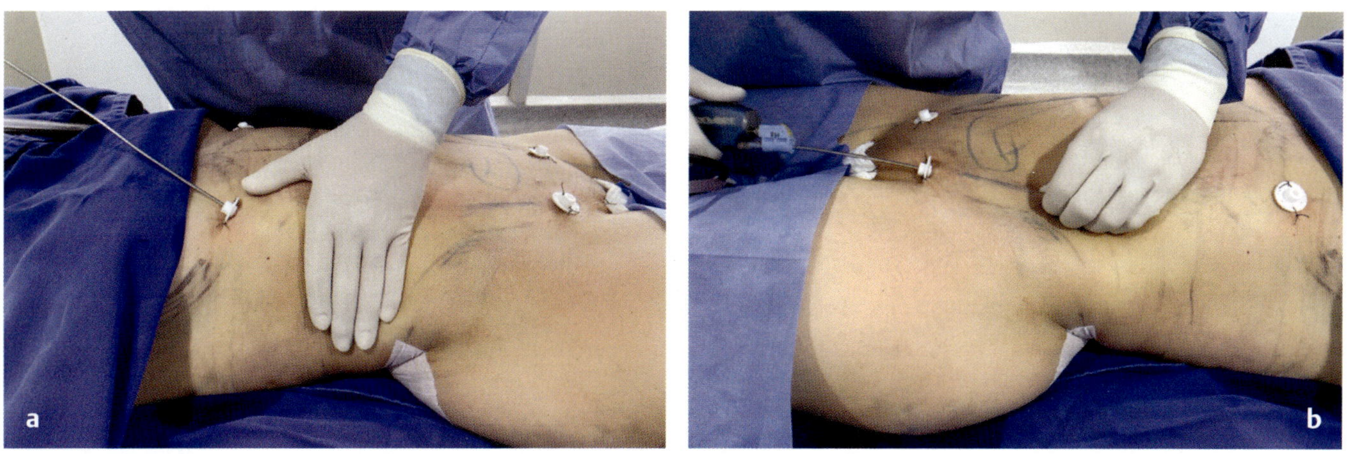

Fig. 24-7. (**a**) Lipoaspiração profunda e (**b**) superficial. Realizada no abdome com descolamento limitado ao nível do umbigo quando houver indicação de abdominoplastia.

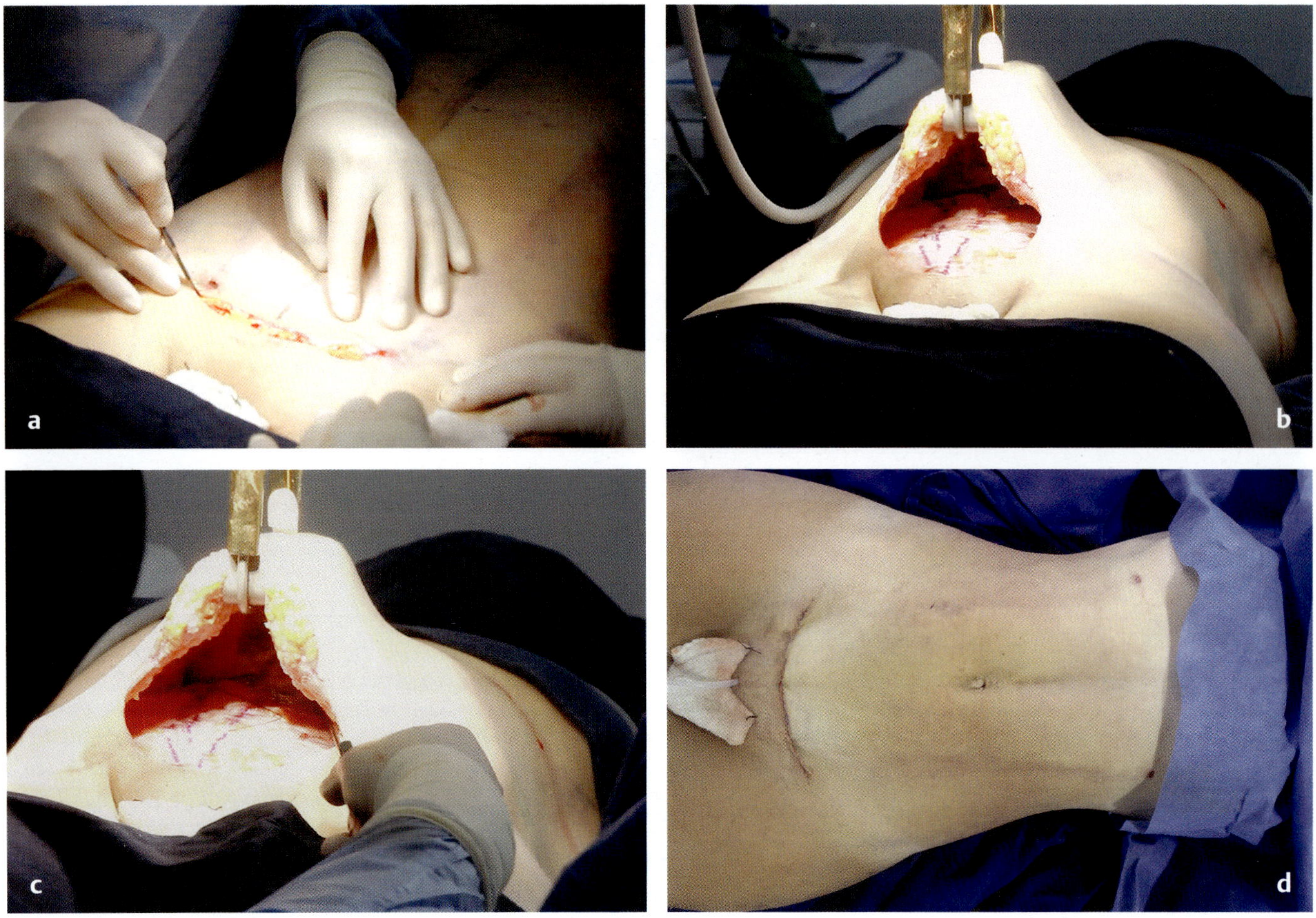

Fig. 24-8. *Fit Mommy.* (**a**) Incisão púbica similar à de Pfannenstiel incluindo as incisões da lipoaspiração. (**b**) Dissecção de retalho em túnel. (**c**) Plicatura muscular. (**d**) Fechamento da incisão. A definição muscular complementar poderá ser feita, se necessário.

- O fechamento é feito em camadas. Grampos são usados antes da sutura subcuticular;
- Pode-se realizar uma lipoaspiração superficial complementar para melhorar a definição muscular (Fig. 24-9).

AVISO

- Evitar a hipercorreção da diástase de retos, correção com a plicatura muscular, pois a definição poderia terminar localizada em um local diferente no músculo podendo resultar em um contorno **duplo** do músculo reto abdominal.

DICA

Para pacientes com diástase intensa ou obesidade classe 2, pode ser necessária uma plicatura muscular transversa para liberar tensão sobre o retalho de pele (**Fig. 24-10**).

Neoumbilicoplastia

- A neoumbilicoplastia em segundo tempo ajuda a preservar a integridade do retalho, já que mais tensão e/ou lesão são ambas evitadas. Além disso, ela permite definição muscular complementar em um segundo estágio (Fig. 24-11);
- O cirurgião deverá avaliar durante a operação algumas condições:
  - Tensão exagerada do retalho;
  - Descoloração ou congestão do retalho;
  - Retalho espesso demandando ou mais lipoaspiração ou definição complementar;
  - Descida inadequada do retalho ou necessidade de um fechamento de retalho em T invertido;
  - Necessidade de lipectomia secundária ou de revisão;
  - Localização alta da cicatriz.
- O momento para a neoumbilicoplastia é definido quando o dreno é removido após o primeiro procedimento (7-10 dias), embora alguns pacientes possam escolher que esse procedimento seja feito após a recuperação completa (4-8 semanas após a operação);

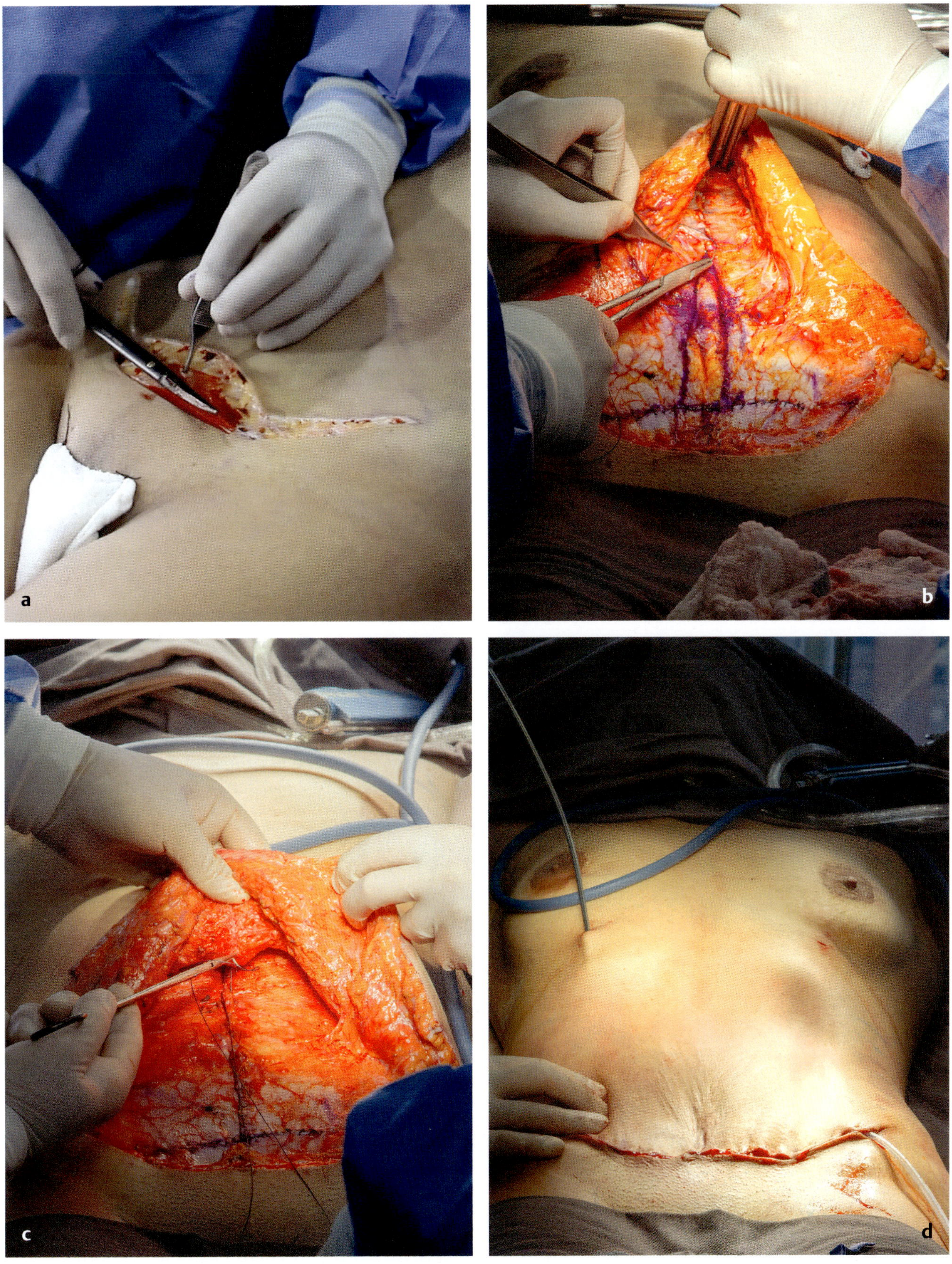

Fig. 24-9. *Mommy HD*[2]. (**a**) Incisão horizontal incorporando as incisões da lipoaspiração. (**b**) Dissecção de retalho e plicatura muscular. (**c**) Transposição do retalho com sutura de tensão progressiva. (**d**) Fechamento da incisão e definição muscular complementar (opcional) sobre o retalho.

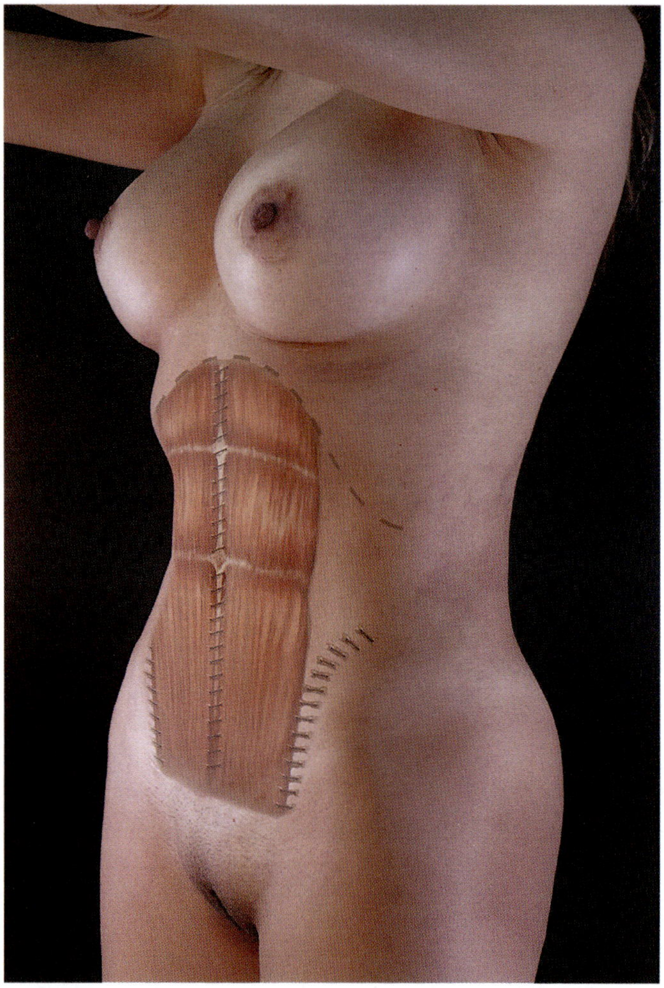

Fig. 24-10. Plicatura muscular multiplanar fornecendo suporte aos músculos e aliviando a tensão sobre o retalho de pele. Útil para pacientes com obesidade classe 2 ou grande diástase.

- As localizações mais altas do umbigo são preferíveis em pacientes jovens, mulheres mais magras e pacientes que desejam uma aparência atlética. A localização mais inferior é mais adequada para pacientes maduros, mulheres que queiram uma aparência atlética suave ou pacientes com mamas grandes e/ou com ptose (percepção óptica de um torso mais curto);
- Técnica da neo-onfaloplastia:
  - Uma incisão em X é feita com um componente mais horizontalizado estendido, e cortes de 10 mm são feitos no retalho superior e de 5 mm no retalho inferior;
  - Daí resultam quatro retalhos: Superior, Inferior e dois Laterais;
  - Uma ressecção de gordura em formato oval é realizada sob os retalhos de pele;
  - Primeiro ponto: fixa a ponta do retalho inferior na fáscia abdominal na projeção da base do retalho superior;
  - Segundo ponto: fixa ambos os retalhos laterais à fáscia. Passa por baixo do retalho inferior;
  - Terceiro ponto: fixa suavemente o retalho superior à fáscia abdominal verticalmente;
  - A seguir, cobre-se a área cruenta com gaze embebida em antimicrobiano tópico para induzir um formato redondo. Após a primeira semana, remover a gaze que é substituída por um molde esférico de silicone ou uma bolinha de gude para uso por mais duas semanas.

Enxertia de Gordura

Este é um dos pilares da HD². Nós podemos oferecer projeção e melhorar as luzes sobre o corpo usando a enxertia seletiva de gordura:

- Colhe-se o tecido adiposo do abdome e das coxas com cânulas Mercedes de 3 e 4 mm em um frasco a vácuo e esterilizado com 1 g de cefazolina;
- Deve-se aguardar a decantação antes de efetuar a lipoinjeção;

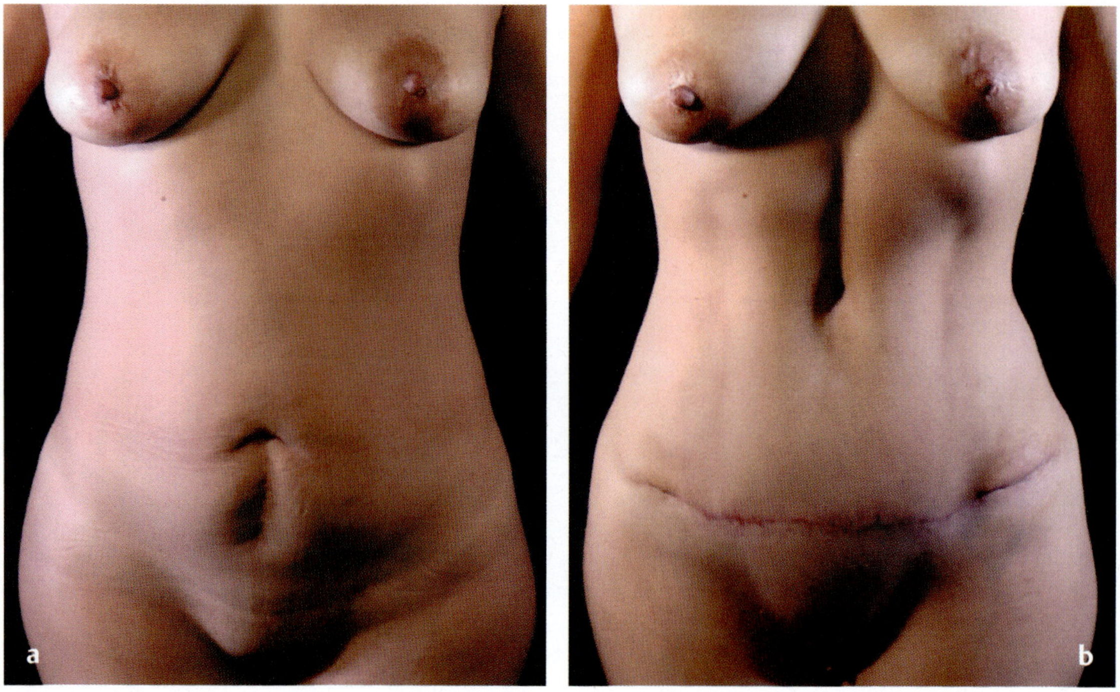

Fig. 24-11. Neoumbilicoplastia. *Close-up* de uma paciente de 36 anos submetida ao procedimento *Mommy HD²*. (a) Pré-operatória, observe o excesso de pele supraumbilical em formato de capuz e a localização baixa do umbigo original. (b) Pós-operatória, aparência jovem e natural do neoumbigo. A localização mais alta do umbigo também contribui para a aparência mais jovem do abdome.

- Utiliza-se uma cânula romba de 4 mm e a técnica EVL (*Expansion Vibration Lipofilling*) para a enxertia de gordura nas áreas sem projeção ou naquelas para as quais a paciente solicitou aumento.

CUIDADOS PÓS-OPERATÓRIOS

Foi desenvolvido o Programa CARE (*Cosmetic Active Recovery*, ou Recuperação Cosmética Ativa) que incluí diretrizes com base em evidência e novos desenvolvimentos tecnológicos para melhorar a recuperação rápida de nossos pacientes. Nossas recomendações são:

- Permanência no hospital por uma noite: pacientes com lipoaspiração maior que 5.000 mL associado a *Mommy HD*^{2} ou qualquer outro procedimento complementar, ou aqueles com comorbidades (p. ex., hipertensão, diabetes);
- Vestimentas de compressão e de espuma devem ser usadas durante 8-10 semanas após a operação;
- Recomenda-se aos pacientes que durmam em posição supina ou em decúbito dorsal, por um período tolerável. A posição prona não é recomendada. Estas posições recomendadas visam a proteger o retalho e evitar o achatamento do neoumbigo;
- O acompanhamento é realizado 48 horas após a operação e 3, 6 e 12 meses (com registros fotográficos em cada consulta);
- Meias elásticas são recomendadas durante 10 dias após a operação;
- Os pacientes são encorajados a iniciar caminhadas assistidas pelo menos 12 a 24 horas após a cirurgia;
- Verificar níveis de Hb e HCT pré e pós-cirurgia para todos os pacientes;
- Drenagem linfática manual, terapia com ultrassom, radiofrequência e fisioterapia ativa e passiva são todas medidas indicadas;
- A câmara hiperbárica é fortemente recomendada para aumentar o envio de oxigênio aos tecidos e, subsequentemente, melhorar a perfusão do retalho e a recuperação geral do paciente.

RESULTADOS

A incorporação dos princípios da HD2 em ambas as abdominoplastias total e mini permitiu melhorar substancialmente os resultados em um grupo de pacientes que, caso contrário, poderia ser estigmatizado com cicatrizes visíveis e outros problemas que geralmente não ocorrem na lipoaspiração isolada. A técnica Fit Mommy permite que aqueles pacientes para os quais a lipoaspiração não seja eficiente se submetam a um procedimento de excisão menos invasivo com resultados muito bons (Fig. 24-12).

Em termos de comparação, a *Mommy HD*^{2} nos permitiu superar essas desvantagens dos procedimentos tradicionais de abdominoplastia descritos por Lockwood (Fig. 24-13):

- A definição da linha da cintura é aperfeiçoada por meio da lipoaspiração profunda e superficial.

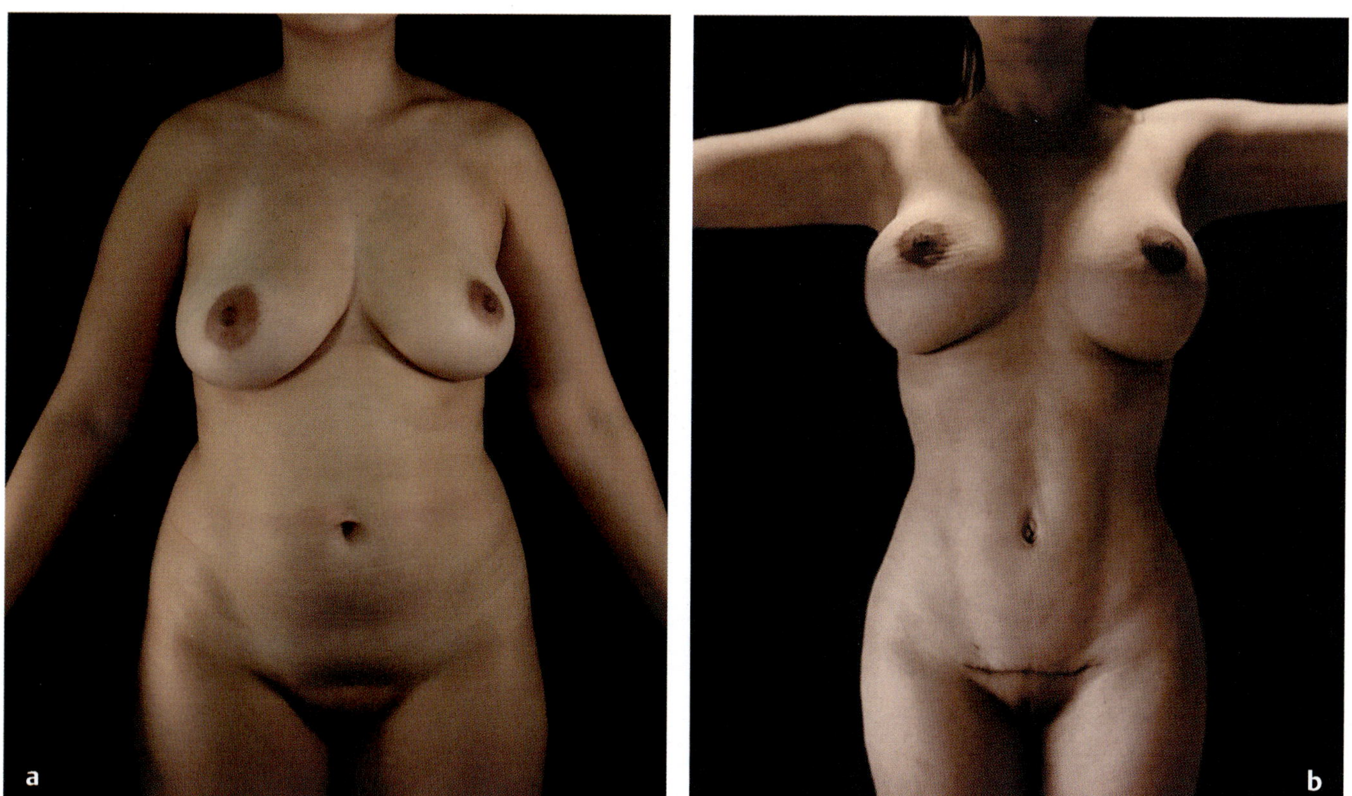

Fig. 24-12. Paciente de 35 anos submetida ao procedimento *Fit Mommy*. (**a**) O pré-operatório mostra uma paciente com sobrepeso e flacidez da pele predominantemente no centro, além de depósitos abundantes de gordura. (**b**) O pós-operatório mostra sua aparência jovem, delgada e atlética. Observe a nova definição de ambos os retos abdominais e os músculos oblíquos, que acompanham sua disposição anatômica.

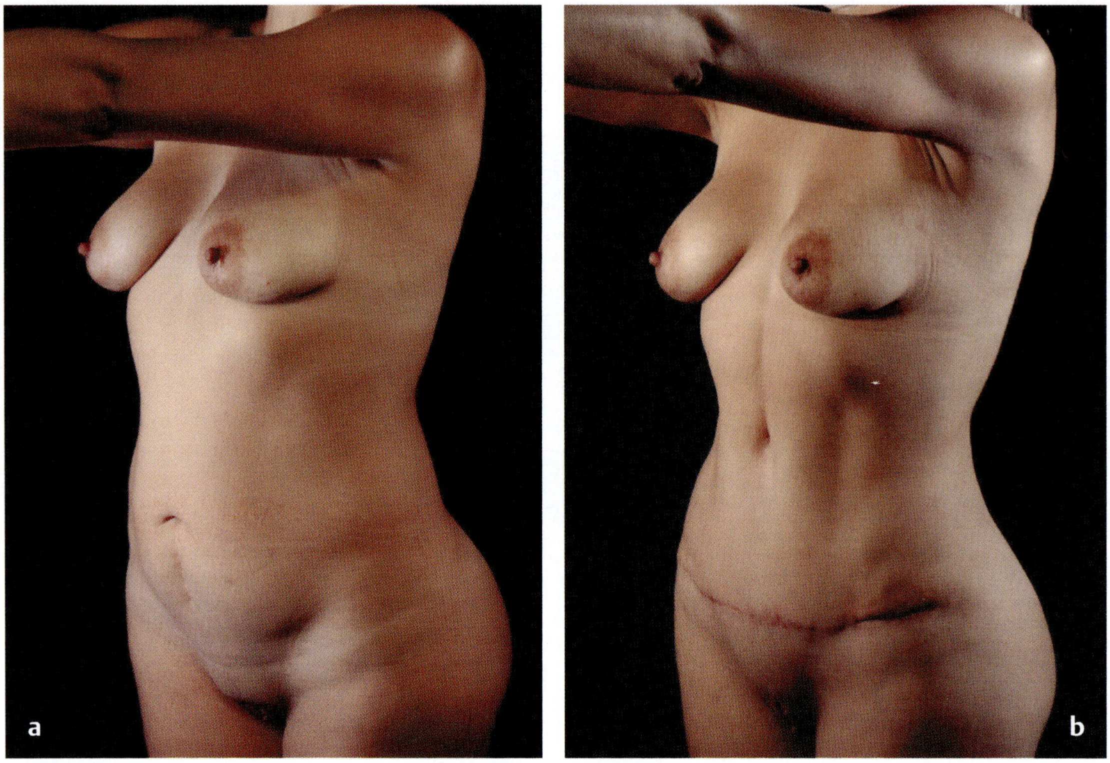

Fig. 24-13. Paciente de 36 anos submetida ao procedimento *Mommy HD*²: (**a**) Pré-operatório mostrando Redundância global da pele, estrias e uma cicatriz infraumbilical vertical no abdome. (**b**) A abdominoplastia restaurou os planos anatômicos do abdome, e a cicatriz e as estrias foram eliminadas, enquanto a plicatura muscular e a HD² deram à paciente uma aparência atlética e ao abdome um *look* mais jovem, o que também pôde ser obtido pela localização alta do neoumbigo.

- A liberação do retalho abdominal, assistida por ultrassom, evita uma possível aparência tensa e permite a descida completa para prevenir tanto o deslocamento ascendente dos pelos púbicos, quanto as cicatrizes hipertróficas.
- As concavidades naturais abdominais e sua aparência atlética são esculpidas por meio de plicatura muscular e lipoescultura.
- A neoumbilicoplastia melhora a aparência jovem e natural do abdome, permite a escolha de um novo local para o umbigo e resolve o risco de hiperpigmentação.
- A definição muscular complementar pode ser feita em um procedimento de dois estágios, protegendo o retalho.

Complicações

- Menores (4%-6%):
  - Seroma;
  - Hematoma/Edema prolongado;
  - Assimetrias;
  - Defeitos de contorno;
  - Deiscência das suturas.
- Achatamento do umbigo;
- Maiores (<1%):
  - Hematoma;
  - Infecção do sítio cirúrgico;
  - Necrose/isquemia do retalho;
  - Queimaduras da pele;
  - Cicatrizes/queloides hipertróficos.

As complicações menores podem ser facilmente resolvidas com correções locais e tratamento ultrassônico externo, curativos e terapia com pressão negativa de incisão fechada. O tratamento para complicações maiores deve ser individualizado e tratado de modo conservador com desbridamento, cuidados locais do ferimento, terapia de pressão negativa para feridas e curativos para permitir cicatrização por segunda intenção.

CONCLUSÕES

Fit Mommy e *Mommy HD*² são técnicas consideradas seguras e reprodutíveis, com índice muito baixo de complicações e com um melhor resultado cosmético em comparação a outros procedimentos. A combinação de cirurgias de excisão com Lipoesculturas de Alta Definição e de Definição Dinâmica é, provavelmente, o melhor caminho para tratar pacientes em que a lipoaspiração não pode restaurar a estrutura anatômica e estética normal da região abdominal. Tanto o conceito da zona umbilical ideal e da técnica da neoumbilicoplastia permitem ao cirurgião planejar um procedimento individualizado e decidir um local para o novo umbigo para pacientes com aspectos físicos diferentes. Existem alguns pacientes borderline que não são certamente elegíveis para a lipoaspiração isolada nem para cirurgias de excisão invasivas, mas que em vez disso podem-se beneficiar de outros desenvolvimentos tecnológicos para aderência/tensionamento da pele ou de uma abordagem diferente para atingir resultados ainda melhores.

BIBLIOGRAFIA

Baroudi R. Umbilicoplasty. Clinics in plastic surgery. 1975;2(3):431-48.

Boudreault DJ, Sieber DA. Getting the Best Results in Abdominoplasty: Current Advanced Concepts. Plast Reconstr Surg. 2019;143(3):628e-636e.

Brauman D, van der Hulst RRWJ, van der Lei B. Liposuction Assisted Abdominoplasty: An Enhanced Abdominoplasty Technique. Plast Reconstr Surg Glob Open. 2018;6(9):e1940.

Corvino A, De Rosa D, Sbordone C, et al. Diastasis of rectus abdominis muscles: Patterns of anatomical variation as demonstrated by ultrasound. Polish J Radiol. 2019;84:e542-e548.

Decarle DW, Durfee RB. The Pfannenstiel incision for cesarian section. West J Surg Obstet Gynecol. 1948;56(6):360-4.

Gutowski KA. Evidence-based medicine: Abdominoplasty. Plast Reconstr Surg. 2018;141(2):286E-299E.

Halbesma GJ, Lei B Van Der. The Reverse Abdominoplasty. 2008;61(2):133-7.

Hoyos A, Perez ME, Guarin DE, Montenegro A. A Report of 736 High-Definition Lipoabdominoplasties Performed in Conjunction with Circumferential VASER Liposuction. Plast Reconstr Surg. 2018;142(3):662-75.

Hoyos A, Perez ME, Guarin DE, Montenegro A. A report of 736 high-definition lipoabdominoplasties performed in conjunction with circumferential VASER liposuction. Plast Reconstr Surg. 2018;142(3):662-75.

Hoyos AE, Perez ME, Castillo L. Dynamic definition mini-lipoabdominoplasty combining multilayer liposculpture, fat grafting, and muscular plication. Aesthet Surg J. 2013;33(4):545-60.

Hoyos AE, Perez ME, Castillo L. Dynamic definition mini-lipoabdominoplasty combining multilayer liposculpture, fat grafting, and muscular plication. Aesthetic Surg J. 2013;33(4):545-60.

Hoyos AE, Perez ME, Mogollon I. H-wing Neoumbilicoplasty: A New Technique for Advanced Abdominoplasty and Umbilical Zones by Gender. Plastic and Reconstructive Surgery Journal. 2021.

Hoyos AE, Prendergast PM. High Definition Body Sculpting: Art and Advanced Lipoplasty Techniques. Verlag Berlin: Heidelberg Springer. 2014.

Hunstad JP, Deos M, Repta R. Reverse Abdominoplasty. In: Atlas of Abdominoplasty. Elsevier. 2009:115-30.

Illouz YG. A new safe and aesthetic approach to suction abdominoplasty. Aesthetic Plastic Surgery. 1992;16(3):237-45

Ion L, Raveendran SS, Fu B. Body-contouring with radiofrequency-assisted liposuction. Journal of Plastic Surgery and Hand Surgery. 2011;45(6):286-93.

Irvine Duncan D. Helium Plasma-Driven Radiofrequency in Body Contouring. In: The Art of Body Contouring. IntechOpen. 2019.

Joseph WJ, Sinno S, Brownstone ND, et al. Creating the Perfect Umbilicus: A Systematic Review of Recent Literature. Aesthetic Plast Surg. 2016;40(3):372-9.

Matarasso A. Abdominolipoplasty: a system of classification and treatment for combined abdominoplasty and suction-assisted lipectomy. Aesthetic Plast Surg. 1991;15:111.

Nussbaum R, Benedetto AV. Cosmetic aspects of pregnancy. Clinics in Dermatology. 2006;24:133-41.

Pitanguy I. Abdominal lipectomy. Clinics in plastic surgery. 1975;2(3):401-10.

Pitanguy I. Surgical reduction of the abdomen, thigh, and buttocks. The Surgical clinics of North America. 1971;51(2):479-89.

Psillakis JM. Plastic surgery of the abdomen with improvement in the body contour. Physiopathology and treatment of the aponeurotic musculature. Clinics in plastic surgery. 1984;11(3):465-77.

Regnault P. Abdominal dermolipectomies. Clinics in plastic surgery. 1975;2(3):411- 29.

Rodriguez-Feliz J, Makhijani S, Przybyla A, et al. Intraoperative Assessment of the Umbilicopubic Distance: A Reliable Anatomic Landmark for Transposition of the Umbilicus. Aesthetic plastic surgery. 2012;36(1):8-17.

Saldanha OR, Azevedo SF, Delboni PS, et al. Lipoabdominoplasty: the Saldanha technique. Clinics in plastic surgery. 2010;37(3):469.

Shiffman MA, Mirrafati S. Aesthetic Surgery of the Abdominal Wall. Springer. 2005. p. 4.

Suhas V, Anirudha G, Prajakta A. Anatomical localization of the umbilicus: an indian Study. Plast Reconstr Surg. 2006;117:1153.

Villegas FJ. A novel approach to abdominoplasty: TULUA modifications (transverse plication, no undermining, full liposuction, neoumbilicoplasty, and low transverse abdominal scar). Aesthetic Plastic Surgery. 2014;38(3):511-20.

Vídeo Aula

LIPOABDOMINOPLASTIA DE PONTA: AMPLIAÇÃO DO MÚSCULO RETO DO ABDOME COM TRANSFERÊNCIA DE GORDURA (RAFT) E LIPOESCULTURA EM MULTICAMADAS

Stefan Danilla Enei

INTRODUÇÃO

A abdominoplastia continua a ser o tratamento padrão ouro para melhorar a aparência do abdome em pacientes com flacidez cutânea e diástase dos músculos retos do abdome, seja por gravidez ou por sequelas de obesidade e perda de peso.

A exigência de resultado visa não só obter um abdome plano, mas também um abdome atraente, atlético e tonificado em termos tridimensionais, que só foi possível graças às técnicas modernas de lipoescultura de alta definição e de lipoabdominoplastia (Fig. 25-1).

Para obter um abdome atlético, são necessários três elementos importantes:

1. Desenvolvimento muscular adequado;
2. Ausência de flacidez cutânea;
3. Espessura de tecido subcutâneo inferior a 10 mm.

A lipoabdominoplastia RAFT (em inglês, *Retus Abdominis Fat Transfer*, ou Enxerto Gorduroso no Músculo Reto do Abdome) permite tratar esses três elementos de forma adequada, ampliando a musculatura abdominal por meio da lipotransferência e tratando a flacidez cutânea e o excesso de gordura abdominal com a lipoabdominoplastia.

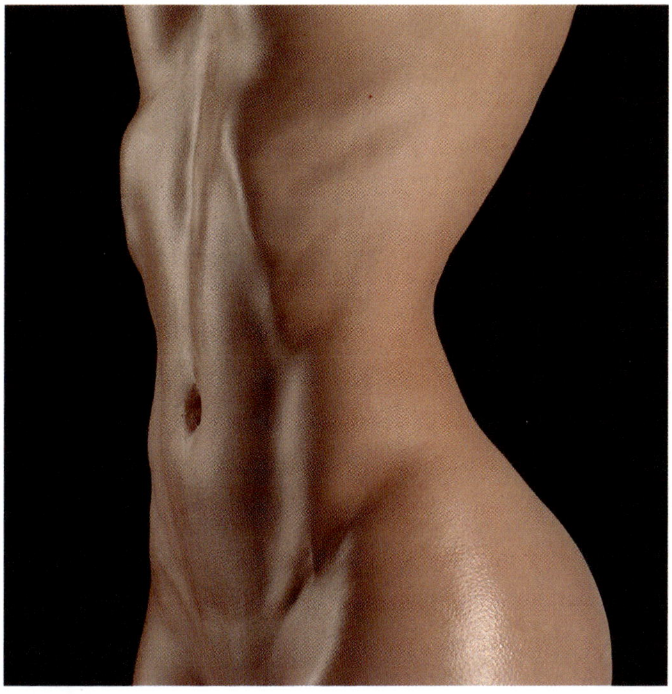

Fig. 25-1. Tronco de mulher atlética 6 meses após lipoescultura de alta definição.

SELEÇÃO DE PACIENTE

Os pacientes ideais para este procedimento são mulheres ou homens com flacidez da parede abdominal, que precisam de abdominoplastia, praticam esportes ou algum tipo de atividade física regularmente ou tenham um IMC < 27 kg/m^2, embora nas mulheres esse índice seja inferior a 25 kg/m^2, para que não seja necessário retirar mais de 3 L na lipoaspiração.

A cirurgia é contraindicada para fumantes ativos devido ao risco de necrose do retalho da abdominoplastia; fumantes ativos devem suspender o tabaco pelo menos 6 semanas antes do procedimento.

Em pacientes com IMC > 27 kg/m^2 ou que não pratiquem esportes regularmente deve-se alertar que eles podem não obter os resultados desejados. Além disso, pacientes com predomínio de gordura intra-abdominal, em vez de subcutânea, podem obter resultados subótimos.

Os pacientes que buscam a lipoabdominoplastia de alta definição ou RAFT desejam um resultado específico que consiste em um abdome atlético. O cirurgião deve selecionar cuidadosamente esses pacientes para não gerar expectativas pouco realistas, o que, no pós-operatório, poderá afetar a relação médico-paciente.

Durante a consulta e o exame físico, o cirurgião deve avaliar se o paciente já foi submetido a cirurgias anteriores (lipoaspiração), se existem cicatrizes abdominais e o tônus muscular desse paciente. Aqueles com obesidade intra-abdominal ou flacidez extrema da parede abdominal não são bons candidatos a essa cirurgia.

O estudo pré-operatório habitual inclui: hemograma, coagulograma, avaliação da função renal, eletrocardiograma e ultrassonografia de parede abdominal para avaliar a presença de hérnias subclínicas.

MARCAÇÃO PRÉ-OPERATÓRIA

Na marcação pré-operatória distinguiremos estruturas de referência (marcadas em preto), zonas de desengorduramento (em azul) que correspondem a áreas de lipoaspiração profunda, zonas de definição (marcadas em verde) que correspondem a áreas de lipoaspiração superficial e profunda e zonas de adição (marcadas em vermelho) que correspondem a áreas de aumento por meio da lipoinjeção ou adição de implantes.

Estruturas de Referência

- *Anterior:* Linha média, clavículas, sulco submamário, rebordo costal, crista ilíaca, espinha ilíaca anterossuperior, ligamento inguinal (Fig. 25-2).

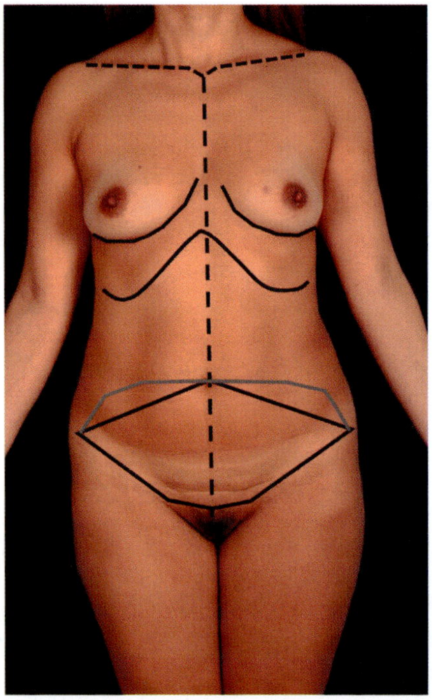

Fig. 25-2. Demonstração das estruturas de referência.

Zonas de Lipoaspiração Profunda

Mostradas em lilás, diz respeito à aspiração de zonas profundas na fáscia de Scarpa.

As zonas se adaptam conforme a anatomia de cada paciente; entretanto, em geral, são:

- *Posteriores*: região posterior do braço, região lateroposterior superior, médio e flanco. Em geral, aspira-se toda a zona lateral aos músculos paravertebrais. Em alguns pacientes pode ser necessária a lipoaspiração da coxa em sua região trocantérica e a face interna da coxa (Fig. 25-3a);
- *Anteriores*: depósito de gordura supramamário axilar, abdome anterior, flancos, púbis e região superomedial das coxas (Fig. 25-3b).

Zonas de Lipoaspiração Superficial

Mostradas em verde, dizem respeito à lipoaspiração de gordura superficial na fáscia de Scarpa.

- *Posteriores*: ventre posterior do deltoide desde sua inserção no úmero até sua origem na espinha da escápula, linha média desde a região interescapular até o início do sacro, espinha ilíaca posterossuperior, margem lateral dos músculos paravertebrais inferiores e a margem do sacro (Fig. 25-4a);
- *Anteriores*: sulco deltopeitoral, linha semilunar, linha alba, margem superior do músculo reto do abdome. A margem superior desse músculo pode não ser visível ou palpável em todas as pacientes e vai depender da forma e do tamanho das mamas. A linha semilunar do abdome tem um triângulo submamário e um triângulo subcostal; este último deve se desenhar em 15 a 20 mm superiormente ao original, confirmando sua posição final após a abdominoplastia ao tracionar o retalho para baixo com firmeza. Deve-se

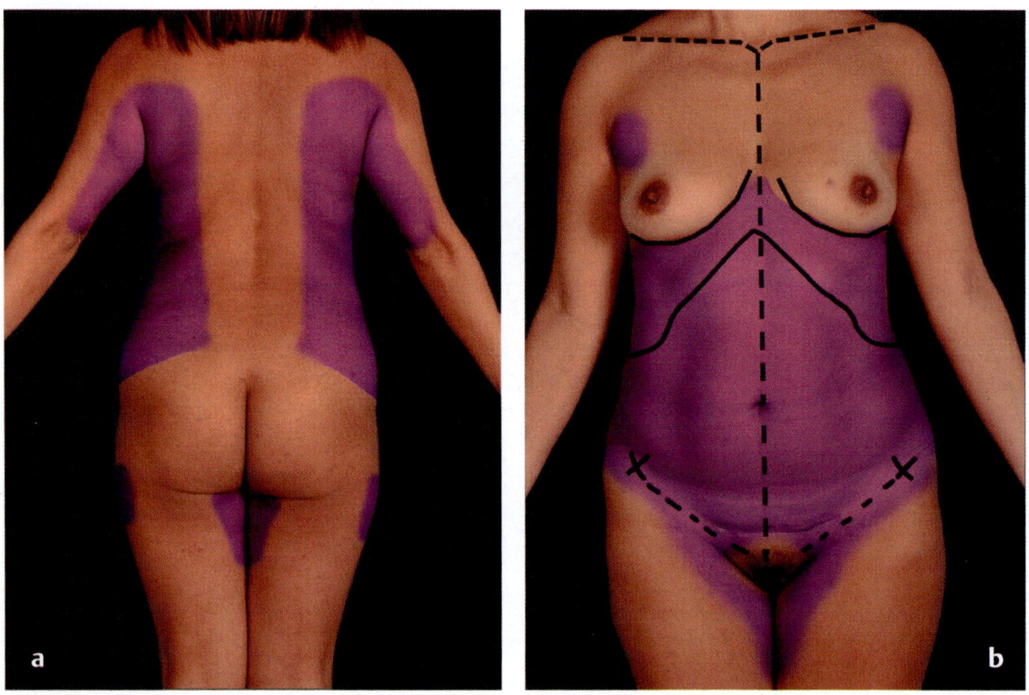

Fig. 25-3. Em lilás observa-se as zonas de lipospiração profunda (**a**) posteriores e (**b**) anteriores.

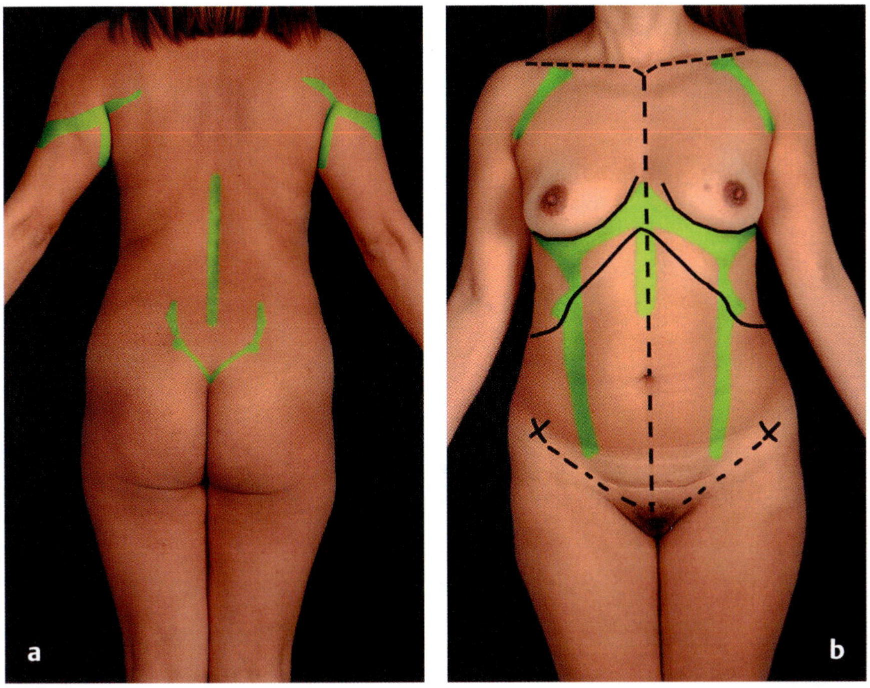

Fig. 25-4. Em verde observa-se as zonas de lipospiração supercial (**a**) posteriores e (**b**) anteriores.

projetar a nova posição da linha alba após a tração inferior do retalho, que deve ser os 2/3 superiores entre o xifoide e o umbigo da paciente; entretanto, devemos lembrar que em mulheres atléticas a linha alba se prolonga em sentido cefálico ao xifoide por inserção superior do reto do abdome e a rafe entre os peitorais (Fig. 25-4b).

Abdominoplastia

Para desenhar a linha de incisão inferior, solicita-se à paciente que tracione o retalho abdominal para cima com firmeza; dessa forma poderemos visualizar a posição final real da cicatriz e a zona central desenhada em 5-7 cm da fúrcula vulvar. Os locais das incisões laterais seguem o desenho do biquíni ou vestuário que a paciente deseja usar. Deve-se considerar que as extremidades laterais tendem a se curvar para baixo e que a evolução da moda varia a forma dos biquínis com o tempo. Como alternativa, pode-se desenhar a ressecção cutânea seguindo o conceito de alta tensão lateral de Lockwood, que acentuará a cintura, mas causará deslocamento inferior da borda lateral da cicatriz e protuberância dos tecidos nas extremidades, com consequente extensão maior da cicatriz (Fig. 25-5).

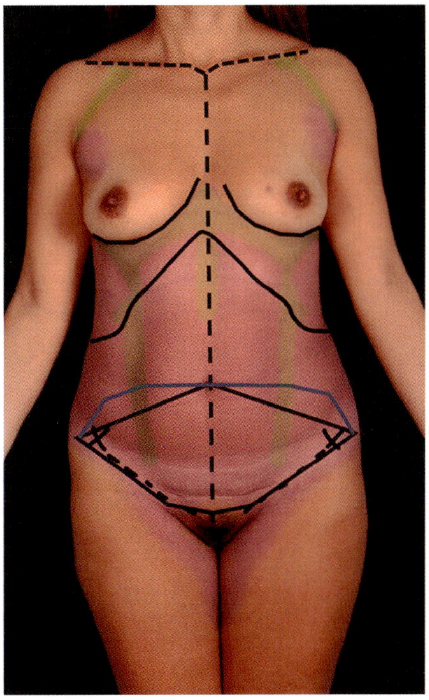

Fig. 25-5. Marcações para abdominoplastia.

Zonas de Enxerto de Gordura

Na região posterior, geralmente se enxerta gordura na região glútea e trocantérica. Na região anterior, enxerta-se na região mamária e região supratrocantérica, além da lipoenxertia no músculo, que será discutida em detalhes mais adiante (Fig. 25-6).

Marcações Reais

Na Figura 25-7 mostra-se a marcação real de uma paciente, na qual se realizou também a mamoplastia de aumento. Especificamente nesse procedimento, a lipoaspiração foi feita somente na região inferior do retalho, já que a espessura da parte superior era inferior a 1 cm.

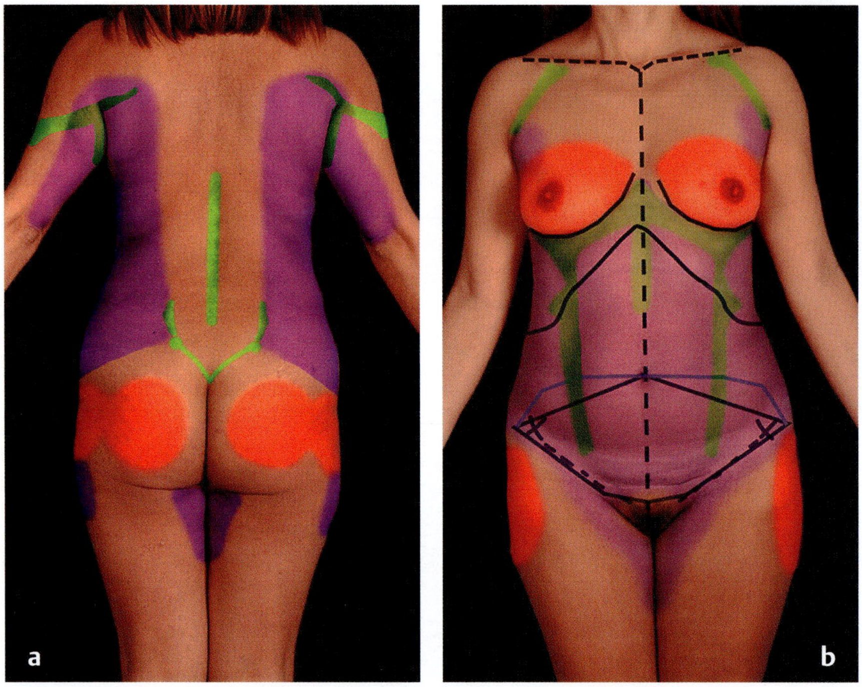

Fig. 25-6. (**a**,**b**) Em vermelho observa-se as zonas de exerto de gordura.

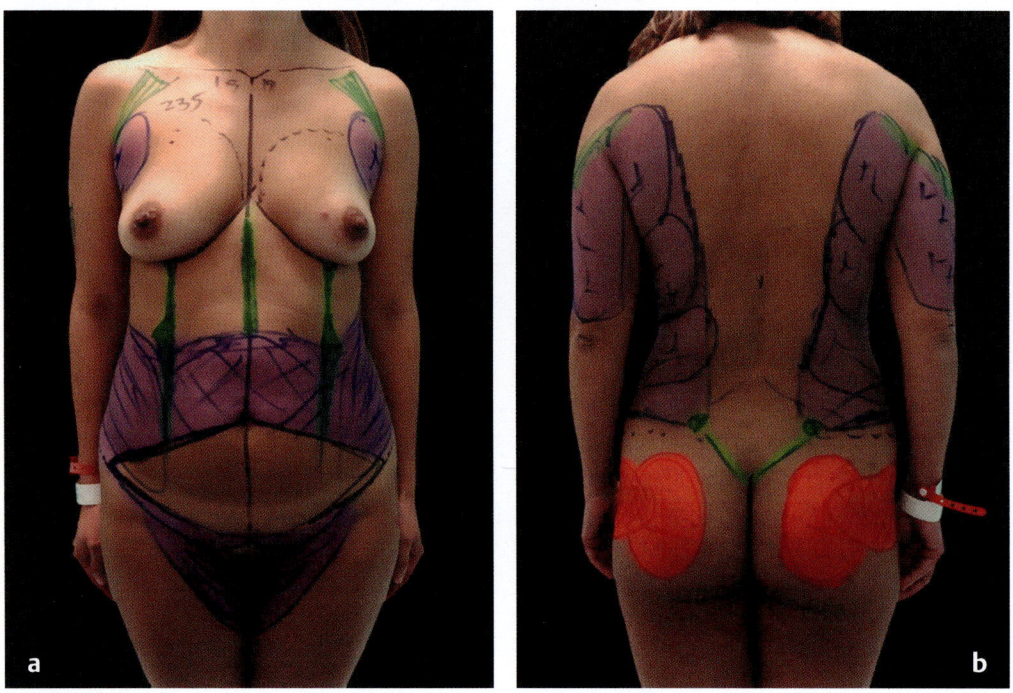

Fig. 25-7. Foto de paciente com marcações reais nas visões (**a**) anterior e (**b**) posterior.

EXECUÇÃO DA CIRURGIA

Lipoaspiração

Com a paciente sob anestesia geral realiza-se profilaxia antibacteriana com cefalosporinas de primeira geração ou com clindamicina para pacientes alérgicos. A profilaxia para hipotermia é feita com cobertores térmicos e para tromboembolismo com meias de compressão pneumática e meias elásticas.

A cirurgia começa em decúbito prono. Após o uso de campos estéreis são realizadas duas incisões para a lipoaspiração, de preferência interglúteo, dobra infraglútea, dorsal médio, linha axilar posterior na axila e cotovelos.

Para a infiltração se utiliza a técnica superúmida com diluição de 250 mg de ácido tranexâmico + 1 mg de epinefrina para cada litro de soro fisiológico. Não é utilizada lidocaína na solução de infiltração por ter sido demonstrado que em pacientes submetidos à anestesia geral isso aumenta o sangramento e os riscos de arritmias, não contribuindo substancialmente para a analgesia.

Na região posterior inicia-se a lipoaspiração profunda com cânulas Mercedes de 4 mm; nos braços preferimos usar cânulas de 3 mm por se tratar de zona propensa a irregularidades (Fig. 25-8).

A definição das zonas mencionadas anteriormente é feita usando cânulas Baskett de 4 ou 5 mm para a região do deltoide e linha média e sacra (Fig. 25-9).

Realiza-se então, a lipoinjeção em plano estritamente subcutâneo, desde os portais interglúteo e subglúteo, caso necessário (Fig. 25-10).

Aconselhamos sempre proteger os pontos de entrada das cânulas, para evitar queimaduras por atrito. As incisões podem ser deixadas abertas ou ser suturadas de acordo com a preferência do cirurgião. Sempre deixamos abertos os portos do cotovelo e suturamos os demais com polipropileno 5-0.

Posteriormente posicionamos a paciente em decúbito dorsal e iniciamos a lipoaspiração superficial desde as incisões axilar anterior, submamária e púbica (Fig. 25-11).

A seguir realizamos a lipoaspiração profunda, cuidando especialmente para NÃO ultrapassar o rebordo costal de baixo para cima. Preferimos trabalhar o abdome profundo a partir de cima para evitar perfuração da parede abdominal; além disso, nunca se indica relaxamento neuromuscular nem se coloca o paciente em posição de hiperextensão (opistótonos) (Fig. 25-12).

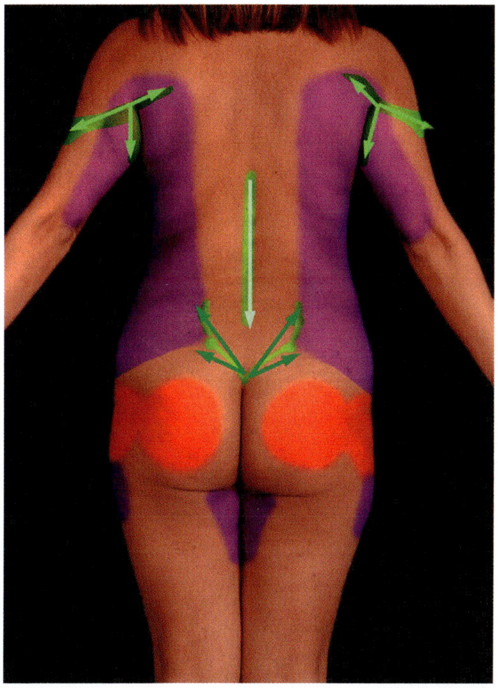

Fig. 25-9. Lipoaspiração vista posterior. As setas verdes indicam as direções seguidas pela cânula na lipoaspiração supercial.

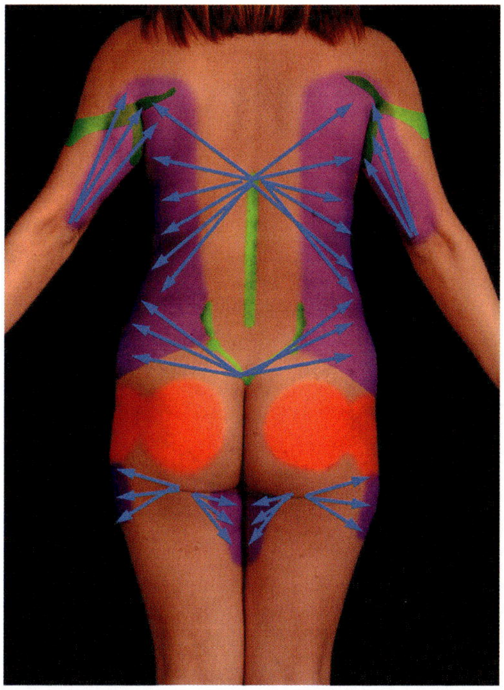

Fig. 25-8. Lipoaspiração vista posterior. As setas azuis indicam as direções seguidas pela cânula na lipoaspiração profunda.

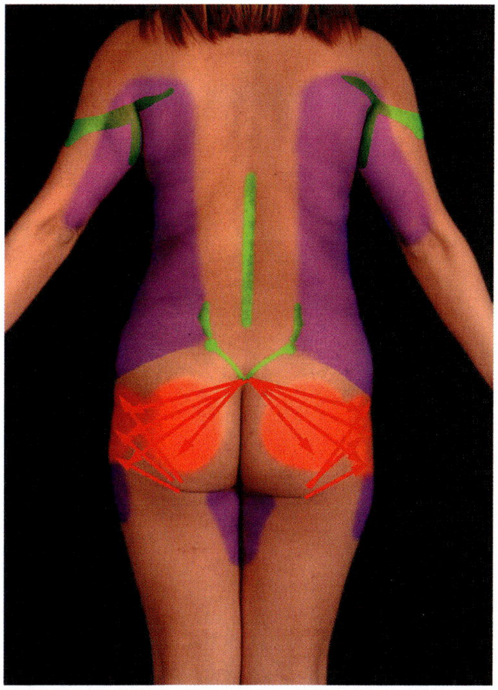

Fig. 25-10. Lipoinjeção vista posterior. As setas vermelhas indicam as direções seguidas para a lipoinjeção.

Por fim, se necessário, complementa-se a lipoinjeção trocantérica desde a posição anterior e, quando necessário, é possível realizar a lipoinjeção mamária a partir dos portais de acesso submamário (Fig. 25-13).

Abdominoplastia

Uma vez que o umbigo foi isolado, realiza-se a incisão pela marca inferior, avançando o descolamento em sentido cefálico cerca de 5 cm sobre a fáscia de Scarpa para depois aprofundarmos a dissecção ao nível da fáscia, até encontrarmos a marca superior, avançando por um túnel central até o xifoide. Procura-se, desta forma, preservar a maior quantidade possível de perfurantes. Em geral, a dissecção só deve ser feita até se visualizar a parte medial do músculo reto do abdome, seguindo os conceitos preconizados por Dr. Saldanha (Fig. 25-14).

RAFT: Ampliação dos Músculos Retos do Abdome com Transferência de Gordura

Devemos considerar que o músculo reto do abdome é um músculo poligástrico tipo III da classificação de Mathes e Nahai, com sistema duplo de irrigação dependente das artérias epigástricas superior e inferior, sendo a artéria epigástrica inferior o pedículo dominante. A artéria corre pelo lado profundo do músculo, junto à sua veia concomitante. O músculo reto do abdome tem um número variado de ventres ou metâmeros, que estão divididos por inscrições transversas, que

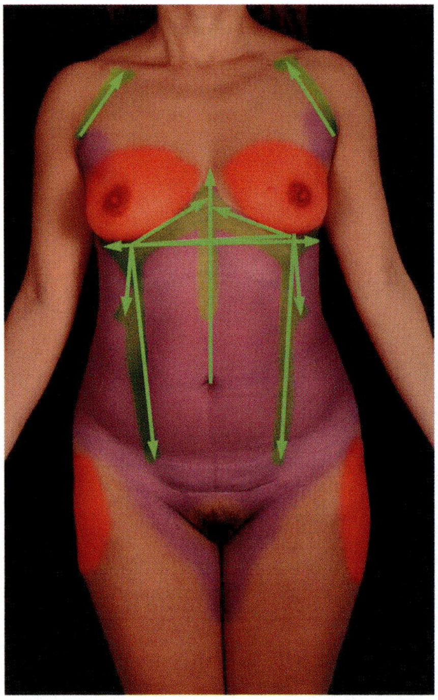

Fig. 25-11. Lipoaspiração superficial vista anterior.

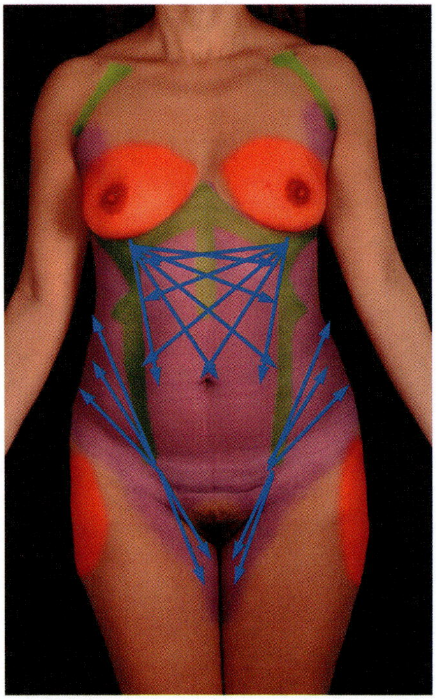

Fig. 25-12. Lipoaspiração profunda vista anterior.

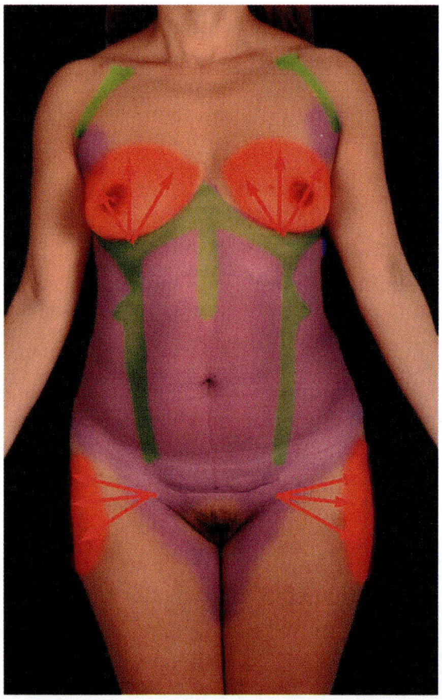

Fig. 25-13. Lipoinjeção vista anterior.

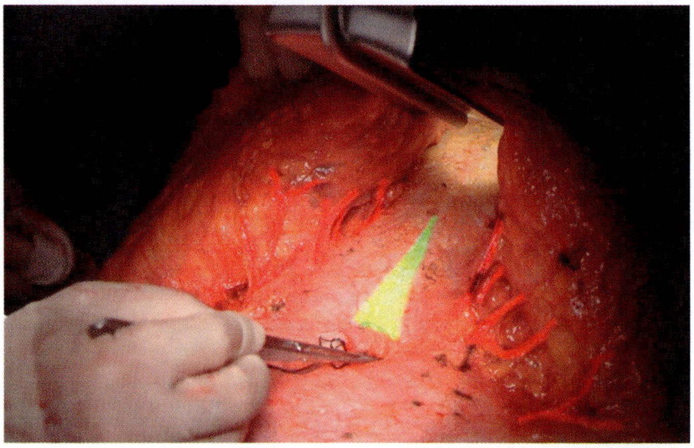

Fig. 25-14. Vista transoperatória. A fotografia destaca a diástase do paciente e as perfurantes preservadas.

podem ser horizontais, oblíquas, sigmóideas e completas ou incompletas. Geralmente existe um metâmero infraumbilical amplo que vai do umbigo até o púbis. Quanto aos metâmeros supraumbilicais, eles geralmente são menores e são 3 por músculo reto do abdome em 77% da população (6 pack, ou 6 gominhos), 2 em 21% da população (4 gominhos) e 4 em 2% da população (8 gominhos). É preciso levar em conta a variação anatômica durante a cirurgia, já que a lipoinjeção é feita por via intramuscular, metâmero por metâmero (Fig. 25-15).

Uma vez com a gordura previamente filtrada e limpa, ela é introduzida em seringas Luer Lock de 20 mL com cânula romba de 150 × 3 mm. Com bisturi 11 executa-se uma incisão na bainha do reto do abdome até visualizar o músculo; passamos um ponto de Vicryl 3-0 e pelo local introduzimos a cânula na espessura do músculo, fazemos a lipoinjeção de todo o metâmero de forma retrógrada até atingir o aumento desejado, que se consegue, habitualmente, com 20 a 30 mL nos metâmeros supraumbilicais e com 60 a 80 mL nos metâmeros infraumbilicais. Uma vez concluída a lipoinjeção, amarramos o ponto para evitar que a gordura escape do metâmero (Figs. 25-16 e 25-17).

Continuação da Cirurgia

Plicatura dos músculos retos do abdome depois do RAFT. A plicatura supraumbilical deve ser feita com pontos verticais na base do metâmero, o mais próximo possível da aponeurose que une ambos os músculos, de modo a recriar um sulco na linha média. Diferentemente, na região infraumbilical, é feita de forma mais ampla, na projeção mais alta do músculo, para que seja obtida a maior definição possível de cintura (Fig. 25-18).

Se existe flacidez muscular persistente após a plicatura, completa-se com uma plicatura horizontal do tipo TULUA. Para a plicatura são utilizadas suturas farpadas PDS 1-0 (Fig. 25-19).

Uma vez corrigido o plano musculoaponeurótico, traciona-se o retalho com tensão moderada para a região pubiana e são utilizados pontos de Baroudi com Vicryl 3-0 para avançar o retalho e diminuir o espaço morto.

Quantifica-se a pele excedente e a ressecamos, para, a seguir, instalar um dreno tubular e fechar por planos com Vicryl 3-0 para a tela subcutânea, 4-0 para derme e Monocryl 4-0 intradérmico para a pele.

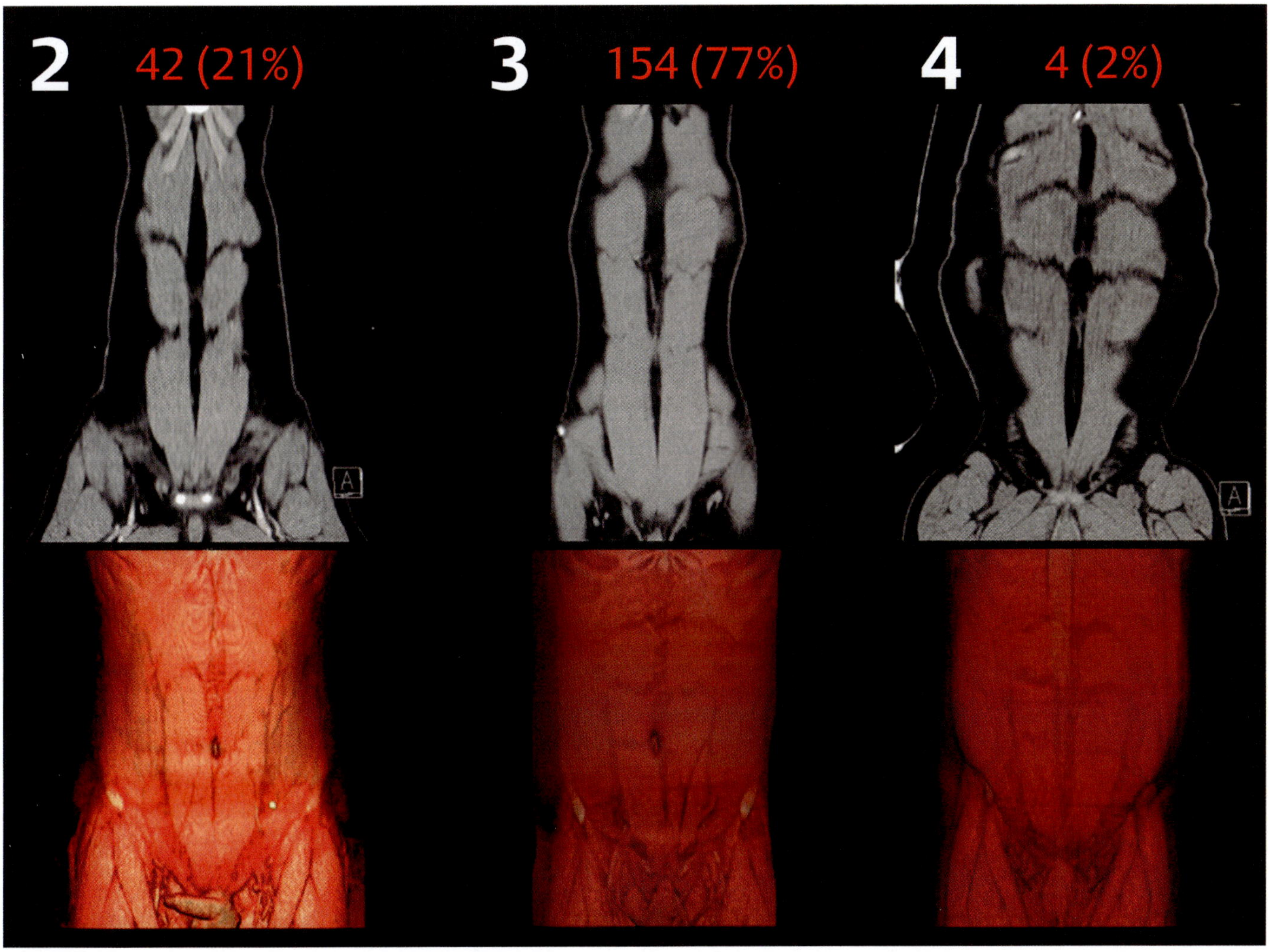

Fig. 25-15. Demonstração dos *packs* ou "gominhos" de acordo com incidência populacional.

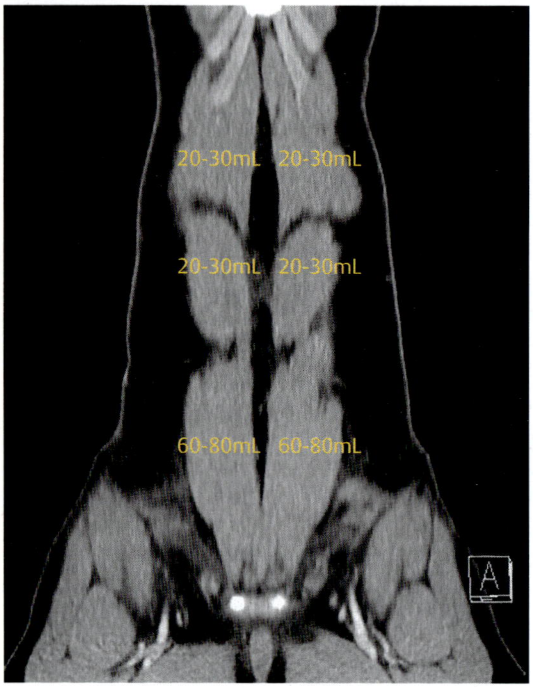

Fig. 25-16. Quantidade de gordura que deve ser injetada em cada metâmero.

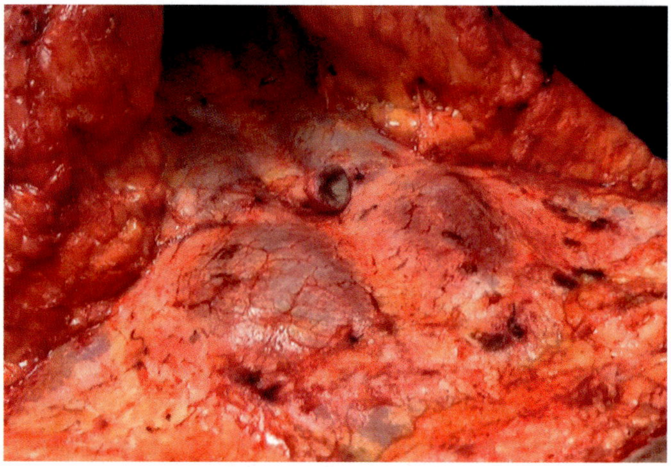

Fig. 25-17. Exemplo de RAFT completo no qual se observa a ampliação do músculo reto do abdome.

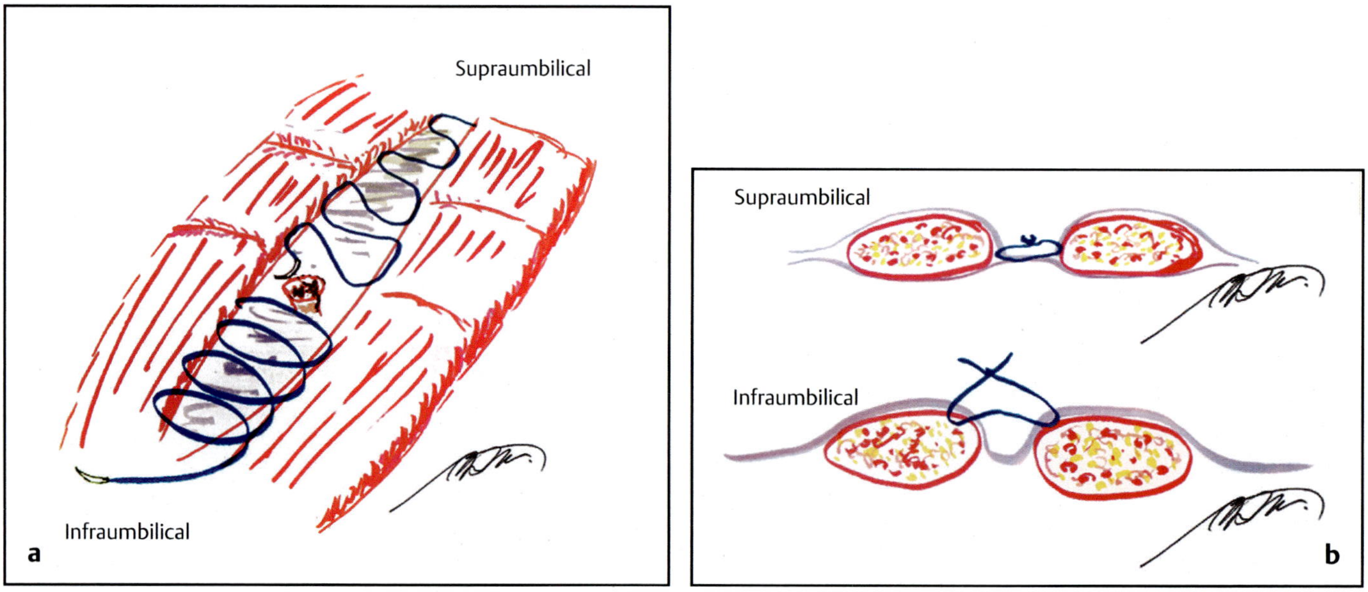

Fig. 25-18. (a, b) Plicatura dos músculos retos do abdome.

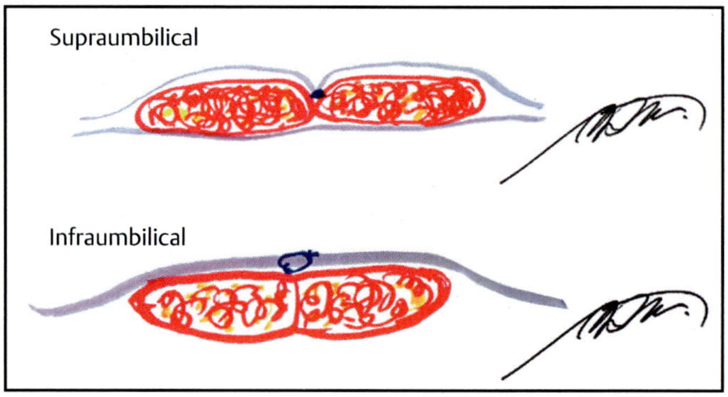

Fig. 25-19. Plicatura do tipo TULUA.

CUIDADOS PÓS-OPERATÓRIOS

Manejo Não Farmacológico

NÃO são utilizadas cintas compressivas após a cirurgia, pois acreditamos que a compressão possa comprometer a vitalidade do retalho. São mantidos cobertores térmicos até restaurar a temperatura normal da paciente e estimulamos a deambulação precoce.

A drenagem linfática manual e o ultrassom são iniciados no dia seguinte à cirurgia, com frequência diária por 10 a 20 sessões.

O dreno é retirado 7 dias após a cirurgia ou quando o débito for inferior a 20 mL/dia.

Manejo Farmacológico

Para analgesia é utilizado pregabalina 75 mg/dia, iniciado 3 dias antes da cirurgia, além de acetaminofen 1 g a cada 8 horas, celecoxibe 200 mg a cada 12 horas e cetorolaco 30 mg SL SOS. A antibioticoterapia é realizada com cefadroxila 500 mg cada 12 horas por 7 dias e a profilaxia para tromboembolismo é feita com enoxaparina 40 mg SC ao dia, por 10 dias.

CASOS DEMOSTRATIVOS

Caso 1

Paciente de 43 anos de idade com duas gestações prévias que foi submetida à lipoabdominoplastia RAFT associada à mamoplastia de aumento (prótese redonda, perfil alto de poliuretano 235 mL em plano subfascial). Note o aspecto pós-operatório de 1 ano (Fig. 25-20).

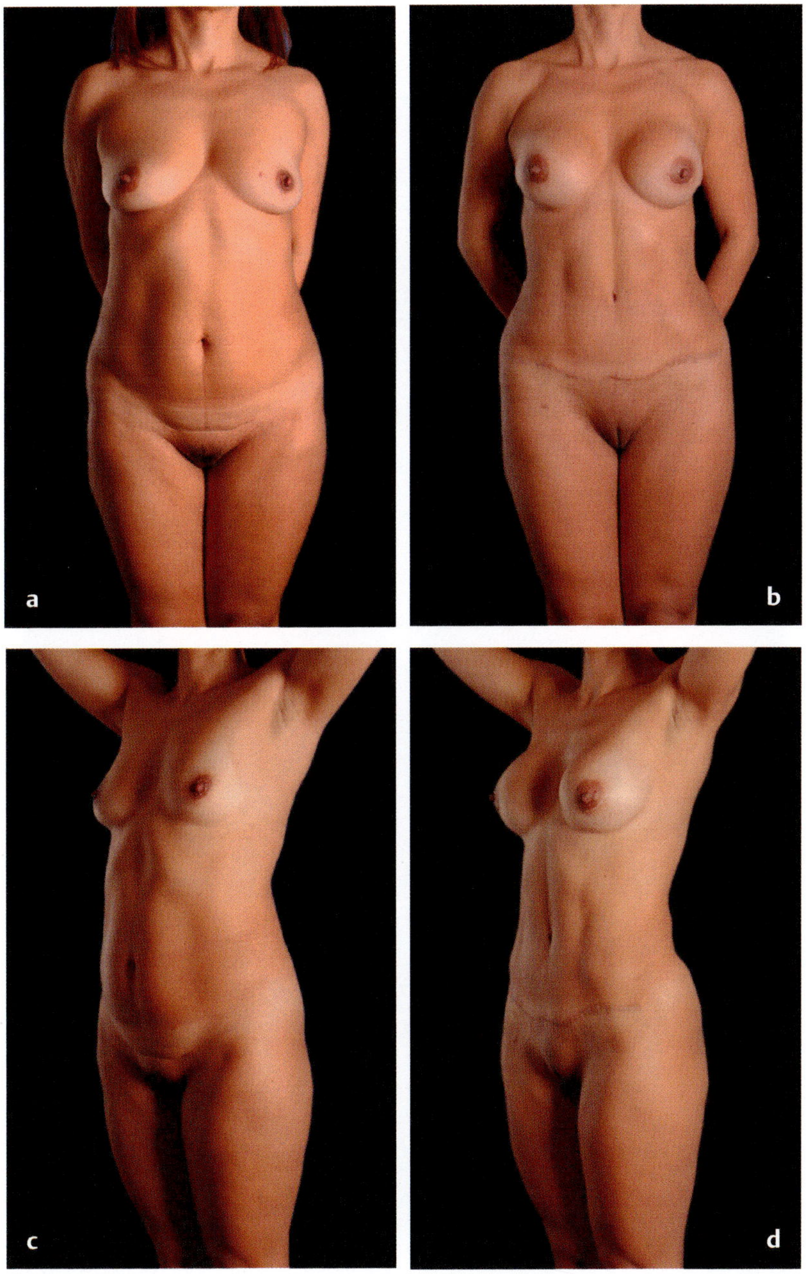

Fig. 25-20. (a, c) Antes e (b, d) depois de 1 ano de abdominoplastia RAFT associada à mamoplastia de aumento.

Caso 2

Paciente de 43 anos de idade, com duas gestações prévias que foi submetida à lipoabdominoplastia RAFT. Note o aspecto pós-operatório de 1 ano (Fig. 25-21).

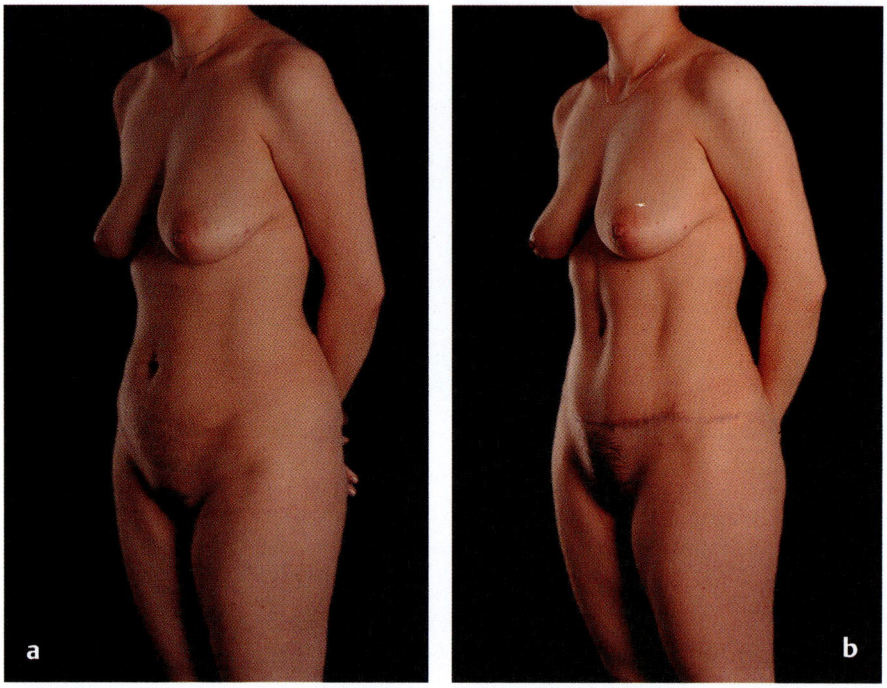

Fig. 25-21. (**a**) Antes e (**b**) depois de 1 ano de lipoabdominoplastia RAFT.

Caso 3

Paciente de 35 anos de idade, com três gestações prévias que foi submetida à lipoabdominoplastia RAFT. Note o aspecto pós-operatório de 4 meses (Fig. 25-22)

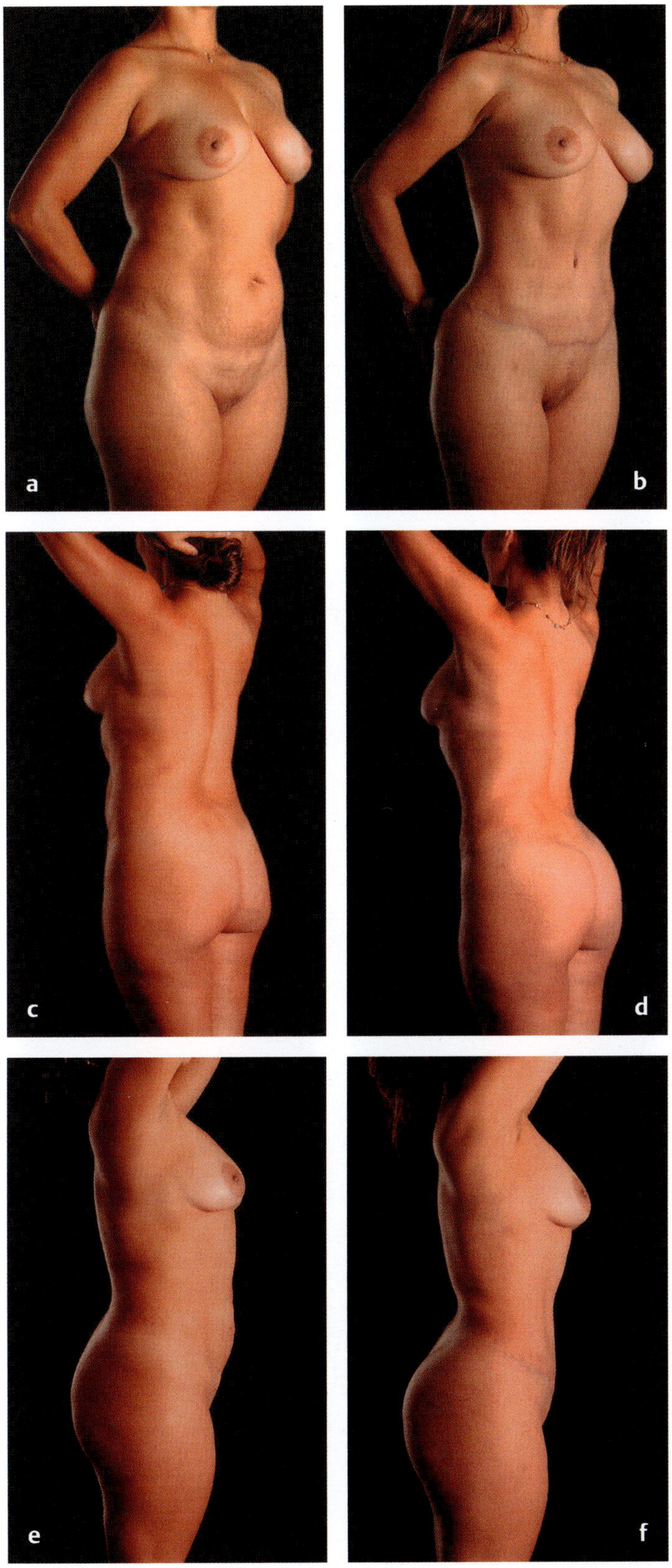

Fig. 25-22. (a, c, e) Antes e (b, d, f) depois de 4 meses de lipoabdominoplastia RAFT.

Caso 4

Paciente com 1 ano de pós-operatório e imagem de ressonância magnética em T2 que mostra gordura intramuscular no reto em paciente de 40 anos de idade com lipoaspiração prévia e duas gestações. Lamelas de gordura podem ser vistas dentro do músculo reto abdominal, demonstrando sobrevivência do enxerto de gordura (Fig. 25-23).

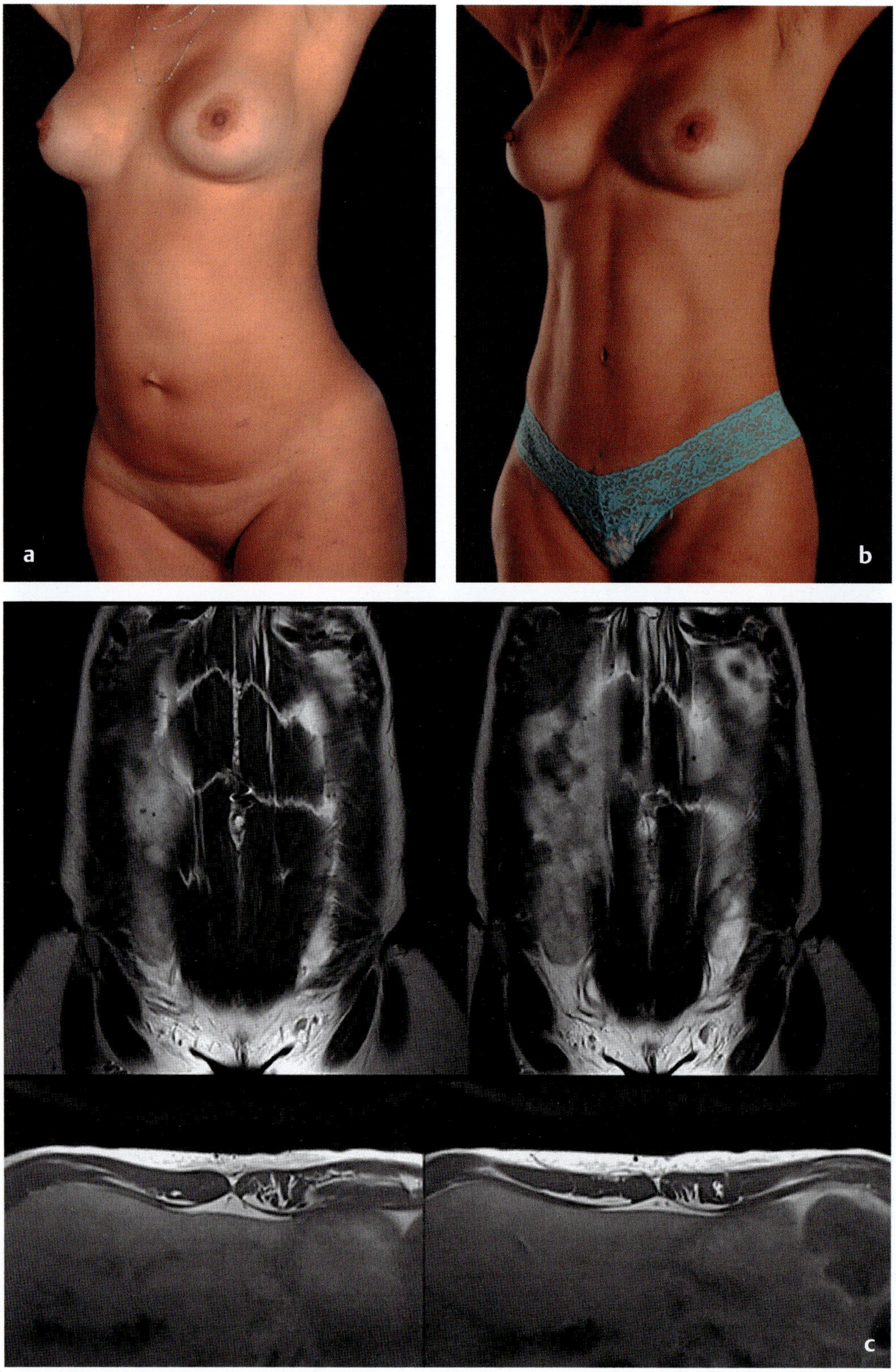

Fig. 25-23. (**a**) Pré-operatório e (**b**) pós-operatótio de 1 ano. (**c**) Ressonância magnética no nível de T2.

BIBLIOGRAFIA

Danilla S. Rectus Abdominis Fat Transfer (RAFT) in Lipoabdominoplasty: A New Technique to Achieve Fitness Body Contour in Patients that Require Tummy Tuck. Aesthetic Plast Surg. 2017;41(6):1389-99.

Hoyos AE, Perez ME, Castillo L. Definition mini-lipoabdominoplasty combining multilayer liposculpture, fat grafting, and muscular plications. Aesthet Surg J. 2013;33(4):545-60.

Saldanha OR, Pinto EB, Matos Jr. WN, et al. Lipoabdominoplasty without undermining. Aesthet Surg J. 2001;21(6):518-26.

Viaro MSS, Danilla S, Cansanção AL, Viaro PS. Ultra HD liposuction: enhancing abdominal etching using ultrasound-guided rectus abdominis fat transfer (UGRAFT). Plast Reconstr Surg Glob Open. 2020;8(5):e2818.

Vídeo Aula

Vídeo Cirurgia

ABDOMINOPLASTIA COM DESCOLAMENTO REDUZIDO ASSOCIADA À LIPOASPIRAÇÃO DA PAREDE ABDOMINAL

Juarez M. Avelar

INTRODUÇÃO

No início de minha carreira, em 1974, identifiquei diversos problemas em abdominoplastia que careciam de aprimoramentos técnicos para oferecer melhores resultados estéticos e minimizar complicações trans e pós-operatórias. Apontei algumas situações:

- Criação da nova região umbilical;
- Qualidade e extensão da cicatriz resultante;
- Adiposidades remanescentes com repercussões insatisfatórias no contorno corporal;
- Correção de flacidez da parede musculoaponeurótica;
- Complicações per e pós-operatórias. Todos mitigavam estudos anatômicos e novos conceitos para alcançar melhores resultados. Com efeito, empreendi esforços:
  - Em estudos em geometria encontrei que o triângulo é a figura que mais se “distancia” do círculo, e assim desenvolvi método com três retalhos cutâneos no umbigo e outros três na parede abdominal que resulta na criação de natural região umbilical (Fig. 26-1);
  - Introdução de novos materiais de sutura com evidente aprimoramento dos resultados das cicatrizes cirúrgicas;

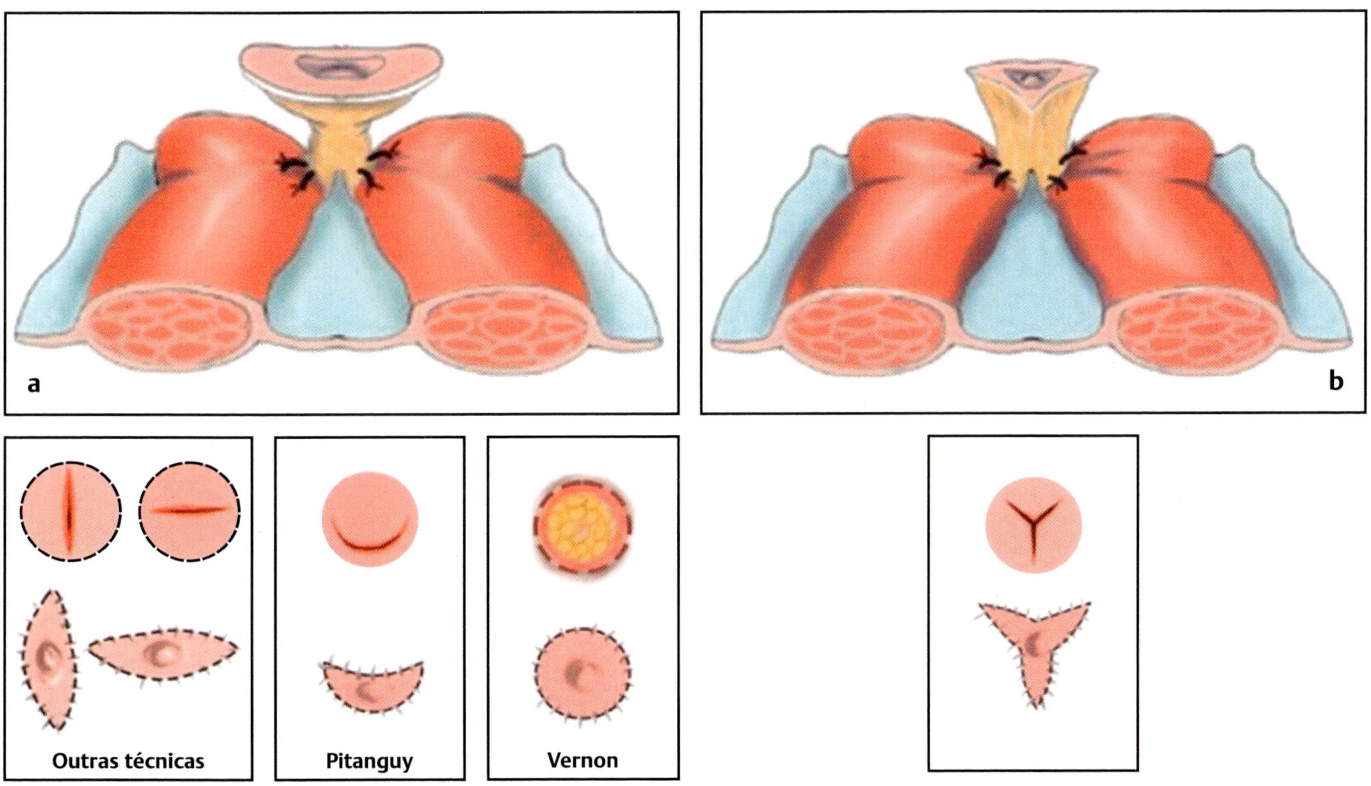

Fig. 26-1. Esquema comparativo entre técnicas para criação da nova região umbilical durante abdominoplastia completa, com plicatura para corrigir diástase dos músculos retos e fixação do pedículo umbilical. (a) Técnicas com incisão circular ao redor do umbigo com incisões também circulares na parede abdominal para implantação do mesmo, resultando em cicatrizes circulares que podem ter tendência a apresentar retração ou contração cicatricial. (b) Método Avelar com incisões triangulares no umbigo e 3 incisões em forma de “Y” na parede abdominal para evitar cicatriz circular.

- Adiposidades remanescentes com repercussões insatisfatórias no contorno corporal foram favorecidas com o advento da lipoaspiração, idealizada por Illouz. Minha visão crítica sobre a técnica ressaltou duas incógnitas:
  - Desconhecida anatomia do tecido celular subcutâneo;
  - Excesso de pele após a lipoaspiração. Identifiquei poucas descrições sobre o tecido subcutâneo nos compêndios de anatomia humana, fui buscar informações com dissecções anatômicas e realizei lipoaspiração em cadáveres que me elucidaram substancialmente (Figs. 26-2 e 26-3).

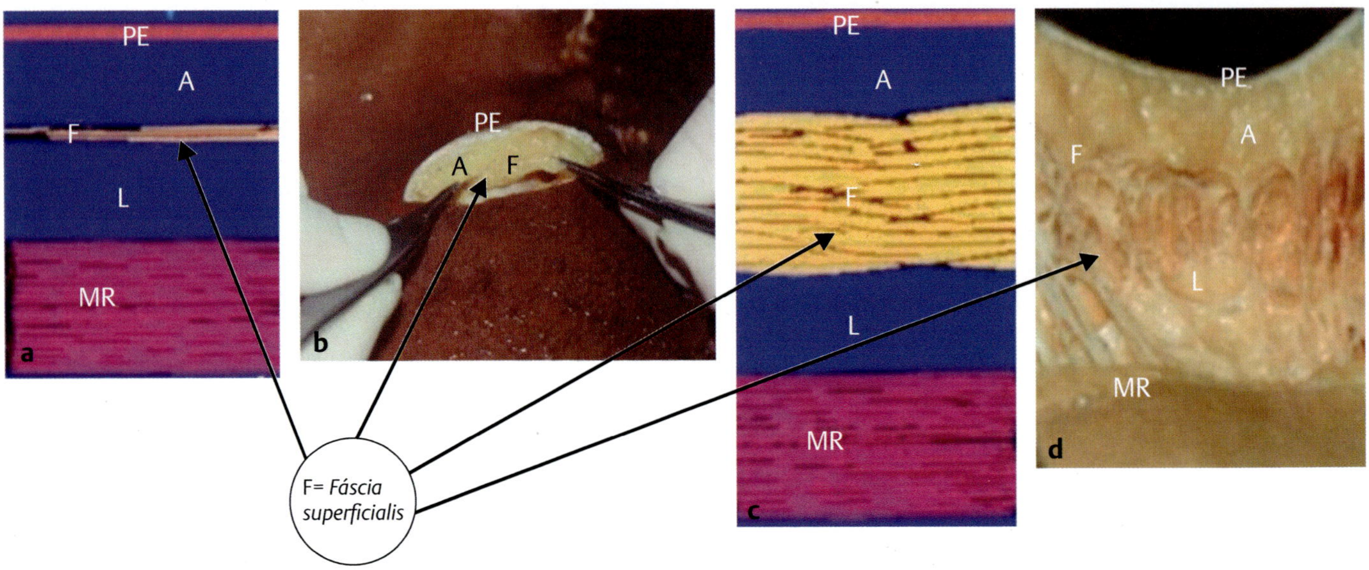

Fig. 26-2. Estudo anatômico comparativo entre o panículo da parede abdominal (em esquema e em cadáver) (**a,b**) sem adiposidade localizada e (**c,d**) panículo com adiposidade localizada, em esquema e cadáver. (**a**) Esquema mostra fina *fascia superfilialis* (F) separando a camada areolar (A) e a camada lamelar (L). (**b**) Foto de panículo abdominal em cadáver negro sem adiposidade localizada, sustentadas pelas pinças que mostram: a *fascia superficialis* (F), que é uma fina e compacta lâmina de tecido conjuntivo, e a camada areolar (A) que ocupa toda a espessura do panículo e a inexpressiva camada lamelar. (**c**) Esquema mostra a *fascia superficialis* (F) com múltiplas camadas em panículo com adiposidade localizada. (**d**) Em cadáver após lipoaspiração na camada lamelar (L), mostra múltiplas lâminas de tecido conjuntivo, e *fascia superficilais* (F) e a camada areolar preservada. As estruturas anatômicas são: pele (PE), camada areolar (A), *fascia superficialis* (F), camada lamelar (L) e músculo reto abdominal (MR).

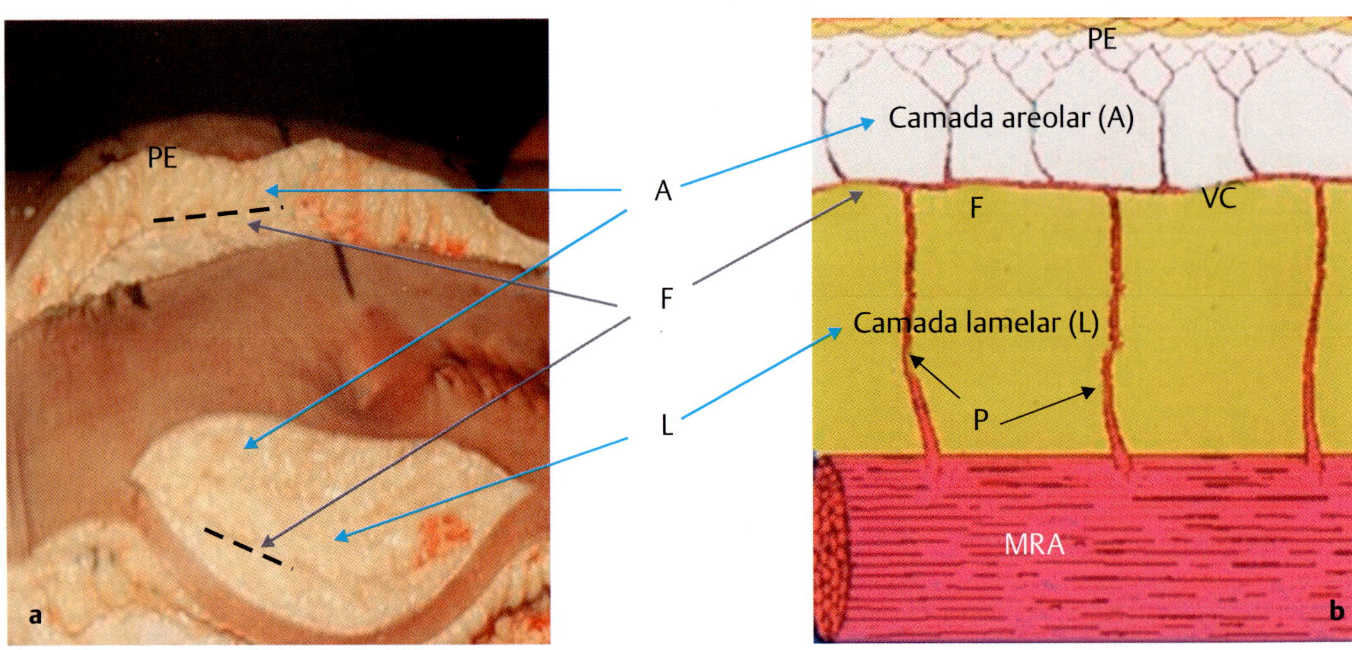

Fig. 26-3. Estudo anatômico em cadáver e em esquema mostrando as camadas do panículo subcutâneo. (**a**) Foto da parede abdominal de um cadáver no qual foi realizada lipoaspiração somente no lado esquerdo (na parte alta da foto) e incisão em toda a espessura do panículo no lado direito do cadáver. (**b**) Esquema mostrando as estruturas anatômicas correspondentes. Elementos anatômicos: pele (PE), camada areolar (A), a *fascia superficialis* (F) (estão indicadas com linha interrompida nos panículos lipoaspirado e sem lipoaspiração no esquema), vasos comunicantes (VC), camada lamelar (L), vasos perfurantes (P), músculo reto abdominal (MRA).

Por outro lado, ressecar a redundância cutânea durante a lipoaspiração me estimulou associar a nova técnica à abdominoplastia, que representou um novo capítulo na cirurgia estética da parede abdominal. Na combinação das duas técnicas ficou evidente a evolução dos resultados estéticos, harmonizando o abdome com os demais segmentos do corpo, e outras descrições de miniabdominoplastia. A associação de técnicas não trouxe novas complicações, mas aumentou o índice de seroma, necrose de panículo, infecção e outras situações indesejáveis que me levaram a não mais realizar os dois procedimentos simultaneamente. A combinação de abdominoplastia com lipoaspiração trouxe significativa evolução técnica ao contorno corporal, ainda que as complicações fossem ocorrências que demandavam novos estudos. Durante o período de 1988 a 1998 dediquei a revisão em meus estudos de anatomia na busca das causas e da solução das complicações trans e pós-operatórias. Após persistentes investigações em meu material oriundo de pesquisas anatômicas, concluí que poderia associar a técnica de lipoaspiração à ressecção do panículo e seria possível não seccionar os vasos perfurantes (artéria, veias e linfáticos) (Figs. 26-3 e 26-4b). Surgiu assim um novo conceito em abdominoplastia, sem descolamento do panículo com redução de complicações. A lipoabdominoplastia é a combinação de abdominoplastia com lipoaspiração, com preservação dos vasos perfurantes, ou seja, com descolamento reduzido para o tratamento da parede abdominal e outras regiões do corpo (flancos, dorso, axila, face, face interna de coxas).

- A correção de flacidez da parede musculoaponeurótica estava equacionada após amplo descolamento preconizado por Callia, enfatizado por Pitanguy e enriquecido por Nahas;
- Os altos índices de complicações eram preocupantes e receberam atenção de muitos autores com amplo estudo e acompanhamento com ultrassonografia.

ANATOMIA CIRÚRGICA

Os conhecimentos descritos nos tratados de anatomia eram insuficientes para compreender o compartimento onde se realizava lipoaspiração. Assim, intensifiquei estudos anatômicos do panículo adiposo subcutâneo que me forneceram informações da distribuição e o comportamento em toda a superfície corporal, mas aqui focalizarei somente o segmento da parede abdominal. Realizei dissecções e lipoaspiração em múltiplas regiões do corpo humano, em cadáveres (frescos e congelados) de diversificadas características físicas: masculino, feminino, gordo, magro, adultos e crianças (Figs. 26-2 e 26-3). Meus estudos apresentaram importantes informações anatômicas, tanto da parede abdominal como de todas as regiões do corpo. Descrevi que o panículo subcutâneo em toda superfície do corpo humano é formado por duas camadas: areolar e lamelar, separadas pela fascia superficialis (Figs. 26-4 e 26-5).

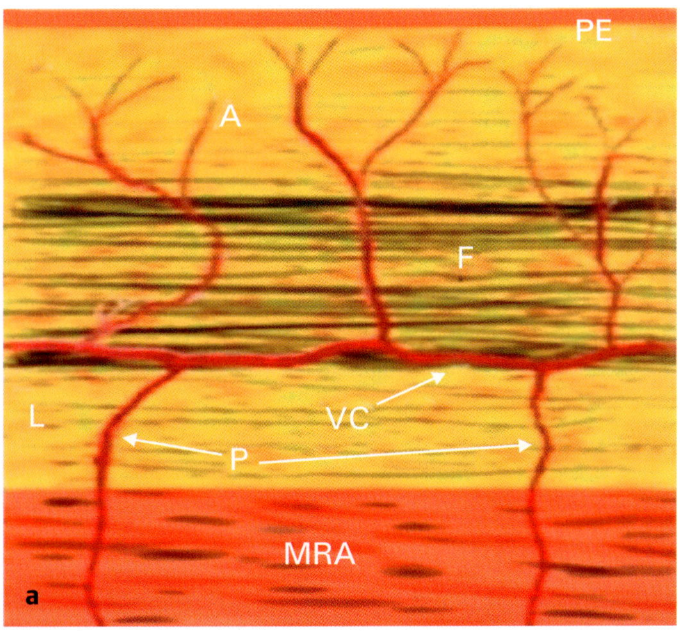

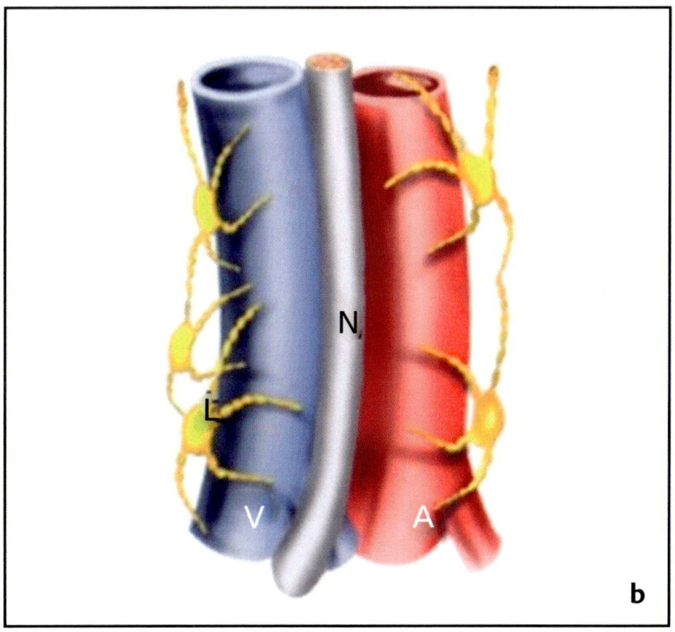

Fig. 26-4. Desenhos ilustrativos para demonstrar as estruturas anatômicas do panículo abdominal e do pedículo dos vasos perfurantes. (**a**) Esquema do panículo mostrando as camadas: de cima para baixo: pele (PE), camada areolar (A), *fascia superficilais* (F) com os vasos comunicantes (VC), camada lamelar (L) onde ocorrem as maiores alterações em regiões com adiposidade localizada, vasos perfurantes (P) que devem ser preservados durante a lipoaspiração para assegurar vascularização ao panículo remanescente e oferecer drenagem venosa e linfática, e músculo reto do abdome (MRA). Os vasos perfurantes (P) emergem dos músculos, passam pela camada lamelar (L) e se anastomosam na região da *fascia superficialis* (F) formando os vasos comunicantes (VC) dos quais partem pequenos vasos, perpendicularmente, e cruzam a camada areolar (A) para promover irrigação da pele e camada subdérmica. (**b**) Esquematização das estruturas anatômicas dos vasos perfurantes (P) que são formados por: artéria (A), veia (V), linfático (L) e ramo nervoso (N).

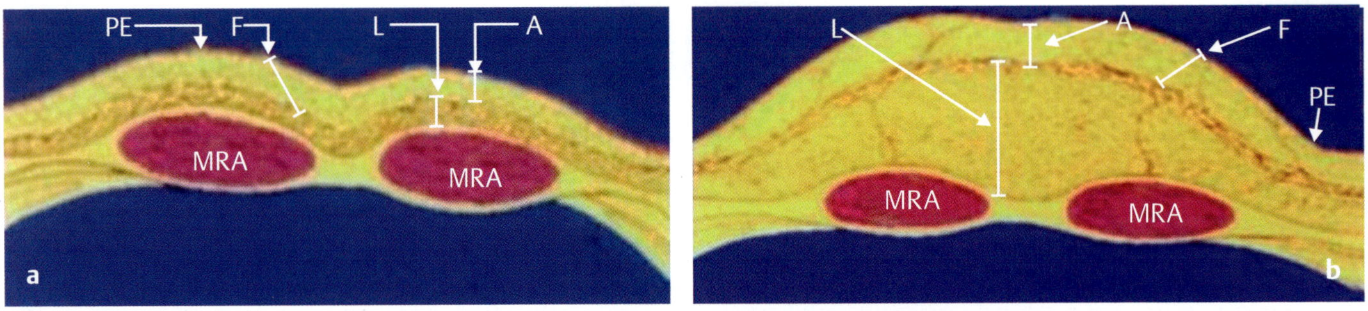

Fig. 26-5. Esquemas em corte transversal da parede abdominal comparativos entre (a) panículo sem adiposidade localizada e (b) panículo com adiposidade localizada. Significativas alterações ocorrem na camada lamelar (L) causadas pelo acúmulo de adiposidade com expressivo aumento desta camada. PE: Pele, F: *fascia superficialis, A:* camada areolar, L: camada lamelar, MRA: músculo reto abdominal.

"Fascia Superficialis"

É a estrutura formada por múltiplas camadas compactas de tecido conjuntivo com distribuição laminar que se encontra praticamente em todo plano subcutâneo da superfície corporal. Há caprichosas alterações de uma região para outra, mas sempre está presente, com rede vascular em sua constituição e divide o tecido subcutâneo em duas camadas: areolar e lamelar. Em indivíduos magros ou sem adiposidade localizada a fascia superficialis exibe firme consistência e é nitidamente identificável (Figs. 26-2 e 26-5). Porém, ela se divide em múltiplas lâminas quando ocorre adiposidade localizada e na obesidade, pelo aumento de tamanho dos adipócitos existentes na camada lamelar (Fig. 26-5). A constituição anatômica tem muita importância no comportamento tissular após a lipoaspiração pelo desenvolvimento de intenso tecido fibroso cicatricial.

Camada Lamelar

A camada mais profunda, denominada lamelar, apresenta constituição anatômica formada por lâminas de tecido conjuntivo preenchidas por células adiposas fusiformes dispostas em camadas superpostas. Em pacientes magros ou desprovidos de adiposidade localizada, a camada lamelar se reduz a múltiplas camadas de lâminas de tecido conjuntivo formando malha que possibilita ampla mobilidade do panículo sobre o plano muscular (Figs. 26-2 e 26-5). Em pacientes com adiposidade localizada os adipócitos se enchem de líquido graxo que os tornam arredondados e que aumentam significativamente a espessura da camada lamelar. Conforme minhas descrições, a camada lamelar é o local das maiores alterações anatômicas no panículo que desliza sobre o plano muscular graças aos pedículos vasculonervosos.

Camada Areolar

É formada por microcamadas de células adiposas túrgidas que são arredondadas, mesmo em indivíduos magros ou sem adiposidade localizada. Ela é responsável pelo relevo da superfície externa do tegumento cutâneo e apresenta poucas modificações quando o indivíduo exibe adiposidade localizada. Encontrei importante regularidade nos estudos anatômicos em cadáveres de diversificada constituição física (Figs. 26-2 a 26-5). Lipoaspiração na camada areolar pode alterar a constituição anatômica e histológica causando destruição do tecido adiposo com lesões vasculares e da delicada malha de tecido conjuntivo, com consequências de difícil reparação.

Sistema Vascular Superficial

É oriundo e abastecido pelos vasos perfurantes que partem dos músculos retos abdominais, cruzam perpendicularmente a camada lamelar até alcançar a fascia superficialis. As extremidades superiores dos vasos perfurantes se unem umas às outras para formar ampla rede denominada de vasos comunicantes (Figs. 26-3 e 26-4). Dos vasos comunicantes partem pequenas ramificações que se dirigem ao tegumento cutâneo para prover vascularização da pele e da camada subdérmica (Figs. 26-3b e 26-4a).

INDICAÇÕES (EM RELAÇÃO À DEFORMIDADE) E CONTRAINDICAÇÕES DA TÉCNICA – SELEÇÃO DE PACIENTES

Antes de indicar procedimentos na parede abdominal de um paciente masculino ou feminino é imprescindível cuidadosa avaliação clínica que consiste em bem orientada entrevista: intervenções prévias (com cicatrizes cirúrgicas), episódios de perda de peso e aquilatar as expectativas de resultado do paciente assim como outros aspectos psicológicos que são relevantes antes de indicar e realizar a intervenção. Em seguida, cuidadoso exame físico com o (a) paciente pé e em decúbito dorsal para avaliar as imperfeições (Fig. 26-6). Avaliação deve investigar: adiposidades localizadas, presença de estrias, cicatrizes de cirurgias anteriores, flacidez cutânea e de todo o panículo abdominal. Fazer medições verticais e circunferências: do abdome superior, na altura do umbigo e do abdome inferior. A existência de assimetria corporal é bastante frequente, por alterações do esqueleto ósseo ou por adiposidades irregulares. Palpação do panículo para averiguar a consistência do tecido adiposo, grau de flacidez do panículo e parede muscular (Fig. 26-6).

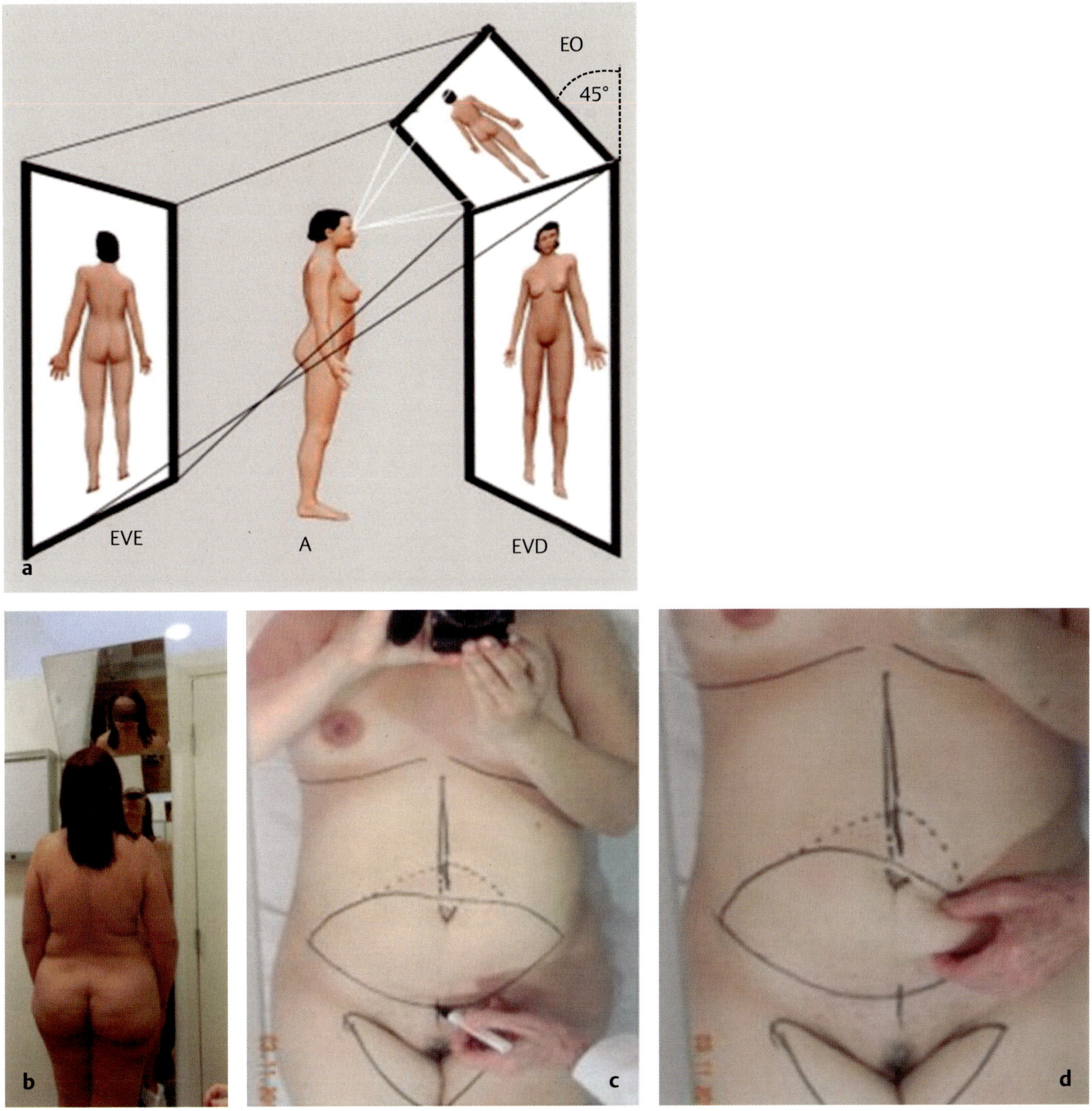

Fig. 26-6. Conjunto de três espelhos na sala de exames para que a(o) paciente possa visualizar a parede anterior e posterior e sem alterar sua posição. (**a**) Desenho mostrando uma paciente (A) de pé que se vê em vista frontal e posterior em três espelhos: espelho vertical esquerdo (EVE), espelho vertical direito (EVD) e espelho oblíquo (EO), estrategicamente situado em ângulo oblíquo de 45° para facilitar a visualização. (**b**) Uma paciente situada de pé diante dos espelhos verticais pode ver sua imagem de frente e vista posterior, simultaneamente. (**c**, **d**) Paciente deitada na mesa de exame com espelho horizontal no teto para visualizar a avaliação do cirurgião, inclusive fotografar a própria imagem.

PLANO PRÉ-OPERATÓRIO E MARCAÇÃO CIRÚRGICA

Conforme avaliação clínica e achados físicos, o planejamento cirúrgico pré-operatório pode ser classificado em quatro tipos:

1. Lipoabdominoplastia inferior;
2. Lipoabdominoplastia superior;
3. Lipoabdominoplastia superior e inferior;
4. Lipoabdominoplastia completa.

Lipoabdominoplastia Inferior

É a modalidade que consiste em ressecção cutânea somente na região suprapúbica, sem alcançar o umbigo, com associação de lipoaspiração para tratar adiposidades localizadas no abdome superior, paredes laterais do tronco e dorso (Fig. 26-7). Nessa cirurgia o umbigo não é transplantado, mas tão somente deslocado para baixo, exigindo precisa avaliação clínica pré-operatória e medições da parede abdominal, especificamente a posição do umbigo. Quando há necessidade de fazer plicatura da parede musculoaponeurótica secciona-se o pedículo umbilical preconizado por Callia, para promover dissociação das faixas de tecido conjuntivo na linha média (Fig. 26-8).

Lipoabdominoplastia Superior

Está indicada para reparar deformidades no andar superior do abdome e constitui em ressecção elíptica de pele abaixo do sulco submamário, combinada com lipoaspiração, sem lesar os vasos perfurantes (Fig. 26-9). As incisões são situadas de 3 a 5 mm abaixo do sulco submamário para não destruir essa importante estrutura da mama (Fig. 26-9).

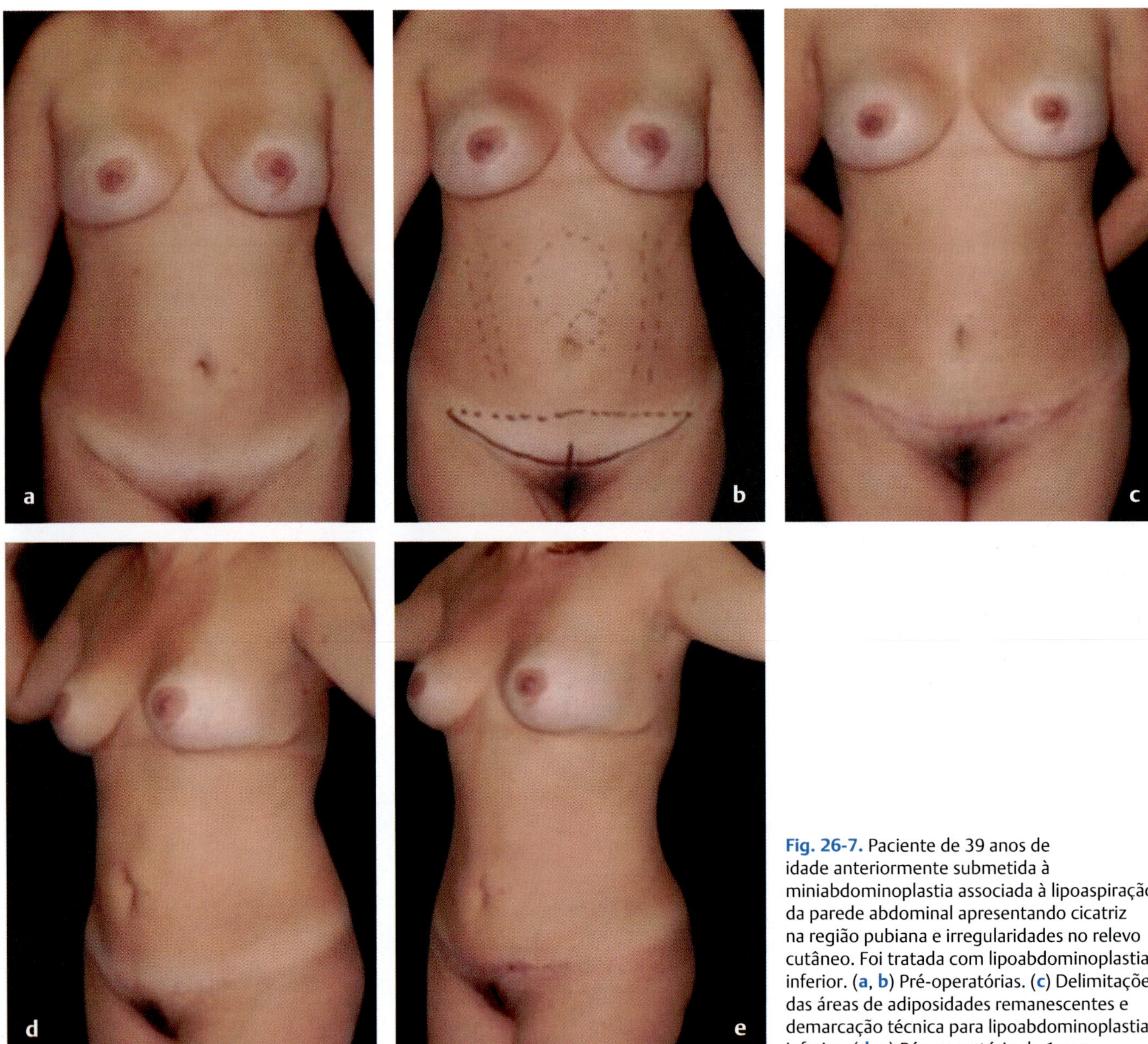

Fig. 26-7. Paciente de 39 anos de idade anteriormente submetida à miniabdominoplastia associada à lipoaspiração da parede abdominal apresentando cicatriz na região pubiana e irregularidades no relevo cutâneo. Foi tratada com lipoabdominoplastia inferior. (a, b) Pré-operatórias. (c) Delimitações das áreas de adiposidades remanescentes e demarcação técnica para lipoabdominoplastia inferior. (d, e) Pós-operatório de 1 ano.

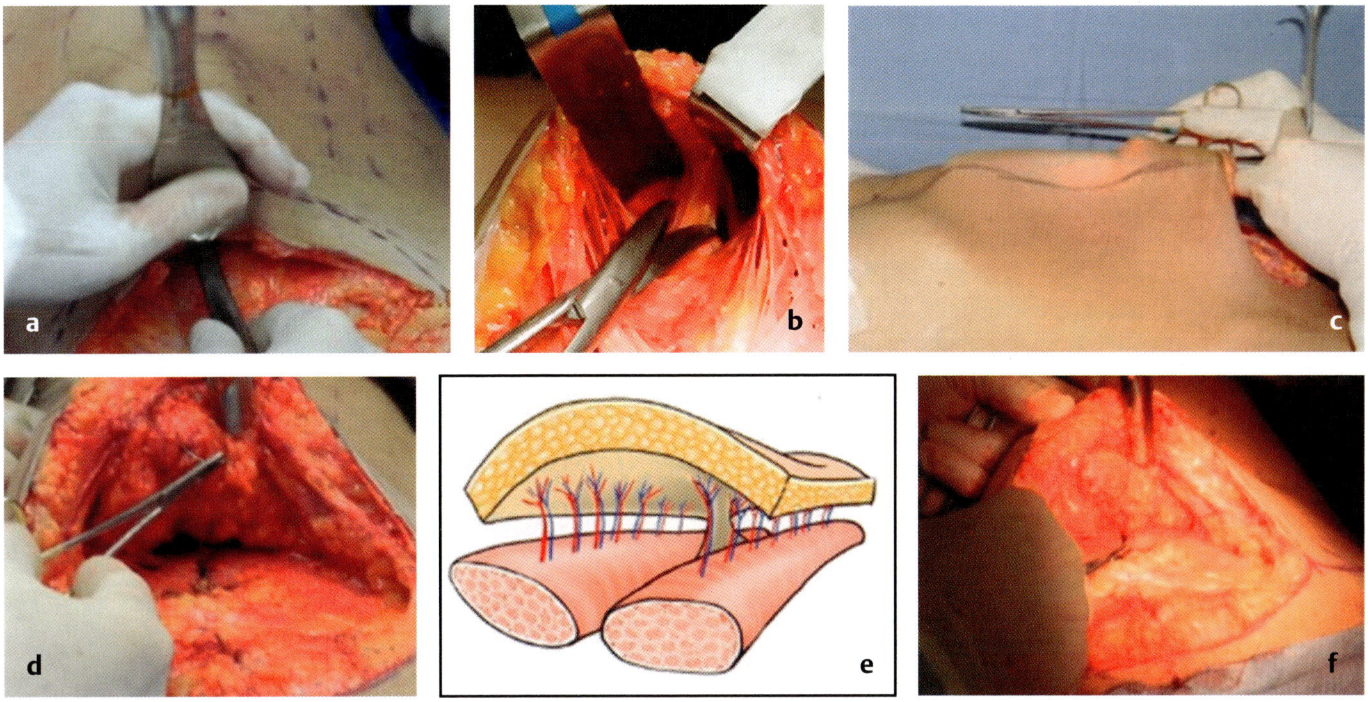

Fig. 26-8. Fotos transoperatórias e esquema mostrando a plicatura da parede do músculo aponeurótico durante lipoaddominoplastia inferior e na lipoabdominoplastia superior e inferior com secção do pedículo umbilical (técnica de Callia). (**a**) Pode-se ver que já foi feita lipoaspiração de toda espessura do panículo e ressecção cutânea suprapúbica. (**b**) Tesoura seccionando o pedículo umbilical para possibilitar a plicatura no segmento supraumbilical. (**c**) Lateral direita da paciente em que se observa que toda a região mediana supraumbilical já está tunelizada por instrumento rombo sem descolamento para a plicatura. (**d**) Foto mostra plicatura já realizada na linha média e início da fixação do pedículo umbilical à parede musculoaponeurótica. (**e**) Esquema tridimensional mostrando preservação dos vasos perfurantes, já sem a camada lamelar que foi lipoaspirada, partindo do músculo reto abdominal e inseridos na camada areolar, tendo o pedículo umbilical já fixado ao plano muscular. (**f**) Pedículo umbilical já suturado ao plano muscular. Vale mencionar ausência de sangramento assim como inexistência de sinais de eletrocoagulação.

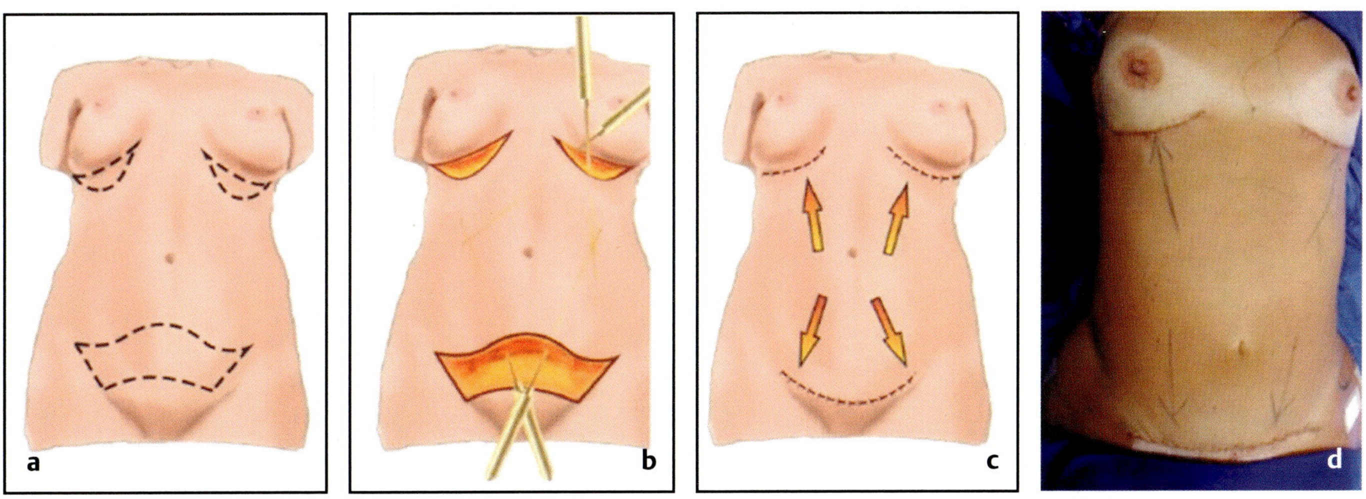

Fig. 26-9. Esquemas e foto transoperatória para lipoabdominoplastia superior e inferior. (**a**) Demarcação das áreas em "meia-lua" para ressecção cutânea 0,5 cm abaixo do sulco submamário de cada lado e fuso na região suprapúbica. (**b**) Após lipoaspiração de toda espessura do panículo a pele é ressecada e é feita lipoaspiração profunda (abaixo da *fascia superficialis*) em toda parede abdominal. (**c**) O panículo supraumbilical é tracionado para cima para suturar e recriar o sulco submamário, e o panículo infraumbilical é tracionado para baixo e suturado. (**d**) Foto transoperatória mostrando o panículo abdominal tracionado para cima e para baixo e já suturado.

Lipoabdominoplastia Superior e Inferior

É uma nova abordagem cirúrgica para correção de deformidades simultaneamente no andar superior e inferior do abdome, conforme descrito acima, em associação à lipoaspiração com manutenção dos vasos perfurantes (Fig. 26-9). A avaliação pré-operatória indica imperfeições passíveis de solução, especialmente aquelas oriundas de resultados insatisfatórios de lipoaspiração superficial na parede abdominal (Fig. 26-10).

Lipoabdominoplastia Completa

É a modalidade cirúrgica na parede do abdome em que ocorre ressecção de toda a pele da região suprapúbica até o umbigo e, consequentemente, transposição da cicatriz umbilical. Toda a parede abdominal é tratada com preservação dos vasos perfurantes e quando há indicação realiza-se plicatura da parede musculoaponeurótica. O procedimento preconizado é a associação de abdominoplastia convencional à lipoaspiração com preservação dos vasos perfurantes (Figs. 26-3b e 26-4b). Vale enfatizar a importância de avaliação pré-operatória com medições das estruturas da parede abdominal, especialmente a posição e a altura da cicatriz umbilical. Durante a investigação física com o(a) paciente deitado(a) em decúbito dorsal na mesa de exame com a palpação em pinçamento do panículo infraumbilical para certificar que todo segmento pode ser ressecado. Com o espelho situado sobre a mesa de exame (Fig. 26-6c, d), o(a) paciente acompanha a avaliação clínica, inclusive indicando a localização da futura cicatriz operatória. O segmento supraumbilical tem que ser suficiente para ser deslizado para baixo até a região pubiana.

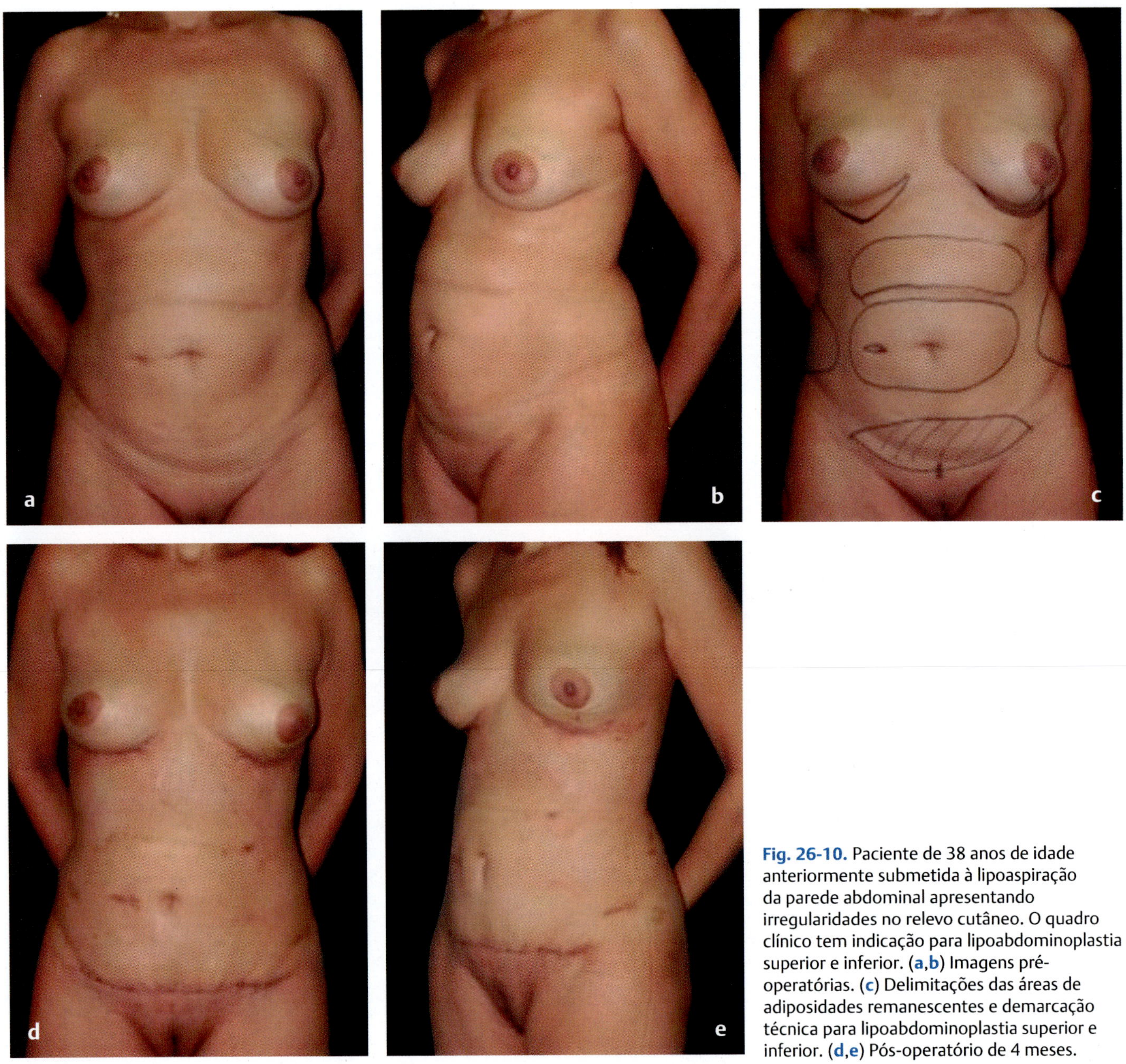

Fig. 26-10. Paciente de 38 anos de idade anteriormente submetida à lipoaspiração da parede abdominal apresentando irregularidades no relevo cutâneo. O quadro clínico tem indicação para lipoabdominoplastia superior e inferior. (**a,b**) Imagens pré-operatórias. (**c**) Delimitações das áreas de adiposidades remanescentes e demarcação técnica para lipoabdominoplastia superior e inferior. (**d,e**) Pós-operatório de 4 meses.

Após a indicação do tipo de lipoabdominoplastia são realizadas fotos pré-operatórias, exames laboratoriais, avaliação clinicocardiológica conforme a rotina de cada cirurgião. Realizar tomografia computadorizada para correta investigação de diástase e hérnia de parede é importante método propedêutico (Fig. 26-11).

Marcação Prévia, Pré-Operatória

No dia anterior ao da cirurgia fazemos pré-marcação com o(a) paciente de pé e deitado(a) assim como delimitar as áreas de lipoaspiração e ressaltar possível assimetria corporal (Fig. 26-6b). Duas áreas devem ser bem delimitadas: a área de ressecção de pele e as áreas de lipoaspiração na região abdominal e nas regiões laterais e posteriores com adiposidades localizadas (Figs. 26-7c e 26-10c).

TÉCNICA CIRÚRGICA: TIPO DE ANESTESIA, POSICIONAMENTO DO PACIENTE, TÉCNICA PROPRIAMENTE DITA

Tipo de Anestesia

A intervenção pode ser realizada sob anestesia geral ou peridural. A escolha depende do entendimento entre o cirurgião e o anestesista com vistas ao mais confortável e maior segurança para cirurgião e paciente. Independentemente do tipo de anestesia é indispensável a visita do anestesista ao paciente antes de ser encaminhado(a) à sala cirúrgica para apresentar informações pertinentes ao procedimento, e a prescrição da pré-medicação anestésica. O uso de aparelho de compressão intermitente nos membros inferiores é rotineiro em todos os pacientes que mantém instalados durante o período pós-operatório enquanto permanece internado(a). A substituição por meias de média compressão é rotina para todos os pacientes após a alta hospitalar.

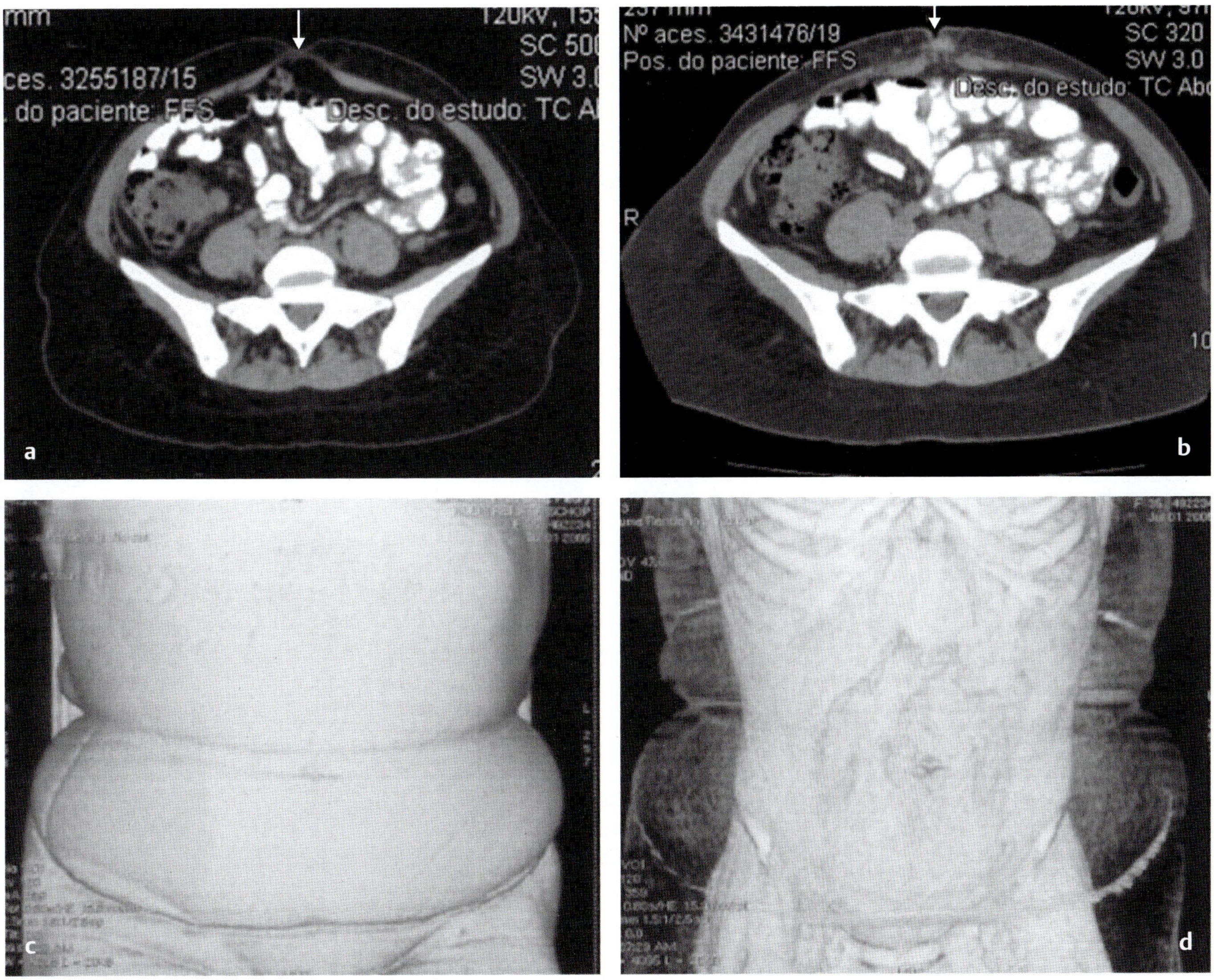

Fig. 26-11. Tomografia da parede abdominal é um importante exame pré-operatório de lipoabdominoplastia. (**a**) Imagem mostrando pré-operatório na altura da região umbilical, onde a seta indica diástase dos músculos retos do abdome. (**b**) Imagem da mesma paciente após lipoabdominoplastia com plicatura da parede musculoaponeurótica. A seta indica a correção da diástase. (**c**) Visão global externa da parede abdominal com expressiva adiposidade. (**d**) Pode-se ver por transparência a espessa camada do panículo sem flacidez da parede musculoaponeurótica.

Posicionamento do Paciente

Mesmo quando se realiza lipoaspiração nas regiões posteriores do tronco é possível efetuar todos os tempos operatórios com o(a) paciente em decúbito dorsal. Pode-se fazer ligeira rotação lateral do corpo do(a) paciente para o tratamento das regiões posteriores sem alterar o decúbito. Habitualmente, inicia-se a cirurgia realizando lipoaspiração nas áreas de adiposidades localizadas nas regiões posteriores e, em seguida, a lipoabdominoplastia. Excepcionalmente há necessidade de alterar o decúbito do(a) paciente na mesa operatória.

Técnica Propriamente Dita

Sistematização técnica, cuidados pré- e pós-operatórios são os mesmos para as quatro modalidades de lipoabdominoplastia: demarcação técnica, infiltração, lipoaspiração de toda espessura do panículo na área de pele que será ressecada, lipoaspiração profunda da área de pele que não será ressecada, ressecção cutânea, plicatura da parede musculoaponeurótica, sutura da ferida cutânea, curativo local.

Demarcação Cirúrgica

As demarcações são complementadas com o(a) paciente já na sala operatória e sob anestesia: incisões cutâneas com áreas de ressecção cutânea e as regiões onde será realizada lipoaspiração na parede abdominal e regiões com adiposidades localizadas (Fig. 26-6).

Infiltração

Independentemente do tipo de anestesia e da modalidade de lipoabdominoplastia, é imprescindível realizar dois tipos de soluções para infiltração:

1. Solução anestésica – soro fisiológico acrescido de lidocaína e vaso constritor que é de acordo com a preferência de cada cirurgião. Emprega-se a seguinte solução: 40 mL de lidocaína (2%), adiciona-se 160 mL de soro fisiológico, acrescentando uma ampola de epinefrina, solução 1/1.000. O volume de 200 mL (solução com epinefrina 1/200.000) é suficiente para toda cirurgia;
2. Solução para lipoaspiração é composta de 1.000 mL de soro fisiológico acrescido de uma ampola de epinefrina (1/1.000) para cada 1.000 mL (solução 1/1.000.000).

A solução anestésica é empregada nas áreas de ressecção cutânea, em toda espessura do panículo e somente na camada lamelar nas áreas de lipoaspiração, inclusive nas regiões do abdome em que não é realizada ressecção cutânea que resulta em mínimo sangramento durante e após a cirurgia.

A cirurgia é realizada em 5 fases técnicas:

1. Lipoaspiração de toda espessura do panículo nas áreas de ressecção de pele;
2. Ressecção cutânea;
3. Lipoaspiração profunda;
4. Plicatura da parede musculoaponeurótica;
5. Tração dos retalhos + sutura das feridas operatórias.

Fases Cirúrgicas

Inicialmente realiza-se lipoaspiração de toda espessura do panículo nas áreas delimitadas para ressecção cutânea, após a qual se observa total esvaziamento do segmento subcutâneo bem delimitado pela demarcação cirúrgica (Figs. 26-9 e 26-10). Em seguida, ressecção cutânea e lipoaspiração profunda (abaixo da fascia superficialis) (Fig. 26-12c). As demais fases serão descritas de acordo com a modalidade da cirurgia: lipoabdominoplastia inferior, lipoabdominoplastia superior, lipoabdominoplastia superior e inferior e lipoabdominoplastia completa. A classificação de Erfon em abdominoplastia completa, mini, midiabdominoplastia é importante contribuição ao tema na indicação da técnica.

Lipoabdominoplastia Inferior

O segmento cutâneo a ser ressecado se limita à região suprapúbica, conforme planejamento cirúrgico e demarcação técnica (Fig. 26-7). Após lipoaspiração permanece uma rede de tecido conjuntivo oriundo, substancialmente, da camada lamelar, e fascia superficialis (Figs. 26-2c,d e 26-3). A seguir, ressecção cutânea e lipoaspiração profunda (abaixo da fascia superficialis) com preservação dos vasos perfurantes. Quando tem indicação realiza-se plicatura na linha média abdominal (Fig. 26-8). Finalmente, sutura por plano.

Lipoabdominoplastia Superior

A ressecção de pele ocorre na área elíptica abaixo do sulco submamário, sem destruir as estruturas ligamentares existentes no plano subdérmico, seguindo a técnica de demarcação prévia. Vale ressaltar que as incisões cutâneas e ressecção são isoladas de cada lado e não há necessidade de unir as duas áreas (Figs. 26-9 e 26-10). Em casos mais complexos o abdome superior pode ser tratado amplamente em abdominoplastia ao reverso. A lipoaspiração na área de ressecção de pele na abdominoplastia superior tem que ser realizada em toda a espessura do panículo. Em seguida realiza-se lipoaspiração profunda (abaixo da fascia superficialis) no andar superior do abdome, com manutenção dos vasos perfurantes. A sutura da ferida é feita da fascia superficialis da borda da

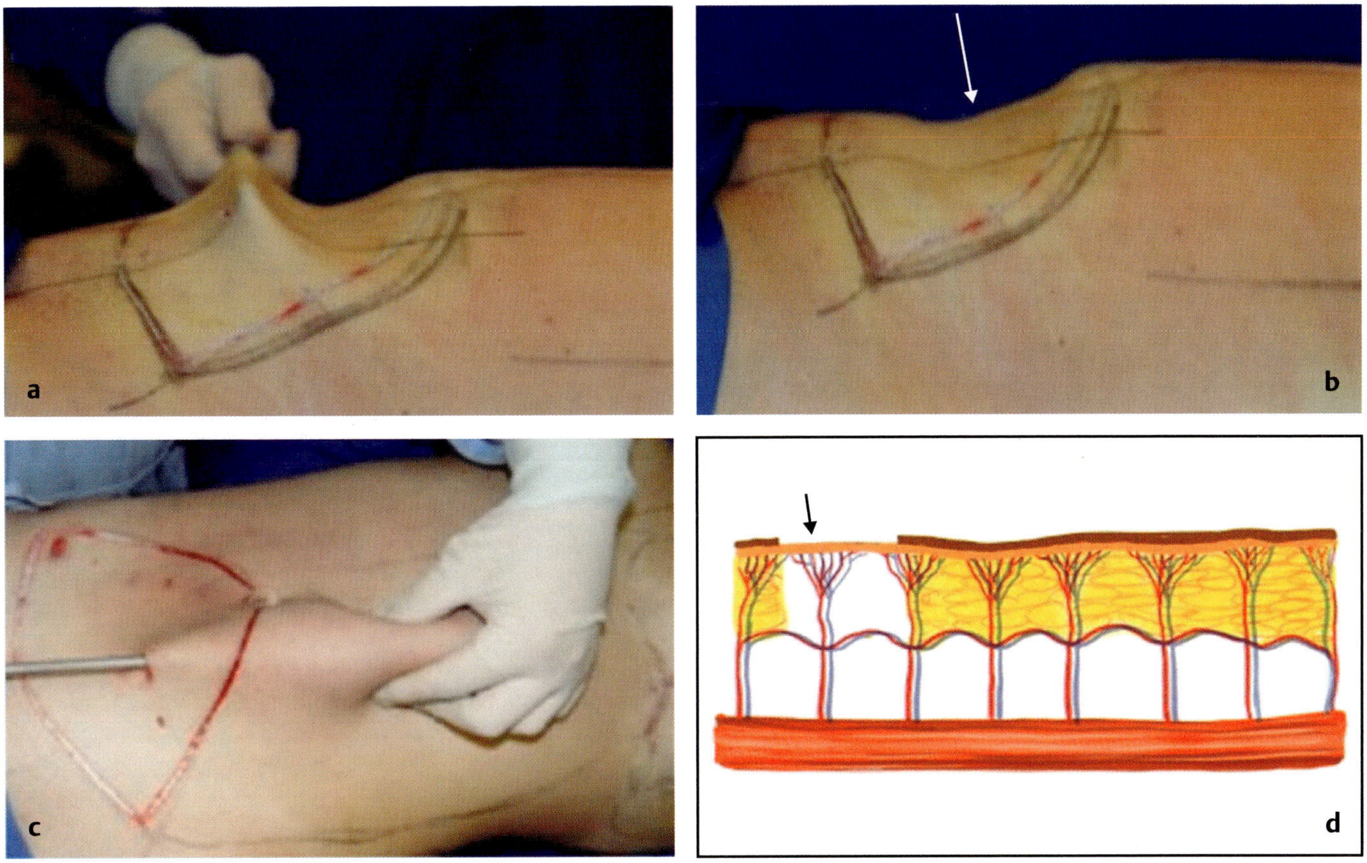

Fig. 26-12. Fotos transoperatórias e esquema mostrando lipoaspiração na técnica de lipoabdominoplastia completa: (**a**) visão esquerda de perfil mostrando que a região suprapúbica até o umbigo é lipoaspirada em toda espessura, nas camadas lamelar (CL) e areolar (CA). (**b**) Mesma paciente onde se vê depressão infraumbilical, indicada pela seta causada pela ausência do panículo em toda região. (**c**) Foto onde se observa a lipoaspiração profunda (abaixo da *fascia superficialis* – F) no segmento do panículo sem ressecção cutânea. (**d**) Esquema mostra que a lipoaspiração foi realizada em toda espessura do panículo na região suprapúbica (indicada pela seta), e somente na camada lamelar acima da região umbilical onde pode-se ver os vasos perfurantes(P) partindo dos músculos retos abdominais (MRA).

ferida operatória à mesma estrutura na borda superior e planos subdérmicos e depois por planos.

Lipoabdominoplastia Superior e Inferior

Os procedimentos são realizados na região suprapúbica e nas áreas submamárias, seguindo as demarcações técnicas com as mesmas observações já descritas (Figs. 26-9 e 26-10).

Lipoabdominoplastia Completa

Na região suprapúbica compreendida entre o umbigo e púbis realiza-se lipoaspiração de toda espessura do panículo até criar esvaziamento total da área de pele que será ressecada (Figs. 26-12a,b e 26-13). Após o procedimento permanece extensa e intensa rede de tecido conjuntivo correspondente à espessura da camada lamelar, acrescida de espessa e multilaminar fascia superficialis (Figs. 26-2b e 26-3b). A seguir faz-se lipoaspiração profunda (abaixo da fascia superficialis) em todas as regiões superiores do abdome e paredes laterais (Fig. 26-26-12c,d). A plicatura da parede músculo aponeurótica é procedimento frequente, mas não obrigatório, realizada somente em pacientes com diástases ou na presença de herniações comuns na linha média e região umbilical identificada ao exame físico e à TC (Fig. 26-11a,b). Para realizar a plicatura não é necessário descolamento do panículo, mas dissociar as lâminas de tecidos conjuntivos valendo-se de instrumental devidamente criado, não cortante, para o procedimento (Fig. 26-14).

Ressecção do segmento medial infraumbilical nas mini, midi e abdominoplastia completa facilita a plicatura e reduz a extensão da cicatriz cutânea. A marcação da futura região umbilical requer cuidados técnicos que, para facilitar o procedimento, desenvolvi instrumentos especiais (Fig. 26-15). Para a sutura da ferida operatória há necessidade de dobrar a mesa cirúrgica com elevação do dorso a fim de obter maior aproximação e tração da borda do retalho superior para facilitar os tempos cirúrgicos subsequentes. A presença de densa camada de tecido conjuntivo originário da lipoaspiração facilita a sutura com pontos isolados da borda da fascia superficialis do retalho superior à mesma estrutura da borda inferior. Em seguida sutura-se o plano subdérmico também com pontos isolados e para concluir emprega-se sutura intradérmica (Figs. 26-16 e 26-17.)

CUIDADOS PÓS-OPERATÓRIOS

O curativo local com gaze algodoada e collant modelador sobre o mesmo. Não empregamos drenos de qualquer natureza. O(a) paciente permanece 24 a 48 horas em internação hospitalar, quando é retirado o equipamento de pressão intermitente nos membros inferiores e são colocadas meias elásticas de média compressão. Orientamos deambulação imediata com instruções para movimentação ativa e passiva dos membros inferiores. Não é rotina a aplicação de anticoagulante. Prescrevemos antibiótico por 2 semanas. O(a) paciente retorna para a troca do primeiro curativo 1 semana depois, quando se aplica somente collant modelador de baixa compressão e liberação para o banho de chuveiro.

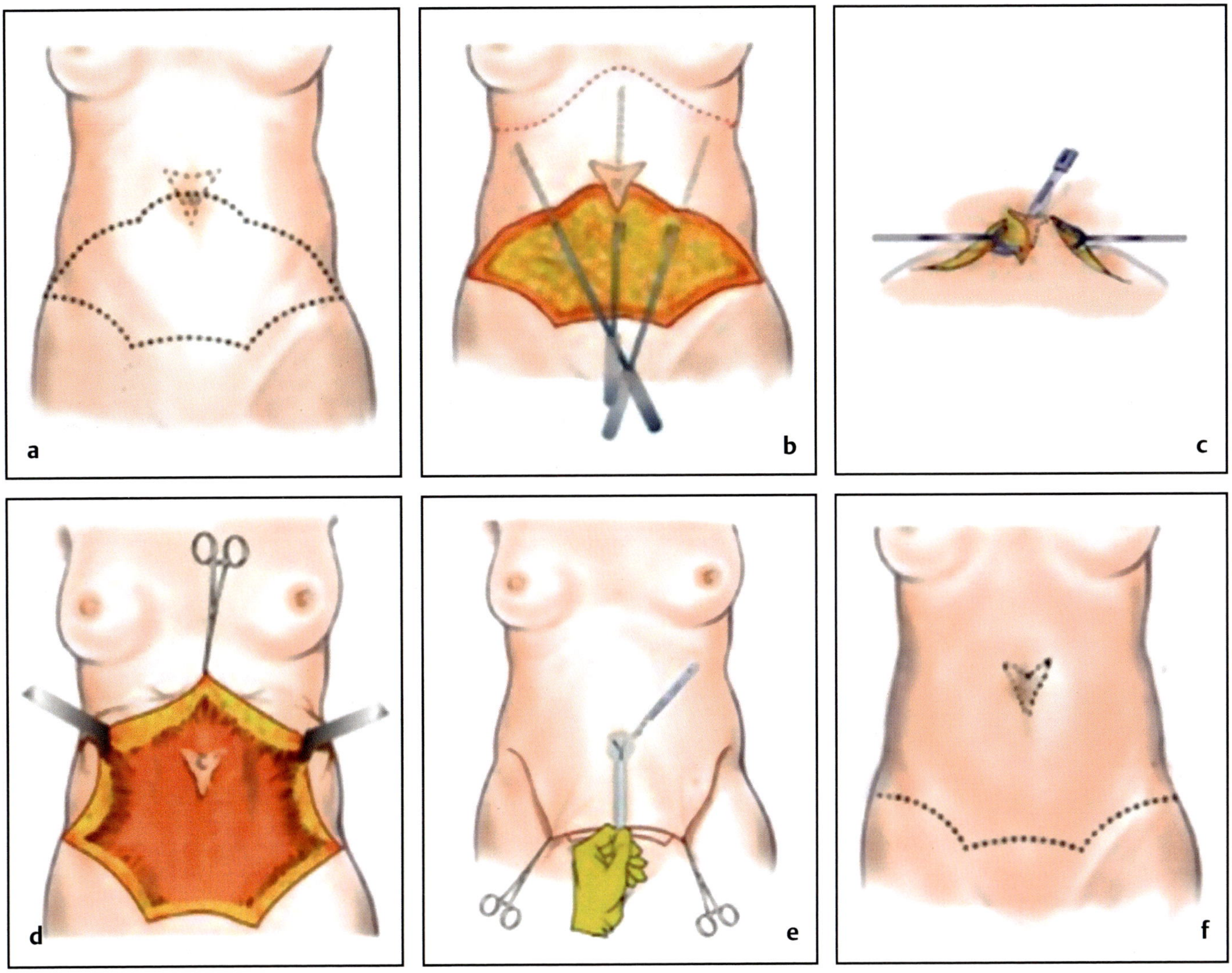

Fig. 26-13. Sequência esquemática da técnica de lipoabdominoplastia completa. (**a**) Demarcação da área de ressecção cutânea e das incisões triangulares na região do umbigo. (**b**) Lipoaspiração de toda espessura do panículo na área demarcada, depois foi feita ressecção cutânea e, em seguida, lipoaspiração profunda no panículo abdominal supraumbilical. (**c**) Detalhe técnico das incisões cutâneas no umbigo com utilização de instrumentos especialmente criados para tracionar a região para cima para facilitar as incisões. (**d**) Após lipoaspiração profunda com preservação dos vasos perfurantes. (**e**) Tração do retalho abdominal para baixo e marcação da nova região umbilical utilizando instrumento especialmente criado. (**f**) Visão final após sutura da ferida e reimplantação do umbigo no retalho abdominal.

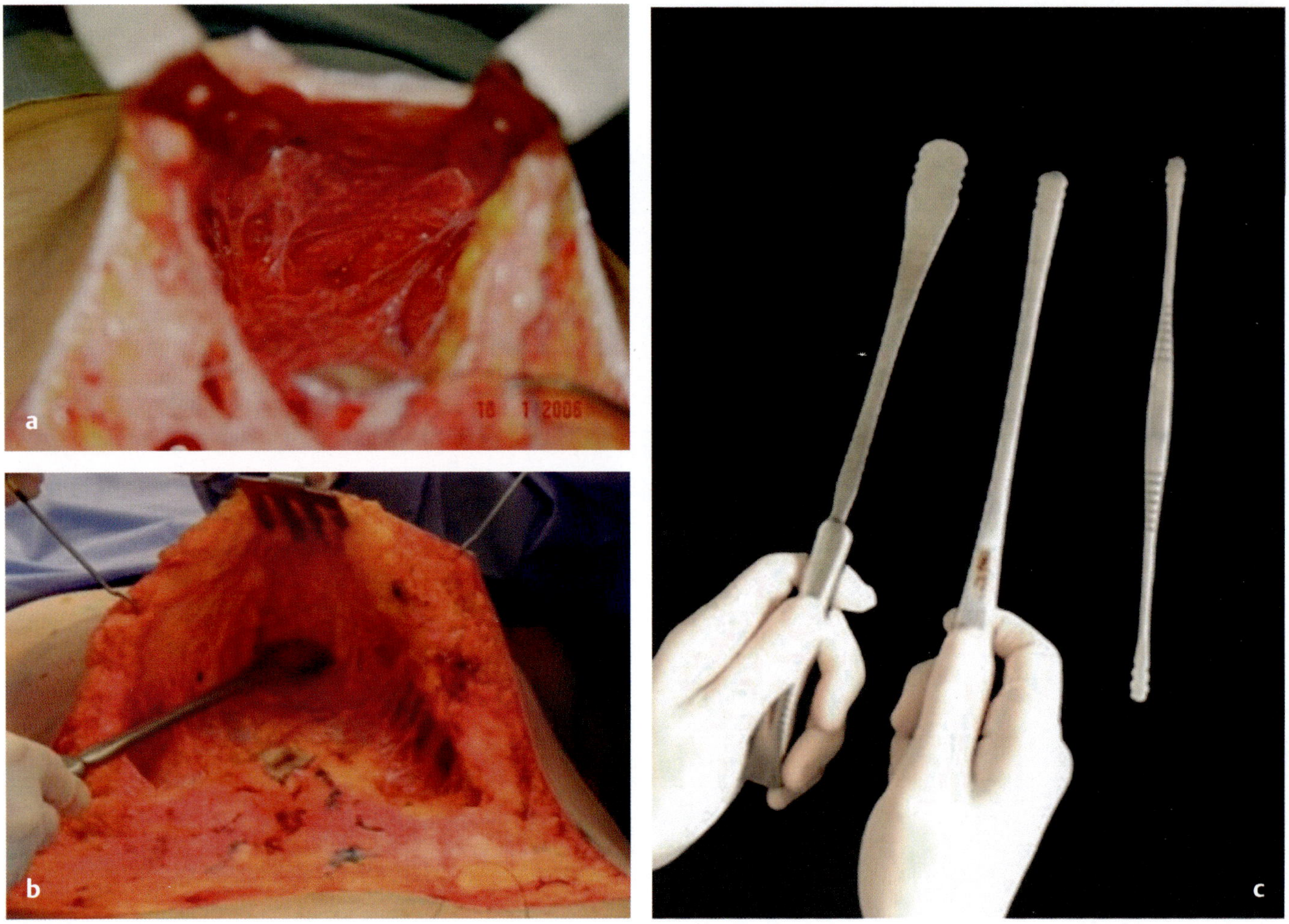

Fig. 26-14. Plicatura da parede musculoaponeurótica durante lipoabdominoplastia completa. (**a**) Após lipoaspiração de toda espessura do panículo infraumbilical e lipoaspiração profunda (somente na camada lamelar) mostrando preservação dos vasos perfurantes. (**b**) Utilizando instrumento próprio para divulsionar as faixas de tecido conjuntivo remanescente da lipoaspiração para criar túnel na linha média. (**c**) Instrumentos com extremidade romba e serrilhada para divulsionar as faixas de tecido conjuntivo, sem seccionar os vasos perfurantes. *(Continua.)*

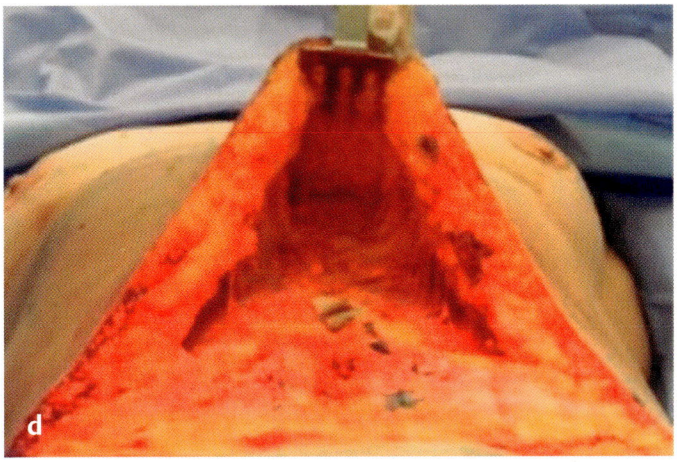

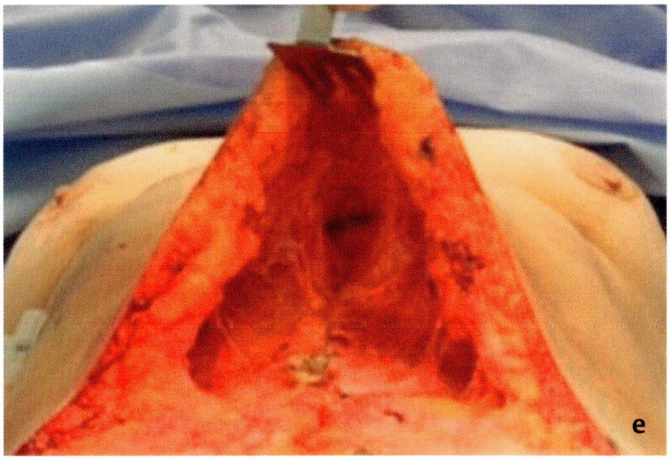

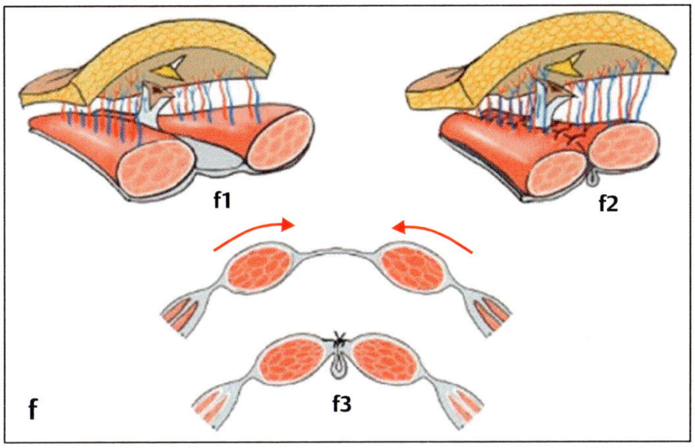

Fig. 26-14. *(Cont.)* (**d**) Imagem interna do abdome superior após a tunelização com instrumento não cortante para expor a aponeurose na linha média, antes da plicatura. (**e**) Após a plicatura com manutenção dos vasos perfurantes. Não há sangramento nem sinais de cauterização. (**f**) Esquemas mostrando a preservação dos vasos perfurantes: f1 – antes da plicatura, f2 – após a plicatura, f3 – em corte transverso antes e depois da plicatura.

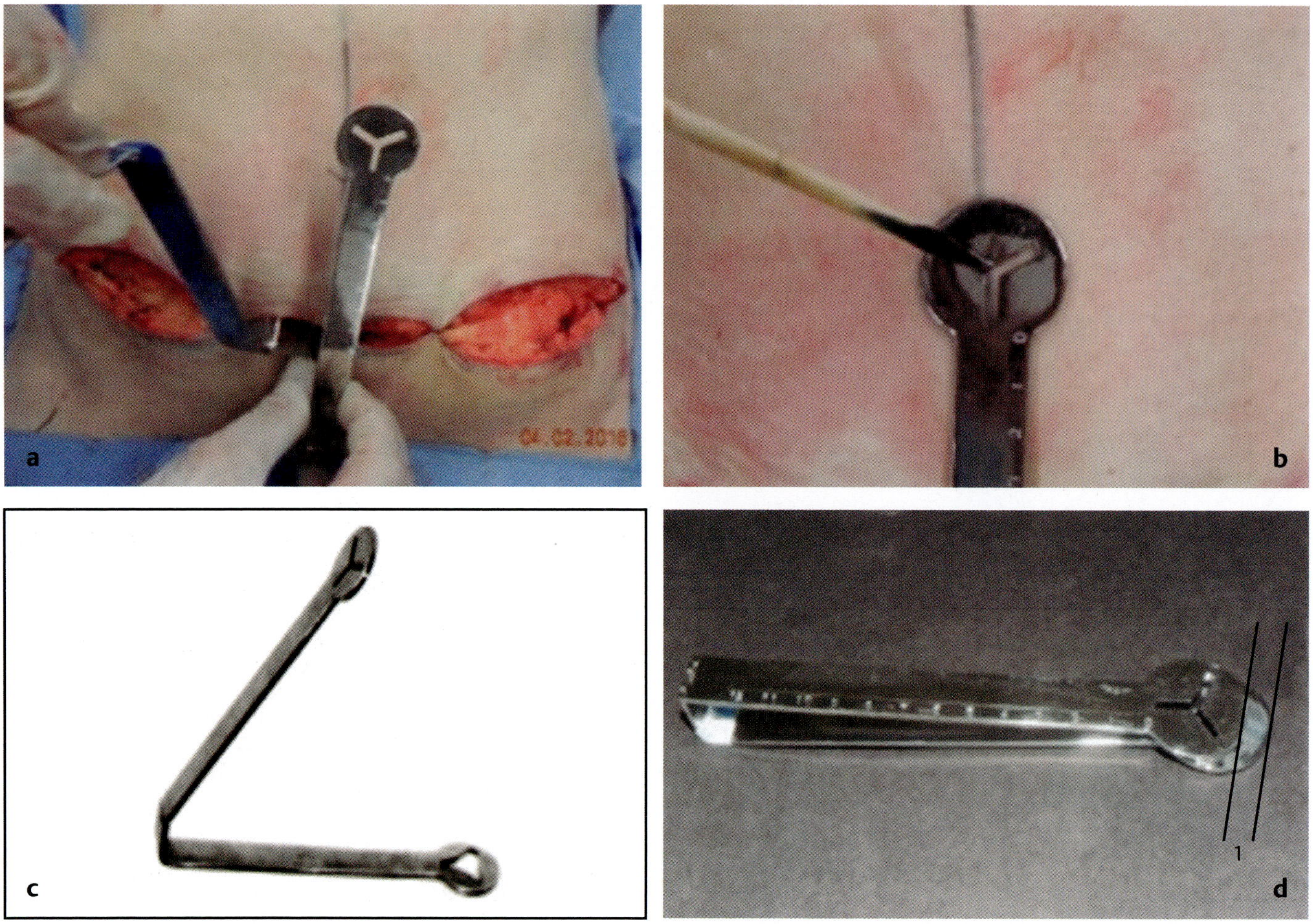

Fig. 26-15. Metodologia para estabelecer a futura região umbilical no retalho abdominal após tração para baixo e ressecção do excedente. (**a**,**b**) Transoperatórias mostrando o instrumento articulado onde segmento inferior se apoia sobre o umbigo e o superior determina a posição do novo umbigo. (**c**,**d**) Instrumento criado para tal finalidade, sendo que o segmento superior que se apoia sobre o retalho abdominal é 1 cm menor que o outro segmento que se apoia sobre o umbigo.

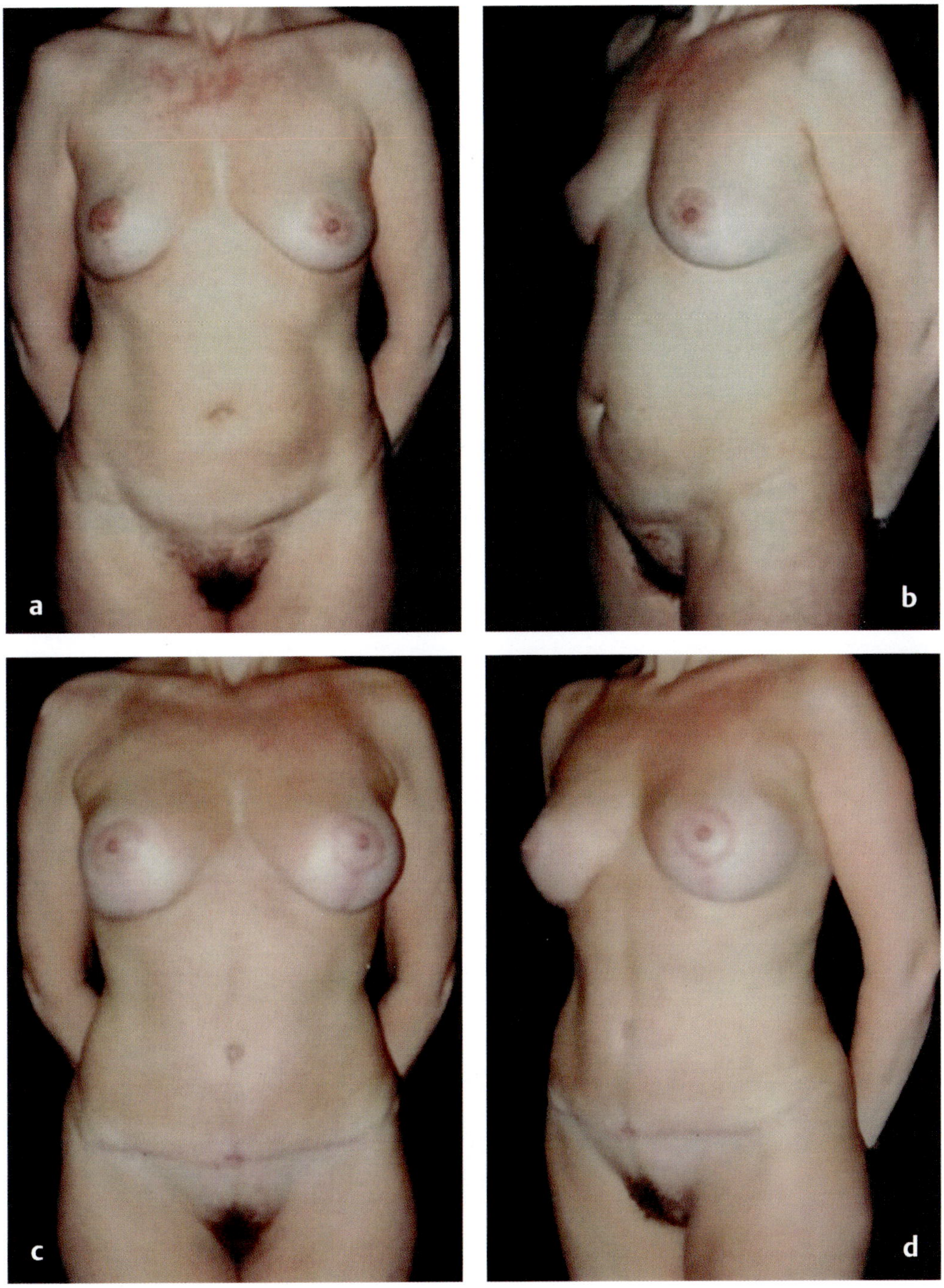

Fig. 26-16. Paciente de 52 anos de idade submetida à abdominoplastia completa pela técnica descrita e associada à inclusão de próteses mamárias: (a, b) Pré-operatório. (c, d) Resultado pós-operatório.

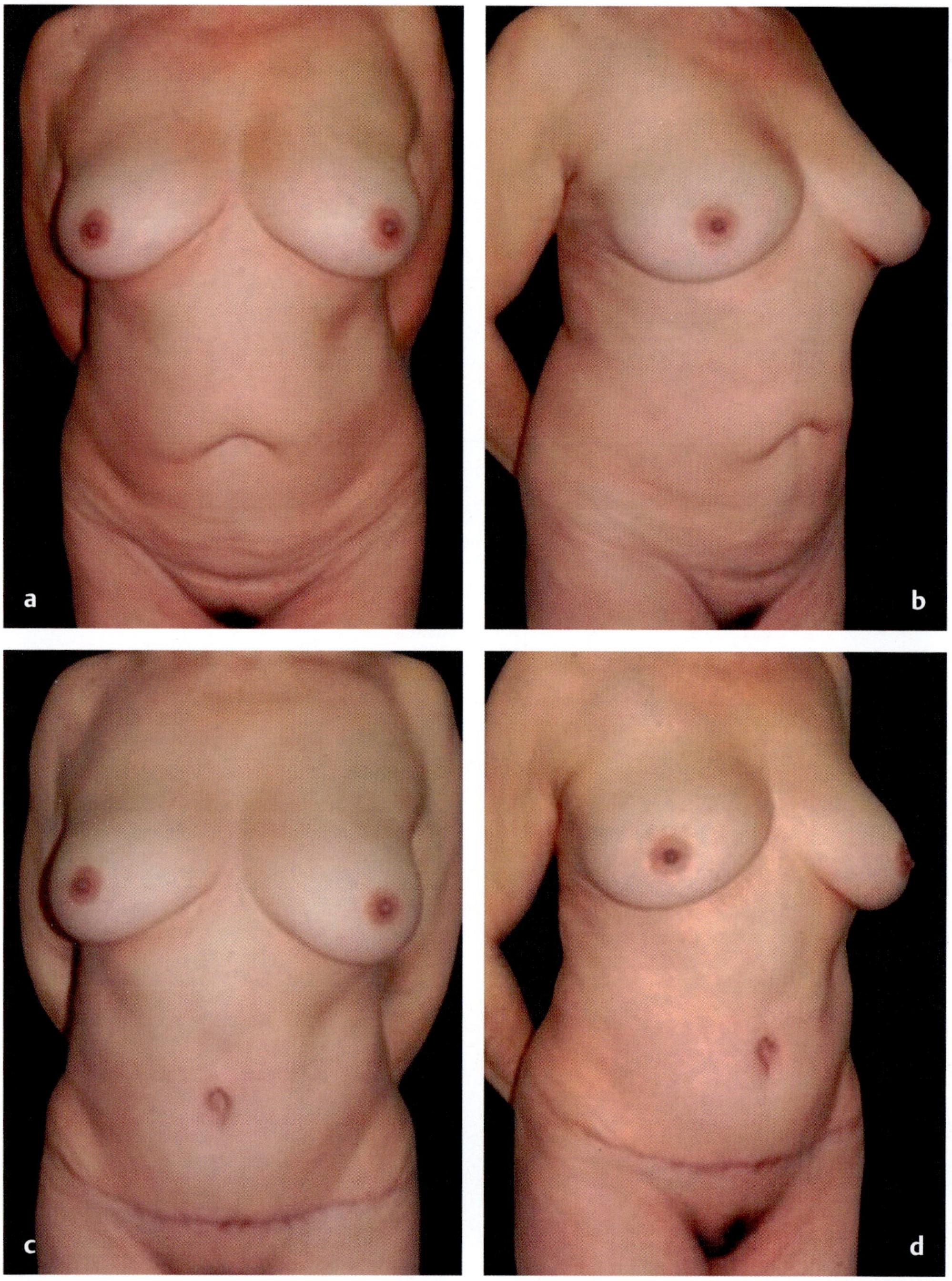

Fig. 26-17. Paciente de 63 anos de idade submetida à abdominoplastia completa conforme descrição da técnica: (**a**,**b**) pré-operatório e (**c**,**d**) resultado pós-operatório.

RESULTADOS

Problemas e Complicações

As ocorrências mais frequentes são equimoses nas regiões laterais do tronco. Durante 22 anos de aplicação da técnica com mínimo descolamento do panículo tivemos ocorrência de dois casos de pequena área de necrose cutânea. Não tivemos casos de infecção local e nem sistêmica. Casos isolados de pequeno sofrimento cutâneo com evolução favorável sem maiores consequências. A combinação de lipoaspiração e abdominoplastia com preservação dos vasos perfurantes facilita o restabelecimento da vascularização arterial do retalho remanescente, assim como a circulação venosa e linfática.

DISCUSSÃO E CONCLUSÕES

Desde 1988, quando decidi não mais associar lipoaspiração à abdominoplastia, retornei aos meus estudos de anatomia até encontrar a possibilidade de combinar os dois procedimentos, desde que os vasos perfurantes não fossem seccionados. Essa constatação ocorreu ao rever meus estudos de anatomia da parede abdominal (Figs. 26-3 e 26-4) e avaliação de fotos transoperatórias de abdominoplastia em pacientes submetidos à lipoaspiração prévia. As cânulas de lipoaspiração são instrumentos cirúrgicos que não lesionar vasos durante a intervenção. A associação dos procedimentos que realizei com mínimo de descolamento do panículo representou novos conceitos introduzidos à abdominoplastia. Com efeito, a preservação dos vasos perfurantes da parede abdominal assegura a manutenção da vascularização (arterial, venosa e linfática) do panículo remanescente restabelecendo a troficidade tecidual (Fig. 26-4b). A associação de lipoaspiração com abdominoplastia com descolamento reduzido abriu amplo leque de aplicação recebendo contribuições de outros autores. Para realizar plicatura desenvolvemos instrumentos não cortantes para fazer a dissociação das faixas de tecido conjuntivo existentes na linha média abdominal, onde inexistem vasos perfurantes, os quais emergem basicamente dos músculos retos do abdome (Fig. 26-14c). Durante a cirurgia o retalho abdominal desliza de cima para baixo com facilidade, sendo que os vasos perfurantes funcionam como múltiplos pedículos vasculonervosos e, consequentemente, sem queixa dolorosa. O procedimento cirúrgico é realizado com o mínimo sangramento, razão pela qual é dispensável o emprego de drenos.

BIBLIOGRAFIA

Avelar JM. Abdominoplastia – reflexões e perspectivas biopsicológicas (abdominoplasty – reflections and bio-psychological perspectives). Rev Soc Bras Cir Plast. 1988;3(2):152-4.

Avelar JM. Abdominoplasty – Systematization of a technique without external umbilical scar. Aesth Plast Surg. 1978;2:141-51.

Avelar JM. Abdominoplasty without panniculus undermining and resection: analysis and 3-year follow-up of 97 consecutive cases. Aesthetic Surg J. 2002;22:16-25.

Avelar JM. Abdominoplasty: a new technique without panniculus undermining and without panniculus resection. 57th Instructional Course of ISAPS, Chairman: Lloyd Carlsen, in Montreal, Canada; 2000b.

Avelar JM. Abdominoplasty: a new technique without undermining and without resection of the abdominal panniculus (Abdominoplastia: uma nova técnica sem descolamento e sem ressecção do panículo abdominal). Arq Catarinense de Med. 2000a;29:147-9.

Avelar JM. Abdominoplasty: Technical refinements and analysis of 130 cases in 8 years` follow-up. Aesth Plast Surg. 1983;7:205-12.

Avelar JM. Anatomia cirúrgica e distribuição do tecido celular no organismo humano (Surgical anatomy and distribution of the celular tissue on human organism). In: Avelar JM e Illouz IG (Ed.) Lipoaspiração (Liposuction). São Paulo: Editora Hipócrates; 1986a. p. 45-57.

Avelar JM. Fat-suction *versus* abdominoplasty. Aesth Plast Surg. 1985;9:265-76.

Avelar JM. Lipoaspiração da parede Abdominal. In: Avelar JM e Illouz IG (Ed.) Lipoaspiração (Liposuction). São Paulo: Editora Hipócrates; 1986b(27):157-76.

Avelar J. Regional distribution and behavior of the subcutaneous tissue concerning selection and indication for liposuction. Aesth Plast Surg. 1989;13:155-65.

Avelar JM. Uma nova técnica de abdominoplastia – sistema vascular fechado de retalho subdérmico dobrado sobre si mesmo combinado com lipoaspiração (A new technique for abdominoplasty – Closed vascular system of subdermal flap folded over itself combined to liposuction). Rev Bras Cir. 1999;88/89(1/6):3-20.

Avelar JM. Umbilicoplastia – uma técnica sem cicatriz externa (Umbilicoplasty – a technique without external scar). 13° Congr Bras Cir Plast, 1° Congr Bras Cir Estética (13rd Braz. Congr. of Plastic Surgery and First Braz. Congr. of Aesthetic Surgery. (Porto Alegre); 1976:81-82.

Callia WEP. Contribuição ao estudo de correção cirúrgica do abdômen pêndulo e globus (Contribution to the study of surgical correction of the pendulum abdomen and globus). Original art. Doctoral Thesis Fac Med USP, São Paulo; 1965.

Deos MF, Arnt RA, Gus EI. Tensioned reverse abdominoplasty. Plast Reconstr Surg. 2009;124(6):2134-41.

Di Martino M, Nahas FX, Novo NF, et al. Seroma em lipoabdominoplastia e abdominoplastia: estudo ultrassonográfico comparativo. Revista Brasileira de Cirurgia Plástica (Impresso). 2010;25(4):679-87.

Erfon J. Abdominoplasty through the closed vascular system associated to liposuction: Avelar's technique. In: Avelar JM (Ed.). Abdominoplasty. Sao Paulo: Hippocrates; 2002. p. 299-307.

Illouz YG. Liposuction technique. First Instructional Course with surgical demonstrations at São Paulo Hospital, Prof. Andrews` Service. Organized by Brazilian Society of Plastic Surgery – Regional São Paulo, Endorsed by Brazilian Society of Plastic Surgery (BSPS); 1983.

Illouz YG. Une nouvelle technique pour les lipodystrophies localisées. Rev Cir Esth Franc. 1980;6(9).

Nahas FX. Augusto SM, Ghelfond C. Nylon *versus* polidioxanona na correção da diástase do reto. Plast Reconstr Surg. 2001;107(3):700-6.

Pitanguy I. Abdominalipectomy: an approach to it through an analysis of 300 consecutive cases. Plast Reconstr Surg. 1967;40(4):38.

Rebello C. Abdominoplastia por incisão submamária. In: Anais Simp Bras: Abdominoplastia. Soc Bras Cir Plast. (São Paulo) 1982. p. 52-3.

Saldanha OR. Lipoabdominoplasty with seletive and safe undermining. Aesthet Plast Surg. 2003;27(4):322-7.

Stocchero IN. Ultrasound: a valuable aid for diagnosis and management of seromas. Rev Soc Bras Cir Plast. 1992;7(1-3):108-114.

Testut L, Jacob O. Tratado de Anatomía Topografica con apliciones medicoquirúrgicas Barcelona Madri Octave Doin, Ed.8. 1982(2):81-82.

Uebel CO. Cirurgia do abdomen associada à lipoescultura. In: Tourniex AAB (ed) Atualização em Cirurgia Plástica Estética. São Paulo: Robe Editorial; 1994. p. 483-9.

Uebel CO. Miniabdominoplasty – a new approach for the body contouring. Annual 9th congress of the international society for aesthetic plastic surgery, New York; 1987.

CAPÍTULO 27

ABDOMINOPLASTIA COM RESSECÇÃO PRÉVIA DO RETALHO ASSOCIADA À LIPOASPIRAÇÃO

Arnaldo Lobo Miró ▪ Dayson Luiz Nicolau dos Santos

INTRODUÇÃO

As abdominoplastias têm sido motivo de constantes reavaliações desde as publicações de Demars e Marx, em 1890, e Kelly, em 1899.

Ao longo de mais de 120 anos, inúmeros e virtuosos cirurgiões aprimoraram seus resultados, adicionando procedimentos auxiliares à abdominoplastia, com o advento do melhor conhecimento das deformidades e da anatomia arterial, venosa e linfática da região.

Centenas de publicações sobre o tema podem ser encontradas em inúmeras revistas e livros médicos, e o somatório desses conhecimentos nos permite, hoje, realizar uma abdominoplastia segura, eficiente, rápida e com resultados completos.

Os estudos da anatomia, vascularização e drenagem linfática da parede abdominal permitiram melhor compreensão dos limites e graus de morbidade para estas cirurgias.

As classificações da patologia segundo Pitanguy ou Bozola/Psilakis permitiram uma indicação cirúrgica mais precisa e correta, ajustando assim as variações técnicas, a necessidade e amplitude da cirurgia para cada caso.

Pontos de Baroudi, pontos de fixação, imobilizando o retalho dermogorduroso abdominal na aponeurose, diminuíram drasticamente a ocorrência de seromas, importante preocupação nas abdominoplastias depois das necroses e infecções.

Bozola, em 1988, descreveu uma posição ideal para a localização da cicatriz umbilical, seguindo uma proporção geométrica de 1 para porção infraumbilical para 1,5 na porção supraumbilical.

Porém, uma das maiores contribuições para evolução da abdominoplastia foi a adição da lipoaspiração setorizada, diminuindo volumes gordurosos de forma selecionada, reduzindo acentuadamente os descolamentos dos retalhos dermogordurosos e proporcionando resultados mais harmônicos e satisfatórios para cirurgiões e pacientes.

Paralelamente, os conceitos atuais de lipoaspiração de alta definição vieram colaborar para o aprimoramento destes resultados, nos casos indicados para esta técnica.

A lipoaspiração associada à abdominoplastia é hoje de uso corrente em nossa prática, além de possibilitar avançarmos em casos antes considerados de difícil solução.

Neste capítulo, a partir de 289 pacientes operados, o autor sistematiza e avalia os resultados das abdominoplastias combinadas a lipoaspirações das camadas de gordura subcutâneas da parede abdominal com a técnica de ressecção prévia do retalho dermogorduroso infraumbilical.

SELEÇÃO DOS PACIENTES

Os pacientes são selecionados para a cirurgia conforme a classificação de Pitanguy, descrita a seguir:

- *Tipo I*: lipodistrofia abdominal sem flacidez de pele; ausência de diástase ou hérnia; cicatriz umbilical em posição anatômica normal.
- *Tipo II*: lipodistrofia abdominal infraumbilical com flacidez cutânea discreta, presença ou ausência de diástase; cicatriz umbilical em posição anatômica normal.
- *Tipo III*: lipodistrofia abdominal generalizada, com flacidez cutânea moderada; presença ou ausência de diástase.
  - *Tipo IIIA*: cicatriz umbilical em posição anatômica normal.
  - *Tipo IIIB*: cicatriz umbilical em posição anatômica excessivamente elevada.
- *Tipo IV*: lipodistrofia abdominal acompanhada de acentuada flacidez cutânea. Presença de diástase muscular ou eventrações, com ou sem cicatriz associada; cicatriz umbilical em posição anatômica normal.
- *Tipo V*: acentuada flacidez cutânea abdominal, com ou sem lipodistrofia; presença de cicatriz na linha média do abdome. Cicatriz umbilical em posição anatômica normal ou alterada;
- *Tipo O*: acentuada lipodistrofia e flacidez abdominais, não havendo condições de correção cirúrgica por problemas clínicos. Os pacientes deste grupo devem se submeter a uma rigorosa terapia clínica para perda de peso, muitas vezes necessitando de tratamento multidisciplinar (endocrinologista, fisioterapeuta, nutricionista, psicólogo etc.).

Na fase pré-operatória o exame do paciente em decúbito dorsal com flexão forçada a resistência na fronte ou a mesma flexão forçada com resistência nos joelhos ou, ainda, a paciente em hiperflexão, nos ajuda a avaliar a extensão da diástase dos músculos retos abdominais anteriores ou a existência de eventuais hérnias.

Por fim, a tração manual no sentido caudal da porção infraumbilical com a paciente em decúbito dorsal e pernas fletidas nos auxilia a avaliar a flacidez abdominal.

A futura posição umbilical será medida como descrito por Bozola, proporcionando uma posição harmônica em relação ao abdome (Fig. 27-1).

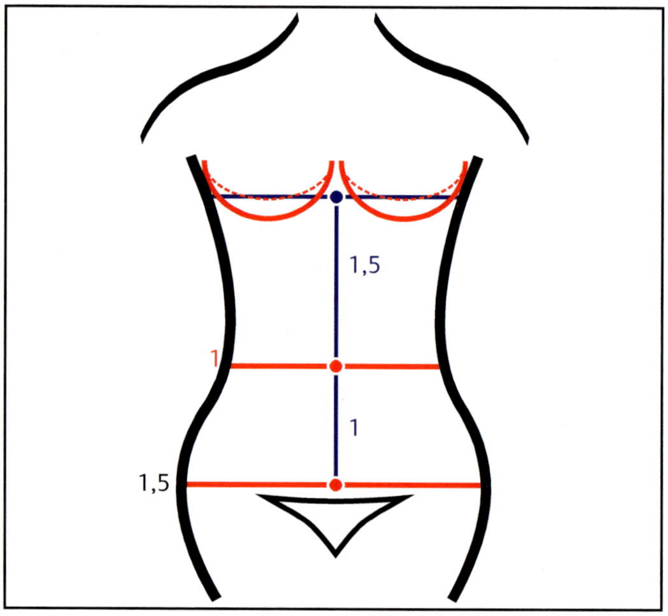

Fig. 27-1. Posição geométrica da cicatriz umbilical descrita por Bozola.

Esta posição da cicatriz umbilical também servirá de parâmetro para nossa avaliação da ressecção do retalho infraumbilical, necessitando de atenção especial os pacientes com implantação umbilical muito alta.

A facilidade da ressecção, com o controle absoluto do sangramento, com cicatrizes mais simétricas e, sobretudo, com diminuição do tempo cirúrgico, nos levou a adotar este procedimento como rotina em todos os casos que tiveram esta indicação. O conforto na manipulação dos retalhos também foi fator decisivo para nossa opção.

TÉCNICA CIRÚRGICA

Com a paciente em pé marcamos uma área que vai corresponder ao uso de um biquíni com laterais largas (Fig. 27-2). Com a paciente sentada definimos um ponto na prega natural do abdome sobre o quadril (Fig. 27-3).

Em seguida segue-se uma linha em sentido superior e paralela à prega inguinal afastada desta aproximadamente 2 cm até encontrar o ponto definido na prega natural do abdome sobre o quadril já previamente marcada (Fig. 27-4). O lado contralateral será marcado da mesma forma e conferido com régua e compasso.

A marcação inferior tangencia o púbis e dista, aproximadamente, 5 a 6 cm da comissura vulvar, tendo uma convexidade cranial suave (Fig. 27-5).

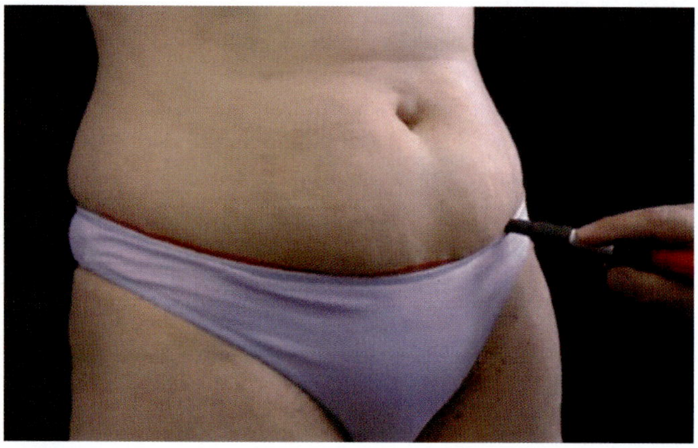

Fig. 27-2. Marcação da área correspondente a um biquíni'.

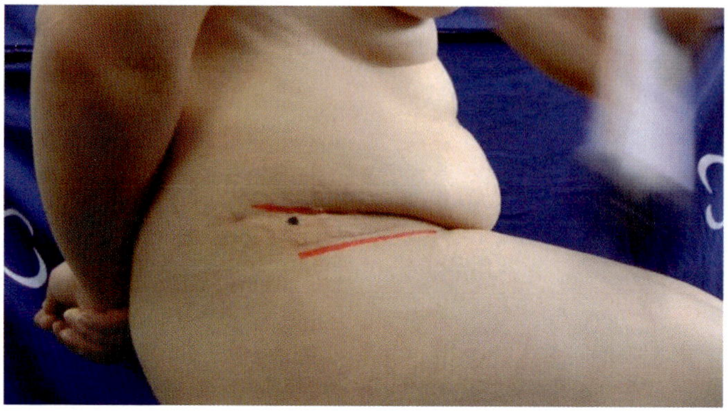

Fig. 27-3. Marcação na dobra natural do abdome sobre o quadril.

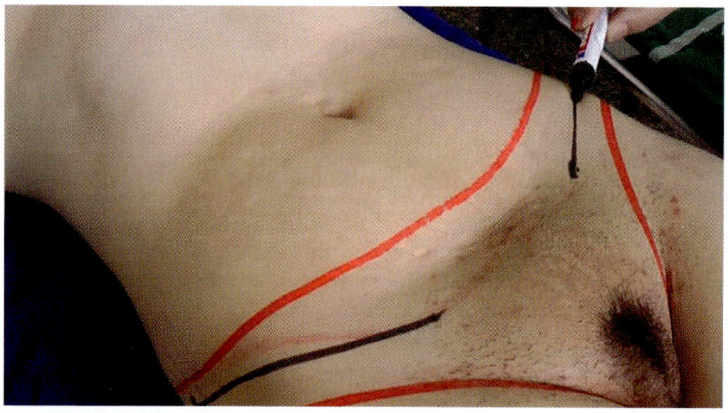

Fig. 27-4. As linhas laterais são paralelas à prega inguinal e dentro dos limites da área.

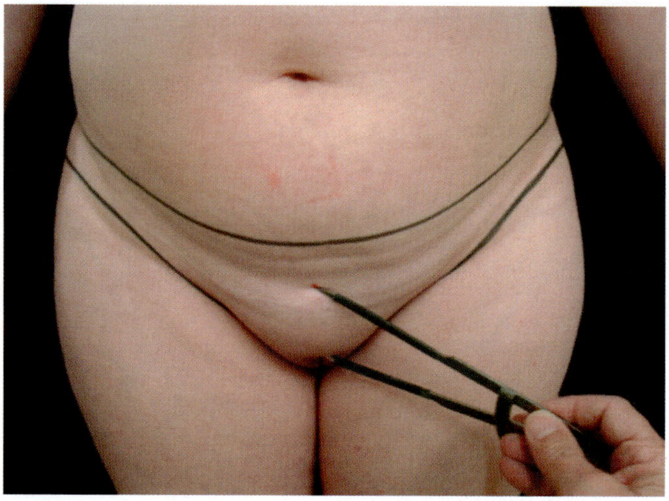

Fig. 27-5. Marcação inferior dista 5 a 6 cm da fúrcula vaginal.

A seguir fazemos duas marcações para a linha semilunar: uma marcação a partir da borda inferior da cicatriz umbilical e outra a partir da borda superior, criando assim uma área de segurança que será retirada ou não ao final do procedimento (Fig. 27-6). No momento da tração e sutura do retalho na borda inferior da incisão, cabe ao cirurgião julgar qual o limite de tensão a ser considerado dentro dos parâmetros de segurança. Caso seja o limite superior, parte do tecido dermogorduroso excedente será retirada, o que representa aproximadamente 95% dos casos. Eventualmente somos obrigados a deixar uma pequena cicatriz vertical suturada na região suprapúbica, ganhando assim 2 a 5 cm na distância entre o apêndice xifoide e a incisão suprapúbica (Fig. 27-7). Cabe destacar que todas as medidas são reconferidas e alguns pontos de referência são tatuados com azul de metileno.

Em decúbito dorsal e sob anestesia peridural fazemos uma infiltração com solução fisiológica 0,9% e adrenalina em proporção de 1/500.000 nas regiões do abdome superior, cintura e flancos.

Começamos com a lipoaspiração do abdome superior com duas pequenas incisões no abdome inferior, cuidando para que os movimentos da cânula sejam paralelos à pele e possibilitem uma aspiração mais uniforme e segura (Fig. 27-8). Na região do abdomen superior a cânula segue em caminho craniocaudal através da incisão próxima ao rebordo costal. Por vezes esta área do epigástrio, sobre as costelas e logo abaixo do sulco mamário, não necessita de retirada de gordura, mesmo assim tunelizamos toda região para permitir um deslizamento do retalho com mais facilidade.

A seguir o abdome é incisado na marcação inferior suprapúbica e na região superior na linha que vai passar abaixo da cicatriz umbilical, preservando a área de segurança. O retalho dermogorduroso em bloco é descolado do seu leito supra-aponeurótico com extrema facilidade e rapidez (Fig. 27-9).

Na porção suprapúbica a incisão na gordura é diagonal de tal forma que reste uma pequena quantidade de gordura, assim o encaixe da área periumbilical, comumente com espessura gordurosa menor que na área pubiana tenha um preenchimento mais favorável à custa do remanescente deixado na região.

A cicatriz umbilical é individualizada a partir desta fase. Passamos a realizar um descolamento supraumbilical mediano, começando acima da cicatriz umbilical até o apêndice xifoide com largura variável, mas sempre alcançando a borda

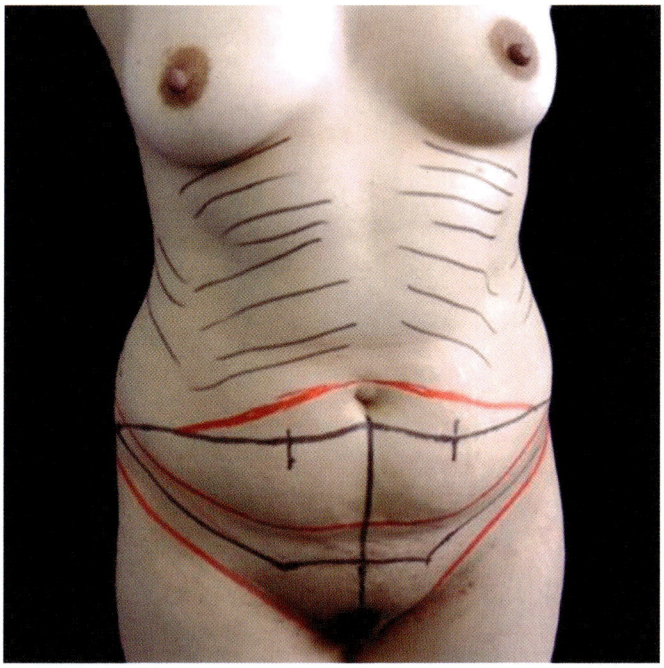

Fig. 27-6. Marcação final formando um retalho elíptico, a área de segurança e as regiões a serem lipoaspiradas.

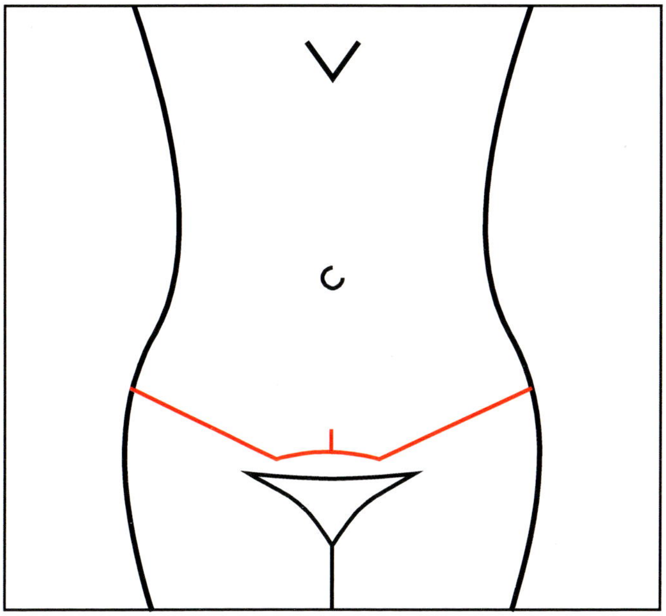

Fig. 27-7. Eventual cicatriz suprapúbica.

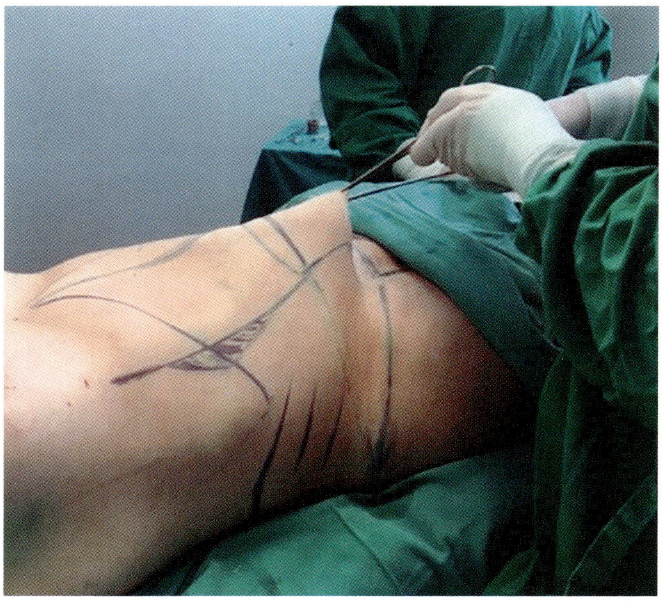

Fig. 27-8. Lipoaspirando o abdome superior.

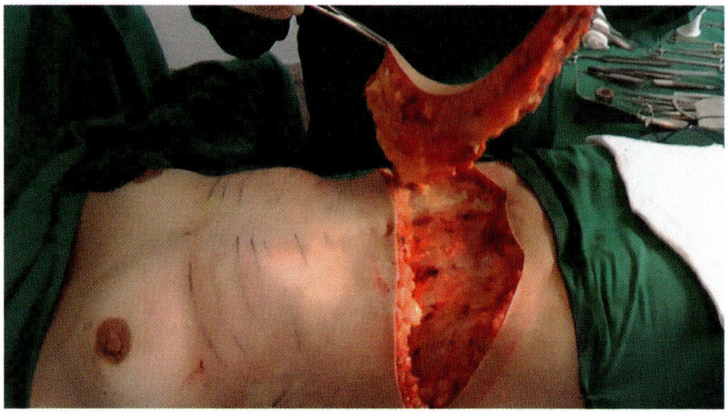

Fig. 27-9. Retalho removido como um bloco único.

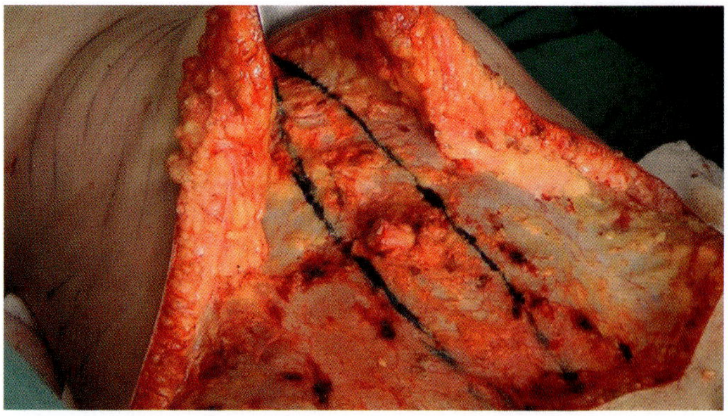

Fig. 27-10. Descolamento em túnel no abdome superior.

interna dos músculos retos do abdome, formando um túnel (Fig. 27-10).

Este descolamento "econômico" preserva a rede de vasos perfurantes assegurando uma boa vascularização ao retalho. A plicatura será realizada com pontos separados sendo seguida por uma sutura contínua com fio inabsorvível. O coto umbilical será fixado à aponeurose deixando pequena margem da borda livre e tem o formato de um triângulo de base superior (Fig. 27-11).

Com o paciente em posição de discreta flexão (posição de Fowler), tracionamos o retalho até a região suprapúbica sentindo sua flexibilidade. Se percebermos alguma resistência voltaremos à tunelização da região não descolada com cânulas de lipoaspiração, porém, sem aspiração, conforme comentado anteriormente.

O retalho é fixado na borda inferior da cicatriz com algumas suturas provisórias e a incisão do umbigo é demarcada com pinças de Pitanguy (Fig. 27-12).

Soltamos o retalho e a partir da região do apêndice xifoide passamos a fixar o retalho à aponeurose com pontos de adesão (pontos de Baroudi) equidistantes aproximadamente 5 cm um do outro. A quantidade é variável para cada caso (Fig. 27-13).

Poderá, ou não, existir um pequeno retalho dermogorduroso a ser retirado quando da tração e sutura do retalho à região pubiana. Este seria o retalho de segurança (marcação infraumbilical) que fizemos no início da cirurgia (Fig. 27-14). Quando esta ressecção não ocorrer, este retalho será convertido em uma pequena incisão vertical de 2 a 5 cm na área suprapúbica.

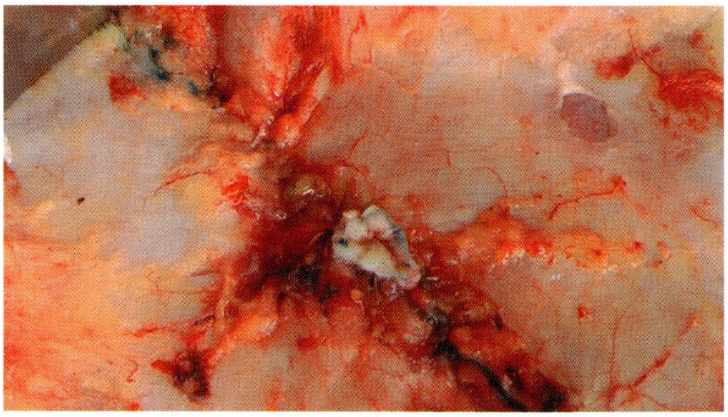

Fig. 27-11. Coto umbilical triangular fixado à parede abdominal.

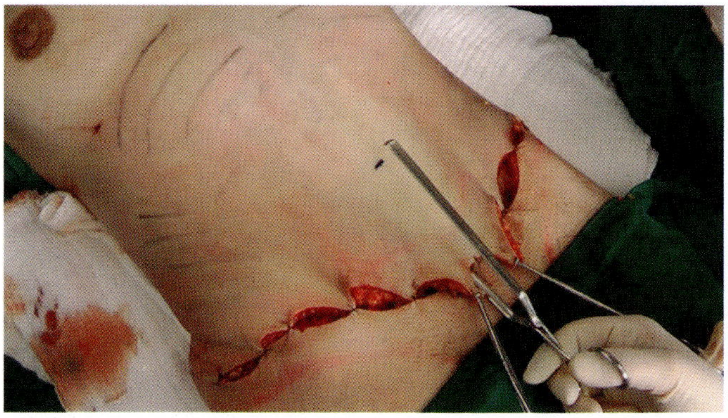

Fig. 27-12. Marcador de Pitanguy.

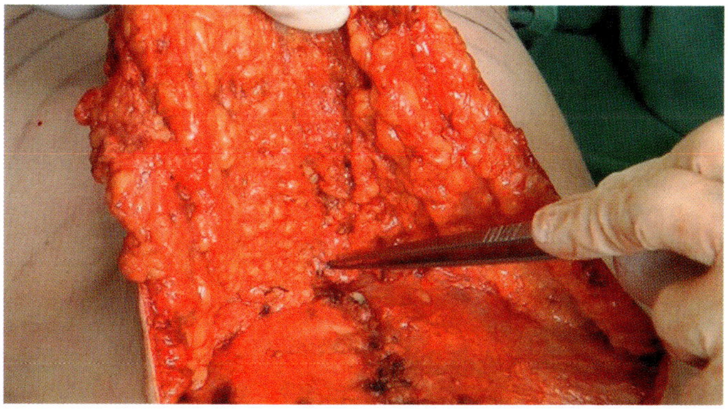

Fig. 27-13. Pontos de adesão fixam o retalho à aponeurose abdominal.

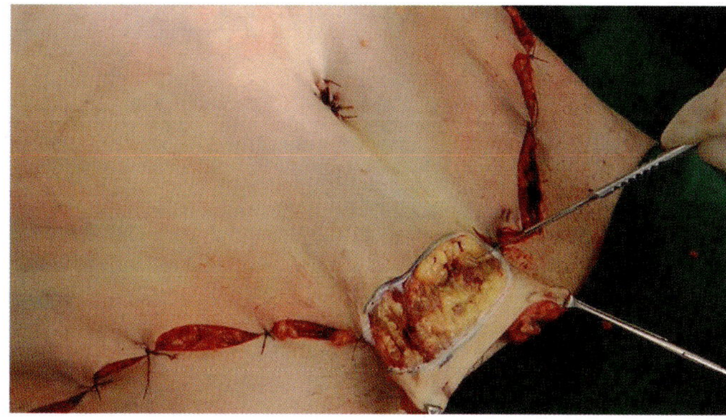

Fig. 27-14. Ressecção da área remanescente ao final da cirurgia.

Por fim, o coto umbilical é exteriorizado e suturado à parede abdominal. O rebordo do retalho também será suturado à porção inferior em 3 camadas, finalizando com uma sutura intradérmica contínua com fio de *nylon* 3.0 que permanece por aproximadamente 20 a 30 dias (Fig. 27-15).

Como medida de segurança costumamos manter um dreno exteriorizado pelo púbis abaixo da incisão por 24 horas, embora o volume de líquido drenado seja desprezível na maioria dos casos.

Como curativos utilizamos micropore sobre as incisões e gaze preenchendo a cicatriz umbilical. Depois é aplicada uma faixa de espuma sobre o abdome e uma cinta justa, mas não apertada (Fig. 27-16).

RESULTADOS (FIGS. 27-17 E 27-18)

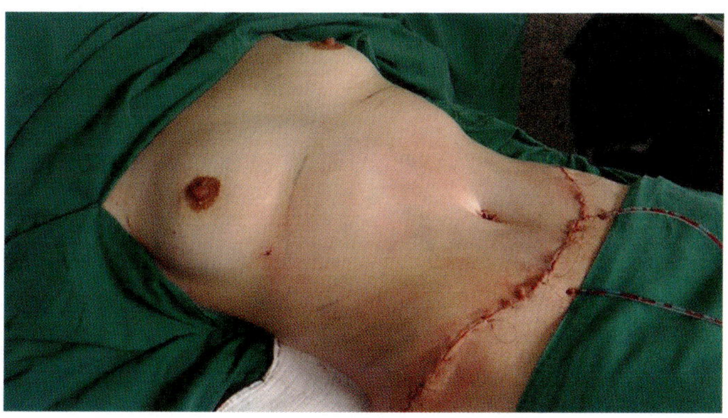

Fig. 27-15. Visão final da cirurgia.

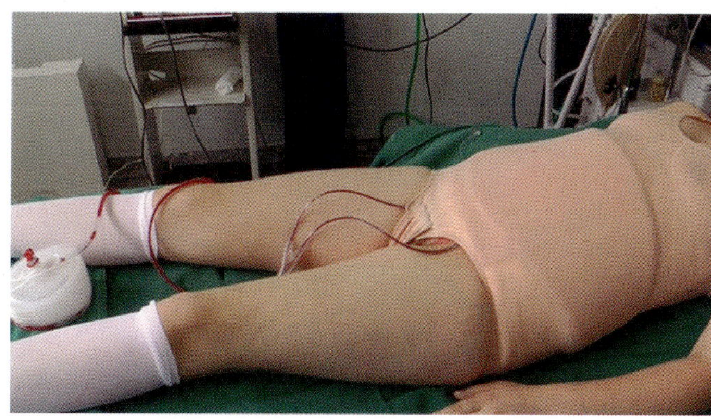

Fig. 27-16. Modelador, espuma especial, meias de compressão e drenos suprapúbicos.

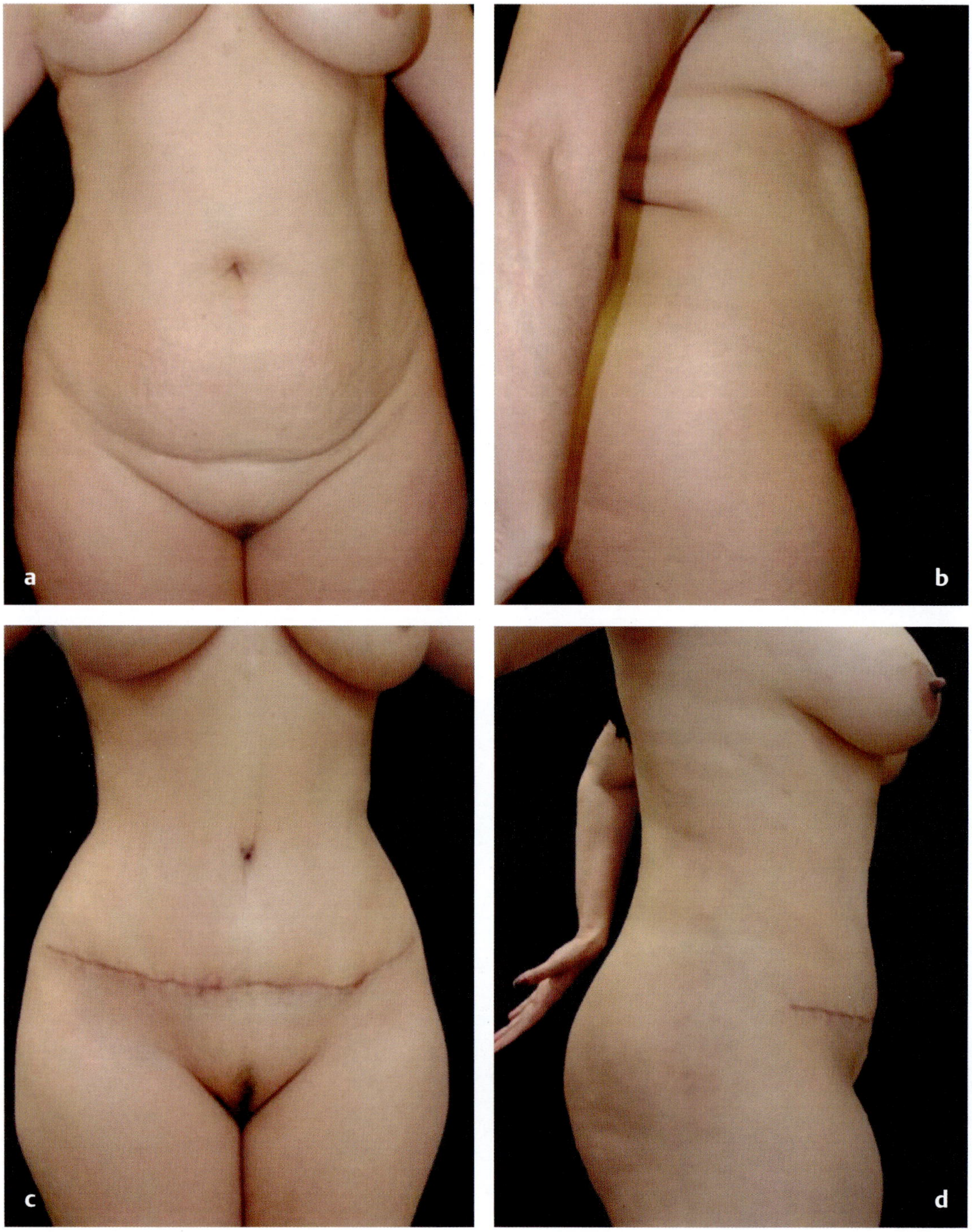

Fig. 27-17. Paciente de 36 anos submetida a abdominoplastia e lipoaspiração de abdome, cintura e flancos: (**a**,**b**) pré-operatório. (**c**,**d**) Pós-operatório – 1 mês. (**c**,**d**) Visão lateral da mesma paciente.

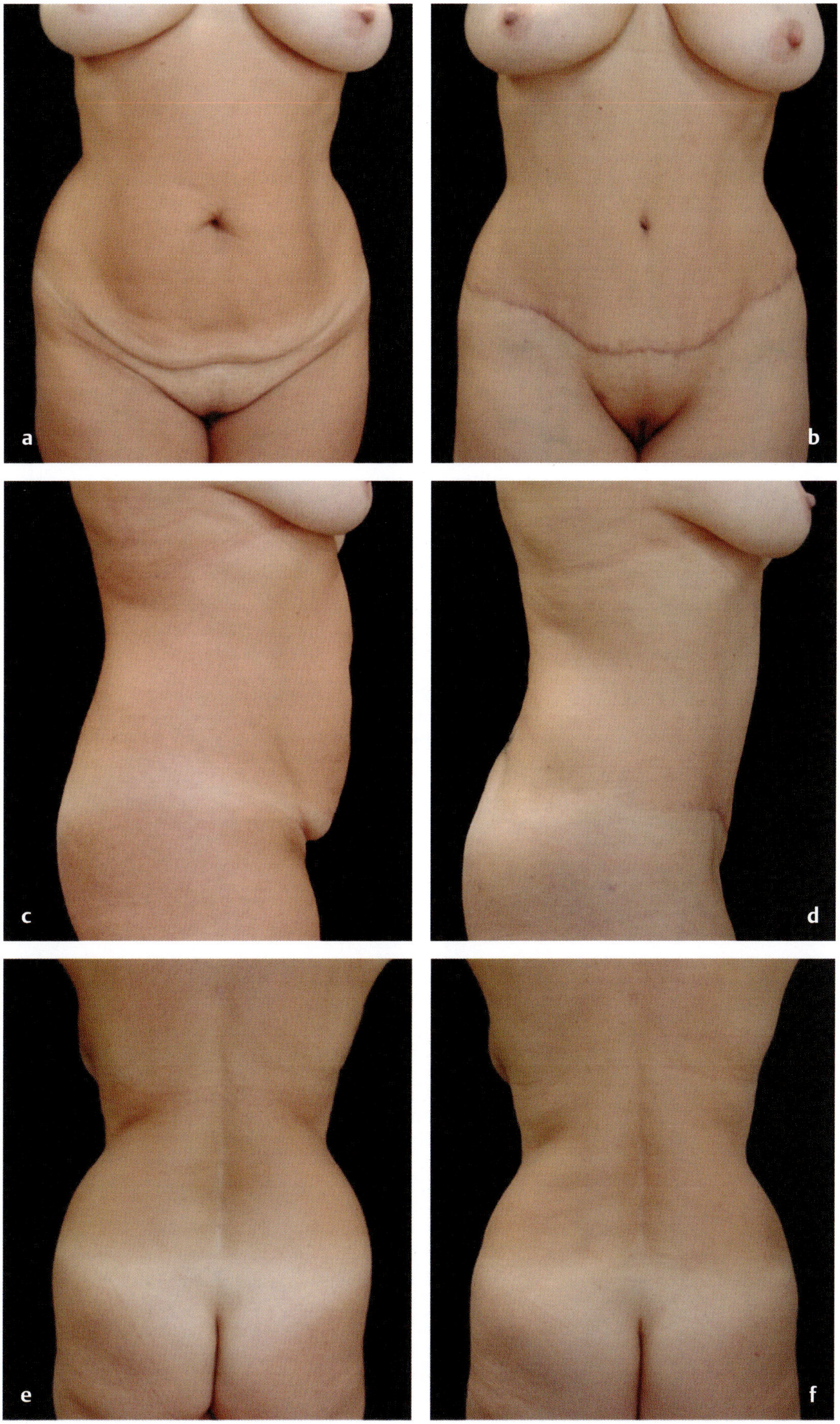

Fig. 27-18. Paciente de 62 anos submetida a abdominoplastia e lipoaspiração de abdome, cintura e flancos. (**a**) Pré-operatório. (**b**) Pós-operatório – 5 meses. (**c**, **d**) Visão lateral da mesma paciente. (**e**, **f**) Visão dorsal evidenciando a cintura e os flancos.

COMPLICAÇÕES

A seguir descrevemos as complicações locais encontradas com mais frequência:

- Epidermólise da borda da ferida suprapúbica: deve-se, provavelmente, pelo biselamento da pele no momento de incisão;
- Granuloma de corpo estranho na cicatriz no pós-operatório tardio;
- Hipertrofia cicatricial;
- Insatisfação com o resultado cirúrgico: embora possível, foram raras queixas de insatisfação em nossa casuística;
- Seromas: raramente acontecem com a utilização dos pontos de adesão no retalho (pontos de Baroudi).

DISCUSSÃO

Na maioria das vezes, quando da avaliação do abdome, o diagnóstico primário e a quase certeza da necessidade da cirurgia já nos são trazidos pelo próprio paciente. Cabe-nos a análise das deformidades e a indicação da variante técnica a ser adotada. As limitações técnicas e estéticas deverão ser exaustivamente discutidas com os pacientes para não os levar a um erro de interpretação com relação aos resultados a serem obtidos.

Os pacientes com excesso de pele na posição infra e supraumbilical, flacidez de toda a camada musculoaponeurótica e lipodistrofia presente necessitam de lipoaspiração prévia setorizada do retalho supraumbilical e da cintura e flancos, ressecção em bloco do retalho infraumbilical, plicatura da camada musculoaponeurótica, deslizamento caudal do retalho, transposição da cicatriz umbilical e fechamento por planos.

A eventual existência de uma pequena cicatriz vertical suprapúbica não compromete o resultado obtido, já que, habitualmente, está em posição muito baixa.

O propósito de melhorar o contorno corporal é uma busca constante tanto por pacientes do sexo feminino quanto masculino. A insatisfação com o resultado cirúrgico de abdominoplastias convencionais demonstrado por alguns pacientes, apontando gorduras localizadas no pós-operatório imediato ou a indignação de lhe ser proposta uma cirurgia de lipoaspiração complementar distinta, nos levou a sistematizar estes procedimentos obtendo segurança, rapidez e importante melhora do resultado final.

CONCLUSÃO

A lipoaspiração associada à cirurgia abdominal trouxe enorme contribuição aos resultados cirúrgicos das abdominoplastias, sendo a segurança e a qualidade dos resultados confirmadas por estudos de vários autores. Atualmente a utilizamos na grande maioria de nossos casos associada à ressecção do retalho em bloco, o que nos permite uma cirurgia mais rápida, mais precisa e mais confortável na manipulação dos tecidos. A criação de uma zona de segurança formada entre a marcação supraumbilical e a marcação infraumbilical trouxe ainda mais segurança à realização deste procedimento. O diagnóstico prévio preciso torna o ato seguro, podendo ser utilizado em uma grande quantidade de pacientes. Os procedimentos auxiliares apontados neste trabalho são indispensáveis para a obtenção de um pós-operatório tranquilo e a obtenção de resultados satisfatórios. O baixo número de complicações pós-operatórias se deve à drástica redução da área descolada, preservando a grande maioria dos vasos perfurantes que nutre a parede abdominal. A fixação do retalho à parede abdominal veio contribuir sobremaneira para a prevenção da formação de seromas.

BIBLIOGRAFIA

Almeida RH. Abdominoplasty with double excision. Plastic and Reconst Surgery. 1995;95(3):610-1.

Avelar JM. Abdominoplasty: a new technique without undermining and fat layer removal. Arq Catarin Med. 2000;29:147-9.

Baroudi R, Ferreira CAA. Seroma: how to avoid it and how to treat it. Aesthet Surg J. 1988;18:439.

Bozola AR, Psilakis JM. Abdominoplasty a new concept and classification for treatment. Plast Reconst Surg. 1988;82(6):983-93.

Callia WEP. Contribuição para o estudo da correção cirúrgica do abdome pêndulo e globoso – técnica original. Tese de Doutoramento apresentada à Faculdade de Medicina da USP – São Paulo; 1963.

El-Mrakby HH, Milner RH. The vascular anatomy of the lower anterior abdominal wall: A micro dissection study on the deep inferior epigastric vessels and the perforator branches. Plast Reconstruct Surg. 2002;109:539-47.

Hunstad JP; Repta R. Atlas of abdominoplasty. Saunders. Elsevier; 2009.

Illouz YG. Une nouvelle technique pour les lipodystrophies localisées. Rev Chir Esthét Franç. 1980;6.

Kelly HA. Report of ginecological cases. Johns Hopkins Hosp Bull. 1899;10:197.

Nahas FX, Ferreira LM, Augusto SM, Ghelfond C. Long-term follow-up of correction of rectus diastasis. Plast Reconstr Surg. 2005;115(6):1736-41.

Pitanguy I, et al. classificação e técnicas cirúrgicas. Rev Bras Cir. 1995;85(1):23.

Pitanguy I. Evaluation of body contouring surgery today a 30 year perspective. Plast Reconstruct Surg. 2000:105-49.

Pontes R. Abdominoplastia. Ressecção em bloco e sua aplicação em lifting de coxa e torsoplastia. Rio de Janeiro: Ed. Revinter; 2004.

Saldanha OR, Souza Pinto EB, Matos WM, et al. Lipoasbdominoplasty with selective and safe undermining. Aesthetic Plast Surgery. 2003;27:322-7.

Sinder R. Cirurgia plástica do abdômen. Rio de Janeiro: Ed. Nada; 1979.

Vídeo Cirurgia 1

Vídeo Cirurgia 2

CAPÍTULO 28

ABDOMINOPLASTIA ESTENDIDA

Shawna R. Kleban ▪ Joseph P. Hunstad

INTRODUÇÃO

As indicações cirúrgicas para tratamento dos excedentes de tecidos da parede abdominal podem variar desde as miniabdominoplastias até a abdominoplastia circunferencial. A abdominoplastia estendida é uma dessas alternativas técnicas e está indicada para pacientes com adiposidade e flacidez excessivas cuja indicação de abdominoplastia clássica apresentaria resultado insuficiente. Com frequência esses pacientes apresentam história de perda de peso substancial, mas a deformidade não chega a se apresentar de forma circunferencial ao redor do tronco. Entretanto, quando essa categoria de pacientes é tratada com a abdominoplastia clássica, o resultado costuma ser incompleto, com significativos excedentes laterais de pele. Para prevenir essa deformidade pós-operatória, a incisão da abdominoplastia deverá ser estendida lateralmente para tratar as partes moles redundantes, resultando na abdominoplastia estendida.

ANATOMIA CIRÚRGICA

Há fatores anatômicos a serem considerados na execução da abdominoplastia estendida. A localização umbilical preexistente e o excesso de pele determinarão se o retalho de pele será completamente ressecado, incluindo o orifício do umbigo, ou se será necessário manter a parte do retalho que inclui o orifício da liberação umbilical. Caso seja necessária a manutenção dessa parte do retalho, o fechamento do orifício umbilical redundará em uma cicatriz vertical que ficará posicionada, ao final da cirurgia, entre o umbigo e a cicatriz suprapúbica. Essa situação é frequente em pacientes com mínimo excedente de pele ou em pacientes com excedente cutâneo moderado, mas com o posicionamento baixo da cicatriz suprapúbica.

O diagnóstico pré-operatório da presença de diástase dos músculos retos abdominais poderá ser feito através da inspeção em vista lateral do abdome (ou até mesmo por fotografia em vista lateral), que se mostrará com abaulamento pronunciado. Esse diagnóstico é confirmado apalpando-se a linha média abdominal com a paciente sentada onde, havendo diástase, sente-se a separação entre os músculos retos do abdome. Durante a cirurgia, a separação das bordas mediais dos músculos retos é confirmada e corrigida mediante plicatura.

Hérnias da parede abdominal podem ser descobertas durante a realização da abdominoplastia, sendo a identificação da presença de gordura pré-peritoneal no plano de dissecção uma das maneiras da suspeição. A hérnia umbilical é a mais frequentemente encontrada.

INDICAÇÕES E CONTRAINDICAÇÕES

São candidatas à abdominoplastia estendida pacientes que apresentam excesso de pele significativo que se estende para além das cristas ilíacas, mas que não continua de maneira circunferencial.

História clínica e exame físico completo deverão ser realizados em todas as pacientes no pré-operatório. História de perda de peso significativa e/ou múltiplas gravidezes são comuns nestes casos.

Qualquer história anterior de trombose venosa profunda ou embolia pulmonar deverá ser levantada, dado o risco aumentado destas complicações com as plicaturas musculares. Deverá ser pesquisada a presença de cicatrizes cirúrgicas preexistentes na parede abdominal. O exame laboratorial detalhado pré-operatório deverá incluir hemograma completo, painel metabólico básico e estudos de coagulação. Os pacientes deverão suspender o consumo de tabaco e cigarros com nicotina por pelo menos 6 semanas antes da cirurgia e por várias semanas após o procedimento.

TÉCNICA DE MARCAÇÃO

A marcação começa com fotografias pré-operatórias apropriadas. O paciente é fotografado em 9 projeções: posições anterior, posterior, oblíqua esquerda e direita, lateral esquerda e direita, oblíqua posterior esquerda e direita e de mergulhador. A projeção posterior é útil quando é realizada a lipoaspiração posterior concomitante e pode ser útil também para demonstrar as alterações pós-operatórias na linha da cintura do paciente.

Todas as marcações são feitas com a paciente em pé. Ela é instruída a tracionar o excesso de pele verticalmente e erguer com força. A porção central da incisão é então marcada como uma linha transversal na borda superior da sínfise púbica e continua lateralmente em uma dobra natural de pele em direção às cristas ilíacas. Em geral, essa marcação redundará na remoção do terço superior do púbis. A incisão termina onde o excesso de pele termina, o que, no caso de uma abdominoplastia estendida, ultrapassa essas cristas. A extensão da incisão é medida a partir da linha média para assegurar a simetria. As pacientes podem trazer sua roupa íntima ou traje de banho para ajudar a desenhar a incisão dentro das margens da vestimenta.

A incisão superior proposta é então marcada, estimando-se o tecido a ser removido. Isso é meramente uma estimativa, pois a incisão superior final é decidida durante a cirurgia. As áreas para lipoaspiração são também marcadas topograficamente (Fig. 28-1).

TÉCNICA CIRÚRGICA

A paciente é trazida para a sala de cirurgia e colocada em posição supina. Dispositivos sequenciais de compressão e cobertores para aquecimento são colocados e então é induzida a anestesia geral. O monóxido de dinitrogênio é evitado, dado seu potencial para distensão abdominal. Antimicrobianos profiláticos são administrados antes da incisão.

Sequência Operatória

Infiltração Tumescente

O abdome é infiltrado até se atingir o estado tumescente. A infiltração tumescente total ajuda a reduzir a perda sanguínea e a prevenir a formação de microtrombos no retalho abdominal, melhorando sua viabilidade. São vários os sinais que indicam esse estado tumescente: o sinal da fonte (vazamento tumescente de todo o sítio mediante alta pressão quando a cânula é retirada), rigidez do tecido com *peau d'orange* (casca de laranja) e branqueamento da pele. Utilizamos, rotineiramente, 4 a 6 litros de fluido tumescente no tronco anterior. Nossa fórmula padrão de tumescência é: 12,5 cc de lidocaína a 1%, 1 cc de epinefrina associado a 1 litro de Ringer-lactato morno.

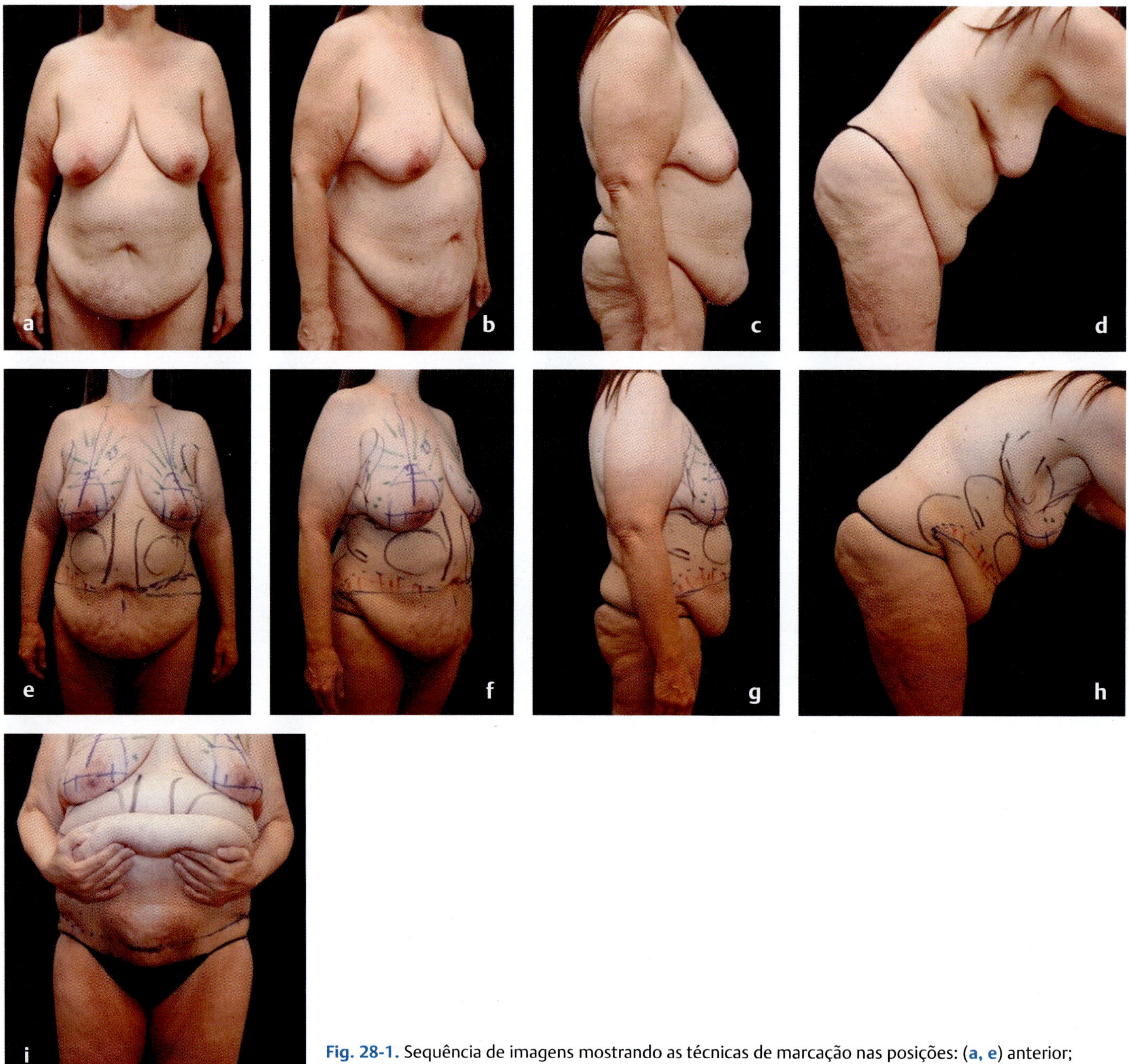

Fig. 28-1. Sequência de imagens mostrando as técnicas de marcação nas posições: (**a, e**) anterior; (**b, f**) oblíqua direita; (**c, g**) lateral direita; (**d, h**) posição de mergulho. (**e**) Marcação da incisão.

Ao reduzir o volume total de lidocaína por litro de fluido, podemos usar volumes maiores com segurança sem atingir níveis tóxicos dessa substância.

Lipoaspiração

Se a lipoaspiração for realizada o procedimento é iniciado com a lipoaspiração posterior com a paciente em posição prona. Entretanto, a paciente permanecerá em supino na maca até todo o abdome ser infiltrado de maneira tumescente antes de girar o corpo para a posição prona na mesa de cirurgia. O tronco posterior é então infiltrado, preparado e isolado com campos cirúrgicos e solução de Betadine. Uma vez concluída a lipoaspiração no tronco posterior, um dreno plano de Jackson-Pratt de 7 mm é colocado nos tecidos subcutâneos e canalizado anteriormente, trazendo o dreno por fora da zona de ressecção planejada. A paciente é então movida para a posição supina e o abdome é preparado e isolado com campo cirúrgico com Betadine. A lipoaspiração é feita rotineiramente em todo o retalho abdominal, flancos e monte pubiano. Nossos sítios de entrada para lipoaspiração são duas incisões no tecido marcado para ser excisado e um único sítio de entrada no umbigo. É importante executar a lipoaspiração na parte superior de ressecção de tecido planejada, caso as marcações pré-operatórias não possam ser completamente excisadas.

Elevação do Retalho Abdominal

A incisão abdominal inferior é realizada com bisturi lâmina 10 e, posteriormente, com eletrocautério até o nível da fáscia da parede abdominal. Os vasos epigástricos inferiores superficiais e os vasos circunflexos ilíacos superficiais são identificados e cauterizados. A elevação do retalho continua até o nível do umbigo, onde a pele ao redor do umbigo é incisada e dissecada com tesoura. O retalho abdominal é separado na linha média até o umbigo e um volume moderado de gordura é mantido ao redor do pedículo umbilical para assegurar a perfusão. A dissecção continua em sentido ascendente até as margens xifoide e costal, e para baixo até o nível da sínfise púbica. As partes moles e o monte pubiano não deverão ser agressivamente liberados.

Ampla Plicatura dos Retos Abdominais

O próximo passo é executar a plicatura dos músculos retos abdominais. As bordas mediais dos músculos retos do abdome são desenhadas desde o xifoide até a sínfise púbica. Estima-se a extensão da plicatura para fornecer tensão apropriada na parede abdominal após o fechamento. A amplitude lateral da plicatura será determinada pela posição das bordas laterais dos músculos retos abdominais. Executa-se então a plicatura ampla dos retos do abdome desde o xifoide até o púbis, usando-se uma alça de *nylon* 0 em uma agulha grande cônica. A sutura é colocada em modelo corrido contínuo e não se interrompe no umbigo. Em vez disso, a sutura corrida continua em direção inferior por um lado da bainha do reto, na região do umbigo, e a plicatura é retomada na borda inferior do umbigo. O nó é amarrado e enterrado ao nível da sínfise púbica.

Com alguma frequência observa-se um volume de partes moles na margem costal no nível superior lateral da elevação do retalho. Nestes casos, para corrigir esse problema, faz-se uma liberação descontínua com o dissecador de Lockwood, evitando-se, desta forma, lesão vascular com eletrocautério, dada a importância dessa área para a viabilidade vascular do retalho.

Remoção do Excesso de Tecido do Retalho Abdominal e Lipectomia Subscarpal

A paciente é então colocada na posição semi-Fowler para a remoção de tecido. A linha média do retalho é grampeada à incisão inferior e poderá ser necessária maior liberação superiormente para minimizar a tensão. Pinças são colocadas nas pontas dos retalhos exercendo-se tensão moderada e simétrica descendente nos retalhos. O demarcador de tecido de Pitanguy é embebido em azul de metileno e usado para marcar a linha de incisão superior e os dois lados são comparados quanto à simetria. Os retalhos são incisados com espessura total e uma ressecção adicional de tecido subscarpal pode ser realizada nesse momento. O tecido em excesso é retirado do campo e pesado quanto à simetria.

Demarcação da Localização do Umbigo

Um fechamento temporário com clampes é feito na linha média e a localização do umbigo é marcada no retalho abdominal com um demarcador de Pitanguy. Uma elipse vertical de pele e tecido subcutâneo é então removida nesse local. O umbigo é externalizado e um fechamento temporário do abdome com clampes é novamente realizado com forte avanço medial dos retalhos de pele. Dobras laterais residuais deverão ser tratadas nesse momento. Qualquer excesso na linha média deve melhorar com o tempo.

Fechamento por Planos e Colocação de Dreno

Um dreno plano de Jackson-Pratt de 7 mm é então colocado ao longo do abdome inferior e exteriorizado por uma contraincisão próxima à coxa direita. Caso um dreno posterior seja colocado, ele é exteriorizado por meio de uma incisão semelhante próxima à coxa esquerda e ambos os drenos são fixados com uma sutura de fio de seda.

A hemostasia final é realizada após a checagem de não sangramento com elevação da pressão sistólica.

A incisão é então fechada em camadas começando com Vicryl 0 na fáscia de Scarpa. Esse fechamento tira a tensão do fechamento final da pele que é feito com sutura profunda Vicryl 2-0 e sutura corrida intracuticular com monocryl 4-0. Cada camada de fechamento deverá avançar os retalhos em direção à linha média. Isso ajuda a eliminar as dobras laterais e reforça o contorno final da cintura. O umbigo é inserido com sutura profunda de monocryl 4-0 e suturas corridas intracuticulares.

A perfusão dos tecidos pode ser avaliada na linha média, logo acima da incisão transversa. Se o enchimento capilar for adequado nesse local, então o restante do retalho também terá boa perfusão.

Curativos

As incisões são fechadas com fitas adesivas de papel de 2,54 cm, separada a cada 7 a 10 cm para permitir o inchaço pós-operatório. O umbigo deve ficar sem curativo e colocam-se apósitos (algodões envoltos e gaze) sobre todo abdome seguidos de uma camada de espuma e a cinta abdominal.

CUIDADOS PÓS-OPERATÓRIOS

Recomendamos que todos os pacientes de abdominoplastia permaneçam internados por uma noite para monitoramento. A paciente é transferida para um leito na posição de cadeira de praia (semi-Fowler). Os coletores de drenagem são conectados a uma sucção de parede para saída rápida de fluido no início do período pós-operatório. Assim que a drenagem diminui, a paciente é colocada novamente na sucção de bulbo. Os pacientes são instruídos a caminhar várias vezes durante a noite e dispositivos de compressão intermitente são aplicados para evitar a trombose venosa profunda e embolia pulmonar. Um dispositivo de aquecimento é mantido na paciente para melhorar a perfusão tecidual e reduzir o risco de infecção do sítio cirúrgico. Os pacientes são instruídos quanto à higiene pulmonar e enviados para casa com um espirômetro para incentivar exercícios respiratórios. A hidratação tem importância chave para assegurar a perfusão adequada do retalho. Durante a internação são mantidos os fluidos intravenosos e a paciente é instruída a ingerir cerca de 3 litros de água por dia.

Na alta hospitalar, os pacientes recebem antimicrobianos orais, medicamentos para a dor, vitaminas, um regulador intestinal e anticoagulante. Iniciamos na primeira noite após a cirurgia um curso de 7 dias de rivaroxabana para prevenir trombose venosa profunda e embolia pulmonar. Consideramos essa medida suficiente e segura para nossa população de pacientes.

Nas primeiras semanas os pacientes são examinados com frequência. A cinta deve ser usada sempre se evitando pregas e cristas. Os pacientes são instruídos a permanecerem em posição levemente flexionada na cintura nas primeiras duas semanas. O banho de chuveiro pode ser retomado no segundo dia após a cirurgia. Os drenos são removidos quando mostrarem menos de 25 cc de drenagem por dia. Os pacientes são estimulados a caminhar com frequência, mas ficam impedidos de atividade vigorosa ou de levantar peso por 4-6 semanas.

RESULTADOS (FIGS. 28-2 E 28-3)

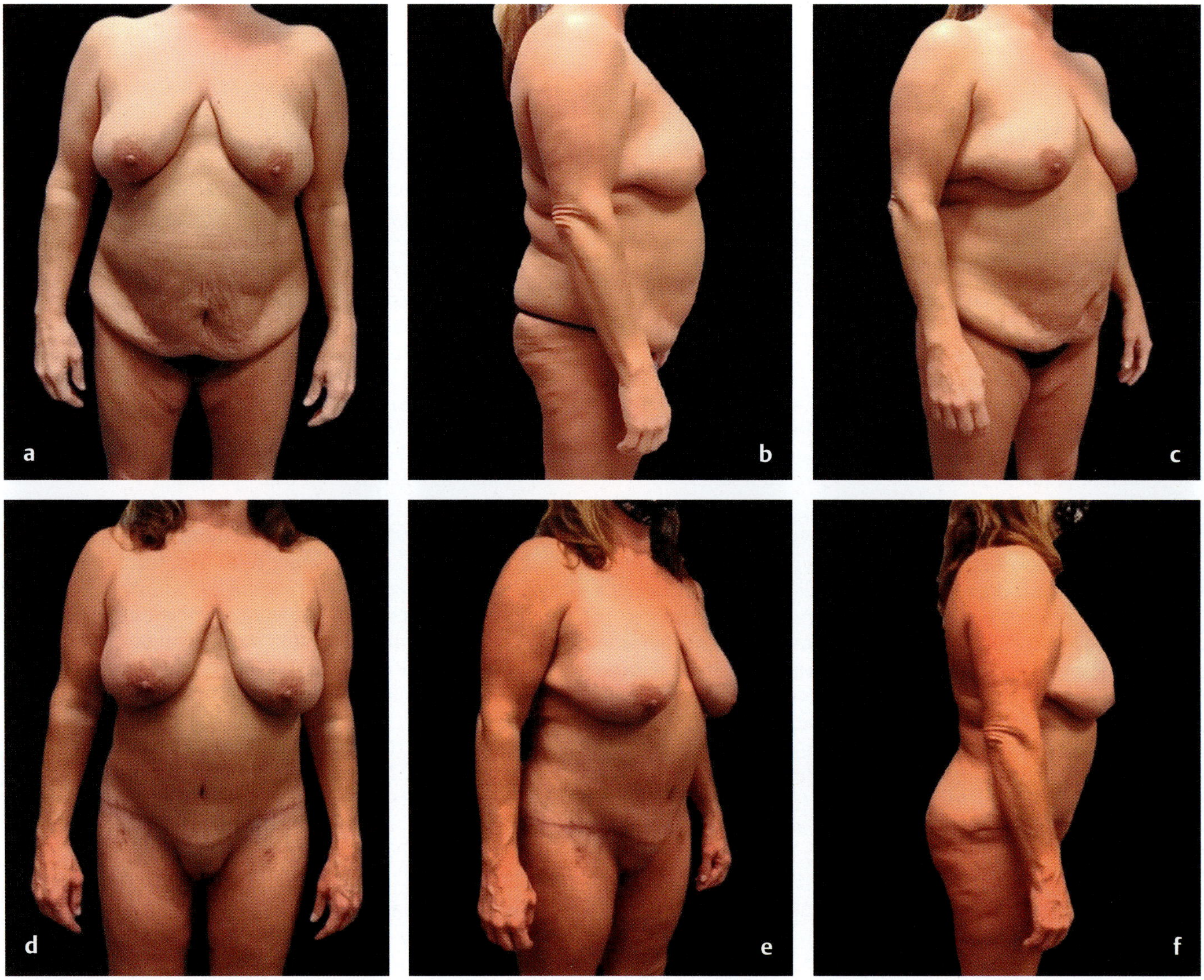

Fig. 28-2. Sequência de imagens mostrando: (a-c) pré-operatório e (d-f) resultado aos 3 meses após a cirurgia. Remoção de 5,60 kg.

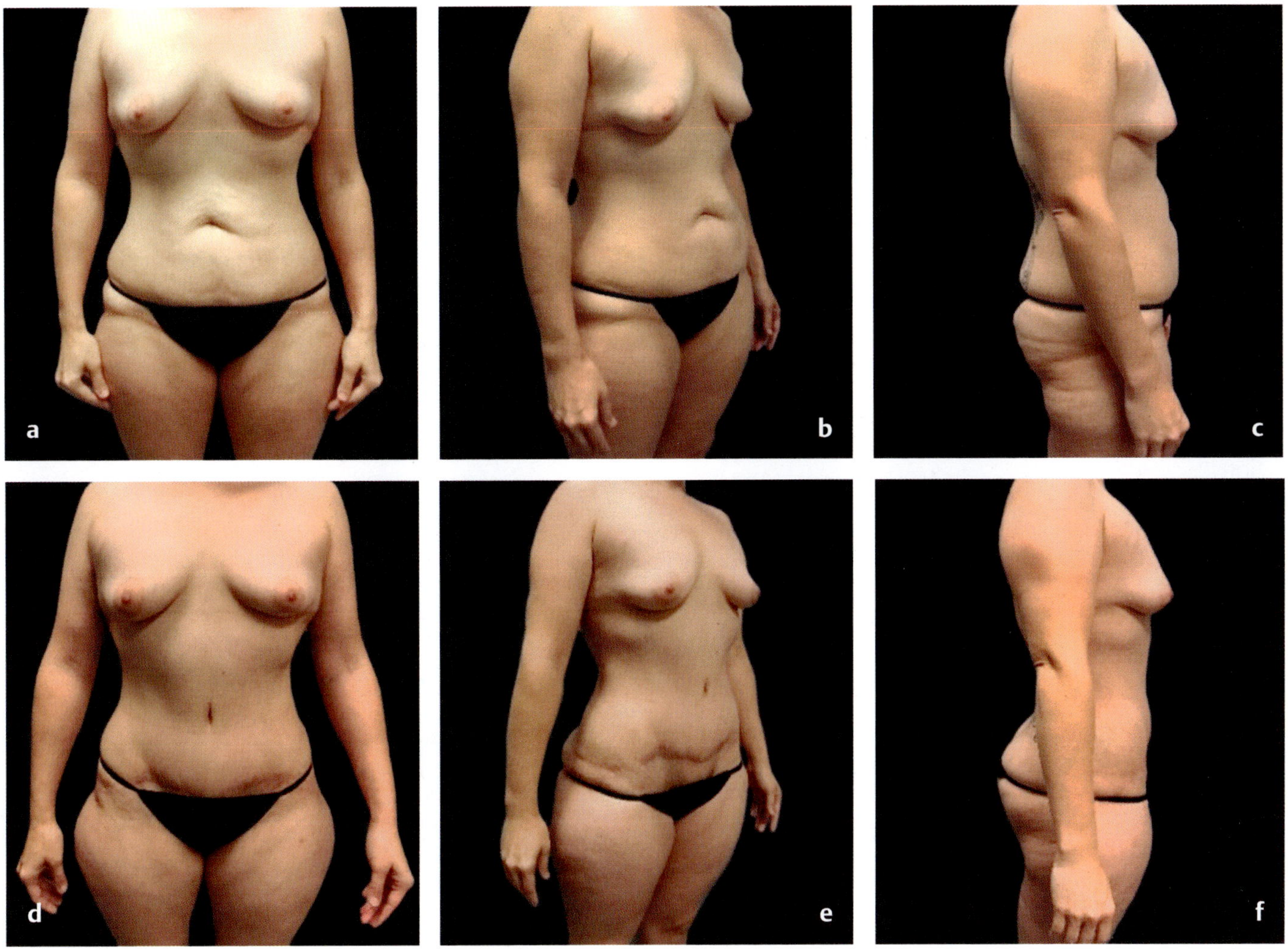

Fig. 28-3. Sequência de imagens mostrando: (**a-c**) pré-operatório e (**d-f**) resultados após 10 meses da cirurgia. Remoção de 4,90 kg.

DISCUSSÃO E CONCLUSÕES

A abdominoplastia estendida é indicada para pacientes com flacidez de pele excessiva que se estende para além das cristas ilíacas, mas que não continua de maneira circunferencial, o que justificaria uma abdominoplastia circunferencial. A lipoaspiração circunferencial do tronco é realizada com frequência e dispositivos elétricos (p. ex., VASER, Renuvion) só deverão ser aplicados na região posterior do tronco. Atingir a tumescência completa é importante para diminuir sangramentos e melhorar a viabilidade do retalho. Cuidados pós-operatórios abrangentes são de extrema importância e deverão incluir um curso de 7 dias de rivaroxabana para a prevenção de trombose venosa profunda e embolia pulmonar.

BIBLIOGRAFIA

Cardenas-Camarena L, Gonzales LE. Large-volume liposuction and extensive abdominoplasty: A feasible alternative for improving body shape. Plast Reconstruct Surg. 1998;102:1698.

Dillerud E. Abdominoplasty combined with suction lipoplasty: a study of complications, revisions, and risk factors in 487 cases. Ann Plast Surg. 1990;25:333.

Hatef DA, Trussler AP, Kenkel JM. Procedural risk for venous thromboembolism in abdominal contouring surgery: a systematic review of the literature. Plast Reconstr Surg. 2010;125(1):352-62.

Hunstad JP, Repta R, Hunstad JP. Atlas of Abdominoplasty. Philadelphia, PA: Saunders. 2009.

Hunstad JP. Advanced concepts in abdominoplasty. Perspect Plast Surg. 1998;12:13.

Lockwood TE. High-lateral-tension abdominoplasty with superficial fascial system suspension. Plast Reconstruct Surg. 1995;96:60.

Matarasso A. Liposuction as an adjunct to a full abdominoplasty. Plast Reconstr Surg. 1995;95(5):829-836.

Morales Jr. R, Mentz H, Newall G, et al. Use of abdominal field block injections with liposomal bupivacaine to control postoperative pain after abdominoplasty. Aesthet Surg J. 2013;33(8):1148-53.

Saldanha OR, De Souza Pinto EB, Mattos Jr. WN, et al. Lipoabdominoplasty with selective and safe undermining. Aesthetic Plast Surg. 2003;27(4):322-7.

Saldanha OR, Federico R, Daher PF, et al. Lipoabdominoplasty. Plast Reconstr Surg. 2009;124(3):934-42.

Vasilakis V, Kortesis BG, Bharti G, et al. Safety of rivaroxaban for postoperative venous thromboembolism prophylaxis following abdominal body contouring surgery: 600 patients. Aesthet Surg J. 2021;41(6):674-81.

CAPÍTULO 29

ABDOMINOPLASTIA REVERSA TENSIONADA (ART)

Mauro Fernando Deos ■ Bruno Rabolini

INTRODUÇÃO

A abordagem reversa do abdome superior a partir de uma incisão completa nos sulcos mamários que se estende através da linha média esternal é uma técnica conhecida desde as publicações de Rebello e Franco, na década de 1970. Entretanto, a capacidade da técnica em proporcionar bons resultados estéticos e a imprevisibilidade da qualidade da cicatriz inframamária sempre foram fatores que colocaram em dúvida sua indicação, somados a um número limitado de publicações.

Em 2009 publicamos um artigo onde apresentamos uma modificação na técnica original da abdominoplastia reversa, com o propósito de obtermos resultados de melhor qualidade e mais previsíveis. Entre as modificações propostas, sugerimos o uso de suturas tensionais progressivas e contínuas e, por isso, denominamos essa nova abordagem e sistematização de abdominoplastia reversa tensionada (ART).

Neste capítulo trataremos da ART com a incisão completa nos sulcos mamários se estendendo através da linha média esternal. É importante destacar esse aspecto porque existem situações especiais onde é possível realizar a ART sem a necessidade de estender a incisão através da linha média, ficando a cicatriz limitada exclusivamente aos sulcos mamários. Esta abordagem mais limitada é tratada em outro capítulo neste livro-texto (**ver Capítulo 21**). Apresentaremos aqui a técnica cirúrgica, suas indicações e contraindicações, os resultados e eventuais complicações.

ANATOMIA CIRÚRGICA

Ao contrário da abdominoplastia convencional, que preserva a irrigação vinda da região do abdome superior, a ART preserva os vasos do segmento inferior, cujo principal suprimento sanguíneo é dado pela arcada epigástrica profunda, formada pelas artérias epigástricas superior e inferior. As anastomoses entre os sistemas superior e inferior ocorrem principalmente na linha média, entre o rebordo costal e o umbigo, havendo domínio do sistema da artéria epigástrica inferior (Fig. 29-1).

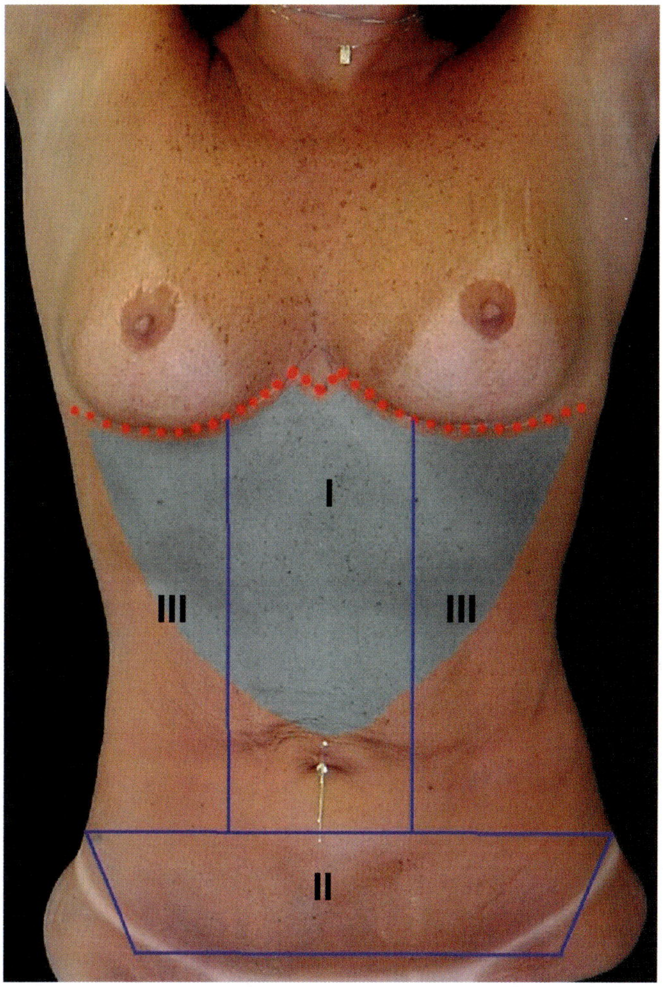

Fig. 29-1. Suprimento sanguíneo da parede abdominal anterior segundo Hugner. O principal suprimento sanguíneo é dado pela arcada epigástrica profunda, que é formada pelas artérias epigástricas superior e inferior (Zona I de Hugner), mas também por ramos perfurantes segmentares das artérias intercostais e lombares (Zona III de Hugner) e por fluxo retrógrado de vasos perfurantes da artéria circunflexa ilíaca profunda para o sistema superficial (Zona II de Hugner). Como o descolamento da abdominoplastia reversa é limitado até o umbigo (área em destaque na cor cinza), há preservação de grande parte do sistema que vasculariza a parede abdominal.

INDICAÇÃO E CONTRAINDICAÇÃO DA TÉCNICA

É considerada como principal critério de indicação a queixa de flacidez ou abaulamento no andar superior do abdome com ou sem lipodistrofia associada (Fig. 29-2). A presença de alguma flacidez na porção infraumbilical não exclui a possibilidade de indicação da técnica, dependendo da intensidade desta flacidez.

Em nossa casuística a flacidez localizada exclusivamente no andar superior da parede abdominal (com ou sem lipodistrofia) é a principal queixa com aproximadamente 65%

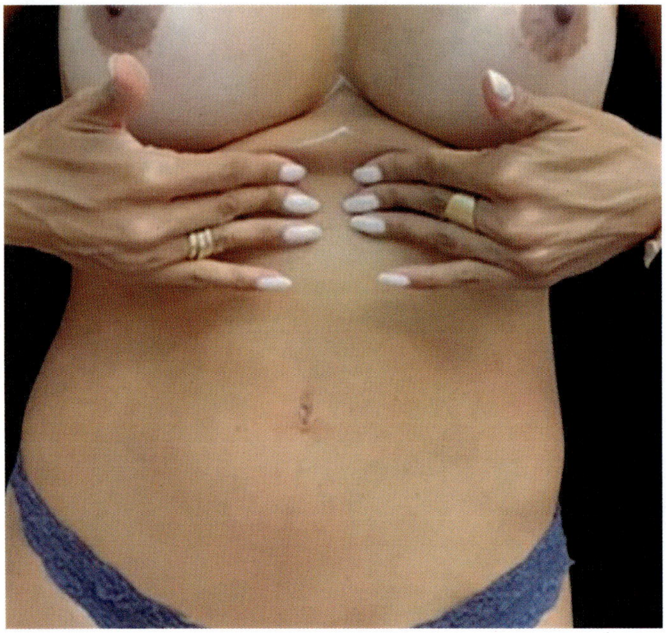

Fig. 29-2. Paciente em consulta mostrando o motivo da insatisfação e simulando a correção desejada com movimento de tração superior da pele.

das indicações da técnica, entretanto, a presença de alguma flacidez no andar inferior do abdome não exclui, necessariamente, a possibilidade de indicação. É frequente a presença de lipodistrofia associada à flacidez da parede abdominal. Em alguns casos especiais a indicação pode não ser por flacidez na porção superior da parede abdominal, mas para tratar abaulamentos no abdome superior produzido por complicações cirúrgicas pós-abdominoplastias (p. ex.: cápsula de seroma) ou somente para tratar diástase pronunciada dos retos abdominais localizada predominantemente no andar superior.

Importante destacar que a ART é uma técnica que exige critérios claros para sua indicação, havendo algumas condições que reforçam e outras que contraindicam sua realização.

Critérios que Reforçam a Indicação da ART

- *Presença de mamas (volume mamário):* a presença de glândulas mamárias, principalmente de volumes maiores com base mais ampla e sulcos mamários definidos, favorecem a indicação da ART;
- *Cicatrizes prévias nos sulcos mamários*: a presença de cicatrizes de cirurgias mamárias anteriores reforça a indicação da ART por duas razões:
  - a) pela probabilidade da repetição do padrão cicatricial prévio;
  - b) porque haverá somente um prolongamento na extensão da cicatriz mamária anterior ou, até mesmo, não haverá modificação na extensão da cicatriz prévia mamária, nos casos de cirurgia onde já existia união das cicatrizes na linha médio-esternal.
- *Mamas de bases largas:* mamas com bases largas dissimularão ou ocultarão a presença da cicatriz inframamária. Nos casos em que as bases mamárias quase se encontram na linha média, a ocultação da cicatriz poderá ser completa quando em posição ortostática;
- *Cirurgia de mama associada:* a possibilidade de associação à cirurgia mamária é um reforço na indicação da ART, seja ela de inclusão de implantes, mastopexia ou redução mamária;
- *Abdome sem ou com pequena lipodistrofia na parede anterior:* é importante que o retalho abdominal que será tracionado superiormente não seja pesado a ponto de exercer tração excessiva sobre a cicatriz inframamária, aumentando a chance de deslocamento, hipertrofia ou alargamento cicatricial. Caso haja lipodistrofia associada, essa deverá ser tratada com lipoaspiração da parede abdominal no mesmo tempo cirúrgico.

Critérios de Contraindicação Relativa ou Absoluta para Realização da ART

A presença de uma ou mais das seguintes situações é considerada contraindicação para realização da ART:

- *Presença ou história prévia de cicatrizes hipertróficas ou queloide*: é contraindicação absoluta para ART pela alta probabilidade desse padrão cicatricial se repetir, principalmente na zona central entre as mamas onde a cicatriz ultrapassa a linha médio-esternal.
- *Ausência de mamas ou a presença de mamas muito pequenas*: são critérios de contraindicação relativa da ART, pela dificuldade em ocultar total ou parcialmente a cicatriz.
- *Diástase abdominal infraumbilical significativa (que produz abaulamento da parede nesta região):* a necessidade de tratar a diástase inferior com plicatura dos retos abdominais contraindica a realização da ART, já que o descolamento é limitado até a cicatriz umbilical.
- *Importante excedente de pele na porção inferior da parede abdominal*: a ART deverá habitualmente ser contraindicada quando na avaliação pré-operatória em posição ortostática, há excedente de pele na região suprapúbica com dobra em avental ou excedente cutâneo que se estende lateralmente.
- *Umbigo que ficará localizado em posição muito alta após a tração superior do retalho:* a nova posição poderá ser estimada a partir de uma simulação, tracionando-se o retalho em direção às mamas e observando se a posição futura do umbigo será adequada.
- *Grande excedente de pele:* esse grande excedente poderá exigir para a acomodação da pele o prolongamento da cicatriz muito além dos limites laterais das mamas.

PLANO PRÉ-OPERATÓRIO E MARCAÇÃO CIRÚRGICA

A marcação pré-operatória é feita, preferencialmente, em posição ortostática. Primeiramente delimitamos e marcamos na paciente a extensão de tecido que será ressecado após tração superior do retalho em direção às mamas. Neste movimento de tração superior do retalho fica também confirmada a necessidade da incisão completa entre as mamas para acomodar o excedente do retalho ressecado, bem como a extensão lateral necessária da incisão. Marca-se a incisão submamária quebrada em forma de "M" na linha média para minimizar riscos de cicatrizes patológicas. Depois marca-se o limite do descolamento até o umbigo em forma de U, a linha média onde será feita a plicatura, que será também a linha central da sutura tensional, e as linhas de tração superior que poderão ser de 3 a 5 em cada lado, dependendo da extensão lateral do descolamento e do peso do retalho (Fig. 29-3).

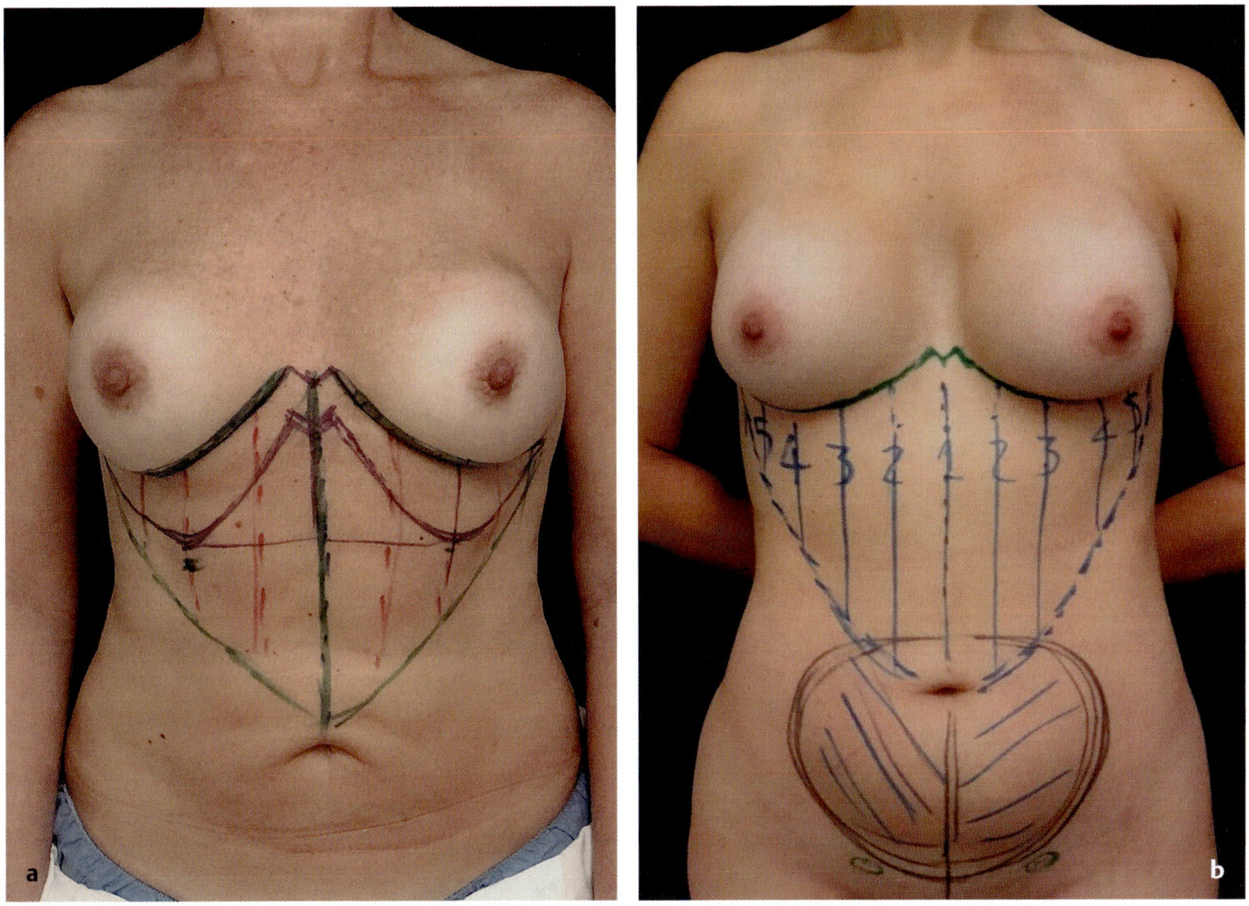

Fig. 29-3. (**a**) Paciente em posição ortostática com marcação pré-operatória da ART. Demarcada a incisão submamária quebrada em M shape na linha média. Estimativa de tecido que será ressecado demarcado em azul após tração superior do retalho em direção às mamas. Em verde o limite do descolamento até o umbigo e em 7 linhas (uma central e 3 em cada lado marcadas em vermelho) o local das suturas tensionais. (**b**) Paciente com tórax mais alargado onde se realizou 11 linhas de suturas tensionais. A quantidade de linhas de suturas tensionais vai depender da largura do tórax, da extensão lateral do descolamento e do peso do retalho.

Havendo excedente de pele na porção inferior, importante verificar se haverá total desaparecimento desse excedente cutâneo quando do movimento de tração superior, condição para indicação da ART. Havendo persistência de dobra de pele na porção inferior da parede abdominal após a tração superior, podemos manter a indicação da ART desde que seja discutida com a paciente a possibilidade de uma ressecção complementar de pele no local, em forma de fuso, na região suprapúbica ou nas laterais da parede do abdome, dependendo do local do excedente cutâneo, ou então discutir a possibilidade de indicação da abdominoplastia reversa estendida, realizada nos moldes da abdominoplastia clássica com liberação da cicatriz umbilical e posterior abertura de um orifício no retalho para a umbilicoplastia, situação excepcional que não está sendo considerada neste capítulo.

TÉCNICA CIRÚRGICA (ABDOMINOPLASTIA REVERSA TENSIONADA – TRA)

Tipo de Anestesia

A cirurgia é realizada habitualmente com raquianestesia e sedação, sendo o paciente posicionado em decúbito dorsal com a mesa cirúrgica sem inclinação. O retalho deverá ser leve e, havendo excedente gorduroso, a lipoaspiração prévia é obrigatória para modelar e diminuir o peso do retalho abdominal.

Posicionamento

Para realização da ART, o cirurgião se posiciona no lado contrário, onde faz a abdominoplastia clássica. Inicia-se a cirurgia com a incisão inframamária completa. A maior quantidade de pele a ser ressecada requer a união das incisões na linha média onde é feita em "M shape" para minimizar o risco de cicatrizes hipertróficas ou retraídas. A extensão lateral da cicatriz não deverá preferencialmente ultrapassar os limites laterais das mamas.

Técnica Operatória

O descolamento será feito a partir da cicatriz inframamária até o limite a cicatriz umbilical, sendo feito um túnel único em forma de U no plano justa-aponeurótico com eletrocautério, resultando em um retalho dermogorduroso (Fig. 29-4). Na maioria das vezes é realizada plicatura supraumbilical da fáscia abdominal na linha média, com fio de nylon monofilamentar em dois planos. A primeira sutura com pontos separados com nylon 2-0, e a segunda linha de sutura com pontos contínuos de nylon 3-0.

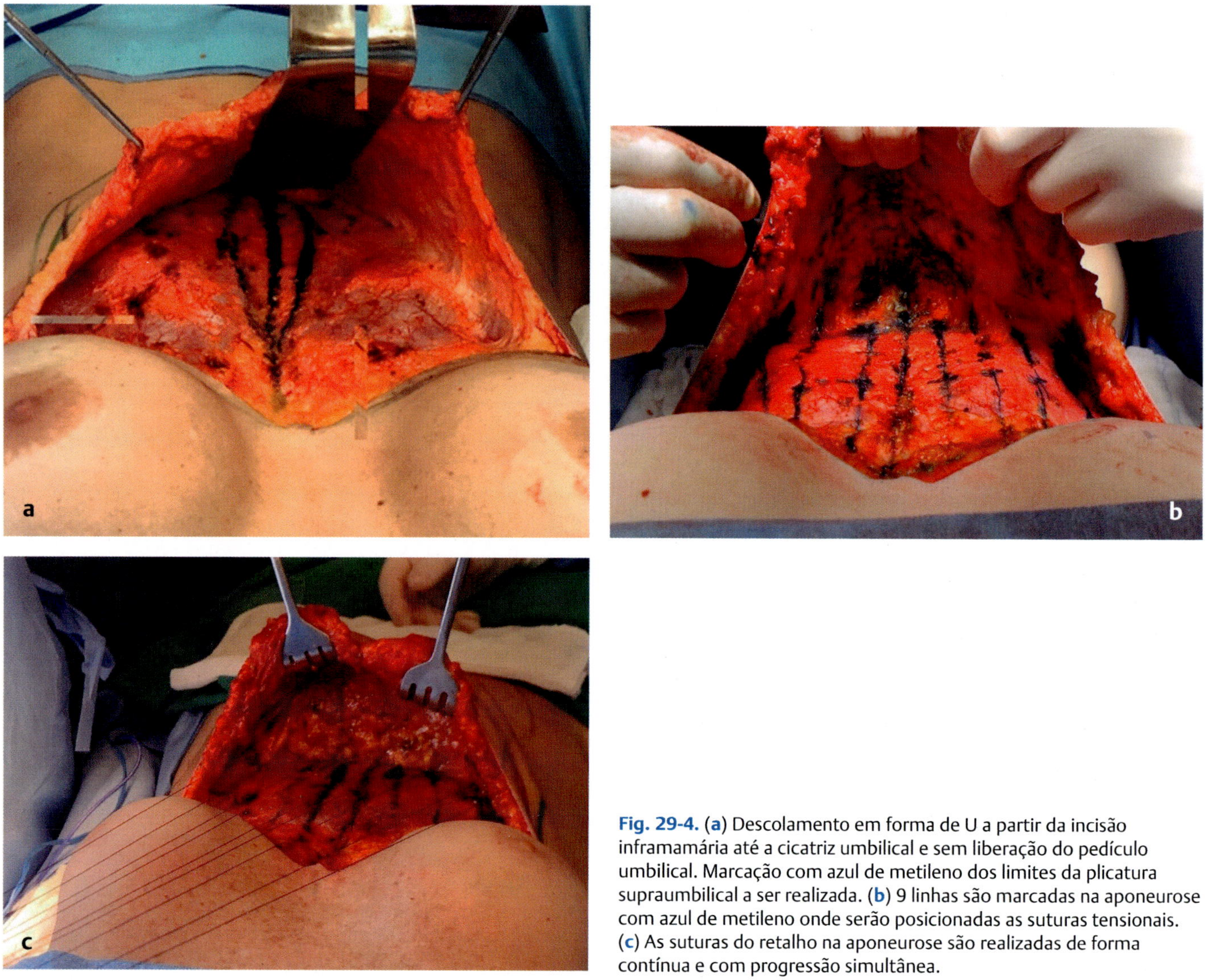

Fig. 29-4. (a) Descolamento em forma de U a partir da incisão inframamária até a cicatriz umbilical e sem liberação do pedículo umbilical. Marcação com azul de metileno dos limites da plicatura supraumbilical a ser realizada. (b) 9 linhas são marcadas na aponeurose com azul de metileno onde serão posicionadas as suturas tensionais. (c) As suturas do retalho na aponeurose são realizadas de forma contínua e com progressão simultânea.

Então é realizada uma forte fixação do retalho com 7 a 11 linhas de suturas tensionais progressivas e contínuas com fio de Vycril (poliglactina) 2-0 e agulha de 4 cm. O princípio da sutura tensional progressiva e contínua é aplicado em direção à incisão inframamária. A localização das linhas de tração é marcada com azul de metileno. A sutura deve incluir a fáscia de Scarpa (Fig. 29-4). Para que as suturas sejam efetivas, além da ampla fixação do retalho, é indispensável que a aponeurose abdominal seja firme e tensionada. Por isso mesmo não havendo diástase dos retos abdominais, é frequente a necessidade de plicatura da aponeurose na linha média (Fig. 29-5a). As suturas tensionais de adesão eliminam a necessidade de inclusão de drenos no pós-operatório.

Após a tração e ampla fixação do retalho, o excedente dermogorduroso é bipartido na linha média e ressecado simetricamente para que não haja ressecções desequilibradas. Realizamos a reconstrução do sulco submamário em três planos. Primeiro fazemos uma fixação profunda do retalho com fio de Vycril 2-0. Um segundo plano de suturas subcutâneas com Vycril 3-0 e uma sutura intradérmica com Vycril 4-0. Ao término das suturas o contorno da parede abdominal é revisado em busca de eventuais abaulamentos que geralmente são consequentes a irregularidades na espessura do subcutâneo do retalho. Nestes casos uma lipoaspiração complementar com cânulas finas pode ser necessária para ajustes finais (Fig. 29-5b).

Também, ao final da cirurgia, nos casos em que havia alguma flacidez pré-operatória no abdome inferior, avalia-se a persistência dessa flacidez para decidirmos se serão necessárias ressecções complementares neste local. Se houver excedente na porção suprapúbica ou nas extremidades laterais inferiores, pode-se realizar ressecções complementares em forma de fuso e sem descolamento de pele. Nestes casos, procura-se preservar as artérias epigástricas inferiores.

CUIDADOS PÓS-OPERATÓRIOS

Após o término do procedimento, a área abdominal descolada é acolchoada com algodões envoltos em gazes e o uso de malhas compressivas é recomendado por 4 semanas. Ademais, vale salientar, que a confecção das linhas de suturas provoca a ampla adesão do retalho na aponeurose e o uso de drenos não traz benefícios adicionais.

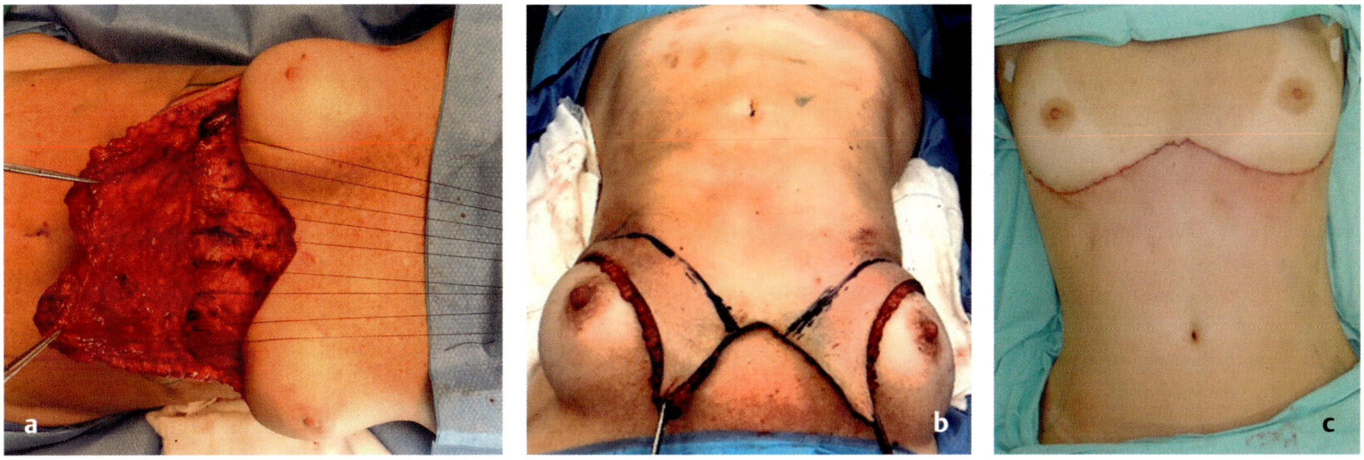

Fig. 29-5. (a) Suturas tensionais em progressão simultânea até aproximadamente 2 a 3 cm do sulco mamário, onde serão encerradas. (b) O excedente do retalho é bipartido na linha média e ressecado simetricamente. Esse tempo cirúrgico deverá ser realizado com cautela e com as medições necessárias para que não haja ressecções desequilibradas. A partir daí são realizadas suturas de fixação complementares com pontos separados até encontrar o local onde será fixado o novo sulco mamário (c) Fotografia mostrando o término da cirurgia com a incisão completa da ART posicionada no sulco mamário e com a sutura final realizada em 3 planos.

A segurança da técnica produzida pelo descolamento reduzido e ampla fixação do retalho na aponeurose diminui significativamente o risco de sangramento no pós-operatório. Isso nos permite que a alta hospitalar seja realizada após 8 a 12 horas do procedimento, desde que a paciente esteja bem hidratada, sem dor e plenamente recuperada da anestesia e sedação. A deambulação precoce é estimulada. Quando indicado, segundo a escala de risco cirúrgico, iniciamos o uso de heparina de baixo peso molecular 8 horas após o término da cirurgia.

Recomendamos o uso de anti-inflamatórios não hormonais por 4 dias, associados a analgésicos, se necessário.

Todos os pacientes recebem uma dose de cefazolina na indução anestésica, que é repetida caso o procedimento se estenda por mais de 3 horas. Não prescrevemos antibióticos após a alta hospitalar.

RESULTADOS PÓS-OPERATÓRIOS

Importante destacar que não existem, até o momento, escalas para avaliação de resultados de abdominoplastias reversas descritas na literatura.

Em nossa casuística verificamos que aproximadamente 80% dos pacientes obtiveram boa avaliação em todos os parâmetros considerados (volume do abdome, contorno lateral, excedente de pele, aparência do umbigo e qualidade da cicatriz). No que se refere ao volume do abdome e eventuais sobras, todos os pacientes apresentaram adequada quantidade de gordura na parede abdominal sem sobras ou dobras residuais. Isso se justifica pela lipoaspiração simultânea realizada e pela complementação com ressecções no abdome inferior, quando necessário.

Da mesma forma, no que se refere à aparência umbilical, houve importante melhora em todos os casos comparativamente ao pré-operatório. Há que se considerar aqui a vantagem da não existência de cicatrizes em torno do umbigo. Mesmo não havendo neo-onfaloplastia e liberação da cicatriz umbilical, há uma nova forma umbilical a partir de tração superior do retalho e um leve reposicionamento superior, corrigindo a flacidez e o alargamento transversal do umbigo (Fig. 29-5c). Na avaliação do contorno lateral, a grande maioria apresentou boa definição da cintura com formação ou acentuação da concavidade lateral.

Flacidez residual na avaliação pós-operatória é incomum. Quando ocorre é na porção inferior lateral da parede abdominal, zona onde o efeito *lifting* do abdome reverso é menos intenso. Havendo indicação, embora em situações excepcionais, pequenas ressecções complementares de pele do abdome inferior são realizadas (Figs. 29-6 e 29-7).

PROBLEMAS E COMPLICAÇÕES

Foram poucas as complicações locais encontradas. Embora a maioria dos problemas locais tenha sido relativa à qualidade da cicatriz inframamária, a quase totalidade dos pacientes apresentou cicatriz de boa qualidade na avaliação de pelo menos 1 ano de pós-operatório.

Embora infrequentes, listamos a seguir os problemas encontradas relativos à cicatriz inframamária:

- *Má posição cicatricial:* a descida da cicatriz no sulco mamário, quando ocorre, se deve ao excesso ressecção do retalho no local ou ancoragem inadequada do retalho na aponeurose.
- *Alargamento da cicatriz:* provavelmente devido ao excesso de ressecção e consequente tensão da cicatriz.
- *Excedente (dobra) de pele:* aqui o motivo é o contrário do anterior. Por receio de ressecção excessiva, houve insuficiência de ressecção de tecido.
- *Hipertrofia cicatricial:* incomum e mais frequentemente transitória quando respeitados os critérios de indicação e a técnica é realizada conforme foi proposta.
- *Excesso de pele nas laterais das mamas (dobras)*: geralmente nos casos em que houve dificuldade de acomodação nas laterais das mamas. É mais comum em mamas de bases estreitas e com grande excedente cutâneo ressecado.
- *Duplo sulco mamário ou ausências de sulco mamário*: pode ter duas causas: a primeira e mais frequente é a insuficiente

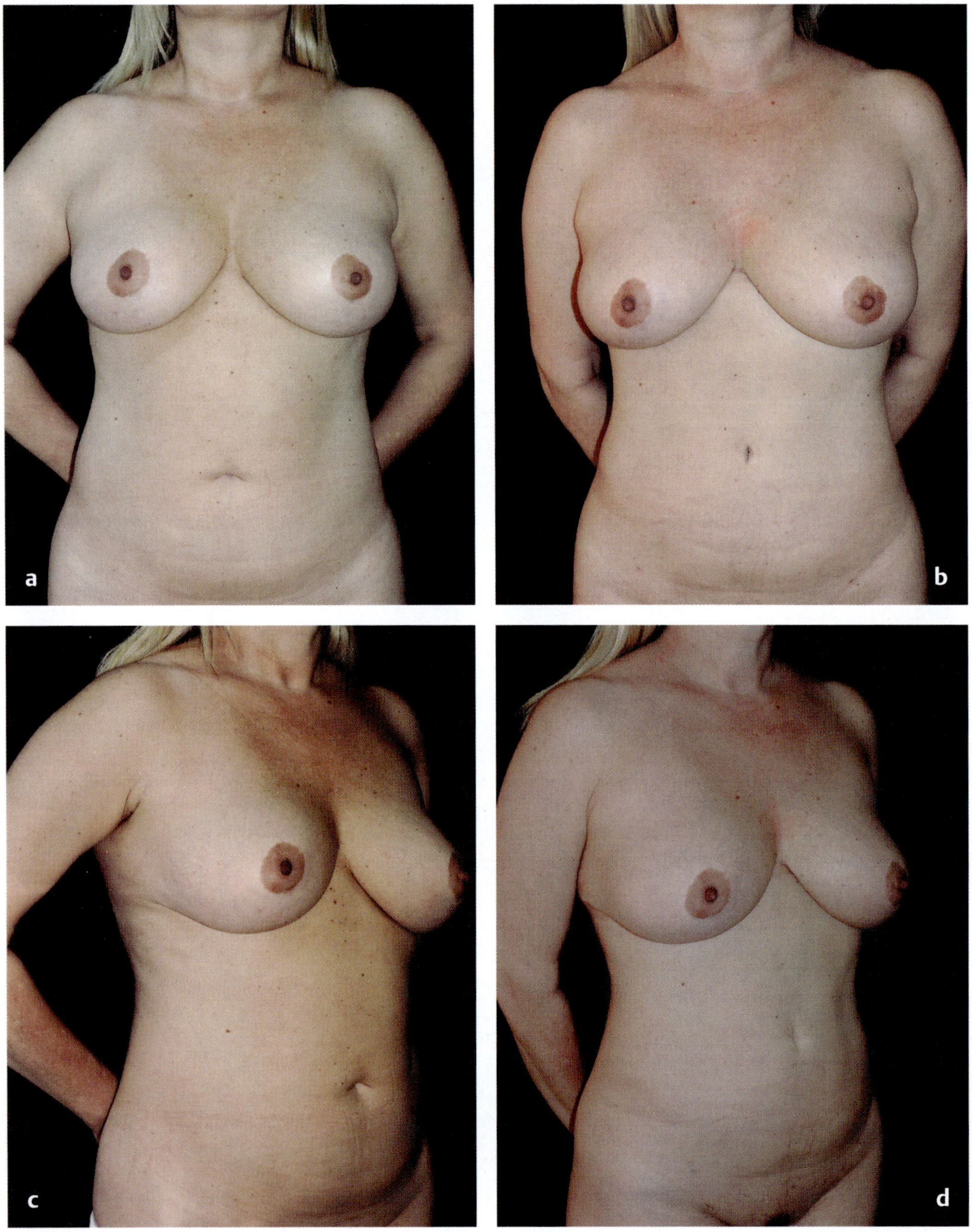

Fig. 29-6. Sequência mostrando, pré e pós-operatório de 1 ano em vista frontal e meio perfil de lipoaspiração da parede abdominal e ART associada. Identifica-se, no pré-operatório, presença de lipodistrofia na parede abdominal e flacidez de pele supra e infraumbilical.

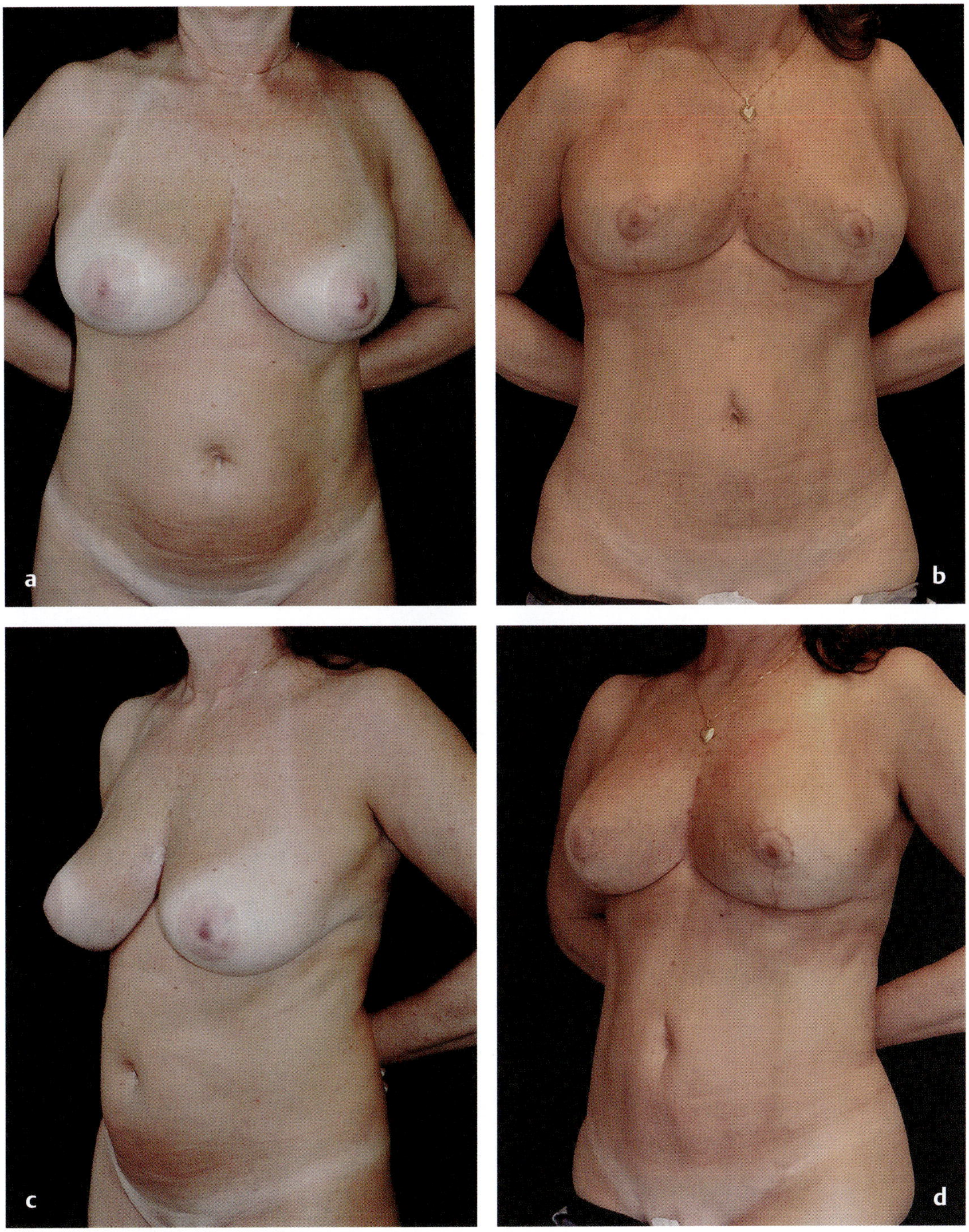

Fig. 29-7. Sequência em vista frontal de pré e pós-operatório de ano de ART e 6 meses de pós-operatório de mamoplastia redutora. Paciente submetida à ART e mamoplastia redutora em 2 tempos cirúrgicos por apresentar risco aumentado de trombose venosa profunda. Nos pacientes com cicatrizes prévias de cirurgia mamária houve praticamente uma repetição do padrão cicatricial na totalidade de pacientes operadas, mesmo na extensão da cicatriz na linha média entre as mamas.

fixação do sulco mamário na aponeurose profunda. A segunda causa pode ocorrer nos casos em que realizamos aumento mamário com retalho do excedente abdominal. Nesses casos a passagem do retalho do abdome através do sulco mamário impede sua fixação mais profunda, provocando um abaulamento naquele ponto como se fosse um duplo sulco ou ausência de sulco. Entre os problemas relativos à cicatriz, os relacionados aos sulcos mamários são os mais frequentes.

Em nossa experiência não há qualquer caso de seroma, infecção ou sofrimento cutâneo diagnosticado clinicamente no pós-operatório.

Quanto a complicações sistêmicas, em um paciente submetido à ART associado à lipoaspiração foi diagnosticado tromboembolismo venoso na perna esquerda no 12º dia de pós-operatório, mesmo havendo sido adotadas as medidas profiláticas não medicamentosas e administrada enoxaheparina por 6 dias. A paciente foi tratada ambulatorialmente pela equipe de cirurgia vascular com evolução favorável do quadro. Posteriormente soube-se que se tratava de paciente com trambofilia com risco aumentado para tromboembolismo. Não houve outras complicações sistêmicas nos pacientes operados até este momento.

DISCUSSÃO E CONCLUSÃO

Baroudi e Ferreira, em 1998, publicaram a proposta de pontos de adesão entre o retalho e o plano musculoaponeurótico, com a finalidade de tratar e prevenir seromas. Harlan e Todd Pollock, em 2000, a partir dos pontos de adesão, propuseram agregar uma tração progressiva no retalho em direção à região suprapúbica, nas abdominoplastias clássicas, e denominaram essa técnica de abdominoplastia com sutura tensional progressiva. Destacam que além de auxiliarem na prevenção dos seromas, como mostrado em outros estudos, essas suturas diminuem o risco de necrose de pele e melhoram a qualidade da cicatriz suprapúbica, pois redistribuem a tensão em todo o retalho abdominal. Em nosso entender, esse princípio, que é extremamente valioso, ainda melhor se aplica nas abdominoplastias reversas pelo fato de o retalho ser antigravitacional, exigindo maior ancoragem para sustentação da cicatriz na posição desejada.

Entendemos que o descolamento mais limitado até a cicatriz umbilical, além de resolver o problema da flacidez do andar superior do abdome com uma cirurgia de menor extensão quando comparado à abdominoplastia clássica, melhora também, em boa parte dos casos, a flacidez no andar inferior do abdome, desde que os critérios de seleção anteriormente relatados sejam respeitados. Ao nosso entender, essa capacidade de corrigir a flacidez além da zona descolada se deve ao efeito *lifting* produzido pelo ART no abdome inferior. Interessante destacar que nas miniabdominoplastias, em que são realizadas incisões suprapúbicas com descolamento até o umbigo, esse efeito *lifting* não aparece na porção superior do abdome.

As ressecções cutâneas complementares no abdome inferior, quando necessárias, são de pequena extensão e com pouco impacto na morbidade cirúrgica, além de serem realizadas em zonas corporais completamente ocultas pelas roupas íntimas ou de banho.

A lipoaspiração é a associação mais comum. É relativamente frequente presença de lipodistrofia associada na parede abdominal anterior. Nesses casos é imperativa a lipoaspiração para obtenção de um retalho leve, como explicado anteriormente. Cirurgia de mama também é uma associação frequente, sendo de aproximadamente 40% em nossa experiência. A inclusão de próteses mamárias, com ou sem mastopexia, é a mais comum das cirurgias mamárias associadas à ART (Quadro 29-1). Havendo indicação podemos realizar aumento mamário com retalho dermogorduroso do abdome reverso, dispensando o uso do implante mamário, embora o ato cirúrgico seja de maior complexidade.

Para concluir podemos afirmar que a ART é uma técnica que exige uma curva de aprendizado moderada embora não a consideremos de difícil execução. Apesar de ainda haver poucos estudos publicados sobre o assunto, com a experiência adquirida podemos afirmar que ela oferece uma ótima alternativa para tratamento de deformidades localizadas na porção supraumbilical da parede abdominal, embora excedentes menores de pele na porção inferior também possam ser total ou parcialmente corrigidos quando associados à flacidez superior. Presença de cicatrizes prévias nas mamas e a possibilidade de associações de cirurgias, principalmente mamária, acabam reforçando sua indicação.

Seus resultados são previsíveis, de boa qualidade estética e, mesmo que a cicatriz inframamária seja a variável menos controlada entre todos os aspectos avaliados, entendemos que a sistematização aqui sugerida nos fornece a segurança necessária para sua indicação.

Quadro 29-1. Cirurgias associadas à ART

Cirurgias associadas à ART
Lipoaspiração
Ressecções de pele do abdome inferior
Mamoplastias (pexias ou próteses)
Mamoplastias com retalho do abdome reverso

BIBLIOGRAFIA

Agha-Mohammadi S, Hurwitz DJ. Management of upper abdominal laxity after massive weight loss: reverse abdominoplasty and inframammary fold reconstruction. Aesthetic Plast Surg. 2010;34(2):226-31.

Andrades P, Prado A, Danilla S, et al. Progressive tension sutures in the prevention of postabdominoplasty seroma: a prospective, randomized, double-blind clinical trial. Plast Reconstr Surg. 2007;120(4):935-46.

Antonetti JW, Antonetti AR. Reducing seroma in outpatient abdominoplasty: analysis of 516 consecutive cases. Aesthet Surg J. 2010;30(3):418-25.

Baroudi R, Ferreira CA. Seroma: how to avoid it and how to treat it. Aesthet Surg J. 1998;18(6):439-41.

Baroudi R, Keppke EM, Carvalho CG. Mammary reduction combined with reverse abdominoplasty. Ann Plast Surg. 1979;2(5):368-73.

Deos MF, Arnt RA, Gus EI. Tensioned reverse abdominoplasty. Plast Reconstr Surg. 2009;124(6):2134-41.

Halbesma GJ, van der Lei B. The reverse abdominoplasty: a report of seven cases and a review of English-language literature. Ann Plast Surg. 2008;61(2):133-7.

Khan UD. Risk of seroma with simultaneous liposuction and abdominoplasty and the role of progressive tension sutures. Aesthetic Plast Surg. 2008;32(1):93-100.

Marc DP, Sanjay MDNB, Teixeira RP, et al. Refining trunk contouring with reverse abdominoplasty. Aesthetic Surgery Journal. 2010;30(2):225-34.

Nahas FX, Ferreira LM, Ghelfond C. Does quilting suture prevent seroma in abdominoplasty? Plast Reconstr Surg. 2007;119(3):1060-6.

Pollock H, Pollock T. Progressive tension sutures: a technique to reduce local complications in abdominoplasty. Plast Reconstr Surg. 2000;105(7):2583-8.

Pollock TA, Pollock H. Progressive tension sutures in abdominoplasty: a review of 597 consecutive cases. Aesthet Surg J [Erratum in: Aesthet Surg J. 2012 Sep;32(7):910.

Rebello C, Franco T. Abdominoplasty through a submammary incision. Int Surg. 1977;62(9):462-3.

Yang X, Wang GH, Wang J, Xie HB. Correction of contour deformity using reverse abdominoplasty combined with mini-abdominoplasty. Chin Med J (Engl). 2018;131(15):1871-2.

Zienowicz RJ, Karacaoglu E. Augmentation mammaplasty by reverse abdominoplasty (AMBRA). Plast Reconstr Surg. 2009;124(5):1662-72.

ABDOMINOPLASTIA COM O USO DE TELA

Gregory A. Dumanian ▪ Sofia Aronson

INTRODUÇÃO

Sabe-se, de outras áreas da cirurgia plástica, que a estrutura subjacente ou base dos tecidos determinará a estética final da cirurgia. Isso fica bem mais claro no caso do lábio fissurado e da fissura palatina, nos quais as deficiências do terço médio da face determinarão a forma final do nariz. A perda de osso periorbital levará a um aspecto encovado dos olhos, não importa qual seja a qualidade da blefaroplastia. A forma do gradeado costal e do tórax determinarão a posição das mamas. Um tórax anteriormente achatado posicionará as mamas com um contorno definido na área do decote, enquanto um elemento de *pectus carinatum* direcionará as mamas lateralmente com ampla separação entre os mamilos. A parede abdominal não é diferente. A estética do abdome é determinada, em grande parte, pela forma dos músculos subjacentes e as intersecções fasciais. Enquanto as camadas da pele e do tecido subcutâneo são relativamente fáceis de modificar com excisão, avanço de retalho e lipoaspiração, o controle da musculatura abdominal dá ao cirurgião estético a possibilidade de modificação significativa e duradoura do tronco. Muitas dessas técnicas se originaram da necessidade de corrigir hérnias incisionais. Neste capítulo é apresentado o processo de pensamento que embasa o procedimento que denominamos abdominoplastia com o uso de tela, juntamente com a anatomia, fisiologia e aspectos técnicos da cirurgia. Será apresentada uma compilação atualizada do autor sênior de 56 pacientes, que previamente publicou sobre os resultados da abdominoplastia com colocação de tela, tendo uma taxa de complicação no local da ferida cirúrgica de 6% e nenhuma recidiva clínica em 32 pacientes dos gêneros feminino e masculino com hérnias incisionais e/ou diástase do reto abdominal, nos quais foi utilizada a mesma técnica.

ANATOMIA CIRÚRGICA

O aumento da pressão intra-abdominal, com o passar do tempo, causa alterações em todos os tipos de tecidos do abdome, como se vê na gravidez. Em relação aos ossos, tanto o gradeado costal como a bacia se alargam em razão do aumento das demandas de volume do feto em desenvolvimento. O amolecimento dos ligamentos pélvicos pelos hormônios circulantes e a relaxina já está bem descrito, permitindo que o bebê encontre saída através da bacia. As costelas abrem-se lateralmente devido às alterações crônicas da pressão intra-abdominal. Algumas dessas alterações ósseas se tornam permanente e causam mudanças duradouras na estética da parede abdominal, as quais não são modificáveis. O aspecto mais bem descrito é o alargamento da linha alba. A linha alba pré-parto tem aproximadamente 1,1 cm na medida transversal, alargando-se para 2,3 cm com gravidez única. Dependendo da posição intrauterina do feto, os músculos abdominais podem ser estendidos no plano coronal, no plano sagital e no plano axial horizontal ou transverso. No plano axial, a gravidez única alarga os músculos retos de 6 cm para 6,6 cm, e uma segunda gravidez aumenta a largura para 7 cm (Fig. 30-1). O volume total do músculo reto não muda. O feto em crescimento simplesmente estende o músculo roliço e espesso visível através dos tecidos moles até que ele fique mais plano e mais largo. Os músculos retos, roliços e espessos servem para fazer contrastar as linhas semilunares e a depressão central na linha média com relação à linha alba. As linhas semilunares e a depressão central da linha média é que são marcadores esteticamente importantes de beleza.

Ocorre certa recuperação da distensão transversal da linha alba, bem como da extensão coronal, sagital e axial dos músculos da parede abdominal com o parto e um retorno do útero ao tamanho normal. Exercícios encurtarão os músculos retos estirados no plano sagital. No entanto, os três músculos abdominais laterais (oblíquo externo, oblíquo interno e transverso do abdome) tendem a manter a tensão sobre os músculos retos, limitando a melhora no plano transverso. São os tecidos estendidos que existem entre as linhas semilunares que se tornam a marca do abdome pós-gravidez, foco para correção neste manuscrito.

FISIOLOGIA

No estudo clássico por Luijendijk e no manuscrito de seguimento de Berger, verificou-se que o reparo das hérnias incisionais é mais completo e mais confiável quando as telas são usadas, em comparação ao uso unicamente de fechamento com suturas. Os reparos de hérnias da linha média são cirurgias que visam à aproximação das margens mediais dos músculos retos. Uma forma similar de aproximação de tecidos é utilizada no reparo de diástase do reto. O tipo de tecido — ou seja, a margem medial dos músculos retos — é o mesmo nas duas condições, tanto na hérnia incisional mediana quanto no caso de diástase de retos. As forças contrárias a este reparo são os três músculos laterais da parede abdominal e as forças centrífugas exercidas pelas vísceras abdominais e são as mesmas para ambas as condições. A única diferença entre correções cirúrgicas das hérnias incisionais da linha média e

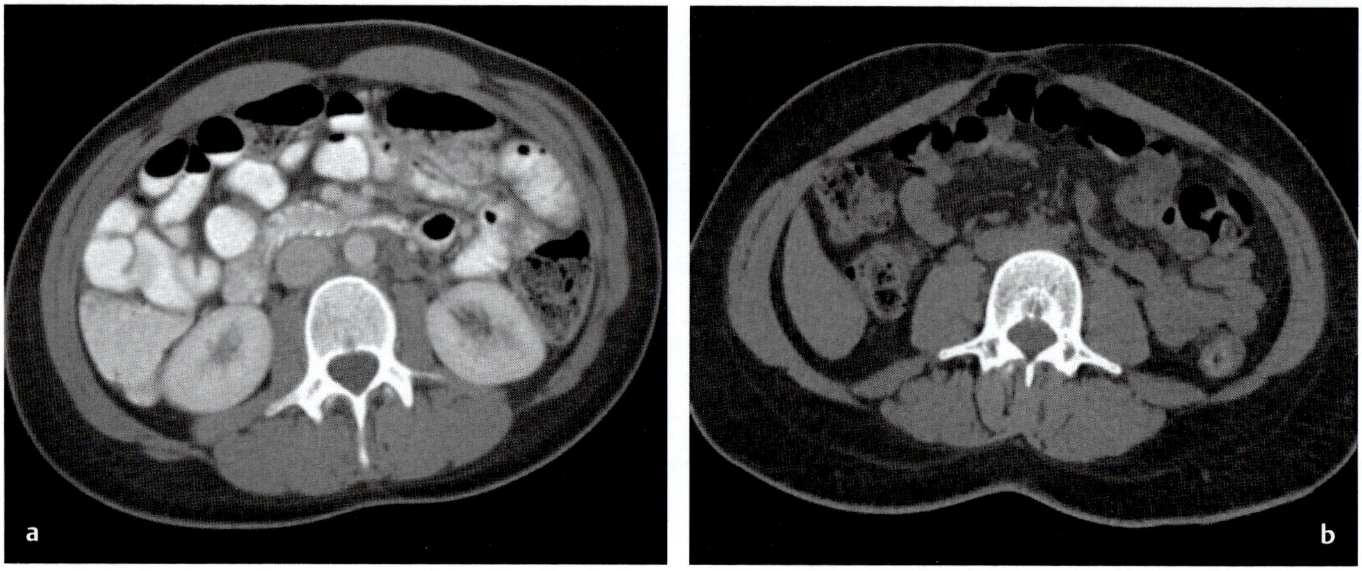

Fig. 30-1. TC feminina (a) pré-parto e (b) pós-parto. As TCs não são da mesma pessoa. Observe a diferença na forma dos músculos retos.

a diástase do reto é que, na segunda condição, a bainha posterior não precisa ser reparada.

O excessivo tracionamento e a consequente extrusão da sutura são os principais fatores que levam à formação de hérnias incisionais após laparotomias e a recidiva de diástase após as plicaturas. A tensão excessiva nos pontos de aproximação dos tecidos pode levar à laceração aguda dos tecidos (deiscência) ou, ainda, ao enfraquecimento da cicatriz com o passar do tempo devido às forças aplicadas constantemente na área de reparo. A cicatriz tem aproximadamente 70% da resistência quando comparada ao tipo de tecido subjacente e, em muitos casos, ela não é forte o suficiente para que um reparo durável seja obtido – essa é a razão que justifica as taxas de recidiva verificadas quando a correção da hérnia incisional é realizada por aproximação dos tecidos.

Embora os dados sejam bem claros em relação às taxas de recidiva de hérnias incisionais quando a correção é realizada por aproximação, essa questão já não é tão clara em relação às plicaturas aponeuróticas na linha média para a correção de diástase de retos em um abdome com flacidez do plano musculoaponeurótico. As taxas de recidiva de diástase do reto estão entre 40 e 100% em certas populações de pacientes. A plicatura inadequada para a correção da diástase de retos e/ou a recidiva da diástase são as duas das principais indicações para abdominoplastia secundária, mas é importante citar que o mecanismo final que leva a esta recidiva é a extrusão das suturas através do tecido. Desse modo, existe uma necessidade clínica e uma falha no conhecimento atual sobre qual o melhor modo de se obter um procedimento cirúrgico confiável para a diástase do reto grave. As técnicas relatadas incluem plicatura da lâmina posterior da bainha do reto, múltiplos planos de suturas e até avanço/sobreposição da inserção do músculo oblíquo externo sobre os músculos retos. No entanto, essas técnicas acabam achatando o relevo do músculo reto, o que é contrário ao ideal estético de músculos projetados delineados por limites impostos pelas inserções fasciais. Do ponto de vista funcional, quando são utilizadas múltiplas fileiras de suturas, ampliando a plicatura, o músculo reto é empurrado para a cavidade abdominal, o que leva à perda da naturalidade do relevo abdominal porque empurra estes músculos em direção aos corpos vertebrais, e isso tem um impacto desconhecido sobre a função dos músculos retos.

Se o reparo de hérnia incisional e da diástase do reto são tão semelhantes, por que é que a plicatura é tão comum e as telas são usadas tão raramente para corrigir a diástase de retos? As telas sequer são mencionadas em publicações sobre abdominoplastias secundárias. A plicatura comumente é realizada em mulheres no pós-parto e, portanto, as forças contrárias não são tão fortes. A plicatura é efetiva na maioria dos casos de diástase, tendo taxas baixas de complicações e de recidivas. No entanto, há muitas mulheres com diástase do reto importante por gestações repetidas e gestações gemelares. Existem pacientes que necessitam da musculatura do tronco para trabalhar ou para a realização de exercícios físicos nas quais se faz necessária a correção da diástase de retos. Há pacientes com índice de massa corporal (IMC) elevado, nas quais a tensão necessária para o reparo é aumentada pelo aumento da pressão intra-abdominal. A plicatura padrão, utilizada em mulheres com diástase do reto leve a moderada, estaria indicada nesses casos? Há uma relutância dos cirurgiões em usar tela, talvez temendo a combinação de cirurgia aberta com grandes peças de material aloplástico. As alternativas a uma abdominoplastia clássica incluem técnicas minimamente invasivas, com pequenas incisões para a correção da diástase usando apenas suturas ou tela. Embora apropriadas para pacientes sem excesso de pele, alguns têm verificado que essas técnicas minimamente invasivas sem ressecção podem levar a taxas inaceitáveis de complicações.

Uma avaliação das causas de deiscências de plicatura deve começar pelo desenho da sutura cirúrgica. As suturas são elementos lineares flexíveis passados através de tecidos para aproximar tecidos. A tensão ao longo da linha de sutura é mantida com um nó de autorretenção criado pelo cirurgião. A tensão obtida pela sutura resulta em isquemia localizada na alça da sutura, reação inflamatória e começo da cascata de cicatrização de feridas. Ao mesmo tempo, os tecidos reagem à sutura com uma reação de corpo estranho, na qual o corpo encapsula a sutura e quaisquer produtos secundários de degradação dela. Quando duas margens de tecido são aproximadas, a força total exercida em cada sutura é a soma dessas forças de aproximação tecidual mais uma quantidade adicional de força que realmente faz compressão para a aproximação das duas bordas ao longo da linha de sutura. Quando o tecido já não pode suportar a tensão aplicada pela sutura, ocorre laceração, que leva a uma deiscência aguda (quando aparece logo depois do procedimento) ou a uma falha crônica (quando ocorre depois de ocorrida certa evolução). A fáscia anterior do músculo reto no epigástrio é especialmente propensa ao tracionamento crônico e ao abaulamento recorrente depois de plicatura com suturas.

As telas atuam diferentemente das suturas, sendo capazes de distribuir as forças de aproximação do tecido, limitando assim o tracionamento da sutura. Logo depois de sua colocação, as telas passam por incorporação fibrovascular e os filamentos individuais são microencapsulados pela cicatriz. A resposta a corpo estranho crônica à tela cria um suporte da cicatriz que assegura que a aproximação tecidual permanecerá durável não importa quais sejam as forças aplicadas. As telas podem aproximar de modo confiável os músculos retos na linha média para hérnias incisionais estabelecidas com taxas de recidiva de 0% em 2 anos. Com um procedimento que funciona bem para aproximar os músculos retos, a questão, portanto, é se essa técnica pode ser realizada de maneira estética e com taxas de complicações aceitáveis.

INDICAÇÕES E CONTRAINDICAÇÕES

Depois de obtida uma história clínica e exame físico minuciosos, bem como de um exame específico da parede abdominal, toma-se a decisão quanto à adequação de um reparo de diástase do reto com tela. Todos os candidatos precisam ser capazes de passar por um procedimento de 2-3 horas, de estar internado no pós-operatório em razão de dor e estar dispostos a passar por uma fase de recuperação de 3 a 6 semanas. Deve-se dizer a todos os pacientes que podem ter complicações graves, incluindo dor crônica, trombose venosa profunda, embolia pulmonar e óbito. Os critérios de exclusão incluem IMC acima de 35, condições cardíacas ou pulmonares insatisfatórias que possam impedir o ato de subir alguns lances de escadas ou que apresentem incapacidade de deitar em decúbito dorsal, bem como possibilidade de apresentarem transtornos hemorrágicos. Tabagismo é uma contraindicação relativa. A tomada de decisão deve ser consensual, ou seja, que há numerosos fatores que levam o paciente a desejar cirurgia e o cirurgião a oferecer um reparo com tela, e a decidir não realizar a plicatura dos retos (Quadro 30-1). Os pacientes mais apropriados para correção com tela são os bons candidatos cirúrgicos que tenham diástase do reto moderada a intensa com perda generalizada do tono da parede abdominal entre suas linhas semilunares e que tenham grande necessidade de usar o tronco para atividade física.

TÉCNICAS DE MARCAÇÃO

A maioria das pacientes tinha incisão transversa baixa do tipo Pfannenstiel. As incisões transversas baixas são marcadas com uma curva central localizada a 6-7 cm superiormente à comissura anterior da vagina. A linha média é marcada com duas pequenas linhas horizontais, sendo uma no processo xifoide e outra no nível da comissura anterior da vagina. Nas pregas inguinais, aplica-se pressão à pele na direção do processo xifoide. A incisão é então marcada em direção à espinha ilíaca anterossuperior, sendo o comprimento determinado pela quantidade necessária de pele a ser removida (Fig. 30-2).

As abdominoplastias verticais são marcadas com início como o da abdominoplastia, sendo desenhada uma curva central de 6 a 7 cm superiormente à comissura anterior da vagina e estendendo-se às pregas inguinais. Traça-se então uma linha vertical do processo xifoide à linha curva anteriormente demarcada. Ignora-se uma cicatriz umbilical se estiver fora da linha média, demarcando-se a linha média. Com a finalidade de auxiliar no fechamento da pele, são traçadas linhas transversas, sendo colocados grampos equidistantes a partir

Quadro 30-1. Fatores que auxiliam na tomada de decisão para o uso de tela na correção de diástase do reto *versus* plicatura

Plicatura	Tela estreita bem fixada
Diástase leve	**Diástase grande**
2-3 cm de diástase	5 cm ou mais de diástase
Distensão localizada do plano musculoaponeurótico na linha alba	Distensão generalizada do plano musculoaponeurótico entre as linhas semilunares
Músculos retos, cada um com aproximadamente 6 cm de largura	Músculos retos com mais de 7 a 8 cm de largura
Bom tônus da parede abdominal	Abdome flácido
Mulheres	Homens
Ausência de cicatriz	Já possui cicatriz vertical
Ausência de perda de peso	Perda de peso intensa ou com IMC elevado (homens)
Atividade física com baixa demanda	Alta demanda
Medo da tela	Aceitação da tela
Procedimento inicial	Abdominoplastia secundária

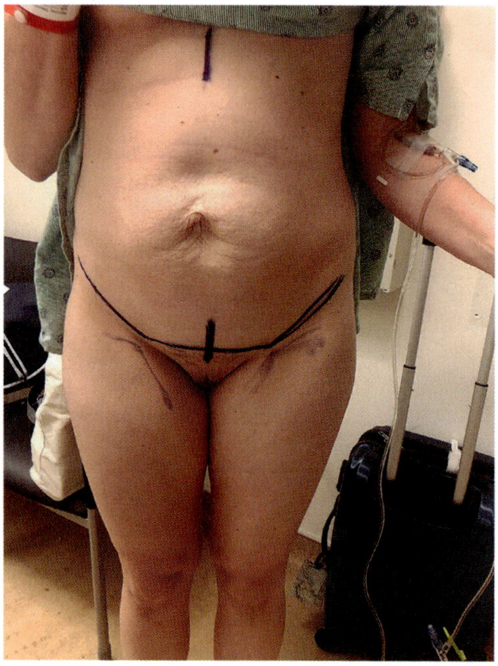

Fig. 30-2. Marcação de uma incisão transversa baixa.

da linha média (Fig. 30-3a,b). No epigástrio, os grampos estão a 4-6 cm da linha média e, na parte média do abdome, estão a 7-10 cm. A distância com relação à linha média não é importante. O importante é que os grampos estejam presentes no estágio final da abdominoplastia vertical, facilitando que quantidades semelhantes de pele sejam removidas de cada lado, de modo que a cicatriz resultante esteja localizada na linha média anatômica.

TÉCNICA CIRÚRGICA

Abdominoplastia – Pele

Incisão Padrão na Maioria das Mulheres

A manipulação da pele para a incisão transversa baixa é feita conforme descrito por Pitanguy. O retalho é descolado amplamente com eletrocautério (Peak Plasmablade, Medtronic, Mineápolis, MN) até a cicatriz umbilical. O pedículo umbilical é liberado do retalho abdominal, e na região epigástrica o descolamento é estendido predominantemente por divulsão, preservando ao máximo a anatomia da linha alba. A dissecção é realizada, inicialmente, no sentido lateral e, a seguir, dirige-se em direção à linha média. Esta sequência ajuda o cirurgião a permanecer no plano apropriado. Superiormente à cicatriz umbilical, o retalho é elevado lateralmente pelo menos até as linhas semilunares para a colocação da tela, o que auxilia também no reposicionamento da pele. Uma lipoaspiração conservadora é realizada na região epigástrica, quando indicada. O retalho da região infraumbilical é incisado na linha média para facilitar a exposição do plano músculo aponeurótico. Depois da colocação da tela, a mesa é flexionada em 45 graus e o pedículo umbilical é exteriorizado através do retalho cutâneo abdominal. É realizada lipectomia sob visão direta do retalho abdominal na região da nova posição do umbigo para que seja obtida uma depressão na pele periumbilical. São colocados dois drenos e a pele é aproximada com fio trançado de poliglactina 3-0 na derme profunda e fio de poliglactina monofilamentar 4-0 na derme superficial. Os drenos são removidos quando a drenagem for inferior a 30 mL de cada lado em 24 horas. Os drenos, em geral, são retirados no prazo de uma semana. Realiza-se apenas uma dose perioperatória de antibiótico. Os tecidos são irrigados com uma solução de antibiótico diluído durante o procedimento.

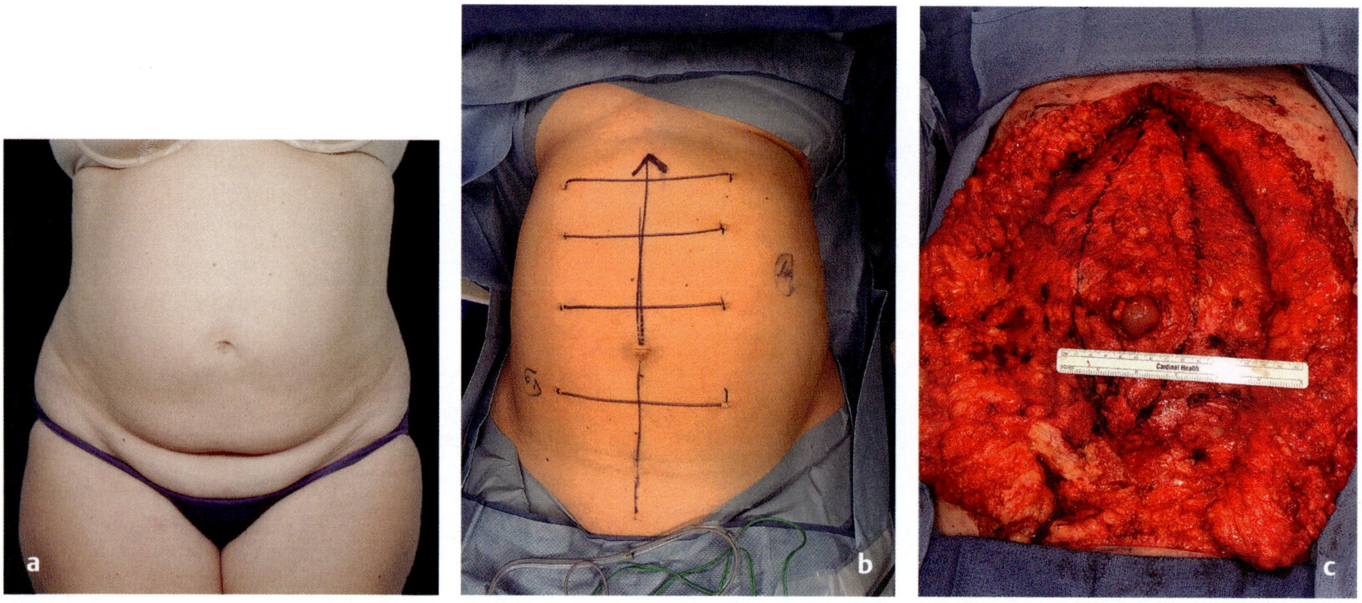

Fig. 30-3. (**a**) Imagem pré-operatória de uma paciente que será submetida a abdominoplastia com tela vertical. Apresenta grande diástase de retos e pequena hérnia incisional. (**b**) Marcações de ressecção transversa limitada por grampos colocados em posições equidistantes. No fechamento, esses grampos permitem comparações da pele removida de cada hemiabdome, de modo que a cicatriz resultante termine na linha média. (**c**) O retalho é elevado, revelando uma hérnia e diástase de retos de 8 a 9 cm. *(Continua.)*

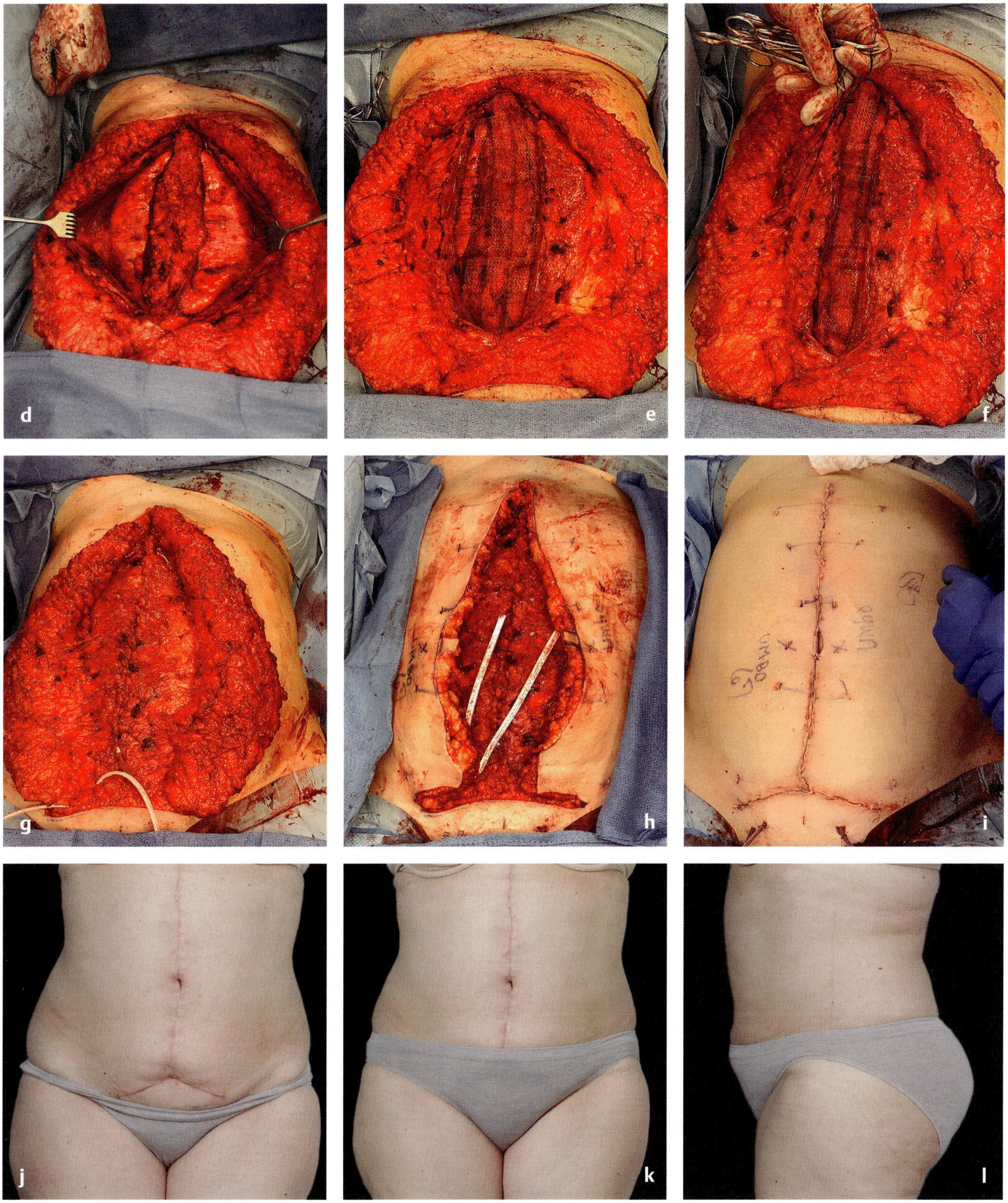

Fig. 30-3. *(Cont.)* (**d**) O espaço retromuscular do reto é amplamente exposto bilateralmente. (**e**) A tela é colocada à esquerda e o processo de colocação é visto à direita. (**f**) Aplica-se tensão nos fios de suturas para facilitar a realização dos nós. (**g**) As margens mediais dos músculos retos são fechadas sobre a tela. (**h**) Colocam-se drenos e o excesso de pele é ressecado, deixando-se dois retalhos cutâneos de 2 × 2 cm (que lembram o **dente de abóbora do Halloween**) para a criação do neoumbigo. (**i**) Fechamento final. Observe o movimento medial da pele e simetria dos grampos com a finalidade de se obter uma cicatriz na linha média. (**j**) Imagem de pós-operatório inicial. A paciente ainda apresenta edema na região suprapúbica. (**k**) Imagem pós-operatória inicial com a roupa íntima escondendo a incisão suprapúbica transversa. (**l**) Imagem lateral pós-operatória inicial com a roupa íntima escondendo a incisão suprapúbica transversa.

Incisão Vertical em Algumas Mulheres e em Todos os Homens

Embora a melhor cicatriz seja aquela facilmente escondida sob as roupas de banho, também é verdade que muitos pacientes com resultados estéticos não tão bons após a abdominoplastia acabam não se sentindo seguros em expor o abdome. Nestes casos seria recomendado fazer uma incisão vertical que pudesse propiciar melhora do contorno abdominal. Em todas as cirurgias estéticas, as cicatrizes devem ser colocadas, quando possível, entre subunidades estéticas, e uma destas transições é a linha média vertical. Assim como na decisão de usar a tela ou realizar uma plicatura para melhorar o tônus da parede abdominal, o local onde vai ser colocada a incisão é uma decisão complexa que engloba muitos fatores, como detalhado no Quadro 30-2. Na minoria dos pacientes (6 mulheres e todos os homens) foram realizadas incisões verticais nos casos de abdominoplastia com tela. Essas 6 pacientes tinham uma das seguintes condições: cicatrizes preexistentes na linha média, abdominoplastia prévia (que tornaria um procedimento para ressecção horizontal de pele mais difícil), cirurgia que exigisse a retirada de tela de hérnia umbilical por desconforto ou ainda que apresentasse pele supraumbilical com excesso de estrias e que fosse difícil de remover por meio de incisão transversa baixa. Em todos os homens foi realizada uma incisão vertical, já que a cicatriz é escondida por pelos e não apresentam a pele abdominal inferior distendida pela gravidez.

O retalho é dissecado até as linhas semilunares no plano da bainha anterior do reto. Inferiormente, o retalho é descolado sobre a fáscia de Scarpa e há uma transição entre esses dois planos teciduais (Fig. 30-3c). Após a colocação da tela o dorso é elevado a 20 graus. Os retalhos de pele são tracionados inferiormente (para limitar a redundância de pele próximo ao processo xifoide) e na linha média com tensão moderada. Usa-se uma pinça do tipo Bakaus para prender o retalho de pele inferior à pele suprapúbica, bilateralmente, avaliando-se assim o excesso de pele a ser removido horizontalmente.

Quadro 30-2. Tomada de decisão para incisão transversa baixa *vs.* vertical

Incisão transversa baixa	Incisão vertical
Mulheres	**Homens**
▪ Excesso de pele em região hipogástrica ▪ Ausência de cicatriz ▪ Não apresenta hérnia umbilical ▪ Diástase moderada ▪ Maior descolamento do retalho ▪ Menor risco adverso ▪ Tronco curto	▪ Excesso de pele em região epigástrica ▪ Cicatriz vertical preexistente ▪ Apresenta hérnia umbilical ▪ Diástase grande ▪ Menor descolamento do retalho ▪ Maior risco adverso ▪ Tronco longo ▪ Prefere andar mais ereto depois da cirurgia ▪ Sempre usa camisa ▪ Perda de peso intensa ▪ Abdominoplastia secundária ▪ Quando for necessário remover tela de hérnia umbilical prévia

Traça-se uma linha reta do xifoide às duas pinças Bakaus, deixando retalhos de 2 × 2 cm nas porções laterais dos retalhos laterais, no nível apropriado para criação de um neoumbigo. O neoumbigo divide a cicatriz vertical em uma cicatriz epigástrica e outra hipogástrica. Os retalhos são suturados entre si e depois à fáscia. Retira-se a gordura do retalho na região supraumbilical próxima ao xifoide para ajudar a diminuir a orelha de cão superior. O restante do fechamento é realizado com a colocação de dois drenos com fio trançado de poliglactina 3-0 e fio de poliglactina em monofilamento 4-0.

Reparo de Diástase do Reto com uma Tela Estreita bem Fixada

Não importa qual seja a incisão cutânea, a lâmina anterior da bainha do reto é aberta em sua margem medial para exposição da lâmina posterior da bainha e do músculo reto (Fig. 30-3d). O músculo é liberado por divulsão da lâmina posterior da bainha do reto subjacente a partir do xifoide até alguns centímetros inferiormente ao umbigo, onde essas duas incisões fasciais são unidas e se entra no espaço retropúbico (de Retzius). É importante que essa dissecção permaneça extraperitoneal. Normalmente, identifica-se um pequeno vaso sanguíneo, ramo da artéria epigástrica inferior profunda (AEIP, em inglês DIEP), em direção ao umbigo, e ele é preservado. Uma tela de polipropileno macroporosa não revestida, com peso médio a leve (Soft Prolene, Ethicon, New Brunswick, NJ) é recortada para adaptação ao espaço, sendo sua dimensão mais larga que 10 a 11 cm transversamente na região supraumbilical. A manobra mais importante nesse procedimento é a realização de pontos transfasciais que atravessam a fáscia anterior do músculo reto e o músculo próximo às linhas semilunares. Inclui-se no ponto em U uma pequena porção da tela e volta-se então pelo músculo e fáscia anterior do reto realizando-se o nó. Os pontos em polipropileno são geralmente usados para fixar a tela, mas em pacientes mais magros são realizados pontos com 0-polidiaxanona para diminuir o risco de serem palpáveis através da pele. Os fios destes pontos são reparados e serão amarrados posteriormente (Fig. 30-3e,f). A visualização plena da superfície inferior do músculo reto é necessária para evitar a inclusão de um nervo intercostal na sutura, o que poderia causar dor no longo prazo. Um prolongamento da tela é colocado no espaço retropúbico sem fixação. Isso deve ser feito por uma questão funcional de que a tensão precisa ser maior no epigástrio, bem como pela razão prática de se evitar uma lesão da AEIP (DIEP). São realizadas de 8 a 9 pontos em cada hemiabdome. Essas múltiplas suturas colocam a tensão sobre a tela, o que permite o fechamento da linha média com menor tensão e também possibilita a redução dos músculos retos a um tamanho ideal pré-gravidez, com 6 cm de largura. Metade da tela (cerca de 5,5 cm) é subjacente ao reto esquerdo, e metade (cerca de 5,5 cm) é subjacente ao músculo reto direito – a angulação da trajetória do ponto compõe o meio centímetro final em cada lado. Logo acima do umbigo e com o estreitamento anatômico normal da linha média próximo ao gradeado costal, a tela é recortada para se adaptar e é estreitada para permitir que a tela não apresente dobras. As suturas são realizadas o mais cranialmente possível. Logo antes do fechamento faz-se uma avaliação da viabilidade do umbigo. Se um ou ambos os vasos

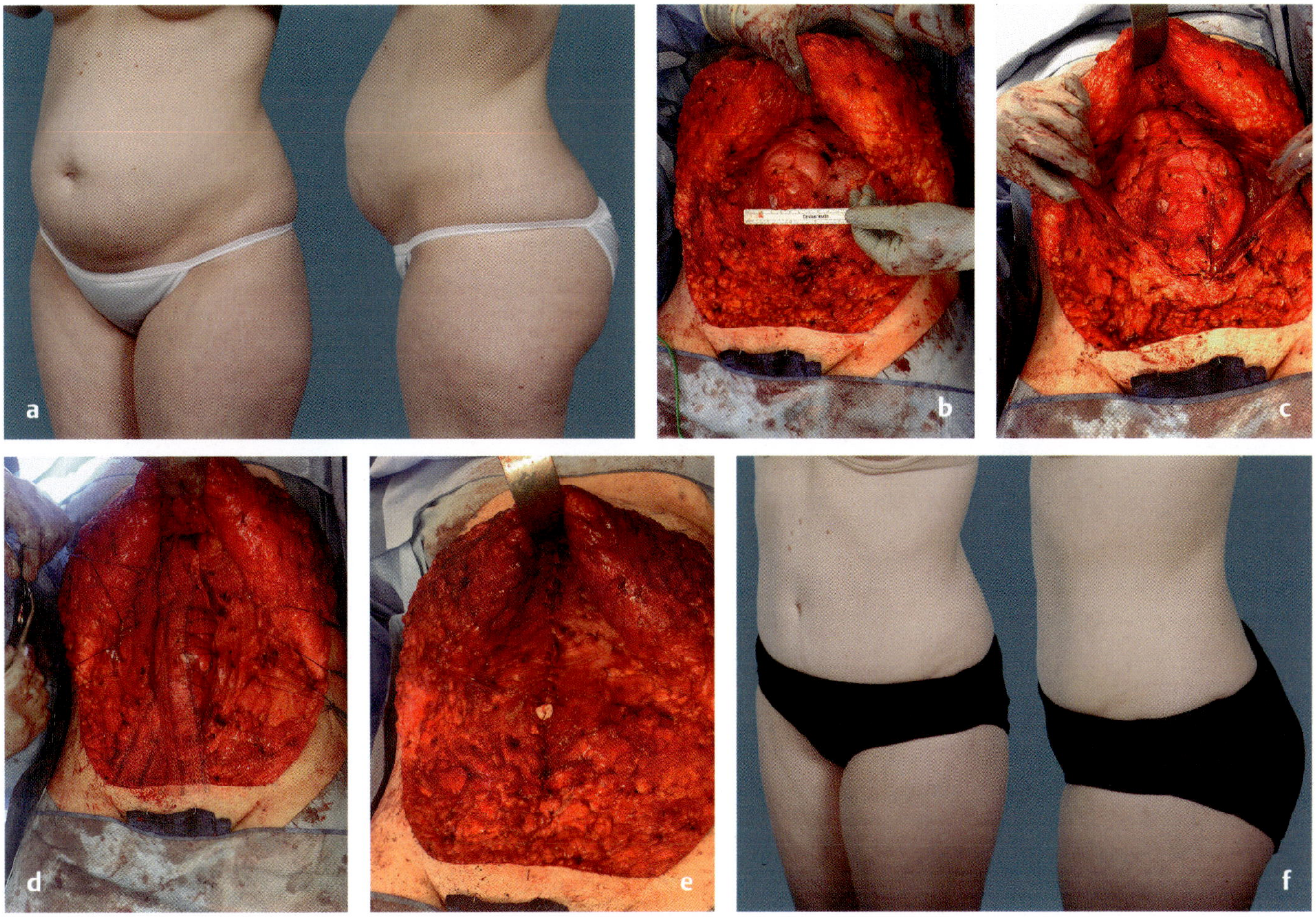

Fig. 30-4. (a) Imagem pré-operatória de paciente com grande diástase de retos. (b) Abdominoplastia com tela para a correção de 8 cm de diástase realizada com incisão transversa baixa. (c) Criação do espaço retromuscular do reto. (d) Detalhe da tela colocada perto das linhas semilunares. (e) Fechamento final com o umbigo sendo transposto através da tela. Tiras de tela são usadas como sutura para o fechamento da linha média. (f) Imagem pós-operatória da mesma paciente depois de abdominoplastia com tela. Não foi realizada lipoaspiração nessa paciente.

umbilicais na bainha posterior estiverem pressionados, então se faz um orifício na tela para a passagem do umbigo. Com o músculo do paciente inteiramente relaxado, a parede abdominal é então fechada amarrando as suturas laterais previamente reparadas (Fig. 30-3g). Embora o fechamento seja sob tensão, esse tipo de fechamento da parede abdominal é bem tolerado pelos tecidos e não tem apresentado recidiva da diástase nem de hérnias incisionais. No epigástrio, para mulheres, as margens mediais do reto são fixadas à tela para melhorar a definição destes músculos na pele. Essa manobra não é realizada na região do hipogástrio. Tiras de tela podem ser usadas para o fechamento da linha média em pacientes com retalhos de pele espessos. Exceto pela região do processo xifoide, toda a tela é coberta pelos músculos retos. O excesso de pele é ressecado junto à incisão suprapúbica transversa baixa (Fig. 30-3h,i). Os resultados pós-operatórios ficam evidentes na Figura 30-3j-l. A cirurgia, para essa paciente, pode ser vista no Vídeo 30-1. Uma abdominoplastia com tela utilizando-se uma incisão transversa baixa com preservação do umbigo é demonstrada na Figura 30-4a-e. As imagens de uma abdominoplastia com tela usando incisão transversa baixa são vistas na Figura 30-4a,f.

CUIDADOS PÓS-OPERATÓRIOS E RESULTADOS

Os pacientes devem ser internados para a realização deste procedimento para o controle da dor. O tempo médio de hospitalização foi de dois dias (Quadro 30-3). Os pacientes compareceram a 2 ou 3 consultas clínicas nos primeiros 6 meses depois da cirurgia. Os drenos foram removidos quando a drenagem ficou abaixo de 30 mL em cada um. Foi usada cinta compressiva para maior conforto, mas não era obrigatória. A maioria dos pacientes recebeu anticoagulação oral ou injetável por 2 semanas depois da cirurgia.

Houve uma taxa de 0% de ocorrências de complicações no local cirúrgico (SSO, do Inglês *surgical site occurrence*). Definimos SSO pela descrição do Ventral Hernia Working Group, sejam elas uma infecção em ferida profunda, deiscência de ferida, seroma ou desenvolvimento de fístula enterocutânea no período de 30 dias após o procedimento. Três pacientes tiveram infecções superficiais que se resolveram com antibióticos orais ou com a remoção de um ponto e fragmento da tela ambulatorialmente 6 meses após o procedimento na região do neoumbigo em um homem. Não houve reinternações e 10 pacientes tiveram revisões de partes moles como procedimentos de consultório para melhora

Quadro 30-3. Dados de 56 pacientes submetidos a reparo com tela retromuscular com fixação transmuscular

Características Demográficas		
Sexo	**Masculino**	**Feminino**
N° total de pacientes com abdominoplastia com tela	**16**	**40**
Idade (média, variação)	57 (35-74)	42 (29-70)
Características Clínicas		
	Abdominoplastia com Tela (n = 16)	Abdominoplastia com tela (n = 40)
IMC (kg/m²) (média, variação, desvio padrão)	29 (24-37) (4,0)	26 (18-40) (5,3)
Tabagismo		
Tabagismo atual (n,%)	2 (12%)	0 (0%)
Ex-tabagista (n,%)	1 (6%)	0 (1%)
Jamais tabagista (n,%)	13 (81%)	40 (95%)
Diabetes		
Sim (n,%)	3 (19%)	0 (4%)
Não (n,%)	13 (81%)	40 (96%)
Hérnia Associada (pacientes)		
Epigástrica	9	9
Umbilical	7	13
Largura da diástase do reto (centímetros) (média, variação)	6 (2 – 8)	7 (4 – 15)
Consultas de Controle nos Primeiros 6 Meses (média, variação)	2 (1 – 6)	3 (1 – 7)
Internação (dias) (média, variação)	2,5 (0 – 5)	2,5 (0 – 6)
SSI (n,%)	2 (12%)	1 (3%)
SSO (n,%)	0 (0%)	0 (0%)
Outra Complicação	Eritema no local do dreno, sutura infectada no umbigo 6 meses após o procedimento	Abscesso de sutura superficial resolvido com remoção do ponto e antibióticos
Reinternação (n,%)	0 (0%)	0 (0%)
Revisão Muscular (n,%)	0 (0%)	1 (3%)
Revisão de Partes Moles no Consultório (n,%)	1 (6%)	9 (23%)
Seguimento	73 semanas	45 semanas

da estética. Foram elas correções de orelhas de cão nas extremidades das incisões cirúrgicas, tratadas com pequenas excisões locais ou lipoaspiração. Um paciente se queixou de dor localizada na parede abdominal mesmo depois de 6 meses da cirurgia, sendo resolvida com fisioterapia. Uma publicação recente documentou a estética desse procedimento para pacientes do sexo feminino. Um paciente foi submetido a correção de distensão do plano músculo aponeurótico da parede abdominal depois de abdominoplastia com tela. A hipótese diagnóstica do que havia ocorrido com esse paciente, foi de flacidez do plano musculoaponeurótico na região lateral às linhas semilunares.

DISCUSSÃO E CONCLUSÕES

O reparo cirúrgico da diástase do reto exige que a circunferência da parede abdominal diminua no plano axial. Isso requer um reforço da tensão promovida pelas suturas nos tecidos ao longo da tela para estreitar a distância entre as linhas semilunares. Embora uma plicatura da lâmina anterior da bainha dos retos seja um procedimento geralmente bem-sucedido na correção de diástase leve ou até moderada em pacientes pós-gestação, isso pode não ser verdadeiro para as grandes diástases do reto ou para pacientes (como os homens) que necessitem de fechamento com muita tensão nos tecidos. Quanto maior a tensão necessária para se obter uma correção do defeito, maior é a tendência de uma plicatura apenas causar tração excessiva nos tecidos, resultando em uma recidiva com o passar do tempo. Um reparo mais sólido permite retorno mais precoce ao uso do core abdominal, a parte central do tronco. E isso inclui atividades como pegar crianças no colo e fazer exercícios, sem medo de ruptura dos tecidos nas áreas de suturas. Nosso procedimento emprega suturas transfasciais feitas lateralmente para diminuir anatomicamente a circunferência da parede abdominal e estreitar simultaneamente os músculos retos. Isso é efetuado sem dobrar ou plicar os músculos retos para dentro, o que está associado a todas as técnicas de plicatura. Essas suturas ficam sob alta tensão e isso requer que a musculatura seja tracionada de modo forçado. Essa tensão, entretanto, é tolerada porque é distribuída entre muitos pontos de fixação.

Este procedimento de abdominoplastia com tela é realizado usando-se incisões longas para acesso e visualização, o que permite ressecar e tensionar a pele. É lógico que quanto maior a diminuição de circunferência da parede abdominal, mais pele ficará redundante. Esses pacientes desejam obter uma parede abdominal mais jovem, e o aumento de tensão muscular apenas com um envoltório de pele frouxa residual não é suficiente. As cicatrizem ficam cobertas pela roupa íntima das mulheres e, ocasionalmente, nos casos mais graves, na subunidade estética da linha média vertical. Esta última abordagem quando é realizada a incisão vertical, há um aumento da tensão na pele dos flancos, melhorando o contorno do abdome. O 0% de SSO desta série é mais baixo do que o SSO da série do autor sênior sobre abdominoplastias convencionais com plicatura. Uma explicação para essa observação é que os tecidos moles têm melhor recuperação quando estão sobre uma plataforma de parede abdominal estável. A plena fixação da tela pode proteger significativamente contra hematomas e coleções fluídas. A posição profunda a tela, a manutenção do fluxo sanguíneo tecidual, o uso de PlasmaBlade, os drenos e o uso de divulsão dos tecidos contribuem para essa baixa SSO.

O procedimento descrito neste texto **é bem diferente** do uso de uma tela retromuscular minimamente fixada que não enfatiza a tensão feita ao longo da tela no plano axial (ou transverso). Grandes telas de polipropileno não fixadas, de fato, oferecem suporte tecidual, mas qualquer diminuição da circunferência da parede abdominal exige que todo o tensionamento ocorra na margem medial dos músculos retos, onde tensão excessiva mais pontual pode levar à extrusão das suturas por isquemia tecidual. Grandes telas não fixadas não diminuem a largura de um músculo reto pós-parto (a dissecção e a tensão na linha média teoricamente poderiam alargar o músculo) nem realçam a linha semilunar. Alternativas à abdominoplastia com tela incluem: plicaturas, que podem resultar em extrusão de suturas por isquemia do tecido; técnicas minimamente invasivas que não geram tensão no plano axial ao longo da tela e não envolvem excisão de pele; e telas de sobreposição (*overlay*), que são fixadas com múltiplas suturas, mas propensas a formar seroma. O uso de suturas transfasciais não é uma técnica amplamente realizada, talvez pela suposta dificuldade envolvida em realizar as suturas evitando-se os nervos intercostais e a artéria epigástrica inferior profunda. Essas cirurgias podem não levar mais do que 2 horas. Embora possa ocorrer dor por curto prazo e em geral exija uma hospitalização, a dor a longo prazo não é um problema para esses pacientes, embora um paciente precisasse de fisioterapia depois de 6 meses.

Em nossas mãos, uma abdominoplastia com o uso de tela retromuscular bem fixada, está associada à SSO baixa e à melhora duradoura da forma e contorno abdominais em homens e mulheres. Os detalhes técnicos da colocação da tela podem ser fator importante nos resultados alcançados.

BIBLIOGRAFIA

Al-Qattan MM. Abdominoplasty in multiparous women with severe musculoaponeurotic laxity. British journal of plastic surgery. 1997;50(6):450-5.

Breuing K, Butler CE, Ferzoco S, et al. Incisional ventral hernias: review of the literature and recommendations regarding the grading and technique of repair. Surgery. 2010;148(3):544-58.

Burger JWA, Luijendijk RW, Hop WCJ, et al. Long-term follow-up of a randomized controlled trial of suture versus mesh repair of incisional hernia. Annals of Surgery. 2004;240:578-85.

Cheesborough JE, Dumanian GA. Simultaneous prosthetic mesh abdominal wall reconstruction with abdominoplasty for ventral hernia and severe rectus diastasis repairs. Plastic and Reconstructive surgery. 2015;135(1):268-76.

Cormenzana PS, Samprón NM, Escudero-Nafs FJ. Secondary abdominoplasty. Aesthetic plastic surgery. 2008;32(3):503-8.

ElHawary H, Abdelhamid K, Meng F, Janis JE. A comprehensive, evidence-based literature review of the surgical treatment of rectus diastasis. Plast Reconstr Surg. 2020;146:1151-64.

Janes LE, Fracol ME, Dumanian GA. Appreciation of Postpartum Changes of the Rectus Muscles in Primary and Repeated Abdominoplasty. Plast Reconstr Surg. 2019;144(2):197e-204e.

Kler A, Wilson P. Total endoscopic-assisted linea alba reconstruction (TESLAR) for treatment of umbilical/ paraumbilical hernia and rectus abdominus diastasis is associated with unacceptable persistent seroma formation: a single centre experience. Hernia. 2020;24(6):1379-85.

Lanier ST, Dumanian GA, Jordan SW, et al. Mesh sutured repairs of abdominal wall defects. PRS GO. 2016;28:e1060.

Lanier ST, Fligor JE, Miller KR, Dumanian GA. Reliable complex abdominal wall hernia repairs with a narrow, well-fixed retrorectus polypropylene mesh: A review of over 100 consecutive cases. Surgery. 2016;160(6):1508-1516.

Luijendijk RW, Hop WC, van den Tol MP, et. al. A comparison of suture repair with mesh repair for incisional hernia. NEJM. 2000;343:392-8.

Matarasso A, Schneider LF, Barr J. The incidence and management of secondary abdominoplasty and secondary abdominal contour surgery. Plast Reconstr Surg. 2014;133:40-50.

Mioton L, Dumanian GA. Theoretic and evidence-based laparotomy closure with sutures and meshes. Plast Reconstr Surg. 2018;142:117S-124S.

Mommers EHH, Ponten JEH, Al Omar AK, et al. The general surgeon's perspective of rectus diastasis. A systematic review of treatment options. Surg Endosc. 2017;31(12):4934-49.

Pitanguy I. Abdominal lipectomy: An approach to it through an analysis of 300 consecutive cases. Plast Reconstr Surg. 1967;40:384-91.

Prado A, Andrades PR, Benitez S. Abdominoplasty: the use of polypropylene mesh to correct myoaponeurotic-layer deformity. Aesthetic plastic surgery. 2004;28(3):144-7.

Purnell CA, Turin SY, Dumanian GA. Umbilicus reconstruction with bilateral square pumpkin-teeth advancement flaps. Plast Reconstr Surg. 2018;141:186-9.

Rath AM, Chevrel JP. The healing of laparotomies: review of the literature. Hernia 1998;2:145-9.

Sood R, Janes LE, Shah N, et al. Mesh repair of rectus diastasis for abdominoplasty is safer than suture plication: A single-surgeon

retrospective co-hort series. Accepted for publication to Plast Reconstr Surg Go.2021.
Sood R, Muhammad LN, Sasson DC, et al. Development and Initial validation of a novel professional aesthetic scale for the female abdomen. Plast Reconstr Surg. 2022.
van Uchelen JH, Kon M, Werker PM. The long-term durability of plication of the anterior rectus sheath assessed by ultrasonography. Plastic and Reconstructive Surgery. 2001;107(6):1578-84.

Vídeo Aula

Vídeo Cirurgia

CAPÍTULO 31

CORREÇÃO DE DEFEITOS DA PAREDE ABDOMINAL ASSOCIADOS À ABDOMINOPLASTIA

Oscar M. Ramírez ■ Darvis Dager

INTRODUÇÃO

A abdominoplastia estética é realizada habitualmente em pacientes que apresentam alterações pós-parto no abdome. Isso inclui o reparo de diástase do reto, remoção de excesso de pele com estrias e lipoaspiração limitada. No entanto, alguns pacientes se apresentam com problemas mais complexos, para os quais deve ser considerado um procedimento reconstrutivo da parede abdominal que vá além da melhora estética do abdome. Estes casos são cada vez mais frequentes, e pouquíssimos ficarão contentes com a correção da diástase de retos apenas. Ao contrário, a melhora das deformidades estéticas sem abordagem dos problemas funcionais e/ou estruturais do plano musculofascial do abdome será um desserviço para o paciente. Os cirurgiões devem estar preparados para abordar esses problemas combinados no mesmo cenário operatório. Várias são as vantagens da correção da parede abdominal em estágio único, como a economia no tempo total de recuperação, redução do tempo fora do trabalho, menos gastos financeiros, aumento da satisfação do paciente entre outras. As desvantagens também são múltiplas, como tempo operatório mais longo, potencial aumento das complicações e aumento da necessidade de apoio de enfermagem e familiar. Se os pacientes vierem de outras cidades, também aumenta a necessidade de permanecerem na cidade perto do cirurgião que realizou o tratamento. No entanto, quando indicada para o paciente certo e motivado, as vantagens ultrapassam as desvantagens. Para evitar desfocar avaliando muitas variantes de defeitos da parede abdominal, iremos nos concentrar em um defeito específico, porém prevalente, da parede abdominal que chamamos "distensão global da parede abdominal".

ANÁLISE DA PAREDE ABDOMINAL

As condições estéticas mais comuns em pacientes que procuram abdominoplastia são um panículo abdominal volumoso e espesso, graus diferentes de "abdome em avental", umbigo com pedículo longo e musculatura globalmente distendida na parede abdominal. Alguns podem ter hérnia umbilical e diástase dos músculos retos. No entanto, o grau de diástase dos músculos retos, nesses pacientes, pode não ser largo o suficiente para explicar a distensão abdominal global. No outro espectro, estão os pacientes com óbvia hérnia central e/ou fraqueza da parede abdominal. A principal preocupação nesses casos são os problemas funcionais associados a esses defeitos, a saber, dorsalgia, dificuldades para se deitarem e para saírem da cama, dificuldades para se envolverem em atividades físicas, dor localizada etc. Também podem ter algumas preocupações estéticas que gostariam de ver corrigidas. Independentemente da predominância do problema, ambos os grupos de pacientes exigem uma correção abrangente tanto dos defeitos estéticos, como dos déficits funcionais da parede abdominal.

PREPARAÇÃO PRÉ-OPERATÓRIA

Pacientes com fraqueza global da parede abdominal ou hérnias abdominais na linha média precisam de uma preparação pré-operatória em múltiplas etapas para otimizar o procedimento cirúrgico e diminuir complicações intra e pós-operatórias. Assim que o paciente começar a planejar sua cirurgia, é recomendado o uso de uma cinta compressiva abdominal. Ela é usada por volta de 24 horas, 7 dias por semana. Isso diminuirá temporariamente o volume da cavidade abdominal, expandirá o tórax e reeducará os pacientes a se tornarem respiradores torácicos, e não respiradores abdominais. Isso se tornará crítico no período pós-operatório inicial, quando os músculos abdominais estão tensionados, e o paciente terá dificuldades para respirar adequadamente. Quanto maior a distensão ou fraqueza abdominal, mais longo deverá ser o uso da cinta abdominal, geralmente de 8 a 24 semanas. Com início três dias antes da cirurgia, institui-se uma dieta líquida. Um dia antes, inicia-se o antibiótico Metronidazol 500 mg a cada 6 horas e são realizados enemas de limpeza na tarde antes da cirurgia. Essa limpeza colônica ajuda a tornar mais fácil o fechamento da parede abdominal, diminui a pressão sobre a veia cava e o concomitante risco de trombose venosa profunda. A dieta líquida continua por mais três dias no pós-operatório. Incentiva-se alta hidratação, sendo acrescentados eletrólitos aos líquidos durante esse período. Além disso, o paciente é orientado sobre o uso de aparelho de exercícios respiratórios (espirometria de incentivo), sendo melhor que seja iniciado antes da cirurgia, para que o paciente fique familiarizado com os movimentos. A família do paciente e o pessoal da enfermagem também são orientados sobre os cuidados da bomba on-Q (aparelho autoadministrável de medicamentos analgésicos injetáveis) para analgesia e a injeção de enoxaparina. A dose de enoxaparina fica entre 30 e 60 mg por dia por 7 dias. Como esse tipo de cirurgia é realizado ambulatorialmente, é adequado obter atendimento de enfermagem treinada no pós-operatório, geralmente em um *home care*.

A avaliação pré-operatória pelo clínico é obrigatória. É crítico o controle de hipertensão e de outras condições clínicas, bem como níveis adequados de hemoglobina. Esta cirurgia deve ser indicada com níveis de hemoglobina de pelo menos 13,5 mg%. Pacientes com classificação ASA tipo III devem ser operados em hospital.

TÉCNICAS DE MARCAÇÃO

As marcações das áreas planejadas de ressecção do panículo, das áreas de lipoaspiração e da nova localização da cicatriz umbilical são feitas com o paciente em pé. Inicialmente, traçam-se várias linhas de pontos de referência bilateralmente no paciente, usando-se um marcador vermelho. A primeira é uma linha da prega inguinal que se estende linearmente em direção à região ilíaca. Depois, a silhueta anterior e posterior do tronco é marcada, olhando-se o paciente no nível do umbigo e no nível da crista ilíaca anteroposterior respectivamente. A seguir, faz-se o traçado do xifoide à comissura vulvar. Isso pode salientar a localização excêntrica do umbigo, o que é mais comum do que se poderia imaginar. A seguir, marca-se uma seta horizontal na região lombar seguindo um sulco localizado no nível dos ossos ilíacos. Ela guiará a posição simétrica das extremidades da extensão da excisão de dermolipectomia. A incisão inferior planejada do componente de dermolipectomia é iniciada a partir da linha média púbica a aproximadamente 6-7 cm da comissura vulvar. É realmente uma incisão púbica muito baixa nesses pacientes. Essa linha é continuada paralelamente e acima da marcação vermelha ilioinguinal em direção à região lombar. O panículo pendente é elevado para marcação mais precisa. A seguir, avalia-se a extensão vertical do panículo abdominal a ser ressecado. Essa área a ser ressecada, localiza-se, em mais de 90% dos casos, superiormente ao umbigo existente na linha média. Geralmente, é uma curva levemente convexa superior sobre a área umbilical. Daí, a curva segue uma linha superior discretamente côncava, tendo seu centro no nível da linha semilunar. Na sequência, a marcação vai novamente em uma linha convexa superior que se estende até encontrar a marcação inferior próximo da crista ilíaca posterior. Essa parte da incisão pode seguir uma linha mais reta, se o excesso de pele em torno do flanco não for significativo, e a lipoaspiração planejada se encarregará de corrigir o abaulamento de gordura da extremidade da cicatriz. Se não houver excesso de pele suficiente na região supraumbilical que permita excisão superiormente ao umbigo, então as linhas de incisão planejadas são invertidas: côncava superior abaixo do umbigo, convexa superior no nível da linha semilunar e, dali, segue uma curva leve em direção ao final da marcação abdominal inferior. Quando o cirurgião decidir fazer a incisão abaixo do umbigo, deve planejar deixar uma ponte de pele abaixo da linha de fechamento vertical previamente marcada da antiga cicatriz umbilical para evitar um fechamento em T invertido. Isso porque a chance de necrose da pele ou de necrose de tecido subcutâneo com fibrose é alta em minha experiência pessoal (acima de 50%). Acredito que isso se dê principalmente por comprometimento da drenagem venosa na extremidade do retalho.

A posição do umbigo pode ser prevista examinando-se a elasticidade dos tecidos; entretanto, a localização final é determinada na mesa de cirurgia, seguindo as diretrizes da "proporção áurea" recomendadas por Visconti (Fig. 31-1).

TÉCNICAS CIRÚRGICAS

Ambos os grupos de pacientes exigem uma abordagem aparentemente diferente, mas, conceitualmente semelhantes. O paciente obeso exige lipoaspiração significativa, escavação limitada do panículo, diferentes padrões de plicatura do músculo, dependendo do defeito anatômico e dos objetivos estéticos. Há quatro componentes cirúrgicos integrados e inter-relacionados, como foi publicado em artigo prévio do autor sênior.

Lipoaspiração

Ela é feita antes dos outros procedimentos cirúrgicos. Isso geralmente inclui a região lombar, a cintura inteira e a parede abdominal anterior que precisa ser adelgaçada. A lipoaspiração da parede abdominal anterior é realizada na camada superficial acima da fáscia de Scarpa. Fazer a lipoaspiração no plano profundo, a tendência natural dos cirurgiões que fazem lipoaspiração, causará dano do tronco principal das perfurantes musculocutâneas, o que afetará mais a microcirculação da pele. Fazer a lipoaspiração nas camadas superficiais, em que os vasos já estão ramificados e com múltiplas anastomoses, haverá menos risco de comprometimento circulatório. Também é importante fazer essa parte da lipoaspiração com cânulas de 3 mm. Cânulas maiores produzirão mais dano. É igualmente importante usar cânulas menos abrasivas e menos cortantes. Minha preferência de cânula é do tipo Mercedes. Essa abordagem cuidadosa é importante porque o retalho abdominal será descolado conservadoramente, mas ainda assim sofrerá descolamento, e a circulação abdominal inferior é seccionada durante a abdominoplastia. A linha da cintura e a região lombar podem ser aspiradas com cânulas de Becker com 4 e 5 mm. São mais efetivas para áreas em que se pode preocupar menos com a circulação distal das perfurantes. Sendo mais eficientes, essas cânulas poupam tempo cirúrgico (Fig. 31-2).

Ressecção do Panículo Abdominal

O panículo geralmente é removido até acima do umbigo. A grande elipse de ressecção do panículo geralmente se estende às regiões ilíacas posteriores. É difícil, nesses pacientes obesos, manter a incisão curta. Portanto, o procedimento se torna uma abdominoplastia estendida. A linha média é descolada em forma triangular desde a região supraumbilical até o xifoide. Essa área de descolamento do panículo abdominal do plano miofascial da parede abdominal é essencial para mobilizar o retalho inferiormente. Até mesmo a lipoaspiração extensa na linha média não é suficiente para soltar as fixações ligamentares para tracionar adequadamente a pele. Essa exposição da linha média supraumbilical também é necessária para realizar a correção da diástase do reto presente na maioria dos pacientes. A área das principais perfurantes musculocutâneas vindas da artéria epigástrica superior, no terço superior dos músculos retos, é preservada, conforme preconizado por Saldanha e demonstrado por Smith e Smithe. Em outras palavras, a área triangular abaixo da margem subcostal não é descolada. Também enfatizo que o descolamento na linha média deva ser o mais estreito possível, suficiente para acomodar a plicatura na linha média (Fig. 31-3).

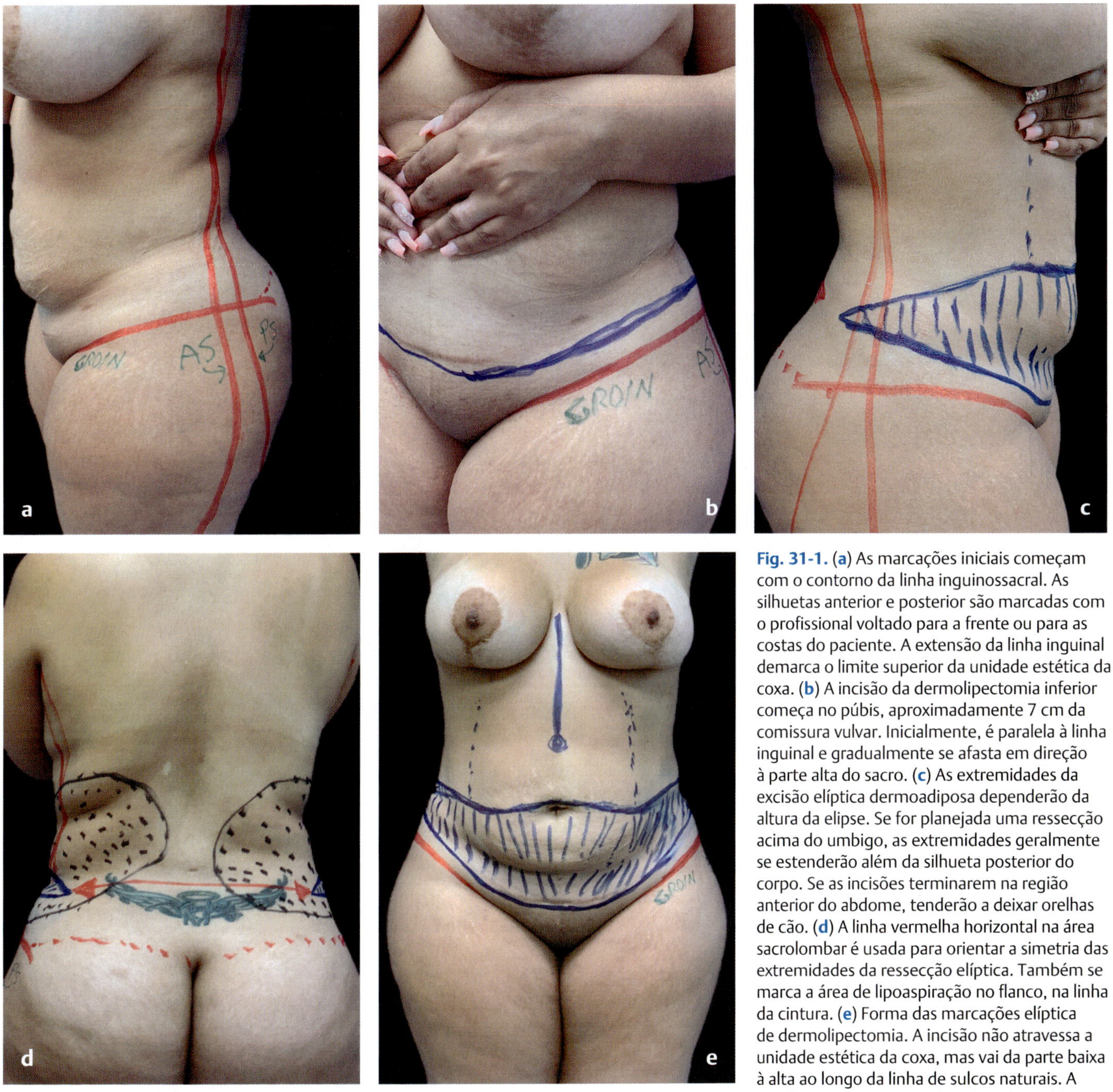

Fig. 31-1. (**a**) As marcações iniciais começam com o contorno da linha inguinossacral. As silhuetas anterior e posterior são marcadas com o profissional voltado para a frente ou para as costas do paciente. A extensão da linha inguinal demarca o limite superior da unidade estética da coxa. (**b**) A incisão da dermolipectomia inferior começa no púbis, aproximadamente 7 cm da comissura vulvar. Inicialmente, é paralela à linha inguinal e gradualmente se afasta em direção à parte alta do sacro. (**c**) As extremidades da excisão elíptica dermoadiposa dependerão da altura da elipse. Se for planejada uma ressecção acima do umbigo, as extremidades geralmente se estenderão além da silhueta posterior do corpo. Se as incisões terminarem na região anterior do abdome, tenderão a deixar orelhas de cão. (**d**) A linha vermelha horizontal na área sacrolombar é usada para orientar a simetria das extremidades da ressecção elíptica. Também se marca a área de lipoaspiração no flanco, na linha da cintura. (**e**) Forma das marcações elíptica de dermolipectomia. A incisão não atravessa a unidade estética da coxa, mas vai da parte baixa à alta ao longo da linha de sulcos naturais. A incisão superior se estende acima do umbigo. Observe a convexidade no nível do umbigo e a concavidade ao longo das linhas semilunares. A depressão xifoumbilical na linha média é marcada com a nova localização planejada do umbigo na pele abdominal.

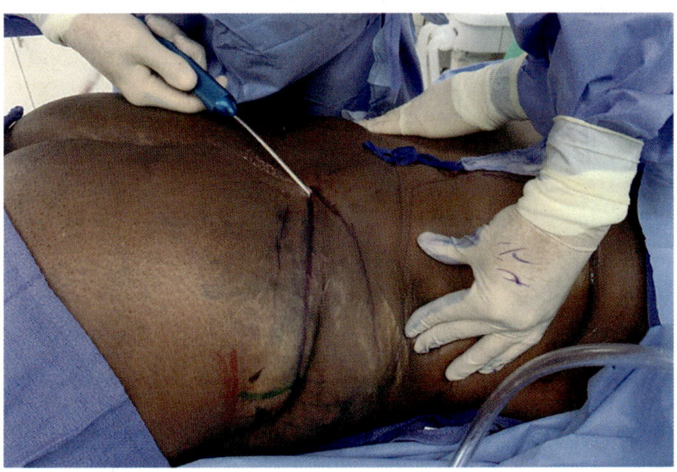

Fig. 31-2. A lipoaspiração dos flancos e da linha da cintura se inicia com o paciente em decúbito ventral. Pode também ser realizada em decúbito lateral.

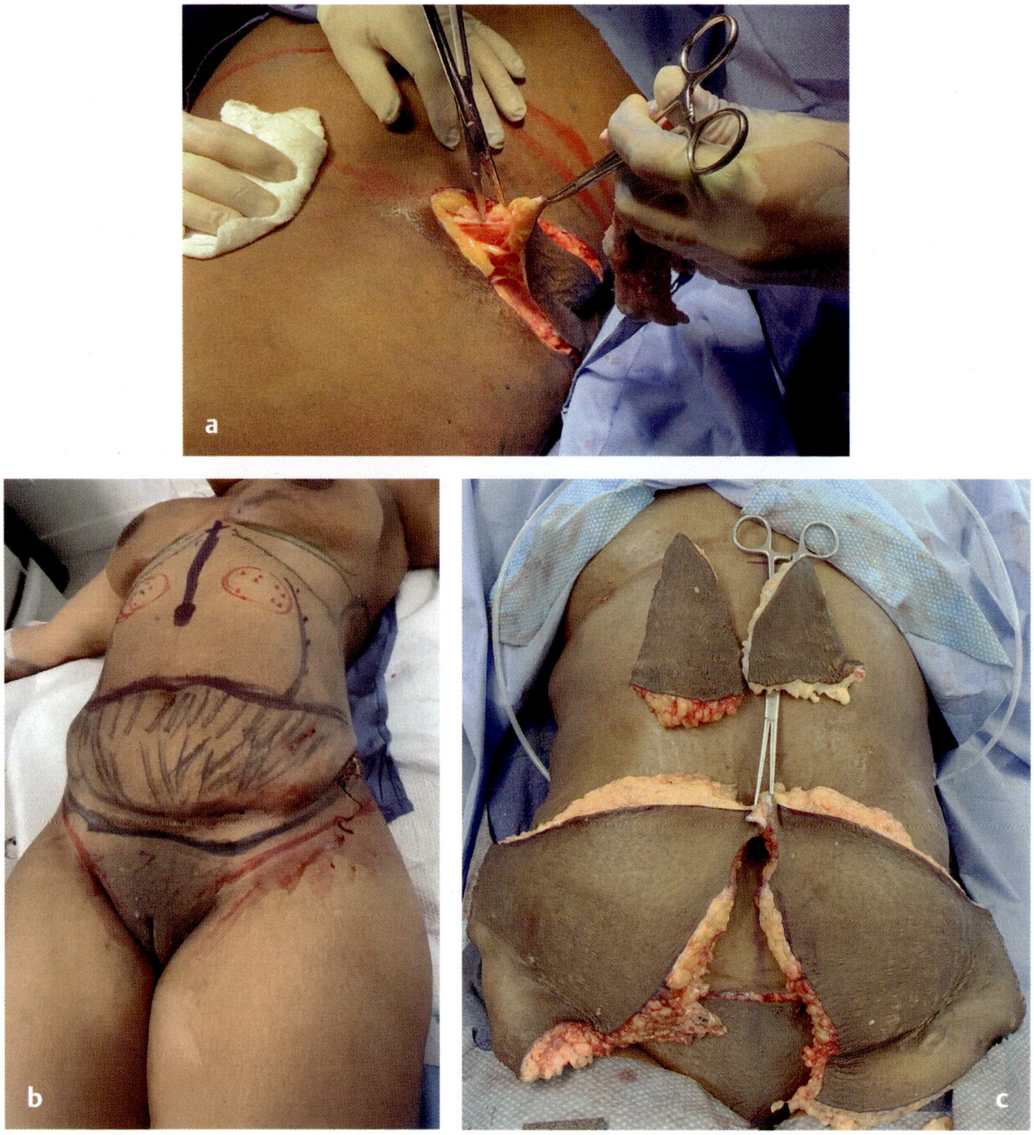

Fig. 31-3. (**a**) A porção lateral da dermolipectomia também é feita em decúbito ventral. Depois do fechamento desta área até o limite da região a anterior do abdome, o paciente será reposicionado em decúbito dorsal. (**b**) O restante da lipoaspiração da linha da cintura e do retalho superior pode ser feito depois ou antes da ressecção do panículo. (**c**) Mostra a quantidade típica de ressecção do panículo. Os tecidos triangulares no topo são as extensões posteriores.

Reparo de Hérnia na Linha Média

Além da diástase do reto e/ou da distensão global da parede abdominal, esses pacientes podem apresentar várias hérnias medianas ou paramedianas. Elas são reparadas depois da identificação minuciosa de suas margens e liberação do conteúdo da hérnia. São realizados pontos separados imbricados com PDS 3-0 no peritônio. Não há necessidade de se corrigirem as hérnias com tecido autólogo ou tela, porque é realizada a técnica WRAFA que será o segundo plano de correção (Fig. 31-4). Em casos de grandes hérnias abdominais na linha média, a técnica de Separação de Componentes é realizada seguindo os princípios descritos. A descrição detalhada dessa abordagem fica além do escopo deste capítulo.

Plicatura Muscular em Múltiplos Planos

A largura da diástase encontrada nesses pacientes geralmente não é muito extensa. Em média, é de 6 cm ao redor do umbigo (3 cm por lado). Isso não explica a flacidez fasciomuscular generalizada da parede abdominal. Aparentemente essa condição se deva à hiperdistensão das fibras musculares da parede abdominal. Portanto, para diminuir a área total dos músculos da parede abdominal, foi elaborada uma técnica de plicatura em múltiplos níveis. O padrão de plicatura também respeita a necessidade de se manter a irrigação da pele da parede abdominal. A plicatura da linha média, particularmente nos 2/3 superiores da distância xifoumbilical, é feita exatamente para corrigir a diástase. Isso minimiza o excesso de pele na linha média quando esta técnica é utilizada. Esse excesso é evitado na abdominoplastia tradicional com um descolamento mais extenso do retalho abdominal. Plicaturas adicionais realizadas lateralmente (uma a cada lado) são realizadas na direção oblíqua, seguindo a direção da linha semilunar. Três são os objetivos desta etapa. O primeiro é acomodar lateralmente o excesso de pele que ocorre após a plicatura na linha média. O segundo é corrigir a protrusão lateral do abdome. Essa protrusão faz parte da condição original e pode-se tornar mais acentuada quando é realizada apenas a plicatura da linha média. Para que essa plicatura lateral seja realizada, faz-se um túnel seguindo a direção das linhas semilunares até as margens costais. Consequentemente, faz-se uma plicatura

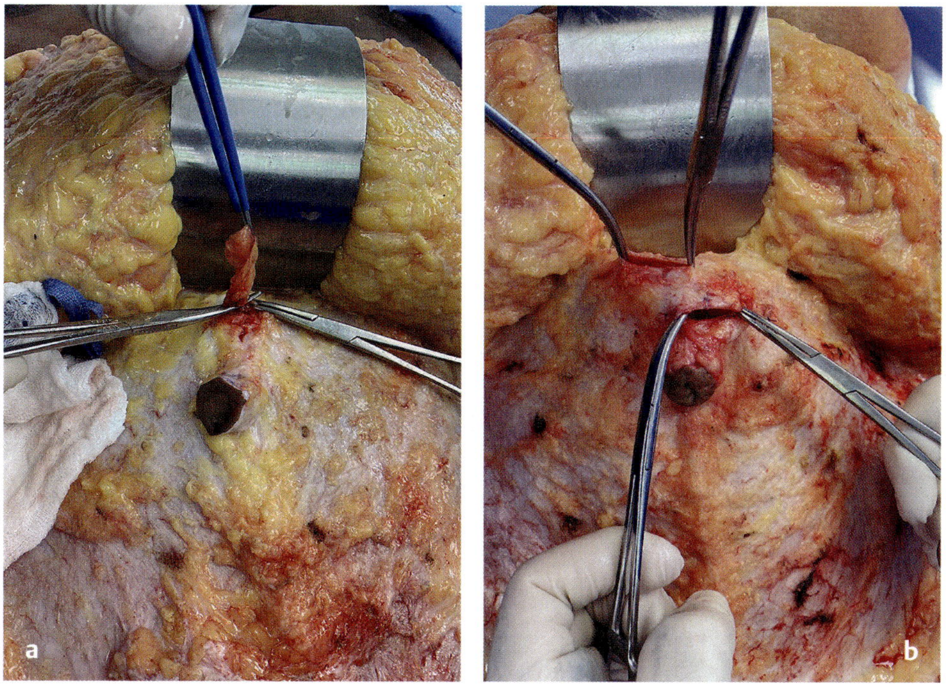

Fig. 31-4. (a) Ressecção da gordura pré-peritoneal na área da hérnia. (b) Note dois sacos herniários supraumbilicais prontos para reparo. Observa-se também a fraqueza global da parede abdominal que se estende além das linhas semilunares.

fusiforme ou semilunar. O comprimento e a largura das marcações dependem da flacidez residual da parede abdominal e da complacência dos tecidos. Por isso, efetua-se a plicatura na aponeurose do músculo oblíquo externo bilateral ao longo da linha semilunar. Isso é feito com pontos separados invertidos com Náilon 0.

Outra variante de correção destas deformidades é o que chamamos WRAFA (Avanço Amplo da Fáscia do Reto Abdominal – *Wide Rectus Abdominus Fascia Advancement*). Isso exige exposição mais ampla na linha média e é feito quando a distensão abdominal se dá principalmente na parte anterior central do abdome e ao longo do equador do abdome. O reparo WRAFA terá o mesmo efeito somatório da plicatura em múltiplos níveis, podendo algumas vezes ser ainda maior. As propriedades físicas da liberação do músculo reto abdominal permitem uma melhor transmissão do efeito de tração ao longo da linha da cintura. Também permite um aprofundamento mais eficiente do pedículo umbilical longo. Ainda mais importante, é que a parte central do abdome fica bastante plana. O WRAFA é uma extensão da **liberação miofascial do reto** descrita pelo autor sênior. É demarcada na aponeurose dos retos uma elipse ampla, estendendo-se do xifoide ao púbis, com seu ponto mais largo na região supraumbilical. Uma simulação de plicatura ampla com pinças Allis é feita ao longo da linha média. Desse modo, pode-se calcular a largura máxima da liberação miofascial. Faz-se uma incisão ao longo da marca elíptica na lâmina anterior da bainha do reto abdominal. No ponto mais largo, a incisão tem entre 1 e 5 cm de distância em relação à linha semilunar, dependendo do grau de avanço necessário. Isso geralmente se traduz como um avanço de 12 a 20 cm em seu ponto mais largo (6 a 10 cm a cada lado a partir da linha média). Nesta técnica geralmente não há necessidade de se realizar plicatura do músculo oblíquo, a menos que existam abaulamentos adicionais nos flancos. O reparo WRAFA é feito usando-se pontos separados de náilon 0 (Fig. 31-5).

Umbilicoplastia

O pedículo umbilical geralmente é longo e precisa ser encurtado para criar uma depressão no abdome, simulando o aspecto natural do umbigo. Cortar a porção de pele do umbigo tem um efeito muito limitado no comprimento do mesmo. É preciso encurtar o comprimento do pedículo indiretamente. Há várias estratégias para torná-lo mais curto. Uma delas é incluir o pedículo na sutura durante o reparo WRAFA, englobando parte dele na profundidade da massa dos músculos retos. Isso acontece automaticamente com essa abordagem. Se não houver indicação para WRAFA ou se o reparo padrão da diástase não for suficiente para enterrar o pedículo umbilical, ele poderá ser encurtado, utilizando-se suturas verticais no próprio pedículo. Também pode ser ancorado nas margens fasciais da sutura na linha média, usando-se náilon 2-0. O reposicionamento vertical ao longo da linha média também pode encurtar a distância anteroposterior do umbigo.

Para prevenir estenose umbilical, o umbigo é cortado no formato de coração, ficando o ápice côncavo na posição de 12 horas. Uma incisão triangular é realizada na pele do retalho abdominal, e o umbigo é transposto por esta incisão. O encaixe do umbigo no retalho abdominal incisado ocorrerá com a tração do retalho que formará um espaço real. O fechamento é feito em duas camadas, usando-se náilon 3-0.

As hérnias umbilicais representam desafios em particular para a umbilicoplastia. Um reparo confiável de tal hérnia tem grande probabilidade de causar diminuição da irrigação sanguínea do umbigo, produzindo necrose umbilical. Com a finalidade de se evitar essa situação, realiza-se uma neoumbilicoplastia. O umbigo antigo é sacrificado, podendo-se apenas afiná-lo ao máximo, sem perder o formato. Cria-se um enxerto de pele umbilical com espessura total, sendo usado para recriar um umbigo. A base dele é suturada à antiga linha alba e às bordas musculares dos retalhos miofasciais avançados. Os lados do cone umbilical são ancorados às bordas opostas da

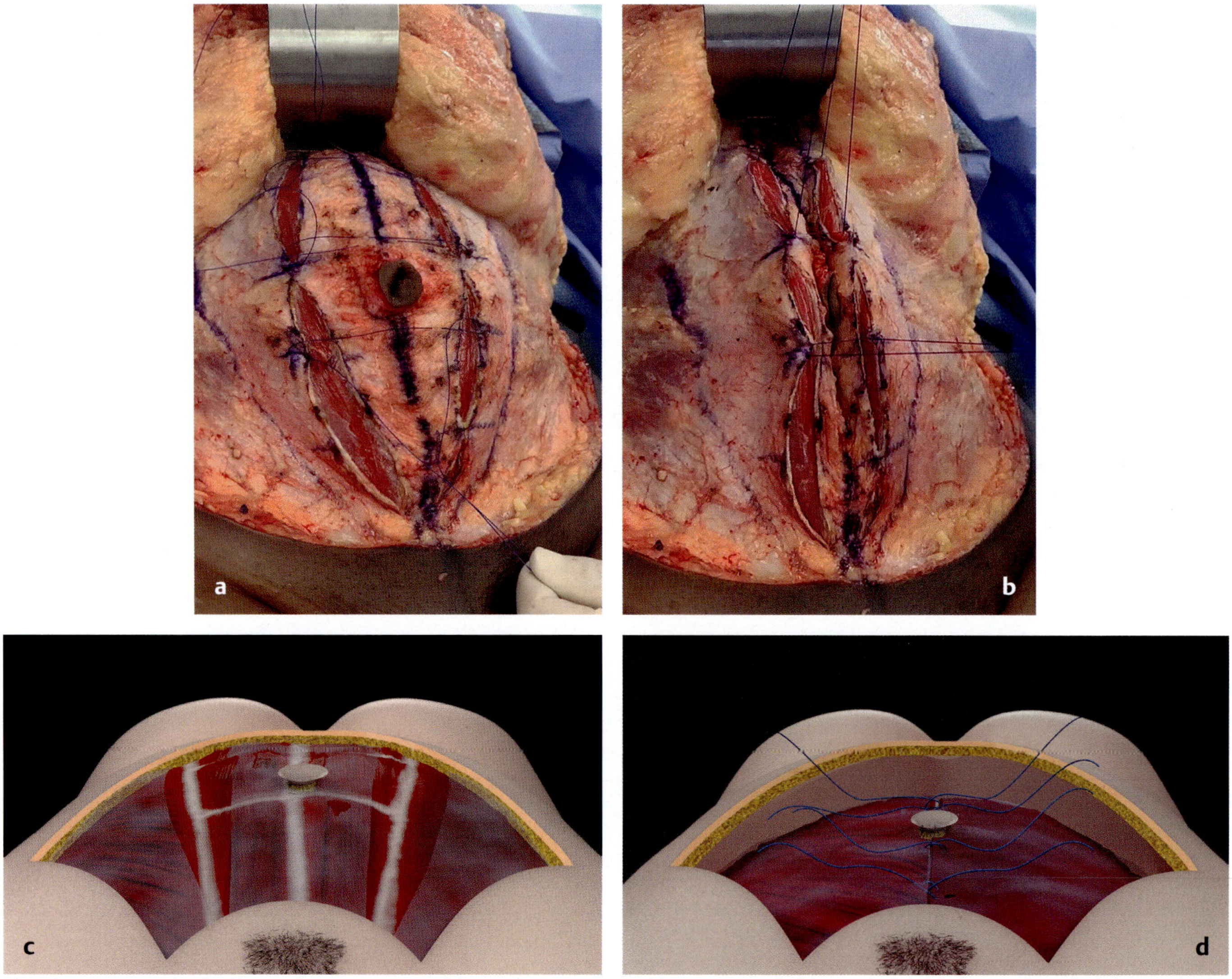

Fig. 31-5. (a) Partição da fáscia anterior do reto. Neste caso, está a meia distância entre as linhas média e semilunar. Usam-se pontos separados em náilon zero para aproximar as margens. As áreas das inserções tendíneas no reto são mantidas intactas se possível para possibilitar uma melhor ancoragem. (b) A partição do reto torna mais fácil o fechamento das novas margens aponeuróticas, tendo menos tensão, em comparação às plicaturas tradicionais (Vídeo 31-1). (c) Desenho da partição da fáscia do reto em vista axial. O umbigo foi parcialmente comprimido e estabilizado. (d) Fechamento das novas margens aponeuróticas do reto abdominal.

fáscia do reto. O restante da inserção é feito com tensão mínima. O enxerto umbilical tenderá a se contrair e terminará sendo 20%-30% menor. Se a forma e a qualidade do umbigo não permitirem seu uso como enxerto, então se realiza uma neoumbilicoplastia sem cicatriz. Como a descrição da técnica faz parte de uma nova publicação em andamento, seus detalhes não serão incluídos neste capítulo. Alternativamente, um enxerto cutâneo com espessura total obtido da pele inferior do abdome a ser descartada é usado para criar um novo umbigo (Fig. 31-6).

CUIDADOS PÓS-OPERATÓRIOS

Os cuidados pós-operatórios adequados se iniciam com a boa preparação pré-operatória. Como foi mencionado, uma boa preparação intestinal é crítica para diminuir a dor, facilitar o fechamento do músculo, diminuir o incômodo respiratório, potencialmente diminuir o risco de TVP (trombose venosa profunda) etc. O ensino pré-operatório sobre como manipular os drenos, a bomba de analgésico, os cuidados com a área de sutura, a dieta, a mobilização, o uso de anticoagulantes subcutâneos etc. diminui a ansiedade e torna a recuperação mais suave. Um auxiliar de enfermagem deve supervisionar o pós-operatório do paciente. Um familiar motivado deve ser integrado aos cuidados do paciente, mas não substitui a enfermagem. Toda a medicação do paciente é prescrita antecipadamente. O paciente deve ficar em dieta líquida por mais 2-3 dias, e a dieta deve prosseguir aos poucos para o normal. Incentiva-se muito a deambulação precoce. O paciente é instruído para que já na primeira semana durma com o dorso elevado 30° ou em decúbito lateral na posição fetal sem elevação do dorso. Ambas as posições servem para diminuir a tensão do retalho na região abdominal inferior. A bomba com analgésico on-Q é removida entre os 5° e 7° dias. Os drenos de aspiração são mobilizados em torno de 3-4 dias e removidos depois de 12-14 dias. Durante

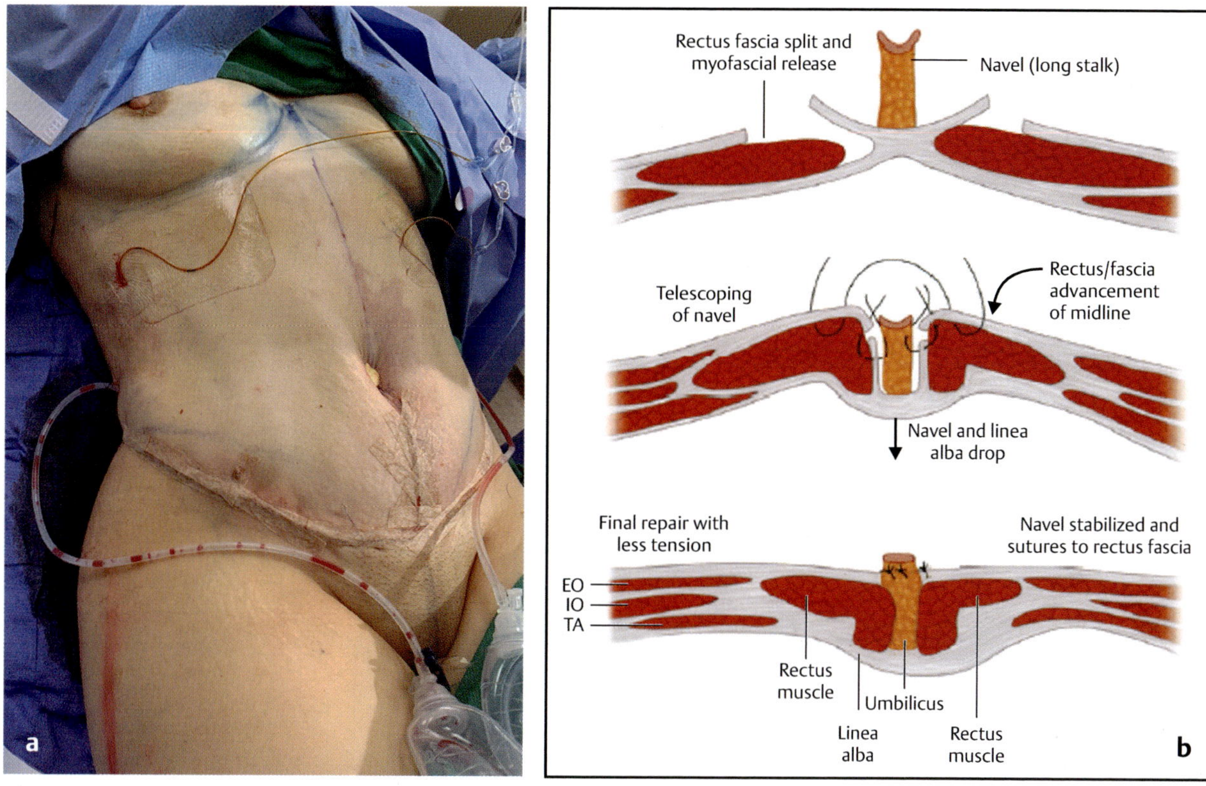

Fig. 31-6. (**a**) Observam-se a localização do longo fechamento da pele na abdominoplastia, a forma do sulco xifoumbilical e o aspecto levemente deprimido do umbigo. Também se observam os drenos de aspiração fechados e os cateteres filiformes no sistema da bomba On-Q. (**b**) Desenho mostrando várias etapas do procedimento, incluindo o manejo do umbigo. Observam-se a incisão da fáscia do reto, o encurtamento do pedículo umbilical longo, novo reparo da linha média e a estabilização do umbigo na parede abdominal.

esse tempo, os curativos da saída dos drenos são trocados em dias alternados. São limpos com solução antisséptica, e aplica-se pomada com antibiótico. Isso se faz para prevenção de infecção retrógrada. A linha de sutura geralmente é coberta com fita adesiva microporosa e trocada a cada 3 dias aproximadamente. Compressas com gaze macia ou espumas são aplicadas à pele, e coloca-se uma cinta compressiva abdominal ao final da cirurgia. A cinta tem como objetivo dar suporte e certo nível de confiança para a mobilização. Não deve ficar apertada demais a ponto de comprometer a irrigação sanguínea da pele ou aumentar a pressão venosa nas extremidades inferiores. Os pontos são removidos entre os 10º e 14º dias. Geralmente são de polipropileno 3-0 contínuos intradérmicos. A fita micropore é aplicada à cicatriz da incisão por pelo menos 3 meses. É trocada a cada 5-7 dias. Isso auxilia na remodelação da cicatriz e a torna menos evidente.

O paciente pode retornar ao trabalho em escritório em 3-4 semanas. Trabalho que exija atividade física intensa pode levar mais, por volta de 2-4 semanas, dependendo do peso que precise ser manipulado durante o trabalho. Geralmente, depois de 12 semanas, não há restrição das atividades, inclusive para levantamento de pesos em academia.

RESULTADOS PÓS-OPERATÓRIOS E COMPLICAÇÕES

Embora seja realizada uma média de 3 abdominoplastias por semana, por razões logísticas, muitos pacientes não vêm para os retornos. A maioria deles vem de outros estados e vão embora depois de duas semanas. Depois do contato inicial de acompanhamento, alguns param de retornar os contatos por telefone de nossa equipe. Somente aqueles com alguma preocupação ficarão em contato constante. Supomos que os pacientes que não respondem tenham tido um resultado bem-sucedido e voltado a suas vidas normais. Foram analisados 100 casos de que temos informação por pelo menos 3 meses de pós-operatório no período entre 2020 e 2021. As complicações incluem: três casos de necrose de espessura total na região suprapúbica afetando uma área de 7 × 5 cm em um caso, 10 × 8 cm em outro caso e 3 × 4 cm no último caso. Dois deles foram tratados com terapia a vácuo até a resolução completa. O terceiro caso se resolveu por cicatrização por segunda intenção. Somente um decidiu submeter-se a uma cirurgia secundária para correção. Nove pacientes não ficaram satisfeitos com o resultado. Isso se relacionou principalmente à lipoaspiração insuficiente da espessura da área abdominal alta e/ou na região da cintura. Esse grupo de pacientes tinha IMC alto e lhes foi dito antecipadamente que precisariam de um segundo procedimento para se obter um resultado mais apropriado. Dois dos pacientes retornaram para lipoaspiração secundária e ficaram muito satisfeitos com o resultado. Uma paciente apresentou abaulamento na região supraumbilical, notado algumas semanas depois da cirurgia. A hipótese, pela análise fotográfica, foi que havia ocorrido deiscência da correção do WRAFA. Uma tomografia não conseguiu mostrar ruptura na linha média. Ela obteve um bom resultado com lipoaspiração. Mais de 50% dos pacientes ficaram extremamente satisfeitos com o resultado, 25% ficaram muito satisfeitos e 10% não ficaram satisfeitos nem insatisfeitos com os resultados, apesar da óbvia melhora. Os últimos provavelmente possuíam expectativas fora da realidade. O mesmo se pode dizer sobre o outro grupo de pacientes (com IMC mais alto, referido anteriormente) que, apesar das advertências pré-operatórias, queixou-se de melhora insuficiente do contorno. Cinco por cento ficaram insatisfeitos com as complicações. A taxa de seroma ficou abaixo de 3%. Incidentalmente, esses pacientes tiveram seus drenos removidos antes do 7º dia. Se os drenos forem removidos no 5º dia ou antes dele, 50% desenvolverão seroma sintomático. Febre pós-operatória causada por atelectasia é um evento incomum. De igual modo, não temos visto infecções do trato urinário. Dois pacientes tiveram celulite, tratada satisfatoriamente com antibióticos. Pequenas áreas (1-2 cm) de infecção/necrose da linha de sutura por extrusão da sutura absorvível profunda ocorreram em aproximadamente 20% dos casos. Usamos, na maioria dos casos, monocryl para fechamento da pele. Não temos visto esse problema em pacientes em que usamos sutura subcuticular em polipropileno, removida por volta do 10º-12º pós-operatório.

Não ocorreram casos de TVP (trombose venosa profunda), embolia pulmonar ou óbitos relacionados à cirurgia, apesar deste ser um grupo de pacientes com alto risco para TVP. Estão demonstrados os resultados de pacientes com diferentes tipos de defeitos que representam a média dos resultados obtidos com estas técnicas (Figs. 31-7 a 31-14).

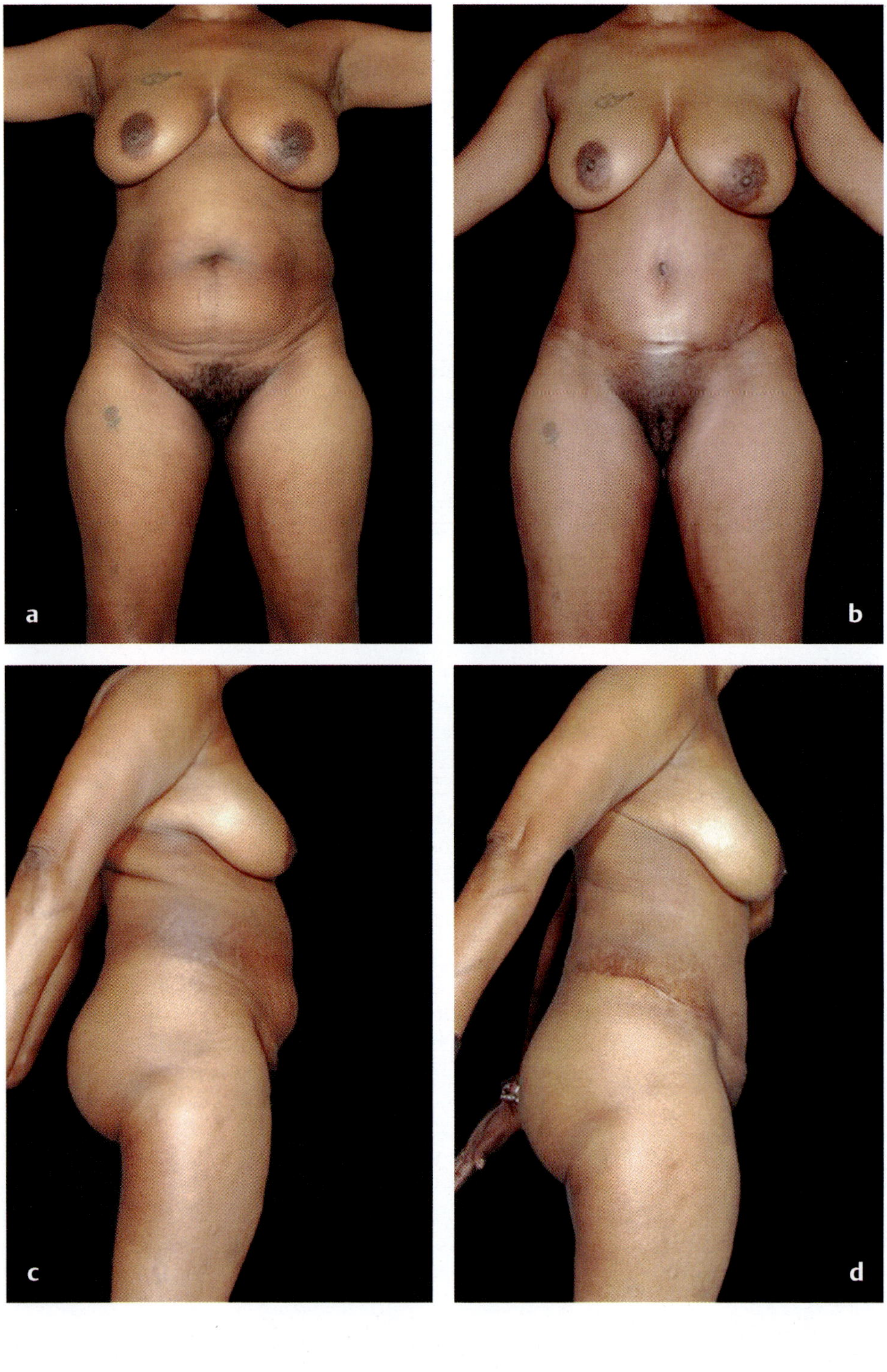

Fig. 31-7. (**a**) Aspecto pré-operatório de uma paciente com panículo espesso, sem avental, distensão global da parede abdominal sem diástase dos retos. (**b**) Aspecto frontal pós-operatório depois de reconstrução da parede abdominal na ocasião da abdominoplastia. Observam-se a redução da cintura e a aparência atlética mais delgada. (**c**) Aspecto lateral pré-operatório da mesma paciente com parede abdominal proeminente. (**d**) Aspecto lateral pós-operatório. Observa-se o abdome plano em relação ao púbis.

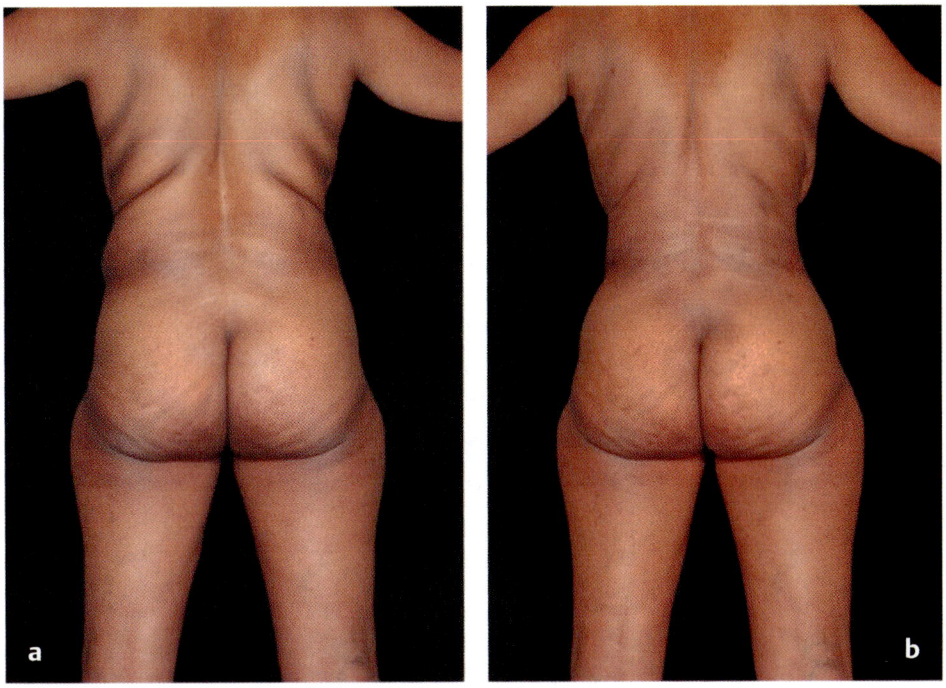

Fig. 31-8. (a) Aspecto posterior pré-operatório. Note o acúmulo de gordura na região dorsal e a cintura alargada. (b) Aspecto pós-operatório. Observa-se a correção do acúmulo de gordura na região dorsal e a nova definição da cintura.

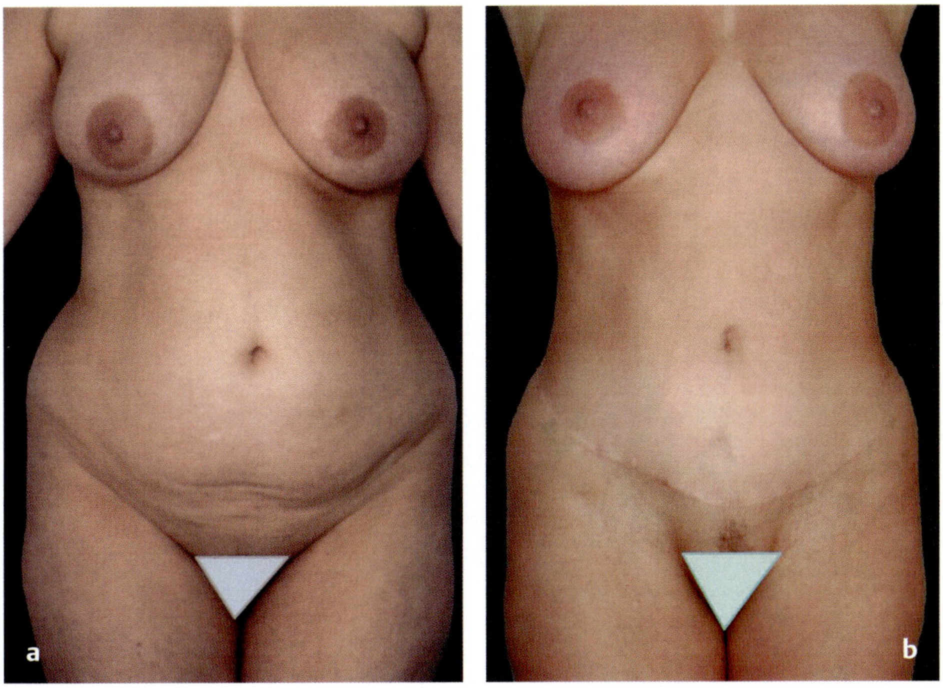

Fig. 31-9. (a) Aspecto pré-operatório, vista frontal. Observe a ptose do púbis, a cintura alargada e a distensão global do abdome. (b) Aspecto pós-operatório, vista frontal. Note o rejuvenescimento do púbis e as alterações evidentes do contorno abdominal.

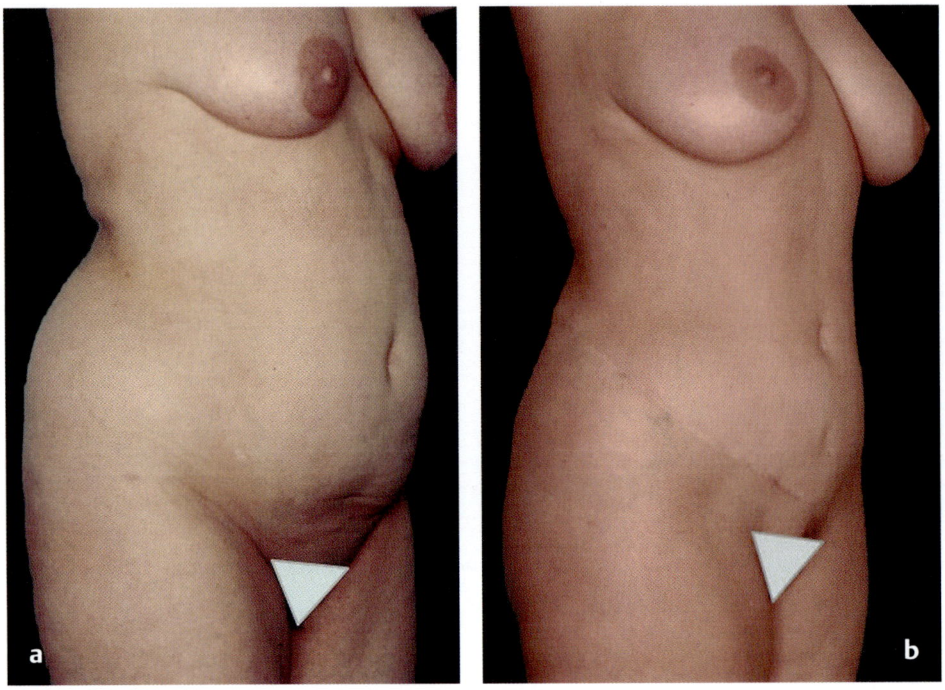

Fig. 31-10. (**a**) Aspecto pré-operatório, vista oblíqua. Nota-se a distensão abdominal global nesta jovem de 24 anos. (**b**) Aspecto pós-operatório, vista oblíqua. Notam-se o abdome plano e a linha da cintura reduzida.

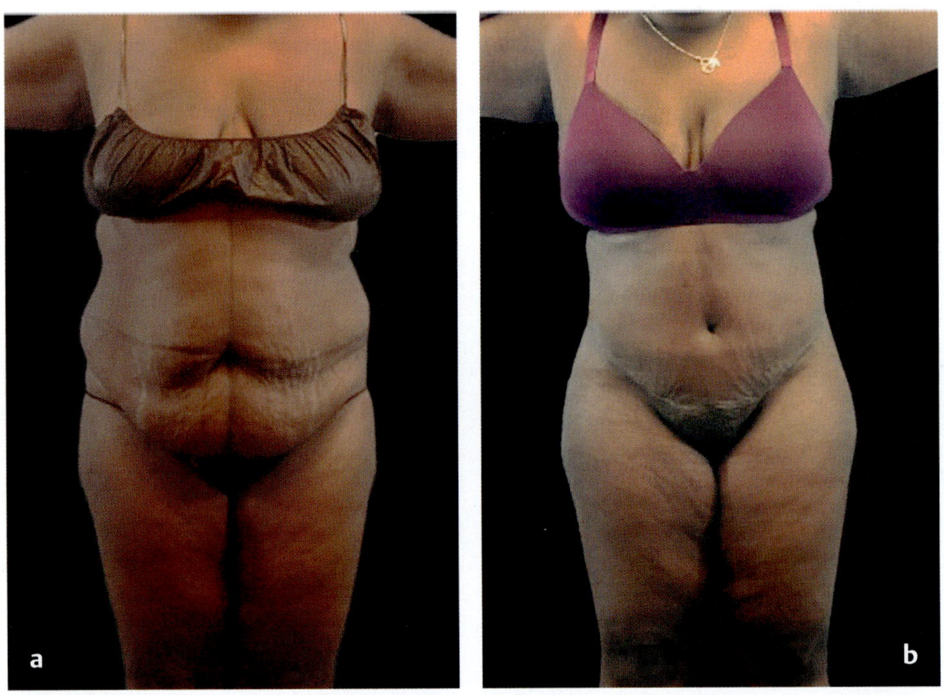

Fig. 31-11. (**a**) Aspecto pré-operatório, vista frontal. Notam-se as marcações da excisão da pele/paniculo planejada. Podem-se observar uma cintura alargada e o abdome proeminente. (**b**) Aspecto pós-operatório, vista frontal de paciente do sexo feminino, de 42 anos. Notam-se as modificações obtidas com a técnica descrita em que foi utilizada lipoaspiração do abdome da cintura e flancos, reconstrução WRAFA do abdome e dermopaniculectomia extensa. Houve uma mudança para uma aparência mais atlética do abdome, embora não congruente com o restante do corpo.

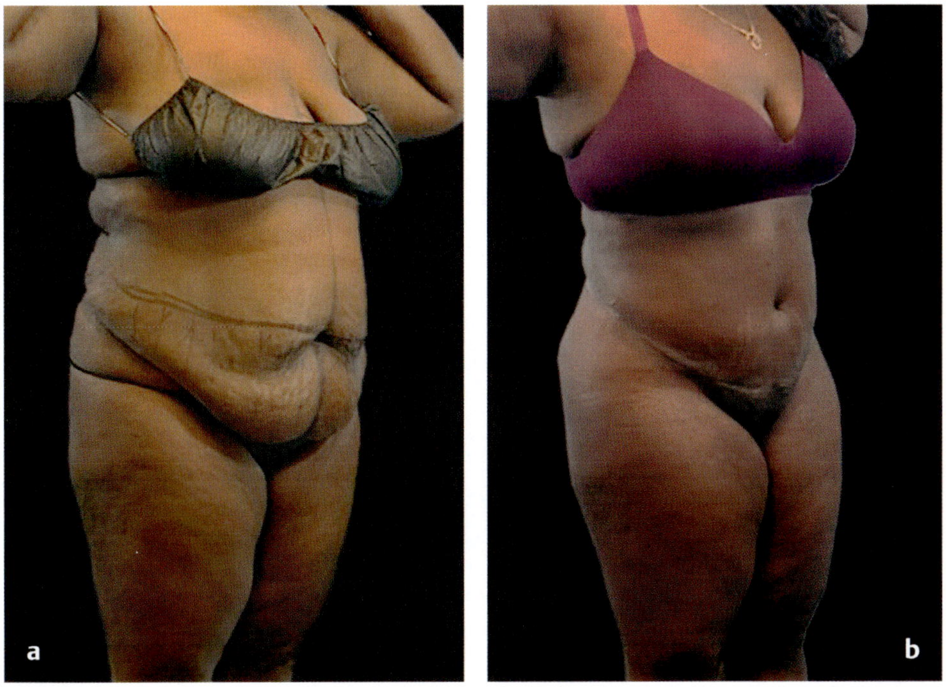

Fig. 31-12. (**a**) Aspecto pré-operatório, vista oblíqua. Observa-se aspecto compacto do abdome, com excesso de panículo e projeção anterior em razão da distensão abdominal global. (**b**) Aspecto pós-operatório, vista oblíqua. Note a diminuição tridimensional do tamanho do abdome. Houve uma modificação da aparência do abdome para um aspecto mais plano.

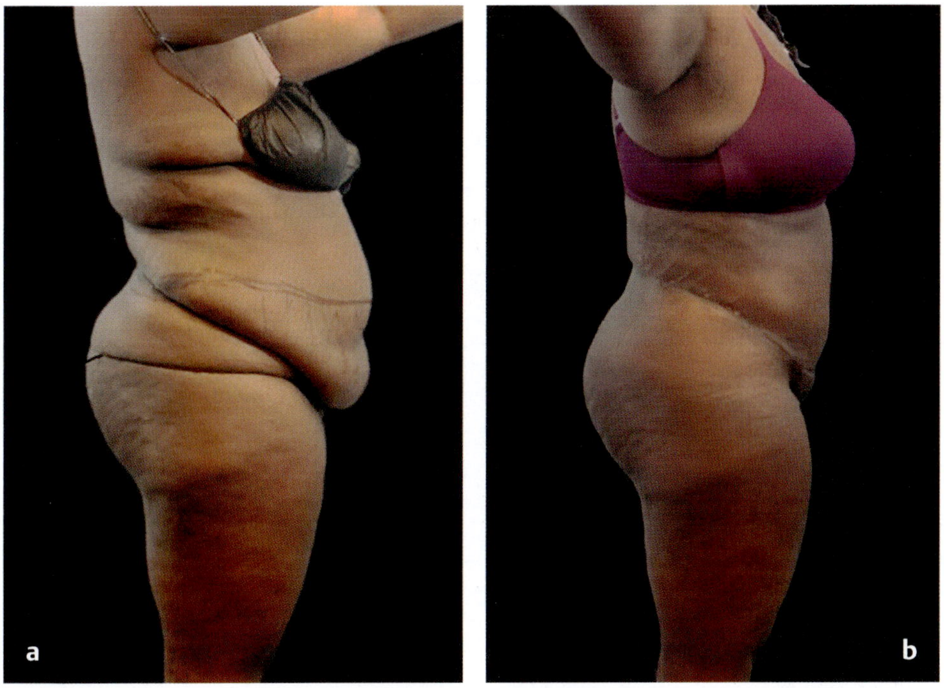

Fig. 31-13. (**a**) Aspecto pré-operatório, vista lateral. A paciente apresenta abdome em avental, parede abdominal proeminente por excesso de gordura e distensão global da parede abdominal. A extensão da dermopaniculectomia planejada vai até região supraumbilical, e, posteriormente, estende-se além da linha axilar posterior. (**b**) Aspecto pós-operatório, vista lateral. Observa-se um abdome mais plano, com elevação púbica e melhora da lipodistrofia dorsal, o que demonstra o diferencial da técnica nos resultados cirúrgicos.

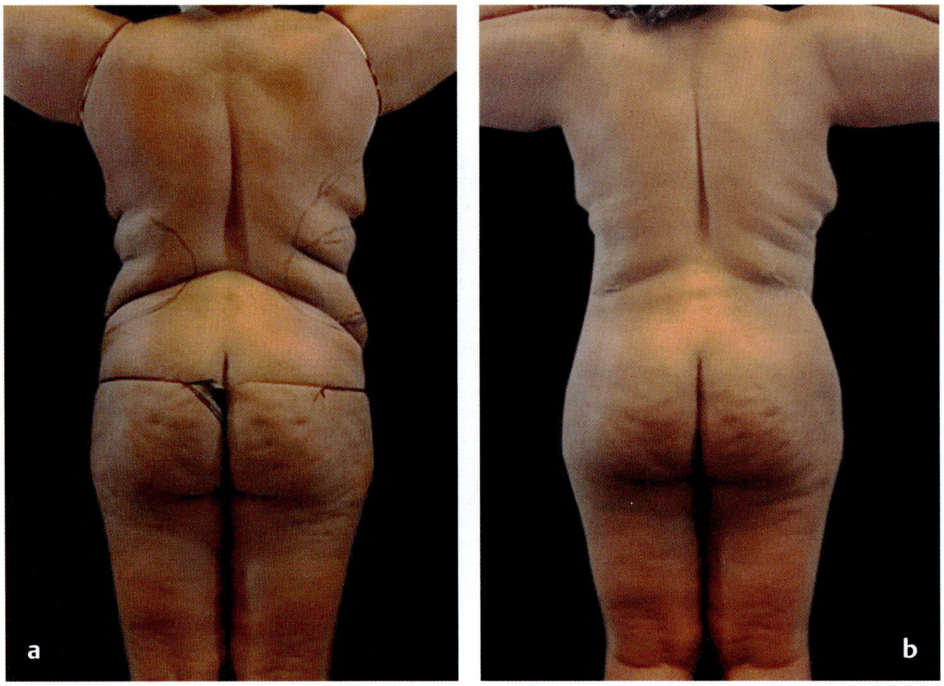

Fig. 31-14. (**a**) Aspecto pré-operatório, vista posterior. Observam-se lipodistrofia dorsal e a deformidade em topo de *muffin* das áreas sacral/ilíaca. Vê-se também linha da cintura alargada. (**b**) Aspecto pós-operatório, vista posterior. Observa-se melhora da lipodistrofia dorsal e da deformidade em topo de *muffin*. A cintura está mais definida.

DISCUSSÃO

A abdominoplastia é uma cirurgia de grande porte associada a alto potencial de morbidade. Se estiverem presentes hérnias da parede abdominal ou fraqueza muscular global, a complexidade da cirurgia aumenta. No passado, a realização dessa cirurgia ficava reservada para o ambiente hospitalar. No entanto, atualmente, é comum realizá-la em centros de cirurgia ambulatorial. Além disso, os pacientes têm solicitado procedimentos mais complexos e cirurgias adicionais, incluindo procedimentos estéticos corporais associados. A abdominoplastia exige planejamento cuidadoso e atenção a detalhes em todas as fases dos cuidados ao paciente, inclusive na execução cirúrgica. É uma cirurgia altamente gratificante se tudo sair como planejado. Por outro lado, pode ser uma experiência frustrante para os pacientes e médicos quando surgem complicações. Apesar da explicação detalhada das complicações em potencial, muitos pacientes não aceitarão a ocorrência de nenhuma delas e ficarão incomodados e inclinados a entrar com processos legais de reparação.

Os cirurgiões tendem a se orgulhar dos resultados de suas abdominoplastias. No entanto, na maioria das publicações são incluídos pelos autores pacientes com estrutura corporal relativamente boa e IMC (índice de massa corporal) de ideal (20-25) a moderado (25-30). A população dos Estados Unidos tem alto índice de pacientes obesos (IMC acima de 30). A maioria de nossos pacientes é obesa (30-35 de IMC). As mulheres também têm pelo menos um filho, e muitas são multíparas. Tem-se, assim, um cenário para uma parede abdominal e tronco com panículo espesso e abdome com distensão global e hérnias. São pessoas com genética amplamente diversa, tendo uma complexidade mais específica do que o paciente médio de abdominoplastia. O tratamento do panículo espesso exige a introdução de uma lipoaspiração mais agressiva, embora bem planejada. A distensão global da parede abdominal exige uma abordagem completamente nova. Chamamos nossa abordagem de WRAFA. Ela permite diminuir a superfície da parede abdominal e ajuda a encurtar o pedículo umbilical longo. O WRAFA também ajuda a maximizar o grau de excisão do tecido dermoadiposo, já que a convexidade intensa do abdome é transformada em uma superfície plana.

Uma conduta bem planejada e boa comunicação ao longo das consultas pré e pós-operatórias são importantes para a obtenção de bons resultados. A conduta pré-operatória, descrita anteriormente, em particular a preparação intestinal, é crítica. Acreditamos que a taxa de complicações baixa em muitas áreas se deve a essa abordagem. A ausência de trombose venosa profunda se deve ao uso intraoperatório de compressão intermitente pneumática, à mobilização precoce, à descompressão intestinal e ao uso de enoxaparina. Provavelmente, o uso da bomba de analgésico (Bomba On-Q), que relaxa a parede abdominal, ajuda a diminuir a pressão intra-abdominal inicial sobre o sistema de retorno venoso retroperitoneal. Apesar de se utilizar solução tumescente para a realização da lipoaspiração, a taxa de seromas é baixa nesse procedimento. Isso se deve provavelmente ao uso de drenos de aspiração deixados por um tempo mais prolongado. Entre os pacientes que tiveram necrose, um apresentava diabetes tipo 2 que se tornou insulinodependente depois da cirurgia. O segundo paciente foi submetido à lipoaspiração abdominal **360 graus** agressiva prévia e apresentava múltiplas aderências à pele e irregularidades de contorno. Acreditamos que a necrose do segundo caso tenha sido resultado de circulação colateral insuficiente.

É possível que uma lipoaspiração mal executada destrua as principais perfurantes e as conexões arteriais e venosas do retalho abdominal sob a camada da derme/subcutânea. Boa parte dos cirurgiões plásticos acredita que a lipoaspiração promova uma autonomização do retalho abdominal. Sustento que não é esse o caso. Essa é uma das razões pelas quais prefiro fazer a abdominoplastia com ou sem lipoaspiração limitada num primeiro tempo cirúrgico e realizar mais tarde a diminuição de espessura dos retalhos por lipoaspiração em um segundo momento. Se o paciente insistir na lipoaspiração primeiro, o que geralmente acontece quando há o desejo de usar a gordura para aumento glúteo, evita-se a aspiração do abdome central e alto na região anterior para preservar a elasticidade dos retalhos e dos perfurantes, dependendo dos vasos epigástricos superiores. Isso garantirá condições ideais para uma boa abdominoplastia com redução de complicações.

Não é difícil evitar complicações na região da sutura de pele. Geralmente são utilizadas suturas em monofilamento não absorvível para o fechamento da camada de pele em todos os pacientes. Incentivar os pacientes a ficarem na cidade do procedimento até que todas as suturas e drenos sejam removidos é um desafio.

Embora um cenário ambulatorial possa criar condições para complicações, temos visto que o oposto é a verdade. Talvez a mobilização obrigatória e a recuperação fora do ambiente bacteriano hospitalar possam ser benéficas. Apesar da complexidade cirúrgica e do tipo particularmente difícil de pacientes no qual esta técnica está indicada, estamos animados com nossos resultados. Os pacientes têm alta taxa de satisfação e ficam muito gratos pela mudança do contorno corporal obtida. Muitos acabam aderindo a programas de exercícios e dietas, tornando sua reabilitação mais abrangente e significativa.

BIBLIOGRAFIA

American Society of Plastic Surgeons Task Force. Evidence-based practices for thromboembolism prevention: a report from the ASPS. Venous Thromboembolism Task Force approved by ASPS Executive Committee. 2011.

Bray Jr. DA, Nguyen J, Craig J, et al. efficacy of local anesthetic pain pump in abdominoplasty. Plast Reconstr Surg. 2007;119(3):1054-9.

Ramírez OM, Ruas E, Dellon AL. Components Separation Method for closure of abdominal wall defects: An anatomical and clinical study. Plast Reconstr Surg. 1990;86:519.

Ramirez OM. Abdominoplasty and Abdominal Wall Rehabilitation: A Comprehensive Approach. Plast Reconstr Surg. 2000;105:425-35.

Ramirez OM. The U-M dermolipectomy and myofascial release in Abdominoplasty. Operative Tech in Plast Reconstr Surg. 2002;8(1):40-52.

Ramirez OM. Umbilical Reconstruction with the Heart-Shaped Incision in Adult Umbilical Reconstruction: Principles and Techniques. In: Shiffman MA (Ed.). Switzerland: Springer. 2017;24. p. 225-46.

Rohrich RJ, Sorokin ES, Brown SA, Gibby DL. Is the umbilicus truly midline? Clinical and medicolegal implications. Plast Reconstr Surg. 2003;112(1):259-63.

Saldanha OR, et al. Lipoabdominoplasty. Plast Reconstr Surg. 2009;124:934-42.

Sankar A, Johnson SR, Beattie WS, et al. Reliability of the American Society of Anesthesiologists physical status. Scale in clinical practice. Br J Anesth. 2014;113(3):424-32.

Shestak KC. The Estended Abdominoplasty. Clin Plast Surg. 2014; 41(4):705-13.

Smith LF, Smith Jr. LF. Safely combining abdominoplasty with aggressive abdominal liposuction based on perforator vessels: Technique and review of 300 consecutive cases. Plast Reconstr Surg. 2015;135:1357-66.

Villegas FJ. A novel approach to Abdominoplasty: TULUA modifications. Aesth Plast Surg. 2014.

Visconti G, Visconti E, Bonomo L, Salparello M. Concepts in Navel Aesthetics: A Comprehensive Surface Anatomy Analysis. Aesth Plast Surg. 2015;39:43-50.

Vídeo Aula

ABDOMINOPLASTIA COM CICATRIZES PRÉVIAS

CAPÍTULO 32

Níveo Steffen ■ Pedro Bins Ely ■ Tássio Fernando Crusius

INTRODUÇÃO

O abdome com cicatrizes prévias é um desafio para o cirurgião plástico. A preocupação com a randomização da vascularização, as retrações e as possíveis dificuldades técnicas adicionais são peculiaridades na realização da abdominoplastia destes pacientes.

ANATOMIA CIRÚRGICA VOLTADA PARA A TÉCNICA

No intuito de evitar complicações relacionadas à má perfusão dos retalhos, não se devem ressecar isoladamente cicatrizes que não estejam incluídas na área do excesso dermogorduroso. As cicatrizes prévias, além de levar à formação de ramos aleatórios no suprimento sanguíneo regional, ocasionam a formação local de retrações e aderências.

De acordo com Huger *et al.*, a vascularização da parede abdominal pode ser dividida em três (3) áreas (Fig. 32-1):

1. Zona vertical média, limitada pelas bordas laterais dos músculos retos abdominais, suprida pela arcada epigástrica (superior, inferior e anastomoses);
2. Zona inferior abdominal, limitada por uma linha unindo as espinhas ilíacas anterossuperiores, regiões inguinais e limite superior do púbis, suprida pela artéria epigástrica superficial, artéria pudenda externa superficial e sistema ilíaco circunflexo superficial;
3. Zonas laterais/flancos, supridas por ramos das artérias intercostais laterais e artérias lombares.

A dermolipectomia clássica com dissecção ampla baseia-se no suprimento sanguíneo do retalho à custa da zona III, uma vez que a vascularização das demais zonas, principalmente da zona I, seja interrompida parcial ou totalmente, conforme já reproduzido em estudos realizando angiografia com fluorescência induzida por *laser* em verde de indocianina (ICG), podendo ocasionar lesões devido à isquemia.

Alguns estudos referem que mais de 70% dos pacientes submetidos à dermolipectomia são portadores de cicatrizes prévias ao procedimento, sendo as mais relatadas: Pfannenstiel por parto cesárea, Kocher por colecistectomia aberta e Davis/McBurney por apendicectomia (Fig. 32-2).

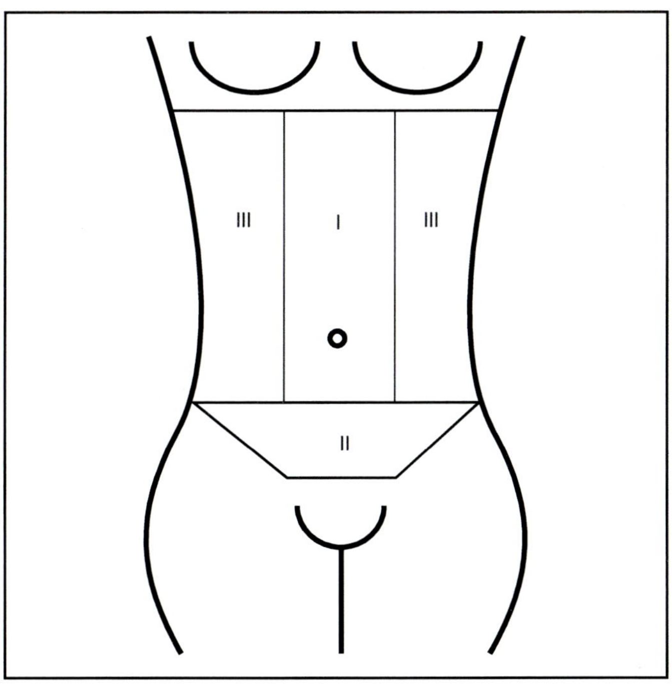

Fig. 32-1. Zonas de Huger da vascularização da parede abdominal.

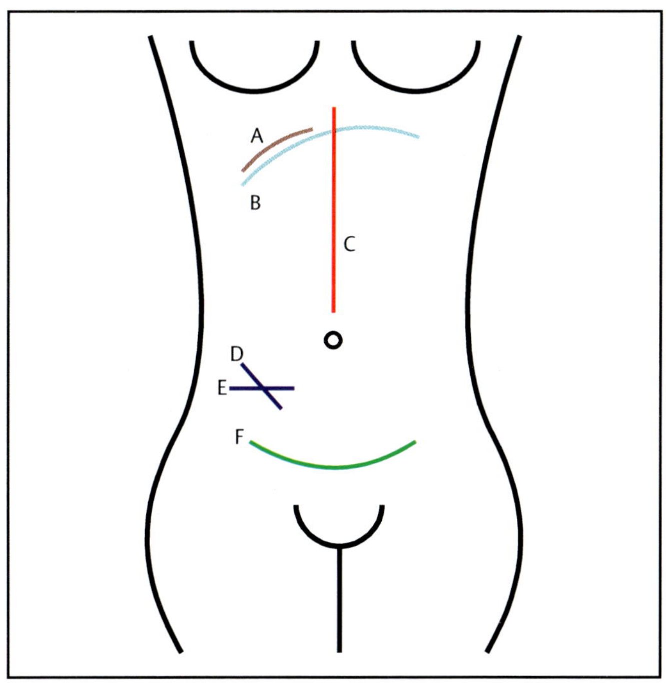

Fig. 32-2. Tipos mais prevalentes de incisões abdominais: *A.* Kocher. *B.* Chevron. *C.* Mediana. *D.* McBurney. *E.* Davis. *F.* Pfannenstiel.

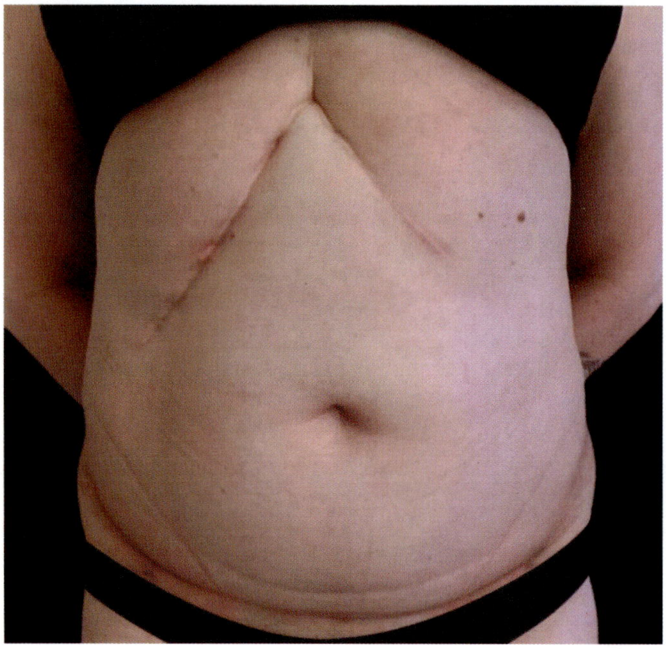

Fig. 32-3. Paciente com incisão do tipo Chevron com prolongamento para Apêndice Xifoide.

Mesmo sendo uma preocupação universalmente difundida, as maiores séries de casos não identificam um aumento de risco estatisticamente significativo entre a presença ou não de cicatrizes supraumbilicais. Algumas teorias sugerem um pré-condicionamento (efeito do tipo autonomização) do retalho decorrente da isquemia gerada pelo dano da intervenção cirúrgica prévia.

Com a evolução dos diagnósticos e indicações das cirurgias hepáticas, um número significativo de pacientes, principalmente do sexo feminino, tem procurado a cirurgia plástica para correções. Cicatrizes próximas ao rebordo costal (Kocher e Chevron), de uma maneira geral, não conseguem ser ressecadas em toda sua extensão na abordagem clássica em abdome inferior. A presença de cicatrizes na porção superior do abdome, principalmente quando forem bilaterais, nos levam a pensar na abdominoplastia reversa (Fig. 32-3).

Cicatrizes, como Davis, McBurney, Pfannenstiel, íleo/colostomias, medianas ou paramedianas, compõem o grupo de lesões que podem ser ao menos parcialmente excisadas, além de cicatrizes de portais videolaparoscópicos próximos à linha média ou em região periumbilical/abdome inferior.

INDICAÇÕES EM RELAÇÃO À DEFORMIDADE

Antes de serem discutidas as possibilidades técnicas, cabe salientar a importância do cuidado com comorbidades ou hábitos de vida que favorecem eventos adversos, como tabagismo, diabetes melito não controlada, hipertensão arterial sistêmica não controlada e índice de massa corporal elevado. Esses fatores devem ser corrigidos anteriormente ao procedimento.

As principais técnicas operatórias que podem ser associadas à correção de cicatrizes são mencionadas a seguir.

Abdominoplastia Clássica

Kelly, em 1899, Pitanguy, em 1967, Avelar, em 1999, e Saldanha, em 2001, contribuíram para o desenvolvimento da técnica atualmente mais utilizada para correção dos excessos dermogordurosos da parede abdominal, sendo mundialmente difundida pela segurança, reprodutibilidade e redução de complicações. Usando o princípio de um descolamento menor do retalho, esta técnica pode ser associada à ressecção de quase totalidade das cicatrizes que se localizam na topografia infraumbilical entre as fossas ilíacas, devido ao fuso de pele ressecado. Cicatrizes no andar superior do abdome não serão corrigidas e terão uma apresentação inferiorizada em comparação à inicial ao final do procedimento devido à tração da pele. Cabe salientar que, ocasionalmente, mesmo a cicatriz de Pfannenstiel pode acabar não sendo ressecada, caso tenha sido feita em posição muito caudal. Normalmente a marcação da incisão é realizada a uma distância de 7 a 8 cm da fúrcula vaginal.

Abdominoplastia em Flor-de-Lis ou em Âncora

Descrita por Castanhares e Goethel, em 1960, Regnault, em 1970, Dellon, em 1985, e Roxo, em 2002, esta técnica possibilita a correção da maioria das cicatrizes abdominais, uma vez que sejam ressecados um fuso vertical de pele central e um fuso horizontal no abdome inferior. No entanto, por associar uma cicatriz vertical à cicatriz suprapúbica, sua indicação fica restrita ao grupo de pacientes com grande perda ponderal.

Abdominoplastia Reversa Tensionada

Na técnica descrita por Deos *et al.*, pacientes com excesso lipocutâneo em andar superior do abdome podem ter essa possibilidade aventada, associando à correção de cicatrizes nesta topografia, como Kocher, Chevron (com ou sem prolongamento para o xifoide para abordagem hepática) ou transversas supraumbilicais, ou mesmo utilizando de forma oportuna uma cicatriz em T invertido resultante de mamoplastia redutora prévia. A abordagem com cicatriz inframamária é contraindicada em pacientes com histórico de queloide ou cicatriz hipertrófica, principalmente naquelas que precisarão da unificação medial das incisões. Pode ser combinada em mesmo tempo cirúrgico ou em diferentes com procedimentos para refinamento do andar inferior, como miniabdominoplastia ou lipoabdominoplastia, com ou sem plicatura da aponeurose dos músculos retos abdominais, em caso de necessidade. A associação de procedimentos do andar inferior tem como principal desvantagem o comprometimento da sensibilidade cutânea do abdome no segmento entre as duas cicatrizes transversas.

CUIDADOS TRANSOPERATÓRIOS

Os cuidados tidos como essenciais para realização de toda abdominoplastia devem ser tomados, como: manuseio cuidadoso dos tecidos, evitar grandes dissecções, tensão excessiva na zona de sutura inferior e lipoaspirações de grandes volumes.

No paciente em que a cicatriz prévia à abdominoplastia já se apresenta com alterações (deiscência, cicatriz hipertrófica, queloide), estas devem ser consideradas para a escolha da técnica cirúrgica e alertar para cuidados complementares, prevenindo novas eventuais complicações.

RESULTADOS PÓS-OPERATÓRIOS

Caso 1

Paciente com cicatriz de incisão de Kocher prévia, mostrando seu aspecto mais caudal ao final da abdominoplastia.

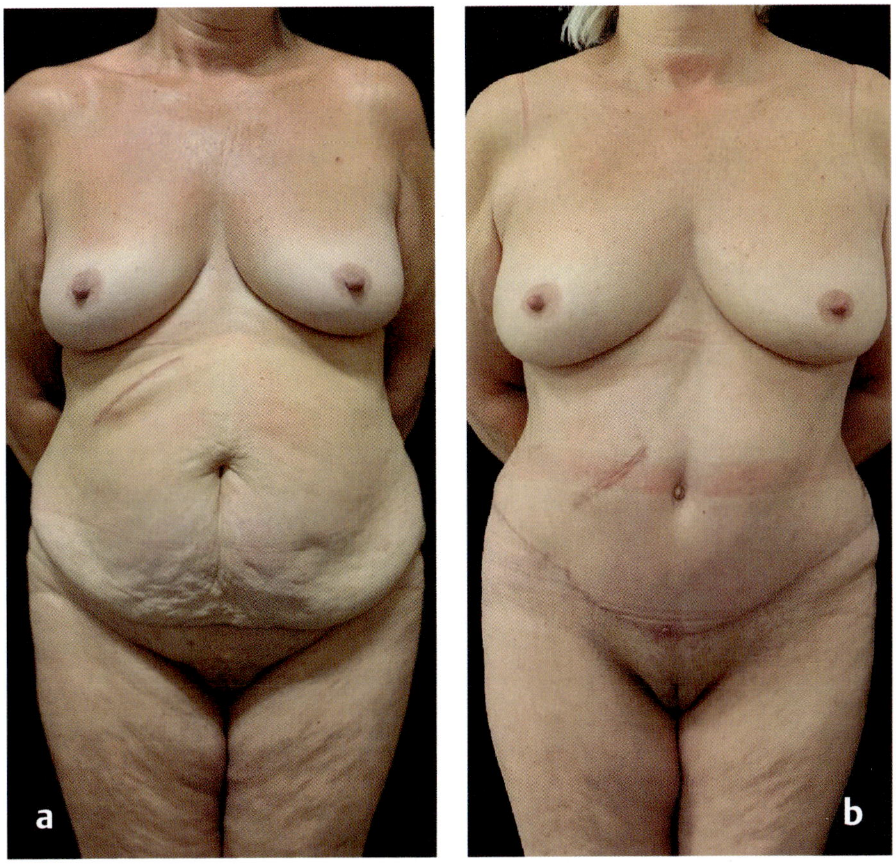

Fig. 32-4. (a) Pré-operatório. (b) Pós-operatório de 6 meses.

Caso 2

Paciente com cicatriz de Pfannenstiel por parto cesárea prévio associada à densidade elevada de estrias periumbilicais. Pode-se notar a importante redução nas estrias no pós-operatório, permanecendo apenas uma pequena porção anteriormente supraumbilical.

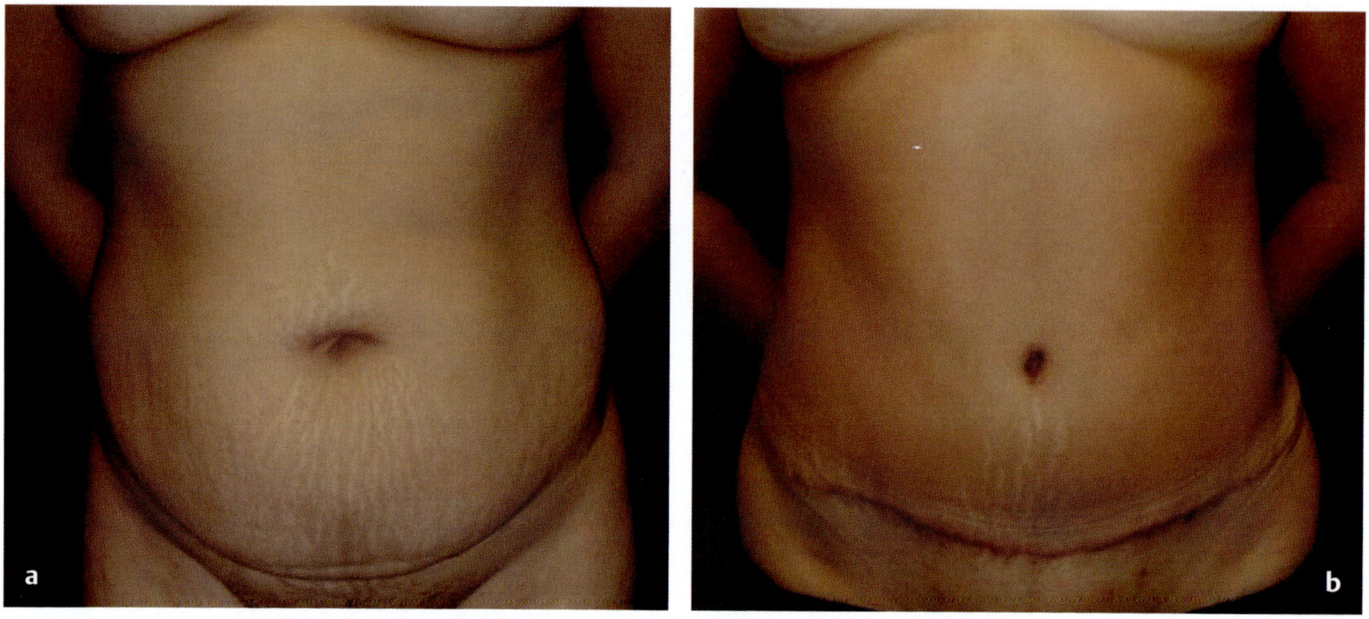

Fig. 32-5. (**a**) Pré-operatório. (**b**) Pós-operatório de 6 meses.

Caso 3

Paciente procura atendimento com vistas à correção de múltiplas cicatrizes prévias, tendo como alternativa a realização de abdominoplastia em flor-de-lis ou âncora. Esta paciente apresentava cicatriz mediana devido à laparotomia após conversão por lesão de alça intestinal em videolaparoscopia diagnóstica, cicatriz em fossa ilíaca esquerda resultante de fechamento de ileostomia e cicatrizes obtidas pela cicatrização por segunda intenção de orifícios de drenos abdominais. No pós-operatório, apenas uma pequena porção da cicatriz em fossa ilíaca esquerda ainda permaneceu, tendo um resultado estético satisfatório com resolução das cicatrizes e relevo do abdome.

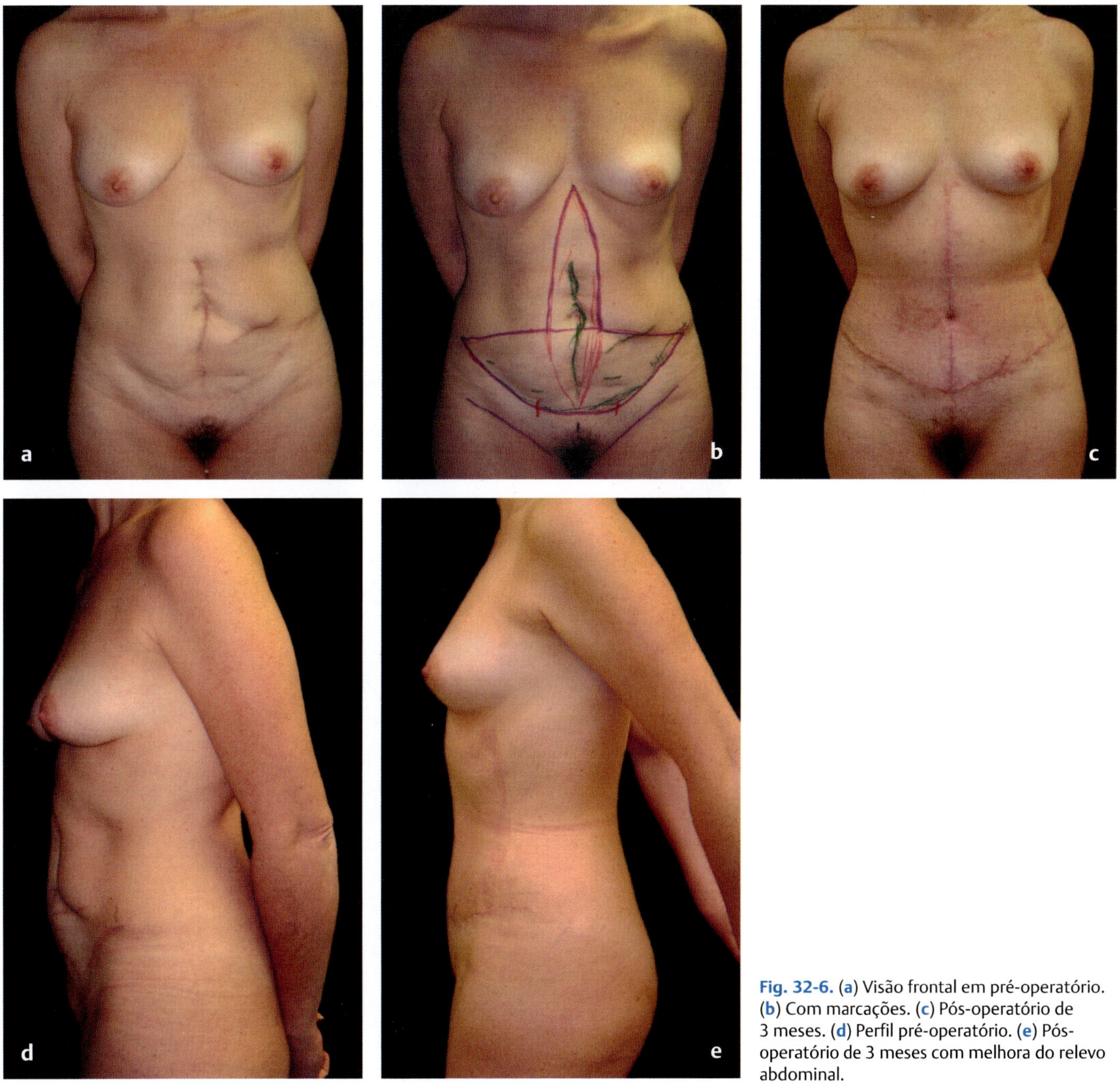

Fig. 32-6. (a) Visão frontal em pré-operatório. (b) Com marcações. (c) Pós-operatório de 3 meses. (d) Perfil pré-operatório. (e) Pós-operatório de 3 meses com melhora do relevo abdominal.

Caso 4

Paciente com cicatriz mediana por laparotomia prévia para gastrectomia por obesidade mórbida com perda de 53 kg, associada a Kocher por colecistectomia aberta e Pfannenstiel por parto cesárea. O excedente lipocutâneo significativo foi determinante para a ressecção de uma porção da cicatriz de Kocher, tendo seu remanescente, uma apresentação mais caudal no pós-operatório. Indicada abordagem em âncora sem descolamento, devido ao risco da porção direita abaixo da Kocher e lateral à mediana.

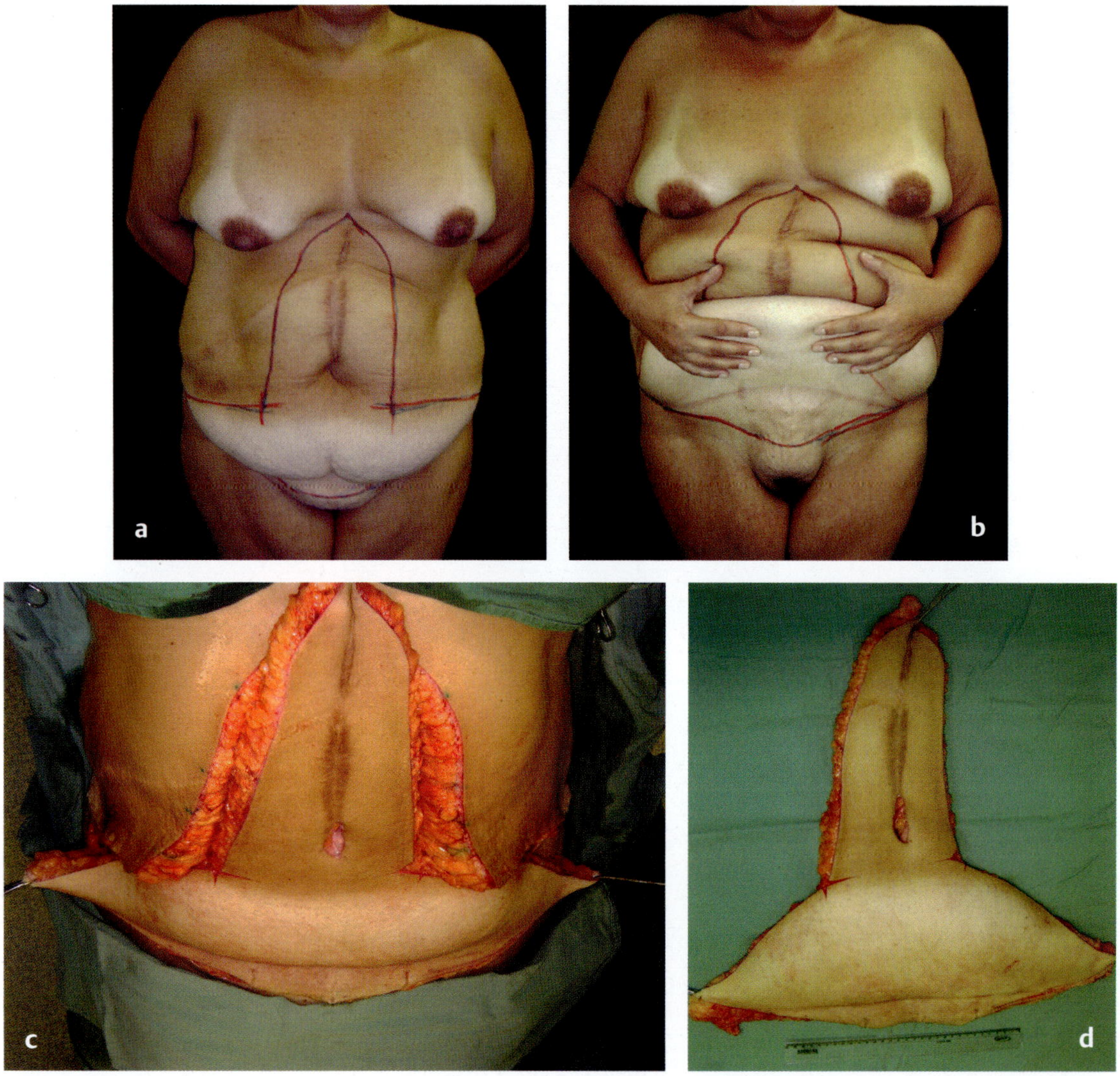

Fig. 32-7. Visão frontal pré-operatória: (**a**) Com marcação demonstrando cicatriz de Kocher e mediana. (**b**) Mostrando cicatriz de Pfannenstiel prévia. (**c**) Excesso dermogorduroso a ser ressecado em seu sítio cirúrgico. (**d**) Excedente dermogorduroso tendo como escala uma régua de 30 cm. *(Continua.)*

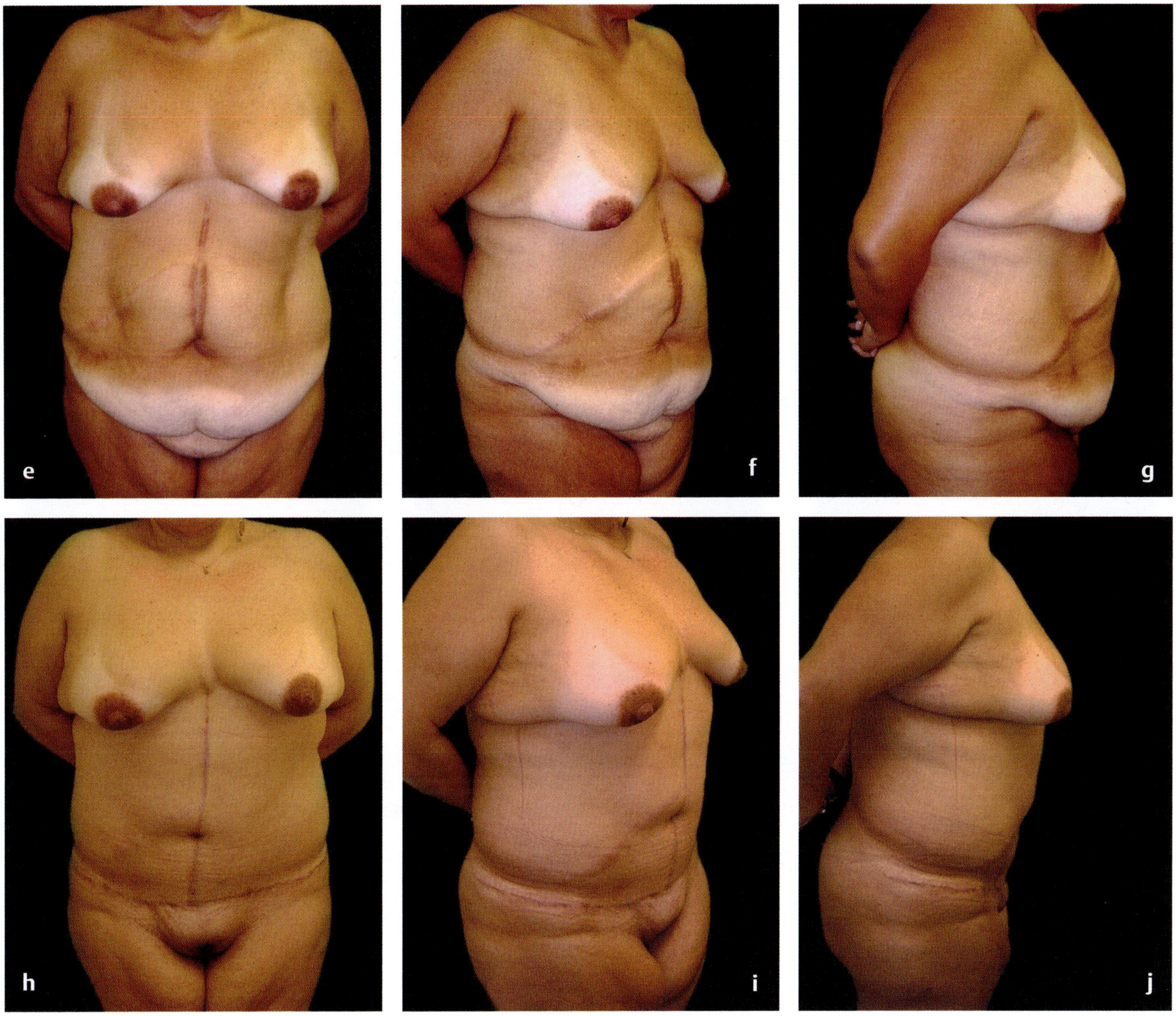

Fig. 32-7. *(Cont.)* Pré-operatório em visão frontal (**e**), oblíqua (**f**) e lateral (**g**) Pós-operatório em visão frontal (**h**), oblíqua (**i**) e lateral (**j**)

Caso 5

Paciente com histórico de múltiplas intervenções em abdome inferior durante a infância, tendo cicatriz paramediana direita de reintervenções e retrações por complicações destas. Pode-se observar em pós-operatório imediato a melhora significativa na superfície do abdome, permanecendo apenas as porções não abrangidas pela técnica executada.

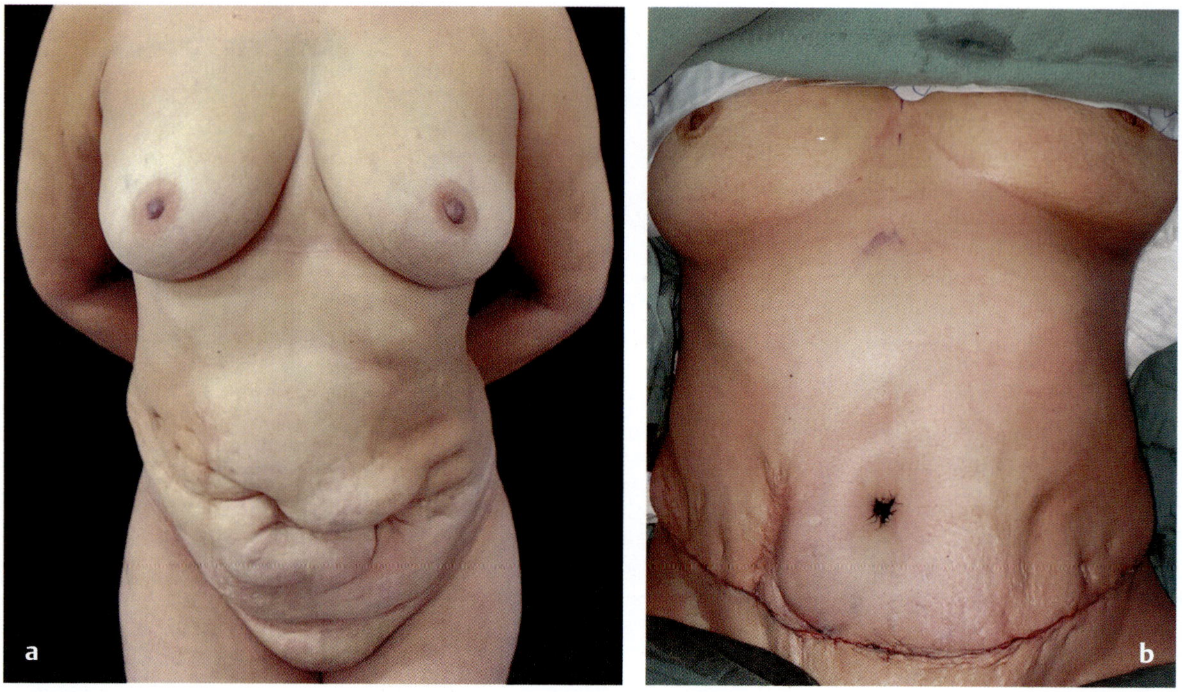

PROBLEMAS E COMPLICAÇÕES

A complicação mais temida é o sofrimento do retalho devido à alteração no suprimento vascular, podendo variar de liponecrose, epidermólise até necrose da pele. Além disto podem ocorrer cicatrizes residuais, saliências e depressões, que podem não suprir a expectativa do paciente. Cuidados específicos no planejamento e de informação ao paciente devem ser feitos para redução de riscos, direcionando para desfechos favoráveis.

Todas as demais complicações associadas aos procedimentos citados também podem ser observadas naqueles com cicatrizes, sejam elas locais ou sistêmicas, devendo ser tomados os mesmos cuidados e profilaxias.

DISCUSSÃO E CONCLUSÃO

Diversos estudos demonstram a importância de uma dissecção cuidadosa com a preservação de artérias perfurantes, pois favorecem a viabilidade do retalho e a diminuição de complicações vasculares. O risco de complicações isquêmicas graves no retalho com cicatriz prévia deve ser minimizado pelo cuidadoso manuseio dos tecidos, evitando tração excessiva e tensão no fechamento. A realização de lipoaspirações de grandes volumes também deve ser evitada. A presença de cicatrizes abdominais prévias é associada a complicações, no entanto, não é contraindicação para a realização do procedimento.

Caso a cicatriz não seja englobada pela área a ser ressecada, o paciente deve estar ciente dos riscos e possibilidade de desfechos desfavoráveis quando se opta por ressecção com técnicas alternativas, pela maior manipulação tecidual e consequente lesão de vascularização do retalho já potencialmente randômico pela cicatriz prévia.

Não há na literatura recurso suficiente para elaboração de um fluxograma para planejamento cirúrgico de acordo com a apresentação de cicatrizes prévias, devendo ser individualizado para cada caso frente à apresentação, possibilidades e expectativas do paciente.

Todos os cuidados no planejamento e na execução da técnica cirúrgica, de acordo com os pontos salientados neste capítulo, devem ser tomados visando à redução dos riscos envolvidos. Somente assim podemos aumentar a possibilidade de desfechos favoráveis em casos complexos.

BIBLIOGRAFIA

Aly AS, Nahas FX. The Art of Body Contouring – A Comprehensive Approach. 1. ed. New York: Thieme. 2017.

De Castro CC, Aboudib Jr JHC, Salema R, et al. How to deal with abdominoplasty in an abdomen with a scar. Aesthetic Plast Surg. 1993;17:67-71.

Deos MF, Arnt RA, Gus EI. Tensioned reverse abdominoplasty. Plast Reconstr Surg. 2009;124(6):2134-41.

El-Khatib HA, Bener A. Abdominal dermolipectomy in an abdomen with pre-existing scars: a different concept. Plast Reconstr Surg. 2004;114: 992-7.

Huger Jr. WE. The anatomic rationale for abdominal lipectomy. Am Surg. 1979;45(9): 612-7.

Karthikesalingam A, Kitcat M, Malata CM. Abdominoplasty in patients with and without pre-existing scars: a retrospective comparison. J Plast Reconstr Aesthet Surg. 2011;64(3): 369-74.

Mayr M, Holm C, Höfter E, et al. Effects of aesthetic abdominoplasty on abdominal wall perfusion: a quantitative evaluation. Plast Reconstr Surg. 2004;114:1586-94.

Mendes FH, Viterbo F, Luna ALAP. Inner Scar Umbilicus: New Horizons for Vertical Abdominoplasty. Plast Reconstr Surg. 2018;141(4): 507-16.

Momeni A, Heier M, Bannasch H, et al. Complications in abdominoplasty: a risk factor analysis. J Plast Reconstr Aesthet Surg. 2009;62:1250-4.

Nahai FX, Nahai FR. The Art of Aesthetic Surgery – Principles & Techniques. 3. ed. New York: Thieme. 2020.

Neligan PC, Rubin JP. Plastic Surgery – Aesthetic. Vol 2. 4. ed. Canada: Elsevier. 2018.

Rieger UM, Erba P, Kalbermatten DF, et al. An individualized approach to abdominoplasty in the presence of bilateral subcostal scars after open gastric bypass. Obes Surg. 2008;18(7): 863-9.

Roxo CDP, Pinheiro O, Almeida D. Abdominoplastia Multifuncional. Rev Bras Cir Plást. 2004;19(3):64-74.

Shermak MA, Mallalieu J, Chang D. Do preexisting abdominal scars threaten wound healing in abdominoplasty? Eplasty. 2010;10-4.

Silveira DPM, Goldoni BA, Valiati AA, et al. Dermolipectomia abdominal em abdome com cicatriz transversa supraumbilical pré-existente – série de casos e revisão da literatura. Revista da Associação Catarinense de Medicina. 2015;44(1):144-7.

CAPÍTULO 33

ABDOMINOPLASTIA SECUNDÁRIA

Mauro Fernando Deos ▪ Fabio Xerfan Nahas

INTRODUÇÃO

A perda de qualidade do resultado após uma abdominoplastia pode ser devida a diversas razões. As mais comuns são aumento de peso, envelhecimento dos tecidos ou alteração da forma corporal por razões hormonais (menopausa) ou gestacionais. Na maioria das vezes vão exigir uma nova abdominoplastia.

Consideramos abdominoplastia secundária, neste capítulo, os casos em que realizamos abdominoplastias em pacientes que previamente foram submetidos a uma abdominoplastia clássica, miniabdominoplastia, abdominoplastia reversa, abdominoplastia estendida ou circunferencial. Cormenzana encontrou mais de 7% de abdominoplastias secundárias na sua casuística. Relata 21 pacientes operados de abdominoplastia secundária indicada por perda de resultado com o envelhecimento ou por problemas resultantes da primeira abdominoplastia.

Nas abdominoplastias secundárias há de se considerar as dificuldades inerentes a uma nova intervenção em função das cicatrizes, fibrose decorrente da primeira cirurgia e principalmente pelas limitações impostas pela condição pré-operatória da deformidade. Na maioria das vezes, a ressecção de pele e tecido adiposo será muito mais limitada, já que na abdominoplastia prévia o maior excedente foi ressecado. Além disso, deformidades do plano musculoaponeurótico recidivadas representam uma dificuldade adicional pela presença de fibrose junto à fáscia, plicaturas anteriores e possíveis telas usadas na cirurgia prévia.

Para facilitar a conduta do cirurgião plástico nestes casos, procuramos desenvolver um algoritmo lógico que auxilie na conduta, dependendo da deformidade secundária. As deformidades foram divididas em quatro (4) grupos, descritos a seguir:

1. Problemas relacionados a excesso de pele, gordura e alterações de cicatrizes;
2. Deformidades no tecido subcutâneo;
3. Problemas no plano musculoaponeurótico;
4. Outras causas de deformidade.

PROBLEMAS RELACIONADOS A EXCESSO DE PELE, GORDURA E ALTERAÇÕES DE CICATRIZES

Na abdominoplastia clássica, cicatrizes irregulares, alargadas, hipertróficas ou mal posicionadas costumam ser um problema relativamente comum. Na maioria das vezes a solução vai exigir novo descolamento da pele e tecido subcutâneo. A amplitude do descolamento vai depender da quantidade de sobra de pele na porção inferior do abdome e da extensão do problema cicatricial. Em casos de menor complexidade esse descolamento poderá ser pequeno, incluindo somente a cicatriz. Em casos de problemas cicatriciais mais complexos, poderá ser necessário um descolamento mais extenso até a cicatriz umbilical como realizado na miniabdominoplastia, exigindo cuidados pós-operatórios compatíveis com essa cirurgia e, por isso, caracterizando uma abdominoplastia secundária. Frequentemente realiza-se alguma plicatura aponeurótica associada nestes casos.

Um problema comum e que frequentemente vai exigir uma abdominoplastia secundária são as cicatrizes transversais altas pós-abdominoplastia clássica que foi aí posicionada para permitir a ressecção completa do retalho até cicatriz umbilical. Problemas de cicatrizes mal posicionadas nem sempre são de fácil correção e, na maioria das vezes, não há pele suficiente na porção inferior do abdome para o abaixamento adequado da cicatriz (Fig. 33-1).

A seguir, serão descritas as alternativas de tratamento cirúrgico nos casos em que o descolamento limitado da pele não é suficiente para permitir a correção de problemas relacionados a excesso de pele, gordura e alterações de cicatrizes.

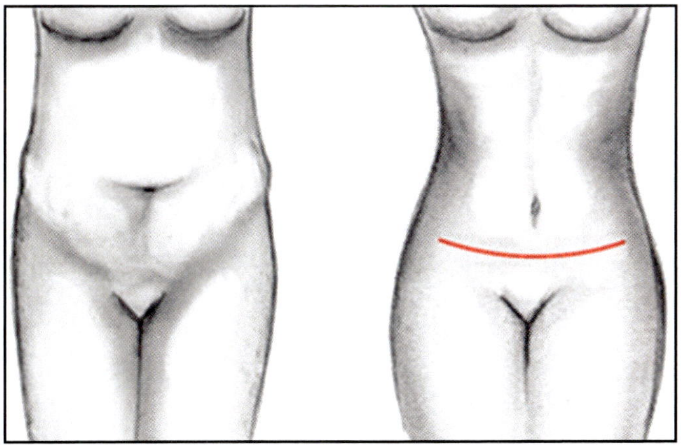

Fig. 33-1. Este esquema gráfico mostra situação frequente após abdominoplastia clássica: cicatriz transversa supra-púbica posicionada muito próximo da cicatriz umbilical, produzindo uma percepção de encurtamento e alargamento do tronco.

Dependendo da necessidade, pode-se corrigir com uma miniabdominoplastia ou como uma abdominoplastia clássica.

Correção com Abdominoplastia Secundária Tipo Miniabdominoplastia

Na maioria dos casos consegue-se a correção do problema com descolamento exclusivo da pele que irá permitir o reposicionamento mais baixo da cicatriz a uma distância adequada do púbis, estimada entre 6 a 8 cm.

Caso 1: Paciente de 54 anos submetida à abdominoplastia e mamoplastia há 10 anos com cicatriz suprapúbica transversal alta e sulcos mamários baixos. Verificou-se que um novo descolamento de pele tipo miniabdominoplastia não seria suficiente para baixar a cicatriz até o local adequado e, para conseguir esse abaixamento até o ponto desejado, associou-se uma plicatura transversal do abdome inferior. Este recurso poderá ser utilizado para evitar uma nova abdominoplastia completa nos casos em que a cicatriz necessita ser ressecada por excesso de tensão ou abaixada para corrigir sua posição.

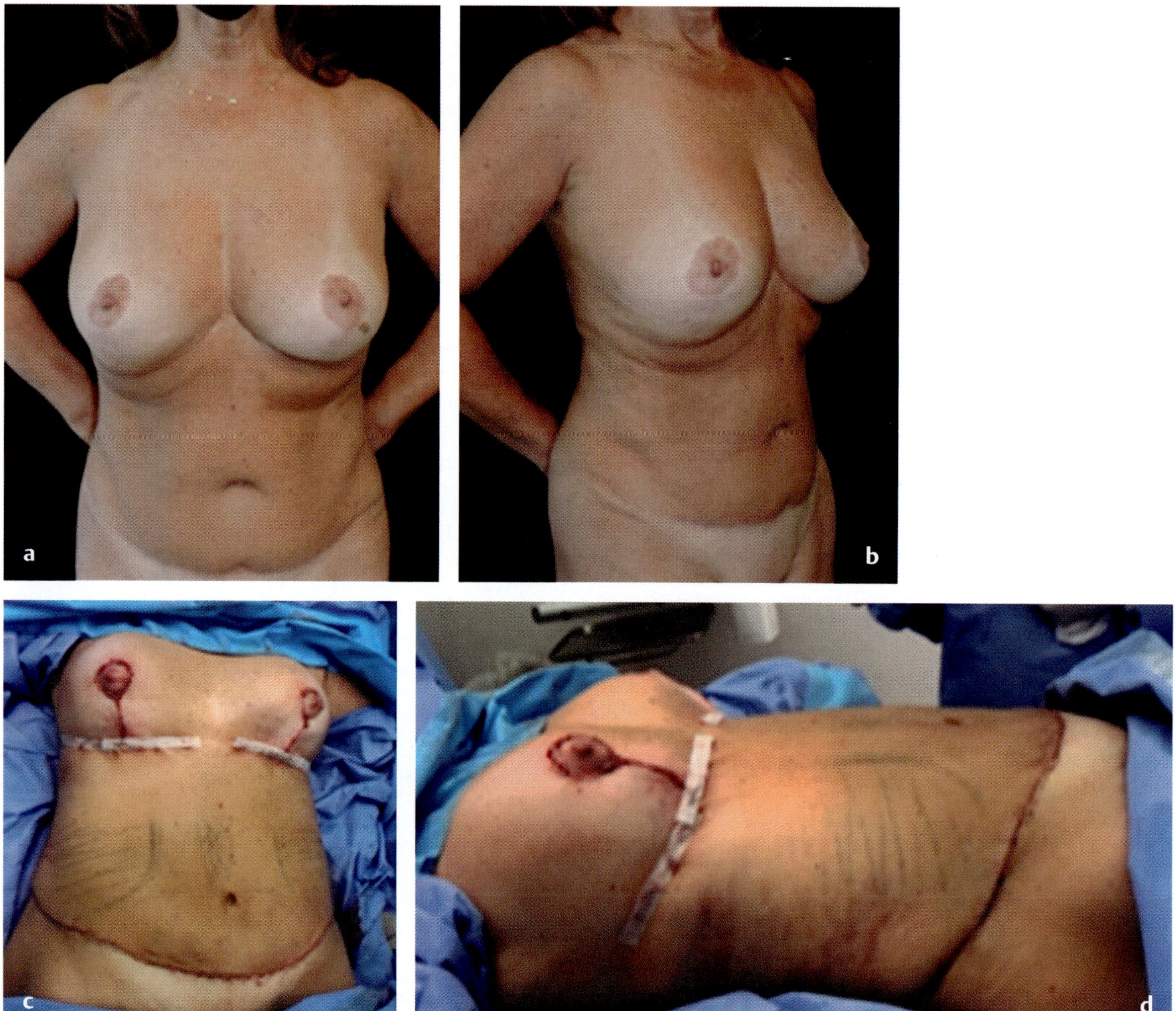

Fig. 33-2. Caso 1 (**a,b**) Pré-operatório, vistas frontal e oblíqua. Apresentava um efeito visual de encurtamento e alargamento do tronco provocado por duas situações, a cicatriz suprapúbica alta e a presença de sulcos mamários baixos com certo excesso de pele na região abdominal superior. (**b,c**) Pós-operatório imediato: a correção foi realizada com duas abordagens. Abaixamento da cicatriz suprapúbica pela plicatura transversa inferior abdominal com descolamento reduzido tipo miniabdominoplastia associado à mastopexia com reposicionamento do sulco mamário 2 a 3 cm acima, reduzindo o excesso de pele na região abdominal inferiormente ao sulco. *(Continua.)*

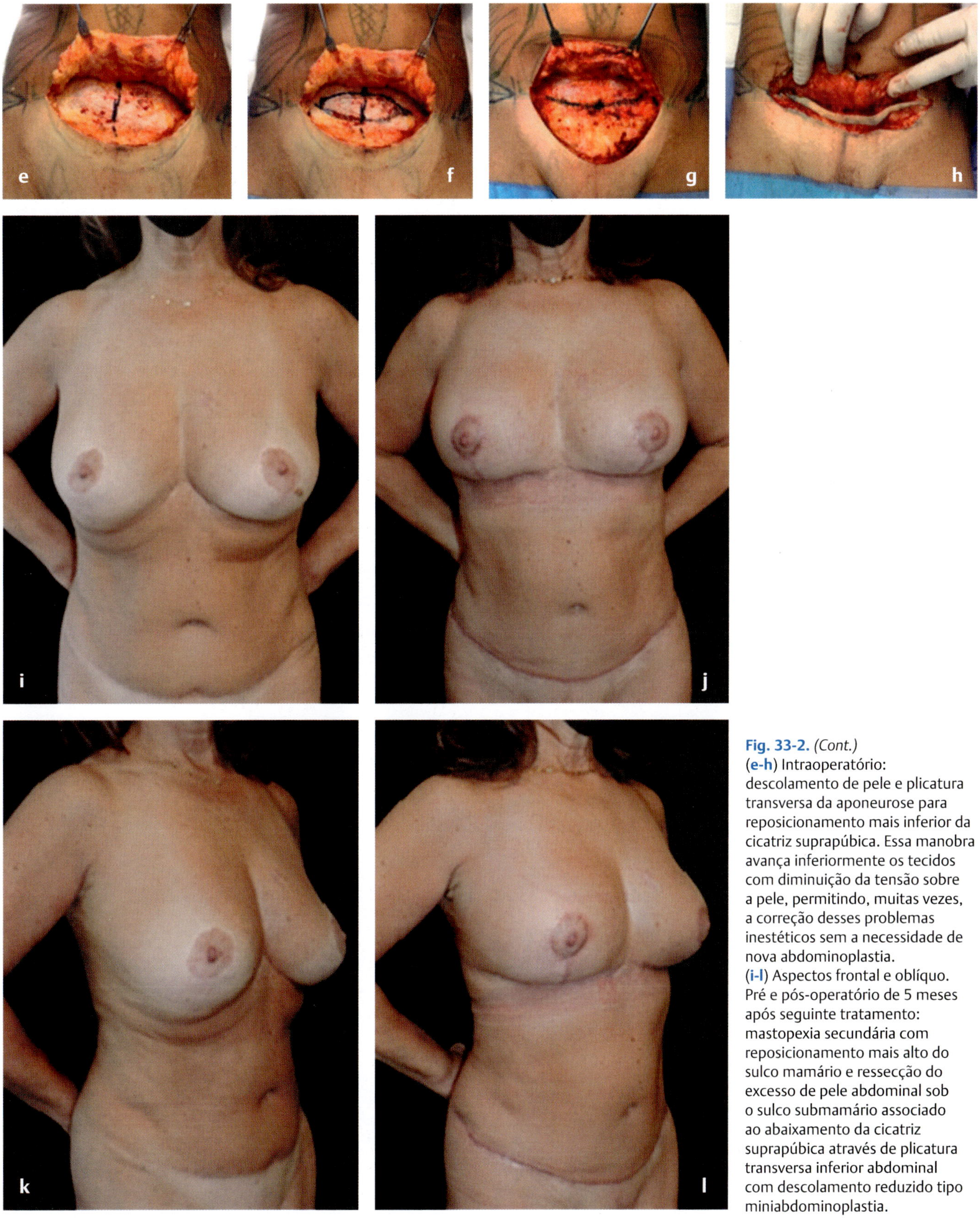

Fig. 33-2. *(Cont.)*
(**e-h**) Intraoperatório: descolamento de pele e plicatura transversa da aponeurose para reposicionamento mais inferior da cicatriz suprapúbica. Essa manobra avança inferiormente os tecidos com diminuição da tensão sobre a pele, permitindo, muitas vezes, a correção desses problemas inestéticos sem a necessidade de nova abdominoplastia.
(**i-l**) Aspectos frontal e oblíquo. Pré e pós-operatório de 5 meses após seguinte tratamento: mastopexia secundária com reposicionamento mais alto do sulco mamário e ressecção do excesso de pele abdominal sob o sulco submamário associado ao abaixamento da cicatriz suprapúbica através de plicatura transversa inferior abdominal com descolamento reduzido tipo miniabdominoplastia.

A função desta plicatura é dupla, permite um maior avanço do retalho com reposicionamento mais inferior da cicatriz e diminui a tensão da sutura cutânea (Fig. 33-2).

Correção com Abdominoplastia Secundária Completa (Clássica)

Situações mais complexas com cicatriz suprapúbica muito alta vão exigir uma nova abdominoplastia com descolamento supraumbilical para a correção da posição da cicatriz.

Caso 2: Paciente de 40 anos submetida à abdominoplastia clássica há 8 anos com cicatriz alta em relação ao púbis e recidiva da diástase dos retos abdominais. Para correção houve necessidade de nova abdominoplastia completa. Foi realizada nova plicatura dos retos abdominais, onfaloplastia e reposicionamento mais baixo da cicatriz. O orifício correspondente ao local de implantação do umbigo no retalho foi transformado em cicatriz vertical, posicionada a meia distância entre o novo umbigo e a nova cicatriz (Fig. 33-3).

Caso 3: Paciente de 52 anos que havia sido submetida à abdominoplastia clássica há 18 anos, apresentando subestenose umbilical com cicatriz transversal alta e assimétrica em relação ao púbis, além de estar muito próxima à cicatriz umbilical. Apresentava ainda recidiva da diástase dos retos abdominais com ganho ponderal de 15 kg após a abdominoplastia. Houve necessidade de nova abdominoplastia para correção dos problemas relatados (Fig. 33-4).

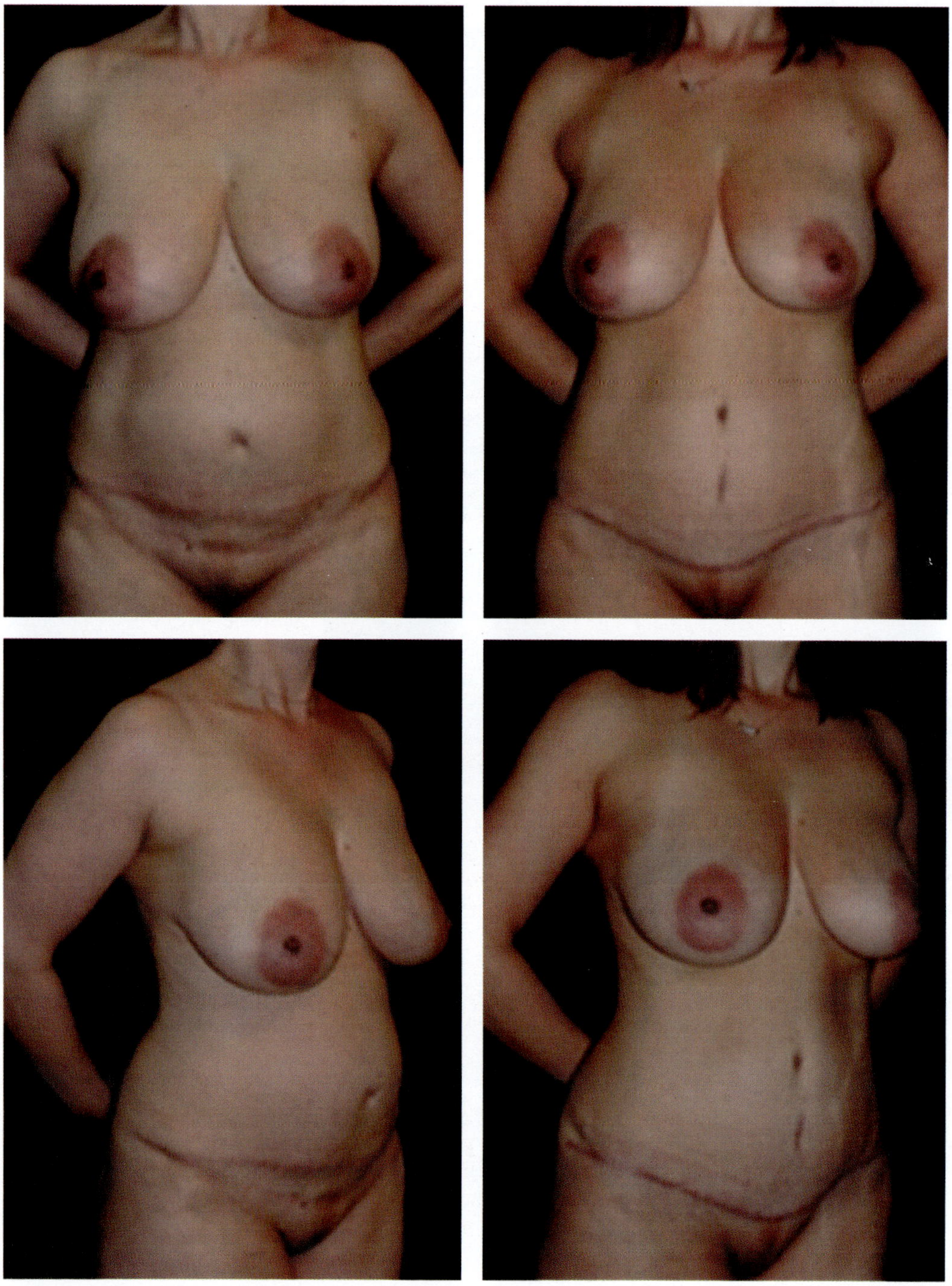

Fig. 33-3. Caso 2. Aspectos frontal e em meio perfil. Pré e pós-operatório de abdominoplastia clássica secundária para correção de mal posicionamento cicatricial e recidiva de diástase abdominal.

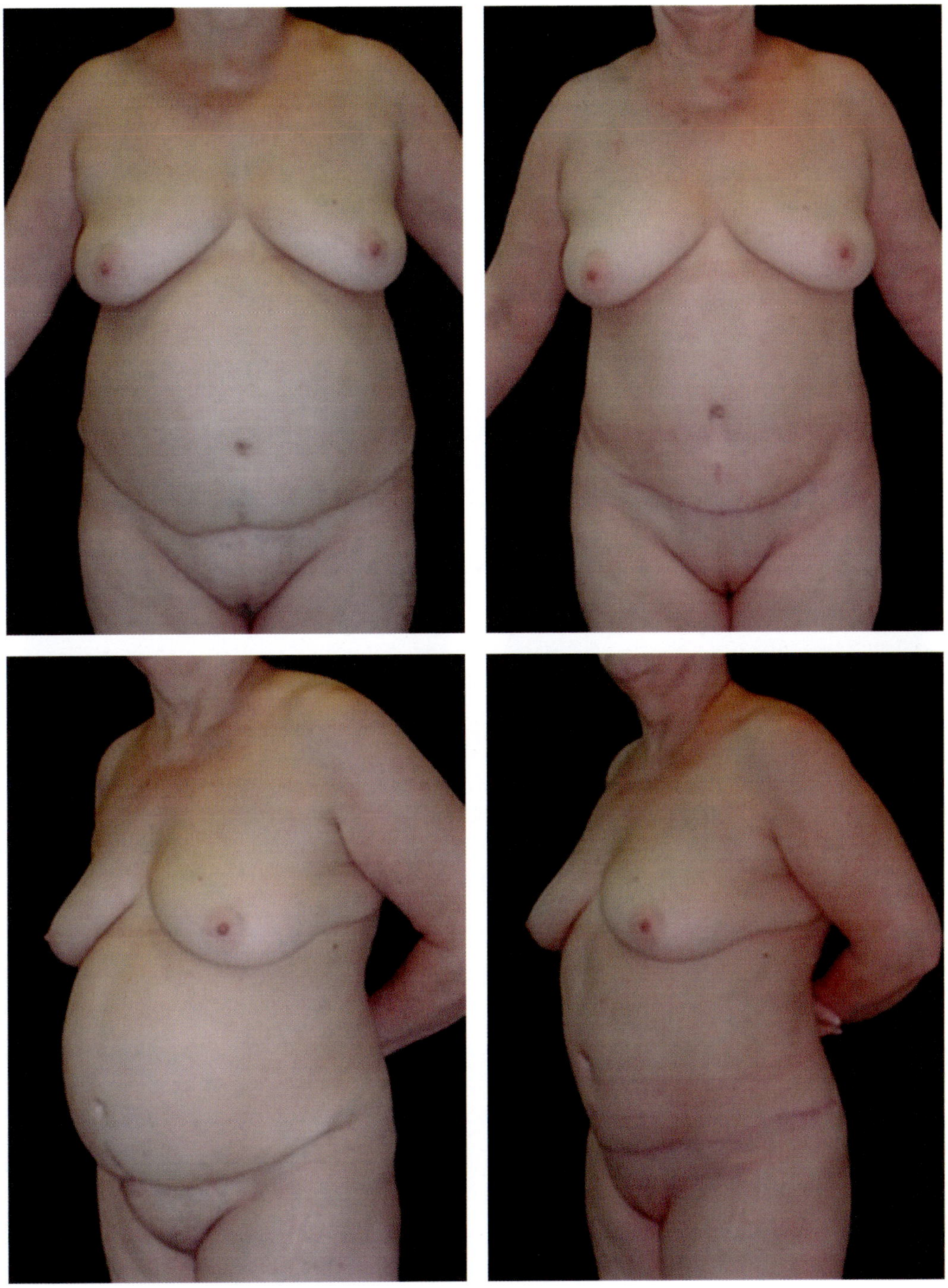

Fig. 33-4. Caso 3. Aspectos frontal e oblíquo. Pré e pós-operatório de 10 meses de abdominoplastia secundária completa. Para tratamento foi realizada abdominoplastia clássica secundária, com lipoaspiração, nova plicatura dos retos abdominais, onfaloplastia e reposicionamento mais baixo da cicatriz suprapúbica. Esse novo posicionamento exigiu a interposição de uma cicatriz vertical à meia distância entre o "novo umbigo" e a nova cicatriz suprapúbica.

Caso 4: Paciente de 52 anos submetida há 11 anos à miniabdominoplastia com descolamento ampliado, desinserção umbilical e reimplantação muito baixa do umbigo (Fig. 33-5).

Caso 5: Paciente de 55 anos que apresentou perda da qualidade do resultado após abdominoplastia clássica realizada há 16 anos, causada por envelhecimento e aumento de peso. A deformidade foi corrigida por nova abdominoplastia com remoção quase total da pele entre o púbis e o umbigo, resultando em pequena cicatriz vertical. Realizada nova plicatura mediana dos músculos retos abdominais (Fig. 33-6).

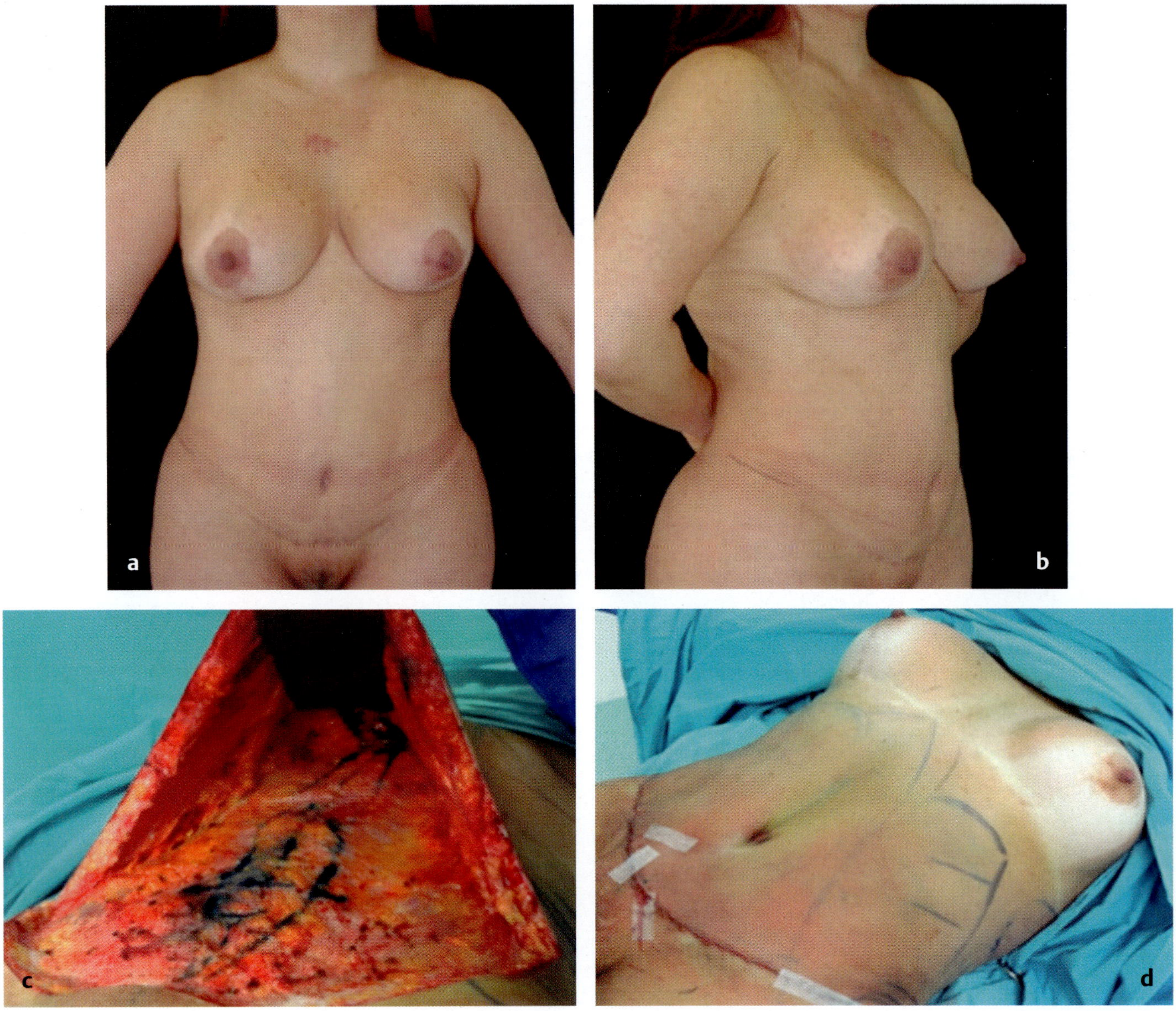

Fig. 33-5. Caso 4. (**a,b**) Aspecto pré-operatório de 5 anos de paciente submetida à miniabdominoplastia com desinserção da cicatriz umbilical e reposicionamento do umbigo muito baixo e próximo à cicatriz suprapúbica, apresentando um aspecto estético desfavorável. (**c,d**) Aspecto transoperatório de abdominoplastia secundária completa. A solução para o problema do caso apresentado foi realizar abdominoplastia completa com ressecção de fuso de pele, incluindo o umbigo e neo-onfaloplastia. A cicatriz suprapúbica foi reposicionando 6 cm acima da fúrcula vaginal. *(Continua.)*

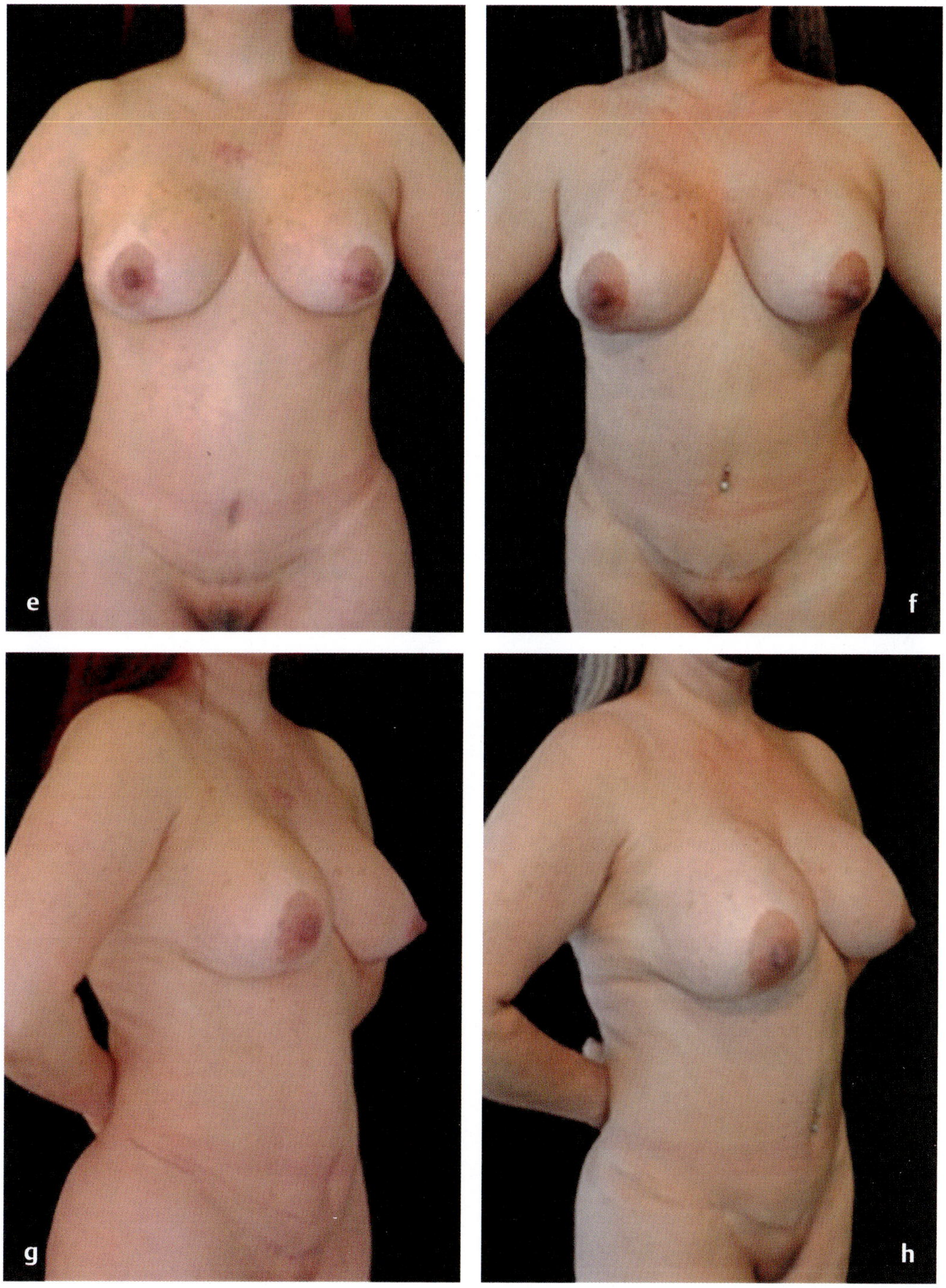

Fig. 33-5. *(Cont.)* (**e-h**) Aspectos frontal e meio perfil. Pré e pós-operatório em de 2 anos de abdominoplastia completa com ressecção de fuso de pele, incluindo o umbigo e neo-onfaloplastia.

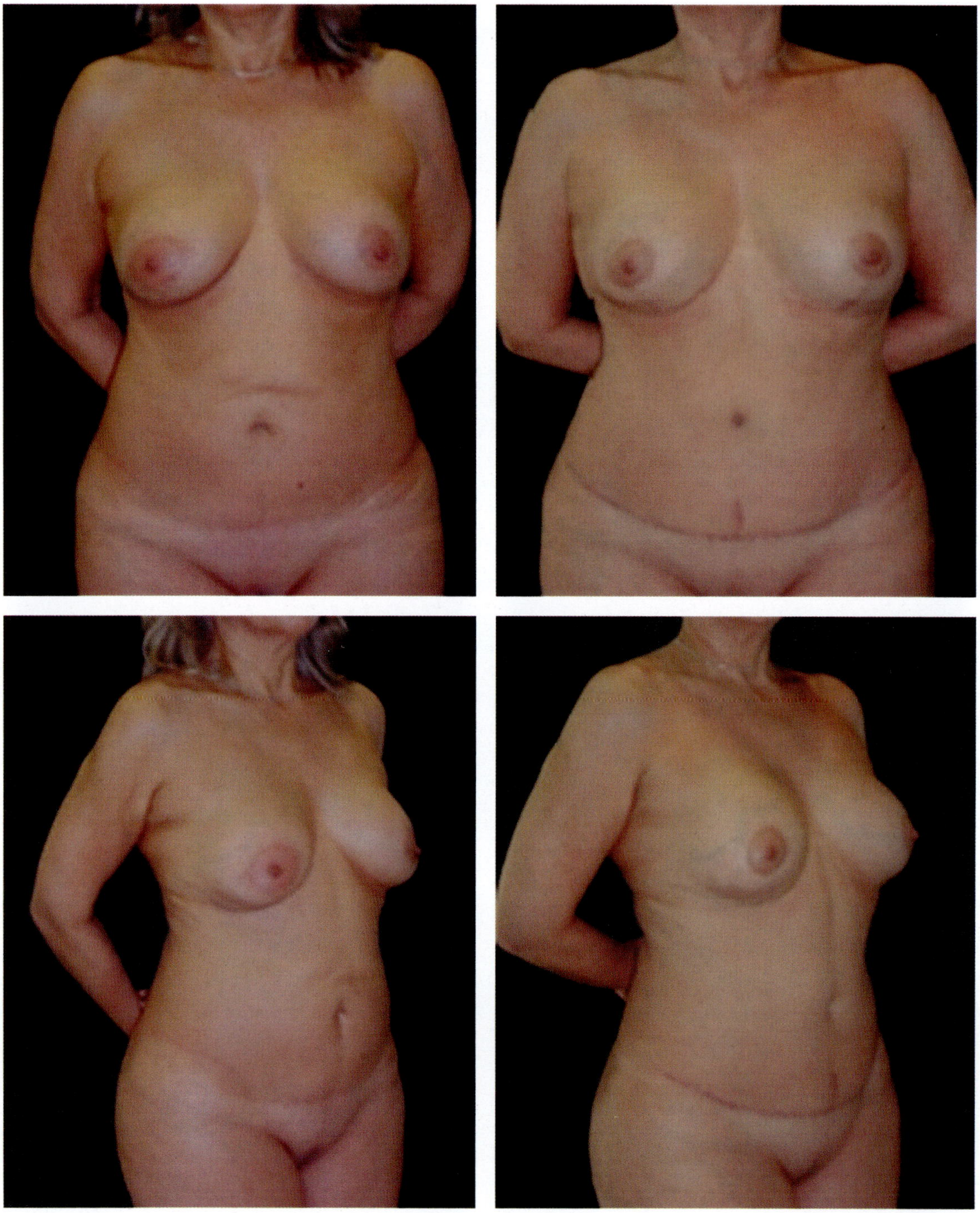

Fig. 33-6. Caso 5. Aspectos frontal e oblíquo. Pré e pós-operatório de 8 meses de abdominoplastia secundária para correção de perda da qualidade do resultado. A impossibilidade de ressecção completa do retalho exigiu a realização de pequena cicatriz vertical acima da cicatriz suprapúbica.

Caso 6: Paciente com 36 anos de idade foi submetida à lipoabdominoplastia após gestação, apresentando um bom resultado no pós-operatório (Fig. 33-7).

A mesma paciente retorna aos 52 anos de idade, 16 anos após a primeira cirurgia, com grande abaulamento abdominal, produzido por duas gestações posteriores à lipoabdominoplastia. Foi indicada abdominoplastia secundária com nova plicatura dos retos abdominais. Para posicionamento adequado da cicatriz suprapúbica foi necessária a interposição de pequena cicatriz vertical logo acima da cicatriz horizontal (Fig. 33-8).

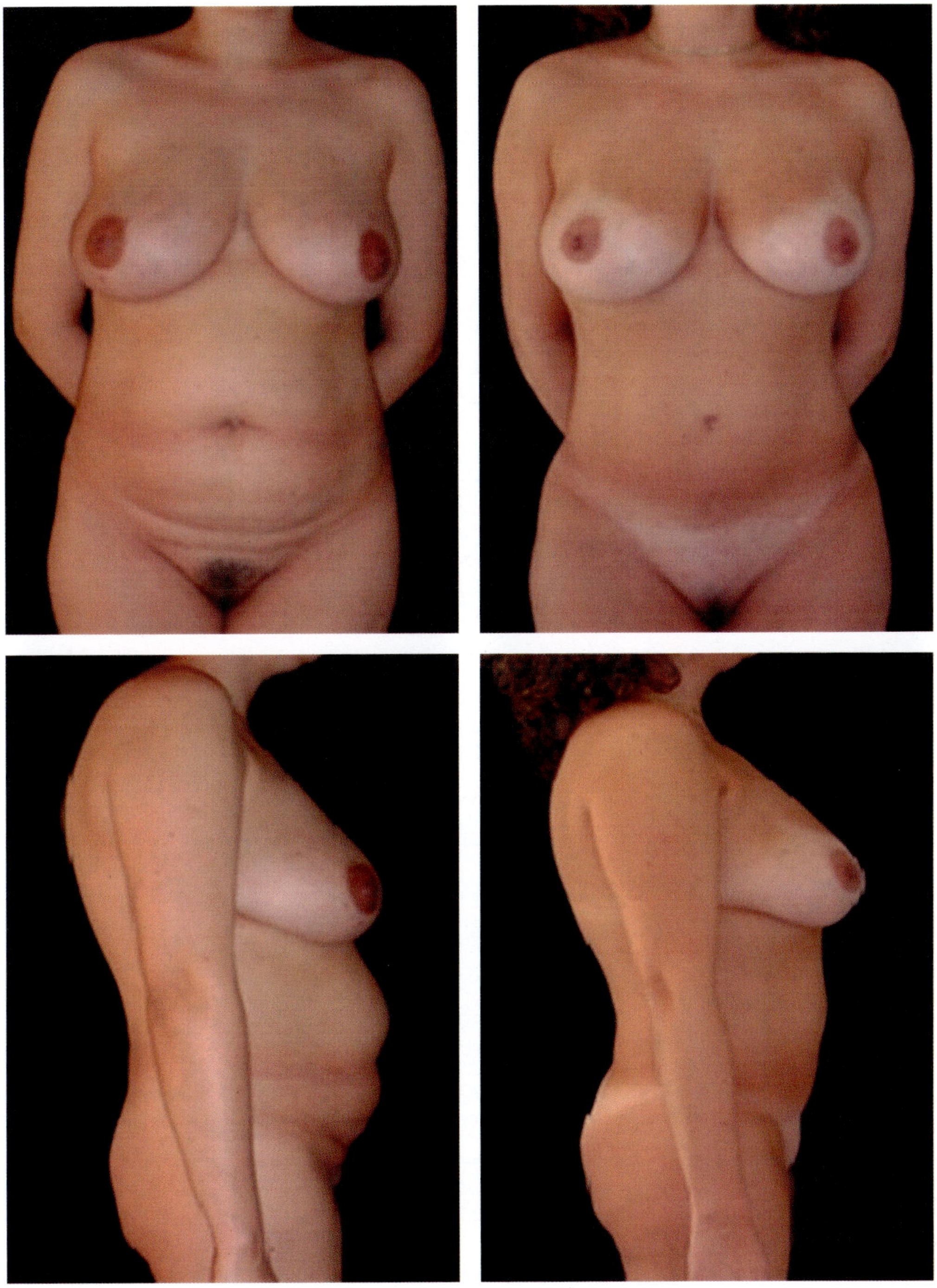

Fig. 33-7. Caso 6. Aspectos frontal e em meio perfil. Pré e pós-operatório de 15 meses de lipoabdominoplastia primária com boa qualidade do resultado.

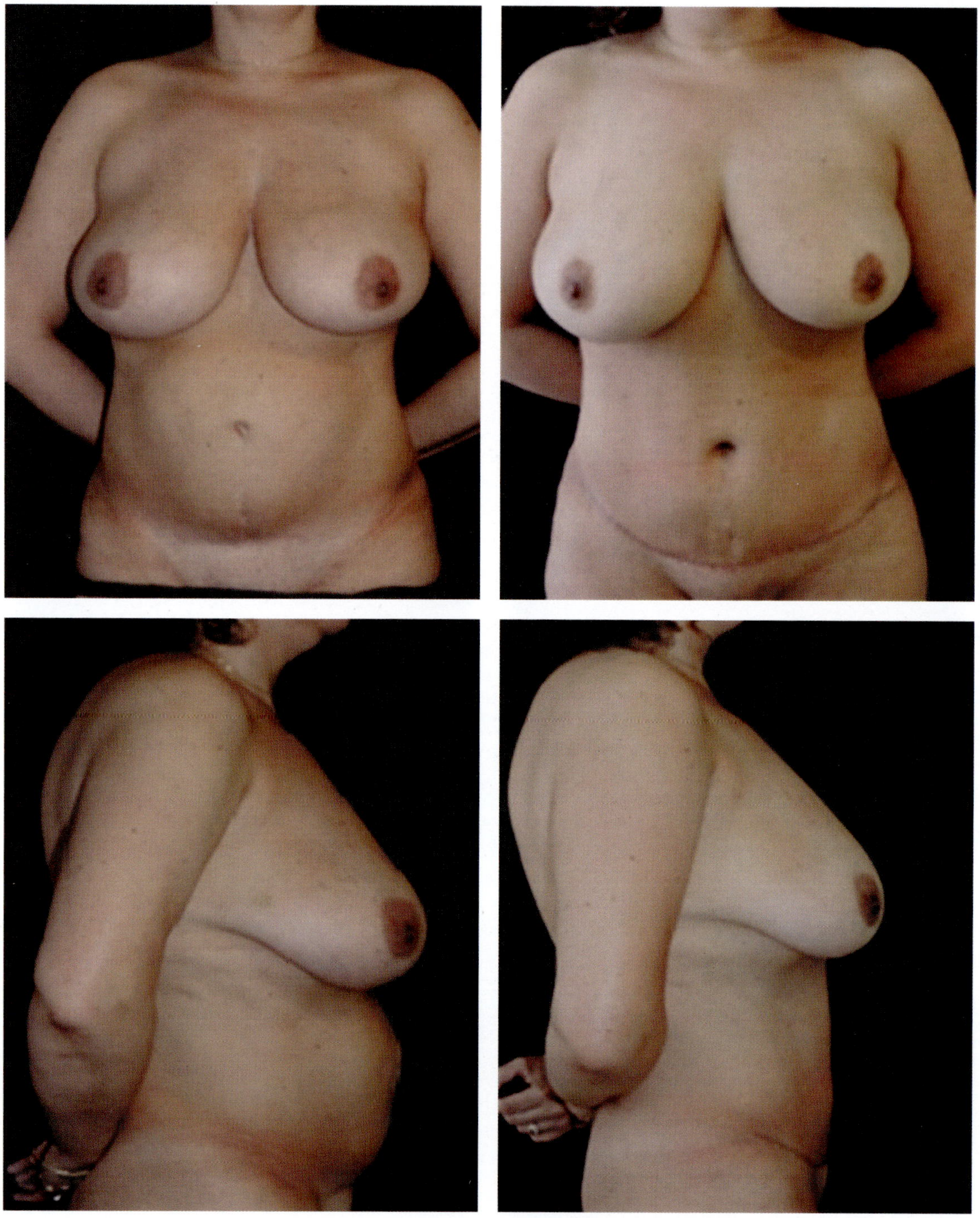

Fig. 33-8. Caso 6. Aspectos frontal e em perfil. Pré e pós-operatório de 10 meses de abdominoplastia secundária para tratamento de deformidades produzidas por duas gestações após a primeira lipoabdominoplastia.

Caso 7: Paciente de 36 anos submetida há 2 anos à miniabdominoplastia com excesso de pele em região supraumbilical e pequeno excesso de gordura em região de flancos. Como a paciente tinha uma mamoplastia anterior, foi indicada a abdominoplastia reversa e lipoaspiração de flancos (Fig. 33-9).

Caso 8: Paciente de 52 anos de idade com perda de resultado por aumento de peso e envelhecimento após abdominoplastia realizada há 12 anos. Em associação à abdominoplastia havia realizado mamoplastia com perda da qualidade do resultado pelas mesmas razões. A paciente desejava realizar tratamento simultâneo para melhora do abdome e das mamas. Por essa razão foi indicada a abdominoplastia reversa associada à mastopexia, no mesmo tempo cirúrgico (Fig. 33-10).

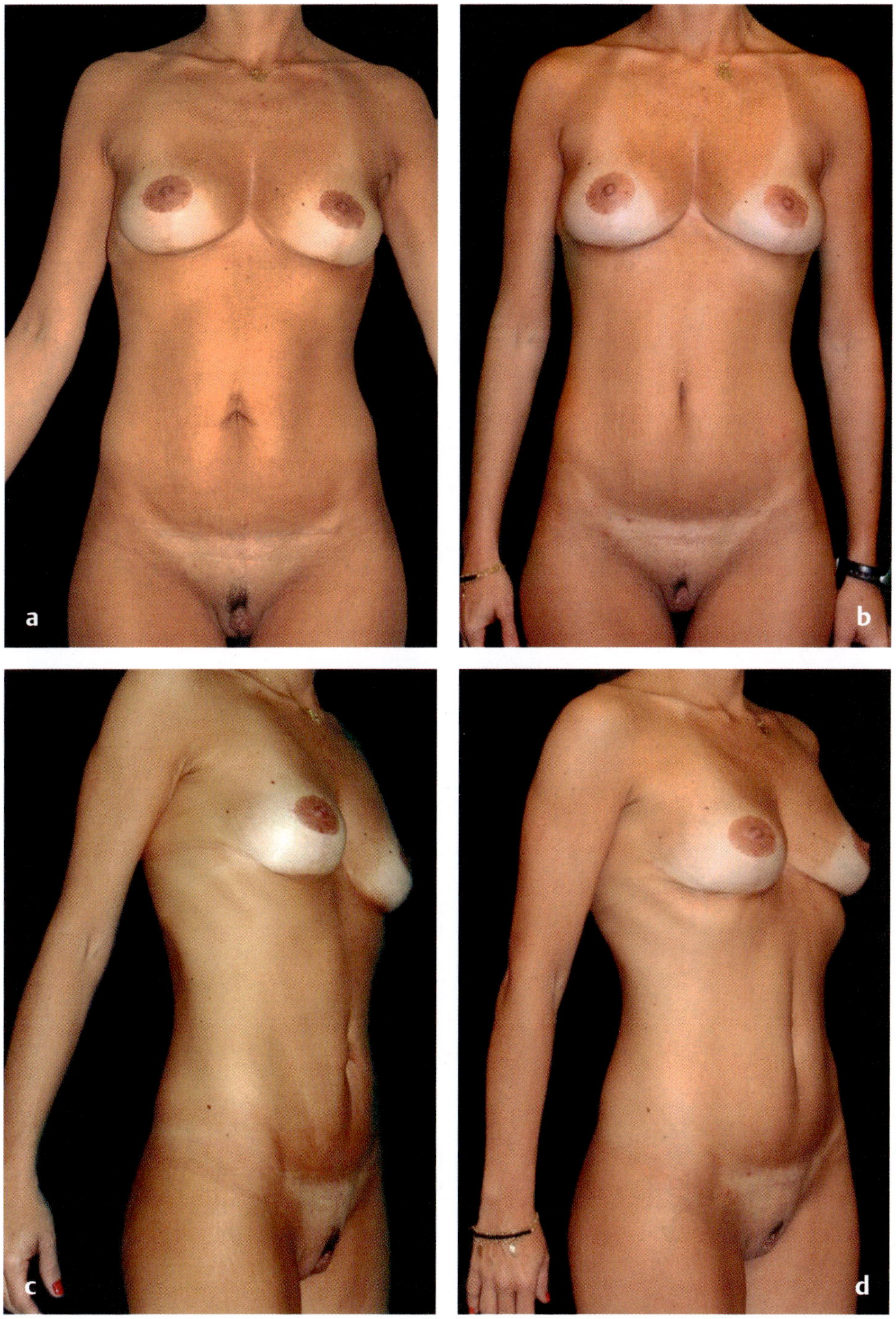

Fig. 33-9. (**a-d**) Caso 7. Aspectos frontal e oblíquo. Pré e pós-operatório de 6 meses de abdominoplastia reversa com cicatriz completa entre as mamas de excelente qualidade estética. Veja a mudança da cicatriz umbilical que passou de horizontalizada para verticalizada. A visibilidade da cicatriz inframamária limitou-se mais ao aspecto lateral dos sulcos submamários.

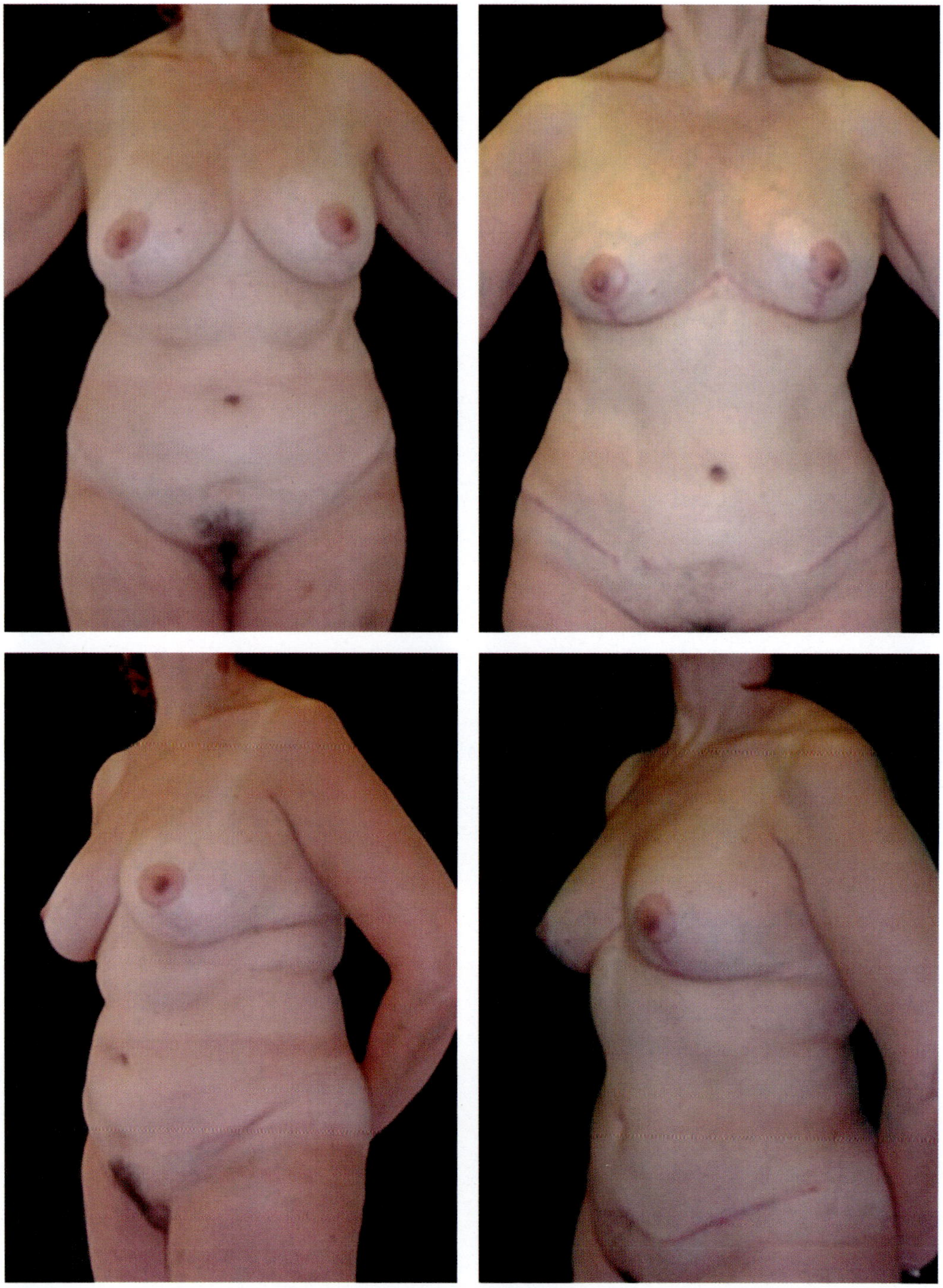

Fig. 33-10. Caso 8. Aspectos frontal e oblíquo. Pré e pós-operatório de 10 meses de paciente submetida à abdominoplastia reversa tensionada e mamoplastia. Por desejar o tratamento das mamas e abdome em um único tempo cirúrgico e por apresentar cicatrizes em sulcos mamários prévias extensas, foi indicada a abdominoplastia reversa tensionada. Essa cirurgia permite o tratamento do abdome com descolamento reverso até a cicatriz umbilical com menor morbidade se comparada a uma nova abdominoplastia clássica. As mamas, de base largas, quase unidas na linha média permitiram a ocultação quase completa da cicatriz inframamária que serviu de acesso para correção das mamas e do abdome. Para corrigir excessos de pele nas extremidades laterais da cicatriz prévia da abdominoplastia, foram realizadas pequenas ressecções cutâneas complementares em forma de fuso sobre a cicatriz anterior.

Caso 9: Paciente de 65 anos, após realizar miniabdominoplastia com cicatriz estendida há 14 anos com melhora significativa da região do quadril, abdome e coxas, retornou com queixas de flacidez na região supraumbilical e perda da qualidade estética do tronco. Foi planejada a abdominoplastia circunferencial secundária com descolamento completo (Fig. 33-11 e Vídeo anexo).

DEFORMIDADES NO TECIDO SUBCUTÂNEO

Seromas crônicos são mais incomuns atualmente, desde o surgimento dos pontos de adesão. Mas na ocorrência destes, dependendo da sua localização, uma nova abdominoplastia poderá ser necessária. As chamadas pseudobursas podem ocorrer em qualquer parte da área descolada. Dependendo do local pode-se abordar fazendo um descolamento mais localizado (região infraumbilical) ou mais amplo (região supraumbilical).

Caso 10: Paciente de 48 anos submetida à abdominoplastia há 16 anos. Refere que, 3 meses após a cirurgia, notou uma rigidez na região infraumbilical, com formação progressiva de redundância cutânea. A hipótese diagnóstica foi pseudobursa.

Foi realizada a lipoaspiração do abdome inferior. Ao ressecar o retalho abdominal da aponeurose foi encontrada a cápsula da pseudobursa que foi removida. O retalho abdominal foi fixado na camada aponeurótica com pontos de adesão (Fig. 33-12).

Caso o seroma esteja localizado na região superior do abdome, a correção é mais complexa e exigirá uma nova abdominoplastia. Esses casos poderão ser tratados com abdominoplastia secundária completa ou uma abdominoplastia reversa, dependendo das circunstâncias de cada caso.

Caso 11: Esta paciente de 46 anos submetida à abdominoplastia há 2 anos, cuja queixa principal era a projeção da região superior do abdome que começou a se desenvolver 3 meses após a cirurgia inicial. Houve um aumento progressivo desta deformidade ao longo dos meses subsequentes. O exame ultrassonográfico demostrou que não havia recidiva da diástase dos retos; entretanto, apresentava fibrose na região. A deformidade foi diagnosticada como uma possível pseudobursa.

No intraoperatório, encontrou-se uma cápsula fibrótica espessa que foi removida. Após a ressecção completa, foram realizados pontos de adesão em toda a área de descolamento, a cada 2 cm (Fig. 33-13).

Caso 12: Paciente de 71 anos que apresentava cápsula de seroma 2 anos após abdominoplastia clássica. Foi indicada abdominoplastia reversa para se ter acesso direto à cápsula do seroma no abdome superior, com diminuição da morbidade cirúrgica comparativamente a uma nova abdominoplastia clássica (Fig. 33-14).

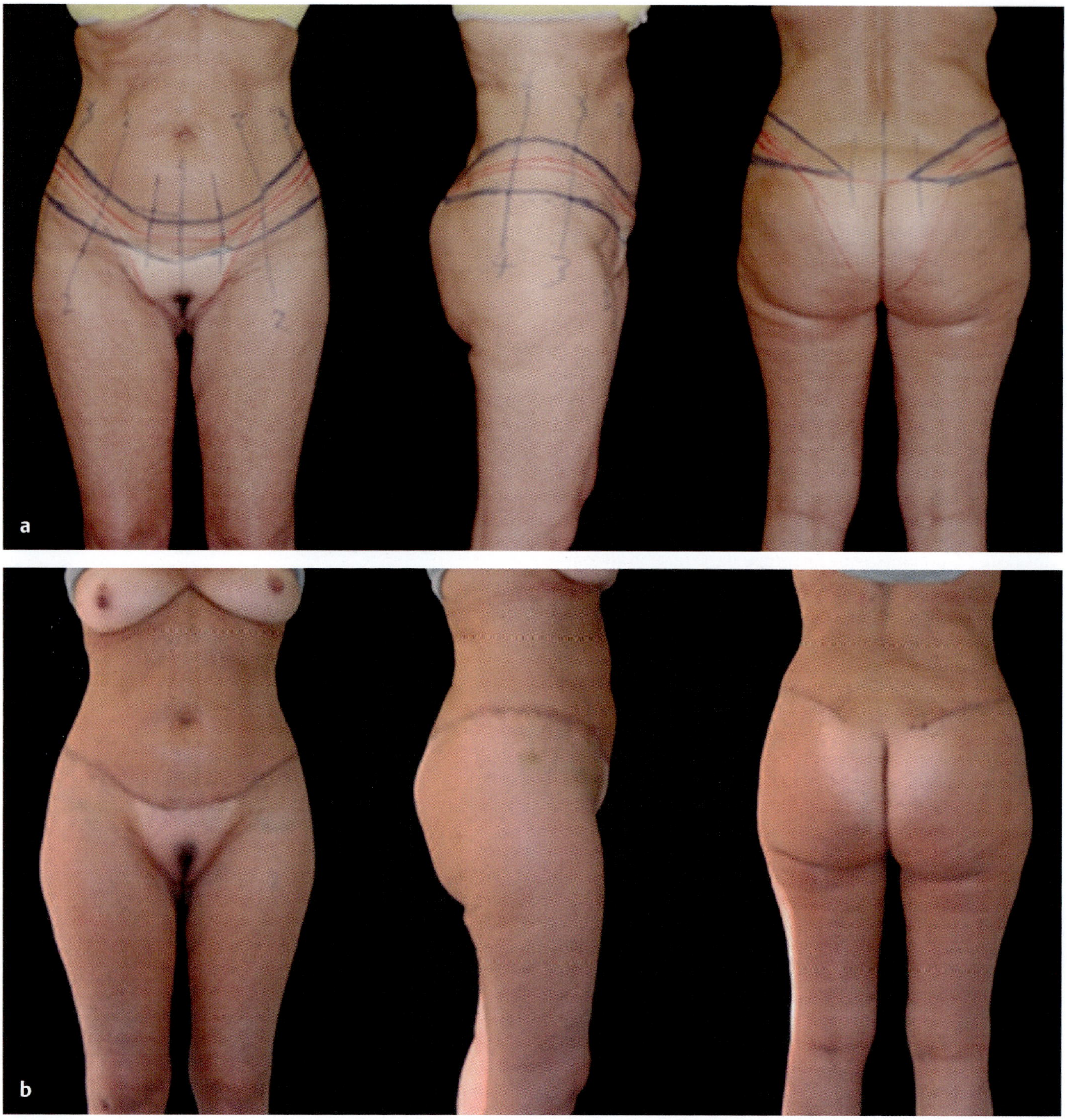

Fig. 33-11. Caso 9. (**a,b**) Aspectos frontal, lateral e posterior. Pré-operatório com marcação cirúrgica e pós-operatório de 5 meses de miniabdominoplastia estendida com descolamento reduzido até umbigo, com melhora significativa da região do quadril, abdome lateral e lateral das coxas. *(Cont.)*

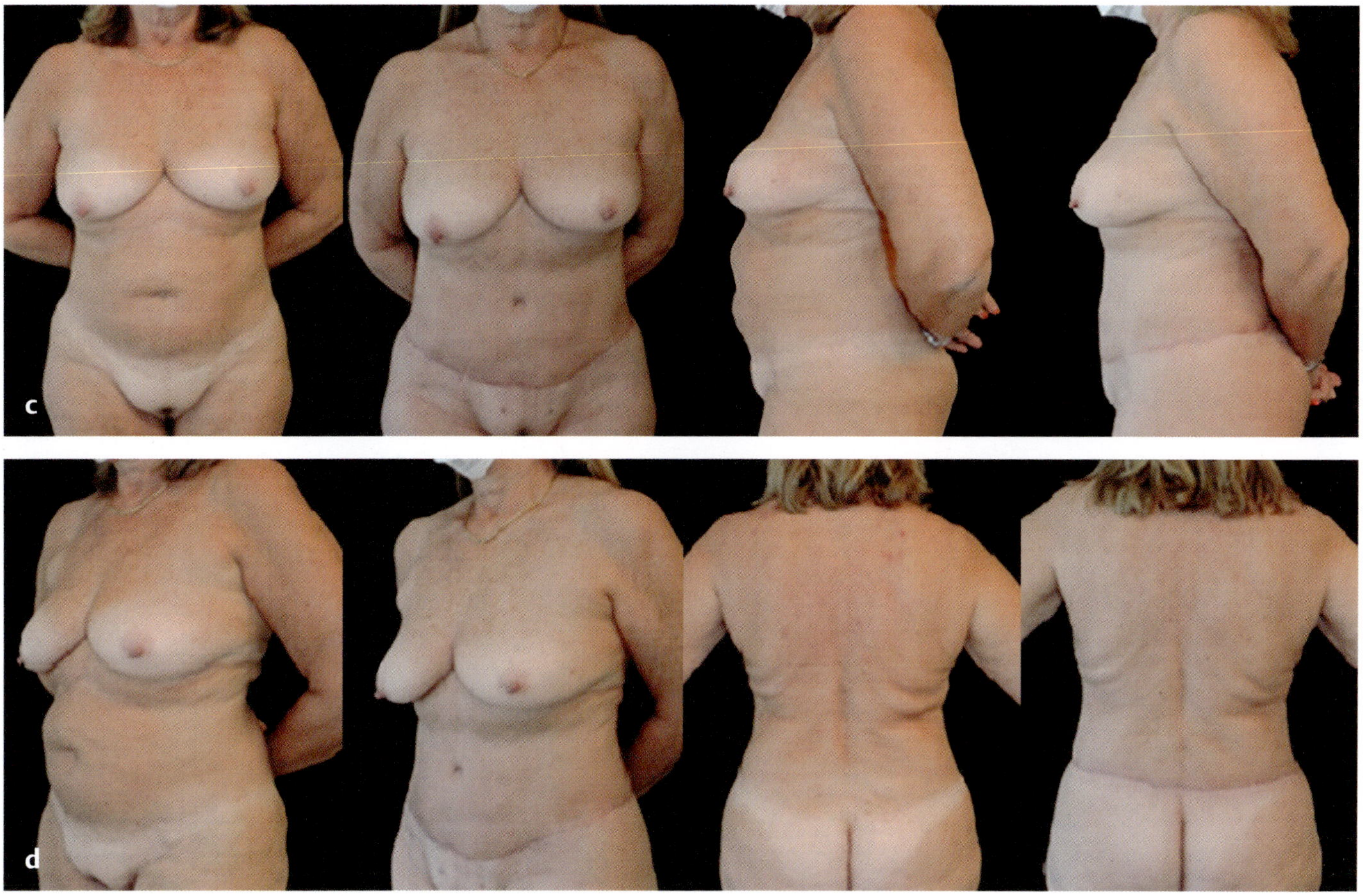

Fig. 33-11. *(Cont.)* (**c**,**d**) Aspectos frontal, oblíquo, lateral e posterior. Pré e pós-operatório de 10 meses de abdominoplastia circunferencial secundária completa para tratamento da recidiva da flacidez do quadril, abdome e coxas, com melhora no quadril e região lateral da coxa.

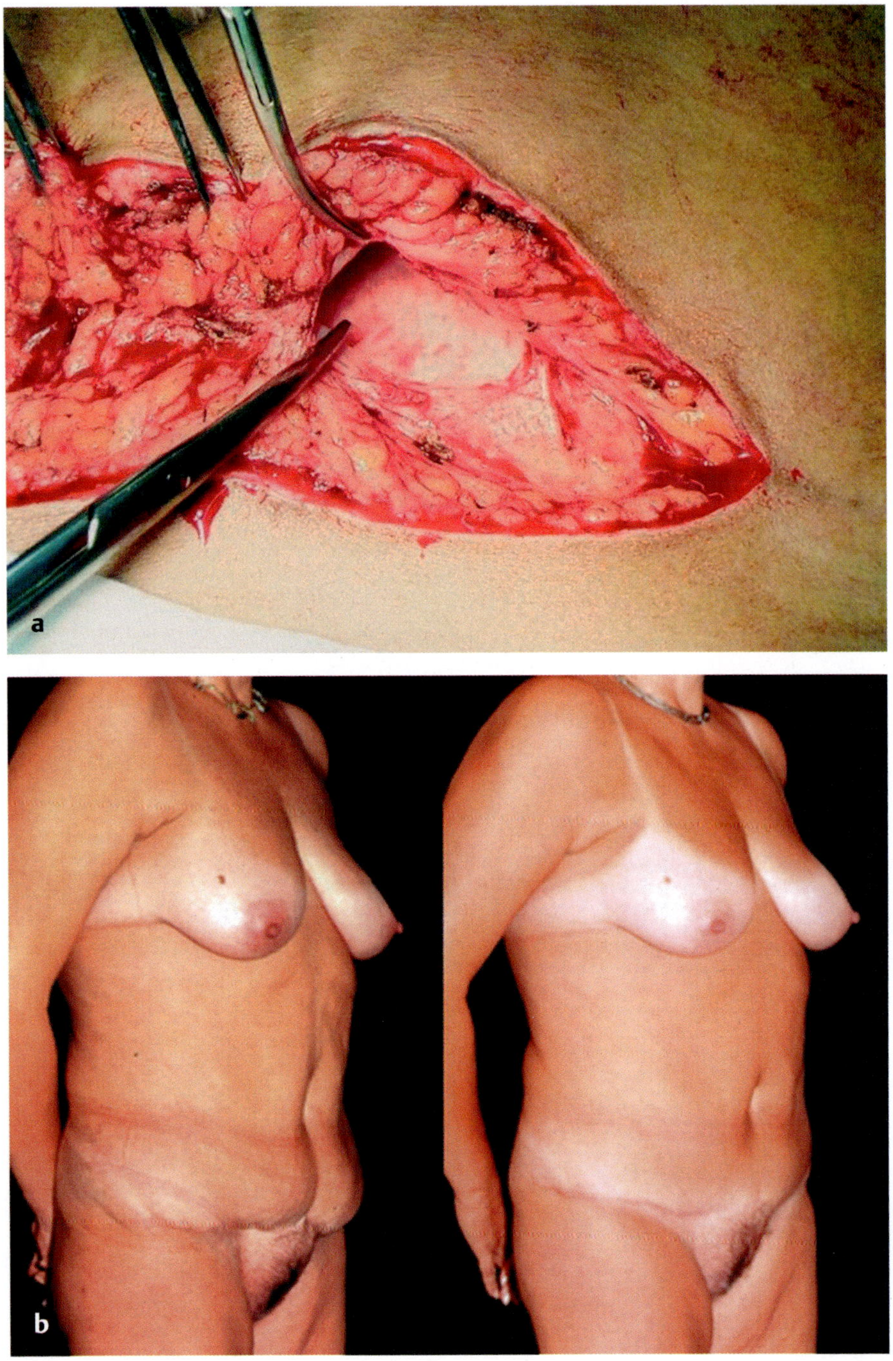

Fig. 33-12. Caso 10. (**a**) Transoperatório de área da cápsula em região infraumbilical, caracterizando a pseudobursa. (**b**) Vista em meio perfil. Pré e pós-operatório de 6 meses após a ressecção de pseudobursa e pontos de adesão entre o retalho e a aponeurose. O excesso de pele foi ressecado. Note, no pré-operatório o aspecto da contratura da fibrose da pseudobursa, semelhante ao que ocorre com a contratura capsular de uma prótese.

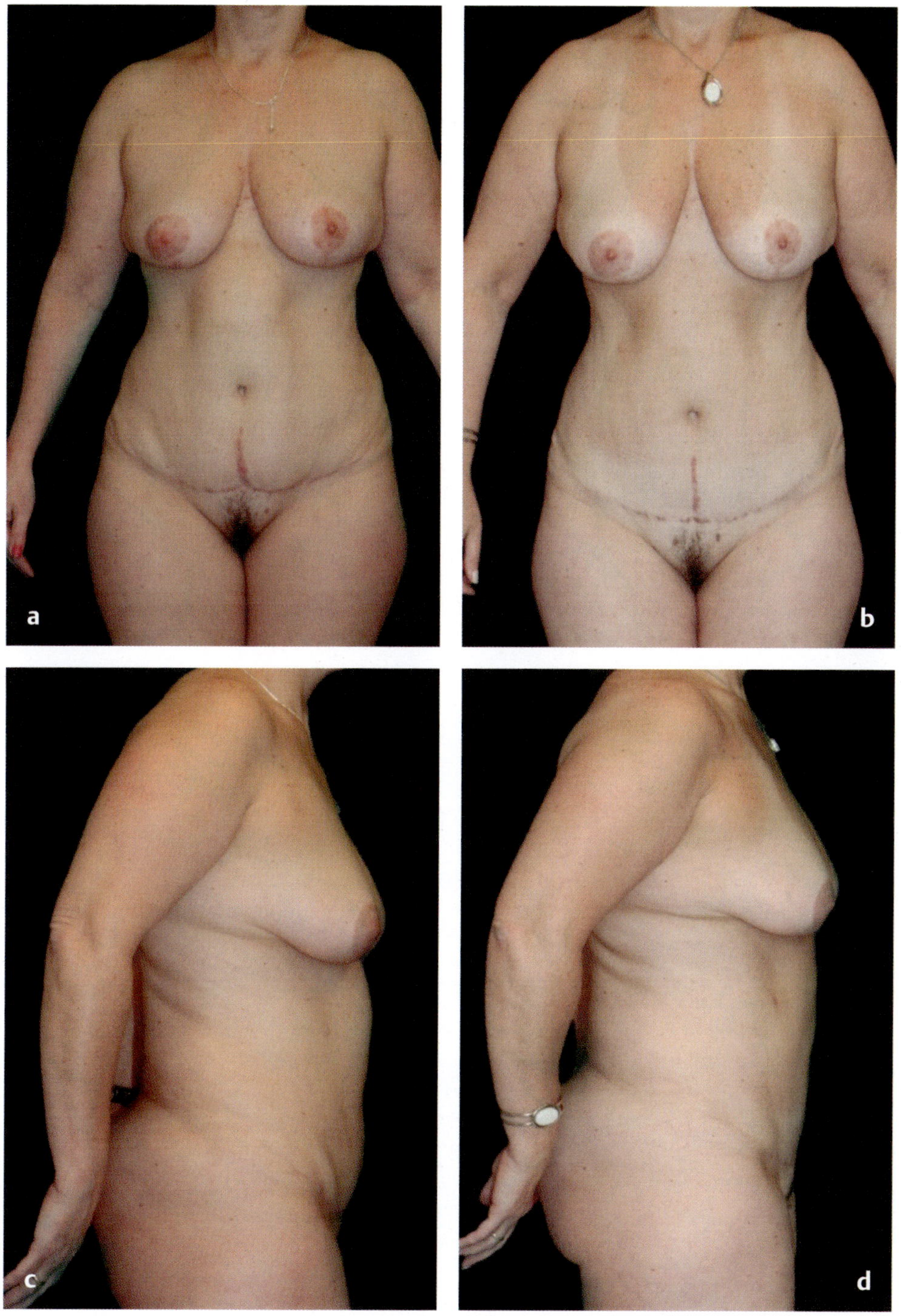

Fig. 33-13. Caso 11. Pré-operatóio vistas (a) frontal e (c) de perfil. Pós-operatória de 8 meses vistas (b) frontal e (d) de perfil. Note a correção da projeção da região supraumbilical tanto na vista frontal quanto na lateral.

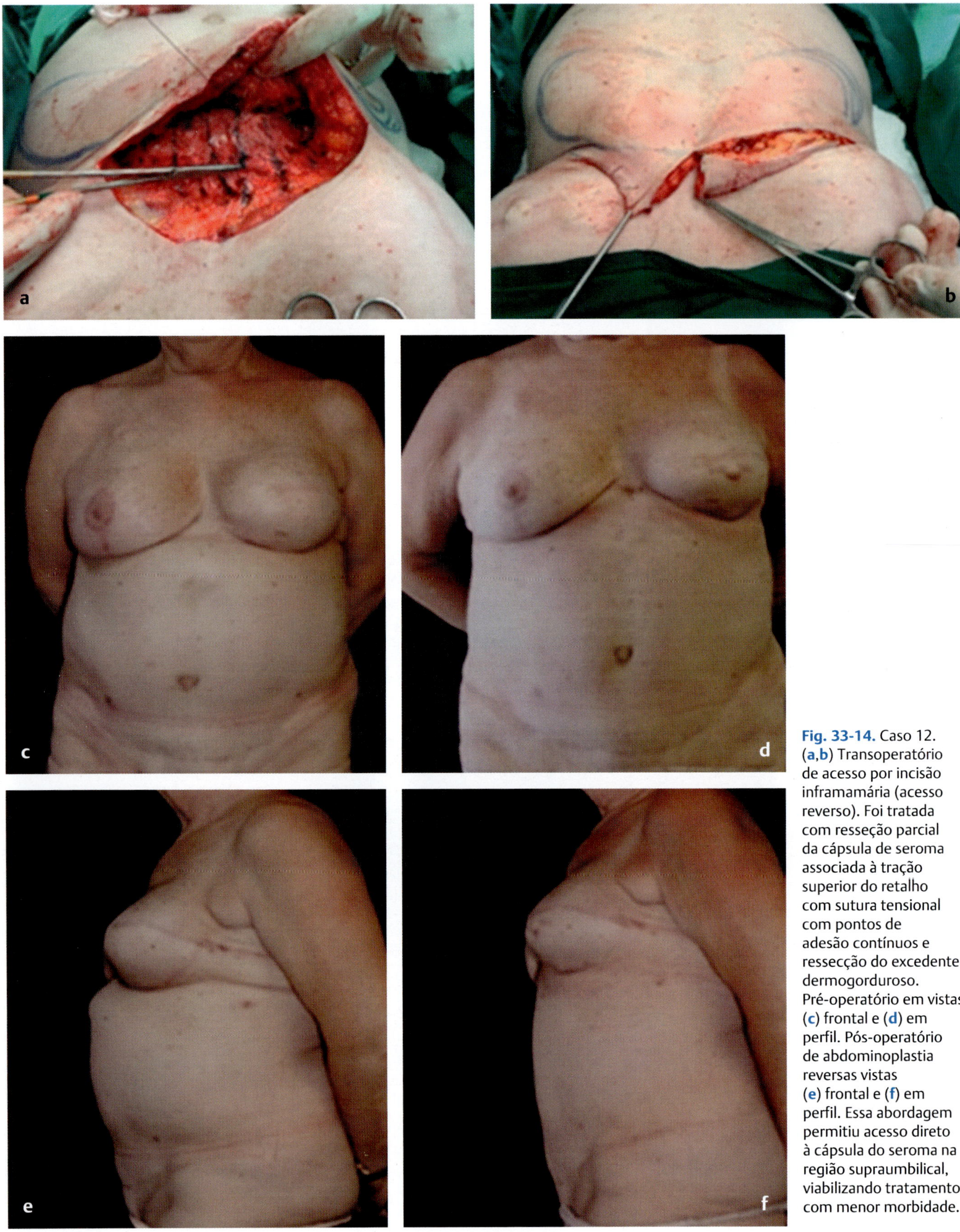

Fig. 33-14. Caso 12. (a,b) Transoperatório de acesso por incisão inframamária (acesso reverso). Foi tratada com resseção parcial da cápsula de seroma associada à tração superior do retalho com sutura tensional com pontos de adesão contínuos e ressecção do excedente dermogorduroso. Pré-operatório em vistas (c) frontal e (d) em perfil. Pós-operatório de abdominoplastia reversas vistas (e) frontal e (f) em perfil. Essa abordagem permitiu acesso direto à cápsula do seroma na região supraumbilical, viabilizando tratamento com menor morbidade.

DEFORMIDADES NO PLANO MUSCULOAPONEURÓTICO

A perda de resultado por recidiva da diástase após plicatura dos retos abdominais não é um problema incomum e, na maioria das vezes, está mais evidente na porção superior da parede abdominal. São várias as razões para essa ocorrência: plicaturas insuficientes, excesso de esforço no pós-operatório, aumento da pressão intra-abdominal por ganho de peso após a cirurgia (aumento da gordura intra-abdominal) e especialmente a inserção lateral dos retos no rebordo costal, conhecida como diástase congênita de retos. Esta deformidade está descrita em capítulo específico (das classificações da abdominoplastia).

Caso 13: Paciente de 53 anos com posicionamento inadequado da cicatriz (está alta em relação ao púbis) e abaulamento por recidiva da diástase dos retos abdominais após abdominoplastia realizada há 11 anos. Foi indicada abdominoplastia secundária completa com plicatura dos retos abdominais, onfaloplastia e o orifício de ressecção no retalho transformado em cicatriz vertical, posicionada a meia distância entre o umbigo e a nova cicatriz (Fig. 33-15).

Caso 14: Paciente de 52 anos foi submetida à abdominoplastia com colocação de tela na região de diástase dos retos abdominais há 2 anos. O abaulamento iniciou-se 2 meses após a cirurgia, com aumento progressivo. O exame de imagem mostrou recidiva da diástase do músculo reto na região supraumbilical. Foi indicado o avanço das bainhas dos músculos retos para a correção da diástase (deformidade do tipo C).

Durante a cirurgia, após a remoção da tela, além da diástase congênita dos retos, havia uma hérnia de 5 cm sob a tela. Esta hérnia, provavelmente, formou-se pela ruptura da aponeurose no local da sutura da plicatura. A hérnia foi tratada pelo avanço das bainhas dos retos (Fig. 33-16).

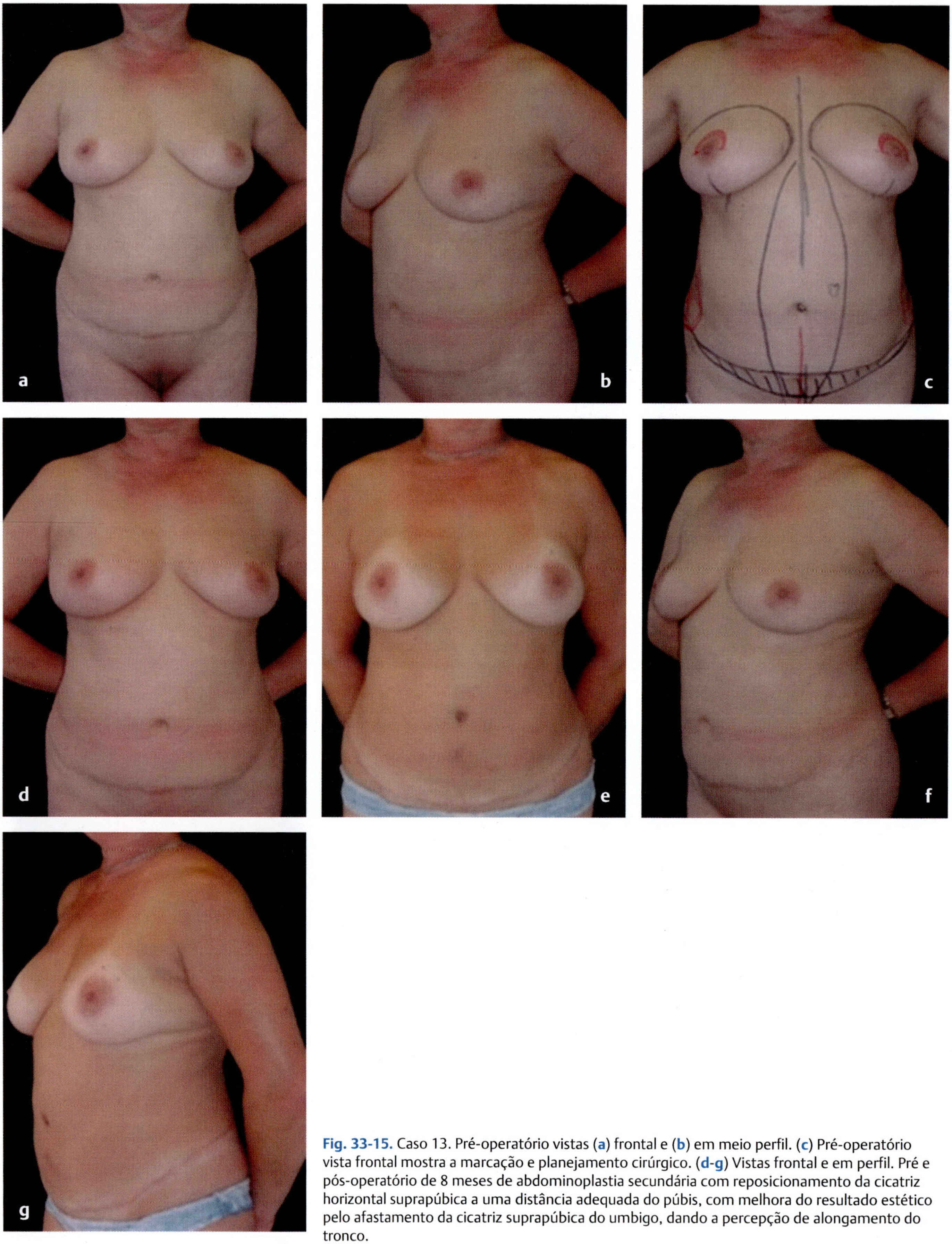

Fig. 33-15. Caso 13. Pré-operatório vistas (**a**) frontal e (**b**) em meio perfil. (**c**) Pré-operatório vista frontal mostra a marcação e planejamento cirúrgico. (**d-g**) Vistas frontal e em perfil. Pré e pós-operatório de 8 meses de abdominoplastia secundária com reposicionamento da cicatriz horizontal suprapúbica a uma distância adequada do púbis, com melhora do resultado estético pelo afastamento da cicatriz suprapúbica do umbigo, dando a percepção de alongamento do tronco.

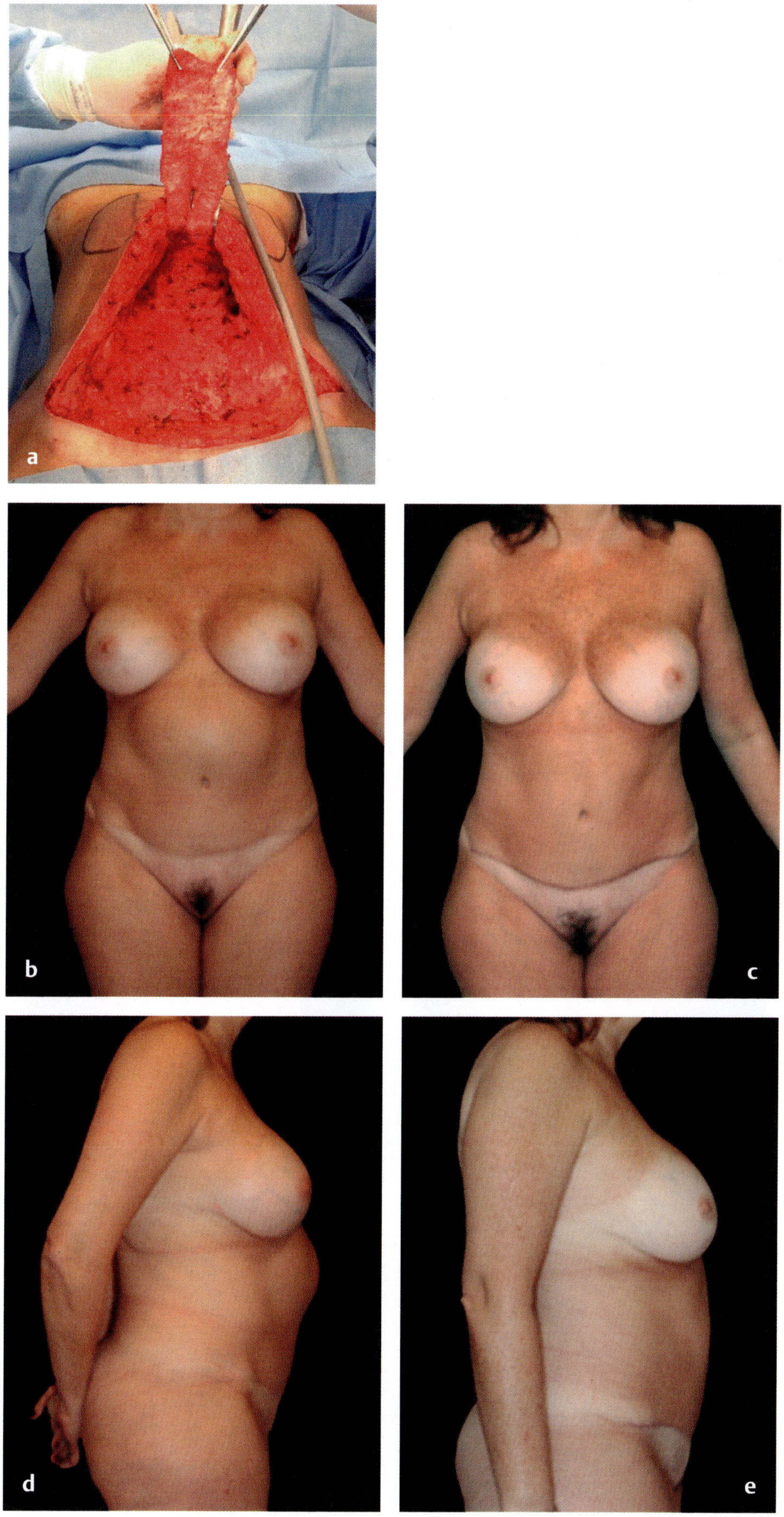

Fig. 33-16. Caso 14. (**a**) Aspecto da retirada da tela que havia sido colocada como reforço sobre a plicatura dos retos, sob a qual havia uma hérnia com 5 cm de diâmetro, na região supraumbilical. (**b-e**) Vistas frontal e em perfil. Aspectos pré e pós-operatório de 8 meses, com melhora da região supraumbilical depois do avanço das bainhas do reto abdominal, após a correção da deformidade do tipo C e hérnia.

OUTRAS CAUSAS DE DEFORMIDADE ABDOMINAL

Caso 15: Seis meses após abdominoplastia, a paciente de 38 anos passou a apresentar uma projeção do abdome superior. À palpação havia uma área endurecida na região umbilical à direita. Ao ultrassom, constatou-se um tumor que se estendia por toda a superfície do músculo reto abdominal. Após a ressecção do tumor foi realizada a reconstrução da parede abdominal com o uso da técnica de separação dos componentes (Fig. 33-17).

Caso 16: Esta paciente de 54 anos teve um cisto renal removido por uma incisão de litotomia 20 anos antes. Apresentou, como consequência desta incisão, paralisia dos músculos do flanco esquerdo (Fig. 33-18). O diagnóstico inicial feito pelo cirurgião foi de fraqueza de parede e foi indicada abdominoplastia associada ao uso de tela para corrigir a projeção no flanco esquerdo. Houve recidiva da saliência, e a paciente acabou apresentando uma projeção desproporcional do abdome superior, que havia se desenvolvido desde a operação pela compressão da tela.

Foi importante enfatizar para a paciente que esta cirurgia daria um resultado apenas parcial, pois sua paralisia não seria corrigida nesta cirurgia. A ideia era de melhorar a tensão muscular, a fim de obter um contorno abdominal mais equilibrado.

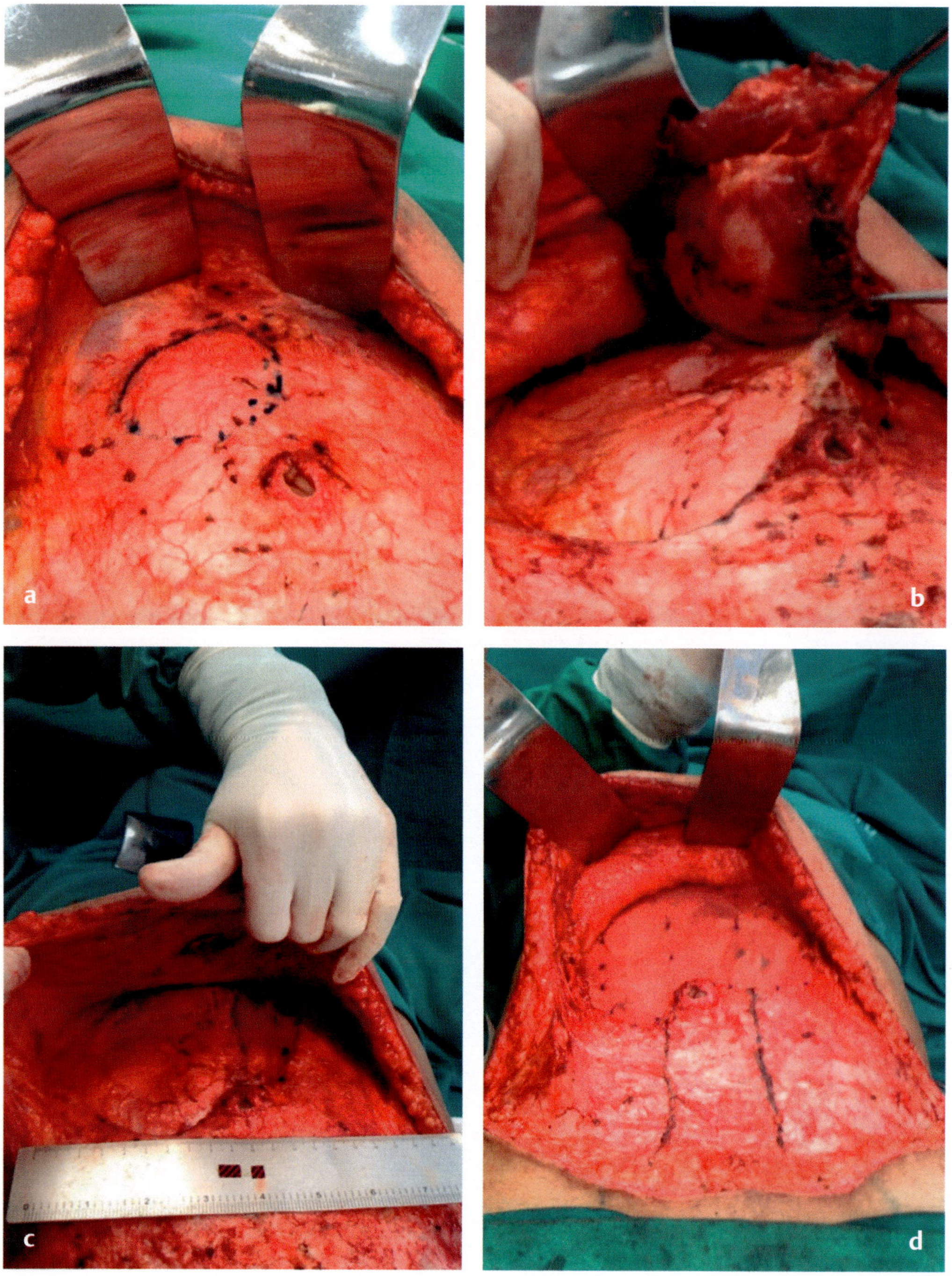

Fig. 33-17. Caso 15. (**a**) A projeção do tumor é demarcada, sob bainha anterior do músculo reto abdominal. (**b**) O tumor foi removido com margens. (**c**) A área do defeito compreende parte da região supraumbilical do músculo reto abdominal direito, sua lâmina anterior da bainha, bem como parte da lâmina anterior da bainha do reto abdominal esquerdo. (**d**) A parede abdominal foi reconstruída com o uso da técnica de separação dos componentes associada ao uso de tela de polipropileno como reforço. *(Continua.)*

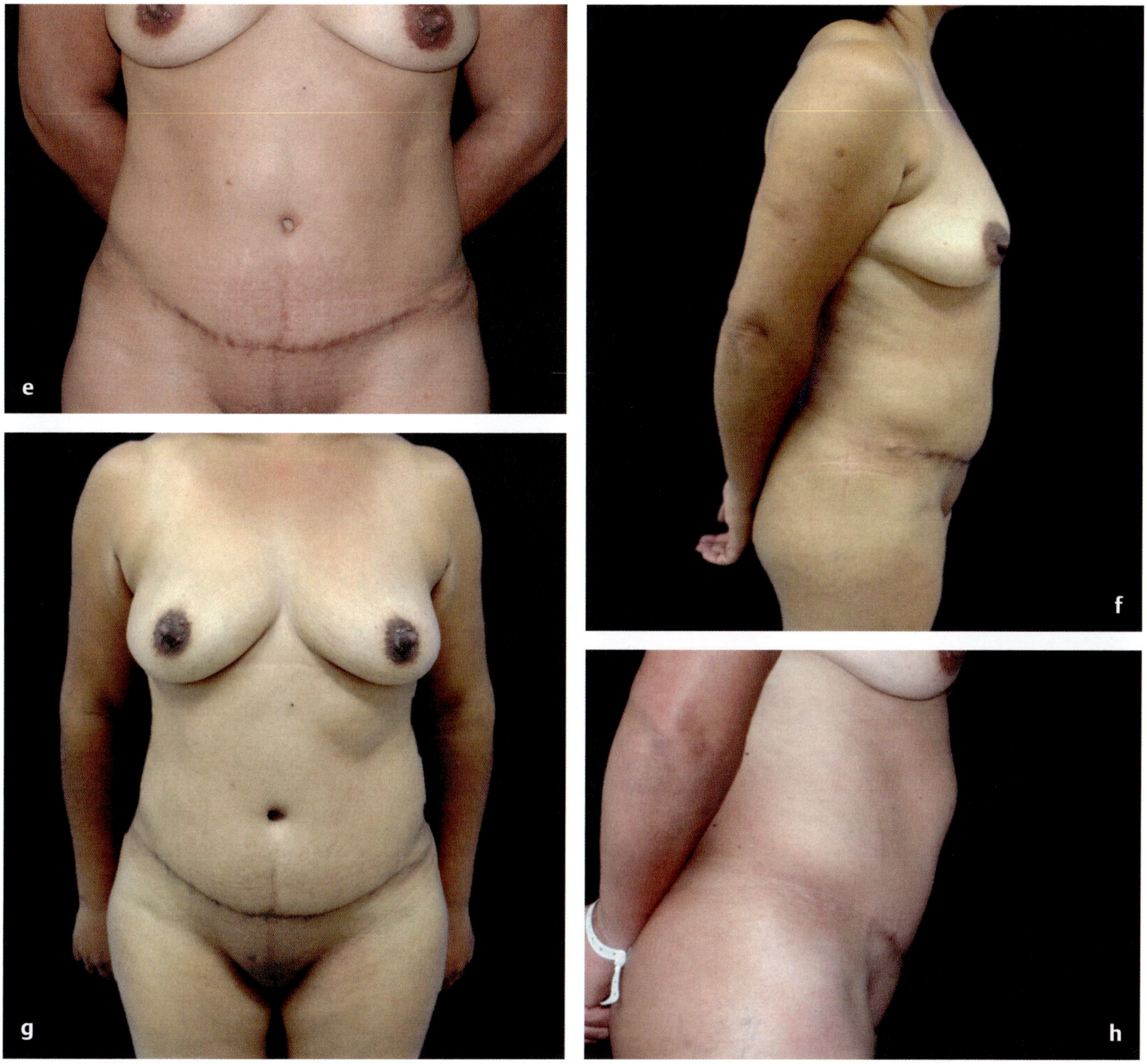

Fig. 33-17. *(Cont.)* (**e**,**g**) Pré e pós-operatório de 6 meses em vista frontal. (**h**, **f**) Pré e pós-operatório em vista de perfil. Note a diferença na projeção da região supraumbilical, em que estava localizado o tumor.

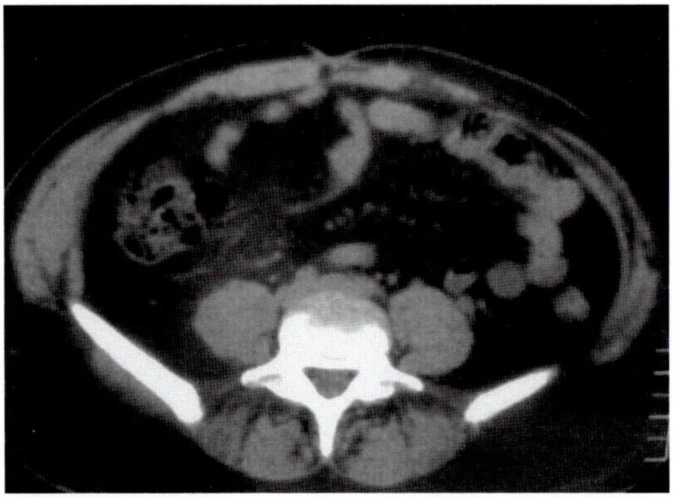

Fig. 33-18. Caso 16. A tomografia pré-operatória mostra a atrofia dos músculos do flanco esquerdo, comparado ao direito.

A cicatriz da abdominoplastia foi excisada, e o retalho abdominal foi dissecado até o xifoide. Uma dissecção mais lateral foi realizada para acessar as superfícies laterais dos músculos retos abdominais. Uma série de incisões e descolamentos dos músculos e aponeuroses é realizada com a finalidade de reequilibrar as forças da parede abdominal (Fig. 33-19).

Outra correção foi realizada para desviar o equilíbrio de pressão entre as áreas supraumbilical e infraumbilical. A plicatura da bainha anterior do músculo reto abdominal foi removida da área infraumbilical, e uma nova plicatura foi realizada na região supraumbilical, melhorando a distribuição da pressão na parede abdominal. Isto pode ser observado na incidência pós-operatória lateral da paciente (Fig. 33-20).

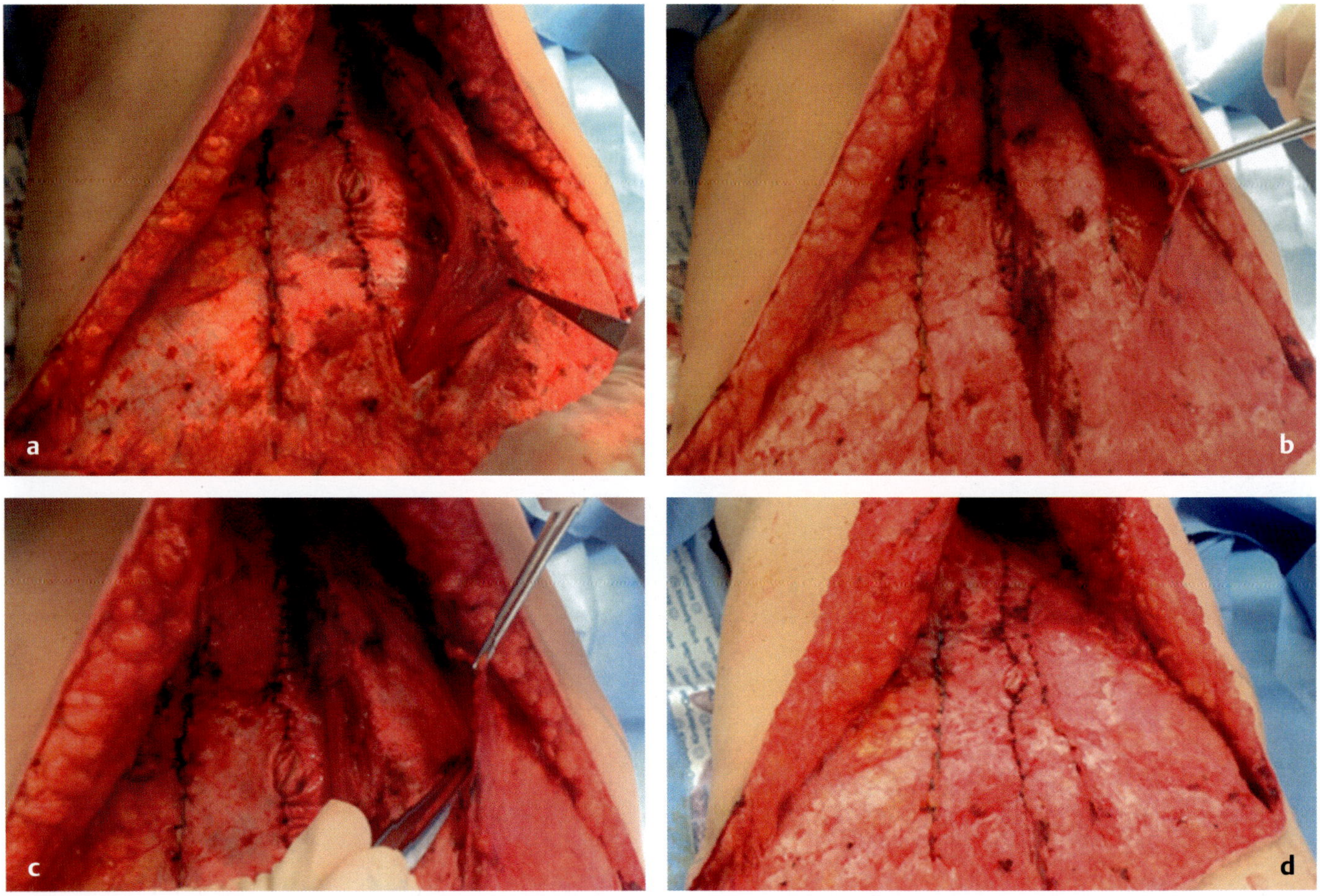

Fig. 33-19. Mesmo caso da Figura 33-18. (a) A bainha anterior do músculo reto abdominal foi incisada de forma longitudinal, o mais próximo possível da linha média. A bainha posterior do músculo reto abdominal foi completamente exposta, e uma plicatura longitudinal de 5 cm foi realizada para diminuir a distância entre a origem e a inserção do músculo oblíquo transverso esquerdo. Isto foi realizado para compensar a flacidez dos músculos do flanco, pois a origem do músculo transverso está na fáscia lombodorsal. Além disso, nota-se a plicatura realizada na aponeurose anterior do músculo reto D para medializar o umbigo. (b) Após esta plicatura, o espaço para os músculos retos abdominais dentro da bainha diminuiu, causando um abaulamento do músculo. Então, outra incisão aponeurótica foi realizada ao longo da linha semilunar, elevando o músculo oblíquo externo. (c) A lâmina anterior da bainha do reto abdominal foi incisada longitudinalmente em seu aspecto mais lateral para expor o músculo reto abdominal desde a margem costal até a linha arqueada. O músculo reto abdominal esquerdo foi colocado em tração lateral sobre o músculo oblíquo interno, onde um novo espaço foi criado para o músculo reto abdominal esquerdo. (d) Aspecto final.

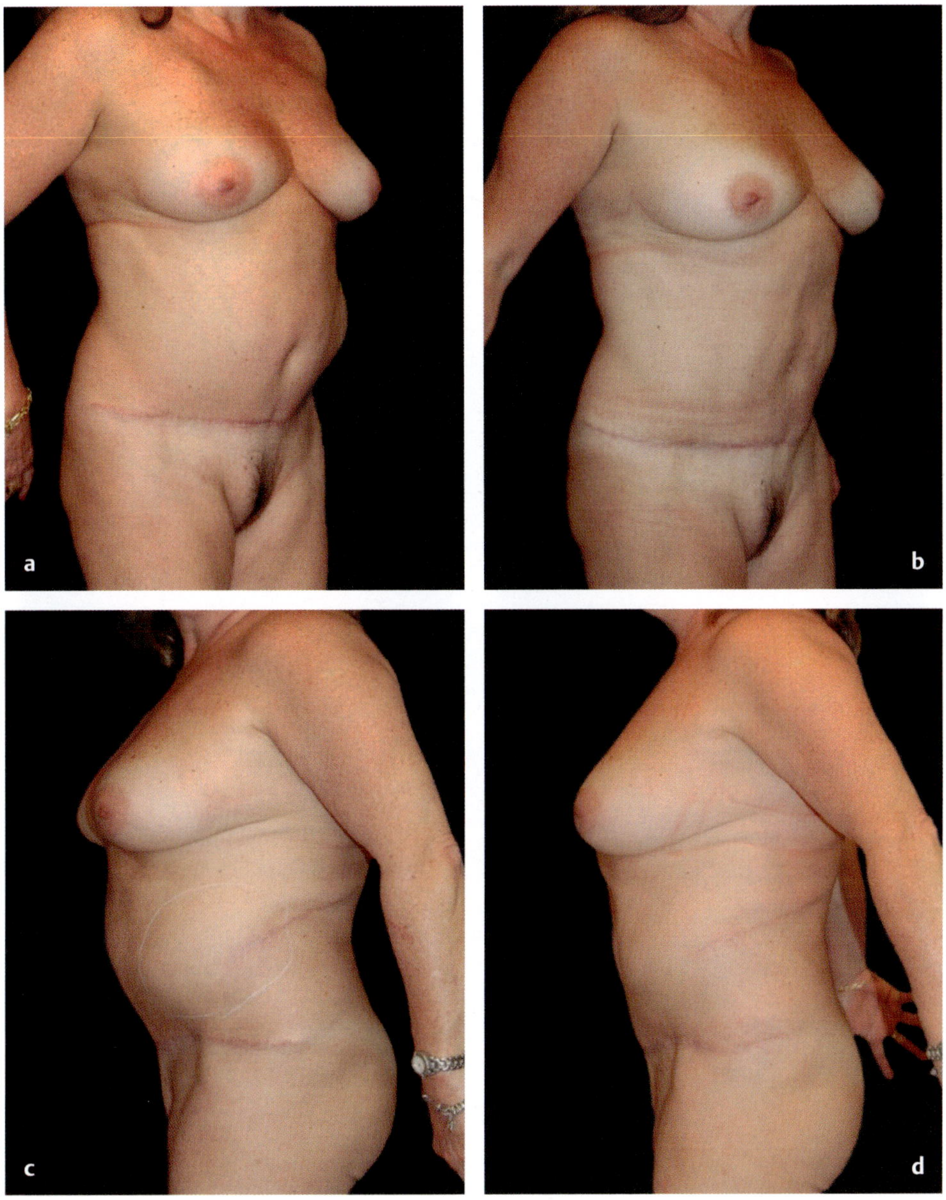

Fig. 33-20. Mesmo caso das Figuras 33-18 e 33-19. (**a-d**) Vista oblíqua em Perfil. Aspectos pré e pós-operatório de 6 meses. Note a diminuição de projeção em flanco esquerdo e a melhora no balanço entre as regiões superior e inferior do abdome.

Caso 17: Paciente de 42 anos que havia sido submetida à apendicectomia 30 anos antes e desenvolveu uma projeção da região direita do abdome inferior. Foi submetida à abdominoplastia há 2 anos quando uma tela foi colocada na região inferior do abdome para corrigir a projeção. Queixava-se de aumento progressivo de uma projeção na parede abdominal, na região infraumbilical à direita, acompanhada por dor local.

A tomografia pré-operatória mostra uma hérnia entre os músculos oblíquos externo e interno direito (Fig. 33-21).

A cicatriz da abdominoplastia foi incisada, e o retalho abdominal descolado, expondo toda a área projetada. Uma incisão longitudinal na aponeurose do oblíquo externo, próximo ao músculo reto abdominal, foi realizada, e o saco herniário foi exposto e dissecado. Após abertura do saco herniário, o intestino foi reposicionado para dentro da cavidade abdominal, e o músculo oblíquo interno foi exposto. Uma incisão longitudinal da aponeurose anterior, junto à linha alba, foi realizada, e o músculo reto abdominal foi dissecado de sua bainha posterior. Com isso, preparou-se a aponeurose posterior para ser suturada às aponeuroses dos músculos do flanco. A seguir, o recesso lateral do músculo reto abdominal direito foi incisado na margem do anel herniário, permitindo a comunicação com a dissecção prévia entre a bainha posterior do reto abdominal e o músculo reto abdominal. As aponeuroses dos músculos oblíquos interno e transverso foram aproximadas à bainha posterior do reto abdominal. O músculo oblíquo externo foi suturado à lâmina anterior da bainha anterior do reto em um segundo plano de fechamento. O retalho foi fixado na aponeurose com o uso de pontos de adesão (Fig. 33-22).

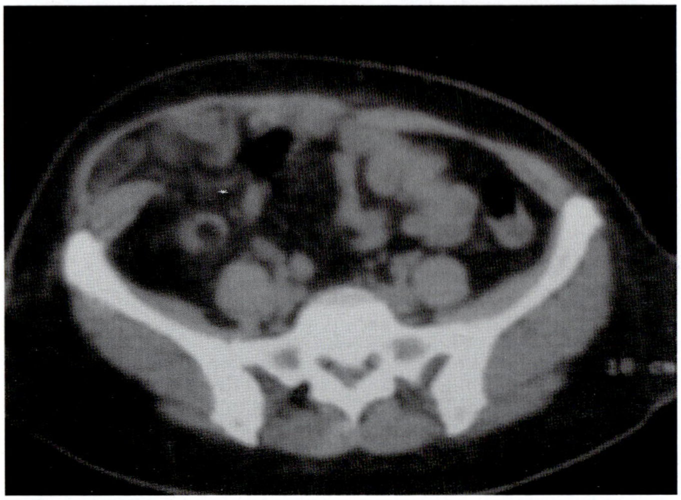

Fig. 33-21. Caso 17. Presença de hérnia dissecando o plano entre os músculos oblíquos externo e interno direitos.

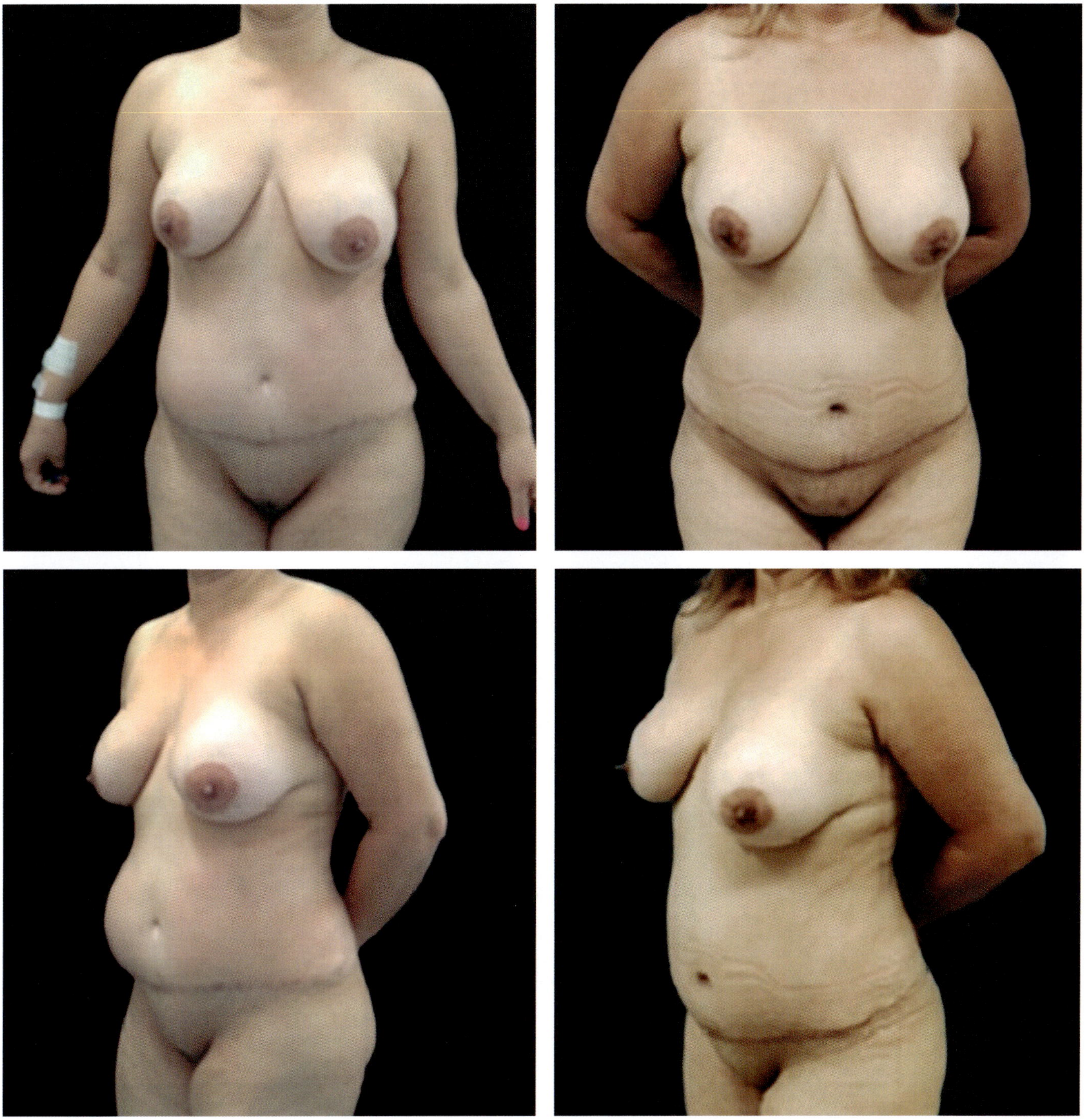

Fig. 33-22. Mesmo caso da Figura 32-21. Frontal e oblíqua. Aspectos pré e pós-operatório de 6 meses. Note a projeção da região de flanco direito da paciente e a correção pós-operatória.

CONCLUSÃO

As abdominoplastias secundárias são casos de difícil resolução e de diagnóstico apurado. Deformidades de pele, subcutâneo e do plano musculoaponeurótico podem estar envolvidas. Este capítulo procura dividir as diferentes etiologias, oferecendo soluções específicas para o tratamento destas deformidades secundárias. As abdominoplastias secundárias são indicadas para solucionar problemas ou complicações decorrentes da primeira abdominoplastia, para resgatar um resultado perdido com o envelhecimento, gestação ou variação significativa de peso, além de serem indicadas para solucionar outros problemas complexos. Existem diferentes causas de projeção supraumbilical, além da recidiva da diástase do músculo reto abdominal. Uma contratura capsular de uma pseudobursa, bem como um tumor podem ter aspectos similares durante o exame físico. Também é importante ter um conhecimento detalhado da anatomia da parede abdominal ao lidar com deformidades musculoaponeuróticas.

BIBLIOGRAFIA

Barbosa MV, Ayaviri NA, Nahas FX, et al. Improving tension decrease in components separation technique. Hernia. 2014;18:123.

Barbosa MV, Nahas FX, Garcia EB, et al. Use of the anterior rectus sheath for abdominal wall reconstruction: a study in cadavers. Scand J Plast Reconstr Surg Hand Surg. 2007;41:273.

Barbosa MV, Nahas FX, Oliveira Filho RS, et al. A variation in the component separation technique that preserves linea semilunaris: a study in cadavers and a clinical case. J Plast Reconstr Aesthet Surg. 2010;63:524.

Cormenzana PS, Samprón NM, Escudero-Nafs FJ. Aesth Plast Surg. 2008;32:503-8.

Deos MFS, Arnt RA, Gus EI. Tensioned reverse abdominoplasty. Plast Reconstr Surg. 2009;124(6):2134-41.

Deos MFS. Miniabdominoplastias – Livro do Desc. (Dep. de Ensino e Serviços Credenciados da SBCP). 2018;3:147-54.

Deos MFS. Lipoabdominoplastias – Fundamentos e Classificação In: Osvaldo Saldanha, Lipoabdominoplastia. Di-Livros Editora. 2004. p. 57-65.

Di Martino M, Nahas FX, Barbosa MV, et al. Seroma in lipoabdominoplasty and abdominoplasty: a comparative study using ultrasound. Plast Reconstr Surg. 2010;126:1742.

Faustino LD, Ferreira LM, Ramirez OM, Nahas FX. Components separation technique of the abdominal wall: Which muscle release produces the greatest reduction in tension on the midline? J Plast Reconstr Aesthet Surg. 2021; S1748-6815(21)00266-7.

Matarasso A, Schneider LF, Barr J. The incidence and management of secondary abdominoplasty and secondary abdominal contour surgery. Plast Reconstr Surg. 2014;133:40.

Nahas FX, Ferreira LM, Ghelfond C. Does quilting suture prevent seroma in abdominoplasty? Plast Reconstr Surg. 2007;119:1060-5.

Nahas FX, Ferreira LM, Mendes JA. An efficient way to correct recurrent rectus diastasis. Aesthetic Plast Surg. 2004;28:189.

Nahas FX, Ferreira LM. Concepts on correction of the musculoaponeurotic layer in abdominoplasty. Clin Plast Surg. 2010;37:527.

Nahas FX, Ishida J, Gemperli R, et al. Abdominal wall closure after selective aponeurotic incision and undermining. Ann Plast Surg. 1998;41:606-13.

Nahas FX, Kimura AK, Barbosa MV, et al. Components separation technique with limited subcutaneous undermining: a cadaver study. Ann Plast Surg. 2011;67:303.

Nahas FX. Advancement of the external oblique muscle flap to improve the waistline: a study in cadavers. Plast Reconstr Surg. 2001;108:550.

CAPÍTULO 34

ABDOMINOPLASTIAS ATÍPICAS – RELATO DE CASOS COMPLEXOS

Fabio Xerfan Nahas ■ Carlos Oscar Uebel ■ Mauro Fernando Deos

INTRODUÇÃO

Embora a maioria dos pacientes que requerem abdominoplastia possa ser classificada como tendo um dos tipos de deformidades descritos nos capítulos prévios, existem alguns em que está indicado o uso de uma abordagem específica. Alguns destes envolvem procedimentos secundários, e outros são para o tratamento de uma deformidade primária. Apresentaremos estes casos específicos na forma de relatos de casos.

CASO 1

Paciente de 38 anos, branca, com duas gestações anteriores, apresentava diástase de 6 cm de largura na região 1 cm superiormente à cicatriz umbilical. Apresentava cicatriz umbilical alargada pela presença de uma hérnia de 3 cm de colo. Apresentava dor em região lombar e no local da hérnia quando realizava esforço abdominal. O excesso de pele estava localizado na região próxima à cicatriz umbilical, tanto superior, quanto inferiormente a esta. Não havia grande excesso vertical. O retalho abdominal tinha uma excursão limitada tanto no sentido inferior, quanto superior, no caso de uma possível abdominoplastia reversa. Por outro lado, havia uma faixa central com estrias e pele de qualidade ruim. Havia um excesso de pele lateral. Foi indicada a ressecção de um fuso medial de pele e tecido subcutâneo, incluindo o umbigo que foi dissecado, expondo o anel herniário. A correção da hérnia foi feita com pontos separados de mononáilon 2-0. Foi realizada a neoumbilicoplastia com a criação de dois retalhos laterais que foram suturados entre si. Após a cirurgia a paciente apresentou regressão dos sintomas de dor lombar e no local da hérnia umbilical (Fig. 34-1).

CASO 2

Paciente de 58 anos com IMC = 40, com histórico de alcoolismo crônico e cirrose. Apresentava 60.000 plaquetas; excesso de pele abdominal com linfedema, fibrose e infecção crônica na região infraumbilical. Além disso, também tinha hérnia inguinal à esquerda com indicação de reconstrução com o uso de tela. O paciente foi tratado com antibioticoterapia intravenosa, tendo apresentado recidiva da infecção logo após a conclusão do ciclo de antibióticos. A cirurgia bariátrica foi contraindicada pelo especialista devido à infecção de parede abdominal.

Foi planejado um tratamento em dois tempos cirúrgicos. No primeiro, foi realizada a ressecção da pele redundante em conjunto com sítio de infecção. O paciente evoluiu sem intercorrências. Após seis meses foi realizada uma abdominoplastia em flor-de-lis com correção da hérnia inguinal usando tela (Fig. 34-2).

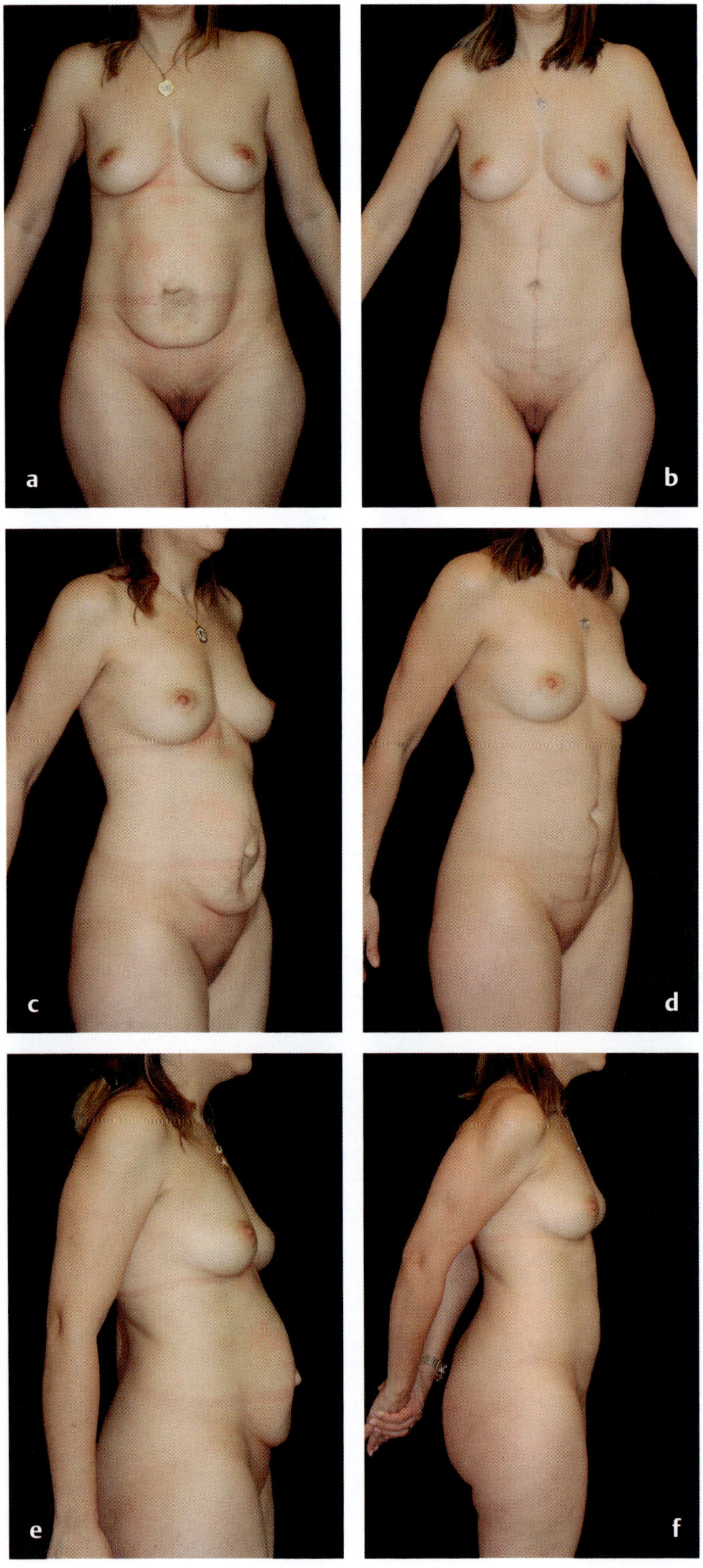

Fig. 34-1. Aspecto pré-operatório (**a**) frontal, (**c**) oblíquo e (**e**) em perfil. Note a concentração do excesso de pele na região medial do abdome, a qualidade pobre da pele desta região, além da hérnia umbilical com distorção da forma do umbigo. Há grande projeção anterior do abdome devido à grande diástase. Aspecto pós-operatório 1 ano após a cirurgia em vistas (**b**) frontal, (**d**) oblíquo e (**f**) em perfil. Note a correção da deformidade cutânea, diástase de retos e hérnia umbilical com melhoria estética geral do abdome.

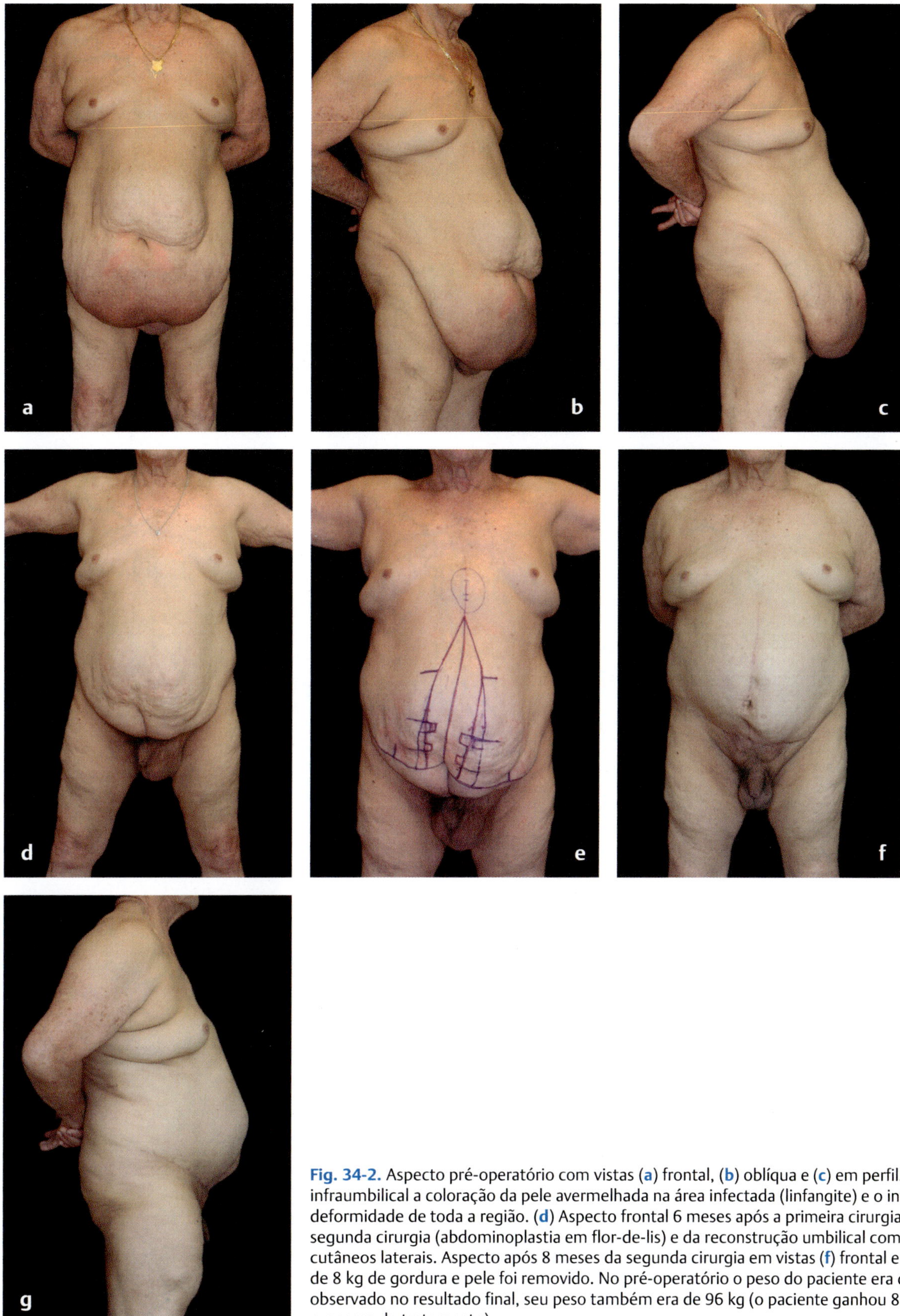

Fig. 34-2. Aspecto pré-operatório com vistas (a) frontal, (b) oblíqua e (c) em perfil. Note, na região infraumbilical a coloração da pele avermelhada na área infectada (linfangite) e o intenso linfedema com deformidade de toda a região. (d) Aspecto frontal 6 meses após a primeira cirurgia. (e) Marcação da segunda cirurgia (abdominoplastia em flor-de-lis) e da reconstrução umbilical com pequenos retalhos cutâneos laterais. Aspecto após 8 meses da segunda cirurgia em vistas (f) frontal e (g) lateral. Um total de 8 kg de gordura e pele foi removido. No pré-operatório o peso do paciente era de 96 kg e, como observado no resultado final, seu peso também era de 96 kg (o paciente ganhou 8 kg durante todo o processo de tratamento).

CASO 3

Paciente de 43 anos de idade que apresentava IMC = 56,3 com psoríase e extenso linfedema na região infraumbilical. O especialista havia contraindicado a cirurgia bariátrica nessa paciente 2 anos antes. No entanto, ela desenvolveu uma grave infecção na área de linfedema, com áreas de necrose e apresentou sepse. Foi internada na UTI, onde foi tratada com antibióticos, e a equipe de cirurgia plástica foi consultada.

Foi planejada a amputação da porção inferior da porção dermogordurosa da parede abdominal, com remoção do sítio infeccionado. Foram ressecados 15 kg de gordura e pele da região inferior do abdome. Estrategicamente, parte da pele infraumbilical foi mantida na linha média, com a finalidade de manter o umbigo na parede abdominal anterior, embora não possa ser observado na incidência frontal pós-operatória por causa do grande excesso de gordura supraumbilical. A paciente recebeu alta hospitalar três dias após a cirurgia, e a antibioticoterapia oral foi mantida na residência. Houve boa recuperação, sem recidiva da infecção.

A paciente é vista antes e 2 anos após a cirurgia, exibindo a remoção do sítio infectado por meio de amputação abdominal. O umbigo foi mantido na parte inferior do abdome para ser reinserido em uma posição mais elevada no abdome. Transposição umbilical não foi realizada para evitar contaminação proveniente do sítio infectado.

Note as áreas de necrose na superfície inferior da prega abdominal. A pele e gordura removidas tinham fibrose intensa e áreas necróticas e pesavam 15 kg (Fig. 34-3).

CASO 4

Paciente de 18 anos, branca, que havia sido submetida à apendicectomia 2 anos antes e apresentou peritonite. Na época o cirurgião optou por fazer uma bolsa de Bogotá para realizar limpezas a cada dois dias. Foi realizada peritoneostomia com fechamento, utilizando-se uma tela de polipropileno. A região do defeito cicatrizou por segunda intenção e apresentava área de 12 por 32 cm. Existiam, ainda, áreas de ulcerações com exposição da tela (Fig. 34-4).

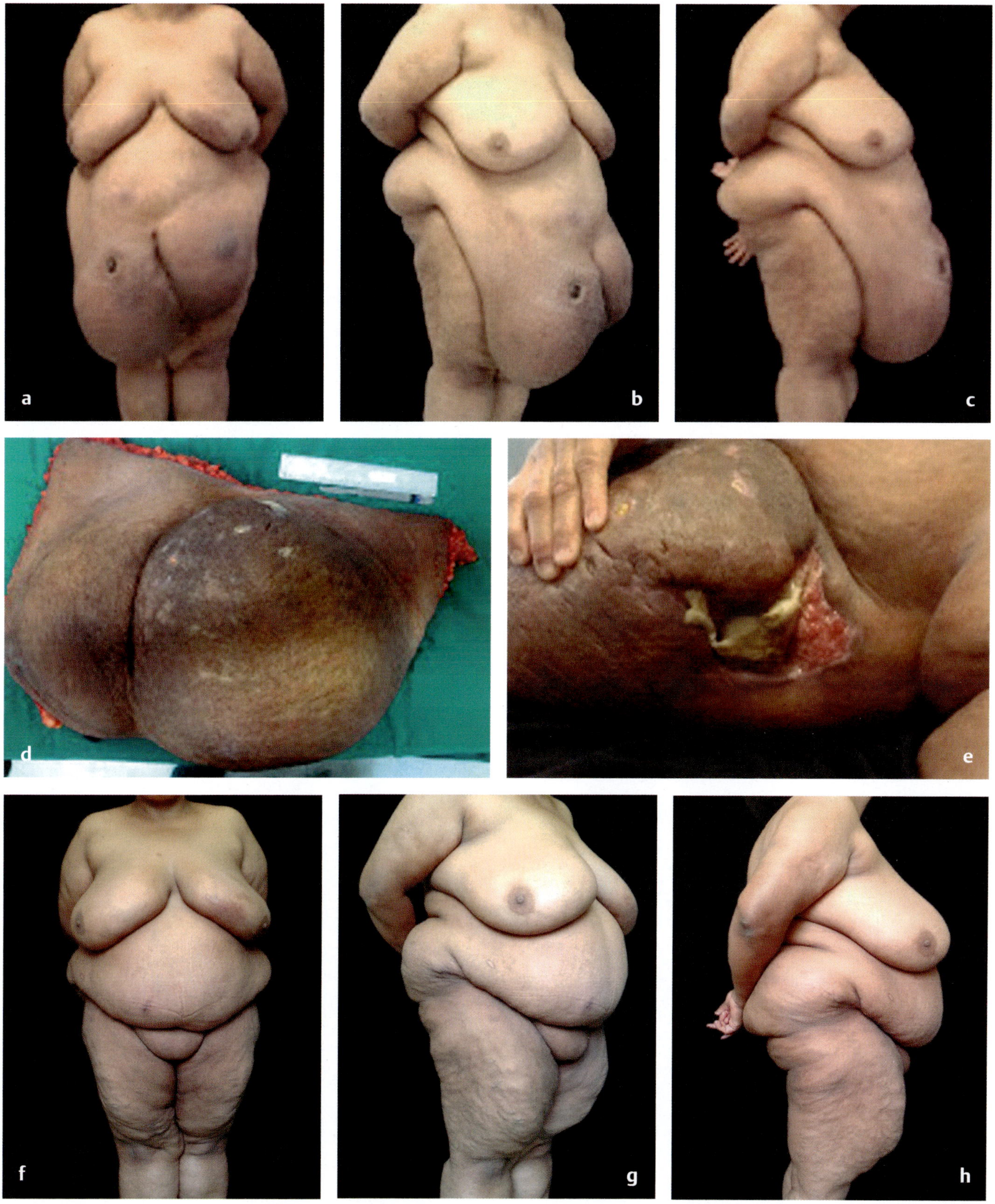

Fig. 34-3. Aspecto pré-operatório em vistas (**a**) frontal, (**b**) oblíqua e (**c**) em perfil. Note a intensa linfangite com vermelhidão e áreas de necrose na região infraumbilical. (**d**) Sob o avental nota-se extensa área de necrose. (**e**) Excesso de pele e área do sítio infectado ressecado que pesavam 15 kg. A pele e gordura removidas tinham fibrose intensa. Aspecto pós-operatório 2 anos após a cirurgia em vistas (**f**) frontal, (**g**) oblíqua e (**h**) em perfil. O umbigo foi mantido na parte inferior do abdome para ser reinserido em uma posição mais elevada no abdome. A transposição umbilical não foi realizada na cirurgia para evitar contaminação proveniente do sítio infectado.

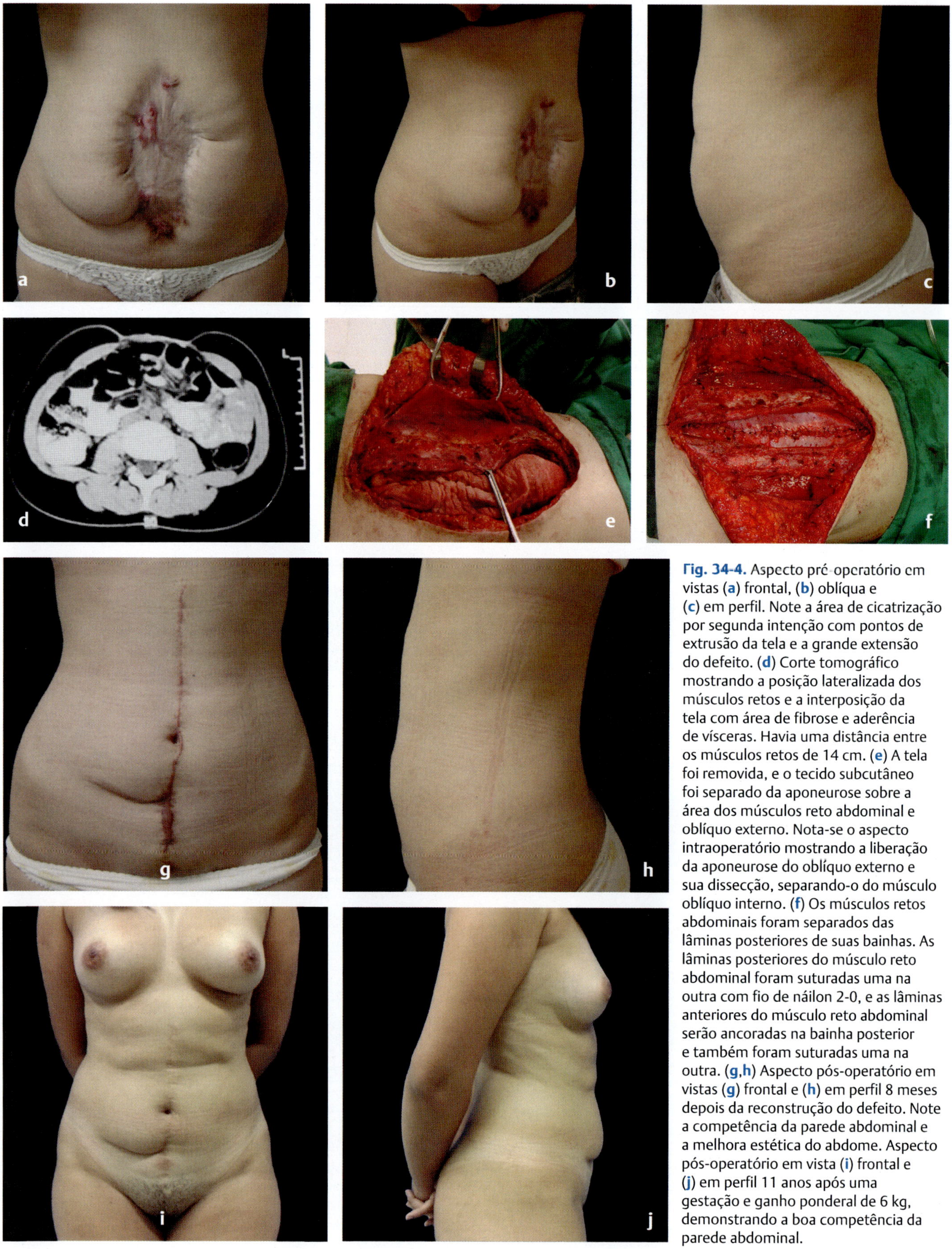

Fig. 34-4. Aspecto pré-operatório em vistas (**a**) frontal, (**b**) oblíqua e (**c**) em perfil. Note a área de cicatrização por segunda intenção com pontos de extrusão da tela e a grande extensão do defeito. (**d**) Corte tomográfico mostrando a posição lateralizada dos músculos retos e a interposição da tela com área de fibrose e aderência de vísceras. Havia uma distância entre os músculos retos de 14 cm. (**e**) A tela foi removida, e o tecido subcutâneo foi separado da aponeurose sobre a área dos músculos reto abdominal e oblíquo externo. Nota-se o aspecto intraoperatório mostrando a liberação da aponeurose do oblíquo externo e sua dissecção, separando-o do músculo oblíquo interno. (**f**) Os músculos retos abdominais foram separados das lâminas posteriores de suas bainhas. As lâminas posteriores do músculo reto abdominal foram suturadas uma na outra com fio de náilon 2-0, e as lâminas anteriores do músculo reto abdominal serão ancoradas na bainha posterior e também foram suturadas uma na outra. (**g**,**h**) Aspecto pós-operatório em vistas (**g**) frontal e (**h**) em perfil 8 meses depois da reconstrução do defeito. Note a competência da parede abdominal e a melhora estética do abdome. Aspecto pós-operatório em vista (**i**) frontal e (**j**) em perfil 11 anos após uma gestação e ganho ponderal de 6 kg, demonstrando a boa competência da parede abdominal.

CASO 5

Paciente do sexo masculino, de 58 anos, que apresentou extenso trauma toracoabdominal após acidente ciclístico no Tour de France. Foi submetido à correção de múltiplas hérnias abdominais, e foi realizada neoumbilicoplastia (Fig. 34-5).

CASO 6

Paciente do sexo feminino, 35 anos, submetida à laparotomia há 1 ano e 4 meses por obstrução intestinal após Cesariana. Quatro meses após foi submetida à nova laparotomia para tratamento de peritonite. Como consequência apresentava, ao exame da parede abdominal, importante hérnia incisional com cicatriz retrátil e deprimida na porção central do abdome, supra e infraumbilical (Fig. 34-6).

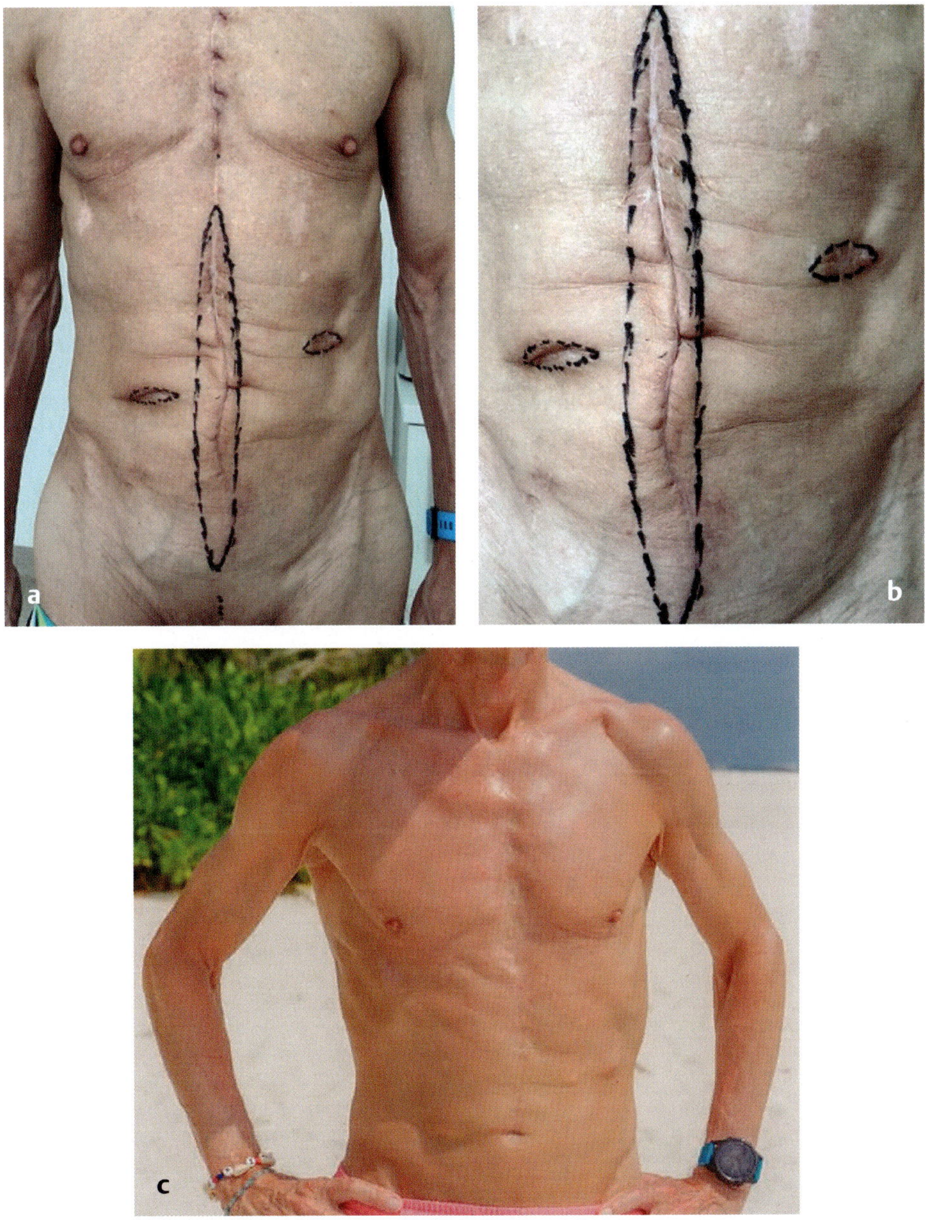

Fig. 34-5. (**a**,**b**) Aspecto pré-operatório com cicatrizes inestéticas e deprimidas. (**c**) Pós-operatório de 8 meses (foto enviada pelo paciente) mostrando o aspecto final.

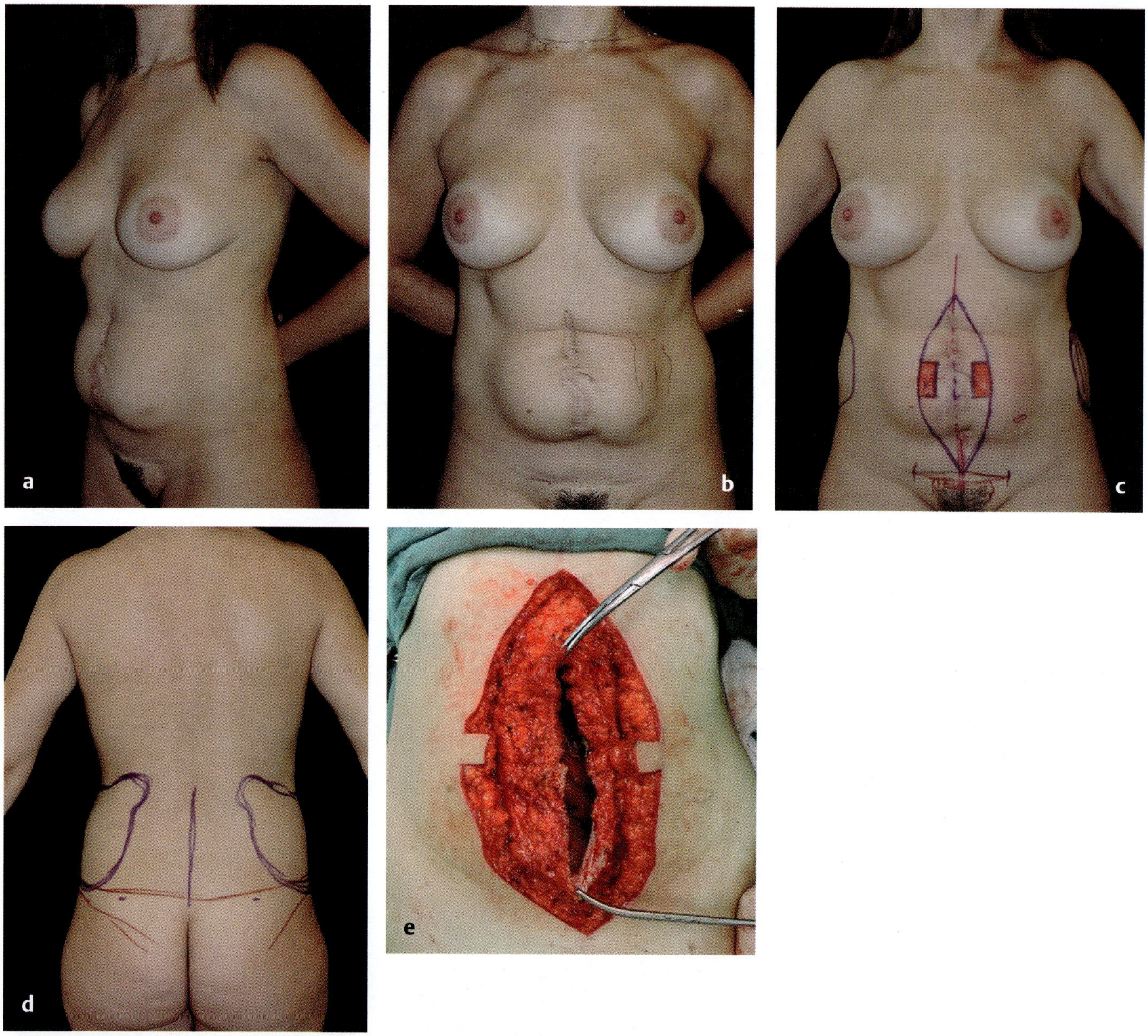

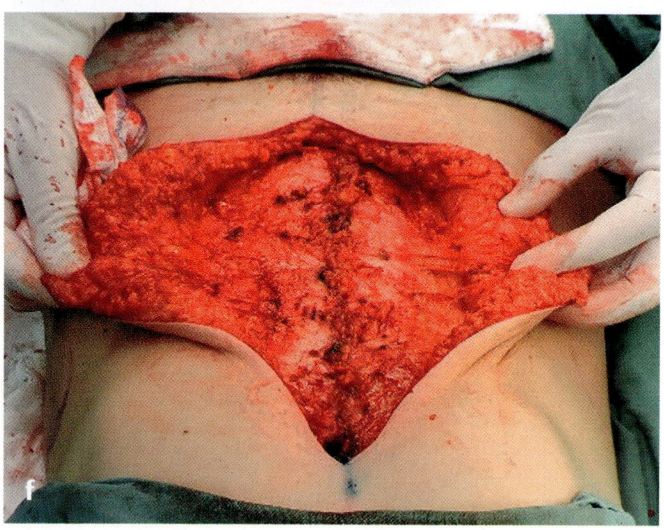

Fig. 34-6. Aspecto pré-operatório em vistas (**a**) meio perfil e (**b**) frontal. Cicatriz longitudinal no abdome com importante hérnia incisional após 2 laparotomias prévias. Marcação expondo o tratamento proposto em vistas (**c**) plano pré-operatório em vista frontal com ressecção vertical da cicatriz e criação de neoumbigo com dois retalhos de pele e (**d**) posterior com zona demarcada para lipoaspiração. (**e-i**) Aspecto transoperatório. (**e**) Ressecção vertical de tecido cicatricial com abertura da cavidade abdominal e criação dos retalhos para o neoumbigo. Exposição do defeito herniaria com abertura da cavidade abdominal. (**f**) Fechamento do defeito herniário.

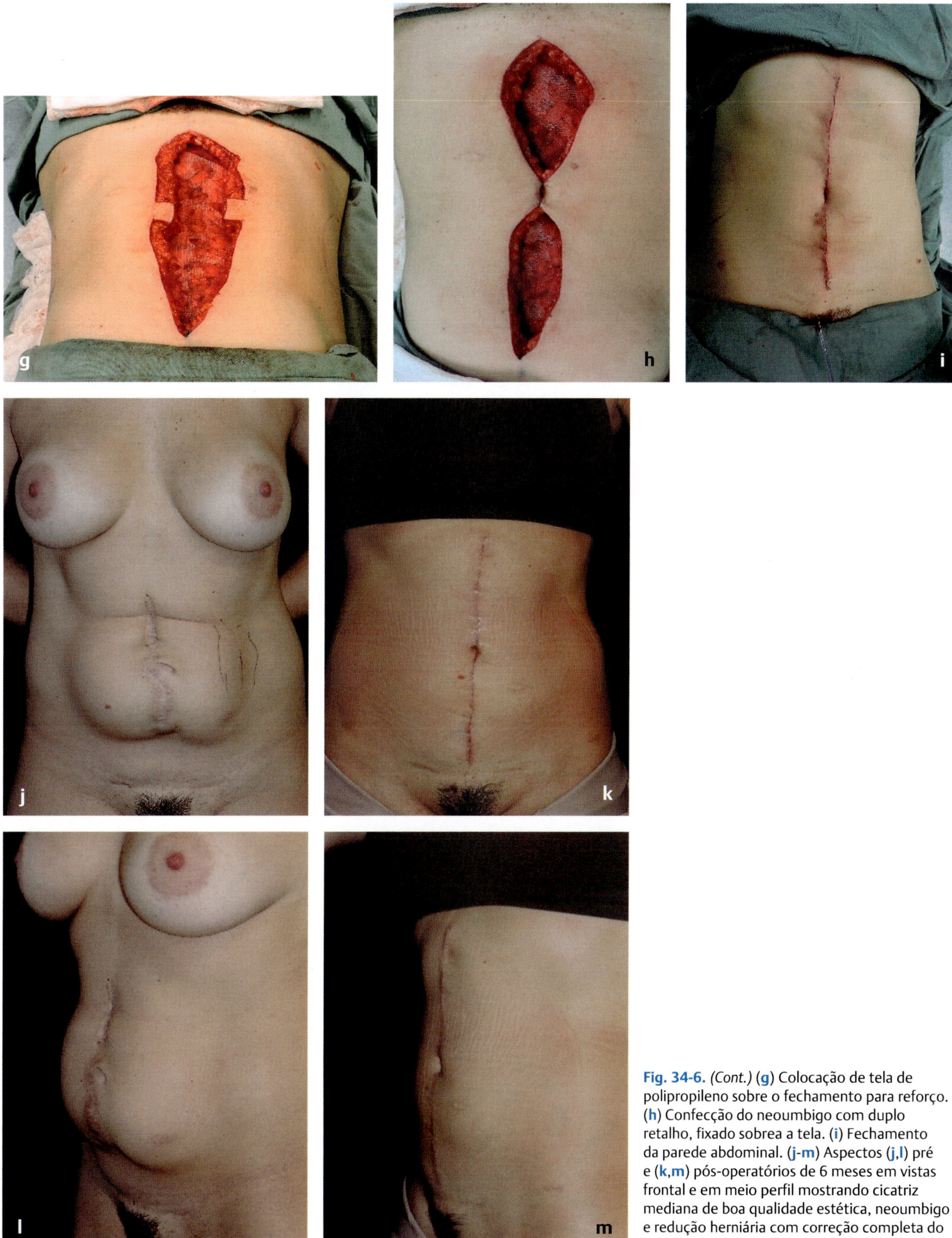

Fig. 34-6. *(Cont.)* (**g**) Colocação de tela de polipropileno sobre o fechamento para reforço. (**h**) Confecção do neoumbigo com duplo retalho, fixado sobrea a tela. (**i**) Fechamento da parede abdominal. (**j-m**) Aspectos (**j**,**l**) pré e (**k**,**m**) pós-operatórios de 6 meses em vistas frontal e em meio perfil mostrando cicatriz mediana de boa qualidade estética, neoumbigo e redução herniária com correção completa do abaulamento abdominal.

CASO 7

Paciente de 33 anos de idade, sexo feminino, com e queixa de flacidez e dobras cutâneas transversais no abdome. Desejava melhora do aspecto estético abdominal com cicatrizes reduzidas e preferentemente pouco visíveis. Para evitar cicatrizes extensas de abdominoplastia clássica, foi proposto como alternativa um tratamento com dupla abordagem:

1. Miniabdominoplastia, com cicatriz posicionada sobre cicatriz anterior de Cesariana, para correção das dobras e flacidez no abdome infraumbilical;
2. Abdominoplastia reversa tensionada com incisões limitadas aos sulcos mamários para tratamento de flacidez da porção superior da parede abdominal (Fig. 34-7a-i).

Mesma paciente retorna após 12 anos com queixas de flacidez mais acentuada e perda de contorno abdominal. Por se tratar de flacidez mais intensa, foi proposto novo tratamento abdominoplastia reversa tensionada com a incisão completa unida na linha média entre as mamas, que permitirá maior ressecção de tecido excedente (45-8j-o).

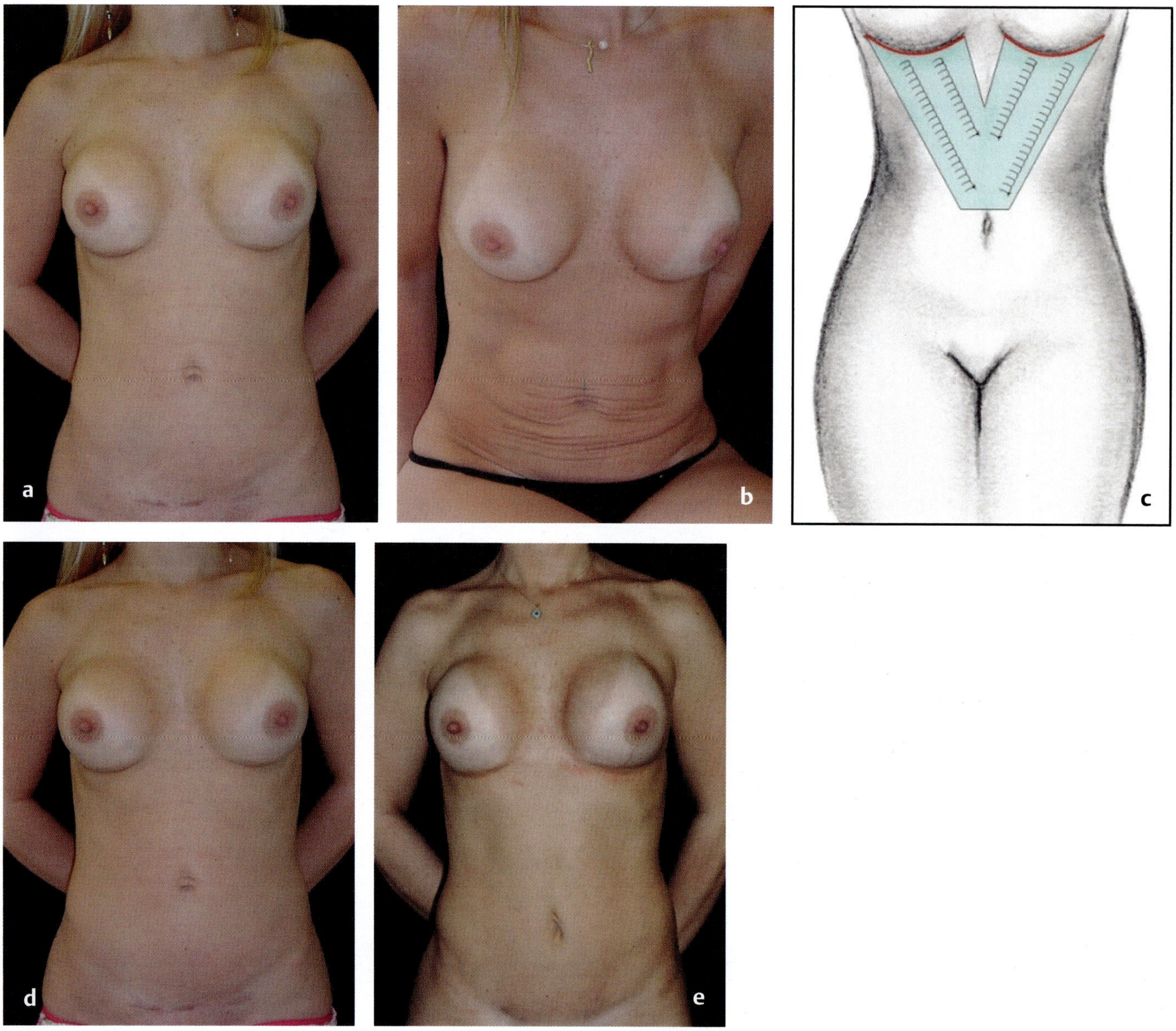

Fig. 34-7. Vista frontal (**a**) em pé e (**b**) sentada mostrando umbigo com aspecto flácido e linhas transversais abdominais decorrentes da flacidez de pele. (**c**) Figura com esquema gráfico da incisão na base das mamas. A incisão limitou-se à região inframamária, sem união na linha média. São confeccionados dois retalhos a partir das bases mamárias, com descolamento no plano justa-aponeurótico resultando em dois retalhos dermogordurosos que terão como limite a cicatriz umbilical. Fazemos a tração superior dos retalhos com duas a três linhas de suturas com fio de poligalactina 2-0 com agulha de 4 cm que tracionam e fixam os retalhos de forma oblíqua. Após a tração e ampla fixação dos retalhos, os excedentes dermogordurosos são ressecados após medição. A adequada reconstituição do sulco mamário é de fundamental importância para o resultado e é feita em três planos de sutura. *(Continua.)*

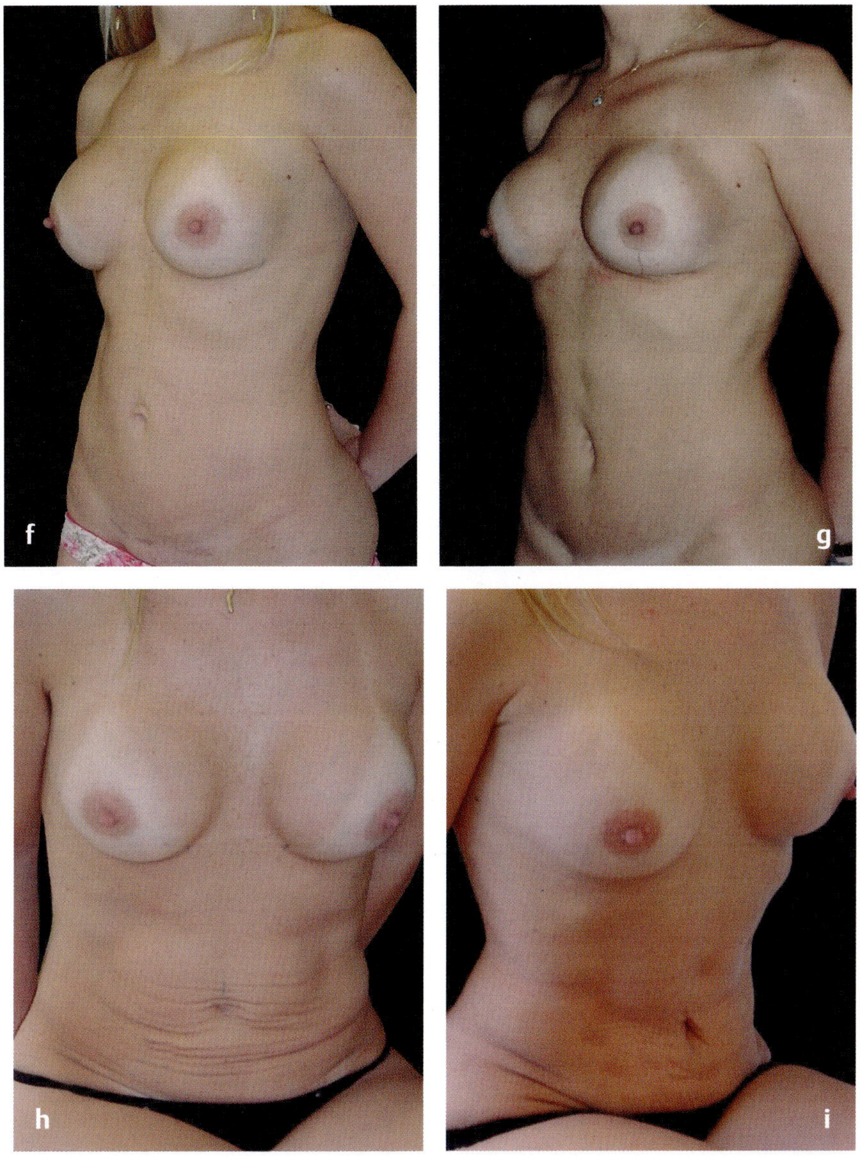

Fig. 34-7. *(Cont.)* (d-i) Vistas frontal e em meio perfil em pé e meio perfil sentada mostrando a correção da flacidez com a dupla abordagem: miniabdominoplastia e abdominoplastia reversa tensionada com descolamento em dois túneis, com cicatrizes limitadas nos sulcos submamários. (J,k) Pré-operatórioda segunda intervenção. (l,m) Plano cirúrgico pré-operatório da segunda intervenção. Lipoaspiração da porção central do abdome infra e supraumbilical associado à abdominoplastia reversa tensionada com incisão completa nos sulcos mamários que se une centralmente em forma de M. É realizado descolamento em forma de U a partir da incisão inframamária até a cicatriz umbilical, limitando o descolamento neste ponto e não havendo liberação do pedículo umbilical. A seguir é realizada a plicatura dos retos abdominais acima do umbigo e 5 linhas de suturas tensionais em direção ao sulcos mamários. No mesmo tempo cirúrgico foi realizada mamoplastia híbrida com troca de implantes mamários em plano submamário e enxertia de gordura nos contornos superior e medial das mamas para suavizar a transição do implante. *(Continua.)*

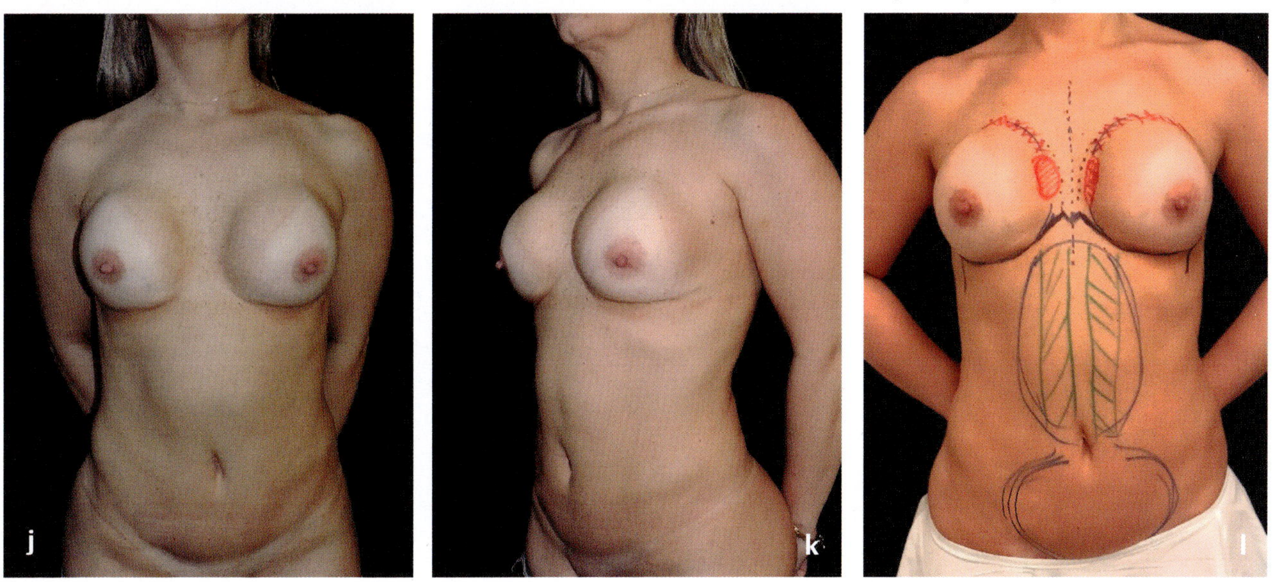

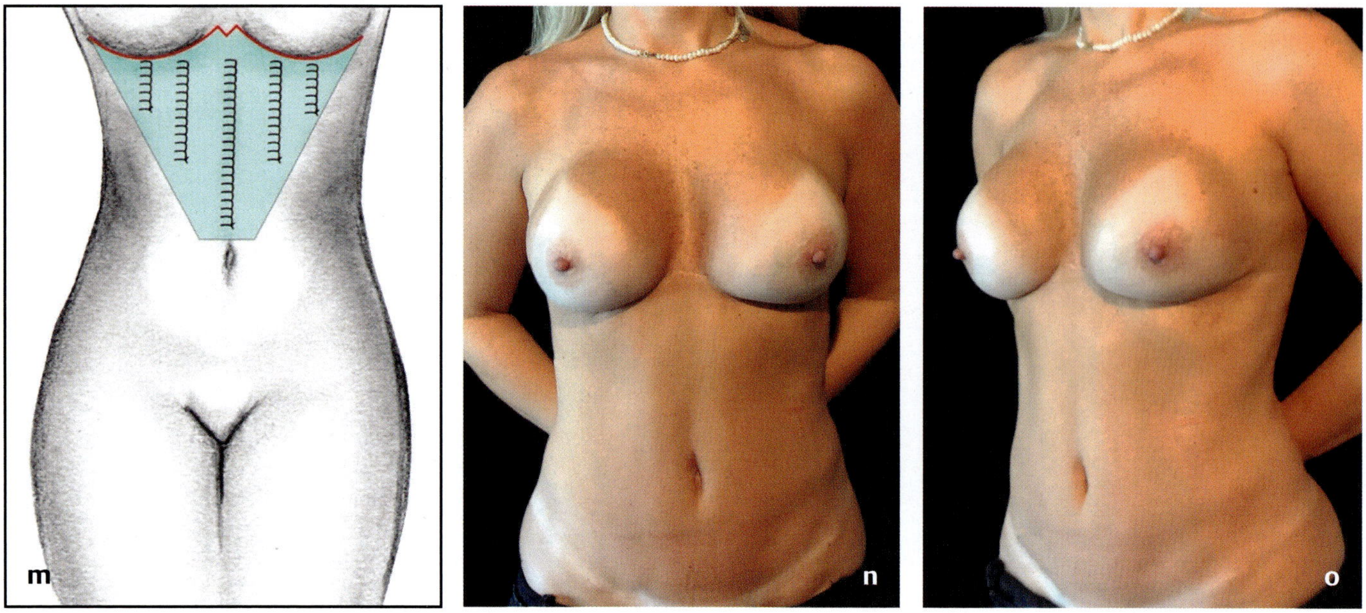

Fig. 34-7. *(Cont.)* (**n**,**o**) Vistas frontal e em meio perfil de 1 ano de pós -operatório de abdominoplastia reversa tensionada com incisão completa e troca dos implantes mamários por volume maior, o que permitiu redução do espaço entre as mamas com maior ocultação da cicatriz na linha média. Soma-se a isso completa correção da flacidez e melhora do contorno corporal.

CONCLUSÃO

Embora uma classificação das deformidades tenha sido descrita no Capítulo 9, alguns casos são atípicos e não se encaixarão nas classificações apresentadas. Casos atípicos, como os exibidos neste capítulo, podem necessitar de uma estratégia mais elaborada para lidar com a deformidade e suas complicações secundárias. O conhecimento de bases de cirurgia, de anatomia e de cirurgia plástica é fundamental para o cirurgião ao lidar com estes tipos de casos.

Vídeo Aula

CAPÍTULO 35

ABDOMINOPLASTIA PÓS-BARIÁTRICA – ALTERNATIVAS CIRÚRGICAS

Flavio Mendes ▪ Laisa Brandão Carvalho ▪ Fausto Viterbo

INTRODUÇÃO

O grande sucesso e a popularização do tratamento cirúrgico da obesidade têm gerado uma grande demanda com uma nova conceituação no que se refere à cirurgia do contorno corporal. Nos últimos anos, essa população de ex-obesos tem sido cada vez mais frequente nos consultórios de cirurgiões plásticos, apresentando um novo padrão de deformidades absolutamente distinto daquele que, durante décadas, marcou o aprimoramento das técnicas e abordagens cirúrgicas convencionais. A fisiopatologia dessas deformidades apresenta uma característica muito peculiar, exigindo assim um novo olhar crítico do especialista a considerar as alterações anatômicas e a biodinâmica dos tecidos envolvidos para o melhor diagnóstico e planejamento cirúrgicos. Para que isso seja possível, é necessário romper com alguns paradigmas que foram adquiridos durante os tempos, quando se tratavam deformidades abdominais basicamente resultantes de gestações, envelhecimento e variações ponderais leves a moderadas.

Além disso, há que se considerar o novo *status* metabólico desses pacientes emagrecidos devido aos efeitos restritivos e/ou disabsortivos dos procedimentos bariátricos. Muito embora o estado geral e as comorbidades clínicas dos obesos mostrem uma melhoria substancial com o emagrecimento acentuado, diversos padrões de déficits nutricionais são achados frequentes na abordagem pré-operatória do contorno corporal. Isso exige um cuidado todo especial na avaliação clínica e laboratorial prévia desses pacientes, sendo que a identificação e correção desses possíveis distúrbios são fundamentais para garantir as melhores condições de homeostase e cicatrização da ferida cirúrgica. Da mesma forma, o *status* psicológico dos pacientes pós-bariátricos merece uma atenção diferenciada, uma vez que alguns transtornos específicos estejam frequentemente associados a essa população e podem também interferir negativamente na recuperação pós-operatória. O trabalho em conjunto de uma equipe multidisciplinar representa o padrão-ouro na abordagem desses pacientes desde o início da luta contra a obesidade até a estabilização da perda ponderal e recuperação da melhor silhueta corporal.

ANATOMIA CIRÚRGICA

Bem diferente do que acontece com a maioria dos pacientes convencionais, a obesidade extrema, seguida de um emagrecimento acentuado, causa alterações que não estão anatomicamente restritas à parede abdominal anterior, mas guardam uma relação de contiguidade com os aspectos lateral e posterior do corpo inferior, incluindo os flancos, a raiz proximal das coxas e glúteos. Mesmo tendo em comum a flacidez musculoaponeurótica anterior por gestação prévia ou distensão da gordura intra-abdominal, é justamente no subcutâneo que essas alterações se mostram muito mais intensas e espalhadas num padrão generalizado. É também por essa razão que o termo abdominoplastia se torna menos apropriado quando se trata de pacientes pós-bariátricos, já que o diagnóstico e planejamento deverão considerar o reajuste tecidual em todo o corpo inferior. Avaliar e tratar o abdome isoladamente nesses pacientes podem levar a resultados insatisfatórios do ponto de vista do melhor contorno corporal. Muitas vezes, a paciente procura o cirurgião plástico buscando resolver o problema que lhe parece ser do abdome, sem reconhecer o caráter circunferencial e difuso de sua deformidade. Assim, cabe ao cirurgião orientar e discutir detalhadamente com seus pacientes todos os aspectos a serem corrigidos, explicando as variáveis das diferentes abordagens, seus possíveis resultados e limitações.

Markman e Barton realizaram um estudo primoroso de toda a continuidade do tecido celular subcutâneo através de cortes tomográficos, evidenciando a *fascia superficialis* como estrutura constante e separadora dos compartimentos adiposos superficial e profundo em praticamente todo o tronco e membros. Lockwood, em 1991, publicou novos conceitos que proporcionaram uma melhor e mais completa compreensão de toda a estrutura tridimensional do tecido conectivo entre a derme e a musculatura, estabelecendo e popularizando o chamado sistema fascial superficial (SFS) com a função específica de sustentação da pele e da gordura do corpo (Fig. 35-1a). O grande acúmulo gorduroso nos adipócitos do paciente obeso produz um efeito mecânico de estiramento generalizado das traves do SFS pela expansão volumétrica de todo o espaço subcutâneo (Fig. 35-1b). Já o emagrecimento estabelece um esvaziamento maciço desses adipócitos, produzindo uma redução volumétrica do subcutâneo sem a retração proporcional das traves de colágeno, que permanecem alongadas e adelgaçadas. Isso caracteriza a incompetência do SFS estabelecendo uma grande frouxidão tecidual (Fig. 35-1c).

O grupo de Pittsburgh apresentou uma escala como uma tentativa de classificar as deformidades após grandes emagrecimentos e sugerir o tratamento específico de acordo com as deformidades encontradas. Infelizmente, embora tenha sido uma iniciativa cientificamente validada, essa classificação se baseia exclusivamente na observação estática do contorno corporal, o que se mostra insuficiente, pois não oferece subsídios de uma avaliação dinâmica, mas apenas os efeitos da

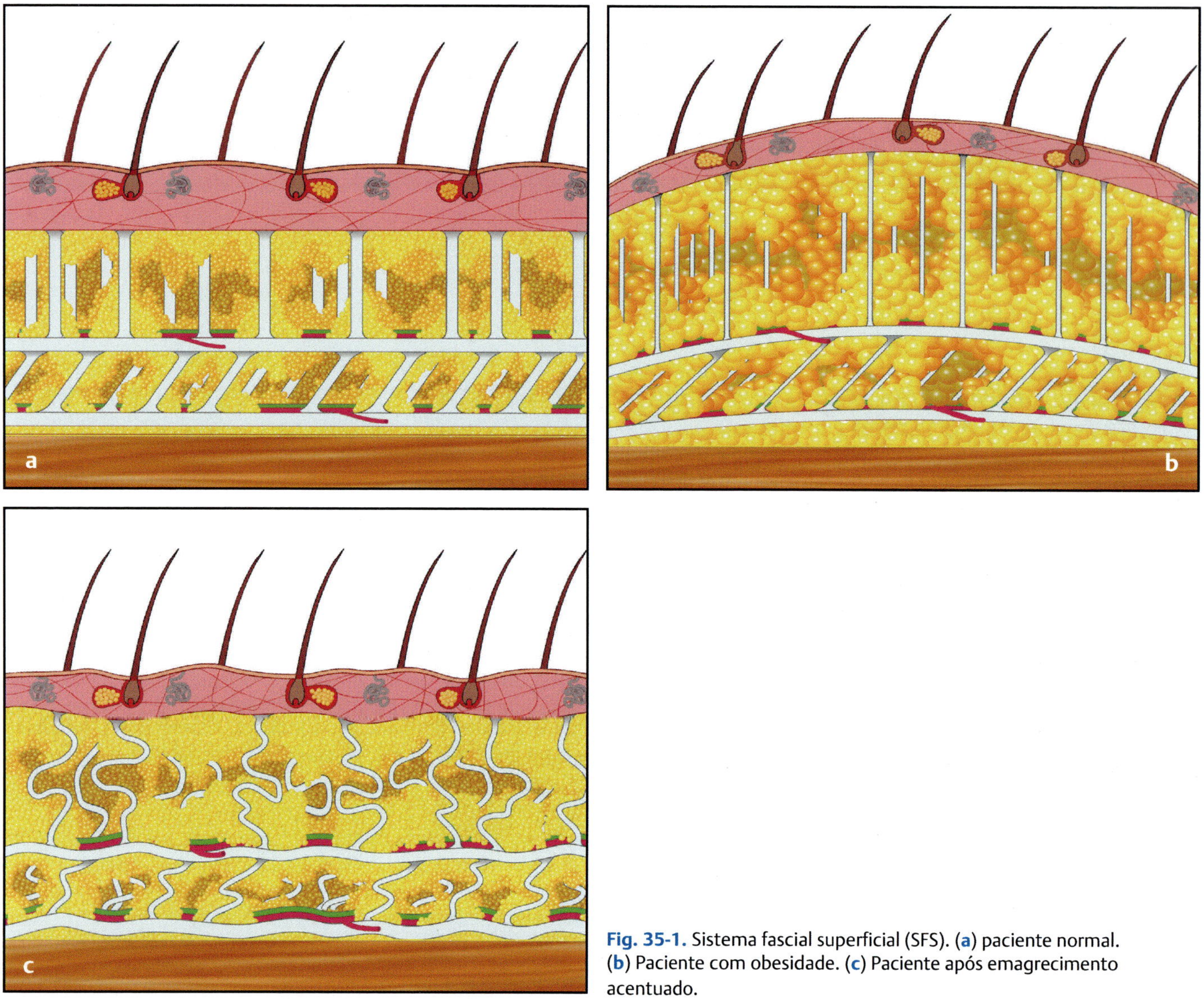

Fig. 35-1. Sistema fascial superficial (SFS). (a) paciente normal. (b) Paciente com obesidade. (c) Paciente após emagrecimento acentuado.

ação da gravidade sobre a massa dos tecidos emagrecidos, limitada ainda pelas zonas de aderência do subcutâneo. As possíveis variáveis incluem também fatores, como a idade, sexo, intensidade do emagrecimento, presença de hérnias ventrais e o índice final de esvaziamento gorduroso, que podem conferir apresentações absolutamente diversas ao contorno corporal (Fig. 35-2). É preciso muito treinamento e contato frequente com pacientes maciçamente emagrecidos para se inferir, apenas pela observação estática, qual o tratamento mais indicado para cada caso em particular. Mais do que isso, para se compreender verdadeiramente o grau de intensidade dessas deformidades, é fundamental realizar o exame físico com uma vigorosa palpação e mobilização dos tecidos, o que geralmente revela uma frouxidão corporal que vai muito além do que a simples inspeção estática poderia sugerir.

Enfim, o tecido emagrecido exibe uma conformação de redundância e mobilidade generalizadas, que comprometem a silhueta corporal pela migração e queda de todos os segmentos corporais em contiguidade. Essa é a variável anatômica fundamental que caracteriza as deformidades do contorno em pacientes pós-bariátricos e determina uma abordagem completamente distinta e voltada para a nova biodinâmica desses tecidos.

BIODINÂMICA DOS TECIDOS E VETORES DA REPARAÇÃO

Podemos dizer que o padrão de deformidade do contorno corporal após extenso emagrecimento será determinado pelo estilo de deposição gordurosa de cada indivíduo (central ou periférico), pelo peso dos tecidos excedentes (força gravitacional) e pelo grau de mobilidade (translação cutânea) nos diferentes segmentos corporais, o que está diretamente relacionado com o grau de esvaziamento do subcutâneo. Nessa avaliação, é preciso ainda se levar em conta os efeitos das zonas de aderência e do posicionamento espacial dos indivíduos. A multiplicidade qualitativa e quantitativa dessas variáveis explica por que raramente encontramos pacientes pós-bariátricos apresentando deformidades idênticas no seu contorno corporal. Nesse sentido, cada paciente será único, e as avaliações deverão ser absolutamente individualizadas, buscando identificar as necessidades específicas e contemplando-as no plano terapêutico.

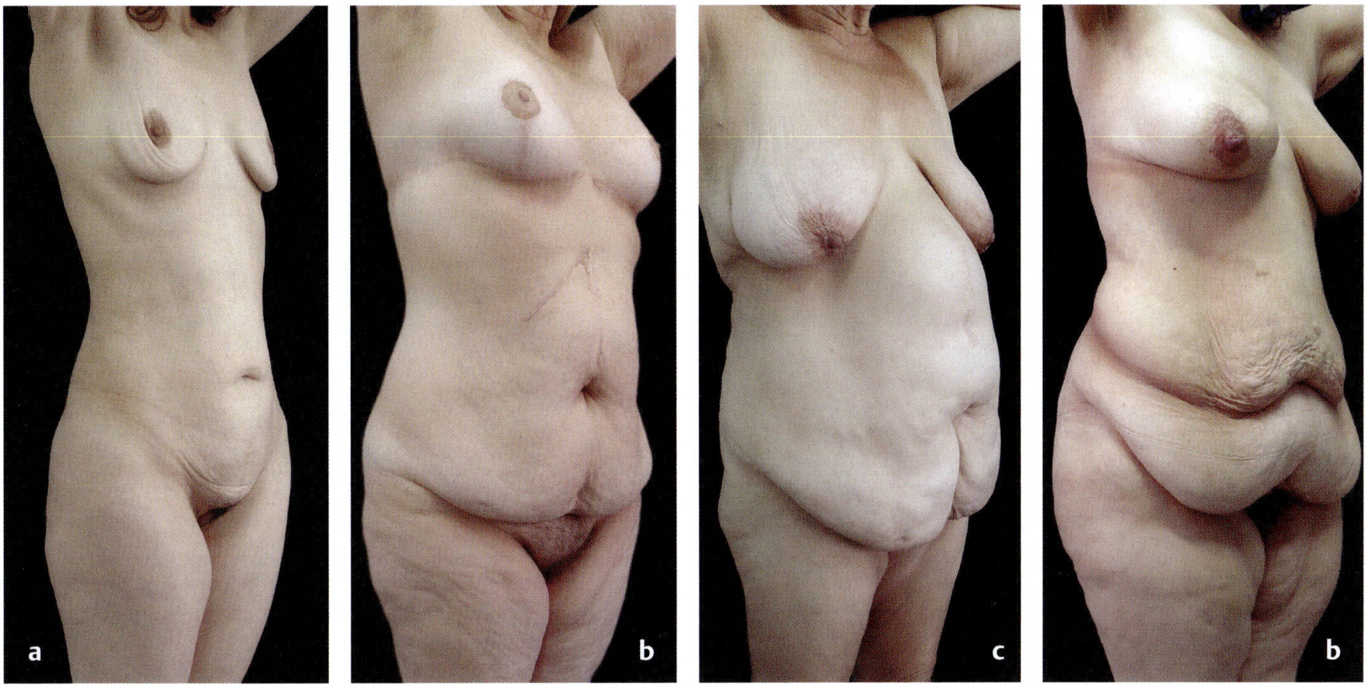

Fig. 35-2. (**a-d**) Deformidades após grandes emagrecimentos.

Padrão de Deposição Gordurosa

Independentemente do sexo, cada pessoa apresenta um padrão geneticamente preferencial de deposição gordurosa ao longo do corpo, e essa particularidade terá fundamental importância na caracterização das deformidades pós-emagrecimento. É possível observar que o padrão central (maçã ou androide), cuja deposição gordurosa ocorre predominantemente acima da linha da cintura, determina sobras mais direcionadas ao aspecto anterior do corpo inferior com certa preservação dos flancos, aspectos laterais das coxas e glúteos. Já o padrão periférico (pera ou ginoide), cuja deposição gordurosa ocorre predominantemente abaixo da linha da cintura, determina sobras mais distribuídas circunferencialmente ao longo dos flancos, raiz da coxa e glúteos (Fig. 35-3).

Em resumo, os pacientes em padrões definidos de deposição gordurosa apresentam um mecanismo biodinâmico pelo qual o esvaziamento desses tecidos, em presença das zonas de aderência e sob a ação da gravidade, pode estabelecer diferentes tipos de deformidades, acometendo com maior ou menor intensidade cada segmento do corpo inferior. Sabemos que nem sempre esses padrões típicos de deposição da gordura corporal (central e periférico) estão absoluta e claramente definidos nos indivíduos de uma população. Eles podem apresentar-se de certa forma mesclados em determinados corpos, entretanto, a fisiopatologia de cada vertente será responsável por estabelecer deformidades que poderão e deverão ser identificadas e tratadas apropriadamente.

Grau de Esvaziamento do Subcutâneo

O esvaziamento gorduroso no paciente emagrecido é frequentemente uma realidade, mas nem sempre se mostra suficiente para viabilizar a melhor execução técnica dos tratamentos do contorno corporal, podendo assumir diferentes níveis, mesmo num único paciente. Significa dizer que nem sempre o paciente pós-bariátrico chega a atingir uma condição ideal para a melhor indicação cirúrgica. Independentemente da quantidade de peso eliminado, a falta do completo esvaziamento gorduroso provoca maiores deformidades pela ação da gravidade e dificulta a execução das manobras cirúrgicas necessárias ao melhor contorno corporal. Da mesma forma que os procedimentos estéticos convencionais não se aplicam aos pacientes muito acima do peso ideal, também no paciente pós-bariátrico é preciso guardar em mente que o objetivo da cirurgia plástica não é o de se obter emagrecimento, mas sim aprimorar o contorno corporal com a correção das deformidades devidas ao grande emagrecimento. Para isso, é fundamental que haja o chamado esvaziamento (***deflation***) nas diversas regiões, o que permite que se realize com eficiência uma programação cirúrgica que promova o reajuste dos tecidos frouxos em benefício da silhueta corporal. Sem o chamado esvaziamento gorduroso, não se materializam completamente o desarranjo e a incompetência do sistema fascial superficial, reduzindo sobremaneira a possibilidade de mobilização desses tecidos e aumentando na mesma proporção as chances de complicações e insucessos. Nesses casos, somente cirurgias ditas higiênicas podem ser consideradas, como abordagens que visam apenas promover um chamado alívio corporal, com resultados bastante limitados.

O índice de massa corporal (IMC) se constitui num bom indicador do grau de esvaziamento em que o paciente se encontra e pode servir para orientar as indicações no tratamento do contorno corporal. Além da dificuldade técnica em se atingir os resultados esperados, a literatura mostra maior incidência de intercorrências e complicações nos pacientes pós-bariátricos ainda com altos índices de massa corporal (> 32). Isso deve ser exaustivamente explicado aos candidatos, mesmo antes da cirurgia bariátrica, para que eles compreendam

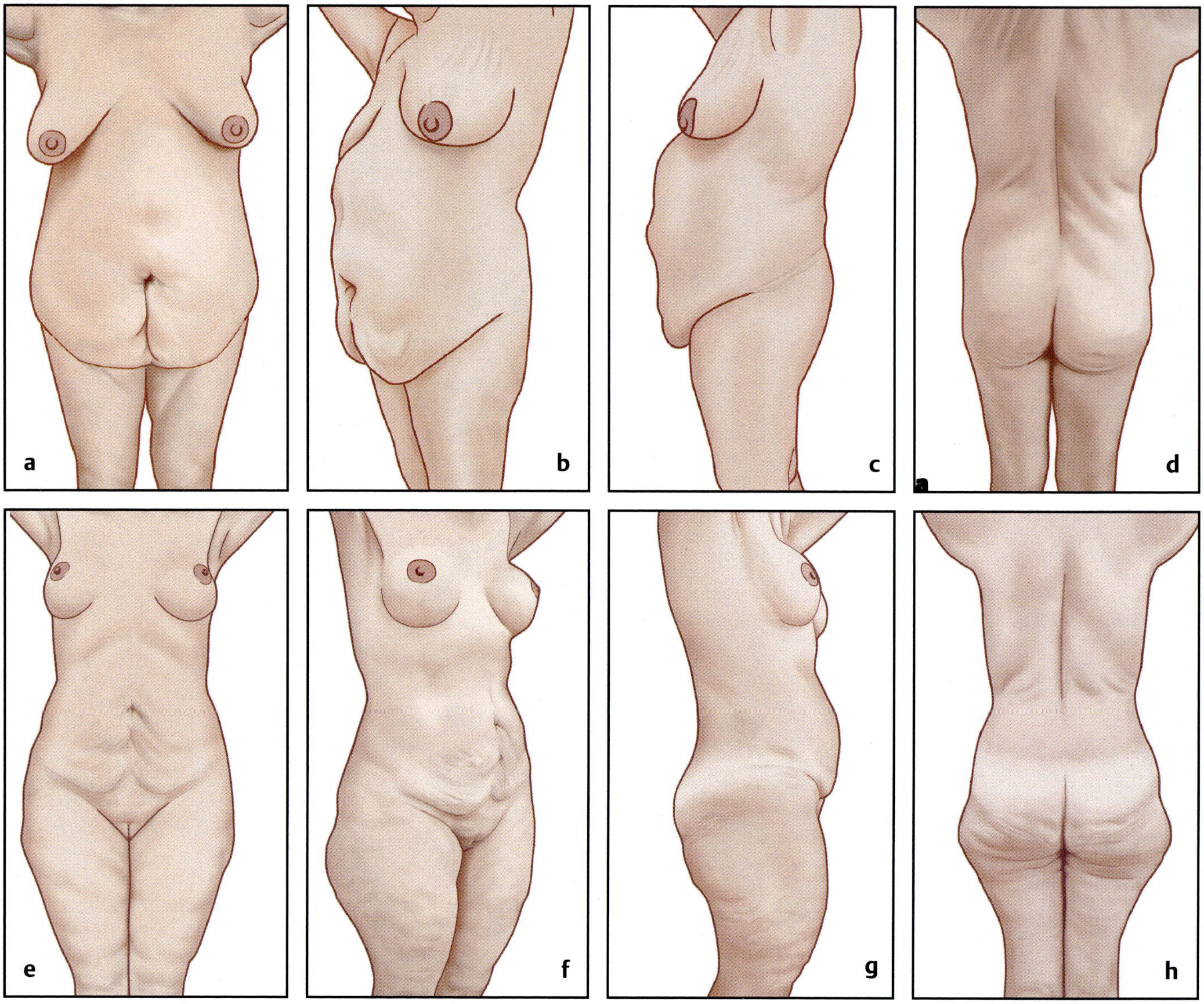

Fig. 35-3. Padrões de deposição de gordura. (**a-d**) Padrão central e (**e-h**) padrão periférico.

que a cirurgia plástica do contorno corporal tem suas limitações, e o paciente precisa sair da faixa de obesidade para que tenha uma boa indicação com evolução cirúrgica favorável. Da mesma forma, o IMC muito baixo (< 20) pode estar associado a um grave déficit nutricional e baixa imunidade.

Zonas de Aderência

Se imaginarmos o segmento corporal inferior como estrutura de certa forma cilíndrica, não fossem as zonas de aderência espalhadas pelo tecido celular subcutâneo, teríamos um comportamento absolutamente padrão de todo o tegumento frente aos grandes emagrecimentos, o que ocasionaria uma queda uniforme em toda a sua circunferência. Essas zonas de aderência são extremamente importantes na composição final da silhueta humana considerada normal, uma vez que promovam essa limitação seletiva na mobilidade da cobertura cutânea em torno do corpo (Fig. 35-4). A localização e a intensidade dessas zonas de aderência permanecem relativamente constantes nos diferentes indivíduos de ambos os sexos, sendo assim, o que vai determinar as diferenças de contorno é justamente o padrão de deposição gordurosa com sua graduação ditada por componentes genéticos e comportamentais. Em função dos grandes emagrecimentos, ocorrem um esvaziamento do subcutâneo e consequente desestruturação e incompetência do Sistema Fascial Superficial, provocando assim uma maior mobilidade desses tecidos, ainda que sob o efeito restritivo das zonas de aderência. Em última análise, a ação gravitacional sobre os tecidos mais livres em contraste com a limitação das zonas de maior fixação profunda provoca as deformidades que o cirurgião plástico deverá enfrentar na reparação do contorno corporal dos pacientes pós-bariátricos.

Vetores do Reajuste Corporal Inferior

O reajuste corporal pós-bariátrico implica na completa readequação anatomofuncional de todo o sistema fascial superficial. Uma vez bem compreendidos os aspectos fisiopatológicos que levam às alterações do contorno em pacientes pós-bariátricos, sugerimos imaginar analogamente os

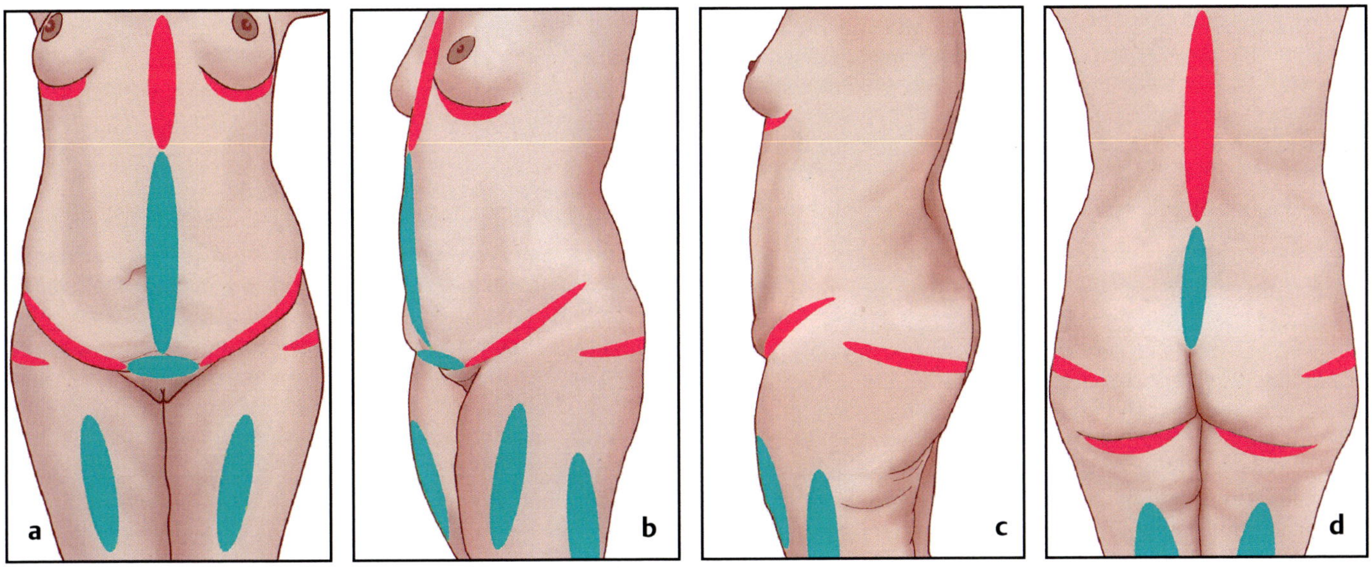

Fig. 35-4. (a-d) Zonas de aderência.

segmentos corporais como cilindros para melhor compreendermos o comportamento vetorial das mobilizações indicadas, considerando o padrão generalizado e circunferencial dessas deformidades. Tais vetores devem ser considerados tanto no sentido vertical, como no horizontal, entendendo que as ressecções horizontais geralmente promovem uma suspensão dos tecidos, enquanto aquelas verticais promovem um aperto da cobertura no eixo longitudinal. Já a combinação dessas duas correntes promove o conceito do Reajuste Corporal – Suspender e Apertar (*Lift and Tight*).

Assim, reajustar o corpo inferior significa corrigir a frouxidão vertical e consequente queda do púbis e do tecido abdominal infra e supraumbilical (anterior), bem como de toda a sua contiguidade lateral (flancos e culotes) e posterior (dorso), inclusive a região glútea. A ressecção circunferencial em cinturão (*Belt*) reduz a frouxidão vertical e promove a suspensão das porções anterior, lateral e posterior, uma vez que a maior mobilidade vertical ocorra nesse sentido e de baixo para cima. Também faz parte desse reajuste realizar, se necessário, o aperto do tegumento no sentido longitudinal, reduzindo a frouxidão horizontal ou transversal, através de ressecções geralmente posicionadas ao longo da linha média anterior. Todo o processo de palpação deve ser empregado no sentido de identificar e quantificar os excessos, planejando as ressecções e seus vetores de correção em comum acordo e conhecimento pleno por parte dos pacientes.

No que diz respeito à região glútea, além do possível levantamento das estruturas que apresentam uma queda verdadeira, há que se analisar a propriedade ou não de se promover uma readequação volumétrica com a utilização de táticas, como retalhos, implantes e lipoenxertia, que privilegiem o contorno corporal desejável nos pacientes de ambos os sexos (Fig. 35-5).

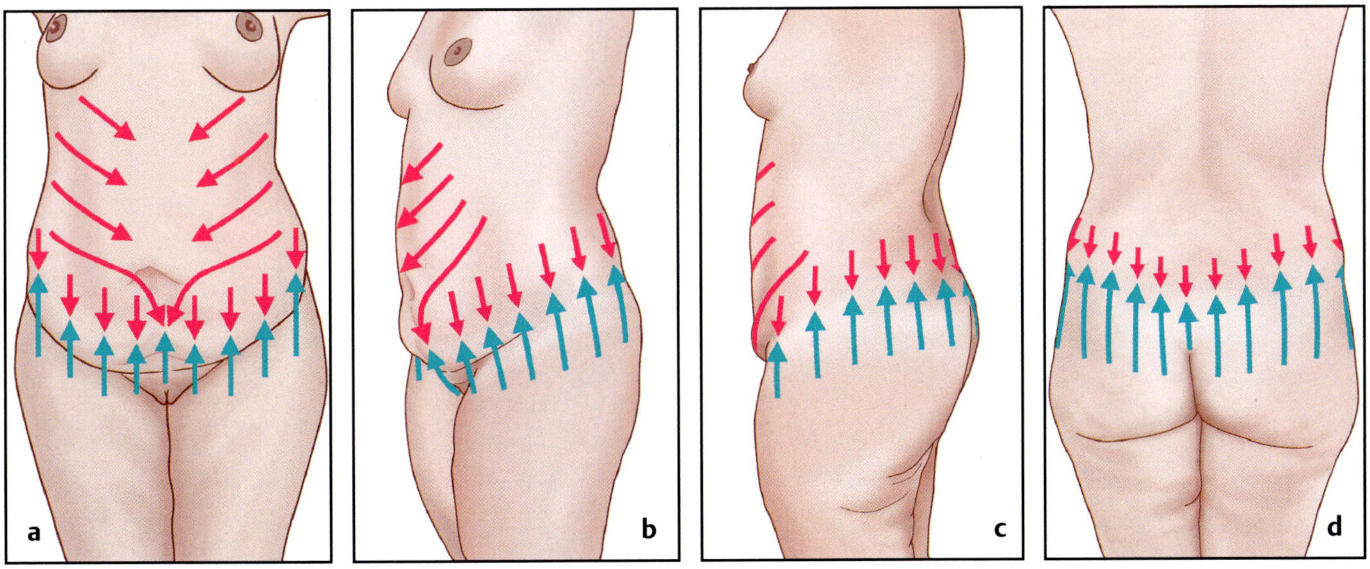

Fig. 35-5. (a-d) Representação dos vetores de reajuste corporal.

PLANEJAMENTO E TÉCNICA CIRÚRGICA

O exame físico do corpo inferior deve ser iniciado pela inspeção estática do paciente de pé, com o examinador sentado em banqueta giratória que permita sua movimentação ao redor do mesmo. A presença de um espelho é sempre aconselhável, pois permite que o examinador possa mostrar ao paciente a mobilidade, queda e flacidez dos tecidos, bem como os vetores indicados para ressecção tecidual e correção do contorno em razão das zonas de aderência e ação da gravidade. Em toda a circunferência corporal deve-se buscar identificar as dobras e sulcos que se estabelecem na posição ortostática já prevendo as necessidades de ressecção, tendo sempre em mente a fisiopatologia do contorno corporal em face do emagrecimento acentuado. A palpação vigorosa dos tecidos envolvidos ajuda a simular os efeitos a serem obtidos com as ressecções e seus possíveis vetores de correção. A identificação prévia de cicatrizes e hérnias da parede abdominal também são fatores primordiais no planejamento e segurança do tratamento a ser proposto. A plicatura da aponeurose anterior deve ser realizada nos mesmos moldes da cirurgia convencional e geralmente se faz necessária, tendo em vista a distensão prévia pelo acúmulo gorduroso intra-abdominal durante a obesidade ou mesmo por gestações passadas. No caso de hérnias pequenas e não complicadas, com anel de aproximadamente até 10 centímetros de diâmetro, será possível corrigi-las apenas com a plicatura anterior, entretanto, quando não se atinge a aproximação direta com a devida segurança, a utilização de material aloplástico, como as telas sintéticas, está indicada. Via de regra, o cirurgião plástico com formação em cirurgia geral terá plenas condições de realizar esse tratamento no mesmo ato cirúrgico, deixando aqueles casos mais complicados para a cooperação de outros especialistas em reparação de parede abdominal.

Modolin *et al.* em 2003, publicaram uma sistematização bastante abrangente das possíveis abordagens em abdominoplastia após grandes perdas ponderais. Numa visão mais ampliada, esses mesmos conceitos são pertinentes quando se procura sistematizar o planejamento do reajuste corporal inferior através de quatro abordagens:

1. Anterior Transversa (Convencional);
2. Anterior Composta (Âncora);
3. Circunferencial (*Belt*);
4. Circunferencial Composta (Âncora + *Belt*).

Passaremos então a discutir cada uma dessas abordagens, suas possibilidades e limitações.

Abordagem Anterior Transversa

Trata-se da técnica utilizada para abdominoplastia em pacientes convencionais, com pouca indicação na população pós-bariátrica. Muito embora seja uma abordagem eficiente nas pacientes com deformidade devida a múltiplas gestações, e, portanto, restrita ao aspecto anterior do abdome, a abordagem anterior transversa não costuma ser suficiente para tratar uma condição de frouxidão tecidual mais generalizada e com um caráter também circunferencial (Fig. 35-6). Nos pacientes com grandes perdas ponderais submetidos a essa técnica, via de regra se observa um aspecto de amputação do abdome num único sentido (vertical), com sobras evidentes e inestéticas ao nível dos flancos e dorso, envolvendo também a raiz das coxas e glúteos. Mesmo naqueles casos em que o maior acúmulo gorduroso tenha se localizado acima da linha de cintura, e não exista sobra e queda importantes das estruturas laterais e posteriores do corpo inferior, a abordagem anterior apenas transversa não costuma corrigir o excesso horizontal dos tecidos no abdome superior, resultando em frouxidão residual que incomoda muito no pós-operatório quando se avalia o contorno corporal como um todo.

Abordagem Circunferencial

Essa técnica propõe estender a ressecção anterior transversa do abdome inferior para os flancos e dorso baixo, retirando um verdadeiro cinturão de tecido frouxo, com o objetivo de eliminar as sobras e estabelecer também o levantamento das raízes anterior e lateral das coxas, bem como da região glútea (Fig. 35-7). Esse procedimento tem especial indicação nos casos de pacientes com padrão periférico de deposição gordurosa, em que o esvaziamento pela perda ponderal provocou uma expressiva ptose das estruturas laterais e posteriores do corpo inferior. Nos casos em que a deposição gordurosa se dá preferencialmente acima da linha de cintura (obesidade

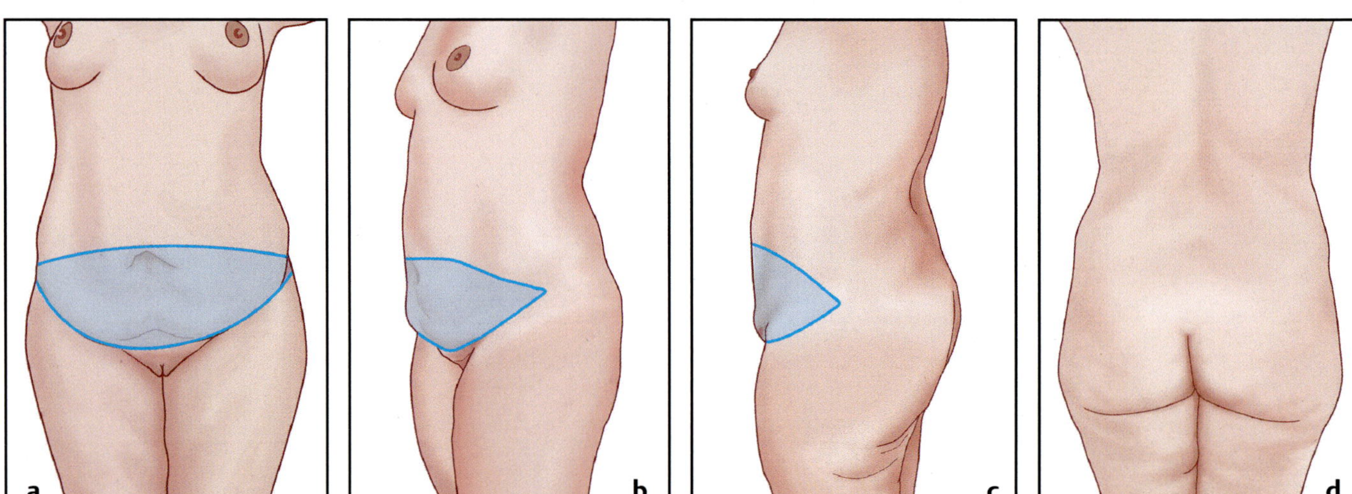

Fig. 35-6. (a-d) Abordagem Anterior Transversa (Convencional).

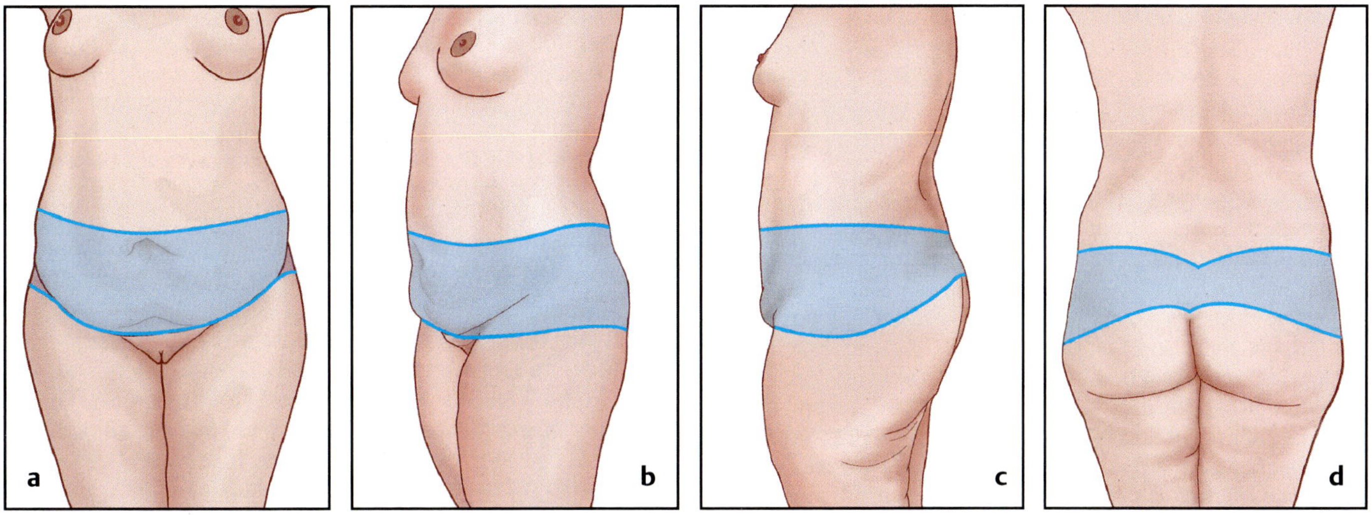

Fig. 35-7. (a-d) Abordagem Circunferencial.

central), ocorre uma preservação natural das estruturas laterais e posteriores do corpo inferior, e a abordagem circunferencial será menos útil, por não haver ptose importante a ser corrigida nesse nível. Quando bem indicada, a abordagem circunferencial oferece resultados excelentes com melhoria expressiva do contorno corporal.

É preciso considerar que, assim como a abordagem anterior transversa, a técnica circunferencial isolada também não corrige o excesso horizontal dos tecidos no abdome superior, podendo resultar em frouxidão anterior residual de maior ou menor expressão.

Abordagem Anterior Composta

Também conhecida como abdominoplastia em âncora ou *fleur de lis*, essa técnica visa associar um componente longitudinal de ressecção à abordagem anterior transversa, justamente para corrigir o excesso horizontal do tecido abdominal, normalmente presente na população pós-bariátrica (Fig. 35-8). A principal indicação acontece naqueles casos de obesidade central, em que a deposição gordurosa se dá preferencialmente acima da linha de cintura expandindo sobremaneira a circunferência abdominal. Como nesses casos, via de regra, não existem sobras e quedas importantes nas estruturas laterais e posteriores do corpo inferior, uma abordagem anterior composta pode proporcionar o melhor reajuste de contorno, considerando os vetores mais indicados para a correção necessária.

É preciso considerar que, embora o contorno possa ser bastante aprimorado, essa técnica deixa, invariavelmente, uma cicatriz mediana adicional que será visível e permanente. Cabe à equipe médica prover o paciente de informações detalhadas para que ele possa compreender todos os prós e os contras envolvidos nesse tipo de abordagem, colaborando na elaboração do seu planejamento cirúrgico. A confecção de um neoumbigo com cicatriz interna, utilizando-se para tanto dois retalhos cutâneos laterais, tem trazido uma nova e promissora realidade para as abordagens abdominais verticais, tanto pela boa definição e acinturamento corporal, como pela naturalidade e segurança da nova cicatriz umbilical, além da melhor qualidade da própria cicatriz anterior vertical.

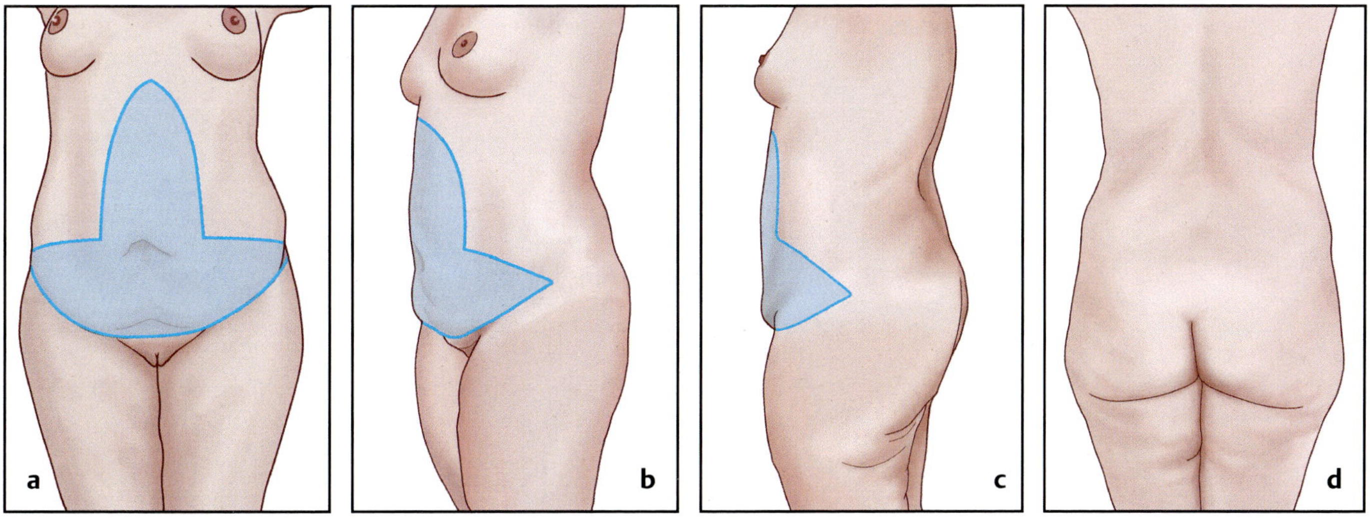

Fig. 35-8. (a-d) Abordagem anterior composta ou abdominoplastia em âncora.

Abordagem Circunferencial Composta

Essa técnica também propõe associar um componente longitudinal de ressecção anterior (vertical) à abordagem circunferencial, justamente para corrigir o excesso horizontal do tecido abdominal, normalmente presente na população pós-bariátrica (Fig. 35-9).

A principal indicação acontece naqueles casos de obesidade periférica, onde a deposição gordurosa se deu preferencialmente abaixo da linha de cintura, mas que também expandiu sobremaneira a circunferência abdominal. Além de tratar as sobras e quedas importantes nas estruturas laterais e posteriores do corpo inferior, associar uma ressecção anterior longitudinal pode proporcionar o melhor reajuste de contorno, considerando os vetores mais indicados para a correção necessária.

Também aqui será preciso considerar o acréscimo de uma cicatriz mediana, visível e permanente, ainda que com aspecto bastante melhorado pelo advento da neoumbilicoplastia de cicatriz interna. O paciente deverá estar muito bem informado das limitações e possibilidades de cada abordagem, ajudando a planejar a indicação que possa estabelecer a melhor relação contorno/cicatriz.

Refinamentos da Técnica Cirúrgica

Mais especificamente no contorno anterior no abdome, cuidados com algumas estruturas anatômicas se mostram fundamentais para garantir os melhores resultados com menos complicações locais.

Hipertrofia Vascular

Os vasos do subcutâneo costumam apresentar-se dilatados, e uma hemostasia ainda mais rigorosa se faz necessária, muitas vezes com ligadura mecânica por fio em vez de cauterização elétrica. O calibre exacerbado dos vasos perfurantes exige também um extremo cuidado nas manobras de liberação do retalho, não devendo ser incisados às cegas, mas dissecados cuidadosamente e ligados antes de se promover a sua separação.

Plicatura

A plicatura mediana da parede abdominal anterior, via de regra, está indicada no pós-obeso para corrigir um grau variável de flacidez, mesmo em pacientes nulíparas. Utilizamos pontos em X separados com fio inabsorvível (mononailon 2.0). Muito embora a vascularização do tecido abdominal possa estar superdimensionada em face do esvaziamento do subcutâneo, os mesmos cuidados na prevenção de necroses iatrogênicas fazem parte da rotina cirúrgica no pós-obeso, sem descolamentos laterais e a máxima preservação possível dos vasos perfurantes do retalho abdominal.

Hérnias da Parede Anterior

A popularização das técnicas videoassistidas em cirurgia bariátrica tem reduzido a incidência de hérnias ventrais nos grandes emagrecimentos, mas ainda é considerável o número de cirurgias abertas (convencionais) em nosso meio. Devido a incisões anteriores e ao período prévio de pressão intra-abdominal elevada pelo acúmulo de gordura visceral, esses pacientes têm uma incidência aumentada de hérnias da parede abdominal, muitas vezes não detectadas no exame físico pré-operatório. Geralmente, localizam-se ao longo da linha média e podem ser corrigidas pela plicatura musculoaponeurótica, entretanto, pode haver a necessidade de avançamento de retalhos musculares ou posicionamento de material aloplástico, como telas sintéticas para o reforço da parede. Além dessas herniações mais comuns, a equipe também deve estar preparada para a ocorrência eventual de hérnias inguinocrurais que podem se revelar quando do descolamento abdominal.

Púbis

Por mais que exista uma grande quantidade de tecido ao nível do púbis, não será necessário ou recomendável realizar ressecções verticais medianas ou mesmo laterais para a correção do mesmo. É preciso considerar que, ao se posicionar a cicatriz anterior transversa suficientemente baixa, a cinco centímetros da rima vulvar após tracionamento superior do retalho, o triângulo pubiano será redimensionado com todo o tecido excedente superior removido em conjunto com a peça abdominal, e a reaproximação dos retalhos promoverá os vetores adequados de correção do contorno. Este posicionamento baixo da cicatriz anterior, além de tratar a totalidade dos excessos ao nível do púbis, confere um aspecto esteticamente favorável ao contorno corporal inferior como um todo.

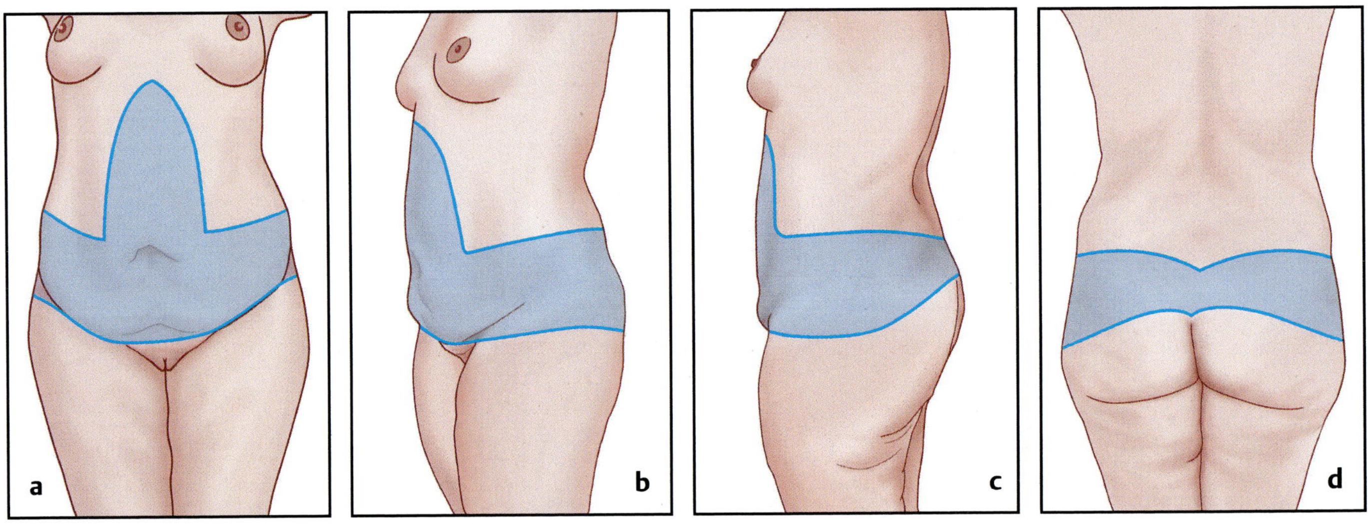

Fig. 35-9. (**a-e**) Abordagem circunferencial composta.

Neoumbigo

As características tróficas umbilicais nos pacientes submetidos a grandes emagrecimentos, como o alongamento do pedículo e a grande frouxidão tecidual ao seu redor, fazem com que a utilização de técnicas tradicionais de umbilicoplastia fique bastante prejudicada tanto na qualidade dos resultados, como pela ocorrência de alterações de cicatrizes. Além disso, a própria cicatriz externa, resultado da transposição convencional do pedículo, já é, por si só, um fator complicador a determinar deiscências, necroses, infecção, hipertrofia cicatricial, alargamentos e estenoses. A fim de se evitarem essas complicações e atingir um aspecto mais natural, colaborando no melhor contorno corporal desses pacientes, indicamos de rotina em todos as abordagens abdominais verticais, a amputação do umbigo em sua base com posterior neo-umbilicoplastia com cicatriz interna pela técnica dos retalhos laterais (Fig. 35-10). Conforme descrito por Donnaella, é necessário reconstruir as estruturas anatômicas que compõem a anatomia da cicatriz umbilical e, para tanto, o desenho dos retalhos e a fixação dos mesmos no plano aponeurótico devem ser cuidadosamente planejados. O emprego do neoumbigo com cicatriz interna representa um importante divisor de águas na qualidade e segurança das abdominoplastias verticais.

RESULTADOS

Não há como imaginar que uma única abordagem possa ser capaz de corrigir adequadamente todos os tipos de deformidades, assim cada paciente deverá ser cuidadosamente avaliado na busca do melhor planejamento e, consequentemente, da melhor evolução. Muitos dos resultados desfavoráveis observados nessa população de pós-bariátricos ocorrem pela indicação de procedimentos convencionais de abdominoplastia clássica. A Figura 35-11 mostra um desses resultados catastróficos, em que certamente não houve uma avaliação correta das reais necessidades da paciente que recebeu uma abordagem absolutamente equivocada e insuficiente para promover um contorno corporal harmônico no pós-operatório.

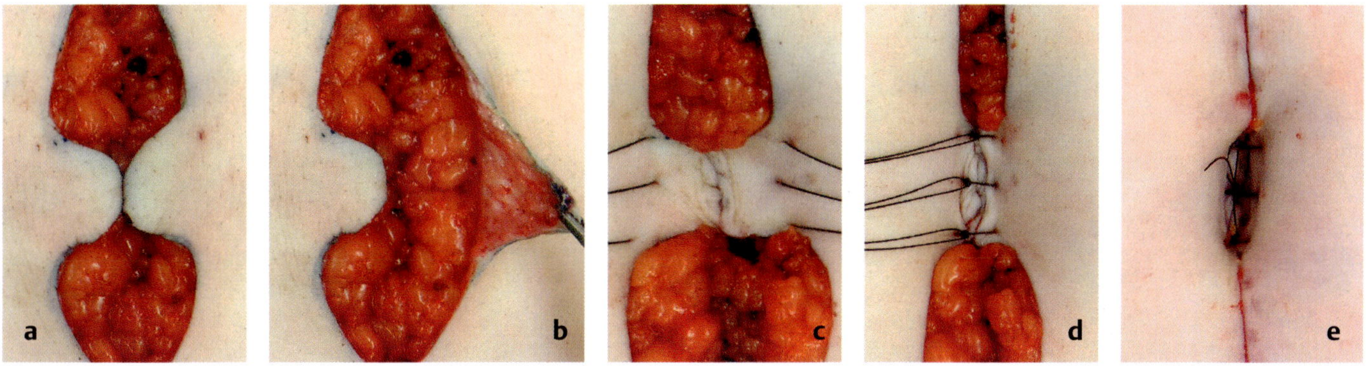

Fig. 35-10. (**a-e**) Neo-umbilicoplastia.

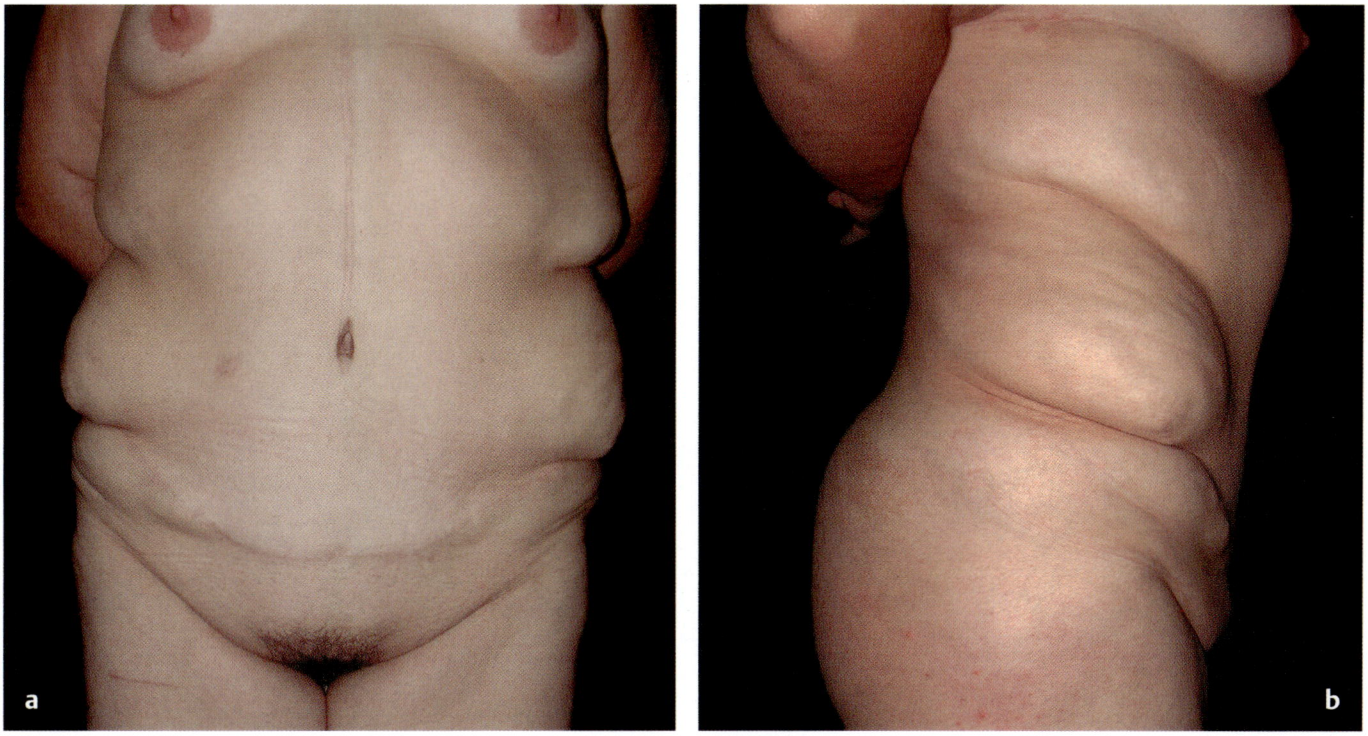

Fig. 35-11. (**a,b**) Abordagem insuficiente para correção das deformidades abdominais.

A indicação acertada da cirurgia convencional do abdome (abordagem anterior transversa) em pacientes com grandes emagrecimentos não costuma ser a regra, mas sim a exceção na população de ex-obesos. Ainda que se tenha uma paciente com sobras menos exuberantes ao exame estático, como se observa na Figura 35-12, esse tipo de abordagem costuma evoluir com frouxidão residual no sentido horizontal do abdome. Este pode ser o preço a se pagar pela ausência de uma cicatriz vertical anterior, entretanto, a paciente deve estar ciente e desejar essa opção, reconhecendo que, nesse caso, menos cicatriz também significa maior flacidez.

Em pacientes emagrecidos com padrão central de obesidade, a indicação da abordagem anterior composta (âncora) costuma oferecer os melhores resultados, pois corrige a frouxidão vertical e horizontal de todo o abdome anterior. Nesses casos, o contorno das áreas lateral e posterior do corpo

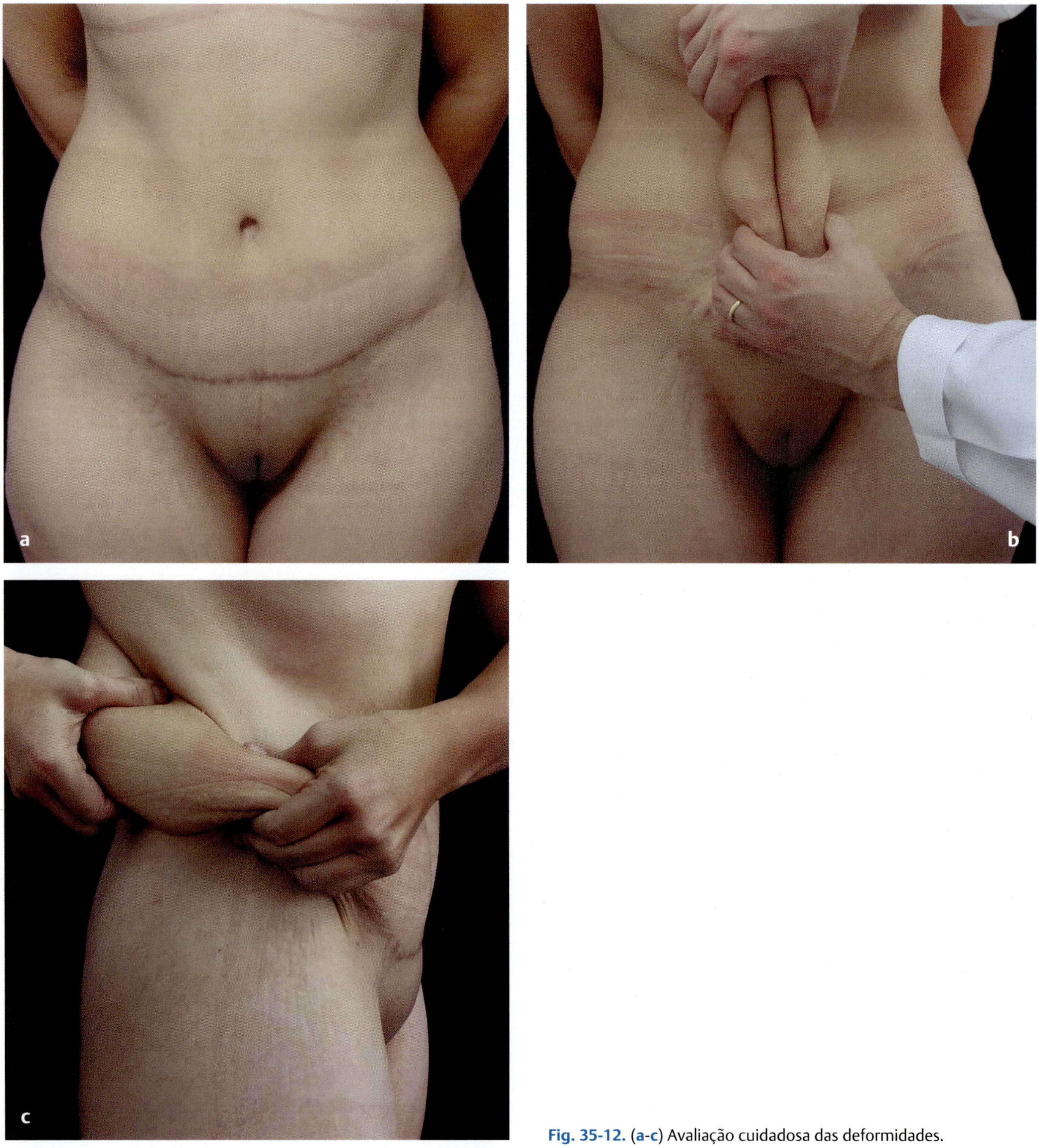

Fig. 35-12. (a-c) Avaliação cuidadosa das deformidades.

inferior costuma estar preservado e não necessita de abordagem circunferencial associada. As Figuras 35-13 e 35-14 mostram dois casos distintos, com menor e maior deformidade pós-bariátrica, ambos beneficiados pela abordagem anterior composta sem a necessidade imperiosa de uma ressecção circunferencial adicional.

É também verdade que nem sempre teremos resultados completamente satisfatórios apenas com a abordagem anterior composta, visto que podem ocorrer acúmulos residuais ao nível de flancos, raiz de coxas e dorso. O caráter de deposição gordurosa mais periférica deve alertar para a eventual necessidade de uma abordagem circunferencial desde o primeiro tempo cirúrgico. Muito embora a complementação de ressecções possa ser programada para tempos distintos, isso deve fazer parte de um planejamento inicial, e a paciente deve ser informada das possibilidades já no pré-operatório, e não depois, quando o resultado se mostrou insuficiente para as suas necessidades. Da mesma forma, nem sempre a abordagem circunferencial isolada deverá oferecer resultados completamente satisfatórios, uma vez que poderá ocorrer flacidez residual do abdome anterior, muitas vezes não identificável em imagens estáticas, mas que pode vir a

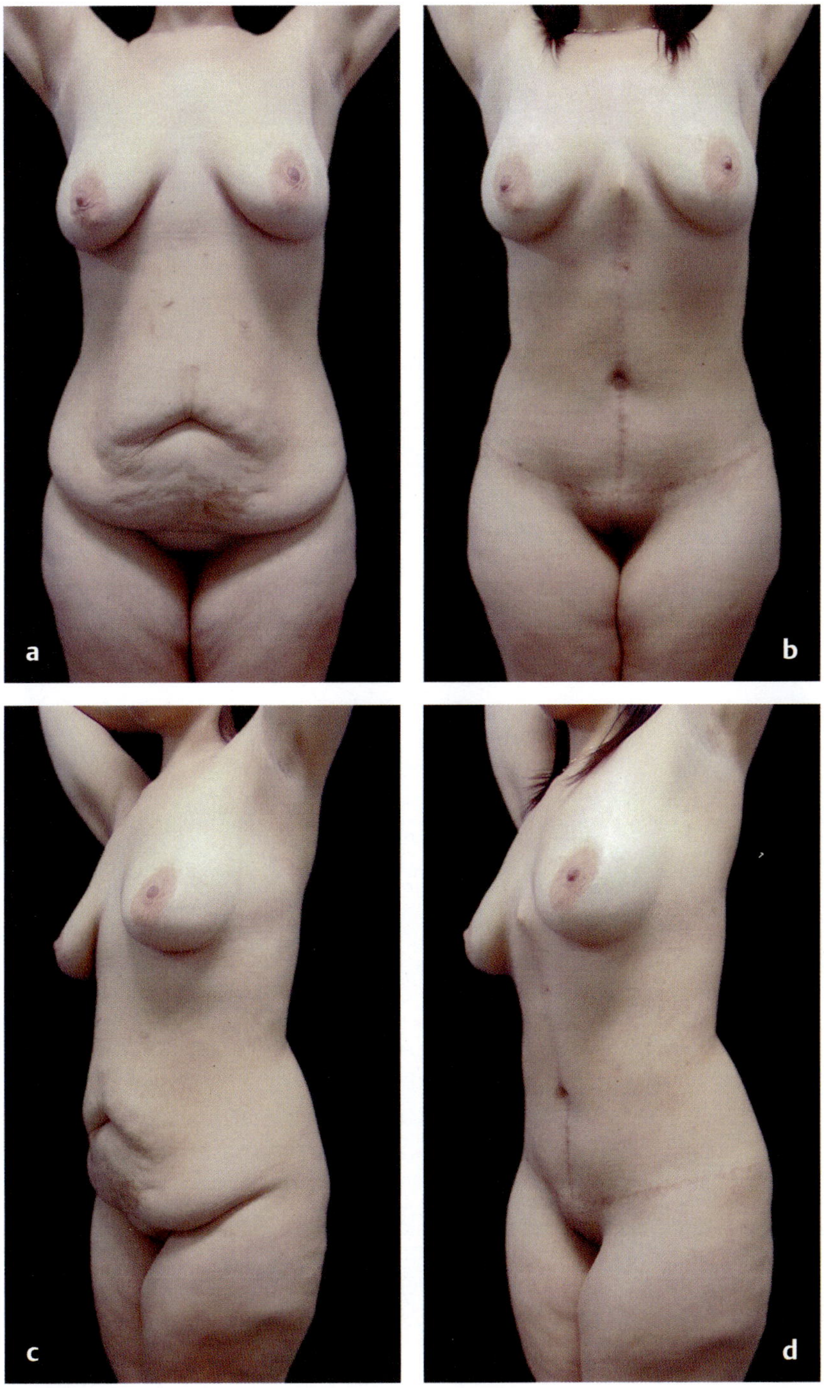

Fig. 35-13. (a-d) Abordagem Anterior Composta.

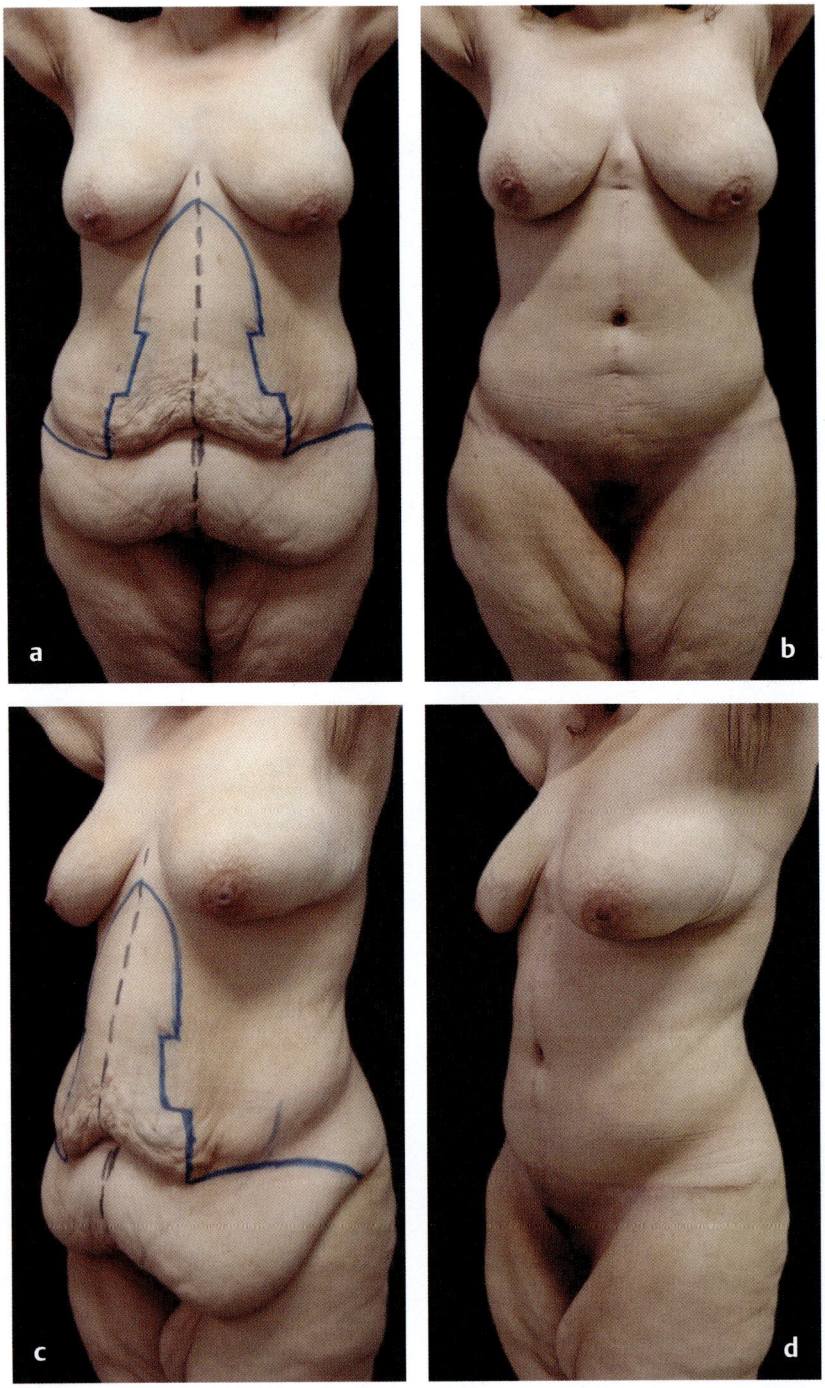

Fig. 35-14. (a-d) Abordagem Anterior Composta

incomodar muito o paciente nas suas funções cotidianas e só será corrigida por uma ressecção do excesso transversal do abdome com uma cicatriz vertical anterior, visível e permanente. Mais uma vez, o paciente deverá ser informado desses detalhes e convidado a opinar e colaborar na melhor indicação para o seu caso.

A abordagem circunferencial composta é aquela que proporciona o mais completo nível de correção do contorno inferior. A associação dos vetores de suspensão (glúteo, flanco e raiz da coxa) e aperto tecidual (abdome anterior) ocorre em virtude das ressecções programadas nos planos transversal e longitudinal do corpo inferior. Ela também é responsável pelas maiores cicatrizes de todas as possíveis abordagens, razão pela qual, seus efeitos benéficos devem estar supervalorizados pela equipe e paciente, em detrimento das cicatrizes resultantes. As Figuras 35-15 e 35-16 mostram resultados bastante favoráveis dessa abordagem, promovendo uma importante melhoria do contorno corporal com cicatrizes bem-posicionadas e pouco evidentes.

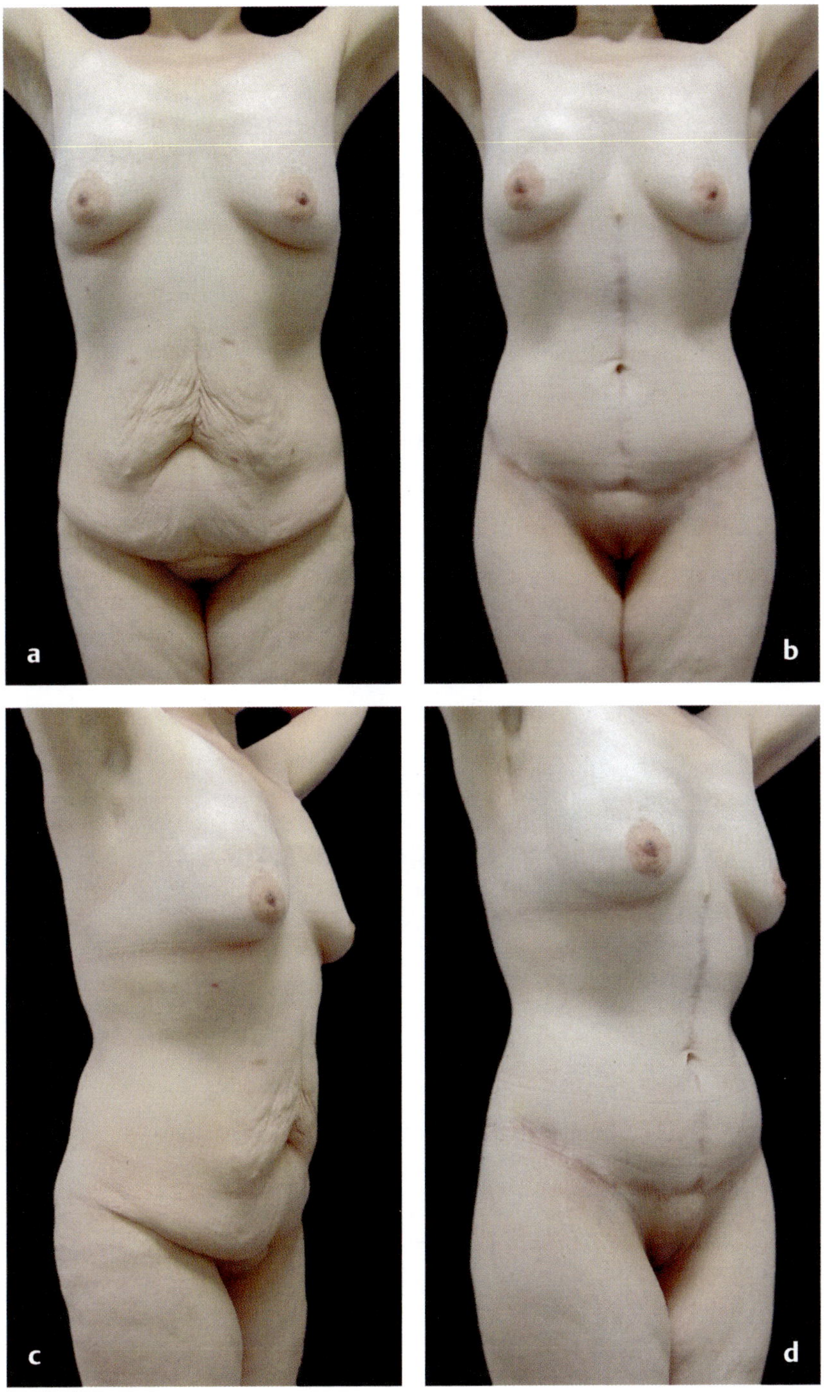

Fig. 35-15. (a-d) Abordagem Circunferencial Composta.

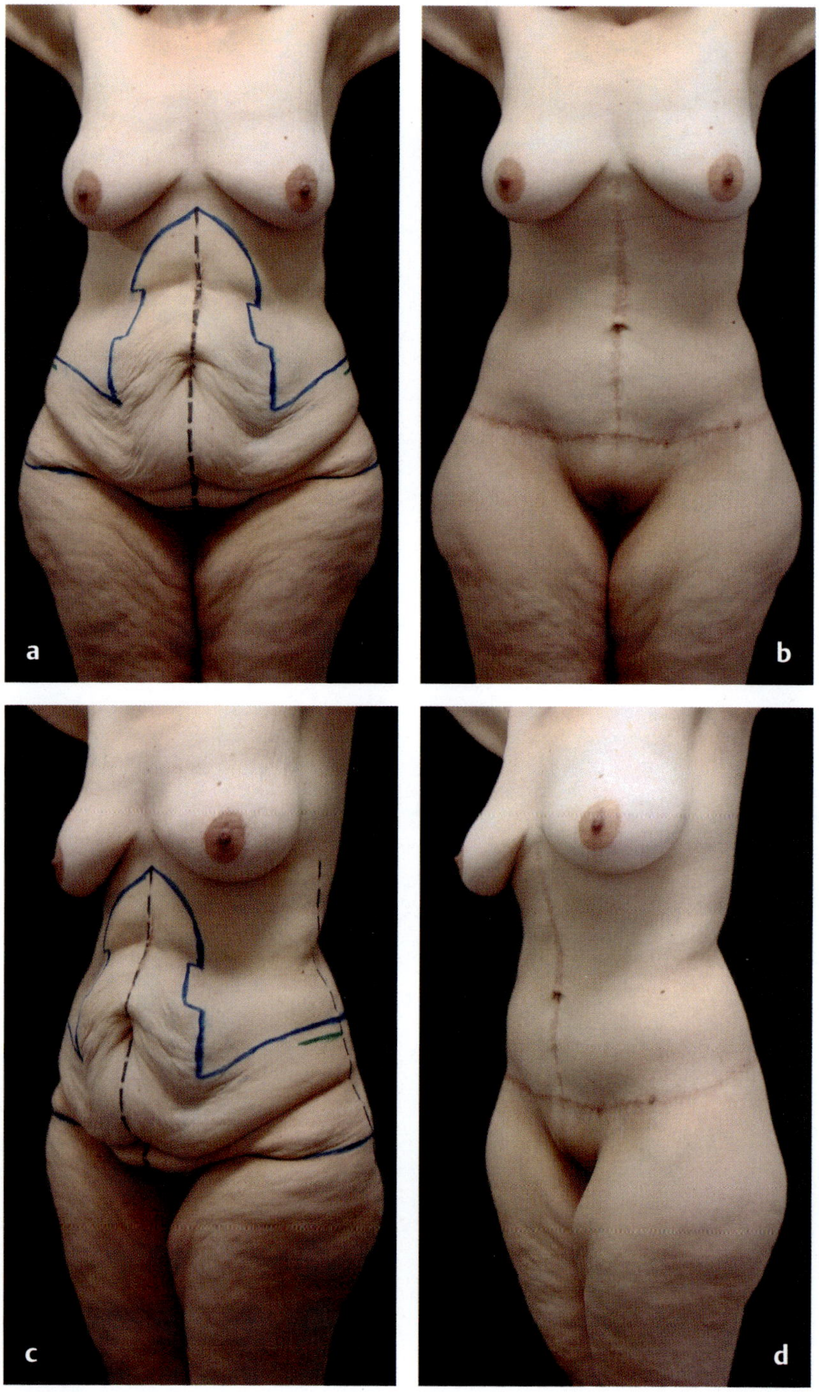

Fig. 35-16. (**a-d**) Abordagem Circunferencial Composta.

COMPLICAÇÕES

As complicações em cirurgia plástica geralmente são comparáveis a desastres que podem ser de maior ou menor porte, conforme a ameaça à vida ou o dano que possam causar ao paciente operado, independentemente dos fatos ou da sequência de fatos que os tenham motivado. Nesse sentido, consideramos que a terminologia mais adequada seja a de eventos adversos que são definidos como lesões ou danos em decorrência da assistência à saúde, como no caso de cirurgias, sem que erros tenham necessariamente sido cometidos. Podemos então dividi-los em eventos adversos evitáveis e não evitáveis, e aí os eventos evitáveis são o principal alvo em termos de segurança cirúrgica. Em alguns casos, no entanto, torna-se difícil definir claramente quando um evento adverso poderia ser evitável ou não, devido à complexidade e individualidade do organismo humano frente aos estímulos e às escolhas que a equipe médica deve promover durante o tratamento. Existem situações em que a prevenção de determinados efeitos adversos pode propiciar o aparecimento de outros. O importante é que a equipe esteja atenta para as possibilidades, e que essas sejam bem discutidas e esclarecidas ao paciente, para que se possa buscar a eficiência pelo melhor entendimento e por ações compartilhadas. De uma maneira geral, os princípios atuais de segurança do paciente cirúrgico tendem a focar mais no sistema do que no indivíduo, como mostra o Modelo do Queijo Suíço idealizado pelo psicólogo, James Reason, para os acidentes organizacionais, mas que tem sido utilizado como modelo mental para a segurança do paciente, criando múltiplas camadas sobrepostas de proteção a fim de diminuir ao máximo a probabilidade de os furos se alinharem, permitindo que um evento adverso evitável o atravesse.

Dentro desta filosofia, as complicações em cirurgias plásticas pós-gastroplastia podem ser minimizadas se pudermos reconhecer que esses pacientes são diferentes em sua fisiologia e sua morfologia, identificando tantos os fatores de risco individuais, como também aqueles relacionados ao procedimento. A partir daí poderemos realizar uma seleção adequada dos pacientes e das melhores estratégias de tratamento para cada indivíduo especificamente naquele procedimento planejado. Ao contrário do que se possa imaginar, os índices de complicações no contorno corporal de pacientes emagrecidos após uma cirurgia bariátrica não são maiores do que aqueles observados nos pacientes emagrecidos apenas por dieta e exercícios físicos, o que nos indica que as medidas de prevenção com base nos parâmetros acima descritos se mostram suficientes para o planejamento de abordagens dentro dos limites de segurança.

EVENTOS ADVERSOS MENORES

Seroma

Alguns autores têm considerado esta a intercorrência mais comum no pós-operatório de cirurgia plástica no paciente pós-gastroplastia, podendo ocorrer entre 15% e 50% dos casos. A formação de seromas é decorrente do acúmulo de líquido transudativo no subcutâneo em cirurgias com descolamentos mais significativos, podendo promover inclusive fibrose em áreas adjacentes e comprometer os resultados do contorno corporal. Há uma forte evidência de que pacientes com IMC (Índice de Massa Corporal) mais elevado tendem a apresentar seromas com maior frequência, mas a mesma relação com a lipoaspiração ainda é controversa. A prevenção do seroma passa por uma técnica cirúrgica apurada com descolamentos reduzidos e suturas em três ou quatro planos, procurando evitar a formação de espaço morto nas áreas descoladas. Baroudi et al., em 1998, propuseram o fechamento do espaço morto abdominal com os chamados pontos de adesão que fixam a fáscia superficial do retalho à sua fáscia aponeurótica profunda, constituindo-se em uma excelente técnica preventiva. A colocação de drenos com pressão negativa para a retirada de sangramento e transudato é uma conduta clássica e advogada por vários autores, que os mantêm por alguns dias, enquanto houver drenagem ativa de secreção, com débito superior a 30 cc/dia. Um estudo randomizado sugeriu que a ação de drenos e suturas de adesão são equivalentes, mas de qualquer forma ambos são recomendados em procedimentos, como a abdominoplastia. O uso de selantes de fibrina em cirurgia plástica pós-bariátrica parece ser promissor, embora ainda muito onerosos ao paciente e incapazes de eliminar por completo o risco de formação de coleções sero-hemáticas. O uso de malhas compressivas também está indicado como medida positiva na prevenção desta intercorrência, especialmente, nas abdominoplastias.

A forma clássica de tratamento do seroma é a punção aspirativa seriada, adotada como tratamento padrão na maioria dos serviços de cirurgia plástica e que na maioria dos casos resolve o problema. Todavia pacientes que apresentam continuidade do acúmulo de secreção serosa por mais de 4 a 5 semanas podem-se beneficiar com uma nova abordagem pela introdução de um cateter de drenagem guiado por ultrassonografia e continuidade de compressão local através de cintas. Se o problema persistir para uma cronificação do quadro, deve-se repetir um exame de imagem (ultrassom ou tomografia computadorizada) para avaliar a formação de uma bolsa na loja e neste caso proceder a uma abordagem aberta com ressecção da mesma e utilização de pontos de adesão.

Deiscência e Separação de Sutura

Alguns cirurgiões consideram esta a complicação mais comum em cirurgia plástica pós-bariátrica, que costuma ocorrer em áreas de maior tensão sobre a cicatriz no paciente ex-obeso. Existe uma implicação no metabolismo proteico da matriz extracelular da derme, com aumento na atividade inflamatória das citocinas, e no metabolismo das metaloproteinases e seus inibidores na matriz dérmica. Uma importante consideração é a presença de hipoproteinemia como fator coadjuvante no processo de deiscência (não apenas a albumina ou pré-albumina), além de outros macros e micronutrientes, como vitaminas e minerais. Outros fatores que podem estar relacionados a um aumento na incidência de deiscências é o IMC elevado à época da cirurgia de contorno corporal, tempo cirúrgico prolongado e o volume de tecido removido no procedimento. Diabetes, hipertensão e tabagismo também são citados como fatores de risco para deiscência.

Na maioria dos casos, as áreas de deiscência são pequenas, variando de 1 a 2 cm, sendo que áreas maiores de 3 cm são menos comuns. A deiscência pode ocorrer precocemente e, neste caso, está geralmente associada à manipulação intensa e prematura do paciente após o término do procedimento ou retirada excessiva de tecido (separação da ferida). As deiscências propriamente ditas são as mais frequentes e geralmente mais tardias, aparecendo em torno de 15 dias no pós-operatório muitas vezes associadas à presença de seromas subjacentes.

A prevenção desta intercorrência começa com uma boa revisão dos exames pré-operatórios e a verificação dos níveis de proteína (especialmente a albumina), vitaminas (como a vitamina B12, B6 e o ácido fólico) e minerais (como o zinco e o ferro). A cessão do tabagismo pelo menos por 4 semanas antes do procedimento cirúrgico. O controle do diabetes e da hipertensão são também fundamentais. A marcação prévia pré-operatória meticulosa previamente ao procedimento, especialmente nas abdominoplastias, evita uma sutura final sob tensão. A sutura em três camadas também ajuda na prevenção de deiscências. Os cuidados de repouso pós-operatório em domicílio devem ser exaustivamente discutidos pela equipe médica com o paciente.

O tratamento das deiscências ou separações das feridas vai depender do tamanho da área acometida e de quando se estabeleceram (precoce ou tardiamente). Geralmente, as ocorrências precoces podem ser reencaminhadas ao centro cirúrgico para a ressutura, no entanto, especialmente nas feridas crônicas, estão indicados o tratamento local com curativos e o fechamento por segunda intenção, deixando os retoques para após seis meses. Sempre que possível, optamos pela sutura primária após limpeza e desbridamento o mais precocemente possível.

Alterações Cicatriciais

Cicatrizes queloidianas ou hipertróficas podem ocorrer em qualquer procedimento cirúrgico, mesmo não suturadas sobre tensão e executadas com boa técnica. Cicatrizes ocasionam uma desvascularização da área acometida que pode levar a uma perda de irrigação sanguínea definitiva que emanava dessa área previamente ao procedimento. A obesidade parece estar também relacionada com problemas cicatriciais, já que pacientes com IMC muito elevado antes da cirurgia bariátrica e mesmo após o emagrecimento costumam evoluir com problemas desta natureza. O biótipo corporal e a manutenção do peso no pós-operatório, assim como o tabagismo, também são importantes fatores que afetam a cicatrização da ferida operatória. Problemas cicatriciais podem ainda decorrer de outras complicações, como infecção, deiscência e necrose gordurosa.

A melhor conduta para prevenção de uma cicatriz inestética é o cuidado para se evitar uma tensão exagerada na linha de sutura. Vários autores sugerem uma marcação prévia no dia anterior à cirurgia com o(a) paciente em posição de pé. A maioria absoluta dos autores sugere uma ressecção com checagem e rechecagem durante a retirada do segmento, sendo mais prudente que a excisão e ressecção prévias da área marcada. Lockwood evidenciou que a sutura do sistema fascial superficial melhorava a tensão sobre a linha de sutura, garantindo um resultado mais duradouro, melhor qualidade estética da cicatriz e evitando a migração da cicatriz.

A correção de cicatrizes inestéticas pode ser programada para um período pós-operatório tardio quando a cicatrização estiver mais próxima a sua maturação plena, normalmente entre 4 a 6 meses após o procedimento. Queloides e cicatrizes hipertróficas podem-se beneficiar de tratamento por massageamento, compressão, infiltrações de triancinolona ou de ressecção associada à betaterapia. A assimetria de cicatrizes também é digna de nota, especialmente porque a maioria dos pacientes após perda de peso maciça já possui alguma assimetria no pré-operatório. A migração cicatricial pode agravar a visibilidade do problema e deve ser prevenida pelos princípios de Lockwood.

Lesões Compressivas pelo Posicionamento Intraoperatório

O correto posicionamento e a proteção do paciente são importantes para minimizar a morbidade intraoperatória. Um mau posicionamento pode levar a danos neurológicos, vasculares e oculares, podendo trazer grandes repercussões clínicas. Tudo isso se torna especialmente importante nos casos de diferentes decúbitos durante o procedimento. Os braços e cotovelos devem ser posicionados em angulações que evitem trações e injúrias ao plexo braquial. Cabeça, braços, pernas, cotovelos e a região sobre os joelhos devem ser acolchoados para se evitar compressão nervosa. Manter cuidado na lubrificação dos olhos com pomada oftalmológica lubrificante ou simplesmente mantendo-se os olhos fechados com esparadrapo ou outro tampão. No decúbito ventral, tomar muito cuidado com o aumento da pressão intraocular responsável por perda da visão em raros casos reportados.

EVENTOS ADVERSOS MAIORES

Hematomas

O hematoma não é uma complicação frequente, mas pode assumir proporções alarmantes. Seu aparecimento pode estar associado a falhas na hemostasia, picos hipertensivos, distúrbios na coagulação ou ao uso de anticoagulantes, como o AAS ou a heparina. A ocorrência de um hematoma em expansão evidencia uma condição de urgência médica pela presença de um vaso sanguíneo sangrando ativamente e que pode levar o paciente a um processo de anemia aguda e mesmo choque hipovolêmico. Por outro lado, hematomas menores e não identificados podem evoluir com colonização e infecção, ou ainda comprometer a vascularização dos retalhos cutâneos, levando à isquemia e necrose.

Uma boa anamnese e uma avaliação laboratorial criteriosa podem diminuir bastante a possibilidade de sangramento e subsequente formação de hematomas pela identificação de problemas na coagulação. Suspender o uso de medicações que possam levar a sangramento (cumarínicos, AAS, anti-inflamatórios não esteroides, heparina e medicações fitoterápicas), e prevenir a hipotensão intraoperatória são importantes medidas preventivas. Da mesma forma, cuidados para uma hemostasia eficiente são fundamentais, sendo que vasos menores podem ser eletrocauterizados, enquanto vasos mais calibrosos devem ser ligados com fios cirúrgicos. Muito importante também é o controle das náuseas e vômitos no pós-operatório.

O princípio geral de tratamento para os hematomas é a drenagem dos mesmos. Grandes hematomas ou hematomas em expansão devem ter uma abordagem direta, por meio de procedimento cirúrgico de excisão e evacuação do mesmo com hemostasia do vaso responsável pelo sangramento. Hematomas menores e estabilizados podem ser tratados por meio de uma drenagem fechada com uma agulha grossa ou uma cânula de lipoaspiração e após drenagem do mesmo, proceder a uma compressão local com uma malha cirúrgica adequada.

Necroses Cutânea e Gordurosa

A necrose de pele pós-operatória geralmente se desenvolve por fatores adjuvantes implicados na diminuição da circulação sanguínea, como tabagismo, diabetes e presença de cicatrizes prévias. A lipoaspiração associada pode estar associada à ocorrência de necrose cutânea em alguns estudos. Na abdominoplastia, a irrigação sanguínea do retalho abdominal depende dos vasos intercostais, subcostais e lombares, podendo levar um risco de necrose nas áreas infraumbilical e suprapúbica. Na abdominoplastia circunferencial pode ocorrer necrose ao nível da cintura e no sulco interglúteo, mas são fenômenos mais raros. Devemos respeitar os territórios vasculares, utilizar o conceito de deflação de pele e evitar grandes descolamentos em cirurgias de contorno corporal após grandes perdas ponderais. Como medidas profiláticas gerais podemos evitar grandes descolamentos, utilizar a lipoaspiração com cautela, aguardar mínimo de 30 dias sem tabagismo, controlar rigorosamente o diabetes, executar boa técnica cirúrgica e abordar grandes seromas e hematomas o mais precocemente possível. A melhor conduta na abordagem das necroses cutâneas, dentro da nossa experiência, é realizar sempre que possível o desbridamento da área acometida com sutura primária tardia. Áreas muito grandes podem ser tratadas com enxertia cutânea ou retalhos de vizinhança, enquanto que áreas muito pequenas podem ser tratadas com desbridamento, curativos e fechamento por segunda intenção.

Hipotermia

As cirurgias plásticas pós-bariátricas são geralmente longas, podendo levar o paciente à hipotermia no transoperatório ou pós-operatório imediato. A anestesia pode contribuir para o desenvolvimento dessa condição que pode precipitar ou agravar distúrbios na coagulação, ocasionando fenômenos tromboembólicos ou vasoconstrição cutânea, dificultando ainda o aporte sanguíneo aos retalhos cirúrgicos e aumentando o risco de necrose e problemas de cicatrização. A temperatura corporal de 35°C, geralmente, é o ponto limite que demanda uma ação mais agressiva, com intenção de evitar esta intercorrência. É recomendado sempre que possível monitoramento constante da temperatura do paciente durante o procedimento. A prevenção se confunde com o tratamento e envolve ações para o aquecimento do paciente e a manutenção da temperatura corpórea. Com este objetivo em mente, podemos dividir nossas condutas em métodos de aquecimento passivos, quando a intenção maior é manter a temperatura corporal próxima ao fisiológico; e ativos, quando a intenção é propiciar um aumento de temperatura efetivo do paciente. Utilização criteriosa do ar-condicionado em sala, mantas, colchões térmicos e soluções endovenosas aquecidas são algumas ações efetivas na prevenção e tratamento da hipotermia intraoperatória. Uma boa comunicação entre a equipe cirúrgica e a anestésica é fundamental para prevenção desta ameaça ao paciente.

Infecção

Dados da literatura apontam um índice aumentado de infecções do sítio cirúrgico no contorno corporal pós-bariátrico em relação aos pacientes convencionais, sugerindo uma relação de causa/efeito com deficiências vitamínicas e estado imunológico deprimido nessa população. Dentre as medidas preventivas podemos destacar a cuidadosa assepsia e antissepsia das mãos, banhos pré-operatórios com gluconato de clorexidina, uso de canetas e marcadores descartáveis, troca de luvas da equipe a cada 90 minutos de cirurgia, tricotomias sem lâminas e imediatamente antes da indução anestésica, técnica cirúrgica apurada e redução do tempo de internação hospitalar, além da antibioticoprofilaxia que deve ser iniciada por via endovenosa entre 30 e 60 minutos antes da incisão. O tratamento deve envolver a incisão e drenagem das coleções com programação de curativos seriados e antibioticoterapia, conforme cultura e antibiograma.

Tromboembolismo

O tromboembolismo pulmonar é uma complicação grave e muito temida pela comunidade médica, pois representa uma ameaça à vida do paciente. A sua ocorrência aumenta quando relacionada a fatores de risco bem definidos, podendo acometer pacientes ex-obesos que são submetidos à cirurgia plástica. O diagnóstico clínico é difícil, e mesmo exames de imagem podem resultar inconclusivos, assim todos os esforços devem ser realizados no sentido da prevenção desse evento adverso. A fisiopatologia do tromboembolismo foi classicamente descrita por Virchow como uma tríade:

1. Estase;
2. Hipercoagulabilidade;
3. Injúria Vascular.

Todavia um enorme grau de circunstâncias pode levar à gênese de um trombo intravascular. A grande contribuição surgiu no começo dos anos 90 com o trabalho de Caprini. Após algumas revisões do modelo de estratificação de riscos, o mais aceito pela maioria dos autores é com base no Modelo de Davison-Caprini modificado.

A abdominoplastia representa um dos índices mais altos de trombose venosa profunda (TVP) e tromboembolismo pulmonar (TEP). A obesidade (IMC > 30), o uso de anticoncepcionais e medicação de reposição hormonal (estrógenos), o tempo de cirurgia, idade e uma plicatura muito tensa da aponeurose dos retos abdominais são também fatores de risco importantes (vide tabela). Os bloqueios neuroaxiais (epi/peridural) parecem diminuir a incidência de doença tromboembólica. Medidas simples de prevenção, como a deambulação precoce e uma pesquisa do histórico hematológico do(a) paciente, são fundamentais. As causas principais de distúrbios hematológicos podem estar relacionadas à hemofilia em homens e à mutação do fator V de Leiden (40%) e deficiências das proteínas C, S e antitrombina III (5%) em mulheres. O emprego de compressor intermitente de membros inferiores é mandatório neste tipo de cirurgia, sendo reconhecido (em pacientes de cirurgia geral) que sozinho pode diminuir a incidência de TVP em 60%. Este aparelho deve ficar com o paciente até a alta e ser retirado apenas quando o (a) paciente deambular.

A prevenção química do tromboembolismo em cirurgia plástica com base nos fatores de risco não é um conceito novo, mas é uma abordagem que vem se refinando pelos anos, especialmente devido à evolução das drogas antitrombolíticas. Em 2012, o Colégio Americano de Cirurgia Torácica revisou e publicou um Guia Clínico Prático Baseado em Evidências de Terapia Antitrombótica e Prevenção de Tromboembolismo, recomendando o uso de compressão mecânica intermitente ou heparina de baixo peso molecular para pacientes com risco moderado (3-4 escores de Caprini); e a compressão intermitente e heparina de baixo peso molecular em pacientes de alto risco (> 5 escores de Caprini); reservando-se a compressão mecânica no lugar da heparina de baixo peso molecular somente nos pacientes em que o risco de sangramento é reconhecidamente alto. Ainda assim, várias questões são objeto de análise e estudo em relação à profilaxia química do tromboembolismo, principalmente no tocante à possibilidade de sangramento e formação de hematoma. Algumas das questões capitais envolvendo a quimioprofilaxia da TVP são: quando se começa, quanto se usa e quando se deve parar.

Muitos trabalhos associam o uso de heparina ao aumento de incidência de sangramento e formação de hematoma, todavia estudos mais recentes têm demonstrado que se for seguida uma rotina de aplicação à incidência de eventos adversos relacionados à profilaxia não se altera. Até hoje não existe um consenso absoluto na prevenção, diagnóstico e tratamento do tromboembolismo em cirurgia plástica, o que demanda novos e constantes estudos dentro dos critérios da medicina com base em evidências.

DISCUSSÃO

A evolução da cirurgia do contorno corporal passa por uma verdadeira ebulição com a popularização do tratamento cirúrgico da obesidade mórbida. Nos últimos anos, uma nova e crescente população de pacientes, com deformidades absolutamente desafiadoras, passou a frequentar os consultórios dos cirurgiões plásticos, exigindo uma reciclagem de conceitos na busca por resultados mais satisfatórios. Alguns procedimentos, que haviam sido praticamente abandonados em face do advento da lipoaspiração, voltam agora a representar uma tendência pelo caráter devastador das deformidades a serem enfrentadas. As sugestões de autores do século passado, como Somalo e Gonzales-Ulhoa, renovam sua importância e ganham notoriedade. Algumas técnicas publicadas há décadas por pioneiros da nossa especialidade, como os professores Ivo Pitanguy e Ricardo Baroudi, voltam a assumir grande importância, norteando a evolução dessas novas e necessárias abordagens. Enfim, vivemos um período histórico de readaptação em que mais um importante capítulo da cirurgia plástica está sendo escrito pela atual geração de profissionais.

Nesse contexto, o principal conceito a ser incorporado pelo cirurgião plástico na abordagem abdominal dos pacientes pós-bariátricos é que não se deve avaliar e intervir no abdome isoladamente, sem considerar as deformidades associadas na contiguidade de todo o corpo inferior. Cada paciente apresenta uma realidade diferente, de acordo inclusive com suas características genéticas, mas o caráter generalizado e circunferencial, estabelecido na fisiopatologia e na biodinâmica das deformidades, sempre estará influenciando o conjunto do contorno corporal. Mesmo que se opte por alguma intervenção isolada, isso precisa ser fruto de uma decisão embasada no pleno conhecimento da situação do contorno como um todo. O planejamento pré-operatório é fundamental nesse processo e vai se basear no exame físico completo, com a palpação vigorosa dos tecidos e simulação dos prováveis vetores de correção, em interação com o paciente. Todo esse planejamento cuidadoso vai se materializar pela marcação cirúrgica, que deve ser realizada com muita calma e atenção, preferencialmente na noite anterior à cirurgia, para se evitarem o estresse e os atropelos de uma sessão de marcação já na sala cirúrgica, antes da indução anestésica. A documentação fotográfica e em vídeo, tanto do exame físico, quanto da própria marcação, pode oferecer subsídios importantíssimos para avaliações retrospectivas acerca dos resultados obtidos. Os preparativos devem incluir ainda uma avaliação clínico-laboratorial especialmente direcionada a identificar armadilhas escondidas em déficits nutricionais e distúrbios psicológicos que podem comprometer sobremaneira os resultados esperados.

Alguns detalhes de técnica cirúrgica também podem fazer a diferença no atendimento a esse tipo de paciente. Muito embora as ressecções teciduais possam ser bastante extensas no corpo inferior, não existe a necessidade de maiores descolamentos dos retalhos remanescentes. Significa dizer que a mobilidade do revestimento causada pelo desarranjo do Sistema Fascial Superficial possibilita grandes avançamentos teciduais, ao encontro dos vetores de correção, e com grande segurança e viabilidade circulatórias. Esse conceito de abordagem abdominal sem descolamento, que foi originalmente proposto por Avelar, encontra natural aplicabilidade no paciente pós-bariátrico uma vez que a perda ponderal provoque o esvaziamento do subcutâneo e facilite a mobilização de retalhos com manobras menos arriscadas. Se por um lado o Sistema Fascial Superficial se encontrar incompetente pela desproporção conteúdo/continente que se instalou no tegumento do ex-obeso, essa estrutura ligamentar do subcutâneo ainda pode e deve ser utilizada na reparação dessa condição. Os primeiros trabalhos de Lockwood já propunham a utilização do SFS como estrutura de ancoragem para suspensões teciduais, mesmo antes da popularização das cirurgias bariátricas e do grande aumento das deformidades por emagrecimento acentuado. Mais recentemente, o grupo de Pittsburgh comprovou a viabilidade e eficácia da utilização dessa malha tridimensional de colágeno para garantir a ancoragem nas suturas dos retalhos dermoadiposos, geralmente avançados sob grande tensão. Assim, a aproximação dos retalhos deverá ser realizada em dois ou três planos, com a efetiva aproximação mais profunda do SFS por suturas preferencialmente contínuas, liberando as camadas mais superficiais de uma tensão mais excessiva. Outro ponto fundamental na execução dessas grandes ressecções cirúrgicas é a propriedade de se incisar inicialmente apenas uma das bordas da marcação pré-operatória, geralmente aquela da região mais fixa e com menor mobilidade translacional da pele, e somente realizar a incisão na outra borda da marcação após o levantamento da área a ser ressecada e a confirmação de que o fechamento da ferida será possível e bem equacionado. Embora alguns cirurgiões muito experientes consigam realizar com sucesso todas as incisões e descolamentos ao mesmo tempo, sem a necessidade de confirmação da completa migração dos retalhos, esse cuidado tático é bastante aconselhável, especialmente para os iniciantes nesse tipo de cirurgia, a fim de se evitarem dificuldades no fechamento de feridas por ressecções exageradas ou mesmo frouxidão residual por ressecções insuficientes.

O papel da lipoaspiração no contorno corporal pós-bariátrico ainda é um tema revestido de certa controvérsia. Alguns cirurgiões preconizam a técnica como coadjuvante direto no mesmo tempo cirúrgico das ressecções, enquanto outros preferem realizá-la em tempos separados, por motivo de segurança cirúrgica. É importante ter em mente que o paciente submetido a um grande emagrecimento pode ainda apresentar áreas localizadas de esvaziamento gorduroso incompleto, em que a lipoaspiração poderá ser útil, jamais como tratamento isolado, mas sim como uma complementação tática. Nesse sentido, existem duas vertentes a saber, a lipoaspiração auxiliar de áreas que serão efetivamente ressecadas, e a lipoaspiração de áreas que serão apenas mobilizadas após as ressecções devidas. São situações distintas em que o bom senso deverá orientar as estratégias no sentido de que pequenas a médias intervenções em áreas bem localizadas poderão ser associadas às ressecções teciduais. Já as abordagens maiores com grande quantidade de gordura a ser aspirada deverão ser programadas em tempos sequenciados. A literatura médica ainda não dispõe de levantamentos estatísticos e com base em evidências, que possam tornar mais objetiva essa relação. Assim, é necessário considerar em cada caso o possível comprometimento orgânico de uma lipoaspiração incorporada ao cronograma cirúrgico, procurando minimizar os riscos de complicações locais e sistêmicas nessa associação.

Sem a pretensão de esgotar o assunto, este texto procura desvendar as peculiaridades do contorno corporal inferior nos pacientes submetidos a grandes emagrecimentos, enfatizando o novo padrão de abordagem necessário para fazer frente ao caráter dramático e generalizado das deformidades apresentadas. Todo cuidado deverá ser dispensado no planejamento e execução do tratamento com o objetivo de se aprimorar os resultados e reduzir intercorrências e complicações.

BIBLIOGRAFIA

Albino FP, Koltz PF, Gusenoff JA. A comparative analysis and Systematic review of the wound-healing milieu: Implications for body contouring after massive weight loss. Plast Reconstr Surg. 2009;124:1675.

Aly AS. Belt lipectomy. In: Body contouring after massive weight loss. St. Louis: Quality Medical. 2006. p. 71-145.

Avelar J. Abdominoplasty without panniculus undermining and resection: Analysis and 3-year follow-up of 97 consecutive cases. Aesthetic Surg Journal. 2002;22(1):16-25.

Davinson SP, Clemens MW. Safety first: Precautions for the massive weight loss patient. Clin Plast Surg. 2008;35:173-83.

Lockwood TE. Superficial fascial system (SFS) of the trunk and extremities: A new concept. Plast Reconstr Surg. 1991;87:1009-18.

Markman B, Barton Jr. F. Anatomy of the subcutaneous tissue of the trunk and lower extremities. Plast Reconstr Surg. 1980;80:248.

Mendes FH, Viterbo F. Reajuste do Corpo Inferior: Conceitos e Filosofia de Tratamento. In: Mendes FH and Viterbo F (Eds.). Cirurgia Plástica Pós-Bariátrica. Dilivros. 2016;20:201-265.

Mendes FH, Viterbo F. Abdominoplasty after massive weight loss. In: Avelar JM (Ed.). New concepts on abdominoplasties and further applications. Springer. 2016;23: 365-88.

Mendes FH, Viterbo F, Luna ALAP. Inner Scar Umbilicus: New Horizons for Vertical Abdominoplasty. Plast Reconstr Surg. 2018;141(4):507-16.

Mendes FH, Donnabella A and Moreira ARF. Fleur-de-lis Abdominoplasty and Neo-umbilicus. Clin Plastic Surg. 2019;46:49-60.

Modolin M, et al. Circumferential abdominoplasty for sequential treatment after morbid obesity. Obesity Surg. 2003;13:95-100.

Pitanguy I, et al. Contour Surgery in the Patient with Great Weight Loss. Aesthetic Plastic Surgery. 2000;24(6):406-11.

Shermak MA. Pearls and perils of caring for post bariatric body contouring patient. Plast Reconstr Surg. 2012;130:585-96.

Song AY, et al. A Classification of Weight Loss Deformities: The Pittsburgh Rating Scale. Plast Reconstr Surg. 2005;116:1535-54.

Swanson E. The fallacy of Individual Risk Stratification and Chemoprophilaxis. In: Swanson E (Ed.). Evidence-Based Body Contouring Surgery and VTE Prevention. Springer International Publisher. 2018. p. 271-302.

Vídeo
Cirurgia

CAPÍTULO 36

ABDOMINOPLASTIA COM SUSPENSÃO DA FÁSCIA DE SCARPA

Dirk F. Richter ■ Maria Wiedner ■ Donia Damour

INTRODUÇÃO

A abdominoplastia e a elevação da parte inferior do corpo são os procedimentos mais comuns e eficientes para corrigir a redundância do tecido abdominal e melhorar a região glútea e superior das coxas em paciente com grande perda de peso ponderal. Usar um plano de dissecção mais superficial, evitando o plano de dissecção tradicional, sobre a fáscia do reto, tem sido proposto por alguns autores com a finalidade de melhorar a recuperação e diminuir as complicações associadas à abdominoplastia convencional. Em nosso Departamento, temos realizado a elevação do retalho sobre a fáscia de Scarpa, preservando o compartimento de tecido adiposo profundo, por quase duas décadas. O principal benefício é a maior preservação dos vasos linfáticos da parede abdominal, o que possivelmente reduz a formação de seroma pós-operatório.

Além da fáscia de Scarpa existe uma forte camada anatômica que pode ser usada para suspensão profunda adicional em procedimentos de contorno corporal (Fig. 36-1). Ao tracionar a fáscia de Scarpa cranialmente, após a ressecção do retalho abdominal, pode-se obter um certo levantamento da área interna da coxa, bem como da região superior da porção anterior das coxas. Além disso, a flacidez da pele do monte púbico e a área glútea lateral também podem ser melhoradas com esta manobra.

Em geral, o local de maior demanda dos pacientes em relação à melhora do contorno corporal é o abdome superior e inferior, seguido pelas regiões lateral e medial da coxa. O *pannus* abdominal pode ser tratado de maneira eficiente por uma abdominoplastia ou por procedimento circunferencial, como a abdominoplastia circunferencial, o *body lift* inferior ou dermolipectomia circunferencial do tronco inferior com bons resultados estéticos. Em casos de excesso de pele vertical isolada na região lateral da coxa, um único procedimento de elevação corporal inferior pode ser suficiente. No entanto, em pacientes com excesso de pele leve ou moderado na região medial da coxa, a abdominoplastia tradicional ou procedimentos circunferenciais não trazem o benefício esperado nesta região. Estes pacientes frequentemente não aceitam ou se mostram relutantes em relação a procedimentos adicionais, como a suspensão horizontal, vertical ou combinada da coxa medial. Para melhorar o resultado estético e a satisfação do paciente, a melhora simultânea da coxa medial pode ser obtida pela tração da fáscia abdominal. Esta técnica original de suspensão da fáscia de Scarpa foi apresentada inicialmente na Reunião Anual da Sociedade Alemã de Cirurgia Plástica, em 2008.

Outra vantagem adicional da suspensão da fáscia de Scarpa é a redução da tensão no retalho cutâneo durante o fechamento da incisão abdominal. Em relação aos resultados em longo prazo, a suspensão da fáscia de Scarpa previne a migração da cicatriz e produz um efeito de elevação mais sustentado após a abdominoplastia e procedimentos de elevação corporal inferior, especialmente em pacientes com grandes perdas ponderais.

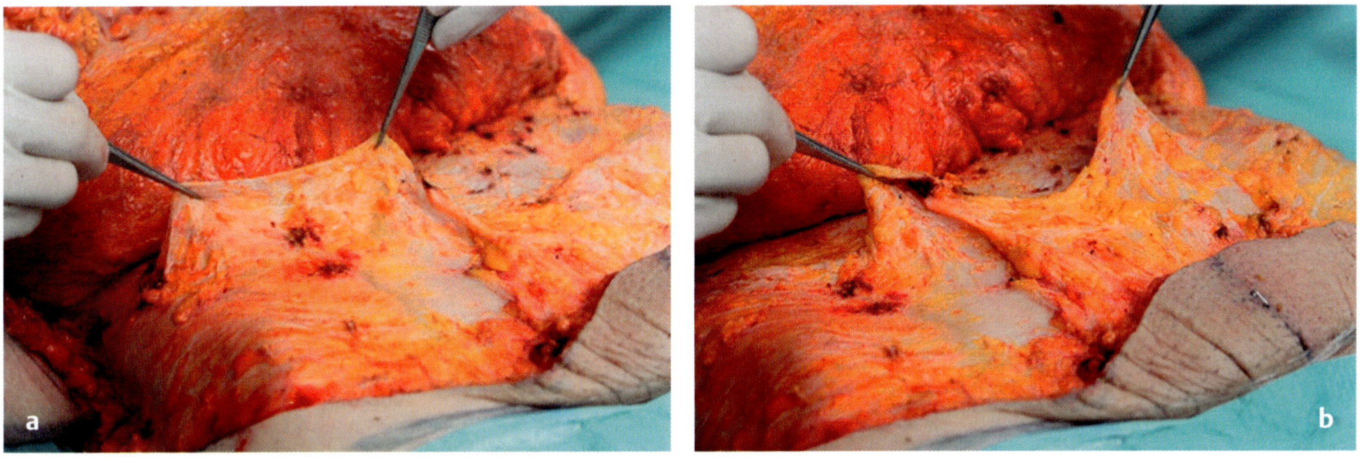

Fig. 36-1. (**a,b**) Demonstração da suspensão da fáscia de Scarpa. A fáscia de Scarpa é preservada durante a dissecção do retalho abdominal aproximadamente até a altura da linha arqueada. Pela elevação da fáscia de Scarpa após a ressecção do retalho abdominal, pode-se obter a suspensão das regiões medial e superior da coxa anterior e do monte púbico.

ANATOMIA CIRÚRGICA

O tecido subcutâneo da parede abdominal anterior é dividido por duas camadas fasciais:

1. A camada externa gordurosa, conhecida como fáscia de Camper;
2. A fáscia de Scarpa, interna e mais membranosa.

Mais caudal, a fáscia de Scarpa é contínua com a camada profunda da fáscia superficial do períneo na coxa medial, a chamada fáscia de Colles, que é uma camada de tecido conjuntivo distinta, localizada profundamente na gordura subcutânea do períneo. A fáscia de Colles ajuda a definir, por sua situação anatômica, a prega perineal da coxa.

A fáscia de Scarpa separa dois diferentes compartimentos de gordura na parede abdominal inferior: um compartimento superficial e um compartimento profundo. O tecido adiposo superficial é areolar, enquanto que o tecido adiposo profundo é lamelar. Os coletores infraumbilicais drenam para os linfonodos inguinais superficiais, e os coletores supraumbilicais drenam para os linfonodos axilares. Os vasos linfáticos infraumbilicais do tronco inferior correm profundamente à fáscia de Scarpa, e é por isso que a preservação do tecido profundamente à fáscia de Scarpa é importante na abdominoplastia (Fig. 36-2).

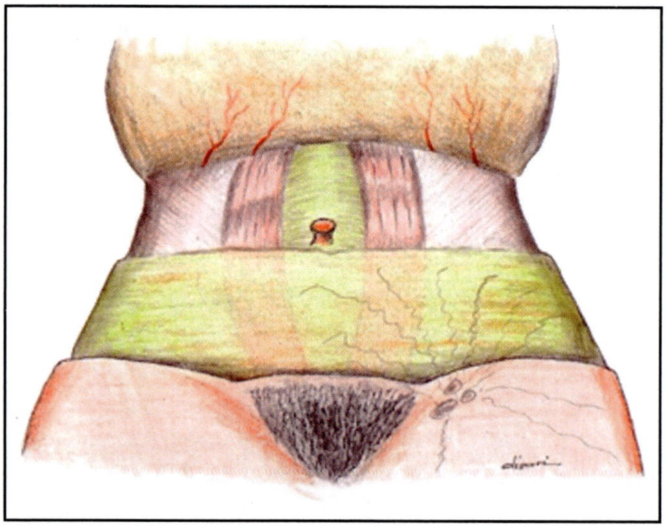

Fig. 36-2. Demonstração esquemática da anatomia cirúrgica. Os vasos linfáticos infraumbilicais da região inferior do abdome correm sob a fáscia, e é por isso que a dissecção sobre a fáscia de Scarpa e sua preservação são essenciais na abdominoplastia.

INDICAÇÕES E CONTRAINDICAÇÕES DO PROCEDIMENTO

A indicação deste procedimento pode ser estendida a quase todos os casos que vão desde abdominoplastia estética para melhora do contorno, abdominoplastia após perda de peso, reconstrução da parede abdominal com reparo de diástase e hérnia, até procedimentos circunferenciais com ou sem grande perda de peso pré-operatória.

Em pacientes com excesso de pele leve a moderado na região medial da coxa, a técnica de suspensão da fáscia de Scarpa é um procedimento indicado para corrigir indiretamente a redundância do tecido na área medial das coxas, poupando a abordagem medial da coxa e as consequentes complicações, como descida da cicatriz ou distorção vulvar. Com frequência, os pacientes se recusam a ter uma cicatriz adicional nesta região.

Pacientes, após perda de peso moderada ou após grandes perdas ponderais, geralmente precisarão de uma elevação adicional na coxa medial com remoção da redundância cutânea como um procedimento realizado num segundo tempo. No entanto, nestes casos, preserva-se a fáscia de Scarpa com a finalidade de prevenir seroma, e reavaliam-se os benefícios de uma elevação da fáscia de Scarpa em cada paciente. Desta forma, pode-se obter uma redução na taxa de seroma pós-operatório em quase todos os pacientes.

Os critérios de exclusão para elevação da fáscia de Scarpa como uma manobra adjunta são pacientes com hérnia ventral na região inferior do abdome, especialmente em casos em que está indicado o uso de tela.

TÉCNICAS DE MARCAÇÃO

A técnica de marcação é similar à abdominoplastia. A marcação do paciente é feita em pé. A linha de incisão inferior é marcada primeiro, que começa na linha média, aproximadamente 6 cm superior à comissura vulvar na abdominoplastia tradicional. Ela continua lateralmente, enquanto o paciente está puxando fortemente o tecido abdominal para cima. Esta manobra simula a dinâmica de tração esperada dos tecidos após o avanço do retalho, o que permite um planejamento ideal da cicatriz. A linha de incisão inferior é marcada independentemente de qualquer procedimento adicional de elevação da fáscia de Scarpa. Como a linha de marcação inferior é medida 6 cm superiormente à comissura vulvar, a preservação da fáscia de Scarpa e, consequentemente, dos vasos linfáticos subfasciais permite um acesso atraumático ao monte púbico e à região abdominal inferiormente à incisão.

Em posição supina, a quantidade estimada de ressecção do tecido é avaliada e marcada com a linha de incisão superior. Nesta etapa, pode ser detectada hérnia de parede abdominal ou diástase do reto.

TÉCNICAS CIRÚRGICAS

A preparação pré-operatória é semelhante aos procedimentos padrão de abdominoplastia. Todos os pacientes devem ser informados sobre a manobra intraoperatória adicional e devem assinar o termo de consentimento informado antes da cirurgia. A operação é realizada com anestesia geral.

Na fase inicial da dissecção do retalho abdominal, a dissecção é realizada sobre a fáscia de Scarpa até o nível três dedos inferiormente ao umbigo. Isso assegura que as vias de drenagem linfática permaneçam intactas. Depois de preservar toda a fáscia no abdome inferior e após a ressecção do excesso de pele e gordura do retalho abdominal, a fáscia de Scarpa é então fixada com quatro a seis suturas à fáscia anterior do músculo reto na altura do umbigo, usando material de sutura forte e não reabsorvível, como Ethibond 1/0 (Ethicon Inc., EUA) (Fig. 36-3). O grau de suspensão deve ser semelhante em ambos os lados.

Durante a dissecção, é aconselhável incisar a fáscia de Scarpa e o tecido subcutâneo subjacente em sua porção superior sem biselar, até a fáscia anterior do reto, de modo que o plexo vascular da fáscia, e o suprimento sanguíneo a ele associado, não seja destruído cranialmente. Além disso, esta manobra permite que a fáscia de Scarpa possa ser adaptada e inteiramente reposicionada no local ideal. Em casos de retalho espesso, é aconselhável ressecar o tecido gorduroso subfascial, uma vez que o suprimento sanguíneo seja deficiente nesta camada. Nestes casos, apenas a fáscia será mantida.

Se houver alguma secção acidental da fáscia de Scarpa durante a dissecção, esta pode ser reparada com suturas absorvíveis. No caso de pacientes com diástase significativa, especialmente na área inferior do abdome, a fáscia de Scarpa pode ser dividida ou removida em uma pequena faixa central na linha média. A seguir, realiza-se uma plicatura xifopúbica na porção anterior da bainha do reto. Posteriormente, a fáscia de Scarpa pode ser aproximada medialmente, usando-se sutura contínua reabsorvível ou pontos separados.

A preparação da fáscia de Scarpa pode ser facilmente realizada com a utilização de uma lâmina fria, ou agulha de microdissecção Colorado® com resfriamento do tecido, utilizando-se compressas molhadas. De forma alternativa, pode ser utilizado o bisturi assistido por ultrassom (Harmonic™ Synergy, Ethicon EndoSurgery, EUA), que demonstrou uma ótima dissecção anatômica do plano e redução na formação de seroma e perda sanguínea após procedimentos de dissecção da porção inferior do corpo (Fig. 36-4).

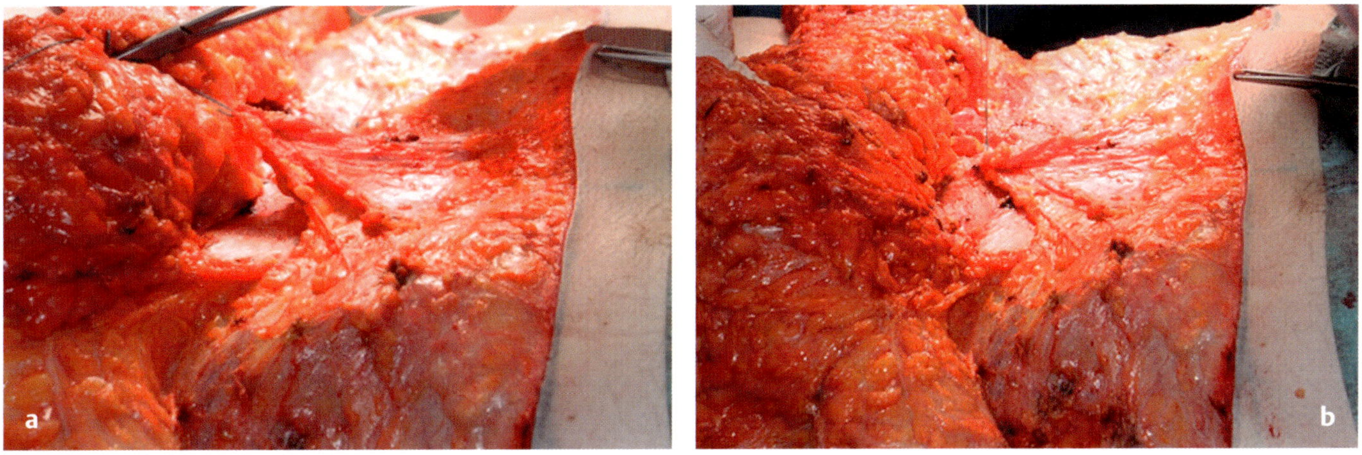

Fig. 36-3. (**a**,**b**) A fáscia de Scarpa é fixada com pontos simples à lâmina anterior da aponeurose do músculo reto na altura do umbigo com a utilização de Ethibond 1/0 (Ethicon Inc., EUA).

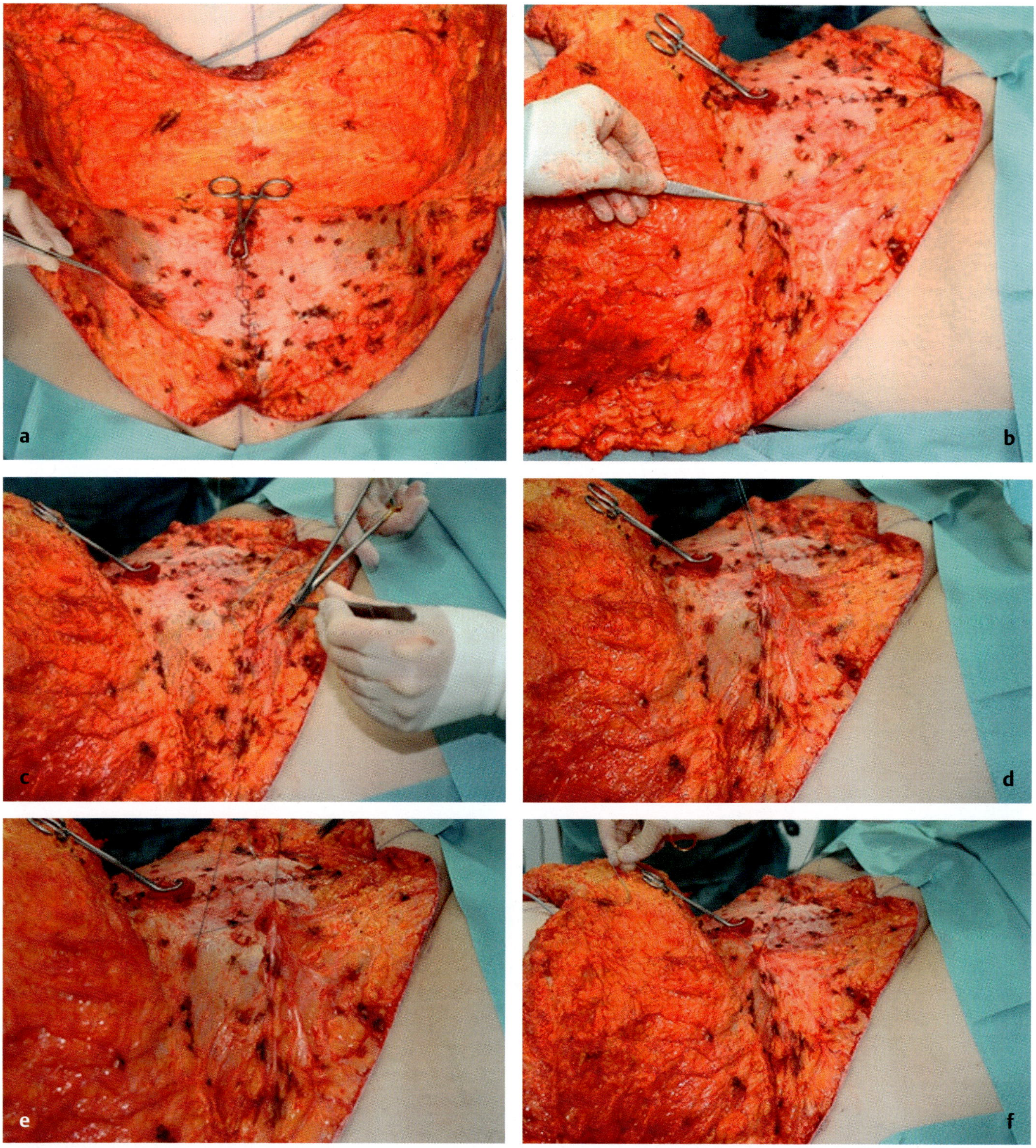

Fig. 36-4. (**a-b**) Aspecto intraoperatório do procedimento de suspensão da fáscia de Scarpa. Durante o descolamento do retalho abdominal, a fáscia de Scarpa e o tecido subjacente incluindo os vasos linfáticos mais profundos são preservados, geralmente até uma altura três dedos inferiormente ao umbigo. Neste caso, foi realizada uma plicatura xifopúbica vertical da bainha anterior do reto para corrigir a diástase do reto, e o tecido adiposo subfascial foi ressecado devido ao excesso de espessura do retalho abdominal. (**c-i**). A fáscia de Scarpa é ancorada com suturas não absorvíveis à aponeurose anterior do reto para permitir uma elevação vertical. *(Continua).*

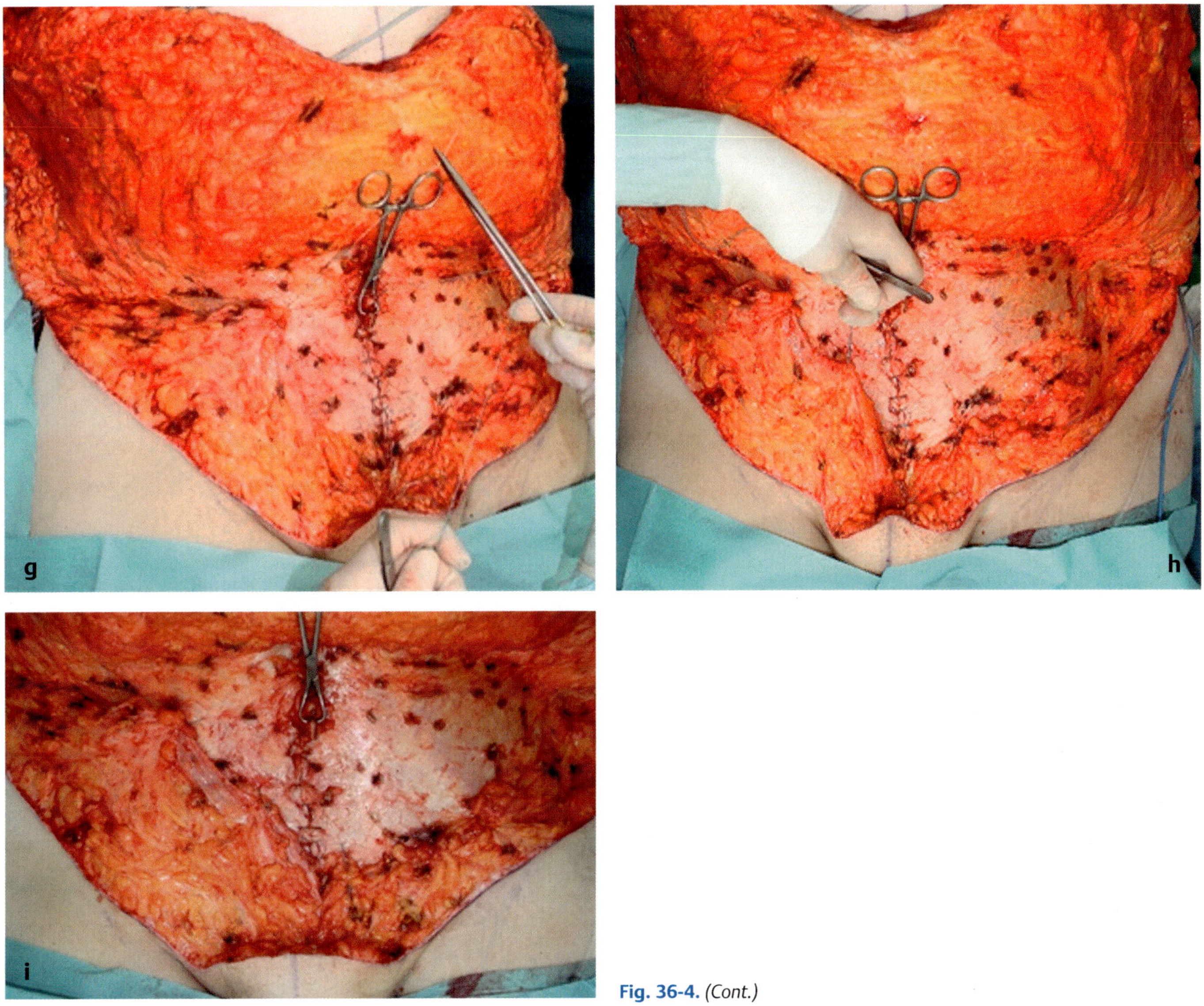

Fig. 36-4. *(Cont.)*

CUIDADOS PÓS-OPERATÓRIOS

Os cuidados pós-operatórios incluem a remoção do dreno, quando a drenagem for inferior a 30 mL em 24 h, mobilização do paciente no primeiro dia do pós-operatório e uso de heparina em diluição padrão para profilaxia de trombose. Todos os procedimentos de abdominoplastia e dermolipectomia circunferencial do tronco inferior são realizados com o paciente internado. O tempo médio de internação é de cinco a sete dias.

As malhas para compressão são colocadas imediatamente no pós-operatório e são utilizadas por oito semanas, durante o dia e noite.

Os acompanhamentos geralmente são realizados no terceiro, sexto e décimo segundo meses de pós-operatório.

RESULTADOS

Caso 1

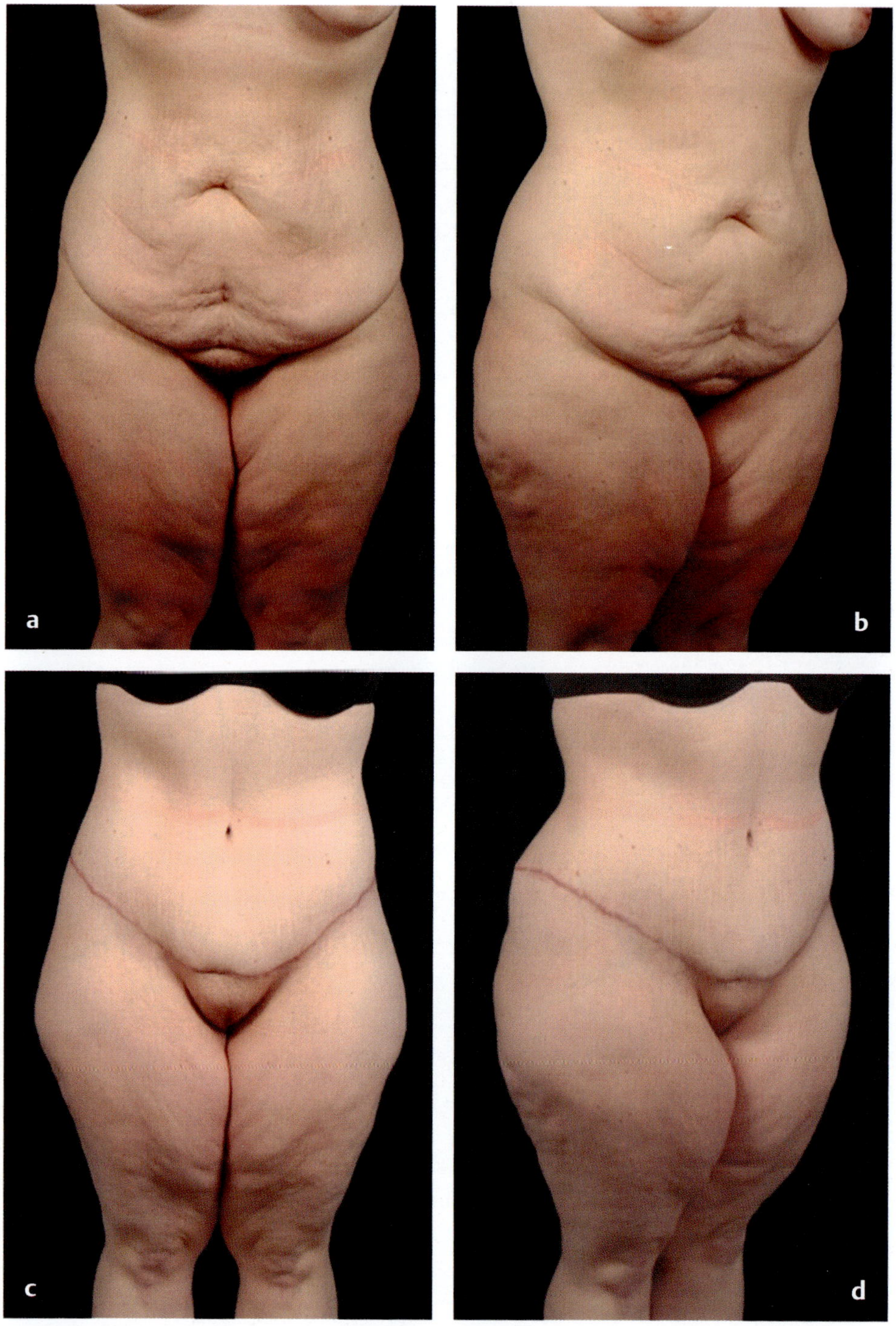

Fig. 36-5. Aspectos pré e pós-operatório da mesma paciente apresentada na Figura 36-4 (intraoperatório). Paciente do sexo feminino de 27 anos após perda de 84 kg. (**a**,**b**) Pré-operatório (**c**,**d**) Pós-operatório de 3 meses. Após abdominoplastia em que foi realizada suspensão bilateral da fáscia de Scarpa. A paciente não apresentou intercorrências na evolução pós-operatória. Observe a pequena melhora da região superior da área interna da coxa. Entretanto, como havia redundância excessiva na região interna da coxa, não foi possível evitar a cirurgia complementar de *lifting* de coxa.

Caso 2

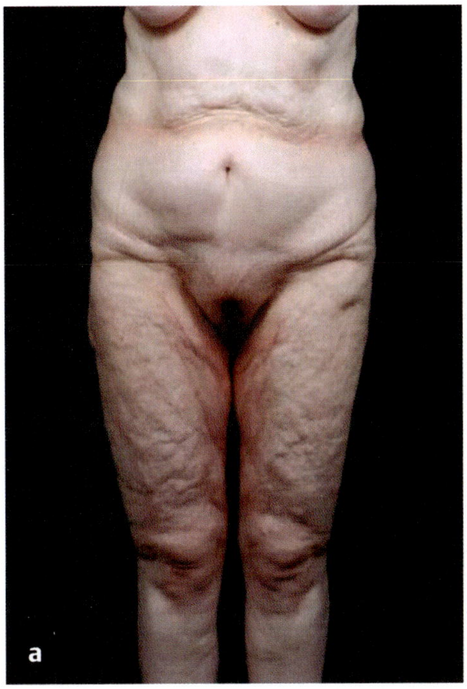

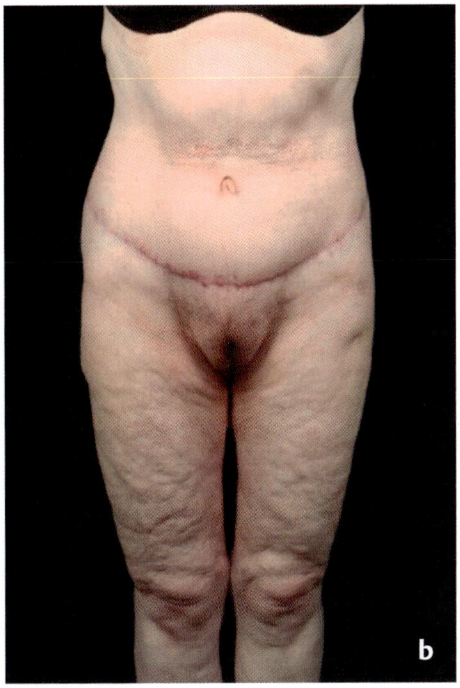

Fig. 36-6. Paciente do sexo feminino de 58 anos após perda de 25 kg e duas gestações. (**a**) Pré-operatório. (**b**) Aspecto no terceiro mês de pós-operatório após abdominoplastia com suspensão bilateral da fáscia de Scarpa. A redundância cutânea pré-operatória evidente nas áreas anterior e interna da coxa também pode ser melhorada por esta manobra intraoperatória.

Caso 3

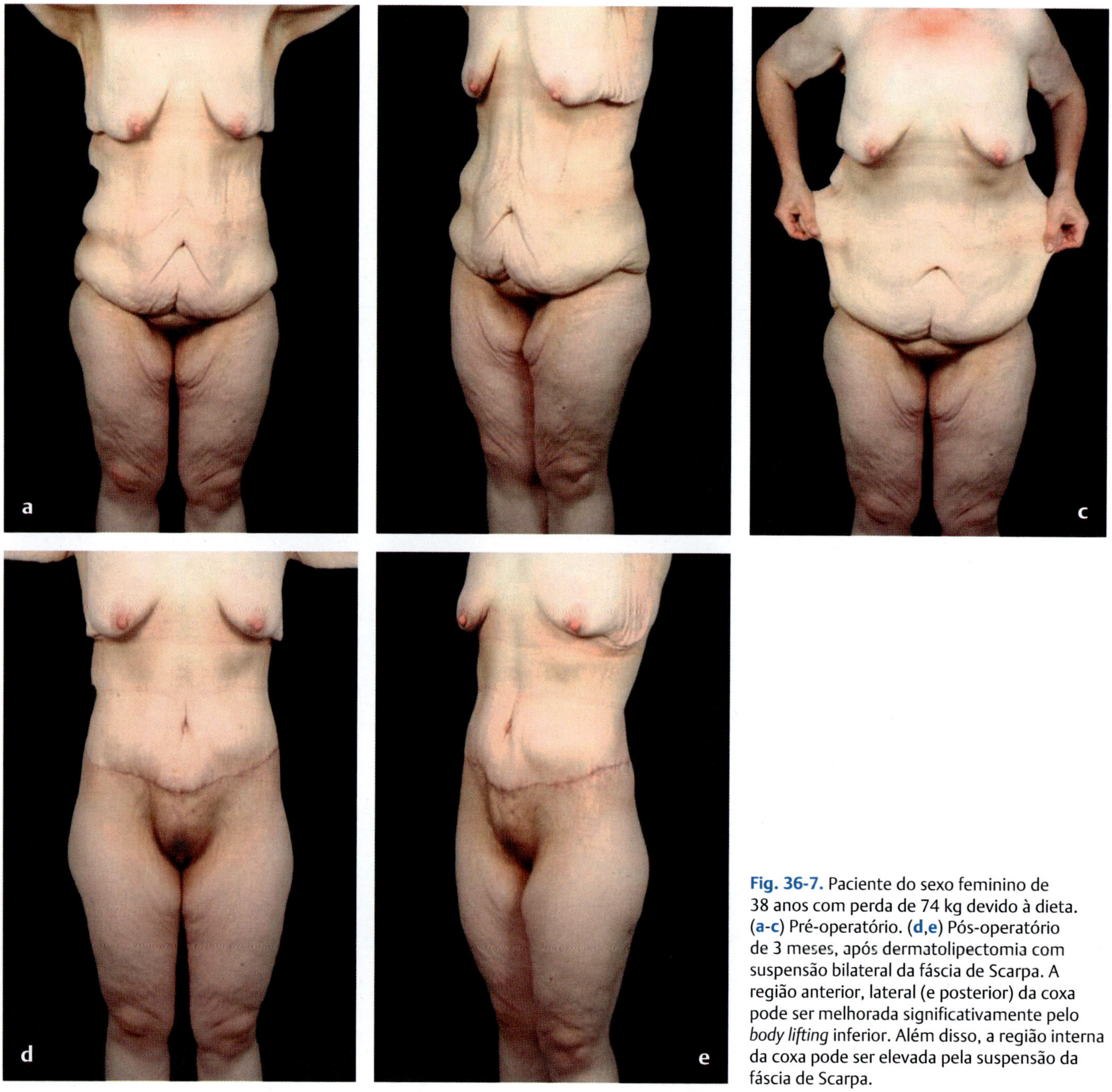

Fig. 36-7. Paciente do sexo feminino de 38 anos com perda de 74 kg devido à dieta. (**a-c**) Pré-operatório. (**d**,**e**) Pós-operatório de 3 meses, após dermatolipectomia com suspensão bilateral da fáscia de Scarpa. A região anterior, lateral (e posterior) da coxa pode ser melhorada significativamente pelo *body lifting* inferior. Além disso, a região interna da coxa pode ser elevada pela suspensão da fáscia de Scarpa.

DISCUSSÃO E CONCLUSÕES

A função da fáscia de Scarpa foi descrita por Lockwood, e os benefícios da sua preservação na elevação do retalho na abdominoplastia foram relatados anteriormente. É importante ressaltar que sua manutenção evita o dano aos vasos linfáticos, o que deve ocasionar uma menor formação de seroma no pós-operatório, a complicação mais comum da abdominoplastia. Em uma revisão sistemática e metanálise recentes, a preservação da fáscia de Scarpa foi associada a uma redução significativa na incidência de seroma, avaliada tanto no momento da remoção do dreno, quanto na retirada do dreno e na internação hospitalar, concluindo que a preservação da fáscia de Scarpa durante a abdominoplastia deve ser recomendada.

Desta forma, a preservação e a tração superior da fáscia de Scarpa trazem as seguintes vantagens para qualquer procedimento de contorno corporal inferior:

A) O risco de seroma abdominal e os consequentes problemas de cicatrização da ferida podem ser reduzidos, uma vez que as vias linfáticas essenciais profundas até a fáscia possam ser preservadas para restaurar as drenagens linfática e sanguínea no pós-operatório, especialmente em casos de redução simultânea do monte púbico e elevação com uma linha de incisão mais baixa, respeitando uma distância mínima de 6 cm superior à comissura vulvar anterior;
B) Além disso, a suspensão da fáscia de Scarpa leva a um efeito de elevação com maior suporte e evita a flacidez precoce da cicatriz que pode aparecer em longo prazo, especialmente em pacientes com grandes perdas ponderais;
C) Preservando a fáscia, uma estrutura anatômica forte que pode ser usada para um procedimento adicional de suspensão profunda.

Em sua porção mais caudal, a fáscia de Scarpa é contínua com a camada profunda da fáscia superficial do períneo na região medial da coxa (fáscia de Colles). A técnica de ancoragem fascial, introduzida por Lockwood, em 1988, reduziu enormemente a incidência das complicações típicas da elevação da região média da coxa. Ele descreveu um método que usa uma ancoragem do sistema fascial superficial à camada profunda fascial (na prega perineal da coxa). A técnica de ancoragem da fáscia de Scarpa na altura umbilical permite uma elevação restrita e indireta da região medial da coxa por meio de uma suspensão da fáscia de Colles. Além disso, conseguem-se elevar de forma indireta, mas simultaneamente, a porção superior da região anterior da coxa, o monte púbico e a região glútea lateral, promovendo estabilidade pela suspensão fascial em continuidade. Uma vez que os pacientes com grande perda ponderal apresentem excessiva redundância cutânea na região da coxa, não se pode evitar uma cicatriz adicional na área interna da coxa. No entanto, em pacientes com perda de peso leve à moderada, um procedimento adicional na área interna da coxa com a consequente cicatriz geralmente perceptível pode ser evitado.

Em suma, a preservação e a suspensão da fáscia de Scarpa podem ser facilmente, e de forma segura, incluídas na maioria dos procedimentos de abdominoplastia e dermolipectomia circunferencial, como elevações corporais inferiores ou dermatolipectomias circunferenciais da região inferior do tronco. De acordo com nossa experiência, o plano de dissecção sobre a fáscia de Scarpa e a manobra adicional de sua suspensão melhoram de forma relevante os resultados em curto e longo prazos. Com o uso da suspensão da fáscia de Scarpa, a gama de tratamentos cirúrgicos pode ser ampliada sem que sejam preciso acrescentar qualquer esforço intraoperatório apreciável, tempo e custos.

BIBLIOGRAFIA

Aly AS, Cram AE, Chao M, et al. Belt lipectomy for circumferential truncal excess: the University of Iowa experience. Plast Reconstr Surg. 2003;111(1):398-413.

Colles A. A treatise on surgical anatomy: anatomy of the perineum. Dublin: Gilbert and Hodges. 1811.

Espinosa-de-los-Monteros A, de la Torre JI, Rosenberg LZ, et al. Abdominoplasty with total abdominal liposuction for patients with massive weight loss. Aesthetic Plast Surg. 2006;30(1):42-6.

Fang RC, Lin SJ, Mustoe TA. Abdominoplasty flap elevation in a more superficial plane: Decreasing the need for drains. Plast Reconstr Surg. 2010;125:677-82.

Le Louarn C, Pascal JP. High superior tension abdominoplasty. Aesthetic Plast Surg. 2000;24:375-81.

Lockwood TE. Fascial anchoring technique in medial thigh lifts. Plast Reconstr Surg. 1988;82(2):299-304.

Lockwood TE. Superficial fascial system (SFS) of the trunk and extremities: A new concept. Plast Reconstr Surg. 1991;87:1009-18.

Lockwood TE. Maximizing aesthetics in lateral-tension abdominoplasty and body lifts. Clin Plast Surg. 2004;31(4):523-37.

Markman B, Barton Jr. FE. Anatomy of the subcutaneous tissue of the trunk and lower extremity. Plast Reconstr Surg. 1987;80:248-54.

Reich-Schupke S, Schmeller W, Brauer WJ, et al. S1 guidelines: Lipedema. J Dtsch Dermatol Ges. 2017;15(7):758-67.

Richter DF, Stoff A, Velasco-Laguardia FJ, et al. Circumferential lower truncal dermatolipectomy. Clin Plast Surg. 2008;35(1):53-71.

Richter DF, Stoff A. The scarpa lift--a novel technique for minimal invasive medial thigh lifts. Obes Surg. 2011;21(12):1975-80.

Saldanha OR, De Souza Pinto EB, Mattos Jr. WN, et al. Lipoabdominoplasty without undermining. Aesthet Surg J. 2001;21:518-26.

Stoff A, Reichenberger MA, Richter DF. Comparing the ultrasonically-activated scalpel (Harmonic) versus high-frequency electrocautery on postoperative serous drainage in massive weight-loss surgery. Plast Reconstr Surg. 2007;120:1092-3.

Vásconez LO, de la Torre JI. Abdominoplasty. In: Mathes SJ, Hentz VR (Eds.). Plastic Surgery. Vol. 6. 5. ed. Philadelphia: Elsevier. 2006. p. 87-118.

Xiao X, Ye L. Efficacy and Safety of Scarpa Fascia Preservation During Abdominoplasty: A Systematic Review and Meta-analysis. Aesthetic Plast Surg. 2017;41(3):585-90.

Vídeo Cirurgia 1

Vídeo Cirurgia 2

CAPÍTULO 37

ABDOMINOPLASTIA EM ÂNCORA E *BODY LIFT*

Carlos Del Pino Roxo ▪ Diogo Maciel Lobão Vieira ▪ Ana Claudia Weck Roxo

INTRODUÇÃO

A obesidade é uma comorbidade que, desde a década de 1980, mais do que dobrou sua epidemiologia. Desde 1973, quando Mason e Printen publicaram sobre a gastroplastia horizontal, a cirurgia bariátrica vem evoluindo e proporcionando perdas ponderais significativas, e como consequência da melhora metabólica pela perda de peso, proporcionada pela cirurgia, surgem grandes excessos de pele com flacidez significativa em especial no abdome, dorso e membros. Dessa forma, as cirurgias de contorno corporal nesses pacientes foram evoluindo em concordância com a evolução da eficácia e melhoria do tratamento cirúrgico do paciente obeso.

A primeira descrição de abdominoplastia foi em 1880, por Denmars e Marx, quando foi descrita a ressecção do excedente de pele e gordura abdominal. Em 1962, o Professor Pitanguy descreveu a realização do procedimento com incisão horizontal próxima ao púbis e a complementação da cirurgia com a plicatura dos músculos retos abdominais sem violar a aponeurose abdominal. Contudo, em pacientes pós-bariátricos com perdas ponderais que podem chegar a mais de 100 kg, é necessária muitas vezes a realização da abdominoplastia em âncora para que se consiga correção da flacidez no abdome superior. A abdominoplastia em âncora com ou sem *Body Lift* possibilita a correção dos vetores de flacidez, corrigindo abdome, flancos, púbis e dorso.

É fundamental destacar que o momento para a realização do procedimento é extremamente importante para o sucesso cirúrgico, haja vista a necessidade de estabilização ponderal após a cirurgia bariátrica que geralmente se dá após um ano. Sendo assim não se deve submeter esses pacientes à cirurgia antes que alcancem o platô de peso sob o risco de aumento da flacidez ou ganho de massa após a cirurgia. Além disso, vale ressaltar que apesar das inúmeras melhorias metabólicas proporcionadas aos pacientes estes experimentam também deficiências nutricionais que devem ser corrigidas antes das cirurgias de contorno corporal. O exame físico detalhado do paciente bem como a complementação com exames de imagem, como a realização de ultrassonografia da parede abdominal, é importante para identificar possíveis hérnias abdominais.

INDICAÇÕES

A perda ponderal significativa nos pacientes carrega consigo grande flacidez de pele que se estende por todo o tronco, membros superiores e inferiores. Dessa forma, a abdominoplastia em âncora, sozinha ou combinada ao *Body Lift*, está indicada nos casos em que é necessária a correção dos vetores de flacidez corporal em um único tempo cirúrgico para que assim se alcance melhor resultado no contorno corporal do paciente.

DESCRIÇÃO, MARCAÇÃO E TÉCNICA CIRÚRGICA DA ABDOMINOPLASTIA EM ÂNCORA

Anestesia e Posicionamento

O procedimento é realizado sempre sob anestesia geral que pode ser venosa total ou balanceada, a critério da equipe anestésica.

O paciente é posicionado em decúbito dorsal, não sendo realizada a elevação do dorso para redução de tensão sob a cicatriz. Todo descolamento e sutura se dão com mesa cirúrgica a 0 grau.

Marcação Cirúrgica

- A marcação inicia-se com o paciente em ortostase em que é marcado o ponto A no apêndice xifoide;
- Após essa marcação são traçadas linhas oblíquas em direção às linhas hemiclaviculares, sendo que a distância entre elas determinará os pontos B e C e será definida pelo teste de preensão bimanual na vertical do avental abdominal;
- O último ponto marcado será o ponto D bilateral que se localizará nas espinhas ilíacas anterossuperiores;
- Por fim faz-se a união dos pontos D com uma linha convexa passando na região suprapúbica a cerca de 5,5-6,0 cm da fúrcula vaginal ou base peniana. A nossa técnica é realizada tracionando-se o monte de vênus superiormente até sua distorção e marcado aproximadamente a uma distância de dois dedos da fúrcula vaginal/base do pênis.

Técnica Cirúrgica

- A ressecção da peça cirúrgica se dá inicialmente pela incisão do fuso vertical com especial cuidado com possíveis hérnias abdominais e a cicatriz umbilical, e posteriormente com as incisões inferiores;
- É importante destacar que a incisão deve prosseguir até o encontro da aponeurose dos retos abdominais;
- A incisão inferior é realizada e tem seu descolamento iniciado pelas laterais com posterior encontro medial;
- O descolamento se dá no plano supra-aponeurótico com hemostasia cautelosa para evitar perdas sanguíneas nestes pacientes que já possuem deficiências nutricionais;
- A cicatriz umbilical é retirada com o coto sepultado entre os retos abdominais durante a plicatura abdominal. A amputação do umbigo é realizada na maioria das vezes nos

pacientes do sexo masculino haja vista que possuem umbigos mais horizontais, sendo a técnica de neo-onfaloplastia limitada nesses casos;

- É realizada a plicatura dos músculos retos abdominais conforme abdominoplastia clássica, utilizando-se Vycril 0 em pontos invertidos em X separados;
- É confeccionado o neoumbigo com retalhos dérmicos laterais, conforme descrição a seguir;
- Antes do fechamento é passado dreno de sucção contínua saindo pelo monte de vênus no lado direito – a posição de saída dos drenos é padronizada em todos os pacientes para se evitar confundimento no pós-operatório, quando utilizado também dreno no dorso do paciente;
- O fechamento é feito por planos (subcutâneo, subdérmico e intradérmico). No plano subcutâneo é utilizado fio Vycril 3-0, no subdérmico PDS 3-0 e cola cirúrgica em todos os casos.

As Figuras 37-1 e 37-2 demonstram a marcação para realização da abdominoplastia em âncora até o resultado pós-operatório tardio de cada um dos casos.

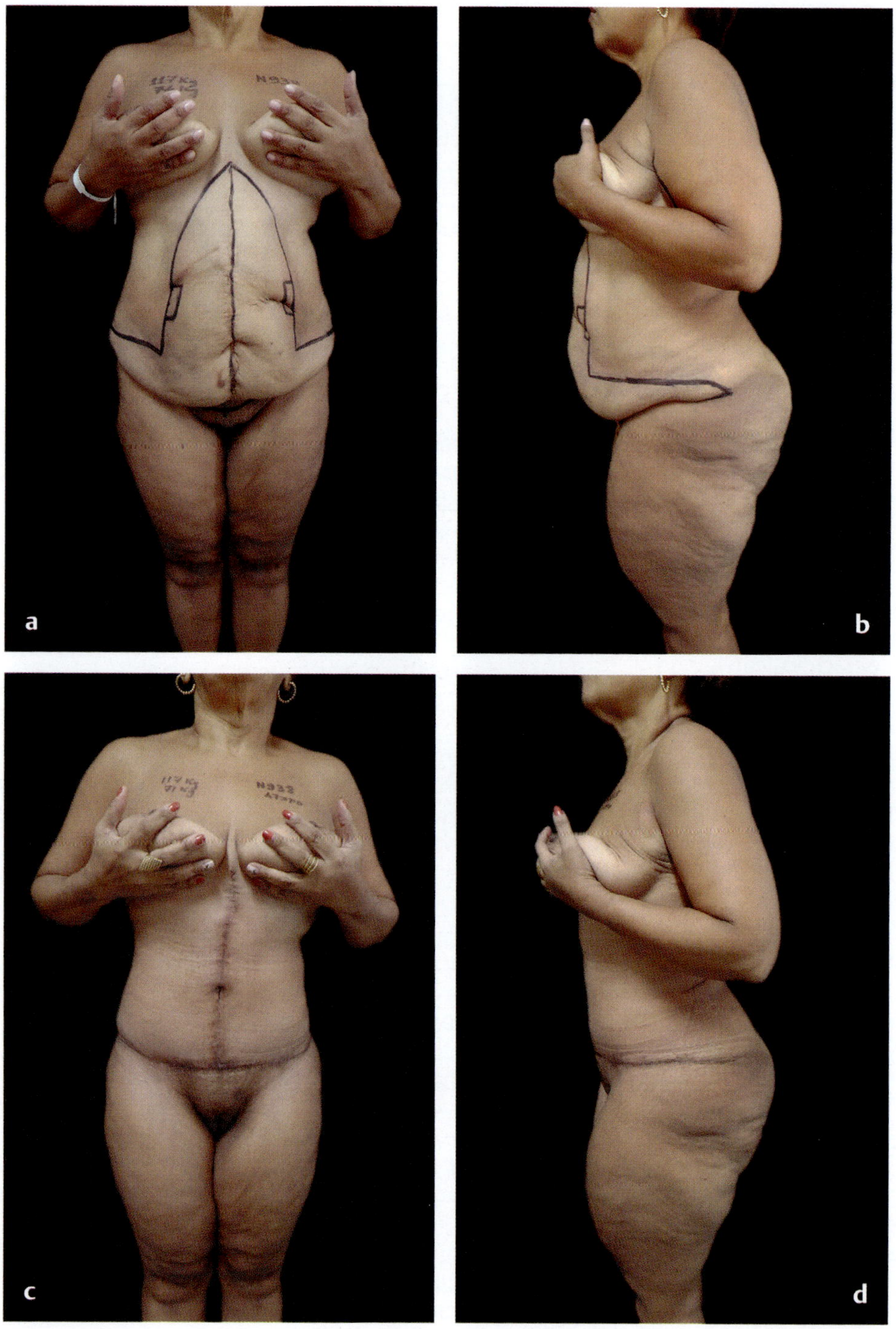

Fig. 37-1. Abdome em âncora, de paciente feminino após perda ponderal de 46 kg: (**a**) **Pré-operatório,** vista frontal com marcação. (**b**) Vista lateral esquerda com marcação. (**c**) **Pós-operatório** de 47 dias, vista frontal. (**d**) Vista lateral esquerda.

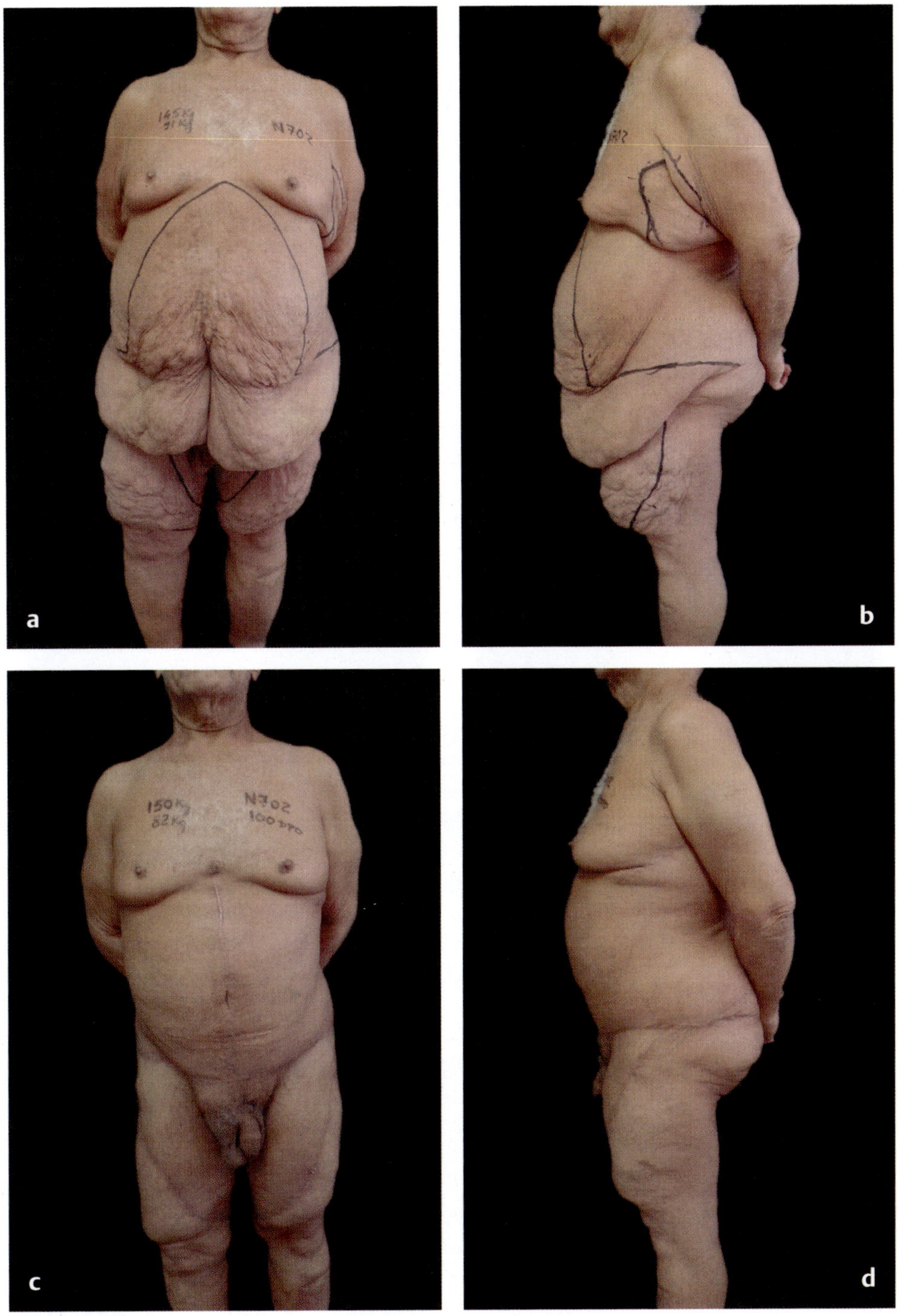

Fig. 37-2. Abdome em âncora de paciente masculino pós-perda ponderal de 54 kg. (a) **Pré-operatório,** vista frontal com marcação. (b) Vista lateral com marcação. (c) **Pós-operatório** de 100 dias, vista frontal. (d) Vista lateral.

DESCRIÇÃO, MARCAÇÃO E TÉCNICA CIRÚRGICA DO UMBIGO E NEOUMBIGO

A decisão para manutenção da cicatriz umbilical do paciente dependerá da qualidade do mesmo e sua pele. Em pacientes após grandes perdas ponderais muitas vezes as cicatrizes umbilicais possuem áreas de maceração na pele, bem como flacidez acentuada no seu pedículo. Além disso, pacientes do sexo masculino possuem constitucionalmente cicatrizes umbilicais mais horizontais, sendo uma limitação da técnica de neo-onfaloplastia a confecção de umbigos nesse formato.

Marcação e Técnica Cirúrgica de Onfaloplastia e Neo-Onfaloplastia

- É marcado um retalho dérmico de cada lado da cicatriz vertical da incisão vertical. Esse retalho possui cerca de 08 cm de comprimento por 02 cm de largura e é centrado a cerca de 10 cm da altura dos pontos B e C do **T** abdominal;
- Nos casos em que é preservada a cicatriz umbilical será desenhada no retalho abdominal superior uma incisão em formato de **Y** onde será suturado o umbigo formado;
- Durante o procedimento cirúrgico após a ressecção do retalho vertical utiliza-se geralmente o cabo do bisturi elétrico

saindo do apêndice xifoide em direção à sínfise púbica para verificar a direção da cicatriz vertical e o posicionamento umbilical que ficará a cerca de 10 cm da cicatriz horizontal;

- A cicatriz umbilical, se for ressecada, é tratada tracionando-se para cima e seccionada na altura do retalho de pele que se encontra lateral a ela. O coto remanescente é amputado entre as bainhas dos retos abdominais com a plicatura abdominal;
- Para se evitar alargamento no pós-operatório da cicatriz umbilical é realizada a fixação com Náilon 3-0 acima e abaixo dela à aponeurose subjacente;
- O umbigo é suturado com pontos cardinais utilizando Náilon 3-0;
- O neoumbigo é construído posteriormente utilizando-se o retalho dérmico previamente desenhado. Opta-se pela altura ideal, e é feita a secção do excedente em seu comprimento mantendo um retalho bilateral com 2 × 2 cm, sendo ressacado abaixo dele o excesso gorduroso. Posteriormente esses retalhos são fixados com náilon 3-0 à aponeurose de cada lado do novo umbigo.

DESCRIÇÃO, MARCAÇÃO E TÉCNICA CIRÚRGICA DO *BODY LIFT*

Anestesia e Posicionamento

O procedimento é realizado sempre sob anestesia geral que pode ser venosa total ou balanceada, a critério da equipe anestésica.

A cirurgia se dá com o paciente incialmente em decúbito ventral, com posterior reposicionamento do paciente para o decúbito dorsal, não sendo realizada a elevação do dorso para redução de tensão sob a cicatriz. Todo o descolamento e sutura se dão com a mesa cirúrgica a 0 grau.

Marcação Cirúrgica

- A marcação se inicia com o paciente em ortostase, sendo o ponto A demarcado 5,5-6 cm acima da fúrcula vaginal ou base peniana;
- É marcado posteriormente na posição supina o ponto B pelo teste de preensão manual (polegar no ponto A e dedo indicador no retalho superior) no local de máxima tensão para fechamento abdominal;
- Posteriormente é realizado o prolongamento a partir do ponto A da marcação em direção às espinhas ilíacas anterossuperiores – ponto D. Esses prolongamentos devem passar pela região inguinal distando cerca de 1 cm do ligamento inguinal ou menos, conforme o teste de preensão bimanual. Essa marcação previne que a incisão inferior saia da região do biquíni;
- A marcação continua para a região posterior do paciente sendo mais agressiva na região lateral do que na medial sempre realizando o *pinch test* para definir o excedente de pele e gordura a ser retirado. Neste momento solicita-se ao paciente que incline levemente para frente (cerca de 5-10 graus) para que se procure simular a tensão após a cirurgia;
- São realizadas tanto anteriormente quanto na região posterior marcações verticais nas linhas de incisão para orientação das suturas do retalho superior ao inferior;
- O limite inferior na região dorsal será definido na região da altura do limite superior do sulco interglúteo.

É imprescíndivel destacar que o *Body Lift* pode ser realizado em conjunto com a abdominoplastia tradicional ou com a abdominoplastia em âncora, sendo a indicação determinada pela presença ou não de flacidez residual no abdome superior com necessidade de sua correção. Quando realizado em conjunto com a abdominoplastia em âncora a marcação segue a descrição anteriormente feita.

Técnica Cirúrgica *Body Lift*

- O procedimento cirúrgico é realizado nas posições prona e supina.
- Na região posterior, inicia-se pela incisão superior até a identificação da aponeurose muscular;
- Posteriormente com eletrocautério é dissecado o tecido subcutâneo supra-aponeurótico até o limite inferior;
- Ressecado o excedente de pele e gordura posterior, é realizada a síntese por planos até intradérmico e passado dreno de sucção continua na região posterior;
- Após realizado o tempo cirúrgico dorsal passa-se o paciente para posição supina, e o campo cirúrgico é novamente preparado para evitar-se contaminação nessa mudança de decúbito;
- A ressecção da peça cirúrgica se dá inicialmente pela incisão inferior com especial cuidado com possíveis hérnias abdominais e a cicatriz umbilical;
- É importante destacar que a incisão deve prosseguir até o encontro da aponeurose dos retos abdominais;
- A incisão superior é realizada e tem seu descolamento iniciado pelas laterais com posterior encontro medial;
- O descolamento se dá no plano supra-aponeurótico com hemostasia cautelosa para evitar perdas sanguíneas nestes pacientes que já possuem deficiências nutricionais;
- É realizada a plicatura dos músculos retos abdominais, conforme abdominoplastia clássica;
- O umbigo é posicionado na altura adequada para o paciente e confeccionado no retalho abdominal superior, seguindo o padrão em Y;
- Antes do fechamento é passado dreno de sucção contínua saindo pelo monte de vênus, no lado direito, o dreno abdominal, e à esquerda, o dreno do dorso. A posição de saída dos drenos é padronizada em todos os pacientes para se evitar confundimento no pós-operatório;
- O fechamento é feito por planos (subcutâneo, subdérmico e intradérmico);
- Vale ressaltar que os fios utilizados em cada um dos planos seguem o mesmo padrão descrito para o abdome em âncora;
- A sequência da Figura 37-3 demonstra a marcação e o resultado pós-operatório tardio do *Body Lift*, ao passo que a sequência da Figura 37-4 demonstra a possibilidade de combinação da técnica do *Body Lift* com abdominoplastia em âncora nos casos em que é necessário corrigir o vetor de flacidez no abdome superior.

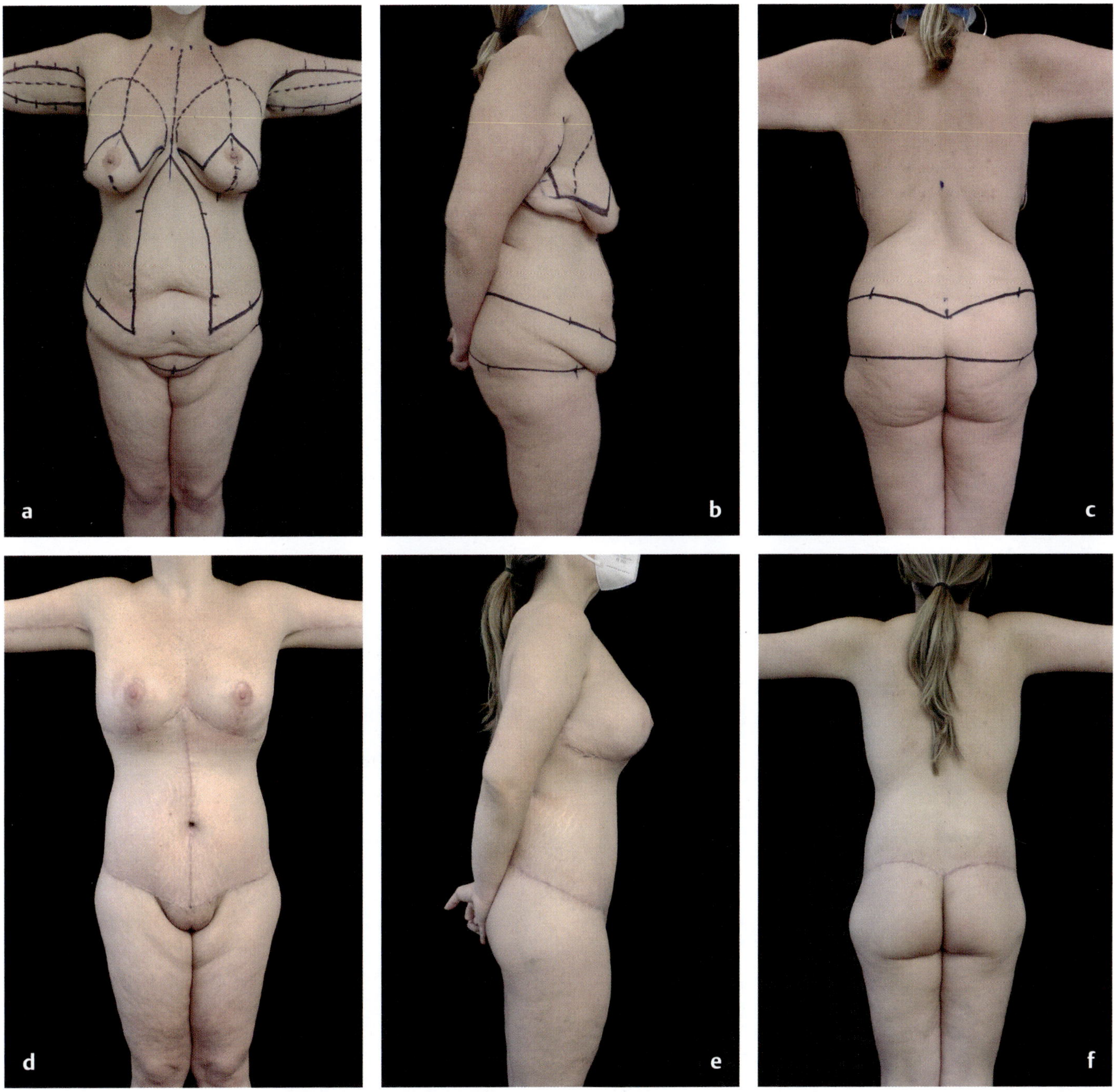

Fig. 37-3. Paciente feminino pós-perda de 80 kg por emagrecimento. Cirurgia combinada: abdome em âncora associado à cirurgia circunferencial – *body lift* – com mamas e braços: (**a**) **Pré-operatório** vista frontal com marcação. (**b**) Vista lateral com marcação. (**c**) Vista dorsal com marcação. (**d**) **Pós-operatório** com 45 dias, vista frontal. (**e**) Vista lateral. (**f**) Vista dorsal.

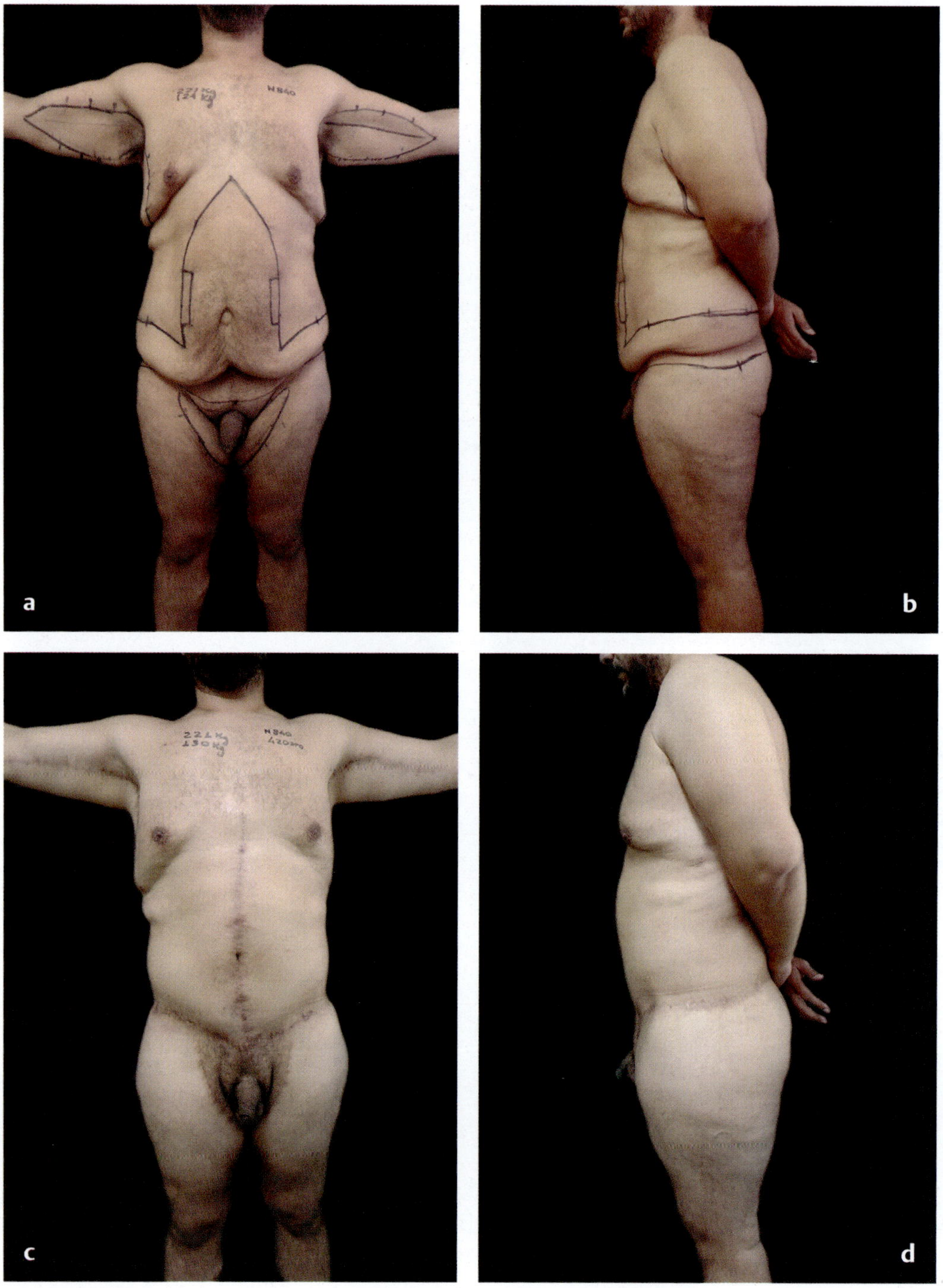

Fig. 37-4. Abdome em âncora com *Body Lift* associado à braquioplastia estendida e curoplastia oblíqua. Após perda ponderal de 97 kg: (**a**) **Pré-operatório,** vista frontal com marcação. (**b**) Vista lateral com marcação. (**c**) **Pós-operatório** de 420 dias, frontal. (**d**) Vista lateral.

CUIDADOS PRÉ- INTRA- E PÓS-OPERATÓRIOS

O tratamento do contorno corporal de pacientes após grandes perdas ponderais, seja por cirurgia bariátrica ou por mudança de estilo de vida, apresenta riscos nos pós-operatórios que podem ser minimizados realizando-se técnica cirúrgica meticulosa e cuidados pós-operatórios adequados.

É importante destacar que faz parte de toda curva de aprendizado do cirurgião acompanhar seus pacientes a curto, médio e longo prazos para que possa identificar procedimentos, passos ou manobras, reduzindo suas complicações.

A segurança do procedimento inicia-se com a avaliação meticulosa no pré-operatório do paciente desde sua história clínica que deve incluir histórico cirúrgico prévio e patologias investigando ativamente risco de trombofilia. Além disso, como previamente destacado é necessário *screening* de eventuais deficiências nutricionais e metabólicas do paciente para que possam ser corrigidas antes da cirurgia. Aceitamos níveis hematimétricos a partir de 12 de hemoglobina e, quando estiver presente anemia, esta deve ser tratada antes da cirurgia. Nas pacientes que possuem veias varicosas ou outros sinais de insuficiência venosa de membros inferiores é indicada a realização de Doppler de membros inferiores.

No intraoperatório todos os pacientes são submetidos à compressão pneumática intermitente e meias antitrombóticas 7/8 de média compressão. Em nossa casuística atendemos pacientes provenientes de fora do estado e a estes antes da cirurgia é solicitada a deambulação intensa por cerca de 3-7 dias previamente à cirurgia. Todos os pacientes saem do centro cirúrgico com a colocação de *taping*, realizado por fisioterapeuta – esse procedimento reduziu nossos índices já baixos de seroma. O *taping* é trocado a cada 7 dias a critério da equipe multidisciplinar e é utilizado em média por 21 dias. Vale ressaltar que é fundamental uma equipe cirúrgica, desde a instrumentação até os auxiliares, alinhados e orquestrados para que se consiga redução do tempo cirúrgico e aumento da segurança.

No pós-operatório é fundamental o estímulo à deambulação precoce para se evitar o risco de trombose. Dessa forma, é estimulado que o paciente ande cerca de 4 horas após a cirurgia. O uso de heparina de baixo peso molecular é reservado para pacientes com histórico de trombofilia e quando utilizado nesses casos é mantido por 21 dias.

COMPLICAÇÕES PÓS-OPERATÓRIAS

A complicação pós-operatória mais frequente é o seroma que é tratado através de aspirações seriadas no ambulatório. Além disso, há o risco reduzido de necrose do retalho abdominal, especialmente em pacientes com histórico prévio de tabagismo, que quando presente geralmente se limita a pequenas faixas no abdome inferior. Nestas situações, pode-se aguardar a cicatrização por segunda intenção para posterior revisão cirúrgica, se necessário. Importante ressaltar que quanto menor for o descolamento dos retalhos, menor será a desvacularização dos mesmos. Quanto ao umbigo, para evitar o risco de torção do pedículo e a chance de necrose, realizamos sua fixação em dois pontos junto à aponeurose.

As abdominoplastias, dentro das cirurgias plásticas de contorno corporal, são as que possuem maior risco de complicações tromboembólicas. Este risco pode ser minimizado através do uso de compressão pneumática intermitente durante toda a cirurgia e após o procedimento sempre que a paciente estiver em seu leito, uso de meias antitrombóticas de média compressão e deambulação ativa em até 4 horas de pós-operatório.

CONCLUSÃO

A obesidade é uma realidade, com crescimento acentuado em todo o mundo, conforme demonstram os dados epidemiológicos. A cirurgia metabólica tem sido realizado com mais frequência pela melhoria das técnicas minimamente invasivas. Sendo assim, os pacientes submetidos a esses procedimentos necessitarão de correção da flacidez residual. Temos que destacar que esta flacidez se dá em diferentes porções corporais que vão desde a face até os membros inferiores e particularmente no abdome e tronco por diferentes vetores de flacidez.

A proposta da realização do *Body Lift* com abdominoplastia clássica ou em âncora é uma alternativa cirúrgica consagrada capaz de corrigir esses vetores de flacidez em tempo cirúrgico reduzido com mínimo de complicações (Fig. 37-5).

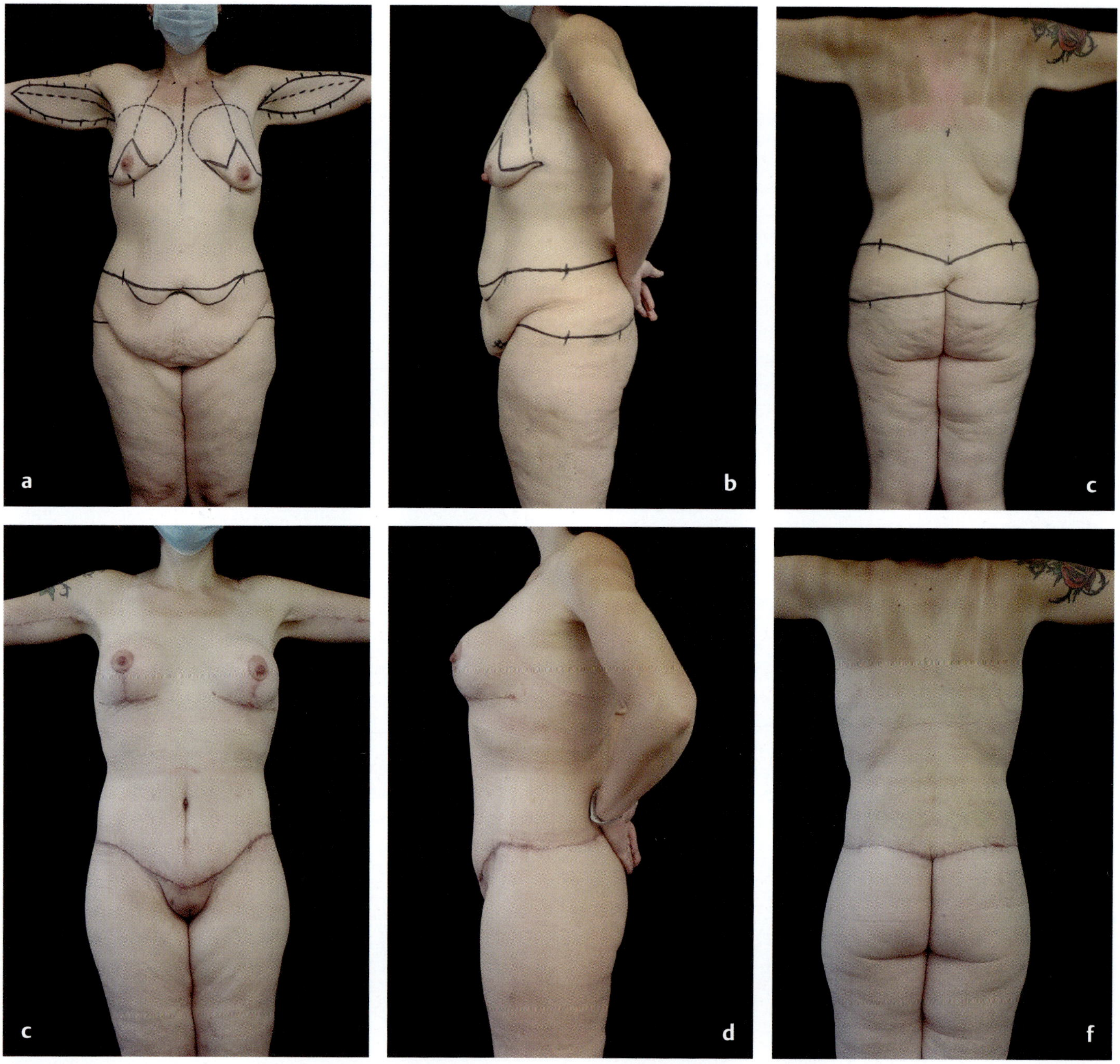

Fig. 37-5. Paciente feminino pós-perda de 75 kg por emagrecimento. Cirurgia combinada: abdome em âncora associado à cirurgia circunferencial – *body lift* – com mamas e braços: (**a**) **Pré-operatório,** vista frontal com marcação. (**b**) Vista lateral com marcação. (**c**) Vista dorsal com marcação. (**d**) **Pós-operatório** de 45 dias, vista frontal. (**e**) Vista lateral. (**f**) Vista dorsal.

BIBLIOGRAFIA

Buchwald H. The Evolution of Metabolic/Bariatric Surgery. Obesity Surgery. 2014;24(8):1126-35.

Chooi YC, Ding C, Magkos F. The epidemiology of obesity. Metabolism. 2018.

Lievain L, Aktouf A, Auquit-Auckbur I, et al. Abdominoplasty complications: particularities of the post-bariatric patients within a 238 patients series. Ann Chir Plast Esthet. 2015;60:26-34.

Losco L, Roxo AC, Roxo CW, et al. Lower Body Lift After Bariatric Surgery: 323 Consecutive Cases Over 10-Year Experience. Aesth Plast Surg. 2020;44:421-32.

Mendes FH, Donnabella A, Fagotti Moreira AR. Fleur-de-lis Abdominoplasty and Neo-umbilicus. Clinics in Plastic Surgery. 2019;46(1):49-60.

Pitanguy I. Abdominoplastias. O Hospital. 1967;71(6):1.541-56

Rosas BMMTF, Roxo CDP, Fontana R, et al. Body lifting com descolamento mínimo: cirurgia de tratamento do contorno corporal após grandes perdas ponderais. Rev Bras Cir. Plast. 2013;28(3):44.

Roxo ACW, Roxo CDP, Marques RG, et al. Endocrine-metabolic response in patients undergoing multiple body contouring surgeries after massive weight loss. Aesthet Surg J. 2019;39:756-64.

Voloir P. Opéracion plastiques sus-aponévrotiques sur la paroi abdominale rieure. These, Paris. 1960.

Vídeo Aula

Vídeo Cirurgia

CAPÍTULO 38

ABDOMINOPLASTIA EM H DEITADO: UMA ABORDAGEM SUPERIOR E INFERIOR SIMULTÂNEA

André Luis de Menezes Maranhão ■ Lucas Tadeu Arantes Maia

INTRODUÇÃO

A obesidade é uma doença crônica e progressiva que causa importantes consequências físicas e psicológicas. Dentre os possíveis tratamentos, que incluem dieta e exercício físico, pode ser necessária a cirurgia bariátrica, para diminuição do percentual de gordura e tratamentos de outras comorbidades. Após a perda maciça de peso, o excesso de pele pode ocasionar problemas funcionais, como higienização inadequada e dificuldade em realizar atividades físicas, levando ao aparecimento de dermatite e infecções de pele.

As cirurgias plásticas após grandes perdas ponderais não devem ser realizadas até que a perda de peso esteja completa, e isso geralmente não ocorre até pelo menos 12 meses após a cirurgia bariátrica. Existem seis áreas principais do corpo que são consideradas para correção cirúrgica: abdome, mamas, braços/axilas, torso, coxas e face. O estadiamento desses procedimentos é frequentemente realizado, porém mais de uma região pode ser abordada simultaneamente.

Para o tratamento das alterações decorrentes no abdome, descrevemos uma associação técnica de abdominoplastia em âncora com abdominoplastia reversa, para que se possa, em tempo único, abordar de forma completa o hipogástrio e o epigástrio.

As principais indicações são a grande perda ponderal com estabilidade, lipodistrofias de torso moderadas a graves, distopia do sulco submamário masculino ou feminino e aceitação da distribuição de incisões. Devem-se considerar, como contraindicações, a flacidez leve, um índice de massa corporal (IMC) acima de 30, distúrbios psiquiátricos ativos, condições clínicas de alto risco, anemias de difícil tratamento, déficits nutricionais e o baixo entendimento das orientações que dificultem a adesão da rotina pós-operatória.

CONSIDERAÇÕES ANATÔMICAS

Os elementos estruturais do abdome que contribuem para o contorno do tronco anterior incluem a pele, gordura subcutânea, músculo, fáscia, umbigo e púbis. Muitos sistemas de classificação foram desenvolvidos para descrever as deformidades abdominais, porém, nenhuma classificação única até o momento foi capaz de abranger completamente as variações no contorno abdominal. A pele tende a ser solta, fina, com presença de estrias e alteração em tonalidade. O panículo adiposo pode sobrepor o púbis e as coxas, podendo haver áreas de adesão que causam anomalias de contorno. O tecido subcutâneo pode conter quantidades variáveis de gordura, bem como bolsas de gordura que se acomodaram de forma irregular. O músculo geralmente perdeu seu tônus, e a fáscia se alongou significativamente. Também podem estar presentes hérnias ventrais, algumas das quais podem estar relacionadas a cirurgias anteriores. A forma e o tom do umbigo costumam ser alterados, e o púbis frequentemente demonstra descenso marcado.

A forma da parede abdominal é dada pela estrutura esquelética, pela quantidade e distribuição da gordura, aspecto e situação da pele, integridade do sistema musculoaponeurótico e o conteúdo intracavitário. Cada um desses componentes é uma variável independente dentro do diagnóstico da deformidade da parede abdominal que determinará o tipo de tratamento a ser indicado para o paciente.

Lewis descreve a parede abdominal de três formas diferentes: pendular, globosa e flácida. O abdome pendular apresenta acúmulo de gordura no abdome inferior e ao redor do umbigo, podendo a pele dobrar-se sobre o púbis devido ao excesso de peso (Fig. 38-1). O abdome globoso é arredondado, com distensão generalizada, havendo uma quantidade variável de gordura, com ou sem flacidez do sistema musculoaponeurótico (Fig. 38-2). O abdome flácido apresenta pele redundante, lassa e frouxa, encontrando-se estrias com frequência (Fig. 38-3).

CUIDADOS PRÉ-OPERATÓRIOS

Deve ser exigida a estabilidade de peso por, no mínimo, 3 meses, uma perda ponderal de pelo menos 75% do excesso de peso prévio e um IMC abaixo de 30.

Pacientes após grandes perdas ponderais podem apresentar deficiências nutricionais de ferro, vitaminas e proteínas, que deverão ser corrigidas previamente, tanto pela reposição de polivitamínicos, como por adequada ingesta proteica.

Termos de consentimento são mandatórios, orientando quanto aos resultados potenciais, possibilidade de revisões cirúrgicas, alterações cicatriciais e sensitivas potenciais, seromas, hematomas ou infecções.

O repouso e posicionamento pós-operatório, a manipulação de drenos de sucção, a utilização de malhas compressivas e realização de fisioterapia dermatofuncional também devem ser explicados previamente.

A informação de potenciais revisões cirúrgicas deve ser considerada e sempre relatada como um refinamento, até porque a aceitação das incisões é um desafio à parte para este grupo de pacientes.

Esta cirurgia deverá ser realizada por uma equipe experiente, em uma estrutura hospitalar, com previsão de internação por um dia.

Considerar a separação deste tratamento em 2 etapas de abdome (âncora inferior primeiro e reverso em "Y" posteriormente), se houver limitação de equipe, de custos ou da aceitação do paciente frente às incisões.

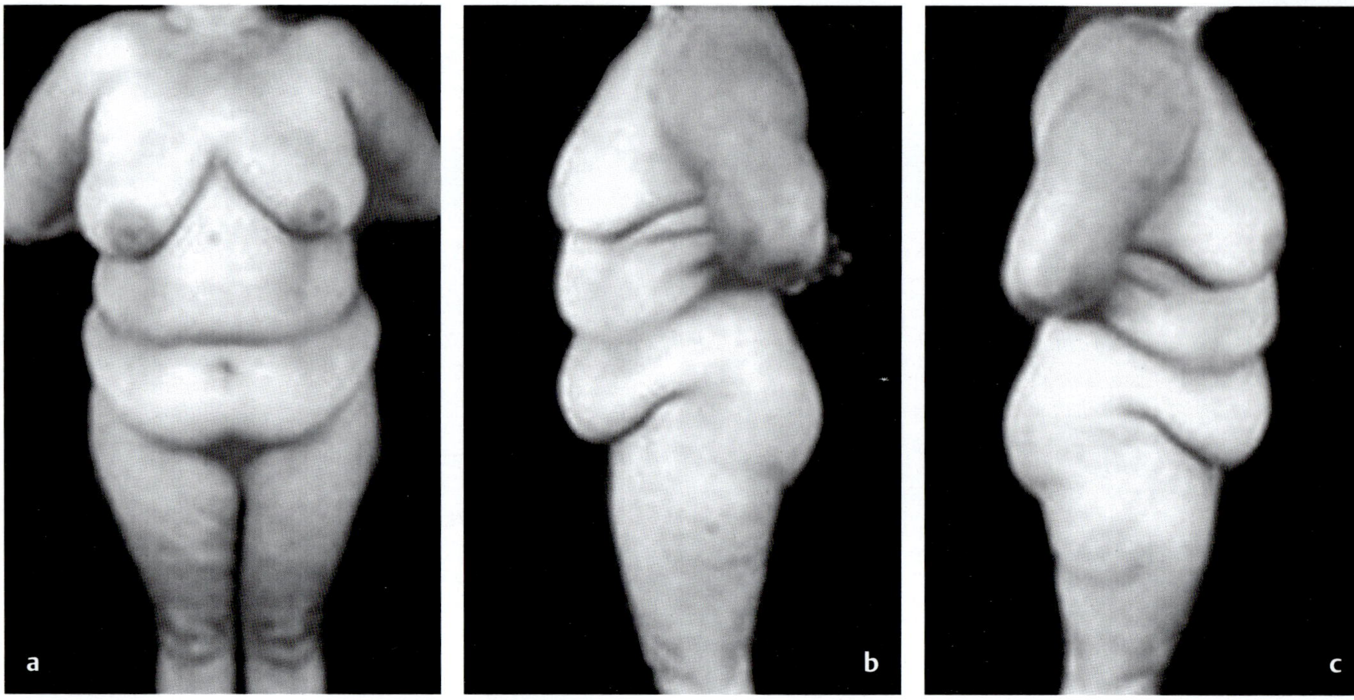

Fig. 38-1. (a-c) Abdome pendular.

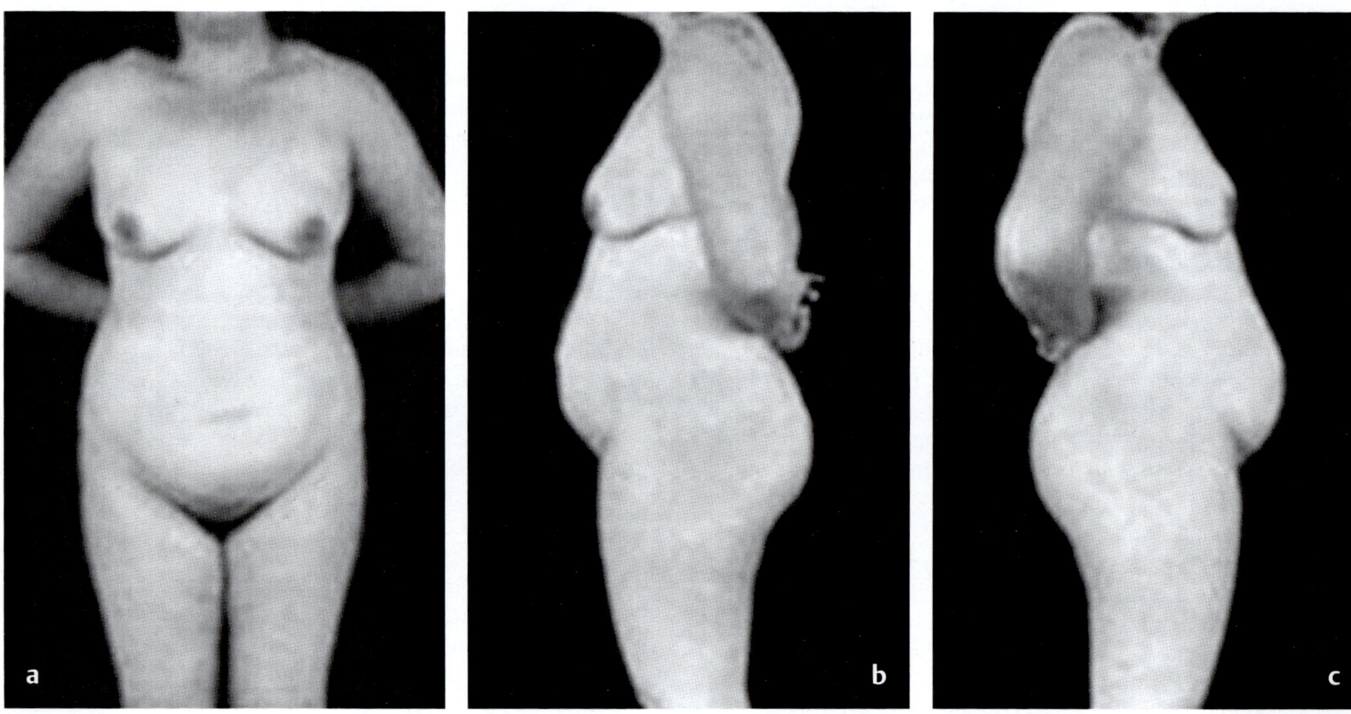

Fig. 38-2. (a-c) Abdome globoso.

MARCAÇÃO CIRÚRGICA

A marcação deve ser realizada com o paciente em posição ortostática, observando-se a dinâmica do abdome e do tórax, através de pinçamento bidigital. Inicia-se a marcação da linha média, desde a fúrcula esternal até a região do púbis. Em seguida, realizamos a limitação da flacidez inferior e superior, tracionando-se os tecidos para frente em direção à linha média. Com o paciente em decúbito dorsal, confere-se do deslizamento dos tecidos inferiormente, como em uma abdominoplastia em âncora.

Após a marcação inferior, com o paciente novamente em posição ortostática e tracionando-se os tecidos inferiormente, partimos para a marcação em “Y-T” para o excedente do epigástrio, partindo da região do esterno, estendendo-se pelo sulco mamário distópico e a região axilar, quando necessário. Na linha média, a marcação se baseia numa forma triangular

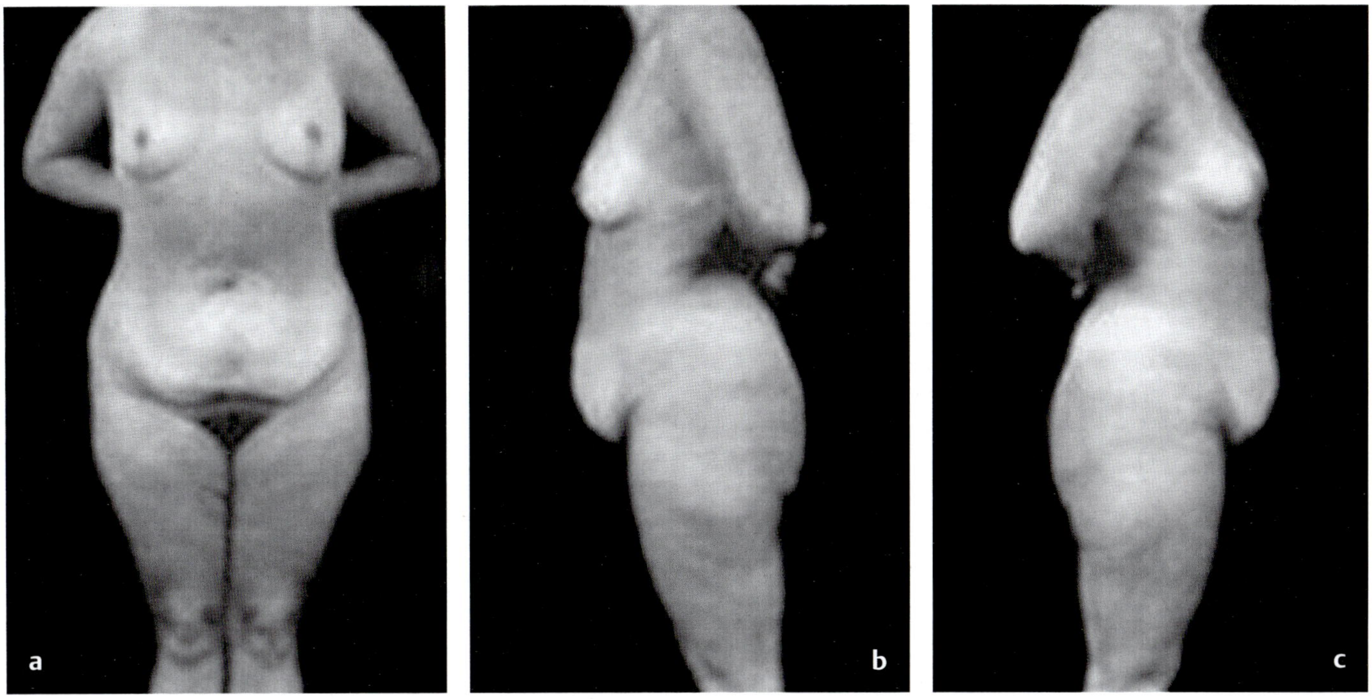

Fig. 38-3. (a-c) Abdome flácido.

invertida, a partir da região do apêndice xifoide envolvendo a remoção do excedente cutâneo sobre a linha alba.

Para marcação do limite superior também é realizada a manobra de pinçamento bidigital, estimando o que seria o novo sulco submamário, acompanhando a porção inferior do músculo peitoral maior, seguindo lateralmente em "L" até a região da axila, quando necessário (Fig. 38-4).

PERIOPERATÓRIO

A anestesia geral venosa e inalatória é mandatória, assim como toda a monitorização disponível, visando à segurança do procedimento. O paciente é posicionado em decúbito dorsal com mesa flexível para elevação do dorso no momento das suturas para facilitar o fechamento.

Todas as medidas para a prevenção antitrombótica são indicadas de acordo com o protocolo do hospital, considerando o tempo cirúrgico e história clínica do paciente. Optamos pelo uso seletivo de heparinas de baixo peso molecular em função do risco de sangramento pós-operatório, uma vez que não haja protocolo específico para este tipo de paciente. Botas de compressão pneumáticas são utilizadas, assim como as mantas térmicas que auxiliam na prevenção de hipotermia.

Realiza-se a profilaxia antibiótica, conforme os protocolos estabelecidos pela Comissão de Controle de Infecção Hospitalar (CCIH) local.

Via de regra, os corticoides são empregados durante o ato anestésico, para evitar uma resposta endócrino-metabólica ao trauma mais exuberante, assim como na prevenção de alergias e no controle central de vômitos.

DESCRIÇÃO DA TÉCNICA

Após assepsia e antissepsia, infiltram-se as marcações das incisões e o tecido celular subcutâneo com solução fisiológica diluída com adrenalina (1:250.000).

Todas as incisões devem ser realizadas e aprofundadas até próximo da fáscia muscular, com utilização de bisturi elétrico para descolamento e hemostasia.

Considerando um "H" deitado, a cicatriz umbilical pode ser aproveitada na linha média (preferência do autor) ou realizar uma neo-onfaloplastia, conforme descrito por Donnabella.

O descolamento da incisão superior no tórax se prolonga de forma horizontal, mimetizando o contorno do músculo peitoral ou da lateral das mamas. Sendo necessário extensão para a região pré-axilar, seguir superficialmente com o objetivo de preservar o sistema linfático, simulando o final de um "L" ou um "S" em direção à axila.

A incisão inferior será realizada da mesma forma, preservando a conexão da derme do pedículo inferior ao retalho abdominal, que será elevado como em uma abdominoplastia reversa em casos em que se deseje um pedículo desta forma.

A ressecção do excedente da linha média deve ser a primeira, para ajustar e simetrizar os retalhos e, somente após a sua fixação, segue-se para a ressecção dos demais segmentos, sempre conferindo a sobra tecidual para evitar tensão na sutura dos retalhos. Durante a ressecção, deve-se evitar o descolamento lateral para preservação do maior número de perfurantes vasculares possíveis.

Para a ressecção dos excedentes infra-abdominais, considerar a suspensão e fixação do púbis, quando este estiver ptosado. Primeiro reposiciona-se o púbis por pontos de adesão à fáscia muscular, depois é confirmada a área de ressecção, seguindo pela fixação do retalho na mesma altura. Neste momento posiciona-se o dreno de sucção 18 FR, contra incisão no púbis, distribuindo o mesmo por baixo dos retalhos. Eventualmente, dois drenos podem ser necessários.

A sutura dos retalhos é realizada com náilon 2,0 para fixação profunda na fáscia muscular em áreas de tensão, região esternal, púbis e linha média, e nas demais áreas profundas utilizamos a sutura de Poliglactina 3,0 Vicryl®. Seguimos o

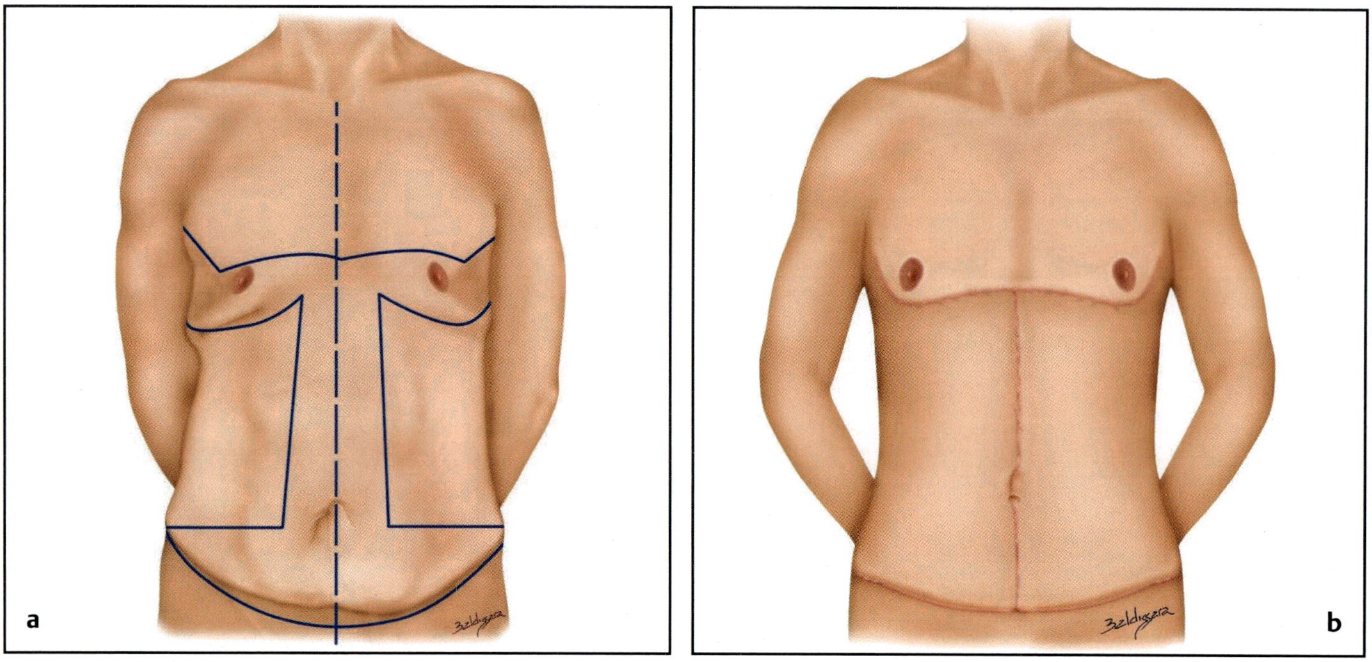

Fig. 38-4. Abdome H – Marcação. (**a**) Pré-operatório. (**b**) Pós-operatório.

fechamento por planos com náilon 3,0 intercalados com Polidixanona 3,0 PDS® no subcutâneo, náilon 4,0 intercalados com Poliglecaprone 4,0 para o subdérmico, finalizando com Poliglecaprone 3,0 para o intradérmico.

Em casos de grandes deformidades, deve-se começar pela região do abdome inferior e depois seguir superiormente em direção ao tórax. Em revisões de abdominoplastias prévias, quando se utiliza a incisão em âncora e se percebe a sobra no epigástrio, vale a pena converter em "H" deitado superiormente.

Eventualmente, esta técnica pode ser associada à mamoplastia. Nestes casos, idealmente com duas equipes cirúrgicas, a incisão em âncora deve ser realizada simultaneamente à incisão mamária. Ao final dos procedimentos, a abdominoplastia em âncora é unida ao abdome reverso "Y-T" e à mamoplastia na linha média. É fundamental ter cuidado do adequado planejamento na fixação dos retalhos, para evitar a distopia do neossulco submamário. Nos casos de reposicionamento do complexo areolopapilar CAP, deve-se considerar a desepitelização do retalho de pedículo inferior areolado, conforme descrito por Maranhão, que não será detalhado neste capítulo.

CUIDADOS PÓS-OPERATÓRIOS

As incisões devem ser fixadas externamente com esparadrapos estéreis tipo micropore ou cola cirúrgica com tela de sustentação. As revisões devem ser semanais.

O dreno de sucção é mantido até a diminuição do débito a menos de 50 mL por dia, o que pode ocorrer entre uma a duas semanas. O orifício de saída do dreno é protegido com pomada antibiótica e curativo.

Para analgesia basta a utilização de anti-inflamatórios leves.

A utilização de antibióticos por mais tempo deverá ser considerada de acordo com as dimensões da área de descolamento.

A deambulação deverá ser realizada com quadril encaixado por 15 dias, como em uma abdominoplastia convencional, e a elevação dos braços acima do cotovelo deverá ser evitada por 30 dias, como em uma mamoplastia, para não tracionar excessivamente as incisões.

Recomenda-se repouso moderado durante os primeiros trinta dias, com liberação para atividades físicas após sessenta dias de exercícios aeróbicos e exercícios de hipertrofia após noventa dias.

COMPLICAÇÕES

Na casuística do autor, as complicações mais frequentes foram os cistos de seroma (2%), sofrimento vascular na junção do T inferior (5%), distopias cicatriciais (7%) e recidiva de flacidez (2%). Quando a técnica é associada à transposição areolar, pode ocorrer sofrimento vascular do retalho areolado, exigindo curativos ambulatoriais prolongados, assim como a alteração da sensibilidade areolar (10%).

CONCLUSÃO

A cirurgia plástica após grandes perdas ponderais, seja por readaptação de estilo de vida seja por uma cirurgia bariátrica, exige a observação de peculiaridades pelo excesso de pele distribuído em toda superfície corporal. Uma vez que as lipodistrofias sejam desafiadoras, a possiblidade de associação de técnicas permite uma melhor remodelagem em tempo único.

Entre as vantagens da abdominoplastia do "H" deitado estão a melhoria estética do abdome inferior e superior, a definição do contorno circunferencial, a melhora da higienização local e da vida sexual e a otimização da relação corporal com o uso de vestes. Como desvantagens devem ser consideradas a grande extensão das incisões, a necessidade de uma equipe cirúrgica maior para otimizar o tempo cirúrgico, maior curva de aprendizado e a possibilidade de complicações pós-operatórias.

RESULTADOS DE PRÉ E PÓS-OPERATÓRIOS

Caso 1

Paciente masculino, 40 anos, 36 meses após a cirurgia bariátrica, perda total de 60 kg. Dois tempos cirúrgicos, o primeiro tempo com abdominoplastia em "H" deitado associada à toracoplastia com retalho areolado, e o segundo tempo com lifiting glúteo associado a lifting crural bilateral (Fig. 38-5a-f),

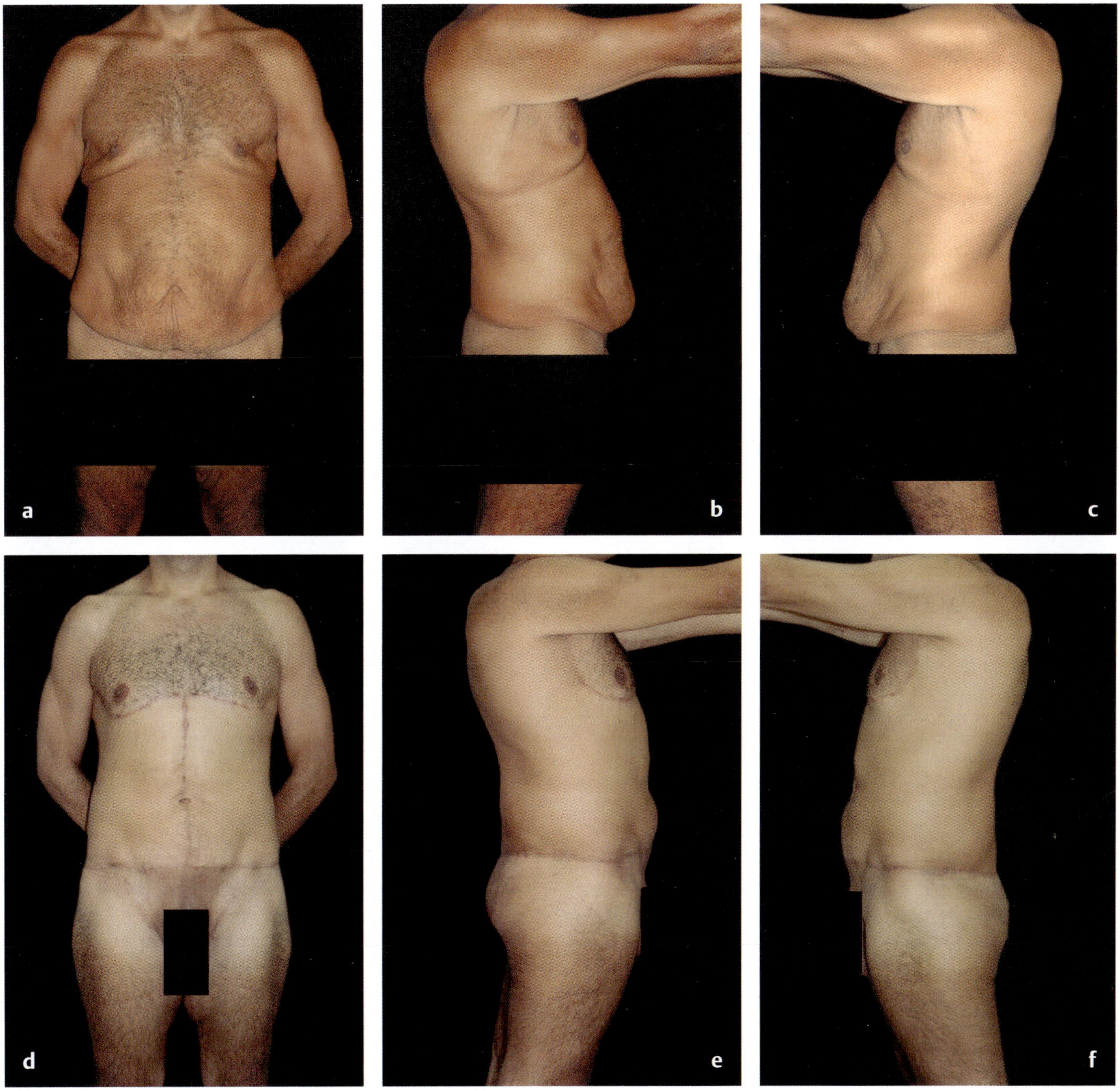

Fig. 38-5. Pré-operatório frente (a), lateral direita (b), lateral esquerda (c) Pós-operatório frente (d), lateral direita (e), lateral esquerda (f).

Caso 2

Paciente masculino, 27 anos, 9 anos após cirurgia bariátrica, perda total de 70 kg. Primeiro tempo cirúrgico com abdominoplastia em "H" deitado associada à toracoplastia com retalho areolado (Fig. 38-6a-l).

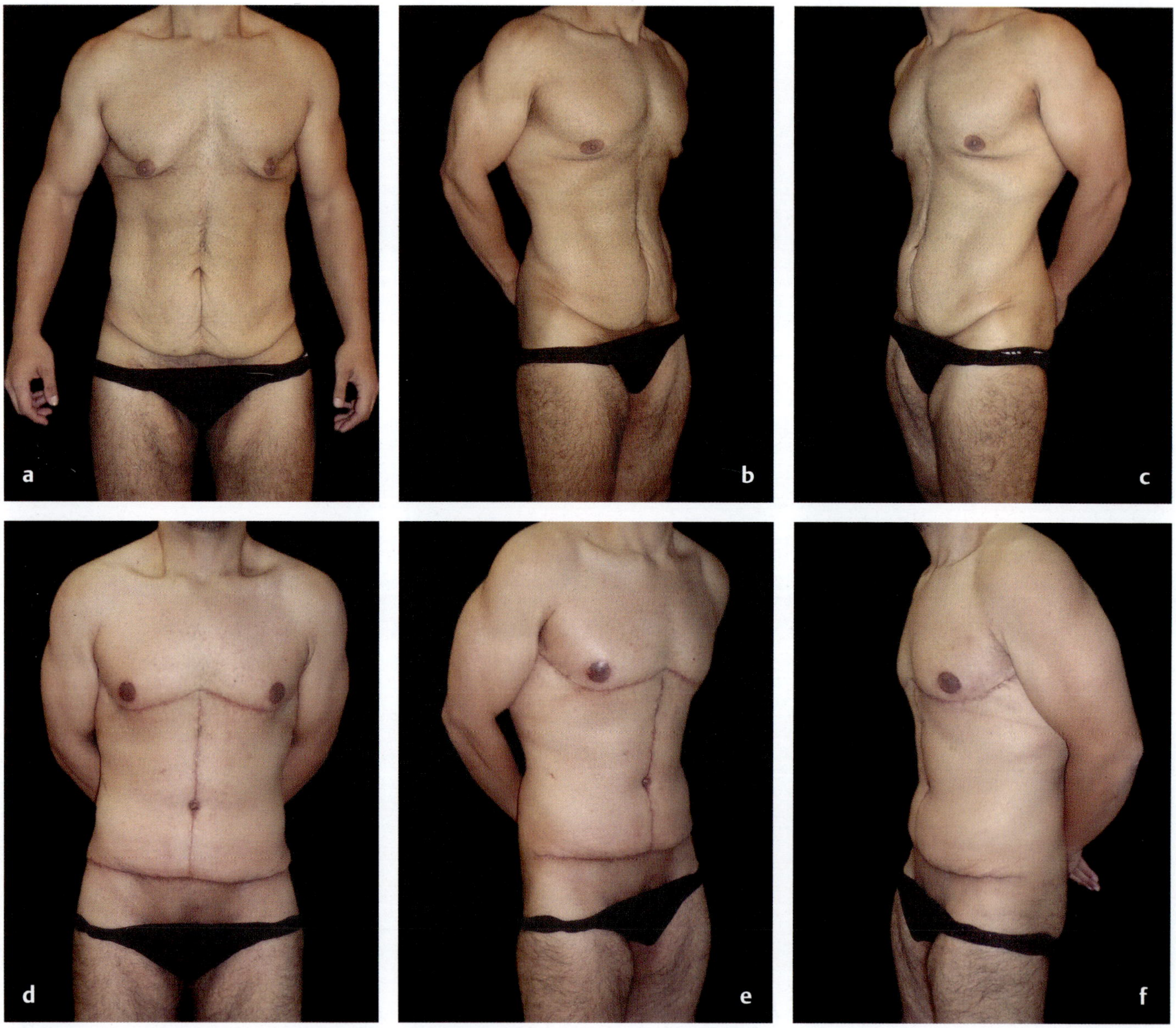

Fig. 38-6. Pré-operatório frente (**a**), oblíqua direita (**b**), oblíqua esquerda (**c**). Pós-operatório frente (**d**), oblíqua direita (**e**), oblíqua esquerda (**f**). Pós-operatório imediato frente (**g**), lateral esquerdo (**h**), tórax direito (**i**).

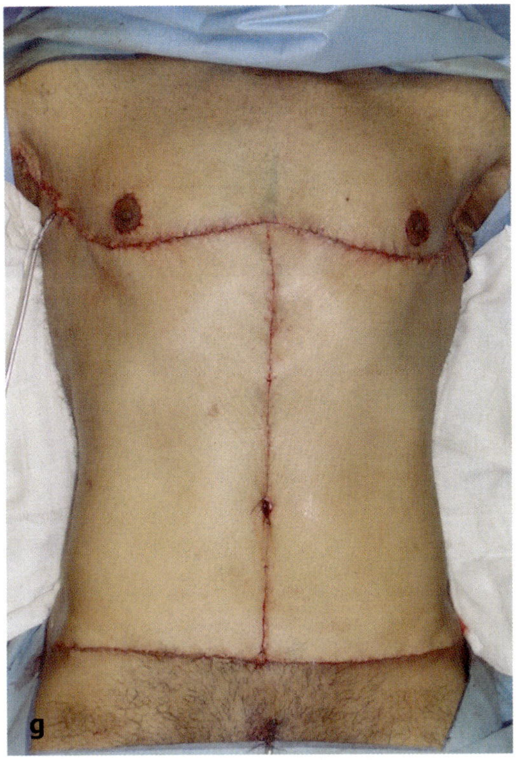

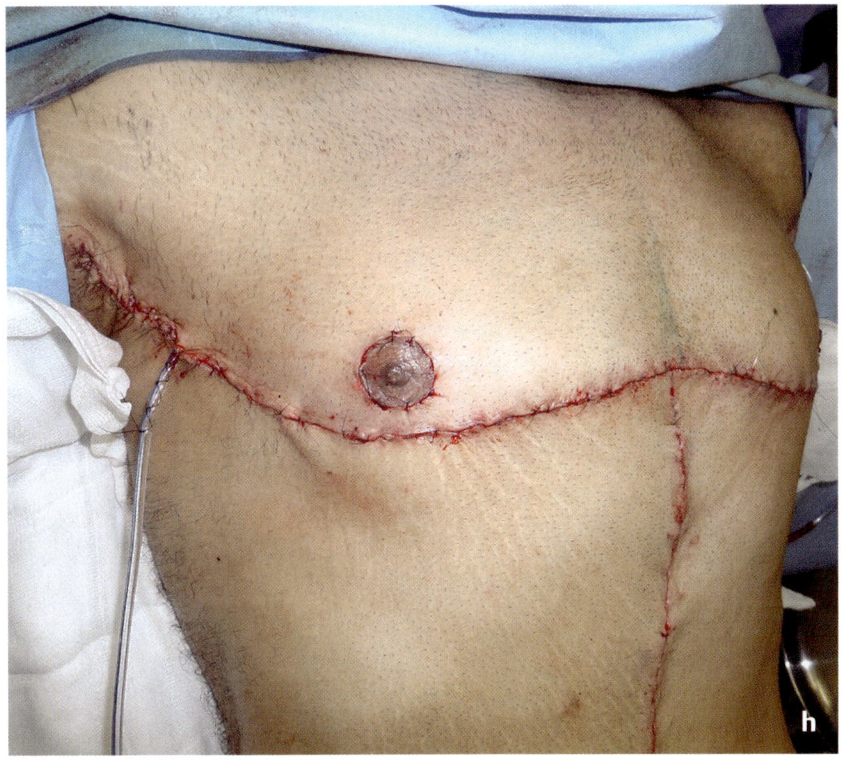

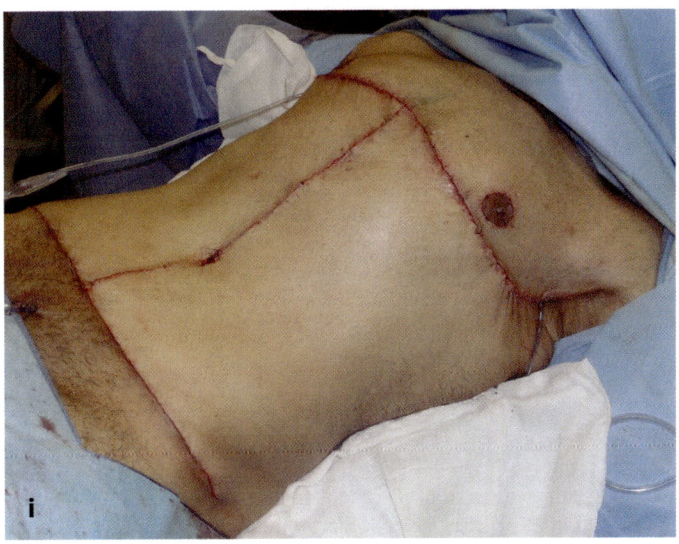

Fig. 38-6. *(Cont.)*

Caso 3

Paciente feminina, 49 anos, 36 meses após cirurgia bariátrica, perda total de 55 kg. Primeiro tempo cirúrgico com abdominoplastia em H deitado associada à mamoplastia com pedículo Inferior (Fig. 38-7a-j).

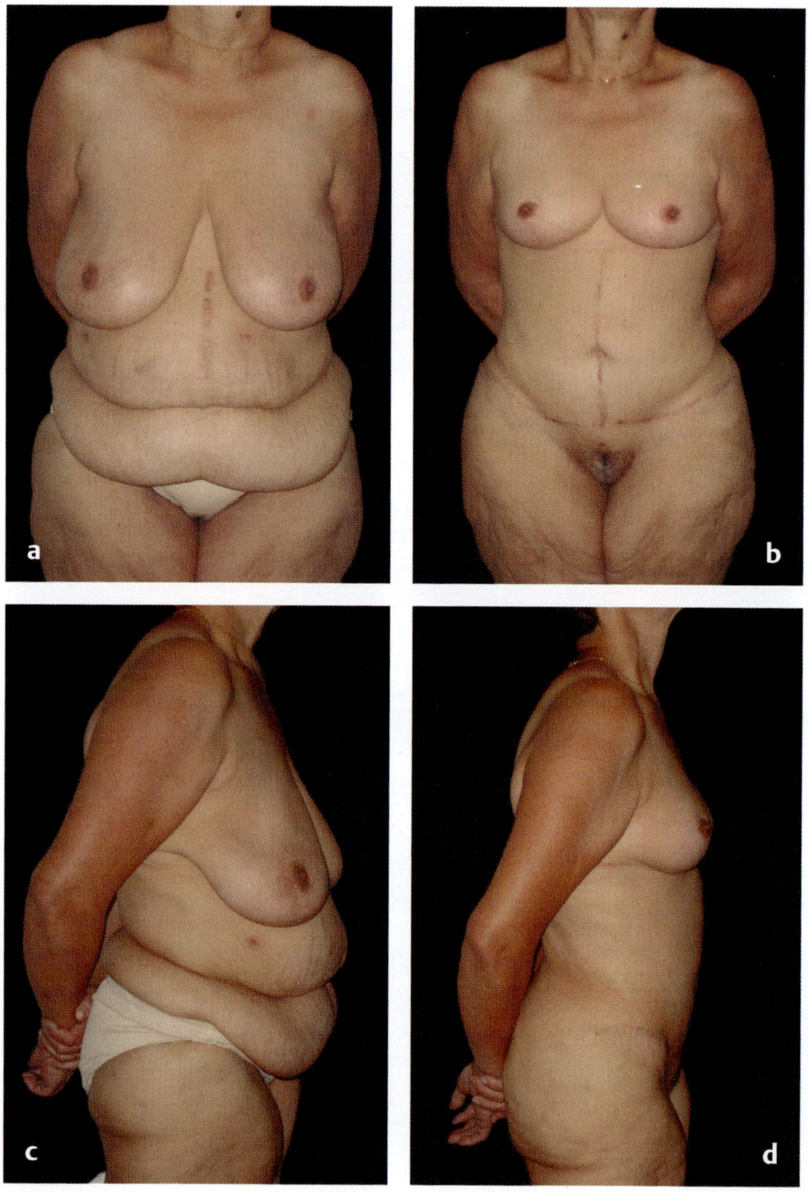

Fig. 38-7. Caso 3. (**a**) Pré-operatório, frente. (**b**) Pós-operatório frente. (**c**) Pré-operatório, lateral direita. (**d**) Pós-operatório, lateral direita. *(Continua.)*

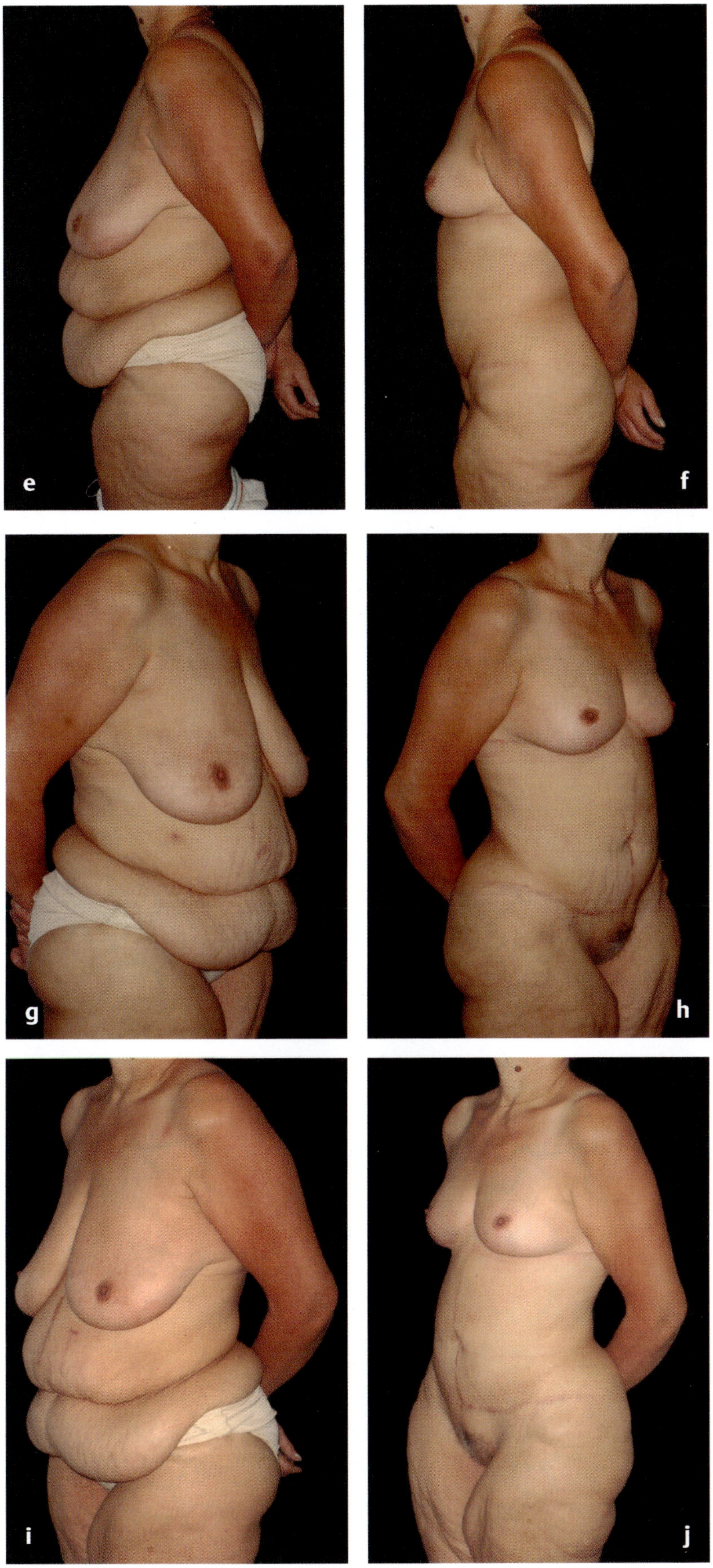

Fig. 38-7. *(Cont.)* (**e**) Pré-operatório, lateral esquerda. (**f**) Pós-operatório, lateral esquerda. (**g**) Pré-operatório, oblíqua direita. (**h**) Pós-operatório, oblíqua direita. (**i**) Pré-operatório, oblíqua esquerda. (**j**) Pós-operatório, oblíqua esquerda.

BIBLIOGRAFIA

Donnabella A. Reconstrução anatômica da cicatriz umbilical. Rev Bras Cir Plást. 2013;28(1):119-23.

Herman CK, Hoschander AS, Wong A. Post-Bariatric Body Contouring. Aesthet Surg J. 2015;35(6):672-87.

Jaimovich CA, Mazzarone F, Parra JFN, Pitanguy I. Semiologia da Parede Abdominal: Seu Valor no Planejamento das Abdominoplastias. Rev Bras Cir Plást. 1999;14(3):21-50.

Kenkel JM (Ed.). Marking and operative techniques: body contouring surgery after massive weight loss. Plast Reconstr Surg. 2006;117(1):45S-73S.

Lewis JR Jr. Atlas of Aesthetic Plastic Surgery. Boston: Little, Brown. 1973.

Lewis JR Jr. Miniabdominoplasty. Aesth Plast Surg. 1979;3:195.

Lewis JR Jr. The Art of Aesthetic Plastic Surgery. Boston: Little, Brown. 1989.

Maranhão ALMM. Refinamentos do Reajuste Corporal no Paciente Masculino. In: Mendes FH, Viterbo F. Cirurgia Plástica Pós-Bariátrica. Rio de Janeiro: Di Livros. 2016. p. 777-96.

Polotto S, Grieco MP, Simonacci F, et al. Reduction mammoplasty techniques in post-bariatric patients: our experience. Acta Biomed. 2017;88(2):156-60.

Vídeo Aula

CAPÍTULO 39

LIPECTOMIA CIRCUNFERENCIAL

Amitabh Singh ■ Al Aly

INTRODUÇÃO

As deformidades do contorno corporal da parte inferior do tronco que decorrem de perda maciça de peso, incluem excesso circunferencial de pele/envoltório de gordura, necessitando de uma abordagem ampla para levar os pacientes de volta à anatomia normal. A abdominoplastia tradicional anterior deixa de corrigir a parte inferior do tronco como unidade, levando ao tratamento incompleto e a frustração do paciente.

Geralmente, os procedimentos de lipectomia circunferencial/*lifting* da parte inferior do corpo são realizados em pacientes com perda maciça de peso por meio de cirurgia bariátrica ou por modificações do estilo de vida. Este capítulo discute a dermolipectomia circunferencial.

ANATOMIA

A anatomia básica da parte inferior do tronco é discutida em capítulo específico neste livro. Aqui serão enfatizadas estruturas anatômicas específicas que ajudarão a delinear os conceitos importantes. Existem áreas no tronco chamadas zonas de aderência que atuam como ganchos de fixação da pele/tecido gorduroso nestas áreas, após a pele ter sido significativamente desinflada com a perda de peso, permitindo a formação de tecido redundante inferiormente a estes pontos de fixação. Há fortes zonas de aderência sobre a região inguinal bilateralmente, as quais têm papel importante para o controle da posição final da cicatriz durante lipectomia circunferencial. Uma zona horizontal mais variável de aderência se localiza na área suprapúbica, que, quando fortemente aderente, resulta em uma prega suprapúbica. Essa zona, juntamente com as zonas de aderência inguinais, é responsável pela formação de um panículo suspenso sobre o monte púbico. Outra zona de aderência importante se localiza entre o quadril e os depósitos de gordura laterais na coxa, que podem restringir a elevação necessária para a parte lateral da coxa.

INDICAÇÕES

A lipectomia circunferencial beneficia principalmente o paciente com perda maciça de peso, que, após diferentes graus de deflação, tem excesso de pele ptótico redundante em toda a circunferência abdominal.

Muitas das indicações da lipectomia circunferencial se sobrepõem à **abdominoplastia anterior como procedimento único**. Elas incluem:

- Ptose no monte pubiano;
- Afrouxamento musculoaponeurótico da parede abdominal;
- Excesso de pele e gordura na região anterior do abdome.

Além do referido anteriormente, os bons candidatos à lipectomia circunferencial apresentarão:

- Intenso excesso de pele abdominal vertical anterior;
- Ptose anterior e lateral na coxa;
- Ptose na região glútea;
- Excesso de pele e gordura na região lombar e no flanco.

CONTRAINDICAÇÕES

- Excesso de gordura visceral que não permitiria um resultado cirúrgico que deixasse o abdome plano;
- Condições médicas significativamente instáveis;
- Tabagismo;
- Doença vascular do colágeno é uma contraindicação relativa;
- Embora os autores, em alguns casos, operem pacientes com IMC acima de 35, em geral, isso não é aconselhável;
- Instabilidade de peso; os autores exigem um mínimo de três meses de estabilidade de peso;
- Instabilidade psiquiátrica.

DIAGNÓSTICO E APRESENTAÇÃO

A apresentação do paciente com perda maciça de peso (PMP) é bem variável. Os fatores que podem contribuir para essa variabilidade são:

- Extensão da perda de peso;
- Padrão de deposição de gordura, isto é, forma em maçã *versus* pera;
- A qualidade de elasticidade da pele/envoltório de gordura, levando a quantidades variáveis de translação da tração para longe da área de ressecção (Fig. 39-1).

A translação da tração é definida como o grau de efeito obtido longe da área de ressecção. Isso pode ser exemplificado na parte anterior das coxas, quando se avalia a distância em que se pode obter uma melhora da pele após a lipectomia circunferencial.

Quase todos os pacientes com PMP apresentam um panículo pendente em vários graus, com uma, duas ou três áreas de acúmulo gorduroso (Fig. 39-2).

O monte púbico, mais frequentemente, é ptótico, quase sempre com excesso de pele vertical e quantidade variável de excesso horizontal. O contorno da cintura quase sempre é pouco definido pelo excesso de pele e de tecidos moles nos flancos e na região lombar. Dependendo da quantidade de perda de peso e deflação dos tecidos, a região glútea, bem

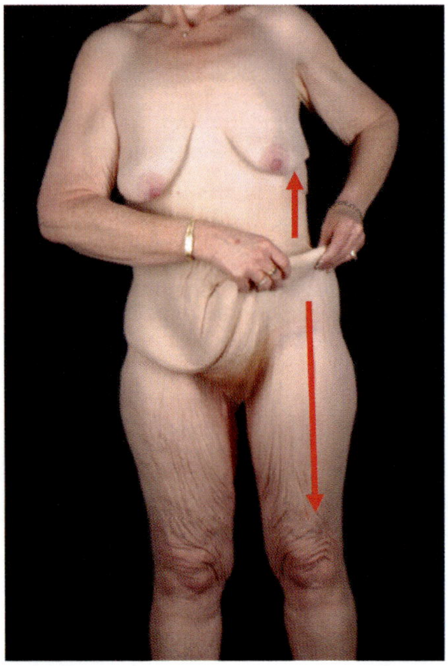

Fig. 39-1. As setas indicam o grau de melhora longe da área de ressecção.

como as partes anterior e lateral das coxas podem estar ptóticas.

OBJETIVOS DA LIPECTOMIA CIRCUNFERENCIAL

- Deixar o abdome plano;
- Criar a máxima definição possível da cintura, especialmente nas mulheres;
- Levantar e contornar o monte púbico;
- Levantar as partes anterior e laterais das coxas;
- Levantar e melhorar o contorno das regiões glúteas;
- Criar uma transição com maior definição entre as regiões lombar e glútea.

MARCAÇÕES

As marcações pré-operatórias são o mapa para o sucesso na cirurgia de contorno corporal. Um dos principais objetivos do processo de marcação é controlar a posição da cicatriz. Como princípio geral, pode-se ter uma ideia aproximada da posição da cicatriz simulando-se a dinâmica tecidual no fechamento, que será descrito a seguir.

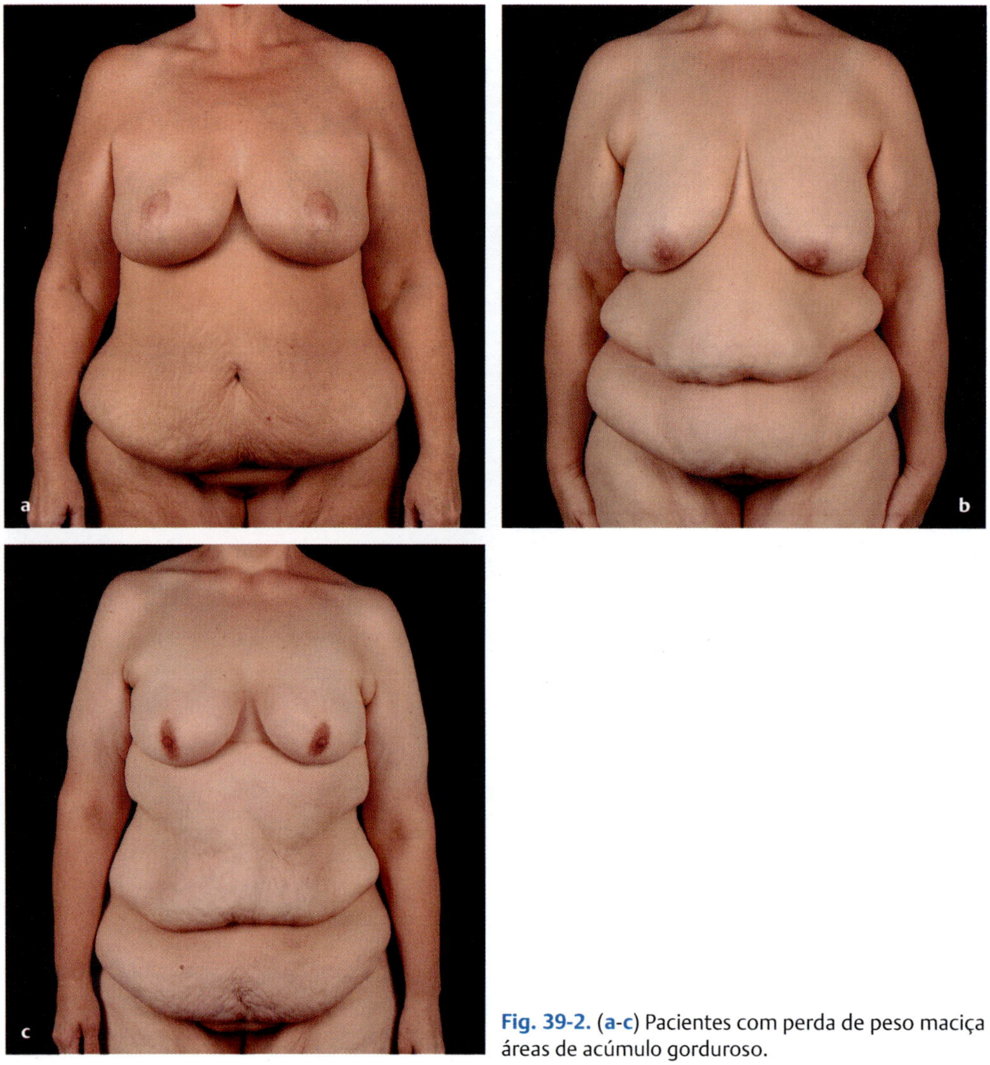

Fig. 39-2. (a-c) Pacientes com perda de peso maciça podem apresentar um, dois ou três áreas de acúmulo gorduroso.

- Na posição supina, a linha média vertical é marcada desde a incisura supraesternal até a bifurcação vaginal ou linha média do pênis;
- Com a mão não dominante colocando tensão superior máxima sobre o púbis, faz-se marca horizontal suprapúbica, quase sempre muito abaixo da linha de implantação de pelos, em razão do excesso vertical. A distância do topo da vulva ou da face superior do pênis até a marcação horizontal, geralmente, fica entre 5 e 7 cm sob tensão;
- As marcas horizontais bilaterais a seguir são feitas do monte à espinha ilíaca anterossuperior (EIAS). Com o leito discretamente flexionado, simula-se a dinâmica tecidual na ocasião do fechamento cirúrgico, empurrando agressivamente os tecidos abdominais redundantes laterais superomedialmente, expondo a EIAS (Fig. 39-3). A tração criada pela mão sofre resistência da zona de aderência na área inguinal. A marca é então feita onde o cirurgião desejar que fique a cicatriz final que, no caso dos autores, encontra-se imediatamente acima da EIAS. Se o cirurgião preferir uma cicatriz mais baixa, realiza-se a mesma manobra, mas a linha é traçada em uma posição mais baixa. Isso completa as marcas anteriores inferiores;
- Com o paciente em posição semiflexionada, marca-se a linha de excisão superior proposta, que pode ser bem alta em pacientes com PMP, em comparação ao paciente comum. Essas marcas são diretrizes ajustadas no intraoperatório. Uma excisão circunferencial libera o cirurgião para ser tão agressivo quanto necessário para obter o melhor contorno possível. Essa é uma das vantagens das excisões circunferenciais com relação aos procedimentos realizados unicamente na região anterior do abdome. Observe que a porção lateral das marcas superiores, que serão suturadas às marcas inferiores junto à EIAS, é muito mais reta do que as marcas inferiores para evitar comprometimento vascular em potencial do retalho abdominal (Fig. 39-4);
- A seguir, a marcação posterior é realizada na posição ortostática. A linha média posterior é marcada inicialmente. A extensão da excisão horizontal de pele na linha média varia consideravelmente, algumas vezes não sendo sequer necessária. A extensão inferior da linha média é marcada sempre acima do sulco interglúteo, jamais o incluindo. Para marcar a extensão superior da linha média, pede-se ao paciente para flexionar levemente o abdome, simulando a posição de Fowler pós-operatória, e a pele da linha média posterior é pinçada e marcada. Essa manobra é realizada para prevenção de deiscência (Fig. 39-5);
- Para reverter a deformidade da parte inferior do tronco, fazem-se marcas posteriores inferiores na forma de **S** com curvas suaves, estando a parte mais inferior do **S** na linha axilar posterior. Essa é a localização da maior descida posterior do retalho (Fig. 39-6);
- A seguir, são realizadas as marcas posteriores superiores, pinçando-se os tecidos da marca em S com curvas suaves

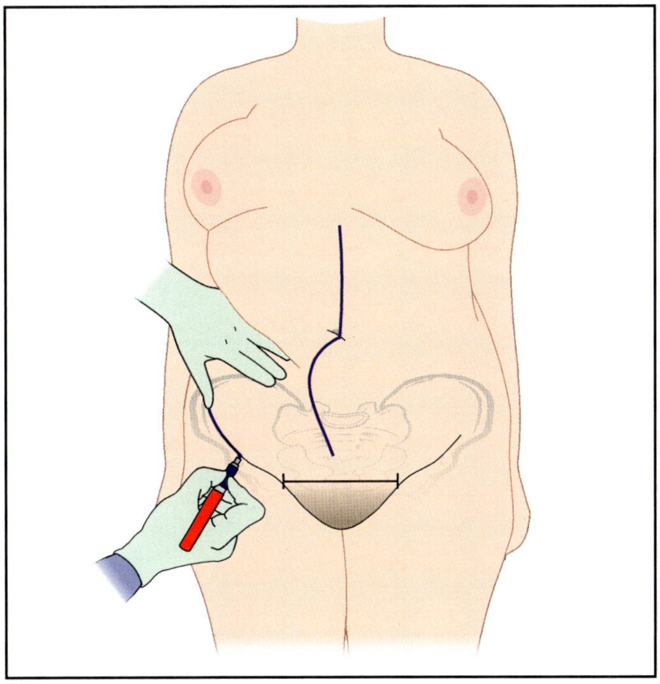

Fig. 39-3. Simulação da dinâmica tecidual durante a marcação desde a face lateral do monte púbico até a EIAS.

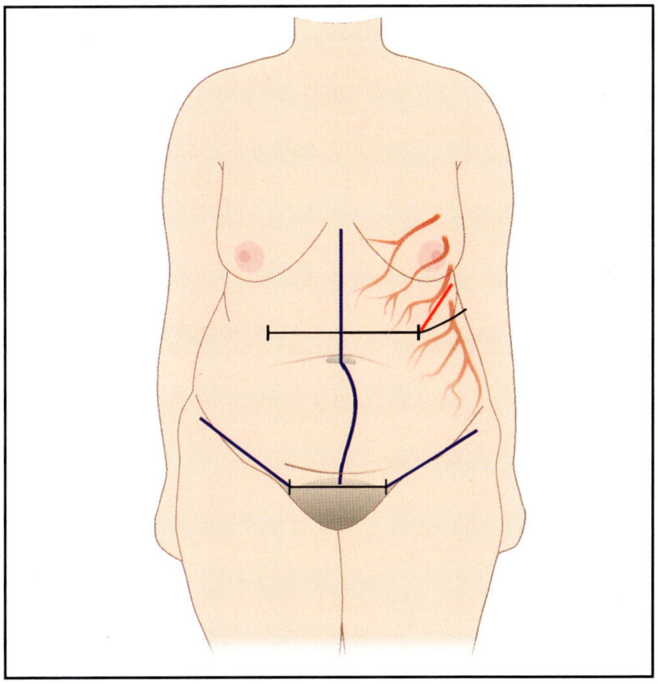

Fig. 39-4. A marca superolateral, se criada na posição supina como é hábito dos autores, deve ser mantida relativamente reta. Se o trajeto da linha vermelha for utilizado, os vasos perfurantes lombares e intercostais restantes podem ser comprometidos, levando à necrose.

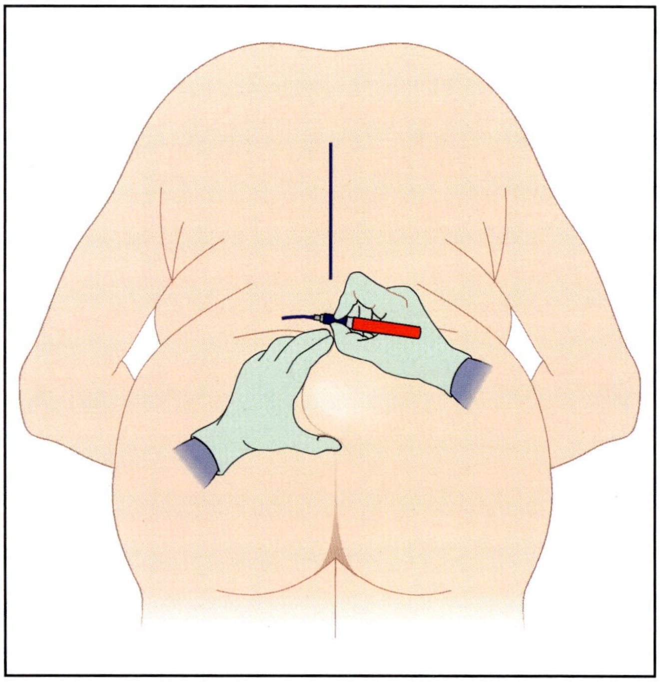

Fig. 39-5. A extensão da ressecção na linha média é marcada com o abdome do paciente levemente flexionado, para simular a posição de Fowler pós-operatória.

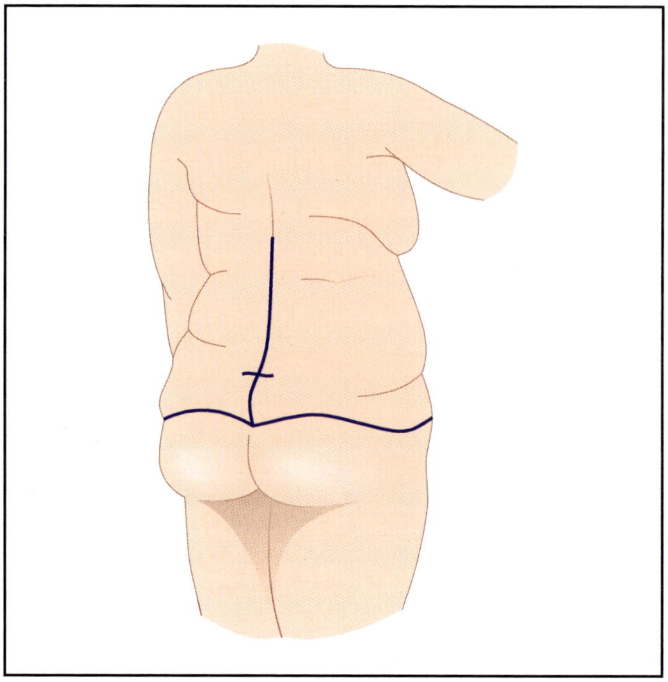

Fig. 39-6. A marca posterior inferior é feita na forma de um "S com curvas suaves", que permitirá maior transposição inferior do retalho, na altura da linha axilar posterior.

para cima a fim de se determinar o quanto pode ser ressecado.

- Com a marca circunferencial inteira delineada para excisão, são feitas marcas de alinhamento vertical para ajudar no alinhamento durante a cirurgia (Fig. 39-7);
- Há múltiplas sequências de posições intraoperatórias que podem ser utilizadas, incluindo:
  - Decúbito ventral/decúbito dorsal;
  - Decúbito dorsal/decúbito ventral;
  - Decúbito lateral/decúbito lateral/decúbito dorsal;
  - Decúbito dorsal/decúbito lateral/decúbito lateral.

Os autores preferem Decúbito Dorsal/Decúbito Lateral/ Decúbito Lateral, com base no desejo de obter o melhor contorno anterior possível, bem como para maximizar a definição da cintura e dos glúteos, especialmente nas mulheres.

TÉCNICA CIRÚRGICA

A sequência mais comumente utilizada das manobras cirúrgicas utilizadas pelos autores será aqui descrita.

A) É realizada a colocação de um cateter peridural torácico baixo pela anestesia antes da indução da anestesia geral;
B) O paciente é colocado em decúbito dorsal com um coxim, que será utilizado para manter o paciente em decúbito lateral com os membros superiores abduzidos a pouco menos de 90 graus;
C) Colocam-se uma sonda urinária de demora e botas de compressão sequencial em membros inferiores para prevenção de TEP;
D) Faz-se uma incisão circunferencial em torno do umbigo;
E) É realizada a incisão na marca abdominal, na posição mais inferior, e o retalho abdominal é descolado até o umbigo, deixando uma camada fina de gordura na fáscia do reto abdominal;
F) Com retalhos abdominais finos, o retalho supraumbilical é elevado até as margens costais e o processo xifoide de maneira convencional, deixando uma camada fina de gordura na fáscia para prevenir a formação de seroma. Quando o retalho abdominal é espesso, a dissecção fica limitada a um túnel que leva ao processo xifoide, preservando os vasos perfurantes e liberando as bordas mediais do músculo reto abdominal para plicatura; faz-se lipoaspiração concomitante no restante do retalho supraumbilical para torná-lo mais fino e mobilizá-lo para o fechamento final;
G) Realiza-se então a plicatura vertical da aponeurose anterior dos retos desde o xifoide ao púbis. Os autores utilizam sutura contínua com fio farpado absorvível de longa duração. As plicaturas horizontais são realizadas quando necessário;
H) Para obter o avanço máximo do retalho, o paciente é flexionado na mesa, e o retalho é avançado inferiormente;
I) O retalho é então ressecado, sendo usada a marca superior como guia;
J) Se o monte pubiano estiver demasiado espesso, poderá ser reduzido por excisão direta da gordura sub-Scarpa, o que exige fixar a fáscia de Scarpa do monte à fáscia do reto subjacente no nível apropriado;
K) Faz-se uma incisão vertical com 1,5-2 cm na linha média sobre o pedículo umbilical. Cria-se um trajeto para o pedículo umbilical ser transposto pelo orifício no retalho, o que é feito por divulsão, com remoção mínima ou até sem remoção de gordura. Os autores acreditam que a ressecção excessiva de gordura na região ao redor do neoumbigo pode levar ao comprometimento vascular do retalho;

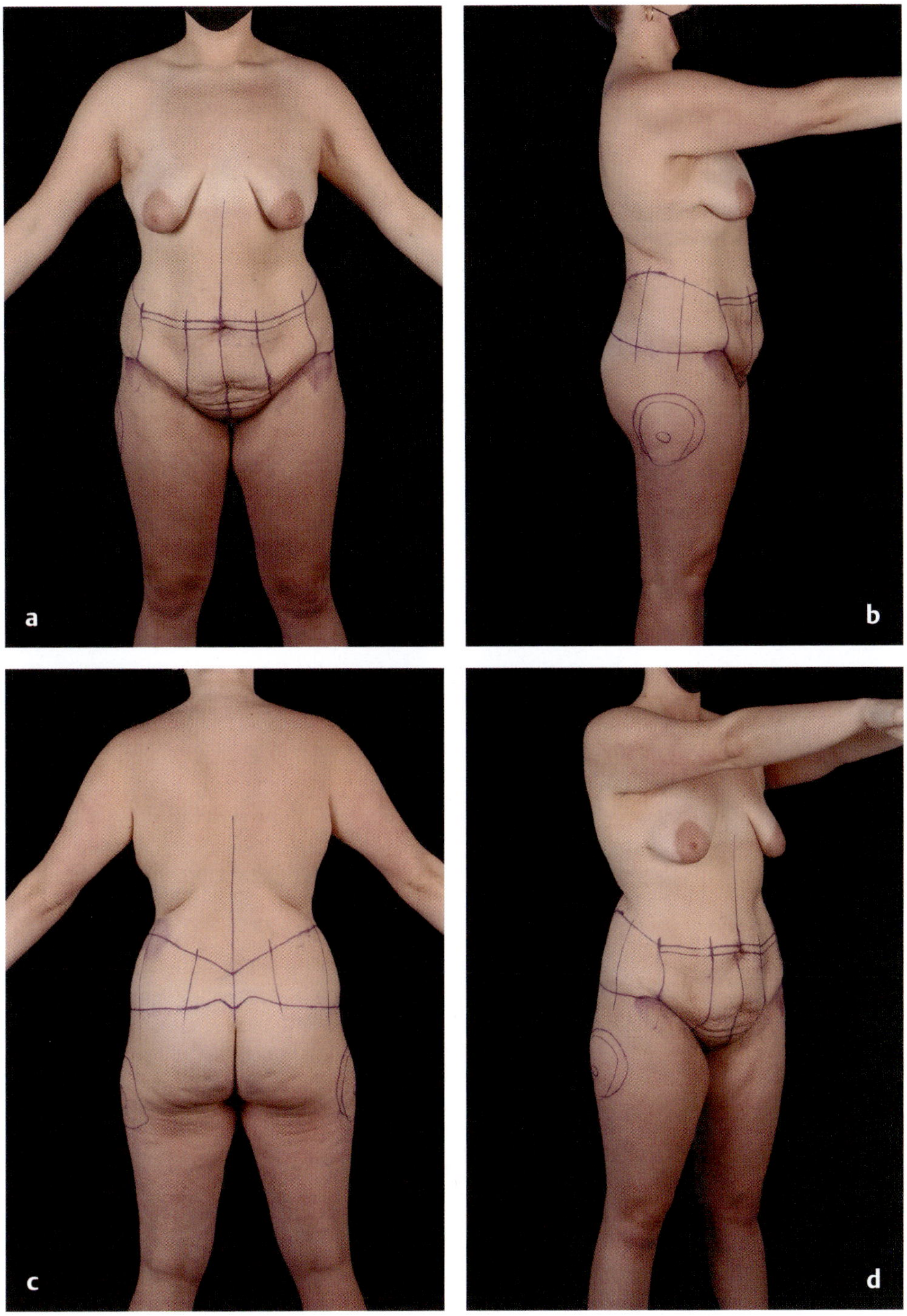

Fig. 39-7. (**a-d**) Conjunto completo de marcações com marcas de alinhamento vertical para auxiliar no fechamento final. Também são marcadas as áreas de lipoaspiração.

L) A inversão para a melhora estética do umbigo é obtida por meio de suturas de fixação em três pontos, feitas às 3, 6 e 9 horas (Fig. 39-8). O fio utilizado é monofilamento inabsorvível 3-0. Estes pontos são passados na fáscia da parede abdominal, fixando-a na derme profunda do retalho abdominal e na derme do umbigo;

M) Pontos de fixação, feitos entre o retalho abdominal e a fáscia, são utilizados para diminuir o espaço morto e potencialmente para reduzir o risco de formação de seroma. Os autores creem que essa etapa seja fundamental para reduzir o risco de seroma, especialmente porque não utilizam drenos (Fig. 39-9);

N) O fechamento é realizado em camadas. O fechamento do plano profundo é feito fixando-se três componentes de tecido: a fáscia de Scarpa tanto do retalho abdominal e da margem inferior da incisão, bem como a fáscia muscular subjacente. O material utilizado para essa camada é um fio farpado monofilamentar absorvível de longa duração em pontos separados ou contínuos. As camadas superficiais são fechadas com fio absorvível de monofilamento de curta duração com ou sem grampos não permanentes subdérmicos. As orelhas de cão laterais criadas pela ressecção anterior são temporariamente fechadas com grampos de pele para permitir a mudança do paciente na mesa;

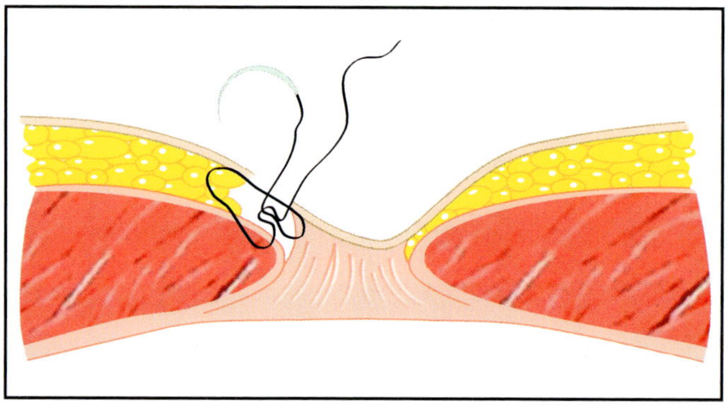

Fig. 39-8. Suturas de fixação em três pontos são utilizadas para inverter o umbigo. Esta tática é realizada em vez de se ressecar gordura, o que poderia aumentar o risco de necrose do retalho abdominal nos procedimentos circunferenciais.

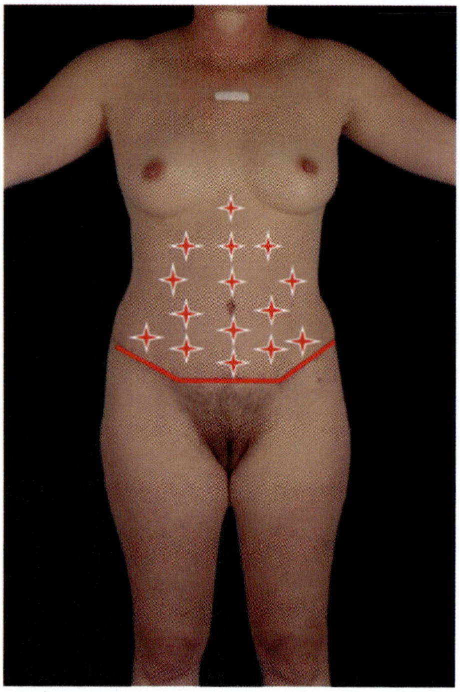

Fig. 39-9. Este é o padrão que os autores utilizam para suturas de acolchoamento, mostradas em vermelho, juntamente com os pontos de fixação do retalho abdominal descrito. Isso permite a redução do espaço morto e dispensa a utilização de drenos.

O) A seguir, o paciente é colocado em decúbito lateral, o que é coordenado e planejado com toda a equipe da sala de cirurgia para evitar trauma do paciente, bem como para reduzir o risco de hipotermia. Os quadris são abduzidos para permitir a máxima excisão dos tecidos laterais, o que os autores efetuam com travesseiros colocados entre os joelhos (Fig. 39-10);

P) Com o paciente novamente sob antissepsia e com campos, realiza-se a excisão no dorso da orelha de cão lateral à linha média do dorso. Muitos pacientes serão submetidos à lipoaspiração da parte lateral das coxas, o que é realizado neste momento;

Q) Faz-se primeiramente a incisão na marca posterior superior. A dissecção é então feita em direção à fáscia muscular subjacente, mas deixando para trás uma pequena quantidade de gordura na fáscia;

R) À medida que a dissecção prossegue inferiormente, altera-se o nível de dissecção para mais superficial no nível da espinha ilíaca posterossuperior. Isso é feito para deixar para trás tanto gordura quanto possível nas regiões glúteas, mas ainda obtendo tensão e certa depressão no nível da incisão;

S) O fechamento do dorso é efetuado em camadas, enfatizando-se o fechamento do espaço morto com pontos de fixação, para que não sejam necessários drenos. O plano mais profundo é fechado, suturando-se as camadas de fáscia superficial superior e inferior, bem como a gordura restante no topo da fáscia muscular. O plano seguinte é o da fáscia superficial até a subderme, sendo efetuado o fechamento da pele da maneira que o cirurgião escolha (Fig. 39-11);

T) O paciente é então reposicionado, e as mesmas etapas são repetidas no outro lado;

U) Aplica-se malha para compressão leve nas áreas de dissecção com espuma sob ela para distribuir igualmente a pressão e evitar trauma da pele;

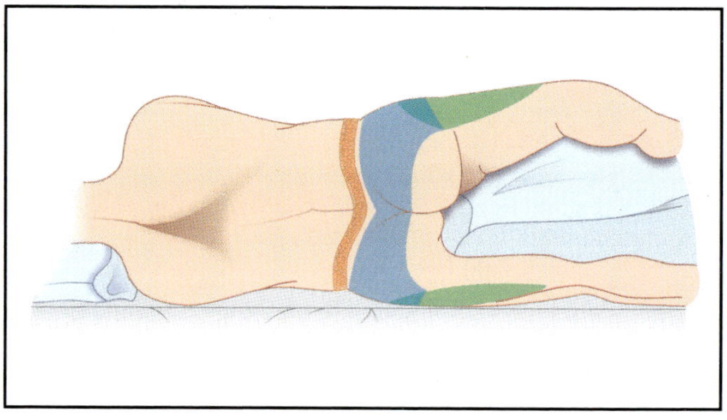

Fig. 39-10. Posicionamento em decúbito lateral com abdução do quadril utilizando travesseiros e extensão do descolamento em azul e áreas de lipoaspiração em potencial em verde. Embora não seja mostrado, deve ser colocado um coxim axilar.

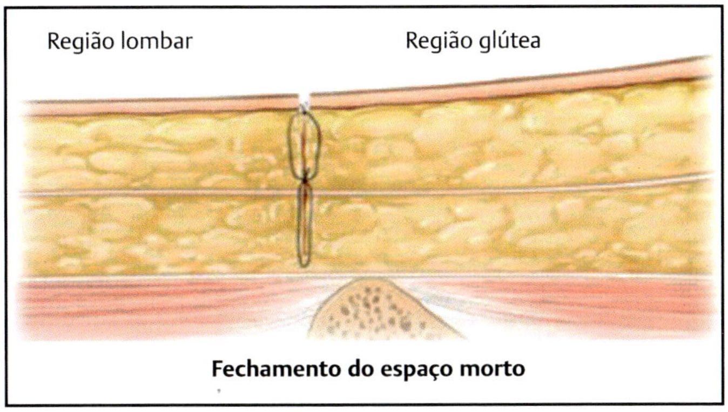

Fig. 39-11. O fechamento no dorso é efetuado em múltiplas camadas para ocluir o máximo possível o espaço morto, o que permite aos autores não usarem drenos.

V) Os autores não utilizam retalho de autoaumento da região glútea pelo aumento significativo do risco de complicações, pouco efeito, e, dependendo da técnica utilizada, o aumento é realizado no nível errado. No entanto, a razão mais importante para os autores não usarem autoaumento é que verificaram que a falta de boa projeção se deve a uma curva lordótica plana, o que não pode ser alterado por cirurgia.

CUIDADOS PÓS-OPERATÓRIOS

- Para prevenir deiscência pós-operatória imediata, coloca-se um sinal no leito hospitalar onde se lê: **O paciente não deve ser movimentado de forma alguma até que esteja completamente acordado e alerta.** Os pacientes são capazes de se proteger uma vez que despertos porque podem sentir a tensão do retalho;
- O cateter peridural é retirado 1 a 2 dias após a cirurgia;
- A sonda urinária é removida 4-6 h após a retirada do cateter peridural;
- Os autores têm usado nos pacientes, há mais ou menos dez anos, um diurético leve, 25 miligramas de hidroclorotiazida uma vez ao dia por 30 dias, e isso parece reduzir o risco de seromas;
- É necessário deambular na mesma noite da cirurgia. Na primeira semana, o paciente deambula curvado e depois lhe é permitido endireitar o corpo lentamente ao longo de alguns dias;
- A atividade física aumenta lentamente conforme tolerada ao longo das primeiras 3-4 semanas, sendo que a maioria dos pacientes consegue retornar ao trabalho não físico em 4 semanas;
- Os autores recomendam que os pacientes usem cinta por semanas a meses, se isso for bem tolerado.

A maioria dos pacientes não atingirá o contorno corporal final até que tenha decorrido um ano.

RESULTADO/PROGNÓSTICO/COMPLICAÇÕES

O prognóstico após a lipectomia circunferencial depende do IMC do paciente, do padrão dos depósitos de gordura e da qualidade de sua pele. Como regra geral, quanto mais baixo o IMC no momento da cirurgia, melhor será o resultado, e mais baixa é a taxa de complicações.

Os autores categorizaram os pacientes em grupos gerais pelo nível de IMC: grupo I, IMC $\geq$ 36; grupo II, IMC de 30-35; e grupo III, IMC $\leq$ 29. Embora os pontos de corte entre os grupos sejam arbitrários, a intenção da categorização é ajudar a cirurgia e o paciente a preverem, de maneira geral, os resultados esperados (Figs. 39-12 a 39-14).

É importante explicar aos pacientes, *antes da cirurgia*, que seu contorno vai melhorar significativamente depois da lipectomia circunferencial, mas que sua qualidade de pele vai ficar inalterada. Desse modo, uma vez que o edema associado à cirurgia estiver resolvido, a elasticidade da pele à palpação estará inalterada com relação às suas características pré-operatórias, especialmente na região epigástrica.

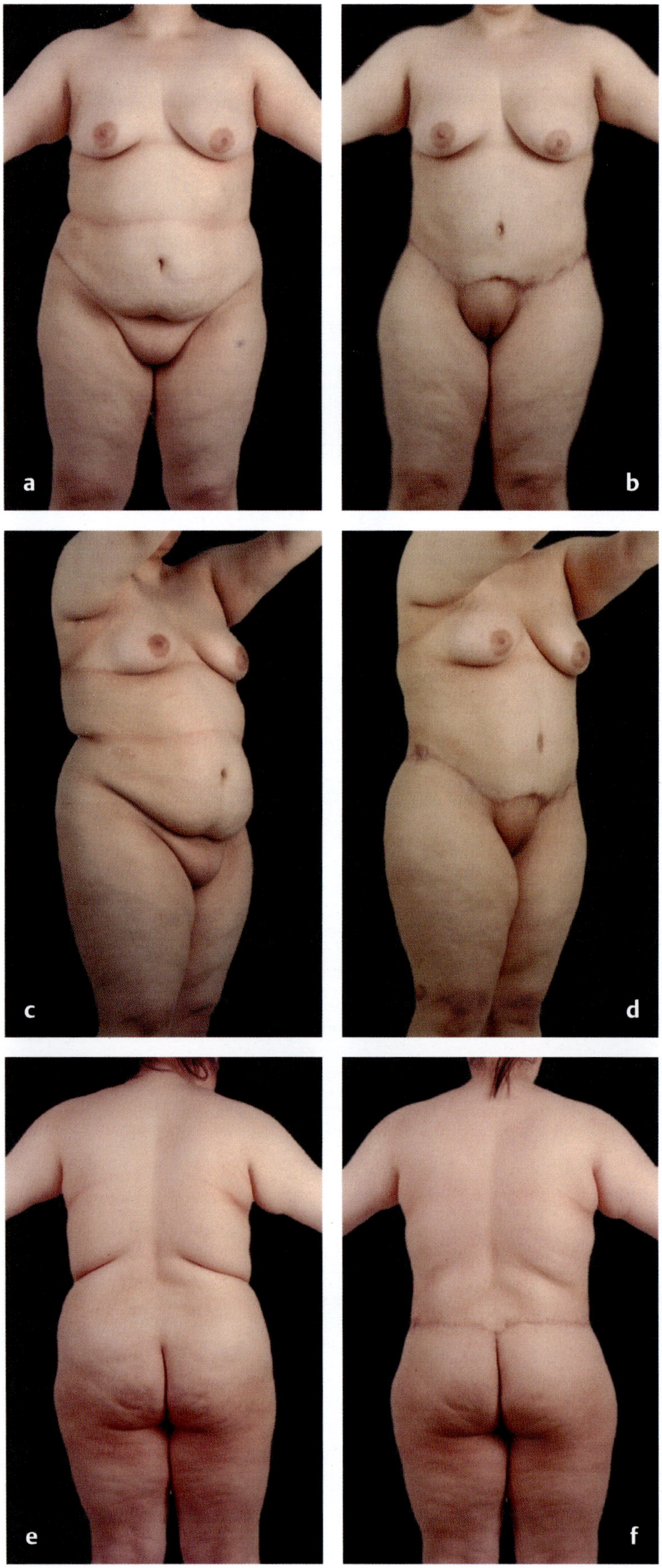

Fig. 39-12. (a-c) Esta paciente apresentava um IMC acima de 35 (faixa alta). Seu resultado pós-operatório mostra o potencial típico para complicações demonstrado pelos problemas de cicatrização das feridas do lado esquerdo da incisão anterior. Embora o resultado demonstre melhora do contorno da parte inferior do tronco, não são tão impressionantes quanto dos obtidos por pacientes que apresentam IMC mais baixos, o que é mostrado nas Figuras 39-13 e 39-14.

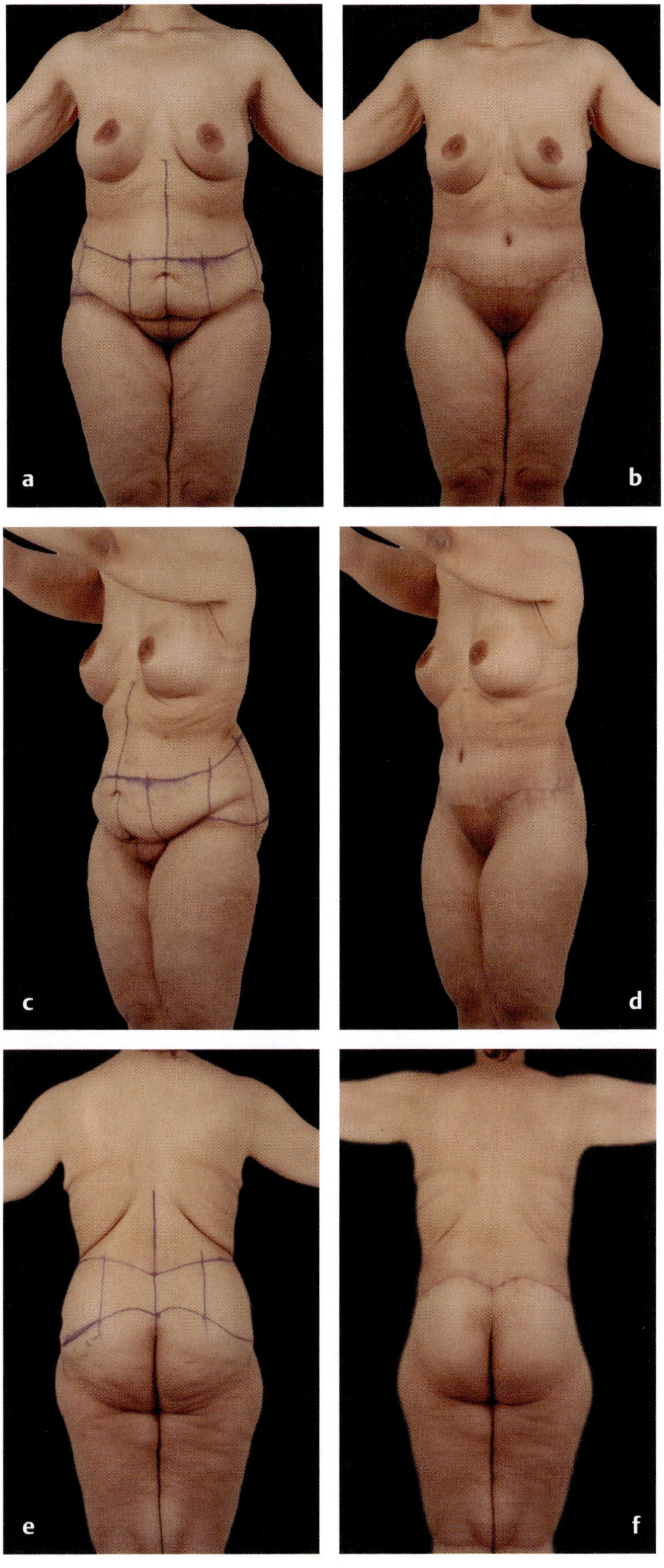

Fig. 39-13. (a-f) Esta paciente se apresentava na faixa intermediária de IMC, entre 30 e 35. Suas marcações são mostradas. Os autores acreditam que sempre deve fotografar e usar as imagens para comparação do resultado pré e pós-operatório para que o cirurgião melhore sua técnica. Observe que os resultados são melhores do que os obtidos na Figura 39-12, da faixa alta de IMC, e menos impressionantes do que os da Figura 39-14, da faixa mais baixa de IMC.

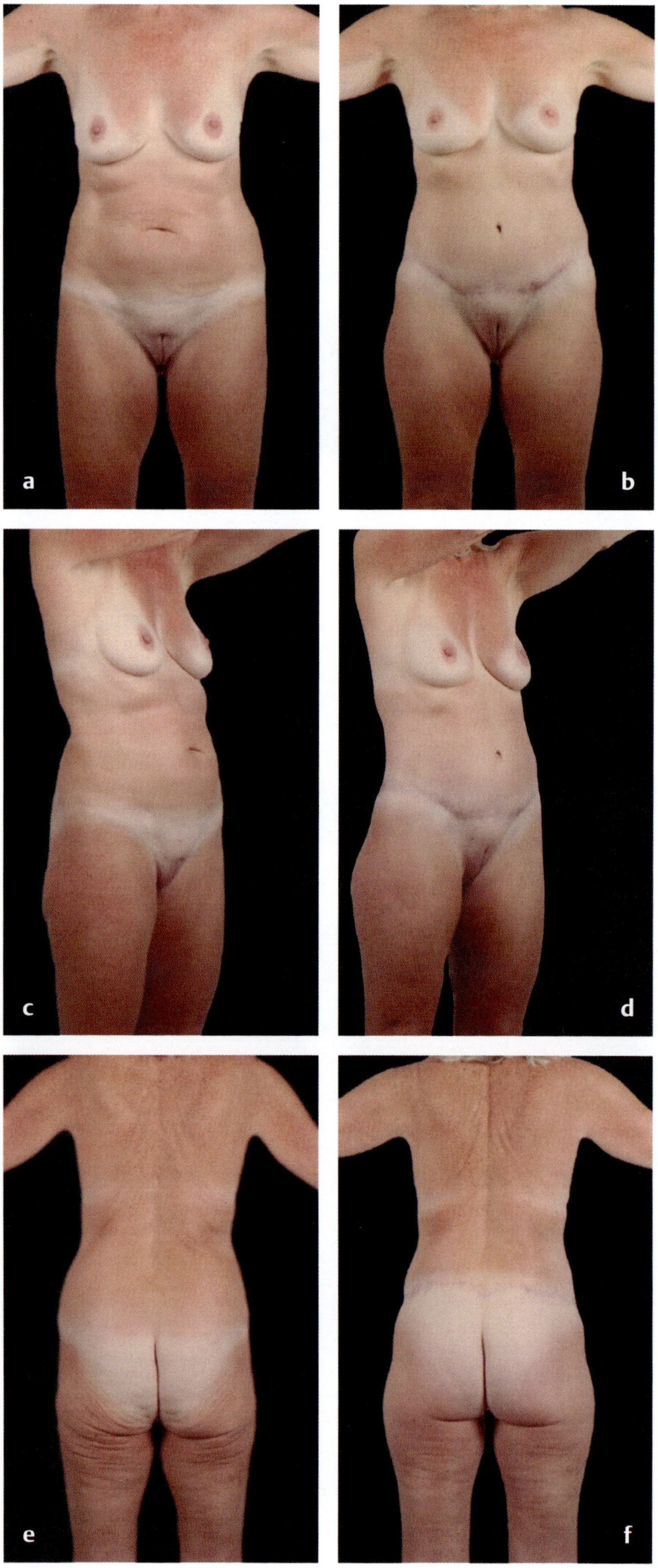

Fig. 39-14. (**a-f**) Esta paciente se apresentava na faixa ideal de IMC, abaixo de 25. Como se pode ver, o resultado pós-operatório obtido é mais impressionante do que aqueles mostrados nas faixas alta e intermediária de IMC das Figuras 39-12 e 39-13.

COMPLICAÇÕES

Pacientes com PMP submetidos à lipectomia circunferencial têm risco significativamente aumentado de apresentar complicações, mais do que em qualquer outra área da cirurgia estética. Isso é ainda mais evidente se o cirurgião optar por operar pacientes com IMC mais alto. Como regra geral, quanto mais alto o IMC, mais alta a taxa de complicações.

Atualmente, a complicação mais comum da lipectomia circunferencial são as pequenas deiscências. São tratadas de forma conservadora.

Embora a incidência de seroma dos autores tenha caído dramaticamente desde que introduziram o uso de técnicas que reduzem o espaço morto sem o uso de drenos, associando ao uso de diurético leve, já descritos anteriormente, esta complicação ainda não foi eliminada. Quando o paciente apresenta seroma, os autores o aspiram sequencialmente e, se não tiverem sucesso, injetam no local um agente esclerosante, a doxiciclina, na esperança de resolver a complicação pela oclusão da área descolada. Os autores acreditam que a presença de cápsula ao redor de seroma não é indicação para resolução cirúrgica, como tradicionalmente se acreditava. Por fim, se um seroma persistir apesar dos esforços descritos, faz-se pequena abertura pela incisão cirúrgica, e coloca-se um dreno do tipo Penrose na bolsa, o qual é suturado no local. Aplica-se leve compressão, e a bolsa finalmente se fechará ao redor do dreno, ponto esse em que será removida. Utilizando esse esquema terapêutico, os autores não têm tido a necessidade de se operar uma pseudobursa nos últimos 24 anos.

Define-se deiscência como uma separação da sutura no nível do sistema fascial superficial ou mais profundamente. Procedimentos circunferenciais têm mais propensão às deiscências em razão das tensões que competem (anterior e posterior), bem como por seromas não detectados. Em geral, pode-se prevenir essa complicação quando os seromas são detectados e tratados apropriadamente, e também quando a tensão é avaliada de forma adequada no momento das marcações e do procedimento cirúrgico. Os autores preferem tratar as deiscências de forma conservadora.

Embora possa ocorrer celulite após a cirurgia, a maioria das infecções está associada a seromas não detectados. Nessa situação, o seroma/abscesso precisa ser drenado e tratado como qualquer outro abscesso.

Pode ocorrer necrose tecidual após a lipectomia circunferencial, especialmente na linha média anterior da porção inferior do retalho abdominal, em vista de vários fatores, que incluem tabagismo, tensão excessiva no fechamento, desenho do retalho abdominal quando há grande angulação da linha superolateral do retalho, além da presença de cicatrizes abdominais antigas que interfiram na irrigação sanguínea normal. Os autores evitam operar tabagistas. Pontos de fixação podem ajudar a reduzir a tensão no fechamento da pele, mas é sempre melhor evitar tensão excessiva. Há uma tendência de angulação excessiva quando se molda o retalho abdominal lateral na tentativa de unir com a linha da incisão inferior. Como a linha inferior controla a posição da cicatriz, não há necessidade de se aumentar o ângulo do retalho abdominal nas extremidades laterais, evitando-se esta complicação.

Para prevenir TVP/TEP, a profilaxia padrão inclui mobilização precoce e o uso de aparelhos de compressão sequencial nas pernas. Na ocasião em que foi escrito este capítulo, há muita discussão sobre outros meios de reduzir TVP/TEP. A maioria dessas discussões gira em torno de se acrescentar quimioprofilaxia ao esquema padrão. É opinião dos autores que é necessário conduzir mais estudos sobre as etiologias de TVP/TEP, bem como considerar mais outras modalidades, como o uso de anestesia peridural.

Os pacientes com perda maciça de peso costumam ter problemas psicológicos que decorrem de sua obesidade ou que ajudaram a causar a obesidade. Os autores solicitam avaliação psiquiátrica pré-operatória para todos os pacientes que serão submetidos à lipectomia circunferencial e acreditam ser de grande utilidade.

RESUMO

Ao considerar a abordagem cirúrgica ideal do abdome, é importante compreender quando se deve empregar um procedimento circunferencial versus uma correção da região anterior apenas. Além da melhora direta do contorno abdominal, as indicações para um procedimento circunferencial incluem ptoses anterior e lateral das coxas, ptose da região glútea e necessidade de criação de uma transição apropriada da região lombar para a região glútea. Se essas condições estiverem presentes, deverão ser abordadas pelo contorno circunferencial.

Ao realizar uma lipectomia circunferencial, os autores eliminaram o uso de drenos pela redução do espaço morto com pontos de adesão. Se e quando for encontrado um seroma, os autores apresentam uma metodologia consagrada pelo uso e efetiva na eliminação da necessidade de intervenção operatória.

BIBLIOGRAFIA

Aly A, Cram AE, Chao BS, et al. Belt lipectomy for circumferential truncal excess: the University of Iowa experience. Plast Reconstr Surg. 2003;111:398-413.

Aly AS, Capella JE. Staging, reoperation and treatment of complications after body contouring in the massive weight loss patient. In: Grotting JC (Ed.). Reoperative Aesthetic and Reconstructive Plastic Surgery. St Louis, MO: Quality Medical Publishing. 2007. p. 1701.

Aly AS, Cram AE. The Iowa belt lipectomy technique. Plast Reconstr Surg. 2008;122:959-60.

Aly AS. Belt lipectomy. In: Aly AS (Ed.). Body Contouring after Massive Weight Loss. St Louis, MO: Quality Medical Publishing. 2006. p. 83.

Aly AS. Belt lipectomy. In: Aly AS (Ed.). Body Contouring after Massive Weight Loss. St Louis: Quality Medical. 2006. p. 86.

Aly AS. Option in lower truncal surgery. In: Aly AS (Ed.). Body Contouring after Massive Weight Loss. St Louis, MO: Quality Medical Publishing. 2006. p. 59.

Lockwood T. Lower bodylift with superficial fascial system suspension. Plast Reconstr Surg. 1993;92:1112-22.

Lockwood T. Lower bodylift. Oper Tech Plast Reconstr Surg. 1996;3:132-44.

Lockwood TE. Lower bodylift and medial thigh lift. In: Aly AS (Ed.). Body Contouring after Massive Weight Loss. St Louis, MO: Quality Medical Publishing. 2006. p. 147.

Pollock TA, Pollock H. No-drain abdominoplasty with progressive tensions sutures. Clin Plast Surg. 2010;37:515-24.

Vídeo Aula

Vídeo Cirurgia

CAPÍTULO 40

ABDOMINOPLASTIA CIRCUNFERENCIAL COM RETALHO ADIPOSO GLÚTEO

João Medeiros Tavares Filho

INTRODUÇÃO

A perda ponderal pelo envelhecimento, emagrecimento ou devido à cirurgia bariátrica causa alterações cutâneas, adiposas e até mesmo musculares. Essas alterações variam de pessoa para pessoa e se apresentam de formas diversas nos segmentos corpóreos, com maior ou menor flacidez. Por esta razão, além de considerar a queixa principal do paciente, é importante ter uma visão geral do segmento a ser tratado para o correto diagnóstico e tratamento de cada região.

No caso do segmento inferior, devemos avaliar o tronco de maneira circunferencial, considerando as alterações das regiões anterior (abdome), lateral (quadril) e posterior (glúteo). Por isso, quando indicada a abdominoplastia circunferencial, vale considerar a possibilidade de preenchimento glúteo com retalho gorduroso, pois desta forma teremos o tratamento completo deste segmento corporal com o aproveitamento de um tecido que seria desprezado.

Este retalho inicialmente proposto por Pascal e posteriormente por outros autores com variadas abordagens, como Raposo-Amaral e Sozer.

Alternativas para o aumento volumétrico e projeção da região glútea durante a abdominoplastia circunferencial são: a inclusão pela cicatriz do *lifting* de implante glúteo posicionado no plano intramuscular, e o enxerto de gordura que, no paciente pós-bariátrico, é de difícil obtenção, pela escassez de gordura nestes pacientes.

Por essa razão, a abdominoplastia circunferencial clássica ou em "T" invertido com retalho gorduroso glúteo deve ser sempre considerada quando houver uma flacidez da região do abdome, do quadril, e da região glútea acompanhada da falta de projeção e/ou volume.

INDICAÇÕES

Após indicada a abdominoplastia circunferencial e *lifting* da região glútea com retalho adiposo como proposto neste capítulo, dividimos as indicações da abdominoplastia circunferencial em duas situações, dependendo do tipo de flacidez encontrada:

1. Paciente com flacidez vertical e horizontal e presença de cicatriz vertical – abordagem por abdominoplastia circunferencial em "T" invertido;
2. Paciente com flacidez vertical e horizontal, geralmente após grande emagrecimento ou após cirurgia bariátrica por videolaparoscopia (sem cicatrizes no abdome superior).

Neste caso temos duas condutas:

A) Abdominoplastia clássica circunferencial;
B) Orientação para o benefício da abordagem por abdominoplastia circunferencial em "T", pois retira o excesso de tecido dermogorduroso nos sentidos vertical e horizontal. Porém depende do desejo e permissão da paciente em ter uma cicatriz vertical.

MARCAÇÃO PRÉ-OPERATÓRIA

Iniciamos avaliando a distensibilidade da pele para a retirada do excesso cutâneo com teste de pinçamento e deslizamento. Observar que esta distensibilidade geralmente é maior nos pacientes emagrecidos pós-cirurgia bariátrica. Na dúvida fazer duas marcações, a desejável e a possível.

Marcação da Região Abdominal

Avaliamos a flacidez cutânea e excesso de tecido adiposo tanto nos sentidos vertical e horizontal. Nas abdominoplastias verticais, determinamos as linhas avaliando por manobra de pinçamento ou de deslizamento, verificando a posição final da cicatriz mediana.

Nestes casos deixamos um segmento cutâneo de 2 cm de largura por 4 a 6 de comprimento para confeccionarmos o neoumbigo, que pode ser determinando sua altura na parede abdominal no final da cirurgia (Fig. 40-1).

Tanto nas abdominoplastias vertical em "T" quanto nas abdominoplastias clássicas, outro ponto importante é demarcar a incisão inferior que deve ter de 5 a 6 cm a partir da fúrcula vaginal ou base do pênis (Fig. 40-2).

Em situações de grande volume ou excesso da região pubiana, podemos configurar uma marcação com objetivo de diminuir esta região na altura, largura e projeção (Fig. 40-3).

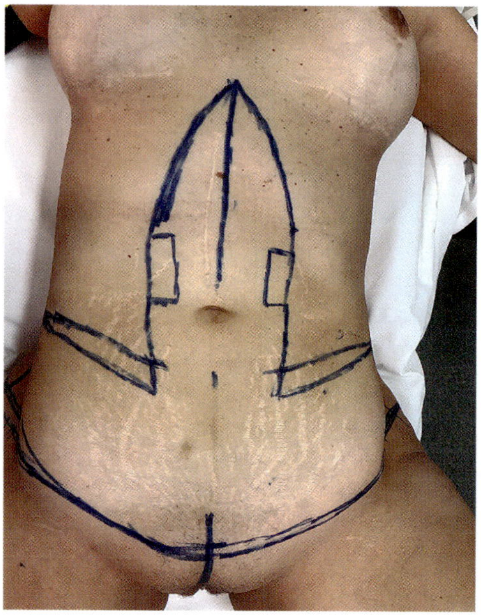

Fig. 40-1. Demarcação de abdominoplastia em "T" invertido circunferencial. Observar duas marcações de segurança e marcação de área do neoumbigo.

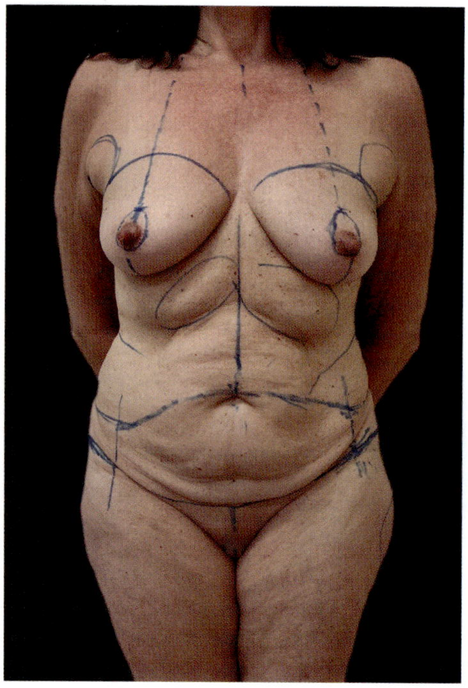

Fig. 40-2. Demarcação de abdominoplastia circunferencial clássica. Observar as áreas de associação à lipoaspiração.

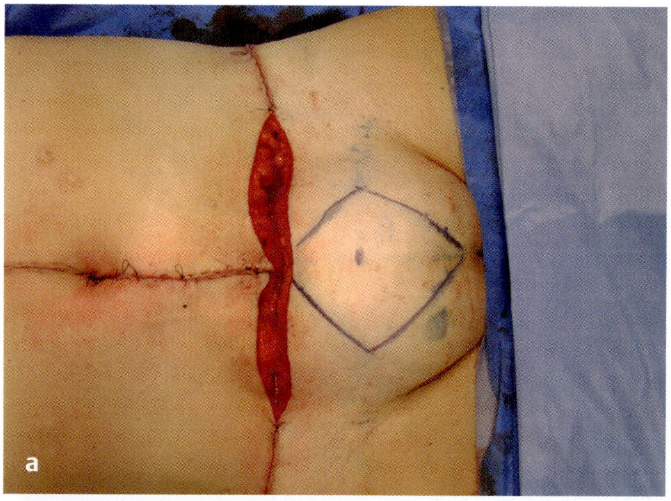

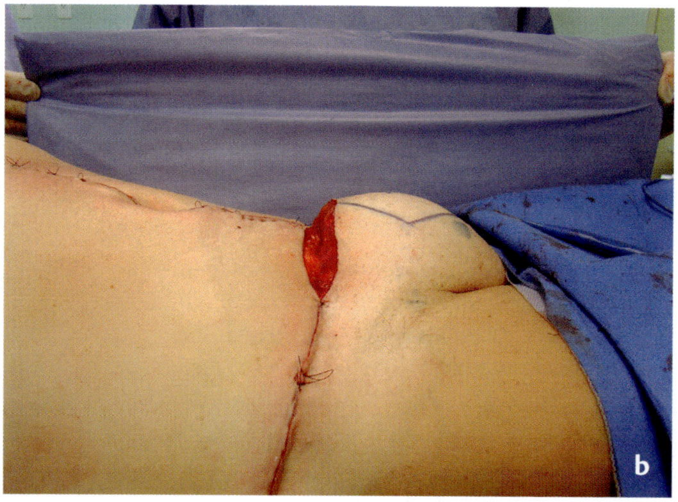

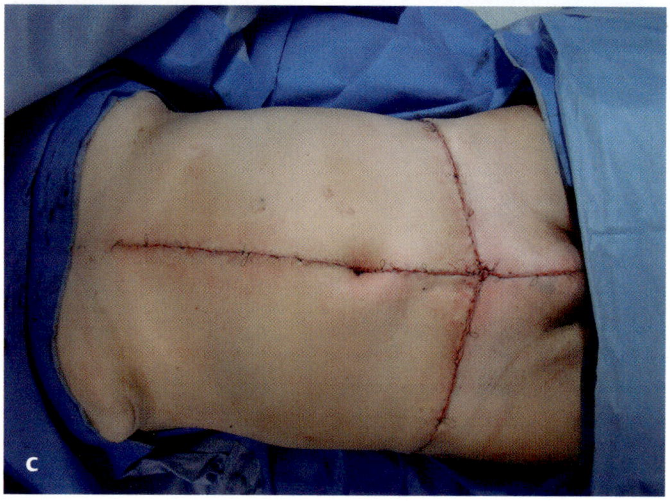

Fig. 40-3. (**a**) Nos casos de grande volume da região pubiana, no final da cirurgia podemos planejar a retirada do excesso de volume, projeção e largura da região pubiana. (**b**) Vista lateral – planejamento da retirada no final da cirurgia. (**c**) Pós-operatório com diminuição da altura, largura e projeção.

Marcação Lateral ou Supratrocantérica

Determinamos a linha superior que terá pouca mobilidade para baixo e a linha inferior avaliando a flacidez e distensão também com manobras de pinçamento e deslizamento, cuidando para não superestimar a retirada nesta região, pois é o local mais comum de deiscência por tensão na cicatriz.

Região Glútea

Posicionamos inicialmente a linha superior como uma linha fixa, já que não terá grande modificação inferior com a tração. Esta linha será a posição final da cicatriz que deve coincidir tanto no homem, como na mulher com o local das roupas íntimas ou de banho (Fig. 40-4).

Posteriormente determinamos a linha inferior avaliando por pinçamento ou manobra de deslizamento. Lembrar que esta linha pode ser assimétrica dependendo do grau de flacidez de cada região glútea, assim como a distensibilidade geralmente é maior na (o)s pacientes pós-bariátricos.

Não fazemos a junção das elipses resultantes da marcação das regiões glútea direita e esquerda, deixando para o final da cirurgia quando avaliamos a quantidade de pele a ser retirada, confecção do sulco glúteo de acordo com a anatomia de cada paciente e simetrizando as mesmas.

Nas adiposidades, tanto lombar, quanto trocantéricas, demarcamos para realizar lipoaspiração ou lipectomias.

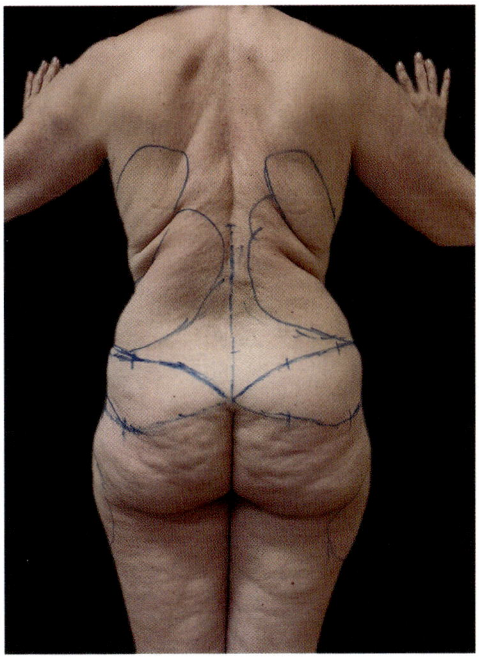

Fig. 40-4. Marcação do *lifting* glúteo e retalho adiposo e áreas de lipoaspiração.

TÉCNICA CIRÚRGICA

Como cuidados transoperatórios, utilizamos a sondagem vesical, uso de meias antitrombóticas e compressão intermitente dos membros inferiores, que permanecem até a paciente deambular, geralmente no primeiro dia pós-operatório.

Poderá ser realizada com anestesia geral ou bloqueio peridural, dependendo da preferência do cirurgião e anestesista.

Iniciamos com a paciente em decúbito ventral. Infiltramos as linhas de incisão e a área a ser desepitelizada para confecção do retalho adiposo e as áreas de adiposidade em que serão realizadas lipoaspiração ou lipectomias.

Após a infiltração, quando indicado, fazemos lipoaspiração da região lombossacra e/ou da região trocantérica. Quando necessário utilizamos esta gordura para enxertia glútea, principalmente nas partes média e inferior; segmento que não é atingido pelo retalho adiposo.

Iniciamos realizando a desepitelização do segmento previamente demarcado para confecção do retalho adiposo. Incisamos a borda superior até a fáscia muscular, realizando o mesmo na borda inferior até a fáscia do músculo glúteo maior e confecção do retalho, conforme a necessidade de volume e forma.

Evitamos retirar gordura supratrocantérica para não causar depressão neste segmento.

Descolamos o retalho na sua porção superior, medial e lateral, permanecendo o pedículo vascular na porção central, permitindo o avanço para a porção inferior para com o propósito de preencher o terço medial da região glútea, assim como utilizar as porções lateral e medial para aumentar o volume do retalho adiposo. Após um descolamento subcutâneo na porção medial glútea até o ponto onde será fixado o retalho adiposo.

Nos pacientes pós-bariátricos, sendo mais comum nos masculinos, fazemos a excisão cirúrgica da adiposidade lombar, visto que a lipoaspiração não consegue a retirada necessária (Fig. 40-5).

A tração do retalho glúteo é realizada de preferência no sentido lateromedial, fixando o retalho em três planos, fascial, subdérmico e cutâneo.

Posteriormente fazemos o ajuste do excesso na região sacral, simetrizando e definindo o local do sulco (Fig. 40-6).

Após o fechamento da região posterior, posicionamos a(o) paciente em decúbito dorsal e iniciamos a abdominoplastia, infiltrando as linhas previamente demarcadas, com solução de adrenalina numa concentração de 1:200.000 unidades.

Nas abdominoplastias verticais, retiramos toda a área previamente demarcada, incluindo o coto umbilical. Realizamos a plicatura da aponeurose dos retos com mononáilon 2-0 no sentido vertical e quando necessário no sentido oblíquo, principalmente nas fossas ilíacas (Fig. 40-7).

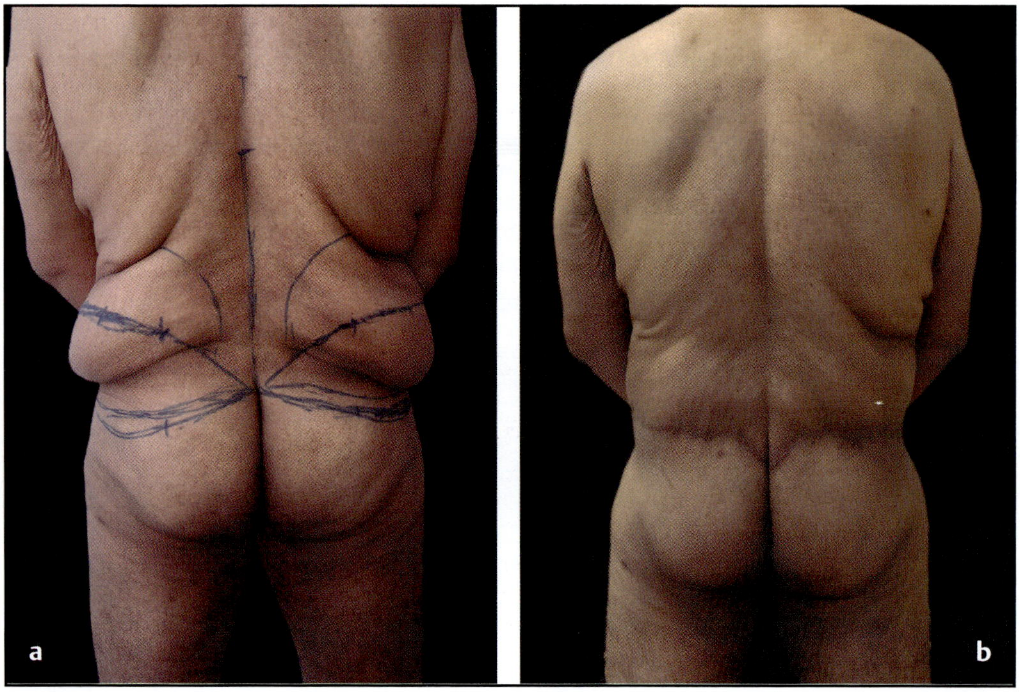

Fig. 40-5. (**a**) Adiposidade lombar com indicação de lipectomia. (**b**) Pós-*lifting* glúteo e lipectomia em abdominoplastia circunferencial.

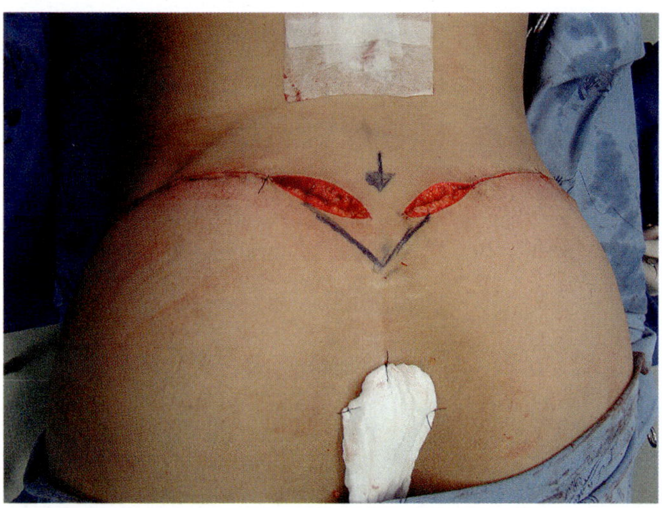

Fig. 40-6. Ajuste da região sacral no final da cirurgia, definindo o sulco e corrigindo assimetrias.

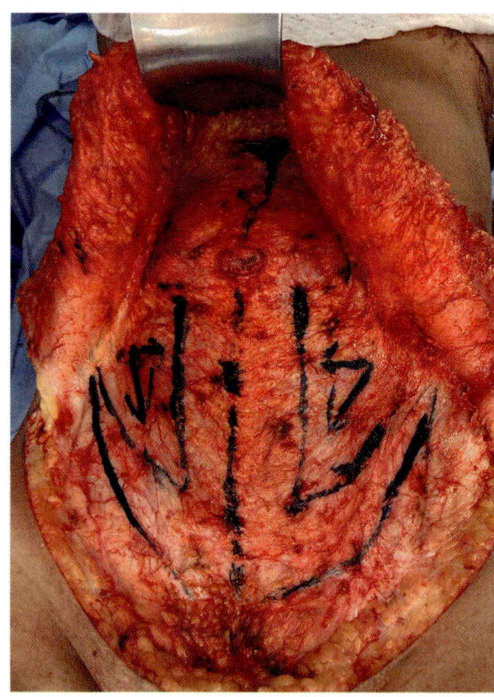

Fig. 40-7. Plicaturas vertical e horizontal da aponeurose.

Fazemos a montagem dos retalhos e realizamos o fechamento da fáscia fixando na aponeurose com objetivo de suprimir o espaço morto e tentar manter a posição mediana da cicatriz; seguido do fechamento da subderme e pele. Nestes casos não utilizamos drenagem.

Neste momento determinamos a nova posição do neoumbigo que depende da anatomia do abdome geralmente entre 10 a 15 cm da cicatriz horizontal. Determinamos as medidas dos retalhos, conforme cada paciente, como inicialmente preconizou Franco, Medeiros e Franco. Tem cerca de 2 × 2 × 1,5 cm, variando com a altura do (a) paciente. Fixamos os retalhos cutâneos na linha média da aponeurose apenas com pontos subdérmicos (Fig. 40-8).

Nas abdominoplastias clássicas, iniciamos com o descolamento até o apêndice xifoide com uma largura suficiente para realizarmos a plicatura da aponeurose dos retos. Isolamos o coto umbilical para posterior reposicionamento, geralmente pela técnica proposta por Juarez Avelar.

Após avaliarmos a quantidade de tecido possível de ser excisada, iniciamos a montagem do retalho superior. Fixação do retalho inicialmente pela fáscia *transversalis* e posteriormente pela subderme e pele. Realizamos a drenagem de rotina com dreno de sucção exteriorizado pela cicatriz cirúrgica.

Quando indicado, fazemos a lipoaspiração do abdome ao mesmo tempo, sendo nas áreas não descoladas, pode ser realizada nos planos profundo e superficial e nas áreas descoladas apenas no plano profundo (Fig. 40-9).

Complicações

A complicação mais frequente é a deiscência, devido à tensão nos retalhos. Geralmente são focais em locais onde provavelmente teve um planejamento inadequado e/ou retirada em excesso.

Outra complicação possível é a liponecrose do retalho adiposo que pode ser devida ao descolamento excessivo e consequente deficiência na vascularização, principalmente quando tentamos projetar e fixá-lo nos terços médio e inferior da região glútea ou pela pressão do retalho cutâneo inferior sobre o retalho adiposo.

Discussão

A grande perda ponderal causa uma flacidez excessiva cutânea circunferencial associada a uma perda de volume e projeção da região glútea, sendo essa última geralmente não percebida pelo paciente. Quase sempre a expectativa é exclusiva de tratamento da região abdominal, daí a importância do diagnóstico e informação das alterações decorrentes da perda ponderal e dos benefícios de um tratamento do segmento corpóreo.

Quando a opção de tratamento está limitada apenas ao abdome, além de permanecer a flacidez na face lateral das coxas e da região glútea, há necessidade de cicatrizes alongadas para acomodar o excesso de pele lateral.

Indicamos a abdominoplastia circunferencial clássica nos seguintes casos:

- Quando a flacidez é predominantemente circunferencial;
- Quando não existe uma cicatriz vertical prévia na parede abdominal e há flacidez vertical associada, mas o paciente não aceita a presença de uma cicatriz vertical.

Indicamos a abdominoplastia circunferencial vertical nos seguintes casos:

- Quando há cicatriz prévia vertical;
- Quando não há cicatriz prévia vertical, mas o paciente entende o benefício da cicatriz vertical para a retirada de maior quantidade de pele e melhor acinturamento do abdome.

A flacidez da região glútea geralmente é corrigida pela retirada de pele na porção superior (*lifting gluteo*), tendo o cuidado da cicatriz final ficar posicionada sob as vestes íntimas ou de banho. Esta posição muitas vezes é regida pela concepção estética do cirurgião ou por questões culturais.

Para se conseguir uma melhora estética da região glútea, a maioria dos autores utiliza uma das seguintes opções para tratamento da perda de volume e projeção: retalho dermoadiposo, retalho exclusivamente adiposo ou retalho mioadiposo.

Utilizamos o retalho adiposo sabendo que a projeção é alcançada apenas no 1/3 superior e médio da região glútea, pois a tentativa de projetar o 1/3 inferior pode acarretar uma tração e sofrimento do retalho com consequente liponecrose e seroma.

A utilização de enxerto de gordura em toda a região glútea para volumetrizar e projetar pode ser a técnica ideal, mas a dificuldade em obter tecido adiposo suficiente e a frequente necessidade de um segundo tempo cirúrgico complementar tornam este procedimento bastante limitado, principalmente nos pacientes pós-bariático.

Utilizamos o implante glúteo de silicone sempre que a paciente desejar um efeito de maior volume e projeção para a região glútea. Nestes casos realizamos a inclusão pela mesma incisão do *lifting glúteo* abordando o músculo glúteo na borda superior e posicionando o implante no plano intramuscular.

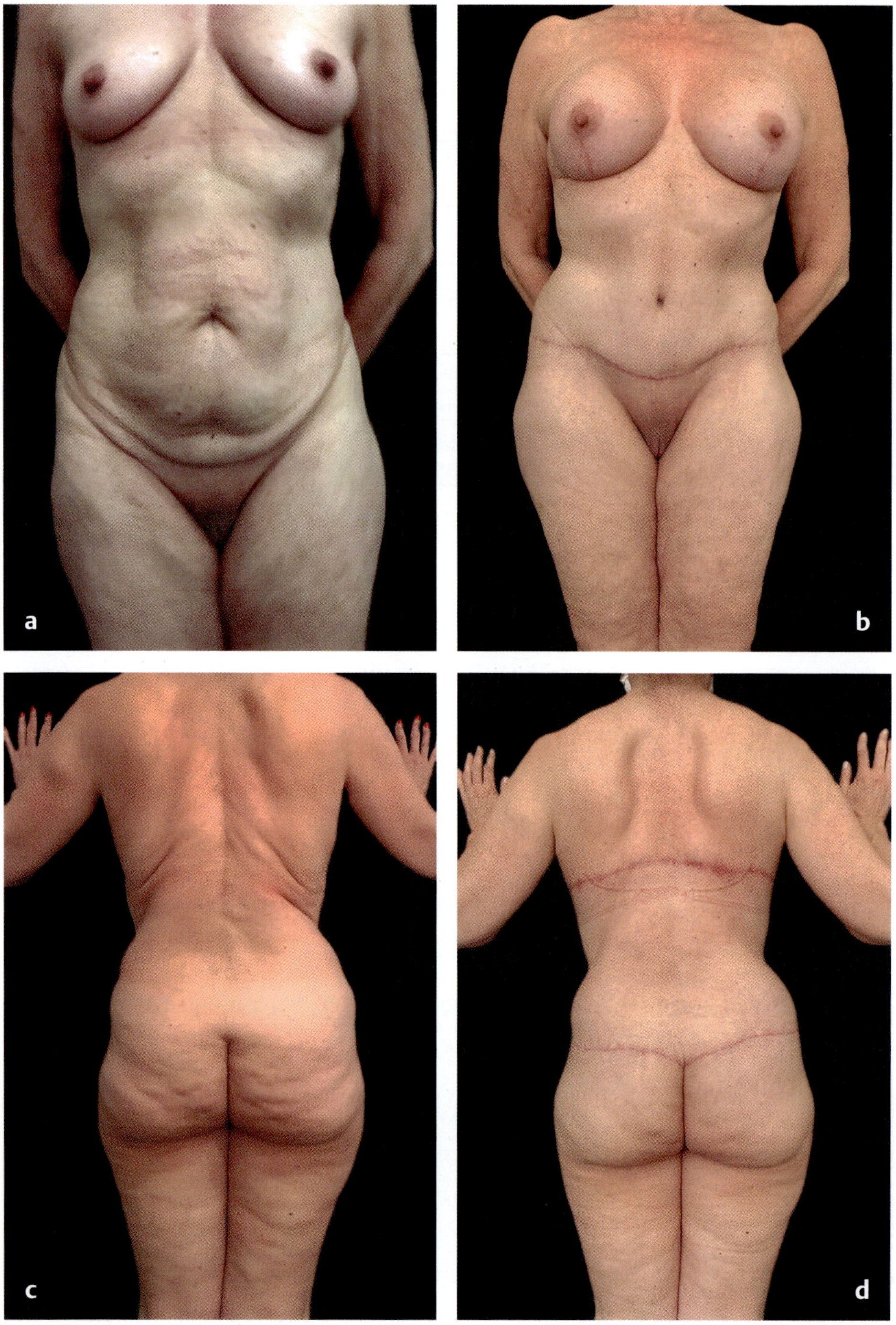

Fig. 40-8. (**a**) Pré-abdominoplastia clássica circunferencial. (**b**) Pós 5 meses de abdominoplastia clássica circunferencial. (**c**) Pré-*lifting* glúteo com retalho adiposo. (**d**) Pós 5 meses de lifting glúteo com retalho adiposo. *(Continua.)*

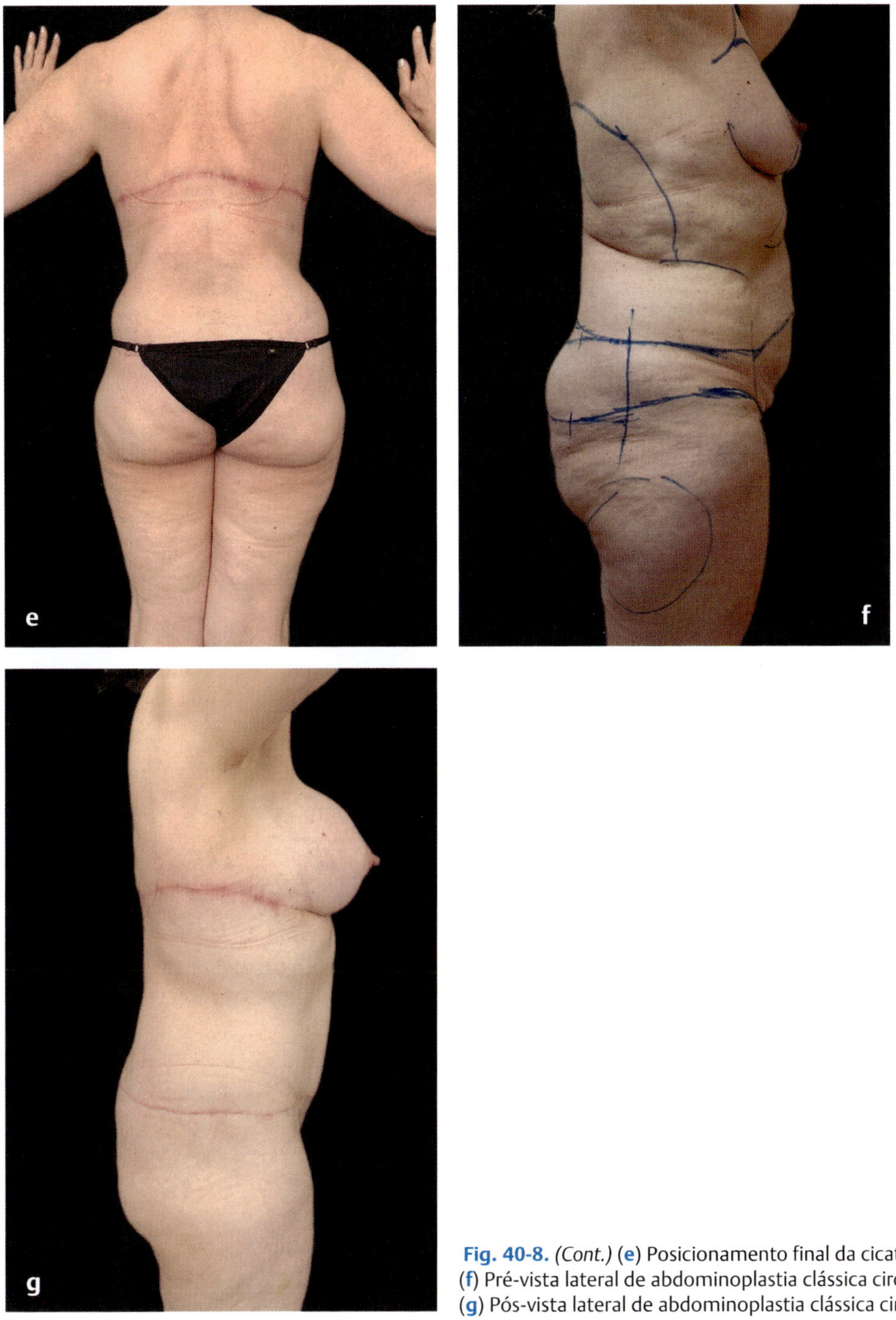

Fig. 40-8. *(Cont.)* (**e**) Posicionamento final da cicatriz sob vestes. (**f**) Pré-vista lateral de abdominoplastia clássica circunferencial. (**g**) Pós-vista lateral de abdominoplastia clássica circunferência.

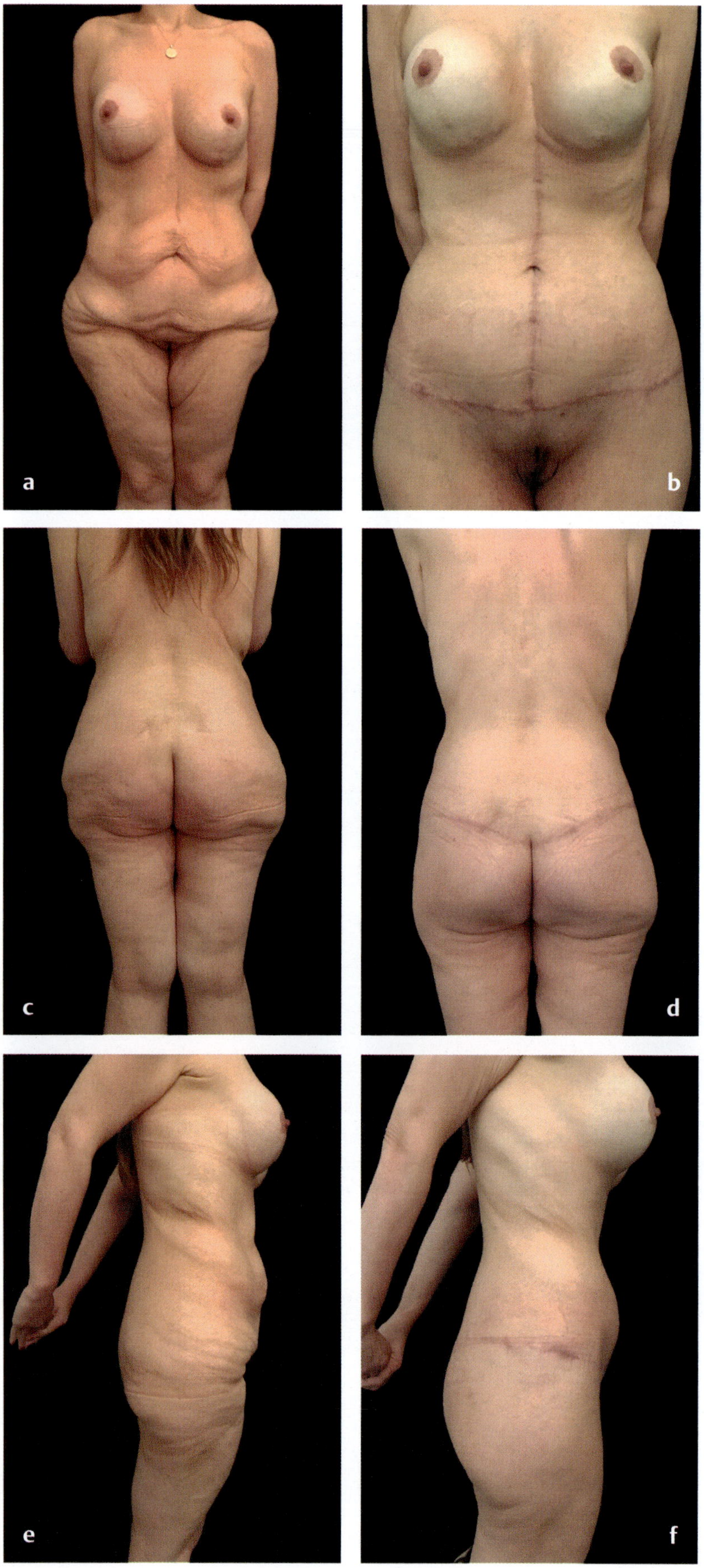

Fig. 40-9. (**a**) Pré-operatório de abdominoplastia circunferencial em T invertido. (**b**) Pós-operatório de abdominoplastia em T invertido. Vista anterior. (**c**) Pré-operatório *lifting* glúteo com retalho adiposo e lipoaspiração lombar e dorso. (**d**) Pós-operatório *lifting* glúteo com retalho adiposo e enxerto de gordura no terço inferior da região glútea. (**e**) Pré-operatório em vista lateral de abdominoplastia circunferencial em T invertido. (**f**) Pós-operatório em vista lateral de abdominoplastia circunferencial em T invertido.

Conclusão

A utilização do retalho gorduroso glúteo em associação à abdominoplastia circunferencial clássica ou em "T" invertido deve sempre ser considerada quando, além da flacidez da região do abdome e quadril, houver também falta de projeção e/ou volume na região glútea.

Portanto na indicação da abdominoplastia circunferencial devemos considerar as alterações do segmento corpóreo inferior e o desejo da(o) paciente.

BIBLIOGRAFIA

AIY Al. Cirurgia do contorno corporal após grandes perdas ponderais. Di Livros, Rio de Janeiro. 2008. p. 13.

Aniceto M, Claudio-da-Silva CS. Body lift: Tratamento do contorno corporal em pacientes ex-obesos. Rev Bras Cir Plast. 2008;23(4):294-301.

Baroudi R. Flankplasty. Ann Plast Surg. 1991;27:404-20.

Cintra W, Modolin M, Rocha RT, et al. Abordagem circunferencial in Cirurgia Plástica pós- Bariátrica,, Rio de Janeiro, Di Livros, 2016, Cap.24. p. 301-18.

Franco D, Medeiros J, Faria C, et al. Umbilical reconstruction for patients with a midline scar. Aesth Plast Surg. 2006;30(5):595-8.

Pascal JF, Louarn CL. Remodeling bodylift with high lateral tension. Aesth Plast Surg. 2002;26:223-30.

Raposo-Amaral CE, Cetrullo Jr. CL, Guidi MC, et al. Bilateral lumbar hip dermal fat rotation flap: A novel technique for autologus augmentation gluteoplasty. Plast Reconstr Surg. 2007;117(6):1781-8.

Rohde C, Gerut ZE. Augmentation buttock-pexy using autologus tissue following massive weigth loss. Aesthet Surg J. 2005;25(6):576-81.

Rubin JP, Jewel ML Richter DF, et al. Body Contouring and Liposuction. Elsevir. 2013.

Sozer S O, Agullo F J, Palladino H. Autologus buttock augmentation with split gluteus maximus myocutaneous flap. Plast Reconst Surg. Abstract Supplement. 2010:72.

Tavares Filho JM, Belerique M, Franco D, Franco T. Dermolipectomy of the pubic area associated with abdominoplasty. Aesth Plast Surg. 2007;31:12-15

Tavares Filho JM, Franco D, Franco T. Abdominoplasty on patients with previous surgical scars.in New concepts on abdominoplasty and further applications. São Paulo, Springer. 2016;33:523-9.

Tavares Filho JM, Franco D, Franco T. Posbariatric buttok contouring with dermolipectomy and gluteal implants. Aesth Plastic Surg. 2011;35(4):589-92.

Vídeo Aula

Vídeo Cirurgia

CAPÍTULO 41

NEO-ONFALOPLASTIA: INDICAÇÕES E ESCOLHAS

Alfredo Donnabella

INTRODUÇÃO

A obesidade tornou-se uma epidemia mundial com repercussões importantes na saúde dos indivíduos. Na última década a cirurgia bariátrica tornou-se um procedimento rotineiro e é o melhor método de controle ou tratamento da obesidade. Com os bons resultados deste procedimento, os pacientes têm importante perda de peso e, consequentemente, excessos de pele em toda superfície corporal.

A abdominoplastia é a cirurgia plástica mais solicitada por estes pacientes devido ao frequente aparecimento de flacidez de pele na região abdominal, conhecida como "abdome em avental". As alterações mais comumente encontradas são as dobras cutâneas em vários estágios e, às vezes, múltiplas, nos sentidos laterolateral (circular) e craniocaudal (vertical), com distorção da cicatriz umbilical.

A cicatriz umbilical, apesar de deprimida e aderida aos planos profundos, é a única cicatriz no corpo humano que o indivíduo faz questão de possuir, talvez por ser o último resquício da vida uterina. Uma boa aparência estética do abdome está diretamente relacionada com uma cicatriz umbilical de boa conformação. A nova cicatriz umbilical pós-abdominoplastia deve ter um aspecto natural, com boa forma e posicionamento, e não apresentar estenose ou alargamentos.

ANATOMIA DA CICATRIZ UMBILICAL

O suprimento vascular do umbigo se dá principalmente pelos ramos perfurantes septocutâneos e musculocutâneos do ramo medial da artéria epigástrica inferior e pelo ligamento umbilical mediano, além das veias que os acompanham. As perfurantes mostram associação íntima ao músculo reto abdominal e sua aponeurose em seu trajeto até a base do umbigo.

A cicatriz umbilical é descrita como uma cicatriz deprimida rodeada por uma dobra natural de pele de cerca de 1,5 a 2,5 centímetros de diâmetro. A base enrugada é denominada mamelão, e a porção superior que circunda a porção deprimida é chamada de rodete. Usualmente localiza-se na altura de uma linha que une o ponto mais alto das duas cristas ilíacas anterossuperiores, entre o terceiro e o quarto discos lombares.

Rohrich *et al.* mostraram que no plano sagital a cicatriz umbilical apresenta uma lateralidade, para direita ou esquerda, em 98,3% dos indivíduos, ou seja, apenas 1,7% das cicatrizes umbilicais realmente se localizam na linha mediana. Esta posição lateralizada pode chegar a 8% da largura do abdome.

Deos chamou a atenção para a posição do umbigo no plano horizontal, ou seja, a cicatriz umbilical localizada numa posição mais cranial dá a sensação de um abdome mais longo e um quadril mais estreito, normalmente encontrado em pacientes magros (Fig. 41-1a). Quando a cicatriz está localizada

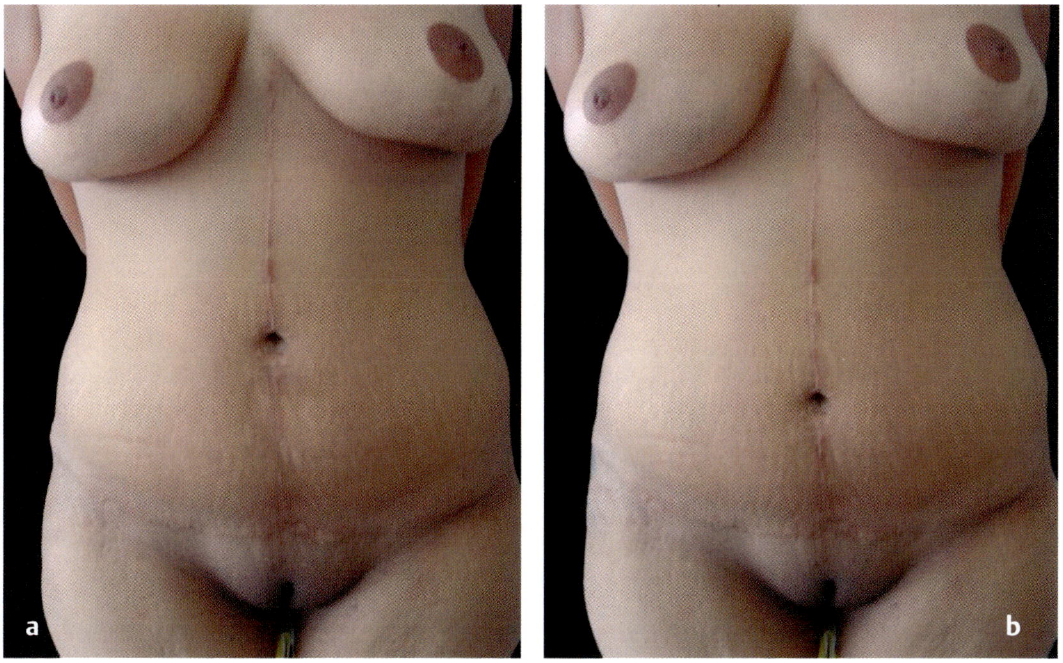

Fig. 41-1. (a-b) Posição horizontal da cicatriz umbilical.

mais inferiormente a sensação é oposta, abdome mais curto e quadril largo, como encontrado em pacientes acima do peso ideal (Fig. 41-1b). Guerrerosantos *et al.* propuseram a localização do neoumbigo aproximadamente 1 cm acima da linha horizontal que conecta as 2 cristas ilíacas.

Craig *et al.* fizeram uma análise sobre a forma mais graciosa da cicatriz umbilical e concluíram que ela deve ser pequena, com uma silhueta em "T" na profundidade, arredondada ou ovalada, e com uma discreta dobra de pele em sua porção superior.

INDICAÇÕES

Uma das opções para definir qual técnica de abdominoplastia a ser utilizada em pacientes com grande perda ponderal, é utilizar a escala de Pittsburgh, proposta por Hurwitz et al. (Quadro 41-1). A imensa maioria dos pacientes se enquadra nos graus 3 e 4, com indicação de abdominoplastia com ou sem cicatriz mediana. A presença da cicatriz mediana é muito importante, pois ela pode definir qual método de onfaloplastia poderá ser usado.

Na abdominoplastia clássica deve-se, sempre que possível, preservar o coto umbilical fazendo sua exteriorização pelo retalho abdominal. A técnica usada nestes casos deve ser a que melhor se adapta ao estilo de cada cirurgião. Onfaloplastias circulares ou triangulares, com ou sem fixação do retalho abdominal ou do próprio coto umbilical, trazem resultados similares. É muito importante frisar que estes pacientes frequentemente apresentam um coto umbilical longo, com necessidade de amputação de sua porção mais distal para diminuir chance de isquemia ou necrose da pele. Na presença de hérnias umbilicais, quando o coto umbilical não pode ser utilizado, deve-se optar pela neo-onfaloplastia. Nestes casos, como o resultado costuma ser limitado pela dificuldade em se conseguir uma boa profundidade do neoumbigo, sugere-se utilizar técnica descrita por Abreu, que não remove a gordura no local da neo-onfaloplastia.

Na abdominoplastia com cicatriz mediana, âncora ou flor de lis, pode-se aproveitar o coto umbilical remanescente ou realizar uma neo-onfaloplastia. Vallim *et al.* relataram que tanto cirurgiões quanto pacientes preferem a neo-onfaloplastia à onfaloplastia tradicional com reinserção do umbigo original na cicatriz vertical.

Estima-se que cerca de 20 a 30% das cirurgias bariátricas abertas vão evoluir com hérnia incisional e, em alguns casos, esta hérnia engloba a cicatriz umbilical. Nestes casos o risco de sofrimento ou necrose do coto umbilical é grande, portanto a neo-onfaloplastia primária é uma ótima opção.

Quadro 41-1. Escala de Pittsburgh para abdome

Classificação	Descrição	Tratamento
Grau 1	Normal	Sem indicação cirúrgica
Grau 2	Excesso de pele, presença de rugas com excesso moderado de gordura, mas sem dobras	Miniabdominoplastia ou lipoaspiração
Grau 3	Abdome em avental	Abdominoplastia clássica
Grau 4	Múltiplas dobras com excesso de tecido no epigástrio	Abdominoplastia modificada, incluindo flor de lis (âncora) ou *upper body lift*

Sisti *et al.* encontraram 77 artigos numa revisão de 1955 a 2018. Sessenta técnicas diferentes para a reconstrução de um umbigo faltante foram descritas: 56 retalhos, dois enxertos e duas técnicas combinadas de retalho e enxerto foram descritos. Neo-onfaloplastia durante abdominoplastia em "T" invertido usando a técnica de dois retalhos pediculares retangulares laterais foi descrita em quatro artigos.

TÉCNICA

A tática descrita pelo autor é uma modificação da técnica de Franco e Medeiros em que as unidades anatômicas da cicatriz umbilical – mamelão, sulco e rodete – são reconstruídas passo a passo.

Para reconstrução da cicatriz umbilical são utilizados dois retalhos em forma de trapézios paralelos, que são suturados entre si e fixados à aponeurose dos músculos retos abdominais. Estes trapézios devem medir 1,5 centímetros de altura por 2,0 centímetros de largura em sua porção distal, e 3,0 centímetros em sua base, mas podem ser um pouco maiores (Fig. 41-2). Os retalhos devem ter a transição com a pele em forma curvilínea e não em ângulo reto. Também deve ser observada a forma curvilínea em sua porção distal.

A fixação dos retalhos é feita com dois pontos paralelos que atingem a derme do retalho de um lado, a aponeurose em sua linha mediana, e a derme do retalho do lado oposto (Fig. 41-3a,b). Com a fixação dos dois retalhos, comprimindo-se a borda distal dos mesmos na aponeurose, consegue-se formar o mamelão. Ao incluir a derme do retalho na sutura há um pregueamento nos retalhos que configura o aspecto do sulco umbilical (Fig. 41-3c).

Como é impossível aprofundar o mamelão além da aponeurose, a solução é elevar os tecidos ao redor do neoumbigo para conseguir uma profundidade adequada do mesmo. Para tanto realiza-se aproximação do tecido gorduroso ao redor da nova cicatriz umbilical com fio 1 de poliglactina e agulha cilíndrica de 4,0 centímetros para incluir a maior quantidade

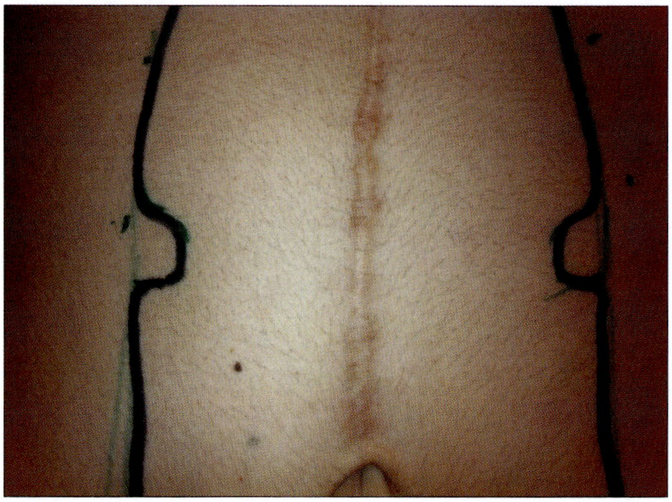

Fig. 41-2. Marcação dos retalhos, transição curvilínea pele/retalho (setas). Umbigo no plano horizontal.

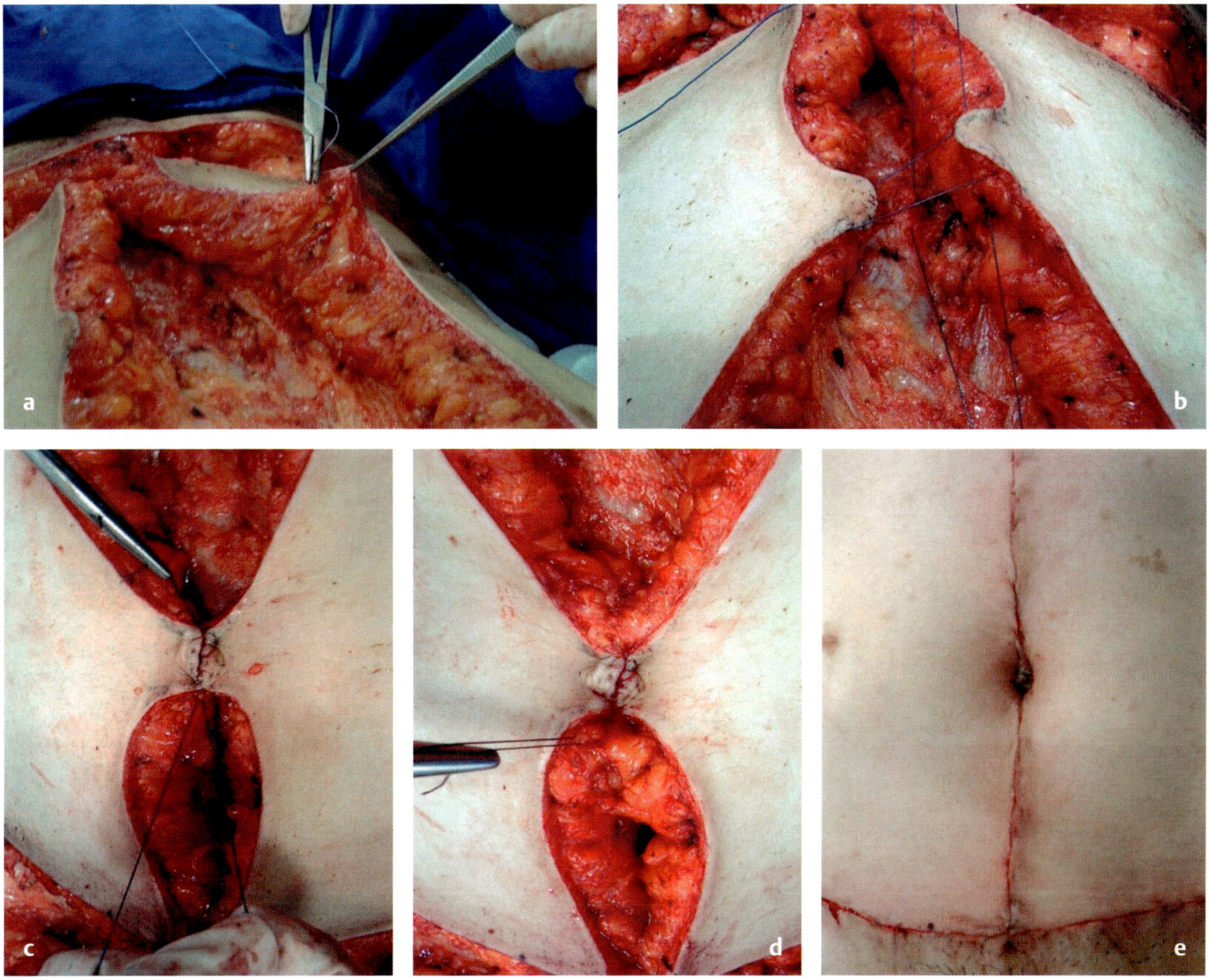

Fig. 41-3. (a) Fixação dos retalhos, ponto atingindo a derme do retalho. (b) Fixação dos retalhos, ponto atingindo os retalhos laterais e aponeurose. (c) Retalhos fixados na aponeurose, formação do mamelão e sulco. (d) Aproximação da gordura ao redor do neoumbigo. (e) Resultado final do neoumbigo.

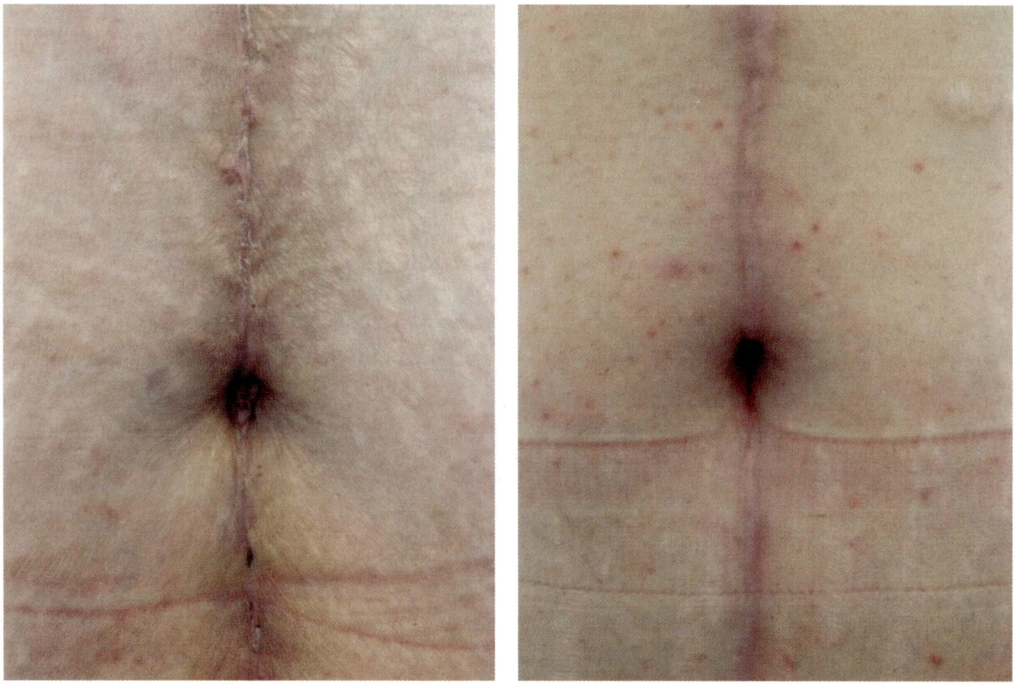

Fig. 41-4. Posição do umbigo no plano horizontal no pós-operatório tardio.

de tecido possível (Fig. 41-3d). É importante o cuidado de não apertar muito estas suturas para evitar a liponecrose. Com a aproximação do tecido gorduroso adjacente à nova cicatriz umbilical, pela elevação das bordas ao redor da mesma, define-se a profundidade necessária do neoumbigo.

O procedimento é concluído com a sutura da pele (Fig. 41-3e). Pelo fato de os retalhos serem curtos, ocorre uma curvatura na pele ao redor da nova cicatriz umbilical com a formação do rodete. Com o passar do tempo espera-se que ocorra a ptose da pele localizada na porção cranial, formando uma discreta prega, que dá mais naturalidade à reconstrução final.

Observa-se no final da reconstrução um novo umbigo com boa conformação, boa profundidade e com todos os elementos anatômicos bem definidos (Fig. 41-4).

CONCLUSÃO

Com esta técnica consegue-se a formação de todas as unidades anatômicas, além de uma boa profundidade nas cicatrizes umbilicais reconstruídas. A reconstrução do mamelão possibilita manter a base aberta, em formato de "U". Mantendo-se uma curva na base do retalho, em vez de ângulo reto, evita-se a aproximação das bordas e, deste modo, consegue-se uma cicatriz umbilical mais arredondada, evitando-se uma cicatriz mais fechada. Como não há cicatriz circular, não se observa qualquer caso de estenose umbilical, evitando também o estigma de umbigo operado. Não se tem evidenciado cicatrização patológica (hipertrofia ou queloide) na nova cicatriz umbilical.

A grande dificuldade da reconstrução da cicatriz umbilical é conseguir uma profundidade adequada, em particular quando o paciente apresenta panículo adiposo escasso. Esta tática, por se preocupar em trazer tecido gorduroso adjacente, consegue resolver esta questão.

BIBLIOGRAFIA

Abreu Ng JA. Abdominoplastias: neo-onfaloplastias sem cicatriz e sem excisão de gordura. Rev Bras Cir Plást. 2010;25(3):499-503.

Barbosa MVJ, Nahas FX, Neto MAS, Ferreira LM. Strategies in umbilical reconstruction. Journal of Plastic, Reconstructive & Aesthetic Surgery. 2009;62:e147ee150.

Cavalcante ELF. Neo-umbilicoplasty as an option in umbilical reconstruction in abdominal anchor dermolipectomy post gastroplasty. Rev Bras Cir Plast. 2010;25(3):509-18.

Craig SB, Faller MS, Puckett CL. In search of the ideal female umbilicus. Plast Recontr Surg. 2000;105:389-92.

Donnabella A. Anatomical reconstruction of the umbilicus. Rev Bras Cir Plást. 2013;28:119-23.

Franco D, Medeiros J, Farias C, Franco T. Umbilical reconstruction for pacients with a midline scar. Aesth Plast Surg. 2006;30:595-8.

Guerrerosantos J, Dicksheet S, Carrillo C, Sandoval M. Umbilical reconstruction with secondary abdominoplasty. Ann Plast Surg. 1980;5:139-44.

Kokuba EM, et al. Reconstruction technique for umbilical endometriosis. Int J Gynaecol Obstet. 2006;94(1):37-40.

Mendes FH, Donnabella A, Moreira ARF. Fleur-de-lis adbominoplasty and neo-umbilicus. Clinics in Plastic Surgery. 2019;46(1):49-60.

O'Deya DM, Heimburga DV, Prescherb A, Palluaa, N. The arterial vascularisation of the abdominal wall with special regard to the umbilicus. The British Association of Plastic Surgeons. 2004;57:392-7.

Rohrich RJ, Sorokin ES, BrownSA, Gibby DL. Is the umbilicus truly midline? Clinical and medicolegal implications. Plast Recontr Surg. 2003;112:259-63.

Sisti A, Huayllani MT, Boczar D, et al. Umbilical reconstruction techniques: a literature review. Aesth Plast Surg. 2021;45:1078-96.

Song AY, Raymond D, et al. A classification of contour deformities after bariatric weigth loss: the Pittsburgh rating scale. Plast Reconstr Surg. 2005;116:1535-44.

Vallim MG, Calderoni DR, Bueno MA, et al. Patient versus surgeon preferences between traditional and neo-omphaloplasty in post-bariatric abdominoplasty. Aesthet Plast Surg. 2017;41:102-7.

Vídeo Aula

ASSOCIAÇÃO DE TECNOLOGIAS PARA RETRAÇÃO DE PELE NAS LIPOASPIRAÇÕES E ABDOMINOPLASTIAS

Murillo Francisco Pires Fraga ▪ Arthur Arantes Carlos ▪ João Maximiliano Pedron Martins
Gustavo Aquino

INTRODUÇÃO

Dujarrier, em 1920, foi o primeiro a descrever a remoção de gordura para melhora do contorno corporal. Desde então a lipoaspiração vem evoluindo de forma extraordinária. A padronização e popularização da técnica descrita por Illouz na década de 1980 revolucionou o procedimento. Em 1988, Klein contribuiu com a anestesia tumescente reduzindo a perda sanguínea e as equimoses pós-operatórias. Vimos uma avalanche de novas tecnologias surgirem para melhorar os resultados cirúrgicos e agregar valor aos procedimentos. No entanto, devemos escolher muito bem quais são os tratamentos e aparelhos que realmente beneficiam os pacientes. Temos um grande número de novas máquinas e é necessário estudar e compreender quais impactam o resultado final.

A lipoaspiração isolada ou associada à abdominoplastia passou por diversas mudanças ao longo das últimas décadas. Os materiais cirúrgicos (cânulas e aparelhos de lipoaspiração) evoluíram, a técnica infiltrativa tornou-se o padrão e os índices de complicações diminuíram vertiginosamente. Apesar de tudo isso, a flacidez de pele continuou a ser um dos "calcanhares de Aquiles" do procedimento. Aqueles casos limítrofes de indicação de apenas lipoaspiração ou associação de lipoabdominoplastia continuam a ser um desafio para o cirurgião.

A lipoaspiração assistida por sucção promove uma retração de pele ao redor de 10%. Esse resultado ocorre pela simples redução do tecido subcutâneo e pelo trauma não térmico. A inflamação da matriz fibrocolágena gera novos vasos sanguíneos, colágeno e tecido cicatricial. Em busca de melhorar a retração de pele, novos dispositivos passaram a ser estudados.

TECNOLOGIAS

Laser

Um dos primeiros aparelhos a serem utilizados em combinação com a cirurgia foi o *laser*. Apfelberg, na década de 1990, iniciou os estudos com o YAG *laser* (*Ytrium, Aluminium* e *Garnet*) com o objetivo de lise de adipócitos por dano térmico. A perda sanguínea também era menor, bem como menos equimose e algum grau de retração de pele.

Essa tecnologia também avançou e os equipamentos com um comprimento de onda entre 900 e 2.800 nm são os mais efetivos para causar uma fototermólise efetiva.

Apesar de inúmeros estudos mostrarem resultados promissores, não há nenhum trabalho prospectivo e randomizado que tenha mostrado o benefício da técnica em relação aos métodos convencionais. E ainda há risco aumentado de queimadura térmica, aumento nos custos da cirurgia e tempo mais prolongado. Portanto, do ponto de vista científico, não há um benefício claro dessa tecnologia.

Radiofrequência

As radiofrequências associadas à lipoaspiração e abdominoplastia vêm sendo muito estudadas por seus efeitos de neocolagênese e retração de pele. O conceito é o de prover um aumento de temperatura interno (60-85° C) preservando a temperatura externa (em torno de 40-42° C). Os efeitos térmicos da corrente alternada de radiofrequência (RF) permitem mudanças previsíveis no tecido que podem ser usadas para alcançar resultados terapêuticos benéficos. A desnaturação de proteínas que leva à coagulação dos tecidos moles é um dos efeitos mais versáteis e amplamente utilizados. Durante o processo de desnaturação, as ligações cruzadas hidrotérmicas entre as moléculas de proteína, como o colágeno, são quebradas instantaneamente e então rapidamente reformadas conforme o tecido esfria. Isso leva à criação de aglomerados uniformes de coágulos de proteína por meio do processo de coagulação, que resulta em contração previsível do tecido mole. Há um estímulo da neocolagênese e a remodelação do colágeno em longo prazo.

Os dois principais aparelhos disponíveis hoje no mercado e que utilizam a radiofrequência como princípio são: *radiofrequency-assisted lypolisis* e radiofrequência associada a jato de plasma.

Radiofrequência Associada a Jato de Plasma

A radiofrequência associada a jato de plasma (RFJP) foi desenvolvida através de uma associação do gás hélio à RF como energia para resultar no J plasma (Clearwater, FL). A tecnologia foi desenvolvida para gerar aumento rápido e exuberante da temperatura (85° C) promovendo o encurtamento das fibras do trato fibrosseptal com geração de retração de pele. No sistema J plasma, a energia de RF é gerada por um aparelho eletrocirúrgico e fornecida através de uma peça de mão que é usada para energizar o gás hélio. Isto gera um fluxo de saída de elétrons que forma o plasma, que é conhecido como o quarto estado da matéria (Fig. 42-1). O plasma é gerado quando o gás hélio passa pelo eletrodo energizado, permitindo que o calor seja aplicado ao tecido de duas maneiras diferentes e distintas. O feixe de

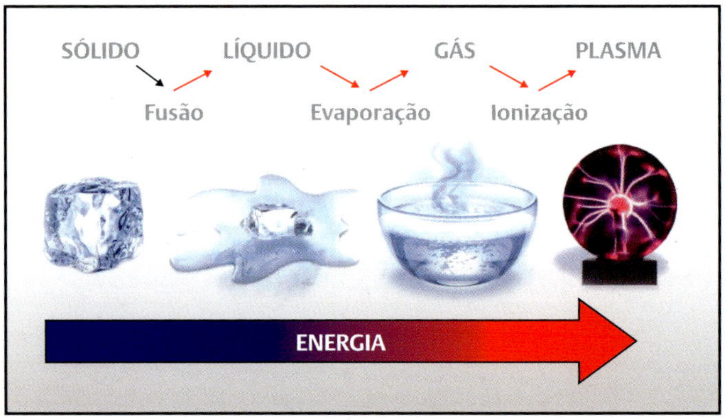

Fig. 42-1. Quarto estado da matéria – plasma.

plasma fornece calor por meio da ionização e neutralização rápida dos átomos de hélio. Uma parte da energia de RF que passa pela impedância do tecido gera pequena quantidade de calor adicional, um processo conhecido como aquecimento Joule. Em outras palavras, a coagulação e a contração dos tecidos moles ocorrem por meio de aquecimento e resfriamento rápido pela transferência de calor condutiva para o tecido circundante por meio do hélio ionizado. A cada passada do dispositivo J plasma ativado, a energia de RF encontrará tecidos com impedância variável e mudará continuamente os caminhos de transferência de calor. A energia elétrica segue o caminho de menor resistência, o usuário não precisa redirecionar a peça de mão e o tecido é tratado em 360°C. Esta tecnologia permite um aquecimento quase instantâneo dos tecidos moles a 85° C, por 0,040 a 0,080 s (Fig. 42-2). Como resultado, há menos transferência de calor para o tecido adjacente em comparação com outros dispositivos baseados em calor. Em um estudo pré-clínico, a temperatura da superfície da pele atingiu um máximo de 41° C, um aumento de menos de 4° C. Apenas 1 a 2% do gás hélio é ionizado, o restante funciona como dissipador do calor, evitando o aumento de temperatura na pele e a possibilidade de queimadura.

O dispositivo manual deve ser passado em toda a superfície a ser tratada com uma velocidade de retração da cânula de 1 a 2 cm por segundo. A potência varia de 50 a 85% e o fluxo de gás de 1,5 a 2,5 litros, dependendo da área que está sendo tratada. Regiões de pele mais espessa (dorso e abdome) podem receber a potência maior, enquanto as de pele mais fina (coxas e braços) toleram menos energia. Há uma retração de pele imediata logo após o procedimento que permanece evidente ao longo dos primeiros meses. No entanto, não há dados na literatura que permitam dizer por quanto tempo esse efeito perdurará.

No Brasil, o aparelho recebeu aprovação da Anvisa no final do ano de 2020. Ao longo do período de dezembro de 2020 a dezembro 2021, o autor principal associou esta tecnologia a cirurgias de contorno corporal em 57 casos (Figs. 42-3 e 42-4). Nessa casuística não houve nenhuma queimadura ou intercorrência maior. Os melhores resultados foram obtidos nas pacientes com qualidade de pele boa ou com uma flacidez leve. Nas pacientes com flacidez maior foi necessário associar ressecção de pele (mini ou abdominoplastia).

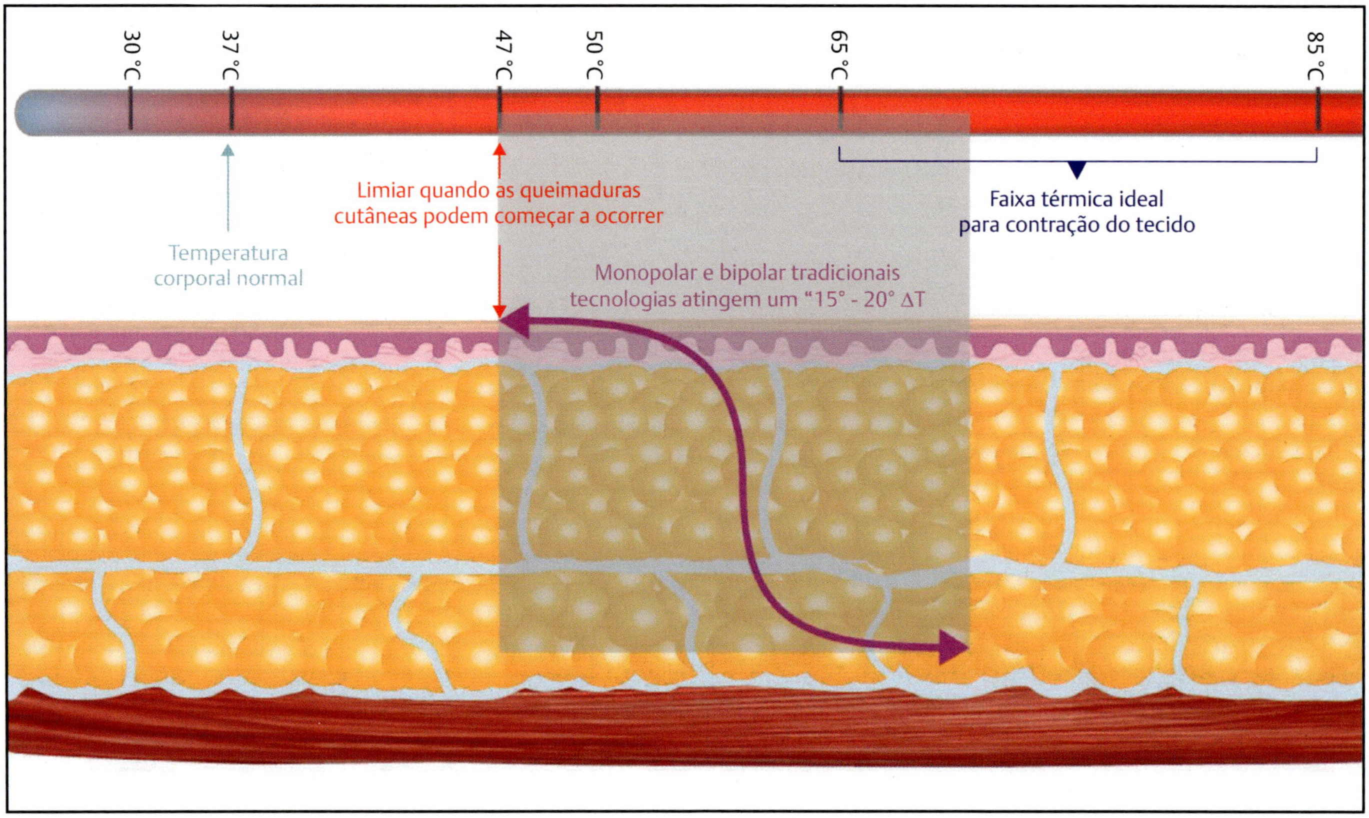

Fig. 42-2. Temperatura ideal para contração do tecido (65 a 85° C). As tecnologias de radiofrequência mono e bipolares tradicionais promovem aumento de temperatura de 15 a 20° C. O J plasma garante um gradiente de 45° C em relação à temperatura basal promovendo maior retração do tecido.

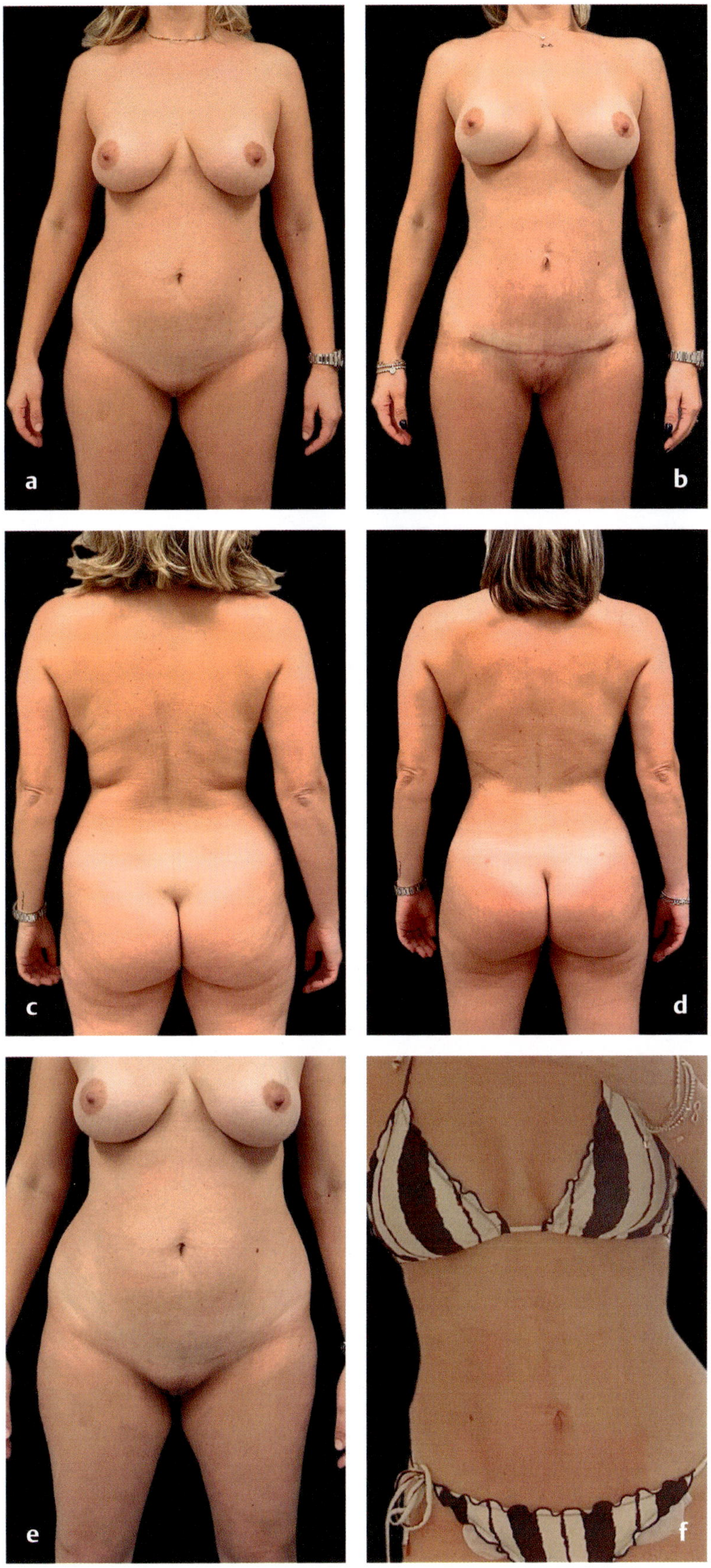

Fig. 42-3. (a-f) Pré e pós-operatório de 6 meses de lipoaspiração associada a RFJP com ressecção de pequeno fuso de pele inferior.

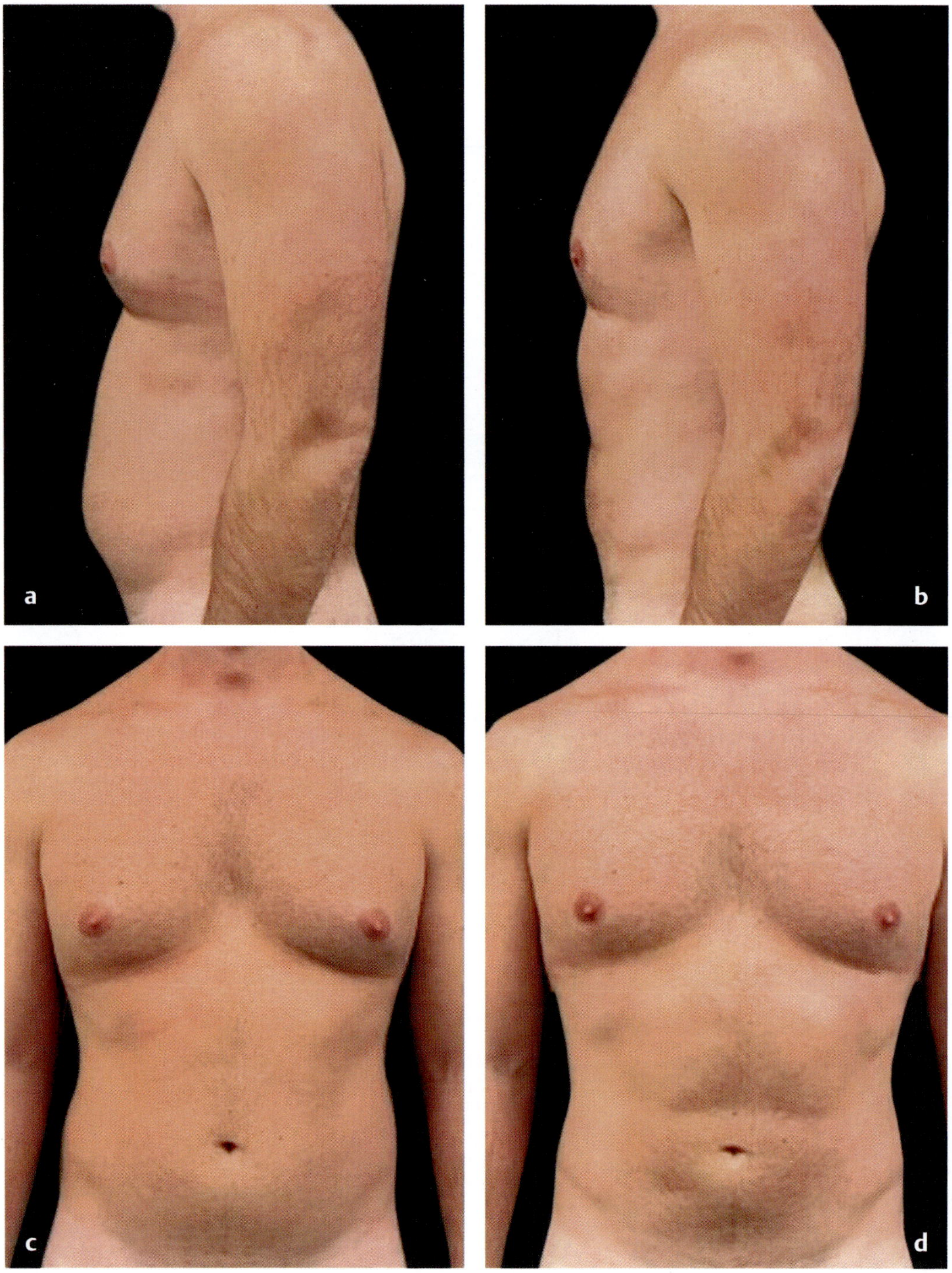

Fig. 42-4. (**a-d**) Pré e pós-operatório de 8 meses (lipoaspiração e RFJP).

Radiofrequency Assisted Lypolisis

A tecnologia *radiofrequency assisted lypolisis* (RFAL) é um procedimento minimamente invasivo e não excisional que fornece lipocoagulação e contração dos tecidos por meio da utilização de um aplicador bipolar na zona desejada. A energia de RF faz parte do espectro eletromagnético, com uma faixa de frequência que depende da tecnologia do dispositivo. Na medicina, em geral, a energia de RF é uma corrente elétrica alternada de alta frequência que opera na faixa de 100 quilo-hertz a 6 mega-hertz. Em nível celular, a corrente alternada de RF flui positiva e negativamente entre os eletrodos carregados do dispositivo. A natureza alternada desta corrente causa micro-oscilações nas moléculas por todo o tecido pelo qual a RF está fluindo. O movimento micromolecular e os resultados destas micro-oscilações geram calor e este é o caminho final para o efeito terapêutico desejado desta energia. Duncan, em 2013, observou que a aplicação de energia de radiofrequência (RF) na camada subcutânea resultou em uma redução da área de superfície de cerca de 26% por contração das fibras de colágeno dérmico.

Existem aplicadores de RFAL para serem utilizados para lipocoagulação tanto na área corporal como facial. A radiofrequência flui através do tecido adiposo, do eletrodo interno para o externo, fornecendo até 70 watts de energia. Isto gera um aumento de temperatura de 20°C/cm³/segundo. O eletrodo externo se move suavemente ao longo da superfície da pele, em conjunto com o eletrodo interno em uma configuração bipolar. Enquanto o eletrodo externo sempre se movimenta sobre a superfície da pele, o interno deve passar pelas camadas de gordura profunda, intermediária e superficial para tratar o tecido adiposo entre 1,5-5 cm de profundidade. Ao redor de 1-2 cm do eletrodo interno, as temperaturas chegam até 70°C, causando contração do tecido e liquefação adiposa. O movimento dos aplicadores de RFAL deve ser feito para frente e para trás, de forma uniforme, na área de tratamento planejada. Ao se alcançar a temperatura desejada, a RF fornece um forte efeito ablativo e coagulante no tecido adiposo, vasos sanguíneos e no trato fibrosseptal.

A temperatura do corpo do paciente após infiltração de anestesia tumescente é de cerca de 28-30°C. A temperatura desejada da pele é de 38-42°C e a temperatura de coagulação térmica ideal para lipocoagulação e contração do trato fibrosseptal é de 60-70°C. A tela da estação de trabalho permite ao usuário médico definir a temperatura de corte para o eletrodo externo epidérmico, bem como para o eletrodo interno revestido.

Este aparelho também tem aprovação da FDA e da Anvisa e chegou ao mercado Brasileiro no final de 2020 (Fig. 42-5). No período de novembro de 2020 a novembro de 2021, o autor principal realizou 48 cirurgias de contorno corporal utilizando essa tecnologia (Figs. 42-6 a 42-8). Assim como o J plasma, não houve nenhum caso de queimadura ou intercorrência maior. Observamos menor sangramento quando associado à lipoaspiração e menos equimose e dor.

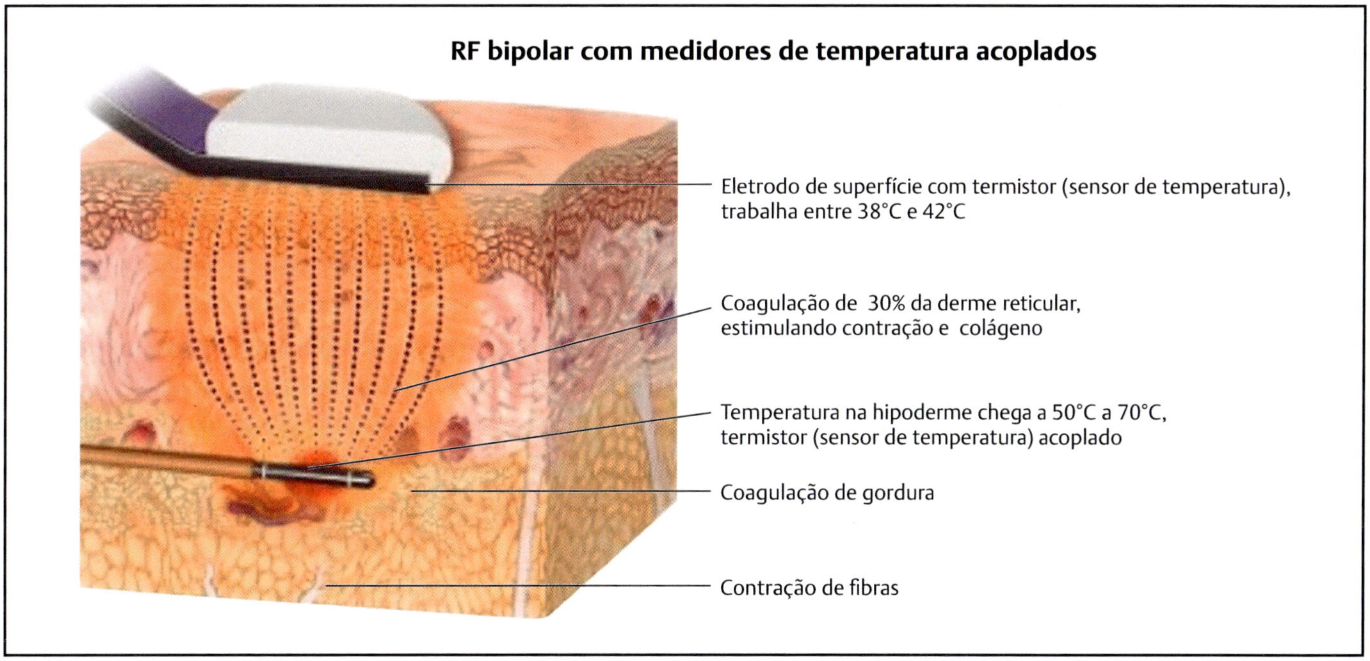

Fig. 42-5. RFAL (*Radiofrequency assisted lypolisis*).

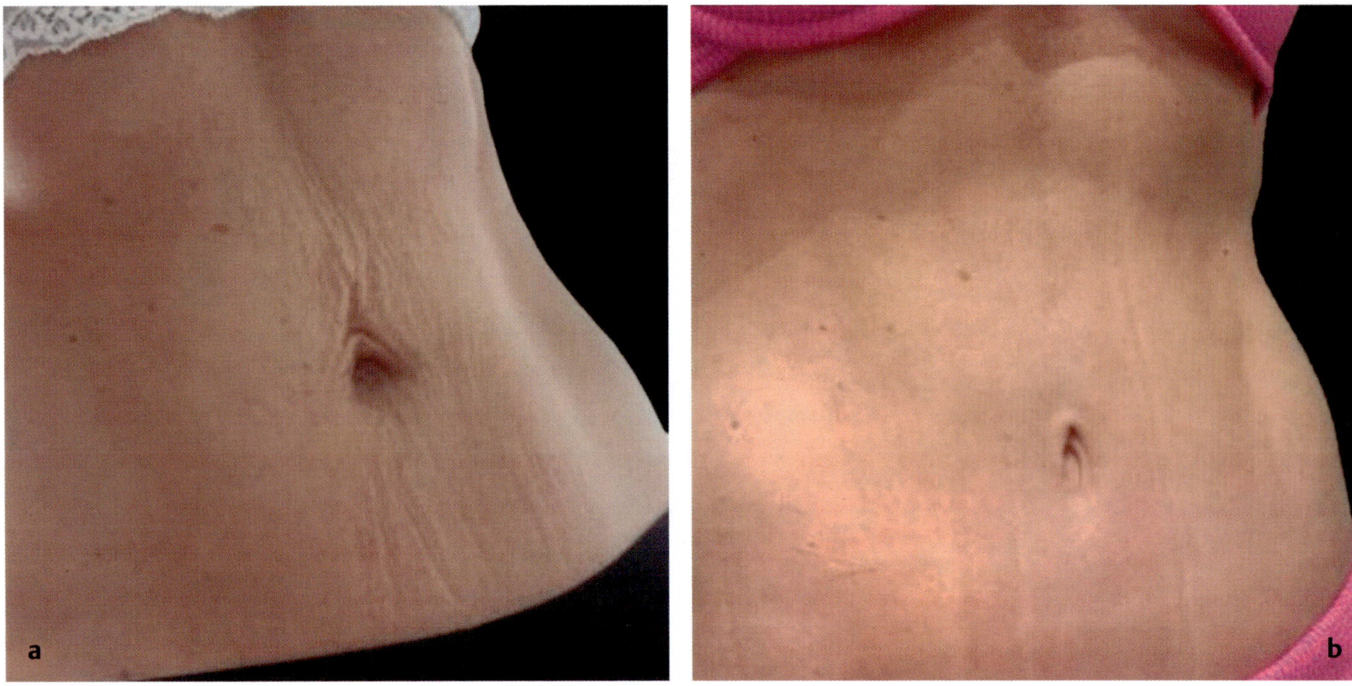

Fig. 42-6. (**a**, **b**) Pré e pós-operatório de 8 meses RFAL.

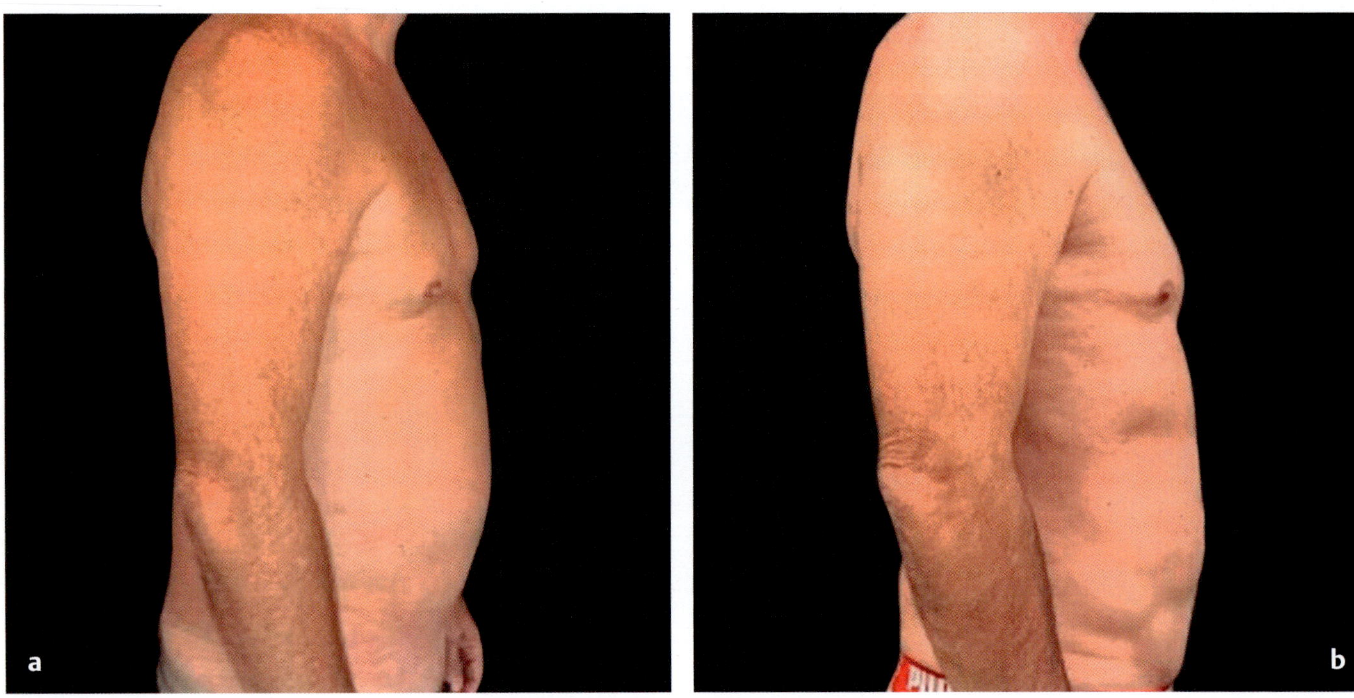

Fig. 42-7. (**a-d**) Pré e pós-operatório de 10 meses RFAL. *(Continua.)*

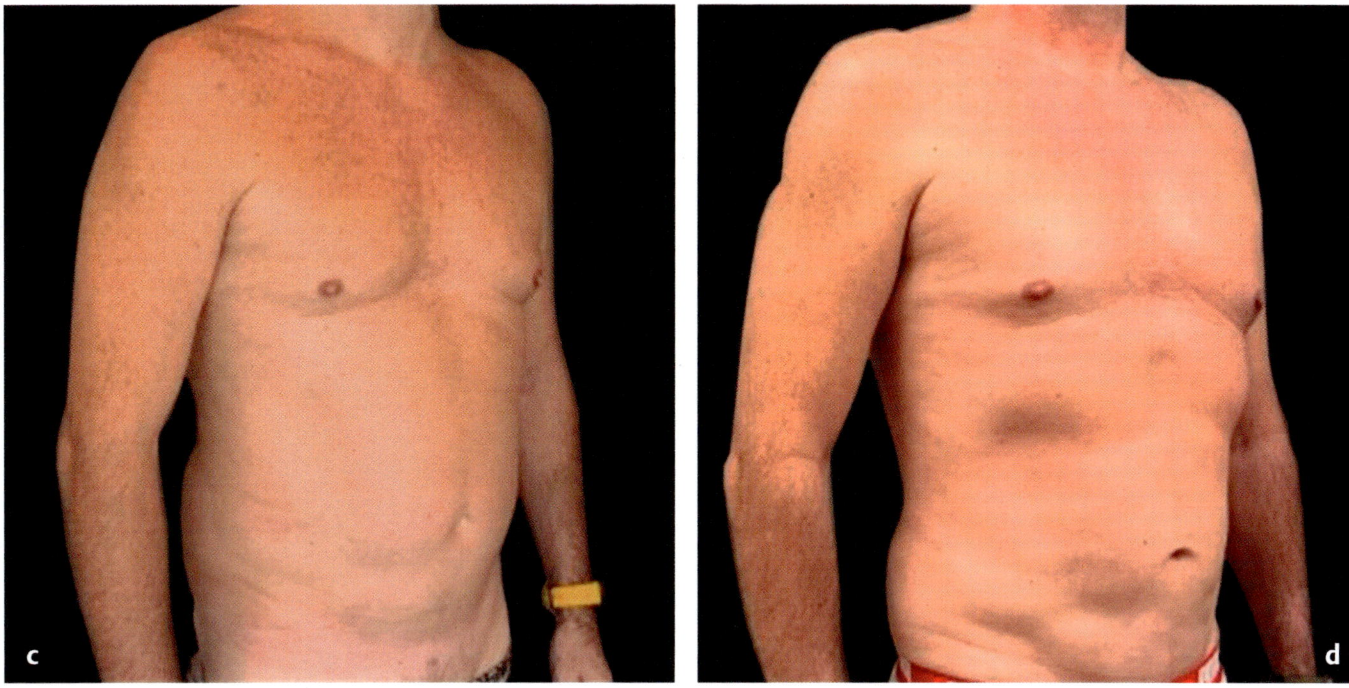

Fig. 42-7. *(Cont.)*

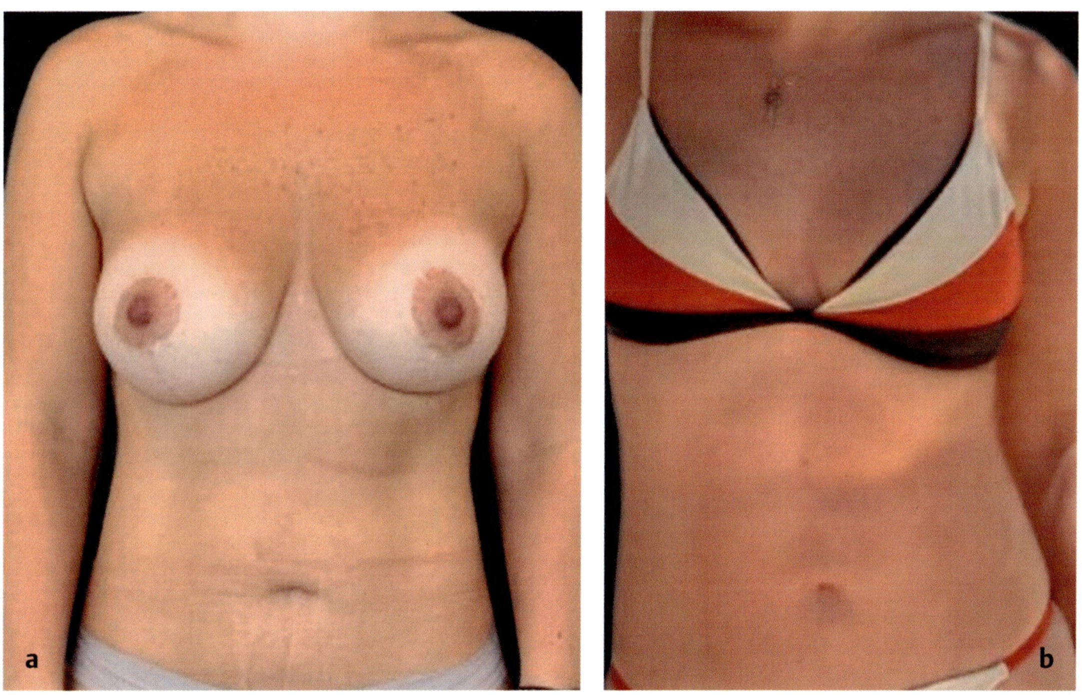

Fig. 42-8. (**a**,**b**) Pré e pós-operatório de 12 meses RFAL.

DISCUSSÃO

Importante salientar que, com o uso dessas tecnologias, o tempo cirúrgico pode aumentar em pelo menos 30%. Os cuidados pós-operatórios têm algumas especificidades quando utilizamos as radiofrequências. Utilizar cintas e talas para evitar as dobras de pele. As drenagens devem ser realizadas 2 vezes por semana. Evitar as manipulações com manobras de deslizamento nas primeiras semanas de pós-operatório, bem como a utilização de equipamentos de ultrassom. Os lasers de baixa potência podem ser associados como moduladores do processo inflamatório. O uso de equipamentos de ultrassom ou ondas de choque deve ser deixado para um segundo momento (após o primeiro mês) para não gerar mais fibrose no período inicial.

No Quadro 42-1 apresentamos uma comparação dos dois equipamentos de radiofrequência disponíveis no Brasil (RFAL e RFJP).

Quadro 42-1. Tabela comparativa da RFAL e RFJP

	RFAL (Bodytite®)	RFJP (Renuvion®)
Tecnologia	Radiofrequência emitida por eletrodo bipolar criando um gradiente de calor controlado	Radiofrequência com ionização do gás hélio
Energia	Radiofrequência direcional	Radiofrequência induzida por jato de plasma
Controle de temperatura	Sim	Não
Diâmetro da cânula	Menor (menos trauma)	Maior (mais trauma)
Enfisema de subcutâneo	Não	Sim
Custos	++++	++++
Valor agregado no procedimento	Sim	Sim
Retração de pele	+++	+++
Tempo extra de cirurgia	+++	++
Versatilidade	Mais versátil (melhor escolha para quem quer agregar procedimentos no consultório)	Menos versátil
Microagulhamento	Sim (Morpheus@)	Não
Risco de queimadura	Baixo	Baixo

CONCLUSÕES

A adoção de novas tecnologias em nosso arsenal terapêutico é uma ferramenta necessária nos dias de hoje. A decisão de qual equipamento adquirir deve basear-se pelas evidências científicas disponibilizadas, bem como as propriedades e individualidades de cada equipamento.

Apesar do pouco tempo de seguimento que temos, os resultados são bastante promissores e permitem que possamos melhorar a satisfação de nossos pacientes.

A cirurgia plástica cada vez mais caminha para um *mix* de técnicas cirúrgicas apuradas associadas à tecnologia.

BIBLIOGRAFIA

Apfelberg DB. Results of multicenter study of laser-assisted liposuction. Clin Plast Surg. 1996;23(4):713-9.

Doolabh V, Ruff P. A retrospective chart review of subdermal neck coagulation using helium plasma technology. Dermatological Reviews. 2020:1-8.

Doolabh V. A single-site postmarket retrospective chart review of subdermal coagulation procedures with renuvion. Plast Reconstr Surg Glob Open. 2019;7(11):e2502.

Duncan DI. Nonexcisional tissue tightening: creating skin surface area reduction during abdominal liposuction by adding radiofrequency heating. Aesthet Surg J. 2013;33(8):1154-66.

Gentile RD. Renuvion/J-plasma for subdermal skin tightening facial contouring and skin rejuvenation of the face and neck. Facial Plast Surg Clin North Am. 2019;27(3):273-90.

Gold MH. Tissue tightening: a hot topic utilizing deep dermal heating. J Drugs Dermatol. 2007;6(12):1238-42.

Hantash BM, Ubeid AA, Chang H, et al. Bipolar fractional radiofrequency treatment induces neoelastogenesis and neocollagenesis. Lasers Surg Med. 2009;41(1):1-9.

Kim M, Kim KE, Jeong SW, et al. Effects of the ultra-high-frequency electrical field radiofrequency device on mouse skin: a histologic and molecular study. Plast Reconstr Surg. 2016;138(2):248e-255e.

Klein JA. Tumescent technique for local anesthesia improves safety in large-volume liposuction. Plast Reconstr Surg. 1993;92(6):1085-100.

Pedrosa J, Gutierrez M, Volker W. J-Plasma, monopolar pencil, argon beam and CO2 laser electrosurgery: comparative evaluation of thermal spread in a porcine tissue model (White Paper). Apyx Medical Corporation. Clearwater, FL. 2014.

Sadick N. Tissue tightening technologies: fact or fiction. Aesthet Surg J. 2008;28(2):180-8.

Woolery-Lloyd H, Kammer JN. Skin tightening. Curr Probl Dermatol. 2011;42:147-152.

Zelickson BD, Kist D, Bernstein E, et al. Histological and ultrastructural evaluation of the effects of a radiofrequency-based nonablative dermal remodeling device: a pilot study. Arch Dermatol. 2004;140(2):204-9.

Vídeo Aula

CAPÍTULO 43

BASES ANATÔMICAS E CIENTÍFICAS DA RETIRADA DE COSTELAS NAS ABDOMINOPLASTIAS

Lydia Masako Ferreira ▪ Felipe Contoli Isoldi ▪ Juan Carlos Montano Pedroso

INTRODUÇÃO

Segundo a International Society of Aesthetic Plastic Surgery (ISAPS), a abdominoplastia é uma das cirurgias mais realizadas no mundo, com quase 930.000 procedimentos em 2019 (aumentando 4% em comparação ao ano de 2018). Está na quarta posição global e é também o quarto procedimento mais realizado entre as mulheres, correspondendo a 8,1% do total de cirurgias. Em se tratando apenas das cirurgias por segmento corporal, a abdominoplastia é o segundo mais realizado no tronco, ficando atrás da lipoaspiração. Contudo, ambos os procedimentos são frequentemente associados à melhoria e ao aprimoramento do contorno corporal.

A importância do contorno abdominal tem sido destaque desde a década de 1990. Lockwood advogou a suspensão do sistema fascial superficial objetivando tração lateral, definindo o contorno abdominal. Na mesma época, outros cirurgiões testaram, inclusive, se o tipo de fio de sutura influenciaria na efetiva manutenção da plicatura dos músculos retos anteriores.

Com foco no contorno corporal, Nahas verificou em cadáveres que a aproximação dos músculos reto do abdome isoladamente e associada ao avanço e rotação do retalho do músculo oblíquo externo apresentava melhores medidas do contorno abdominal.

A plicatura do sistema musculofascial abdominal tornou-se parte integrante da abdominoplastia, aperfeiçoando o contorno abdominal. No entanto, cirurgiões como Uchelen *et al.* e Ferreira *et al.* demonstraram que apenas a plicatura vertical não era suficiente para melhorar a cintura e tinha como consequência o abaulamento epigástrico

A deformidade abdominal protuberante é multidirecional, ocorrendo tanto nos sentidos vertical e horizontal. Portanto, o tratamento das diástases dos músculos reto abdominal com suturas simples ou verticais pode resultar em abaulamento não estético da região epigástrica. Para evitar esta intercorrência desagradável no pós-operatório, Ferreira LM *et al.* demonstraram o mecanismo envolvido na produção da protuberância epigástrica e propuseram uma tática simples e fácil de plicatura triangular dos músculos reto abdominal a fim de prevenir o abaulamento epigástrico e melhorar o contorno abdominal.

Na década de 1970 surgiram indícios favoráveis à remoção de arcos costais com destaque às costelas flutuantes através de abordagem pelo sulco mamário ou por meio de incisões laterais nos flancos. O tema tem despertado interesse por parte dos pacientes que buscam alternativas para diminuir a protuberância do arco costal ou para diminuir a circunferência abdominal. Porém, somente dois estudos científicos abordando este tema foram publicados.

Psillakis, em 1984, apresentou a evolução de sua técnica de descolamento do músculo oblíquo maior para diminuir o diâmetro da cintura e também do abdome superior por meio da ressecção da cartilagem da sétima e oitavas costelas.

Davidson SP *et al.*, em 2000, abordaram o contorno corporal na redesignação de gênero, incluindo a lipoescultura e a remoção da 11ª e 12ª costelas (em cinco casos) para estreitar a parte inferior do tórax e criar uma cintura mais feminina.

ANATOMIA CIRÚRGICA (EXCISÃO DA COSTELA)

A caixa torácica é composta por 12 pares de costelas: as 7 primeiras, no sentido craniocaudal, são consideradas verdadeiras, pois possuem implantação na coluna vertebral e se inserem no osso esterno. Possuem composição tanto óssea quanto cartilaginosa, sendo essa última a que faz a articulação esternal. Três pares são ditos como falsos, pois se articulam de forma indireta ao esterno pelas conexões cartilaginosas à sétima costela. Por fim, dois pares de costelas são flutuantes, ou seja, não possuem articulação com o esterno ou outra costela (Fig. 43-1).

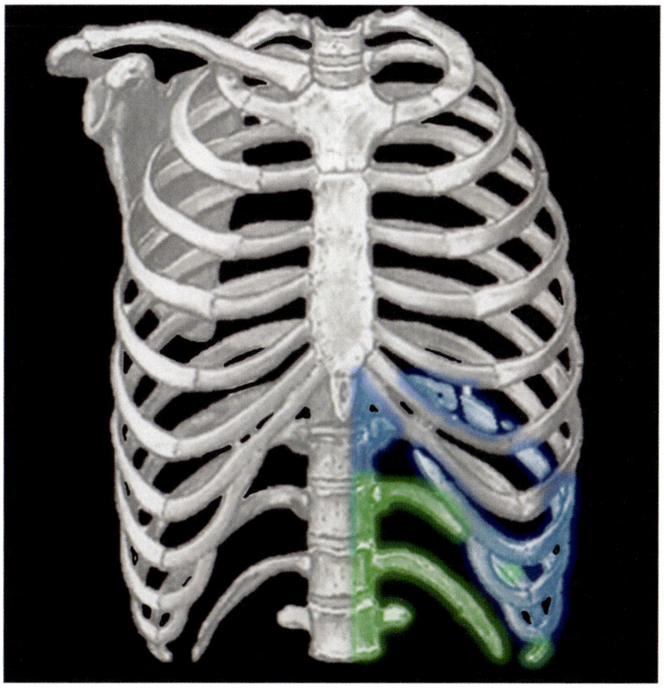

Fig. 43-1. Esqueleto torácico. Cinza: sete costelas verdadeiras; azul: falsas costelas; verde: costelas flutuantes.

No contexto aplicado à cirurgia do contorno corporal, as costelas mais caudais (da 7ª à 12ª) ganharam destaque quanto à possibilidade de serem ressecadas. A sétima e a oitava costelas destacaram-se devido à maior projeção anteroposterior do abdome superior, já as costelas flutuantes (11ª e 12ª) devido à sua maior projeção laterolateral.

Durante o procedimento de abdominoplastia clássica, o acesso aos arcos costais pode ser facilitado devido ao extenso descolamento supra-aponeurótico do abdome anterior. No entanto, o descolamento lateral, aos flancos e hipocôndrios, deve ser realizado com cautela, uma vez que essas áreas estão localizadas na zona III de Huger, e as artérias intercostais fazem parte da arquitetura vascular dos tecidos moles dessa região. O descolamento dos tecidos moles realizado em direção aos flancos dá acesso às últimas costelas e, em direção aos hipocôndrios, podem-se acessar as partes condrais das 7ª e 8ª costelas (Fig. 43-2). A figura apresenta o músculo oblíquo externo direito rebatido. O músculo oblíquo externo é o músculo abdominal mais superficial que se origina nas superfícies externas das 7ª e 8ª costelas e se interdigita com os músculos serrátil anterior e grande dorsal. A maioria das fibras musculares segue para baixo e medialmente, formando uma aponeurose perto da borda lateral do reto abdominal. Abaixo do músculo oblíquo externo encontra-se exposto o músculo oblíquo interno. As fibras do músculo oblíquo interno originam-se na crista ilíaca e estendem-se para cima e lateralmente até a borda inferior das 3ª e 4ª costelas, continuando com os músculos intercostais internos. Este músculo se torna aponeurótico em direção à linha média e contribui para a formação da linha alba.

INDICAÇÕES E CONTRAINDICAÇÕES DA TÉCNICA

Ainda não há evidência científica consistente para se indicar a ressecção de costelas apenas para a definição ou complementação da cirurgia do contorno corporal. Além disso, a ressecção de costelas não é usualmente empregada como tática combinada à abdominoplastia ou lipoabdominoplastia e suas variações. No entanto, conforme já exposto anteriormente, a ressecção de costelas ganhou destaque com a finalidade de tratar alterações no abdome superior que apresenta maior projeção anteroposterior (relacionada com as porções condrais das 7ª e 8ª costelas), assim como maior projeção laterolateral (relacionada com as 11ª e 12ª costelas).

As medidas aproximadas para um abdome feminino médio apresentado podem variar de acordo com a altura e a estrutura óssea individual. A cicatriz umbilical está na mesma altura e alinhamento com o ponto mais cranial da crista ilíaca em 99% dos pacientes. A medida do tórax é verificada no ponto da maior projeção costal na base da caixa torácica.

A relação cintura-quadril (RCQ) é considerada uma medida importante da saúde de homens e mulheres, pois está relacionada com a distribuição de gordura entre a parte superior e inferior do corpo. Por outro lado, essa relação também está correlacionada com a atratividade.

A cintura é o ponto mais estreito do tronco e pode estar de 1 a 4 cm acima do umbigo. O quadril é medido pela projeção do trocânter femoral (Fig. 43-3). A RCQ apresenta uma proporção adequada quando seus valores são de 0,72:1 nas mulheres e 0,83:1 nos homens. Outra medida utilizada para análise de contorno corporal harmonioso é a relação cintura-tórax (RCT). Essas relações podem auxiliar o cirurgião plástico em fornecer uma métrica objetiva para nortear o planejamento cirúrgico e possibilitar a obtenção de resultados satisfatórios

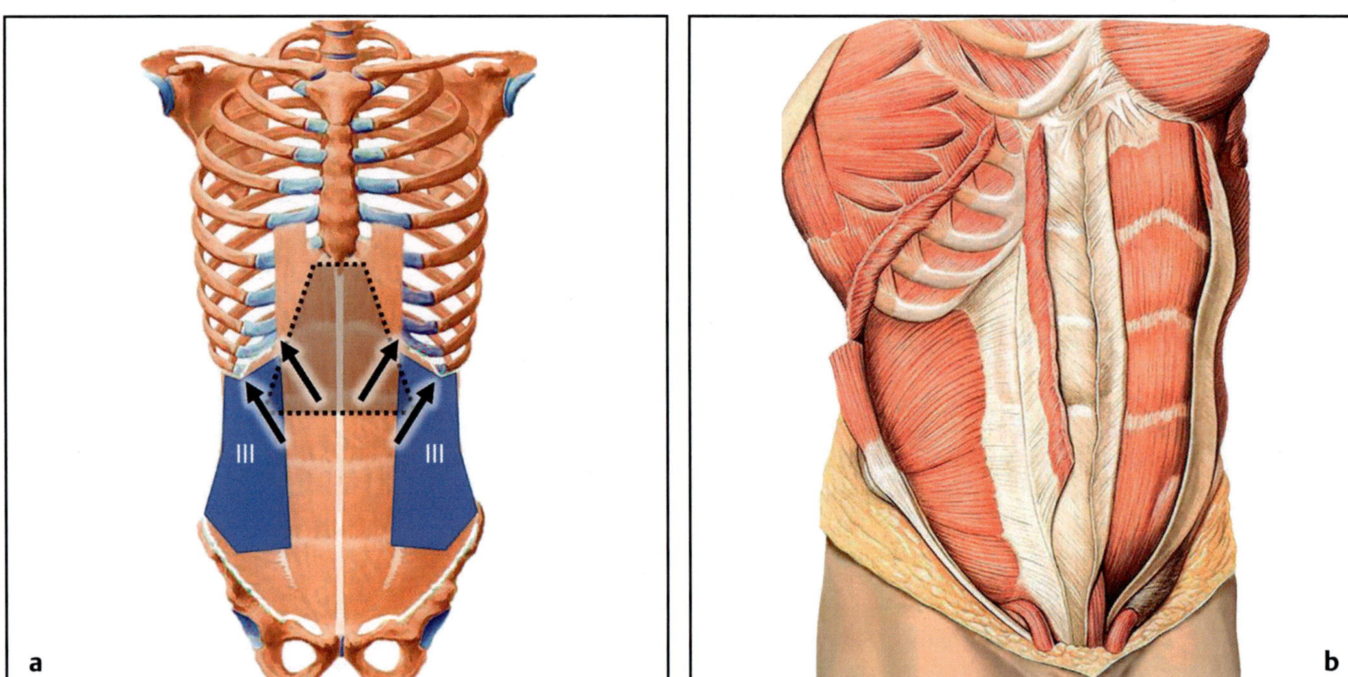

Fig. 43-2. Relação de proximidade das costelas inferiores com o abdome: (**a**) área pontilhada correspondente ao descolamento supraumbilical na abdominoplastia clássica; em azul: as zonas III de Huger; setas indicam os acessos às costelas de 7ª a 12ª. (**b**) Figura ilustrando os diversos componentes musculoaponeuróticos da parede abdominal e sua relação com os arcos costais mais caudais.

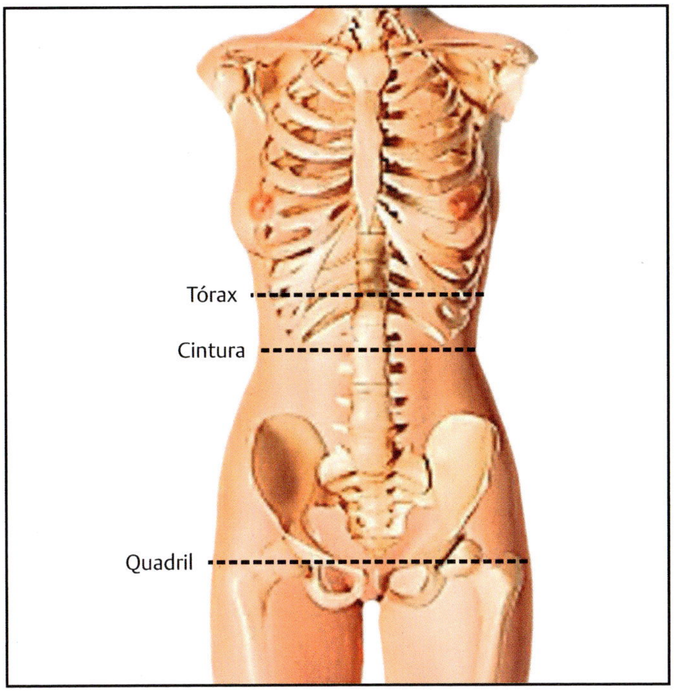

Fig. 43-3. Medidas circunferenciais do tórax, cintura e quadril e sua relação com o esqueleto ósseo.

e simétricos, principalmente diante da busca incessante das pacientes para melhorar seu contorno corporal.

Segundo Davison *et al.*, a ressecção de costelas, especialmente as 11ª e 12ª (flutuantes), diminui diretamente a medida da cintura, reduzindo a RCT e modificando o formato corporal laterolateralmente.

As ressecções das 7ª e 8ª costelas, apenas em suas porções cartilaginosas têm indicação quando estas promovem maior projeção anterior do abdome superior, objetivando reduzir a dimensão anteroposterior. No entanto, essa redução também pode modificar e reduzir a RCT. Segundo a literatura médica, a RCT é variável para cada paciente e dependente de diversos fatores, como a estrutura óssea do paciente, a distância entre o ponto mais cranial da crista ilíaca e a margem inferior da última costela, história pregressa de gestações, envelhecimento dos tecidos, entre outros. Em se tratando de mulheres transgênero, a remoção da 11ª e 12ª costelas poderia ser indicada para maior estreitamento do tronco, criando uma cintura mais delgada e feminina (Fig. 43-4).

Apesar das indicações citadas anteriormente, a ressecção de costelas para o contorno corporal ainda não é uma prática habitual e costumeira na abdominoplastia. A curva de aprendizado do cirurgião plástico para a identificação, dissecção e ressecção dos arcos costais requer tempo e treinamento. A quase inexistente literatura nesse assunto e a falta de evidências científicas para indicar com segurança a remoção de costelas confere uma característica polêmica para indicação deste procedimento para fins estéticos. Por outro lado, o cirurgião plástico tem a prática da ressecção de costelas de forma segura em outros tipos de procedimentos, como nas rinoplastias e cirurgias craniomaxilofaciais, o que poderia dar embasamento ao desenvolvimento de estudos voltados para esta temática.

TÉCNICA CIRÚRGICA: MARCAÇÃO, POSICIONAMENTO DO PACIENTE, TÉCNICA PROPRIAMENTE DITA

O planejamento pré-operatório, a marcação cirúrgica, a excisão e o descolamento são etapas que podem ser padronizadas com a realização simultânea da abdominoplastia, pois a via de acesso aos arcos costais se dá pelo descolamento dos tecidos moles abdominais da própria abdominoplastia (Fig. 43-2). Quando a ressecção direta das costelas não for associada à abdominoplastia, realiza-se incisão de cerca de 5 cm diretamente ao nível da projeção cutânea.

Os sétimo e oitavo arcos costais são palpados e avaliados em sua projeção cutânea anterior aos mesmos. Incisa-se a aponeurose toracoabdominal e divulsiona-se a musculatura para se ter acesso direto às porções cartilaginosas dessas costelas (Fig. 43-5).

A dissecção da cartilagem costal deve ser cautelosa, principalmente para não se lesar o pericôndrio posterior. A quantidade a ser ressecada pode limitar-se apenas à porção projetada da cartilagem, evitando-se assim os exageros. A ferida cirúrgica é suturada plano a plano após revisão rigorosa da hemostasia.

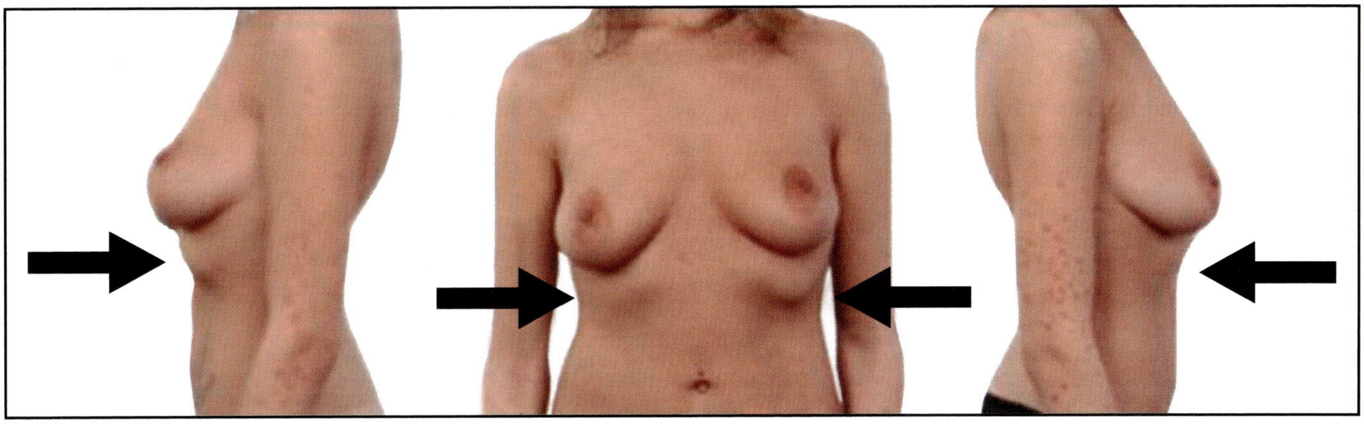

Fig. 43-4. Projeções costais (7ª e 8ª costelas).

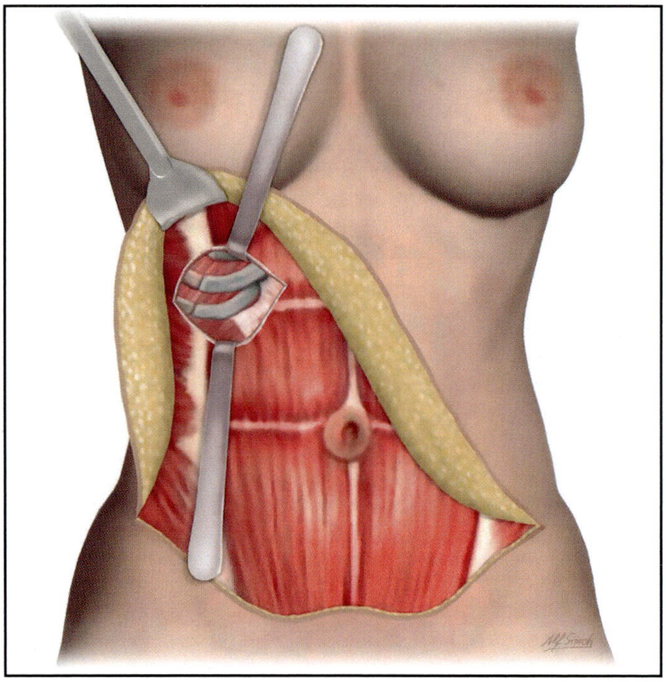

Fig. 43-5. Exposição do 7ª e 8ª, arcos costais a serem ressecados por meio da incisão clássica da abdominoplastia.

As remoções da 11ª e 12ª costelas podem ser realizadas por meio de uma incisão mínima no flanco posterior. Uma incisão de 4 a 5 mm é realizada ao longo do espaço entre a 11ª e a 12ª costelas, cuja via de acesso é mais inferior e lateral aos hipocôndrios. Continua-se a incisão estendida mais profundamente para incluir o tecido subcutâneo e a fáscia muscular do músculo grande dorsal. Após a separação adequada das fibras musculares subjacentes, o periósteo da costela é incisado com eletrocautério, separado da costela com um elevador de periósteo e, em seguida, dissecado completamente do osso, com cuidado para não atingir a pleura. A costela flutuante é então seccionada no nível paraespinhoso e excisada.

Uma patente em 2017 foi descrita na Rússia por *Kazbek Uruskhanovich Kudzaev* com a finalidade de estreitar a cintura. O autor descreve incisões cutâneas de não mais de 3 cm na projeção entre os 11° e 12° arcos costais de ambos os lados, a uma distância não superior a 8 cm da linha média posterior. Com auxílio de uma serra de 1 cm de largura é realizada a osteotomia da lâmina cortical dorsal da costela, e uma pressão é aplicada na pele até o final da costela, permitindo-se a visualização da mobilidade dos fragmentos da costela.

Ao término da cirurgia é necessário cuidado ao se vestir a malha, evitando-se pressionar o tórax. A malha é mantida por 4 semanas.

DESAFIOS E COMPLICAÇÕES

A dissecção das costelas flutuantes realizada comumente por outras especialidades cirúrgicas, como a cirurgia do tórax e a urologia, tem sido descrita como procedimento cansativo e difícil. A proximidade e a intimidade com o espaço pleural pode ser fonte de intercorrências e a lesão dos nervos intercostais é uma complicação frequente. Segundo Riehle e Lavengood, a abordagem do espaço extrapleural transcostal pelo flanco requer o conhecimento da anatomia do tórax e da parede abdominal para evitar lesões pleurais e neurológicas.

DISCUSSÃO E CONCLUSÃO

A ressecção de costelas para a melhoria do contorno corporal, apesar de ser apresentada como um procedimento viável e oferecido aos pacientes, tanto realizado isoladamente quanto em associação, possui pífia evidência científica de qualidade. Não há ensaios clínicos randomizados ou outros estudos clínicos, nem anatômicos, nem experimentais para caracterizar, padronizar e dar segurança a este procedimento.

Psillakis publicou estudo relatando 20 casos operados de abdominoplastia, nos quais somente em 4 foram tratados o músculo oblíquo externo e as porções cartilaginosas das 7ª e 8ª costelas para o aperfeiçoamento do contorno corporal em mulheres. O autor teve a prudência em determinar as medidas de peso, cintura, quadril e tórax antes e após o procedimento cirúrgico, em que se observou melhora do contorno corporal. No entanto, a descrição não detalha as táticas cirúrgicas implementadas que possibilitariam a reprodutibilidade do procedimento.

Davison *et al.* conduziram um estudo em mulheres transgênero, no qual realizaram a ressecção das 11ª e 12ª costelas para fins de remodelação do tronco masculino em feminino, que é mais estreito. No total, os autores estudaram 22 pacientes e realizaram a ressecção das costelas flutuantes em apenas 5. Em seu estudo, os autores forneceram somente uma breve descrição da técnica cirúrgica utilizada, não possibilitando também sua reprodutibilidade com segurança.

Ambos os estudos não apresentaram as complicações possíveis ou ocorridas, bem como outras dificuldades que poderiam alertar a comunidade científica. Esses dois estudos constituem aquilo que a literatura tem de evidência no assunto abordado no presente capítulo, o que retrata o vasto campo ainda a ser investigado.

BIBLIOGRAFIA

Brown JA, Petrou SP. Use of a surgical sponge facilitates rib resection in flank incisions. Urology. 1997;49(6):946-7.

Davison SP, Clifton MS, Futrell W, et al. Aesthetic considerations in secondary procedures for gender reassignment. Aesthetic Surg J. 2000;20(6):477.

Ferreira LM, Castilho HT, Hochberg J, et al. Triangular mattress suture in abdominal diastasis to prevent epigastric bulging. Ann Plast Surg. 2001;46(2):130-4.

Ferreira LM, Ferreira PEN, Bernardes ABS, et al. Aesthetic contouring of the chest wall with rib resection. Aesthetic Plast Surg. 2020.

Kudzaev KU. RU2652964C1 – Method for forming narrow waist [Internet]. 2017.

Lockwood T. High-lateral-tension abdominoplasty with superficial fascial system suspension. Plast Reconstr Surg [Internet]. 1995;96(3):603-15.

Madden AM, Smith S. Body composition and morphological assessment of nutritional status in adults: a review of anthropometric variables. J Hum Nutr Diet [Internet]. 2016;29(1):7-25.

Nahas FX. Advancement of the external oblique muscle flap to improve the waistline: a study in cadavers. Plast Reconstr Surg [Internet]. 2001;108(2):550-5.

Nergård S, Mercer JB, de Weerd L. Impact on abdominal skin perfusion following abdominoplasty. Plast Reconstr surgery Glob Open [Internet]. 2021;9(1):e3343.
Netscher DT, Wigoda P, Spira M, Peltier M. Musculoaponeurotic plication in abdominoplasty: how durable are its effects? Aesthetic Plast Surg. 1995;19(6):531-4.
Price ME, Pound N, Dunn J, et al. Body shape preferences: associations with rater body shape and sociosexuality. PLoS One. 2013;8(1).
Psillakis JM. Plastic surgery of the abdomen with improvement in the body contour. Physiopathology and treatment of the aponeurotic musculature. Clin Plast Surg. 1984;11(3):465-77.
Riehle RA, Lavengood R. An extrapleural approach with rib removal for the eleventh rib flank incision. Surg Gynecol Obstet. 1985;161(3):276-9.
The International Society of Aesthetic Plastic Surgery – ISAPS. ISAPS International Survey on Aesthetic/Cosmetic Procedures [Internet]. 2019:55.
Uchelen JH van, Kon M, Weker PM. The long-term durability of plication of the anterior rectus sheath assessed bt ultrasonography. Plast Reconstr Surg. 2001;107(6):1578-84.
Veríssimo P, Nahas FX, Barbosa MV, et al. Is it possible to repair diastasis recti and shorten the aponeurosis at the same time? Aesthetic Plast Surg. 2014;38(2):379-86.
WEH. The anatomic rationale for abdominal lipectomy. Am J. 1979;45(9):612-7.
Xia YJ, Zhao J, Cao DS. Safety of lipoabdominoplasty versus abdominoplasty: a systematic review and meta-analysis aesthetic plastic surgery. Springer New York LLC; [Internet]. 2019;43:167-74.

Vídeo Aula

Vídeo Cirurgia

CAPÍTULO 44

CIRURGA ROBÓTICA NAS ABDOMINOPLASTIAS – PLICATURA DOS RETOS DO ABDOME

Marco Aurelio Faria-Corrêa ▪ Marcus Vinícius Jardini Barbosa

INTRODUÇÃO

As deformidades da parede abdominal são muito frequentes e podem ser de etiologia congênita ou adquirida, acometendo ambos os sexos.

Defeitos congênitos estão associados à hipoplasia dos músculos da parede abdominal conforme descrito na Pentalogia de Cantrell (síndrome toracoabdominal), síndrome de Beckwith-Wiedemann, síndrome de Opitz, síndrome de defeito da linha média e síndrome de Plum Belly; no entanto, estes requerem uma reconstrução complexa da parede abdominal.

A separação excessiva dos músculos abdominais, denominada diástase dos músculos retos do abdome, pode comprometer a função da parede abdominal e pode ser percebida quando a paciente se senta durante o exame clínico; nesse momento, ao levantar a cabeça e começar a sentar, um abaulamento fusiforme aparece na linha mediana, o que também pode ser confirmado por meio da manobra de Valsalva.

Na cirurgia plástica, a causa mais frequente de diástase de retos é a gravidez, e seu tratamento é realizado durante a abdominoplastia, sendo considerada uma etapa importante do procedimento. Embora não haja uma definição numérica específica para definição de diástase de retos, estudos em cadáveres encontraram valores médios considerados normais de 2,17 cm no nível supraumbilical e 1,51 cm no nível infraumbilical. Todavia, alguns autores definem a diástase do músculo reto quando a distância entre as margens mediais dos músculos retos (a largura da linha alba) é maior que 2 cm. É importante ressaltar que a diástase dos retos abdominais pode levar a alterações anatomoclínicas da coluna vertebral, bem como disfunção de assoalho pélvico em razão da fisiologia da musculatura da parede abdominal e sua correlação com os segmentos adjacentes (ver Capítulo 2, Anatomia Cirúrgica da Parede Abdominal), havendo melhora significativa destas alterações após seu tratamento.

A abdominoplastia tem sido um procedimento cada vez mais estudado, com variações técnicas aplicadas para cada tipo de paciente. As pacientes que apresentam maior grau de abaulamento abdominal e pouco excesso de pele são as que trazem maiores desafios aos cirurgiões plásticos quanto ao resultado. Diversas técnicas têm sido propostas com resultados variáveis dependendo da experiência de cada cirurgião. Dentre as técnicas mais utilizadas para esses casos, destaca-se a miniabdominoplastia convencional ou estendida (Fig. 44-1). Com a evolução tecnológica e o conceito de cirurgias menos invasivas, novas alternativas surgiram, com bons resultados, nos quais se destaca a abdominoplastia minimamente invasiva (Fig. 44-2) e a abdominoplastia videoendoscópica (Fig. 44-3).

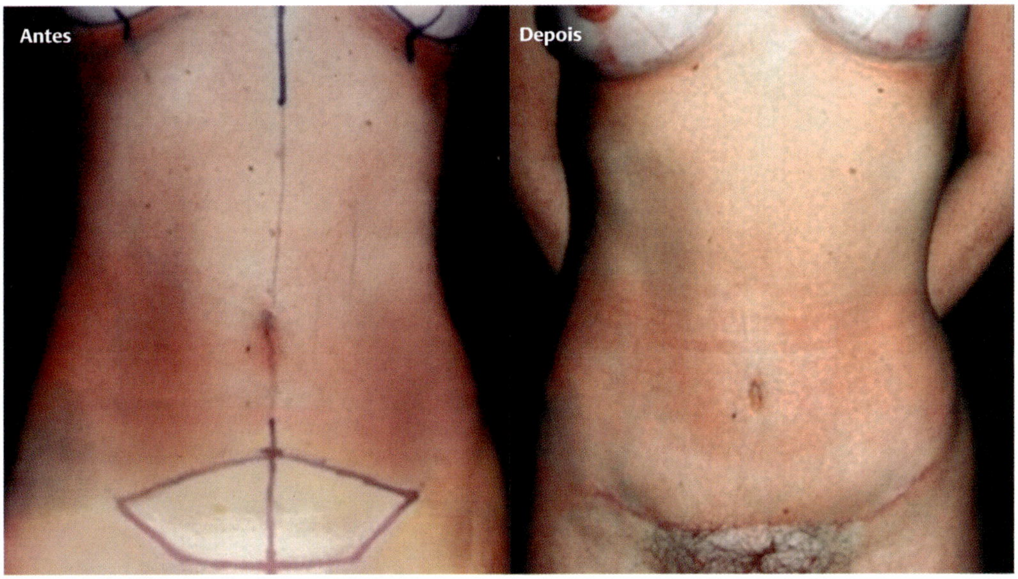

Fig. 44-1. Resultado da técnica de miniabdominoplastia com rebaixamento do umbigo e plicatura dos retos restrita à região infraumbilical. Observa-se a cicatriz longa após correção das orelhas de pele, uma distorção da anatomia original da paciente pelo rebaixamento do umbigo e abaulamento da região supraumbilical pela plicatura incompleta.

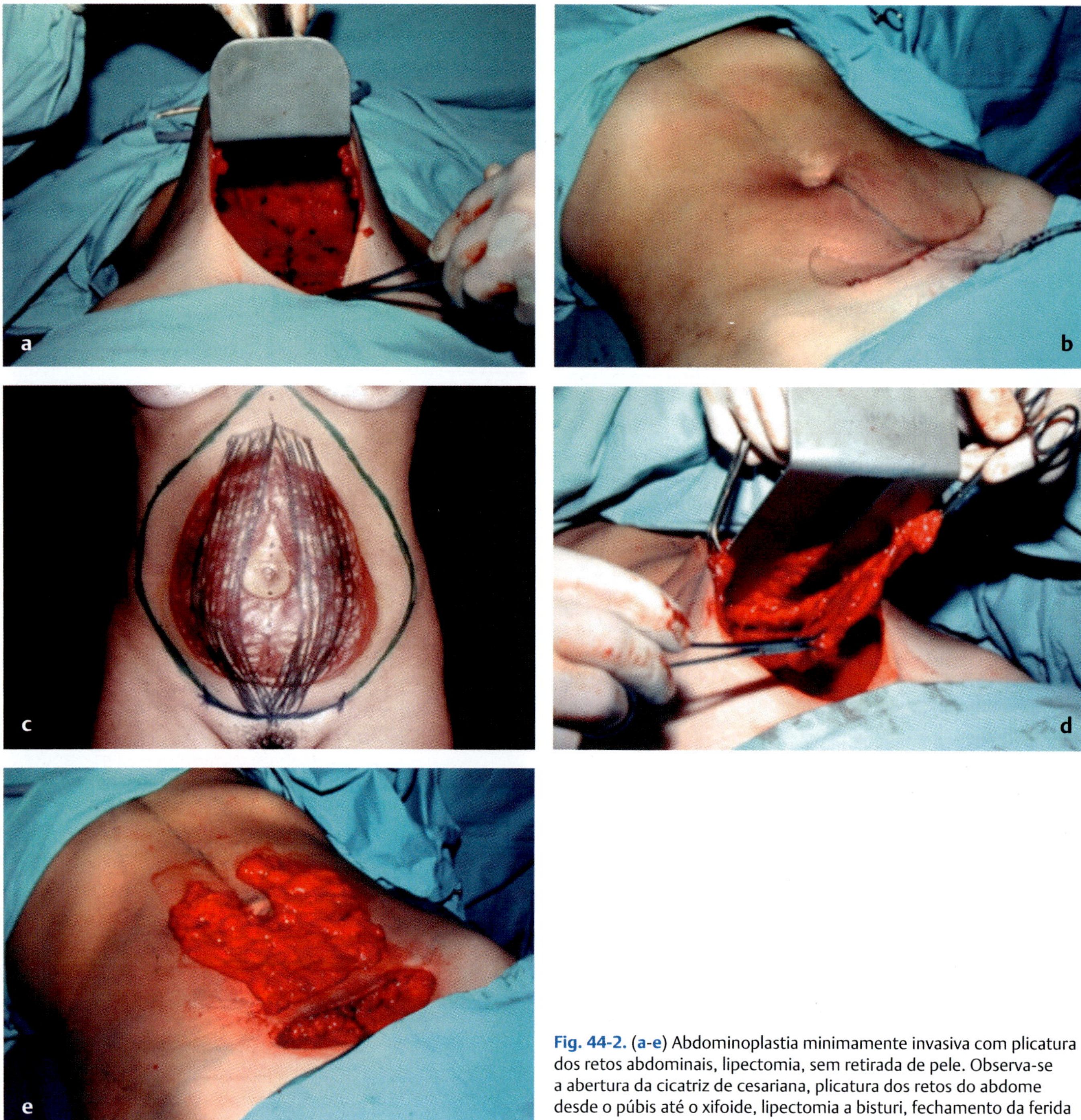

Fig. 44-2. (**a-e**) Abdominoplastia minimamente invasiva com plicatura dos retos abdominais, lipectomia, sem retirada de pele. Observa-se a abertura da cicatriz de cesariana, plicatura dos retos do abdome desde o púbis até o xifoide, lipectomia a bisturi, fechamento da ferida operatória sem retirada de pele. *(Continua.)*

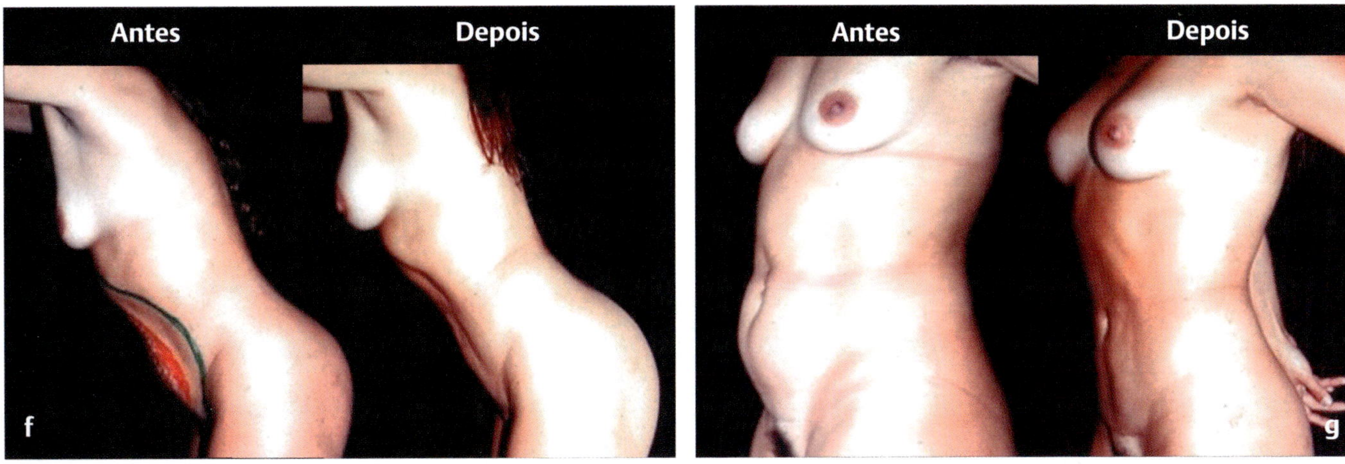

Fig. 44-2. *(Cont.)* (**f,g**) Fotos de pré e pós-operatório de 6 meses.

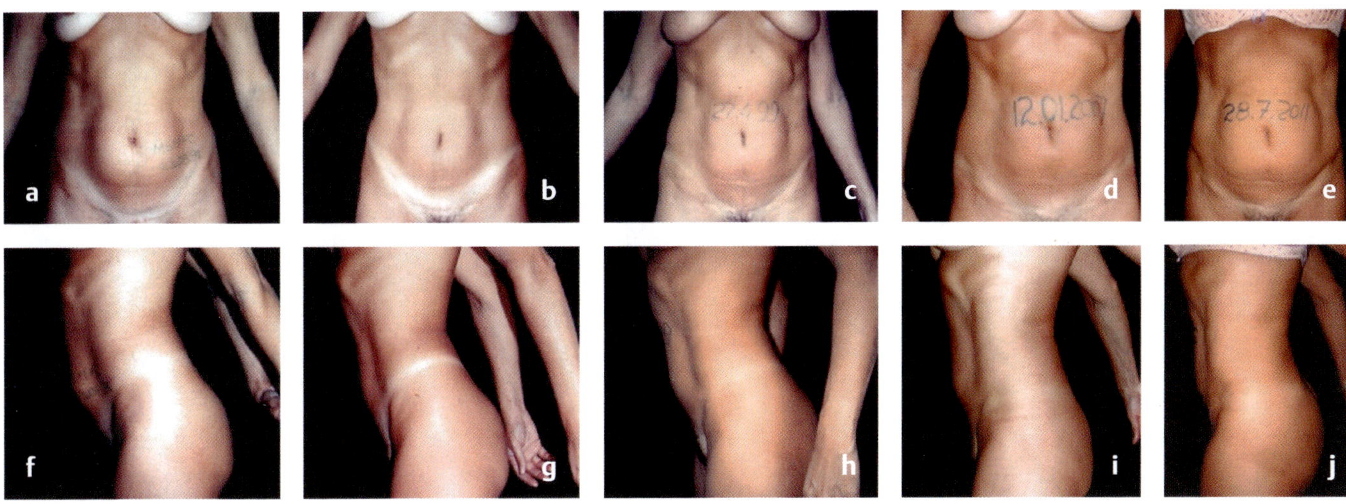

Fig. 44-3. Seguimento de 20 anos de abdominoplastia videoendoscópica, demonstrando a efetividade e a estabilidade da plicatura dos retos do abdome. (**a,f**) Sequência mostrando pré-operatório. (**b,g**) Pós-operatório de 6 meses. (**c,h**) Pós-operatório de 8 anos. (**d,i**) Pós-operatório de 15 anos. (**e,j**) Pós-operatório de 20 anos.

O advento da cirurgia robótica ampliou o conceito de cirurgia minimamente invasiva, sendo considerado atualmente o "padrão ouro" em diversas especialidades cirúrgicas. A partir disso o desenvolvimento da abdominoplastia robótica com a plicatura dos músculos retos do abdome tornou-se uma realidade, com vantagens sobre os métodos videoendoscópicos (Fig. 44-4).

Assim, o objetivo do presente capítulo é apresentar a aplicabilidade deste método, suas vantagens e limitações na abdominoplastia.

INDICAÇÃO

A abdominoplastia robótica está indicada para o tratamento estético e funcional de pacientes que apresentam:

- Diástase dos músculos abdominais;
- Nenhuma ou pouca redundância de pele;
- Pele que apresente boa tonicidade e elasticidade, sem estrias.

CIRURGIA ROBÓTICA

A cirurgia robótica é considerada a forma mais avançada de cirurgia minimamente invasiva. Das diversas várias plataformas disponíveis no mercado, a mais conhecida e utilizada é o *DaVinci Surgical System*, da *Intuitive Surgical*. Portanto, este capítulo irá tratar especificamente desta tecnologia.

A plataforma é composta por 3 partes: uma torre de videoimagem; o console – onde fica o cirurgião sentado; e o robô (Fig. 44-5).

As vantagens das cirurgias minimamente invasivas já estão estabelecidas e incluem: menor período de recuperação, menores índices de infecção e menos dor no pós-operatório. A cirurgia robótica traz ainda importantes vantagens sobre os métodos videolaparoscópicos tradicionais, dos quais destacam-se:

- O cirurgião trabalha confortavelmente sentado em posição ergonômica no console, o que reduz o estresse físico;
- O robô proporciona uma fantástica visão tridimensional e de alta definição, com uma amplificação de imagens de até 10 vezes, o que revela detalhes do campo cirúrgico muito superior ao da visão a olho nu;
- O ângulo de rotação das ferramentas do robô supera o ângulo de rotação, e a amplitude dos instrumentos laparoscópicos os movimentos dos nossos punhos e dedos;

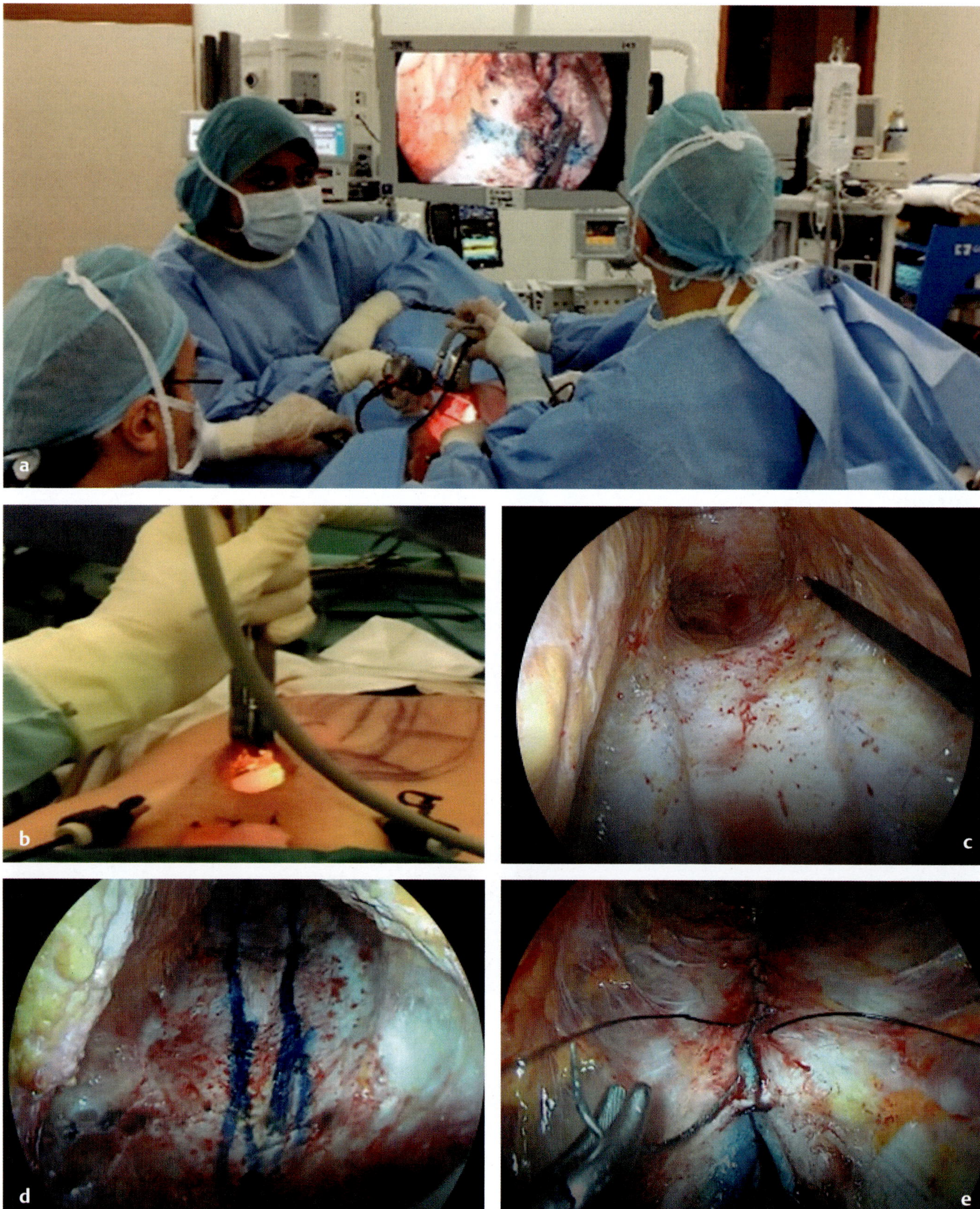

Fig. 44-4. Abdominoplastia videoendoscópica. (**a**) Posicionamento da equipe. (**b**) Incisão suprapúbica. (**c**) Dissecção e identificação da diástase. (**d**) Marcação das margens internas dos retos com azul de metileno. (**e**) Primeira camada de plicatura por pontos separados com *nylon* monofilamentar 2-0. *(Continua.)*

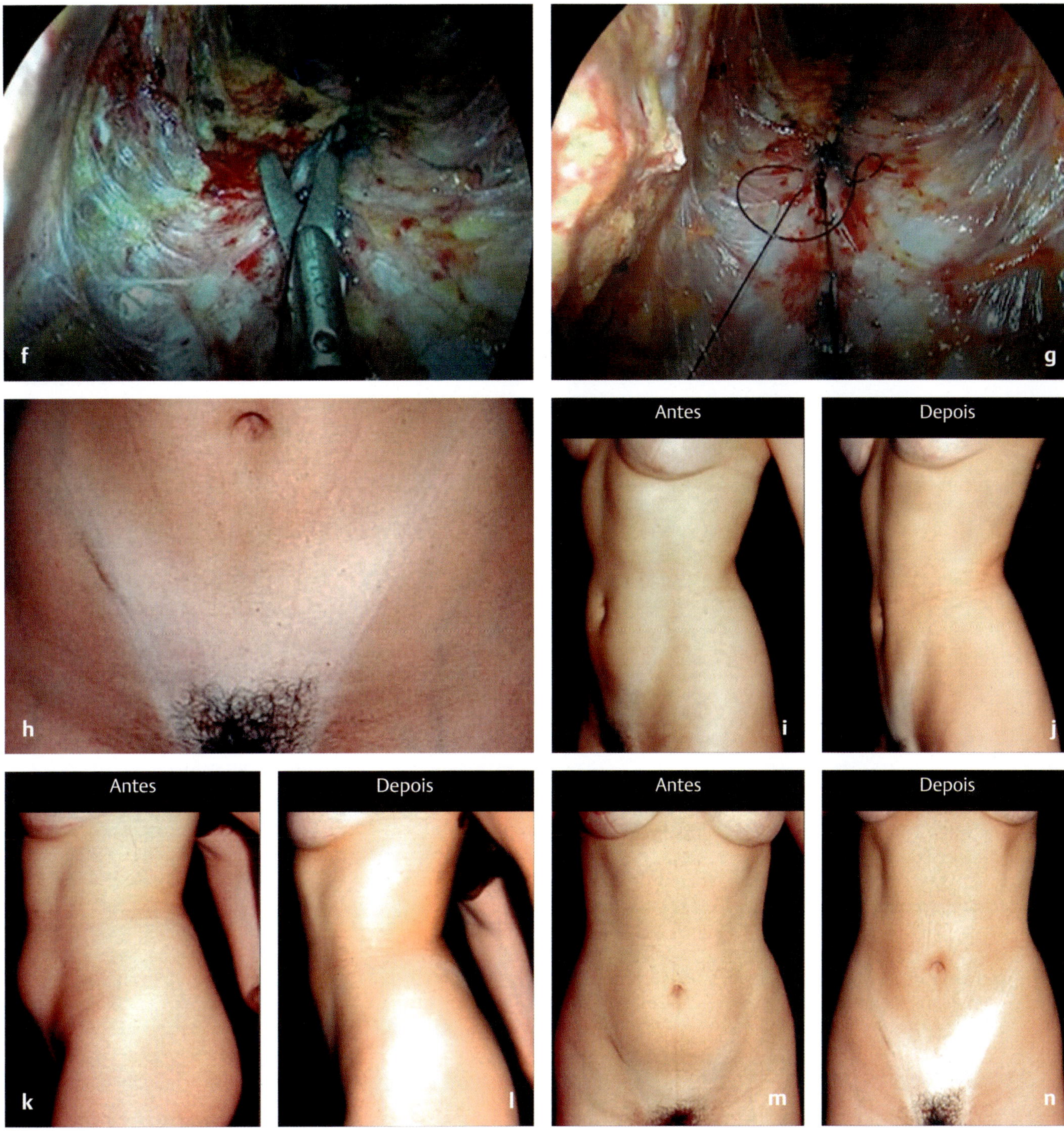

Fig. 44-4. *(Cont.)* (**f**) Uso da tesoura para cortar os pontos após a sutura; (**g**) Segunda camada de sutura por pontos contínuos com monofilamentar 2-0; (**h**) Cicatriz com 4 cm de comprimento camuflada por pelos pubianos. (**i-n**) Fotos de pré e pós-operatório de 3 meses.

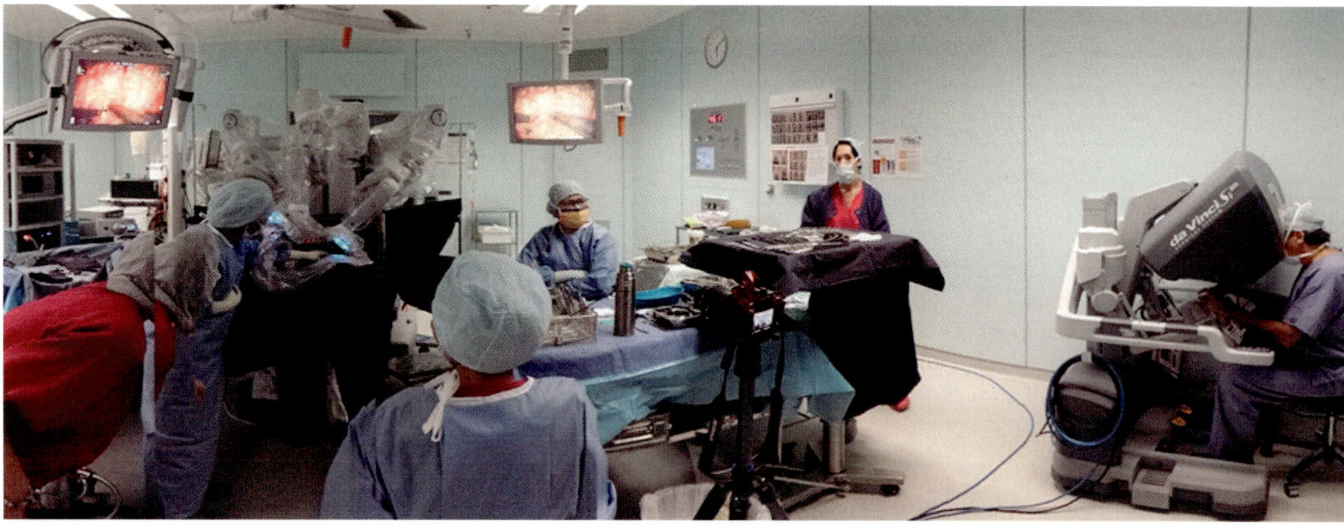

Fig. 44-5. Cirurgião confortavelmente sentado no console operando, dirigindo os braços do robô.

- O robô elimina o tremor das mãos, permite trabalhar em cavidades profundas e exíguas com fantástica visualização e precisão, sendo excelente para dissecções e suturas, dotado de muitos mecanismos de segurança, além de facilidades como associar imagens de ressonância magnética, tomografia computadorizada, uso de corantes para delimitação de limites de tumores e para monitorização de circulação e viabilidade de retalhos.

Cada movimento é operado e controlado pelo cirurgião. O robô não tem autonomia para fazer qualquer movimento por conta própria. É o cirurgião que opera, sentado no console, usando *joysticks*, dirigindo os braços de robô e *endowrist* (ferramentas operacionais miniaturizadas e muito precisas). Com os pés, o cirurgião controla a posição da câmera e o *zoom*, obtendo imagens ampliadas e focadas no detalhe cirúrgico ou tendo uma visão panorâmica do campo operatório; ainda com os pés nos pedais, ativa o corte monopolar e bipolar e a cauterização, bem como alterna a utilização do segundo e do terceiro braço robótico de trabalho.

Todavia, é necessário um treinamento específico com certificação para que o cirurgião esteja habilitado a utilizar essa tecnologia. Existem alguns centros de treinamento e certificação que a *Intuitive Surgical* disponibiliza ao redor do mundo, e muitos hospitais somente credenciam médicos certificados por esses centros de treinamento.

TÉCNICA CIRÚRGICA

A abdominoplastia robótica pode ser realizada de duas formas:

- Técnica infiltrativa: evolução natural da abdominoplastia por incisão mínima e da abdominoplastia videoendoscópica (Fig. 44-6);
- Técnica de insuflação de CO_2: na qual se faz uma dissecção e o levantamento do retalho com o auxílio deste gás.

Pelo fato de a técnica de insuflação de CO_2 ser um procedimento mais avançado e que exige maior curva de aprendizado, será descrita apenas a técnica infiltrativa, recomendável para os cirurgiões que estão iniciando no método.

Anestesia

Deverá ser realizada a anestesia geral. O paciente deve estar em um nível de anestesia que não possa sentir ou reagir à dor ou a outro estímulo, para não alterar a posição dos trocateres.

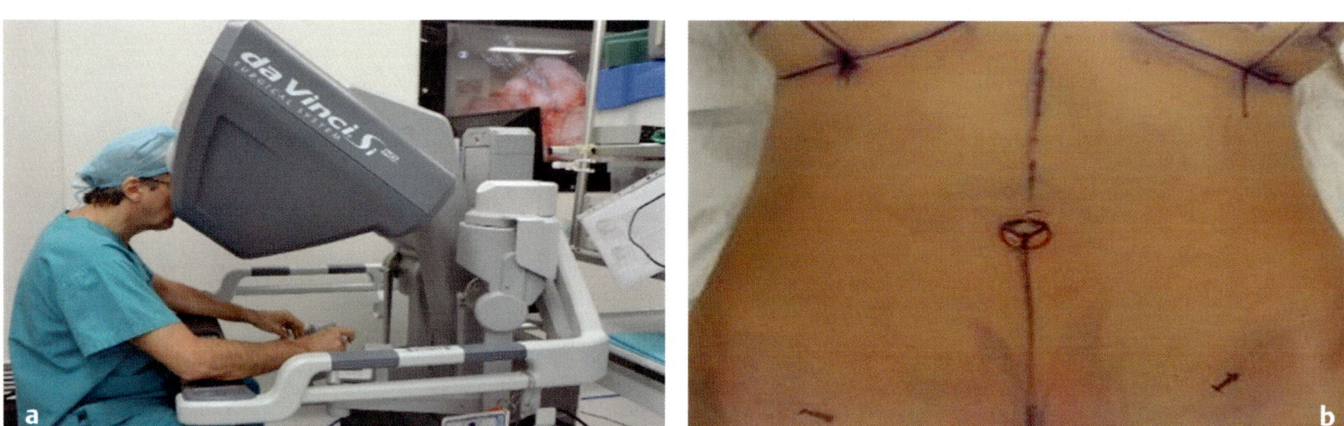

Fig. 44-6. Abdominoplastia robótica: (**a**) Cirurgião sentado no console realizando a plicatura dos retos do abdome. (**b**) Marcação das incisões. *(Continua.)*

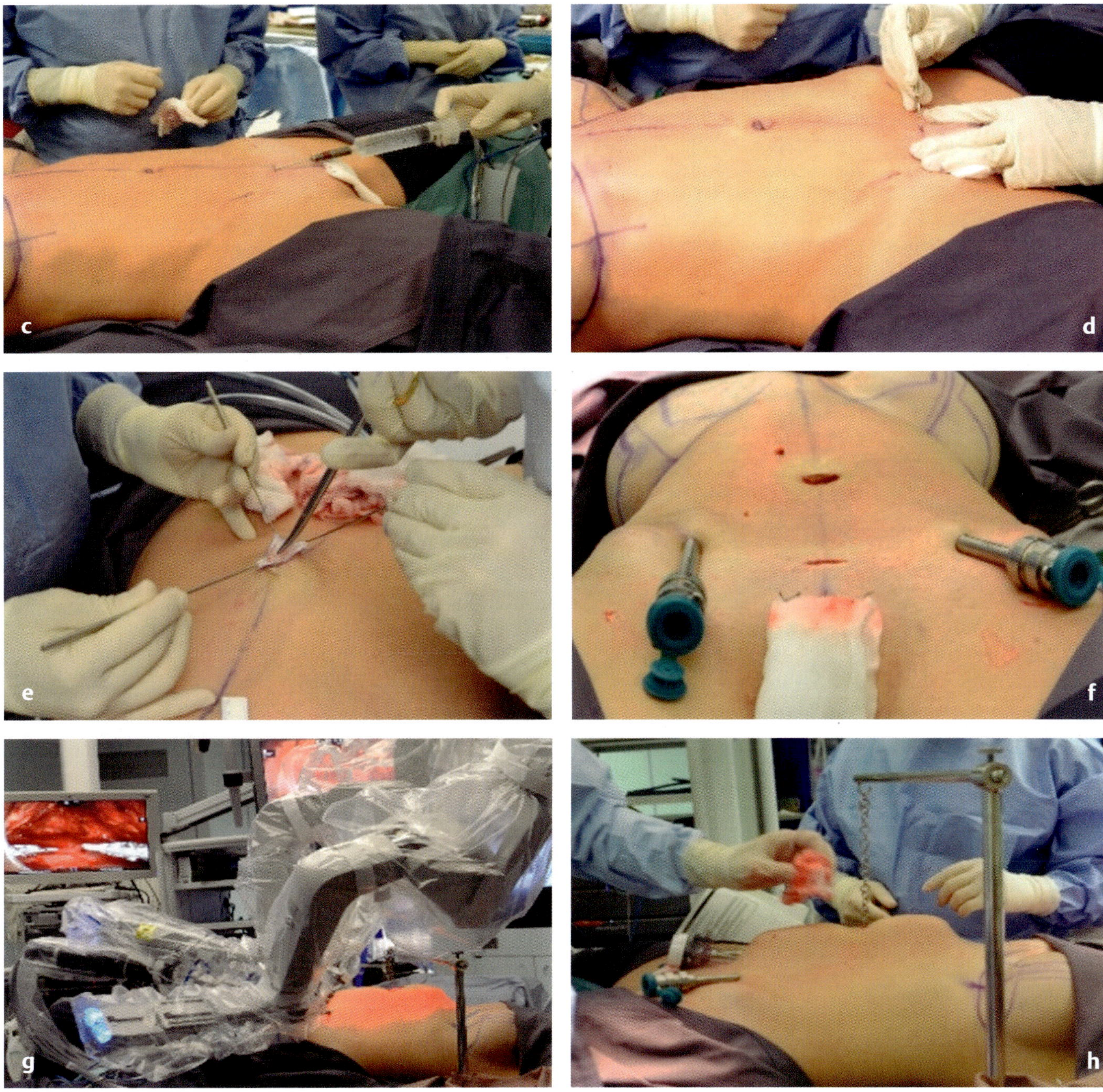

Fig. 44-6. *(Cont.)* (c) Infiltração de solução fisiológica com adrenalina 1:500.000. (d,e) Incisões suprapúbica e dentro do umbigo em forma de Y. (f) Colocação dos trocateres. (g) Retrator de Faria-Correa sustentando retalho dermoadiposo para manutenção da cavidade ótica sem a utilização de insuflação do CO_2. (h) Braços do robô posicionados e o cirurgião realizando a plicatura dos retos sentado no console.

Infiltração

A fim de facilitar a dissecção e reduzir o sangramento, utilizam-se 300 mL de solução salina com adrenalina 1:500.000 no plano justa-aponeurótico e nas áreas de incisões.

Incisões

A distância entre os pontos de entrada na pele para a introdução dos braços do robô deverá ser de, no mínimo, de 8-10 cm para evitar a colisão. São realizadas quatro incisões:

- Uma incisão para o braço da câmera, realizada na linha mediana, 3-4 cm acima da fúrcula vaginal;
- Duas incisões para os instrumentais, a uma distância de 18-20 cm sobre a área da linha do biquíni;
- Uma incisão para o retrator, em forma de "Y", dentro da cicatriz umbilical, permitindo a elevação do retalho abdominal e a manutenção do espaço de trabalho, através do qual o assistente pode servir o cirurgião com os fios de sutura e gazes.

Dissecção e Levantamento do Retalho Abdominal

A dissecção e o levantamento do retalho abdominal se iniciam do umbigo, progredindo para baixo através da linha mediana em direção ao púbis. Com o auxílio de um endoscópio de 4 ou 7 mm (30°), afastadores, tomoscópio subcutâneo e eletrocautério, progride-se dissecando um túnel do púbis ao processo xifoide, e lateralmente ultrapassando pelo menos 2 a 3 cm as margens externas dos músculos retos para criar a cavidade óptica e evitar o acúmulo de tecido na linha mediana quando realizada a plicatura. Caso seja necessário ampliar a dissecção lateral para uma melhor acomodação e redistribuição do retalho abdominal, faz-se a dissecção romba, criando túneis.

A técnica de tunelização preserva a inervação sensitiva da parede abdominal, bem como de vasos linfáticos promovendo uma redução mais rápida do edema.

Colocação dos Trocateres, Aproximação e Posicionamento dos Braços do Robô

Uma vez concluída a dissecção, aproximam-se e posicionam-se os braços de trabalho do robô. Sentado no console, o cirurgião irá revisar a hemostasia e tratar a diástase de retos por meio da plicatura dos retos do abdome e tratar eventuais hérnias presentes na linha mediana.

Plicatura dos Retos do Abdome

Após a identificação da diástase dos retos, realiza-se a marcação das margens mediais com um cotonete contendo azul de metileno. A plicatura é realizada em duas camadas, sendo a primeira com pontos separados (0,5-1 cm de distância) de *nylon* 2-0 ou 3-0; e a segunda camada com pontos contínuos de *nylon* V-Loc 00 (Fig. 44-7).

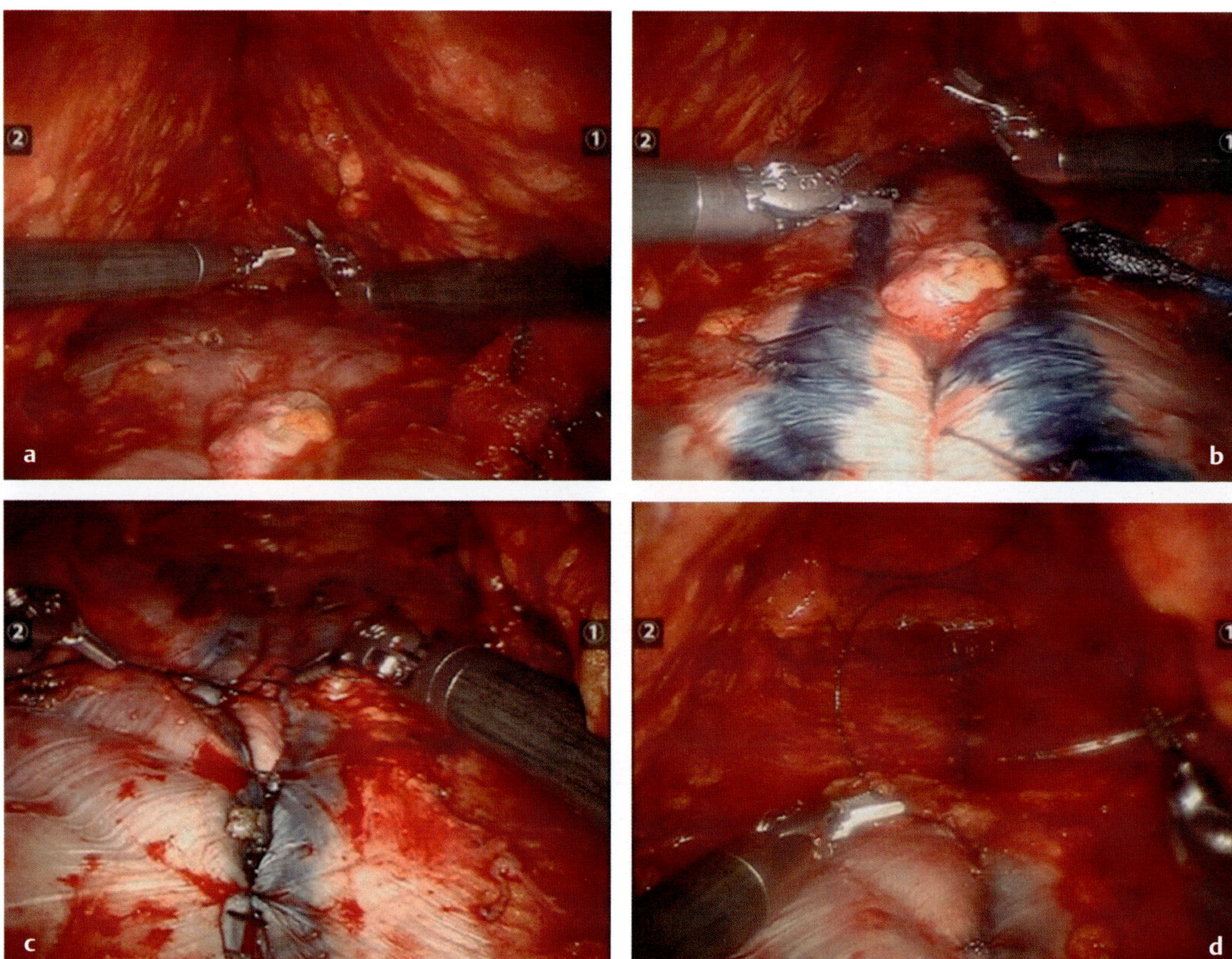

Fig. 44-7. Plicatura dos retos abdominais por cirurgia robótica. (**a**) Identificação das bordas internas dos retos. (**b**) Marcação com azul de metileno. (**c**) Primeira camada de pontos separados com *mononylon* 2-0. (**d**) Segunda camada de pontos com V-loc 3-0.

Lipoaspiração

Este procedimento poderá ser realizado após a plicatura dos retos, recomendando-se apenas a lipoaspiração profunda.

Tratamento do Umbigo Triste – Diástase da Gordura Periumbilical

A deformidade estética chamada de umbigo triste é resultante da diástase do tecido gorduroso periumbilical que sofreu o afastamento juntamente com os retos do abdome. Essa diástase da gordura subcutânea pode ser tratada suturando-se as duas margens do tecido por suturas interrompidas com poliglecaprone 25 (*monocryl* 4-0) (Fig. 44-8). Um pequeno orifício é deixado entre as margens para permitir que os retalhos triangulares da quarta incisão passem através dele para a reinserção na base do umbigo.

Fixação do Retalho

Os pontos de adesão do retalho (*quilting suture*) são realizados ao longo da linha mediana e das áreas descoladas, com fio de polidioxanona (PDS®) 3-0, a fim de reduzir o espaço morto e prevenir a formação de seroma.

Drenos

Recomenda-se a colocação de dois drenos de sucção, mantidos até que a drenagem seja inferior a 20 mL/dia (4 a 7 dias).

Curativo e Malha Elástica

Realiza-se curativo convencional, levemente compressivo, associado à malha elástica.

RESULTADOS DA TÉCNICA

Os pacientes operados pela técnica com seguimento superior a 20 anos revelaram tratar-se de técnica efetiva e estável. Em aproximadamente 500 casos realizados pelas técnicas de abdominoplastia minimamente invasiva, videoendoscópica e robótica (Figs. 44-9 e 44-10), foram registrados apenas 8 casos de recorrência da diástase. Estes pacientes com recidiva não respeitaram as recomendações de evitar atividades físicas precocemente (antes de 6 meses de pós-operatório), e exageraram na prática de esportes e musculação. Em geral, a recorrência da diástase ocorre durante o primeiro ano de pós-operatório por problemas na execução da técnica ou pelo não seguimento do repouso no pós-operatório.

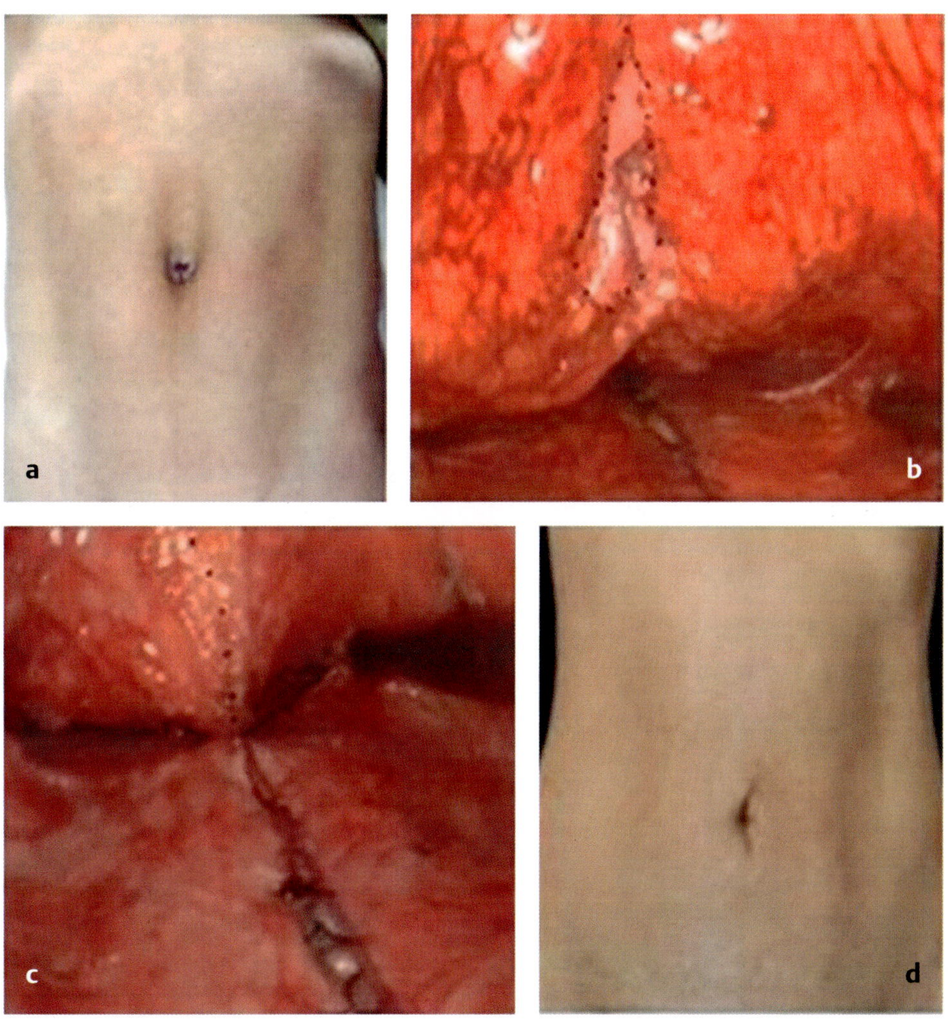

Fig. 44-8. Correção da diástase da gordura periumbilical. (**a**) Pré -operatório mostrando a diástase dos retos e da gordura periumbilical: (**b**) Imagem transoperatória da diástase dos retos já reparada e a marcação das margens da diástase da gordura periumbilical a ser reparada. (**c**) Imagem transoperatória da diástase dos retos e da diástase da gordura periumbilical já reparada. (**d**) Resultado pós-operatório imediato.

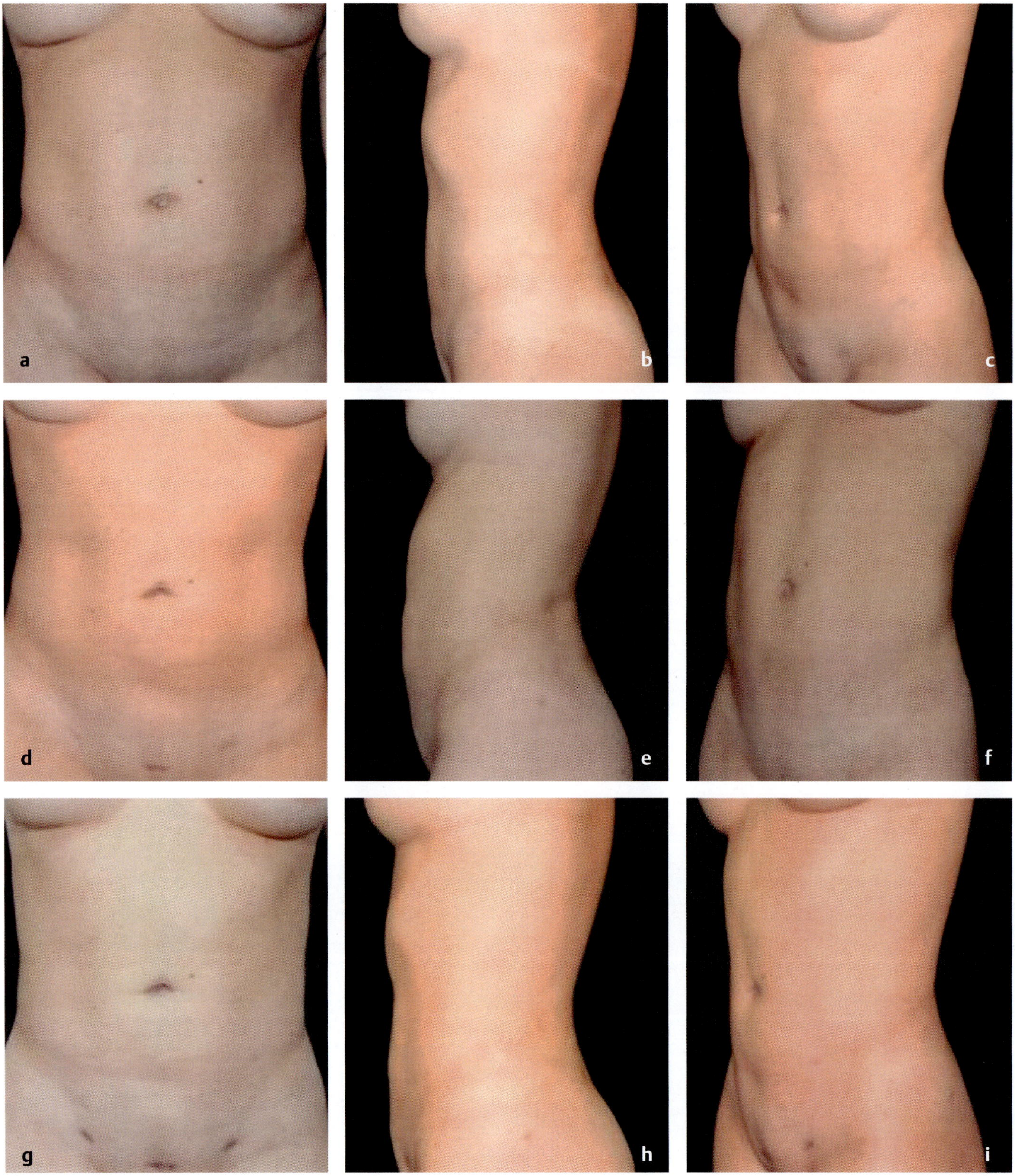

Fig. 44-9. Abdominoplastia robótica. (a-c) Pré-operatório. (d-f) Pós-operatório de 3 meses. (g-i) Pós-operatório de 1 ano, respectivamente. Paciente de 42 anos, 3 filhos, sempre praticou esportes e musculação, apresentava grau moderado a severo de diástase dos retos com queixas de lombalgia, disfunção urinária e perda de urina ao tossir ou espirrar. Obteve importante melhora postural, da lombalgia e da disfunção urinária após a plicatura dos retos do abdome. Observa-se: na visão frontal que a diástase era mais pronunciada na porção superior do abdome, estendendo-se até 3 cm abaixo do umbigo; na visão lateral observa-se um sulco e um ângulo agudo ao nível médio das costas mostrando claramente a má sustentação da coluna vertebral e no pós-operatório observa-se a correção da coluna vertebral já sem o sulco. Nas fotos em posição oblíqua após 1 ano se observa melhora significativa de todo o conjunto muscular. A paciente refere estar de volta à sua constituição física anterior às gestações, quando era ginasta profissional.

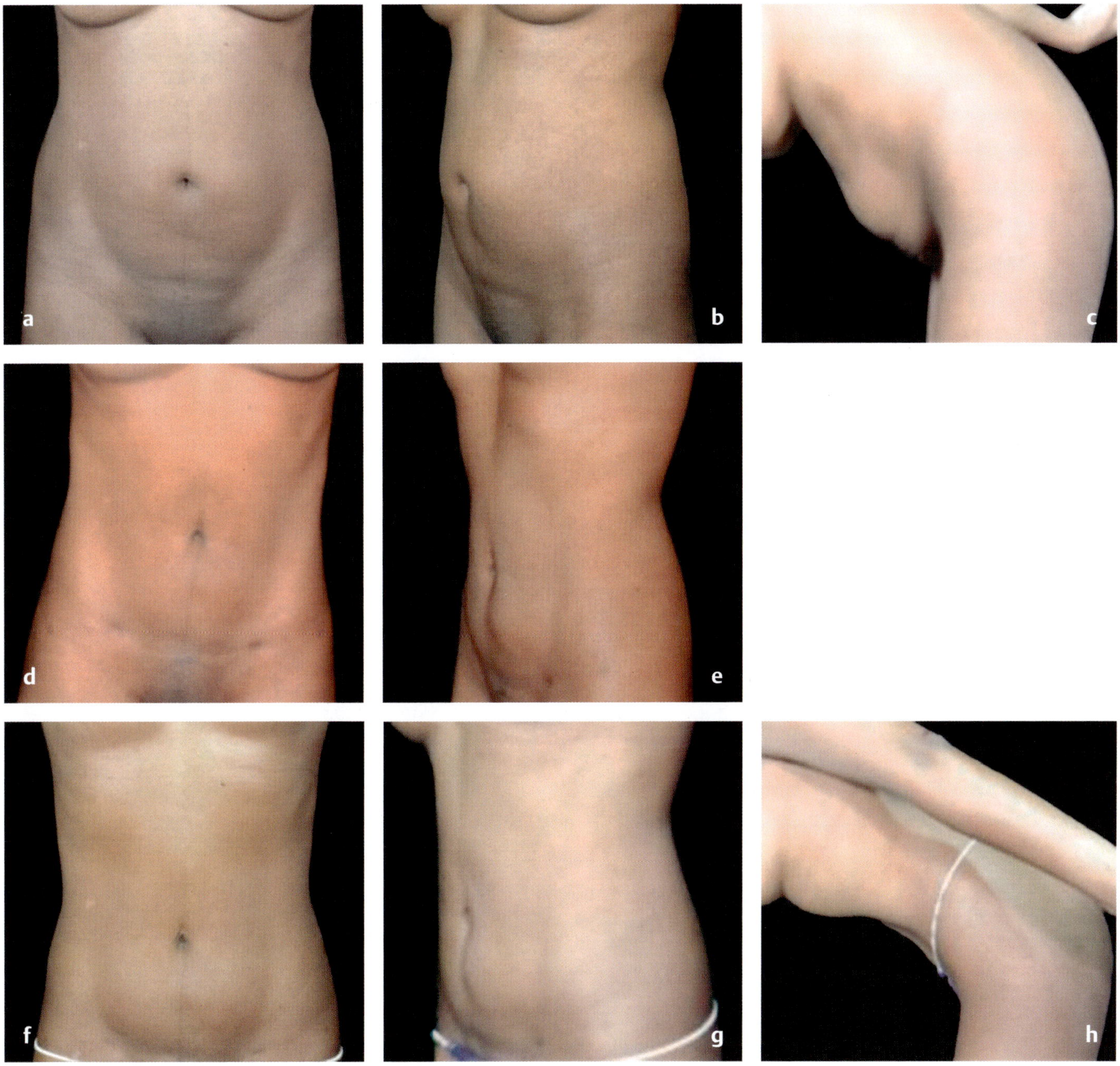

Fig. 44-10. Abdominoplastia robótica. (a-c) Pré-operatório. (d,e) Pós-operatório de 5 meses. (f-h) Pós-operatório de 1 ano, respectivamente, com a paciente apresentando melhora postural, um sulco central na linha mediana, a definição da musculatura abdominal e a capacidade de sustentar as vísceras abdominais na posição de flexão anterior do corpo demonstrando uma ótima função da parede abdominal.

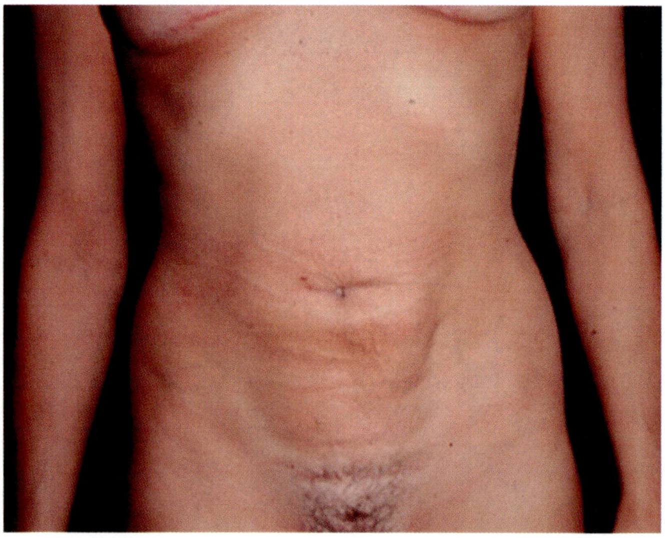

Fig. 44-11. Seroma pós-abdominoplastia videoendoscópica, caso operado em 1995, quando não se realizavam os pontos de fixação do retalho (*quilting suture*).

COMPLICAÇÕES

A principal complicação precoce relacionada com a técnica foi o seroma, que ocorreu no início da curva de aprendizado da abdominoplastia videoendoscópica (Fig. 44-11). Todavia, nenhum caso de seroma foi observado em mais de 30 casos de abdominoplastia robótica, o que tem sido relacionado com o uso dos pontos de adesão ao retalho (*quilting suture*). Não houve casos de infecção, necrose ou embolia pulmonar.

CONSIDERAÇÕES FINAIS

A robótica na cirurgia plástica ainda está em sua fase inicial, mas é promissora, considerando suas vantagens de cirurgia minimamente invasiva associada à alta tecnologia que ajuda a trabalhar incisões em locais remotos e cicatrizes mínimas, imperceptíveis, o que é muito importante sob o ponto de vista estético. Nos últimos anos tem-se observado grande aumento no número de pacientes que procuram tratamento para pequenas e médias deformidades abdominais, mas que não têm indicação para abdominoplastia convencional.

A maioria apresenta diástase do reto, sem ou com pouca redundância de pele, boa elasticidade cutânea, com ou sem lipodistrofia abdominal. Nesses casos, a lipoaspiração isolada não é um tratamento eficaz, principalmente quando há diástase de retos com abaulamento global da parede abdominal.

Cirurgiões plásticos estão sempre à procura de ferramentas e instrumentos que possam ajudar na melhor *performance* dos procedimentos com mais precisão, eficácia, menos trauma e rápida recuperação para os pacientes, minimizando cicatrizes. Assim, o advento da cirurgia robótica vem contribuir para o arsenal do cirurgião plástico, emergindo como uma alternativa eficaz para pacientes selecionados, devendo ser considerada nas abdominoplastias minimamente invasivas.

BIBLIOGRAFIA

Barbosa MV, Ayaviri NA, Nahas FX, et al. Improving tension decrease in components separation technique. Hernia. 2014;18(1):123-9.

Barbosa MV, Dias AL, Bauti I, et al. The normal width of the linea alba in cadavers – a parameter to define rectus diastasis. Anatomy. 2021;15(2):132-6.

Barbosa MV, Nahas FX, Sabia Neto M, Ferreira LM. Strategies in umbilical reconstruction. J Plast Reconstr Aesth Surg. 2009;62(6):e147-50.

Bussolaro RA, Garcia EB, Barbosa MV, et al. Post-bariatric abdominoplasty: skin sensation evaluation. Obes Surg. 2010;20(7):855-60.

Calvi EN, Nahas FX, Barbosa MV, et al. Immunohistochemical analysis of collagen content and types in the rectus abdominis muscle of cadavers of different ages. Acta Cir Bras. 2011;26(2):3-7.

Faria-Correa MA. Abdominoplasty: the South America style. In: Ramirez OM, Daniel RK, eds. Endoscopic plastic surgery. New York: Springer-Verlag; 1995.

Faria-Correa MA. Minimally invasive robotic abdominoplasty in advances in plastic & reconstructive surgery, Applis Publishers; 2017.

Faria-Correa MA. Minimally Invasive subcutaneouscopic and robotic rectus plication. Technique of Abdominal Wall Hernia Repair. Pradeep Chowbey, David Lomanto, Springer; 2020. p. 247-60.

Faria-Correa MA. Muscle-aponeurotic plication associated with dermolipectomy in the treatment of ventral hernias and rectus diastasis: a functional and aesthetic appoach. Technique of Abdominal Wall Hernia Repair. Pradeep Chowbey, David Lomanto, Springer; 2020. p. 233-46.

Faria-Correa MA. Robotic procedure for plication of the muscle aponeurotic abdominal wall in new concepts on abdominoplasty and further applications, Juarez M Avelar, Springer; 2016.

Faria-Correa MA. Videoendoscopic abdominoplasty (subcutaneouscopy). Rev Bras Cir Plast. 1992;7:32-4.

Faria-Correa MA. Videoendoscopic subcutaneous abdominoplasty. In: Endoscopic Plastic Surgery 2nd edi. IV:559-586. Missouri: Quality Medical Publishing, Inc. 2008.

Faria-Correa MA. Videoendoscopy in plastic surgery: brief communication. Rev Bras Cir Plast. 1992;7:80-2.

Gama LJM, Barbosa MVJ, Czapkowski A, et al. Single-layer plication for repair of diastasis recti: The most rapid and efficient technique. Aesthet Surg J. 2017;37(6):698-705.

Lee HS, Kim D, Lee SY, et al. Robot-assisted versus endoscopic submandibular gland resection via retroauricular approach: a prospective nonrandomized study. Br J Oral Maxillofac Surg. 2014;52:179-84.

Lee J, Chung WY. Robotic thyroidectomy and radical neck dissection using a gasless transaxillary approach. Robotics in General Surgery. 2014;24:269-70.

Monkhouse WS, Khalique A. Variations in the composition of the human rectus sheath: a study of the anterior abdominal wall. J Anat. 1986;145:61-5.

Nahas FX, Augusto SM, Ghelfond C. Suture materials for rectus diastasis: nylon versus polydioxanone in the correction of rectus diastasis. Plast Reconstr Surg. 2001;107:700-6.

Nahas FX, Barbosa MV, Ferreira LM. Factors that may influence failure of the correction of the musculoaponeurotic deformities of the abdomen. Plast Reconstr Surg. 2009;124(1):334.

Nahas FX, Ferreira LM, Augusto SM, Ghelfond C. Long-term follow up of correction of rectus diastasis. Plast Reconstr Surg. 2005;115:1736-41.

Nahas FX, Ferreira LM, Ely PB, Ghelfond C. Rectus diastasis corrected with absorbable suture: a long-term evaluation. Aesthetic Plast Surg. 2011; 35:43-8.

Nahas FX, Ferreira LM. Concepts on correction of the musculoaponeurotic layer in abdominoplasty. Clin Plast Surg. 2010;37:527-38.

Nahas FX. Studies on the Endoscopic Correction of Diastasis Recti Oper Tech Plast Reconstr Surg. 1996;3(1):58-61.

Vídeo Aula

CAPÍTULO 45

ABDOMINOPLASTIA E CIRURGIAS ASSOCIADAS

Marcelo Marafon Maino ▪ Ana Claudia Weck Roxo ▪ André Cervantes

INTRODUÇÃO

A abdominoplastia é uma das cirurgias estéticas mais realizadas no mundo e, com frequência, os pacientes têm demonstrado interesse na sua associação a outros procedimentos pela conveniência, redução de custos e otimização do tempo de recuperação. Nesse sentido, a abdominoplastia pode ser combinada à lipoaspiração, à mamoplastia, à cirurgia do dorso (circunferencial), às hérnias de parede abdominal e às cirurgias cavitárias.

Apesar de as possibilidades de associação serem atrativas ao paciente, a segurança deve nortear a escolha dos procedimentos, de acordo com critérios pré, intra e pós-operatórios já bem estabelecidos.

AVALIAÇÃO PRÉ-OPERATÓRIA

Como em qualquer procedimento cirúrgico, o primeiro passo para evitar complicações é a realização de um pré-operatório criterioso que deverá iniciar pela anamnese e exame físico e incluir a pesquisa de aspectos biopsicossociais, como por exemplo, a real expectativa do paciente em relação à cirurgia proposta.

A escolha da técnica anestésica depende de vários fatores como a estratificação de risco, as cirurgias que serão associadas, a preferência do cirurgião e a experiência do anestesista com a técnica anestésica. O desejo do paciente em relação ao tipo de anestesia também deverá ser considerado na tomada de decisão, desde que não haja contraindicação em relação à escolha. A avaliação e riscos anestésicos estão descritos no capítulo 6: Anestesiologia em abdominoplastias.

Na avaliação clínica pré-operatória de cirurgias combinadas é importante que os pacientes tenham bons níveis de hematócrito e o coagulograma seja normal, já que as associações costumam produzir maior sanguínea. Deve-se também solicitar exame de proteínas totais e frações nos pacientes com grandes perdas ponderais. Recomenda-se realizar procedimentos de maneira separada em pacientes fumantes, com história de trombose venosa profunda (TVP) ou em pacientes com comorbidades (diabetes melito, obesidade, doença vascular periférica e doenças hematológicas) mesmo que controladas. Estudos mostram que em paciente de baixo risco (ASA1) a associação de procedimentos não aumenta o risco de TVP, desde que respeitados os limites de tempo intraoperatório e realizada a profilaxia adequada.

CUIDADOS INTRAOPERATÓRIOS

Alguns critérios de segurança devem ser considerados no intraoperatório:

- *Manutenção da temperatura*: a normotermia é de fundamental importância em cirurgias associadas pelo maior tempo cirúrgico. Sabe-se que hipotermia está associada a aumento de sangramento, maior risco de transfusão sanguínea, presença de seroma, aumento da morbidade cardiovascular e infecção do sítio operatório;
- *Controle hemostático*: uma hemostasia criteriosa garante a agilidade do procedimento, evita perdas sanguíneas desnecessárias e diminui a morbidade intra e pós-operatória;
- *Controle pressórico*: garante controle da perda sanguínea e redução de complicações pós-operatórias;
- *Controle de hidratação*: a adequada hidratação pela fluidoterapia intraoperatória previne a hipóxia dos tecidos, maximizando o débito cardíaco e melhorando a oxigenação arterial;
- *Tempo cirúrgico*: o tempo cirúrgico tem uma relação direta com o aumento de complicações, especialmente no que diz respeito a fenômenos tromboembólicos. Equipe cirúrgica treinada e número adequado de auxiliares são fundamentais para a redução do tempo cirúrgico e segurança do procedimento. Também para minimizar o tempo cirúrgico recomenda-se que as marcações sejam realizadas no pré-operatório antes da entrada do paciente no centro cirúrgico;
- *Prevenção de TVP*: é recomendado o uso de meias elásticas, botas de retorno venoso com pressão intermitente e quimioprofilaxia conforme estratificação de risco pelo escore de Caprini/Davison RAM;
- *Tabagismo*: sugere-se a interrupção por pelo menos 30 dias antes da cirurgia;
- *Uso de hormônios (anticoncepcionais orais ou reposição hormonal)*: recomenda-se a interrupção pelo menos 15 dias antes do procedimento.

A seguir descreveremos as cirurgias mais frequentemente associadas à abdominoplastia.

ABDOMINOPLASTIA E LIPOASPIRAÇÃO

A lipoaspiração é a cirurgia mais frequentemente associada e com a evolução das técnicas foi possível aumentar o volume total aspirado com segurança. Com frequência, para a melhora global do contorno corporal, realiza-se em associação lipoaspiração nos flancos, dorso, coxas, regiões trocantéricas e braços. Além disso, o surgimento da lipoabdominoplastia permitiu a lipoaspiração do retalho abdominal, aumentando a possibilidade de zonas a serem lipoaspiradas.

Para a manutenção da volemia dentro de parâmetros seguros durante e após o procedimento, recomenda-se que o volume do lipoaspirado não exceda 7% do peso corporal, já que há perdas no volume do retalho excisado e sangramentos adicionais inerentes ao procedimento. Uma infiltração adequada dos retalhos por técnica úmida ou superúmida, assim como tempo de espera para adequada vasoconstrição, são recomendados.

Keyes *et al.* realizaram um estudo retrospectivo de 6.388.744 cirurgias plásticas em diversos centros cirúrgicos acreditados dos EUA, dos quais 276.378 foram abdominoplastias (isoladas ou associadas a outros procedimentos). Do total de casos diagnosticados de tromboembolismo pulmonar (TEP), a abdominoplastia foi responsável por 58% das ocorrências. Quando a abdominoplastia foi avaliada com até 3 procedimentos associados, incluindo a lipoaspiração, não houve significância estatística na diferença da incidência de TEP entre qualquer um dos grupos estudados. Portanto, a associação de procedimentos realizados em concomitância com a abdominoplastia não aumentou a incidência de tromboembolismo a despeito da duração de tempo cirúrgico e anestésico.

ABDOMINOPLASTIA E MAMOPLASTIA

Apesar de sítios anatomicamente distintos, as alterações no formato das mamas e do abdome têm impacto significativo na autoimagem. O que se nota frequentemente na prática clínica é que mulheres com histórico de gestação prévia ou que passaram por um processo de perda ponderal têm comprometimento musculoaponeurótico que afeta todo o contorno corporal. Por isso, as solicitações por combinação de procedimentos mamários e abdominais, comumente chamados de *mommy makeover*, passaram a ser bastante comuns. As cirurgias mamárias mais frequentemente associadas são a mastopexia (com ou sem implantes de silicone) e a mamaplastia redutora.

Sugere-se iniciar pela cirurgia mamária e, na sequência, realizar a abdominoplastia. Do contrário, pode ocorrer um rebaixamento do sulco inframamário (SIM) pela tração do retalho abdominal. Em pacientes com grandes perdas ponderais, pela laxidão e flacidez dos tecidos, pode ser necessária a fixação do SIM na fáscia profunda através de suturas permanentes para evitar distorção no formato das mamas.

A associação destas cirurgias diminui o tempo de recuperação geral, pode reduzir custos e elimina a necessidade de um segundo procedimento cirúrgico. Apesar dessas vantagens relacionadas, a decisão pela realização desse procedimento combinado deve sempre estar pautada nas condições clínicas, fatores de risco do paciente e equipe treinada, pelo impacto sistêmico e tempo operatório.

ABDOMINOPLASTIA PÓS-BARIÁTRICA E ASSOCIAÇÕES

As grandes perdas ponderais dos pacientes submetidos à cirurgia bariátrica geram deformidades em diversos segmentos corporais, em decorrência da flacidez e excedente de pele. Estas alterações causam desconforto psíquico (muitos não sabem lidar com a nova silhueta magra e com muito excedente de pele) e físico (dermatites de repetição em dobras cutâneas), com consequente queda na qualidade de vida. Usualmente, a primeira cirurgia a ser requisitada é a abdominoplastia, podendo ser associada a um ou dois procedimentos. Na literatura, as associações mais comuns são a mastopexia, a cirurgia circunferencial ou ***belt lipectomy*** e o ***lifting*** de coxas.

Constantine *et al.* mostraram o impacto da perda ponderal massiva no aumento das complicações de ferida operatória em pacientes submetidas à associação de cirurgias do contorno corporal. Demonstraram também que o método utilizado para a perda ponderal e a quantidade de perda também é fator preditivo dessas complicações. Esse resultado demostra a influência do *status* nutricional do paciente na recuperação pós-operatória, no que diz respeito à cicatrização de ferida operatória e complicações menores.

É consenso que as condições clínicas do paciente pós-bariátrico como qualidade de pele ruim, comorbidades e deficiências nutricionais contribuem para o aumento das complicações cirúrgicas menores, porém, a literatura ainda é controversa em relação aos preditores de complicações intra e pós-operatórias, principalmente nas associações cirúrgicas. Entre os preditores mais comuns de complicações pós-operatórias estão o índice de massa corpórea, deficiência nutricional, o hábito de fumar, comorbidades como diabetes melito ou hipertensão arterial, o total de tecido retirado e o tempo operatório.

Coon *et al.* avaliaram 661 pacientes pós-bariátricos submetidos a cirurgias associadas à abdominoplastia e correlacionaram aumento da taxa de deiscência da cicatriz, presença de seroma, necrose de tecido e tempo de hospitalização à combinação de procedimentos. Não relataram complicações maiores em cirurgias associadas. Não foi avaliada, neste estudo, a condição clínica do paciente.

Rosa *et al.* publicaram estudo relacionando comorbidades pré-operatórias, como hipertensão arterial, diabetes e síndrome metabólica e descartaram a associação dessas comorbidades a aumento do índice de complicações sistêmicas.

Roxo *et al.*, em estudo prospectivo, avaliaram o quanto determinados fatores como tempo cirúrgico, extensão de cirurgia e índice de massa corporal influenciaram no risco de cirurgias associadas. A extensão de cirurgia era representada pela extensão da cicatriz, já que se entendeu que a associação de procedimentos não se equivale em pacientes de superfície corporal distinta. Foi estabelecido um escore de risco estratificado em baixo, médio e moderado risco. Como conclusão pôde-se inferir que o tempo cirúrgico superior a 4,5 horas foi o fator de maior agravo à resposta endócrino-metabólica dos pacientes, que se traduz por aumento da morbidade cirúrgica e, por conseguinte, complicações maiores e menores no pós-operatório.

Por isso que a associação cirúrgica nesse grupo específico de pacientes deve ser criteriosa e alinhada não apenas com parâmetros clínicos e nutricionais do paciente, mas também regida por uma equipe experiente que congregue técnica cirúrgica adequada associada a tempo operatório reduzido.

ABDOMINOPLASTIA E HÉRNIAS

A associação entre abdominoplastia e a correção de algum tipo hérnia da parede abdominal é uma situação relativamente comum. Estes defeitos advêm de cirurgias prévias, gestações ou condições que alterem de maneira drástica a parede abdominal e o envelope cutâneo adjacente.

Cuidado deve ser tomado na avaliação pré-operatória de grandes defeitos, com realização de exames de imagem (ecografia ou tomografia de parede abdominal), por conta da associação à lipoaspiração durante o procedimento.

O reparo destas hérnias durante a abdominoplastia é a conduta mais segura para o paciente, pois evita o encarceramento e uma dissecção mais difícil no futuro.

Pequenos orifícios herniários (condição mais comum) podem ser tratados com o isolamento do anel herniário e sutura dos seus bordos. Nos defeitos maiores (como hérnias incisionais) recomenda-se o uso de telas para diminuir a chance de recidivas que são potencializadas pelo aumento da pressão intra-abdominal decorrente da plicatura dos retos abdominais.

ABDOMINOPLASTIA E CIRURGIAS CAVITÁRIAS

A viabilidade da associação de abdominoplastia com cirurgia cavitária deve ser muito bem avaliada, já que as seguintes questões vão interferir diretamente na segurança do procedimento: combinação de duas equipes, mudança no posicionamento do paciente, aumento do tempo cirúrgico, risco de infecção na associação à cirurgia potencialmente contaminada e aumento de complicações tromboembólicas. Além disso, a recuperação pós-operatória normalmente será mais prolongada pela dor e manipulação da cavidade abdominal, com atraso no retorno das atividades laborativas.

A cirurgia ginecológica é a mais comumente associada e, nesse sentido, cuidado deve ser tomado quanto ao posicionamento do paciente e o risco de contaminação do sítio cirúrgico. As marcações da abdominoplastia devem ser realizadas no pré-operatório e, preferencialmente, a equipe da cirurgia plástica deve fazer o acesso cirúrgico até a aponeurose. Campos cirúrgicos devem ser trocados após a síntese do peritônio, assim como todo material utilizado na cirurgia cavitária a fim de evitar contaminação.

Em relação à associação entre abdominoplastia e procedimentos obstétricos, Iribarren-Moreno *et al.* encontraram significativo aumento da incidência de seroma, trombose, infecção, necrose cutânea, hematoma, e resultados estéticos insatisfatórios. Para evitar estas complicações, a abdominoplastia deve ser realizada idealmente após o 6º mês de pós-parto.

CONCLUSÕES

Existe uma demanda cada vez mais frequente para associar procedimentos à abdominoplastia. É fundamental que todas as etapas do processo cirúrgico – pré, trans e pós-operatório – sejam bem planejadas para evitar riscos e complicações indesejadas. TVP segue sendo o pior desfecho em todos os estudos, sugerindo a necessidade de especial cuidado com medidas de prevenção.

As vantagens das associações são a conveniência de um único tempo cirúrgico, satisfação estética e funcional, diminuição de custos e redução do tempo de recuperação. Entretanto, deve existir um balanço entre o que o paciente quer e precisa e o aumento dos riscos cirúrgicos. Recomenda-se que cirurgias combinadas sejam preferencialmente realizadas em ambiente hospitalar e com uma equipe cirúrgica maior para aperfeiçoar o tempo cirúrgico.

BIBLIOGRAFIA

Beran SJ. Combination procedures: balancing risk and reward. Aesthet Surg J. 2006;26(4):443.

Davison SP, Venturi ML, Attinger CE, et al. Prevention of venous thromboembolism in the plastic surgery patient. Plast Reconstr Surg. 20041;114(3):43E-51E.

Coon D, Michaels J 5th, Gusenoff JA, et al. Multiple procedures and staging in the massive weight loss population. Plast Reconstr Surg. 2010;125(2):691-8.

Constantine RS, Davis KE, Kenkel JM. The effect of massive weight loss status, amount of weight loss, and method of weight loss on body contouring outcomes. Aesthet Surg J. 2014;34(4):578-83.

Iribarren-Moreno R, Cuenca-Pardo J, Ramos-Gallardo G. Is plastic surgery combined with obstetrical procedures safe? Aesthetic Plast Surg. 2019;43(5):1396-9.

Keyes GR, Singer R, Iverson RE, Nahai F. Incidence and predictors of venous thromboembolism in abdominoplasty. Aesthet Surg J. 201817;38(2):162-73.

Khavanin N, Jordan SW, Vieira BL, et al. Combining abdominal and cosmetic breast surgery does not increase short-term complication rates: a comparison of each individual procedure and pretreatment risk stratification tool. Aesthet Surg J. 2015;35(8):999-1006.

Matarasso A, Smith DM. Combined breast surgery and abdominoplasty: strategies for success. Plast Reconstr Surg. 2015;135(5):849e-860e.

Murphy Jr. RX, Alderman A, Gutowski K, et al. Evidence-based practices for thromboembolism prevention: summary of the ASPS Venous Thromboembolism Task Force Report. Plast Reconstr Surg. 2012;130(1):168e-175e.

Rosa SC, de Macedo JLS, Canedo LR, Casulari LA. What Is the impact of comorbidities on the risk for postoperative body-contouring surgery complications in postbariatric patients? Obes Surg. 2019;29(2):552-9.

Roxo AC, Del Pino Roxo C, Marques RG, et al. Endocrine-metabolic response in patients undergoing multiple body contouring surgeries after massive weight loss. Aesthet Surg J. 2019;39(7):756-64.

Saldanha OR, Azevedo SF, Delboni PS, et al. Lipoabdominoplasty: the Saldanha technique. Clin Plast Surg. 2010;37(3):469-81.

Shermak, MA. Abdominoplasty with combined surgery. Clin Plast Surg. 2020;47:365-77.

Simon S, Thaller SR, Nathan N. Abdominoplasty combined with additional surgery: a safety issue. Aesthet Surg J. 2006;26(4):413-6.

Vieira BL, Chow I, Sinno S, et al. Is there a limit? A risk assessment model of liposuction and lipoaspirate volume on complications in abdominoplasty. Plast Reconstr Surg. 2018;141(4):892-901.

Vídeo Aula

CAPÍTULO 46

COMPLICAÇÕES LOCAIS E SISTÊMICAS NAS ABDOMINOPLASTIAS

Élvio Bueno Garcia ▪ Carlos Lacerda de Andrade Almeida ▪ Luiz Alberto de Sousa Leite
Rafael Silva de Araújo ▪ Luiz Felipe Duarte Fernandes Vieira

INTRODUÇÃO

De acordo com a Sociedade Internacional de Cirurgia Plástica Estética (ISAPS), houve um aumento de 7,4% das cirurgias estéticas no ano de 2019 em todo o mundo, superando o índice de 2018 (5,6%). Os cinco procedimentos cirúrgicos mais frequentes, em ordem decrescente, são: aumento das mamas, lipoaspiração, cirurgia das pálpebras, abdominoplastias e rinoplastia. O Brasil ocupa o primeiro lugar em número de cirurgias estéticas com 1.493,673 e os Estados Unidos o segundo, com 1.351,917. Os quatro grupos de procedimentos cirúrgicos de abdominoplastias: abdominoplastias tradicionais, miniabdominoplastias, lipoabdominoplastias e minilipoabdominoplastias ocupam o relevante quarto lugar no *ranking* das cirurgias estéticas (Quadro 46-1).

Quadro 46-1. Número de procedimentos realizados e sua distribuição segundo a ISAPS 2019

Classificação	Procedimentos cirúrgicos	Total	Porcentagem do total de procedimentos cirúrgicos	Total de procedimentos em 2018	Total de procedimentos em 2015	Mudança nas porcentagens de 2019 × 2018	Mudança nas porcentagens de 2019 × 2015
1	Aumento de mama	1.795.551	15,8%	1.862.506	1.488.992	-3,6%	20,6%
2	Lipoaspiração	1.704.786	15,0%	1.732.620	1.394.588	-1,6%	22,2%
3	Cirurgia da pálpebra	1.259.839	11,1%	1.099.960	1.264.702	14,5%	-0,4%
4	Abdominoplastia	924.031	8,1%	888.712	758.590	4,0%	21,8%
5	Rinoplastia	821.890	7,2%	726.907	730.287	13,1%	12,5%
6	Suspensão da mama	741.284	6,5%	710.014	512.248	4,4%	44,7%
7	Redução da mama	600.219	5,3%	534.294	423.093	12,3%	41,9%
8	Enxerto de gordura no rosto	598.823	5,3%	542.305	591.894	10,4%	1,2%
9	Aumento de nádegas	479.451	4,2%	346.432	289.023	38,4%	65,9%
10	*Facelift*	448.485	3,9%	398.798	411.529	12,5%	9,0%
11	Cirurgia de orelhas	288.905	2,5%	262.078	252.718	10,2%	14,3%
12	Ginecomastias	273.344	2,4%	269.720	212.328	1,3%	28,7%
13	Elevação de supercílios	270.917	2,4%	220.055	243.140	23,1%	11,4%
14	*Lifting* de pescoço	260.747	2,3%	225.578	232.606	15,6%	12,1%
15	Remoção de implante mamário	229.680	2,0%	207.545	153.476	10,7%	49,7%
16	Braquioplastias	168.289	1,5%	138.922	102.588	21,1%	64,0%
17	Labioplastia (excluindo rejuvenescimento vaginal)	164.667	1,4%	132.664	95.010	24,1%	73,3%
18	Contorno do osso facial	108.536	1,0%	98.727	108.250	9,9%	0,3%

(Continua.)

Quadro 46-1. *(Cont.)* Número de Procedimentos Realizados e sua Distribuição Segundo a ISAPS 2019

Classificação	Procedimentos cirúrgicos	Total	Porcentagem do total de procedimentos cirúrgicos	Total de procedimentos em 2018	Total de procedimentos em 2015	Mudança nas porcentagens de 2019 × 2018	Mudança nas porcentagens de 2019 × 2015
19	*Lifting* de coxa	93.334	0,8%	84.508	70.672	10,4%	32,1%
20	Levantamento da parte inferior do corpo/torsoplastia	75.895	0,7%	81.147	56.169	-6,5%	35,1%
21	*Lifting* de nádegas	54.894	0,5%	43.734	30.905	25,5%	77,6%
Procedimentos cirúrgicos totais		**11.363.569**		**10.607.227**	**9.422.810**	**7,1%**	**20,6%**

Modificado de: Sociedade Internacional de Cirurgia Plástica Estética ao citar dados estatísticos.

A lipoaspiração da região abdominal anterior é uma proposta mais recente que tem levado a maiores índices de satisfação em grupos selecionados de pacientes. Apesar das preocupações iniciais quanto ao maior risco de necrose do retalho com essa técnica, desde a publicação dos estudos de Saldanha, tornou-se um procedimento de rotina.

Como em qualquer outra intervenção cirúrgica, as abdominoplastias estão suscetíveis a complicações. Estudo realizado por Matarasso levantou as principais complicações neste tipo de cirurgia. Um total de 20.029 abdominoplastias, 55% tradicionais isoladas, 35%, lipoaspirações e 10% miniabdominoplastias, relatou índices de complicações locais de 20%, 10,3% e 13,5%, respectivamente, e o percentual de complicação sistêmica de 0,1% para todas as técnicas empregadas.

Com o avanço das técnicas cirúrgicas e dos métodos diagnósticos, o cenário também mudou nos últimos 5 anos. Em uma revisão sistemática com metanálise sobre complicações em abdominoplastias em 2018, foram analisados 14.061 pacientes e avaliadas as principais complicações cirúrgicas aqui apresentadas por ordem decrescente: seroma (8,81%), deformidades cicatriciais (8,33%), infecção de ferida (5,29%), deiscência de ferida operatória (5,13%), tromboses venosas profundas (2,56%), necroses (1,92%) e hematomas (0,64%). Este estudo apresenta, entre suas conclusões, que as lipoabdominoplastias estão associadas a menores índices de complicações cirúrgicas do que as abdominoplastias tradicionais (Quadro 46-2).

As principais complicações cirúrgicas decorrentes de abdominoplastias, descritas na literatura, podem ser classificadas em locais e/ou sistêmicas, conforme necessidade de reintervenção cirúrgica. O maior descolamento de retalho na cirurgia plástica ocorre especialmente nas abdominoplastias, podendo atingir mais de 45 cm de descolamento, indo do apêndice xifoide até a borda inferior do retalho descolado e está sujeito a sofrimentos vasculares e grandes necroses.

A ânsia por atingir resultados cada vez mais desafiadores, a execução de cirurgias margeando os limites de segurança, a escolha de técnica inapropriada, o desconhecimento dos detalhes da anatomia vascular e a má indicação cirúrgica são os principais fatores relacionados à ocorrência de complicações peri e pós-operatórias imediatas e tardias nas cirurgias estéticas da parede abdominal. Cirurgiões plásticos devem enfatizar e discutir os riscos dessas complicações no pré-operatório com seus pacientes e estar preparados para prevenir, diagnosticar e tratar.

O exame físico detalhado, o estudo radiológico e ultrassonográfico da parede abdominal são de suma importância para identificar cicatrizes cirúrgicas prévias, hérnias, tumorações e malformações vasculares auxiliando no diagnóstico de patologias e adequado planejamento cirúrgico.

Neste capítulo serão abordadas as principais complicações locais e sistêmicas relacionadas com o procedimento, e as melhores formas de saber lidar e prevenir essas situações que podem ocorrer com qualquer cirurgião.

Quadro 46-2. Complicações em Abdominoplastias

Locais	%	Sistêmicas	%
Seroma	8,81	Tromboses venosas profundas	2,56
Cicatrizes inestéticas/queloides	8,33	Tromboembolismo pulmonar	0,1
Infecção de ferida operatória	5,29		
Deiscência de ferida operatória	5,13		
Necrose cutânea e gordurosa	1,92		
Hematoma	0,64		

COMPLICAÇÕES LOCAIS NAS ABDOMINOPLASTIAS

Seroma

É a complicação mais frequente, representando, em média, 8,8% dos casos. O seroma nada mais é do que um lago de serosidades encapsulado (Fig. 46-1).

O exame físico com palpação adequada e mudanças de decúbito diagnostica a presença de líquidos no subcutâneo, e a punção confirma. A ultrassonografia é um importante método para comprovação do diagnóstico de seroma pós-abdominoplastia, por ser considerada mais precisa, de baixo custo e com grande disponibilidade no mercado.

Pequenos e médios seromas podem ser puncionados a cada 48 horas. No caso de grandes volumes deve-se considerar nova inclusão de dreno de sucção. Para os casos de seromas encapsulados pequenos ou grandes, o tratamento é o descolamento do retalho, a ressecção da cápsula, colocação do dreno de sucção contínua, associado ou não às suturas de adesão.

Dicas Práticas de Prevenção

As serosidades e seromas podem ser diminuídos com o uso da drenagem prolongada com sucção contínua, suturas de adesões e suturas com tensões progressivas.

A drenagem prolongada com sucção contínua promove pressão negativa, aspiração contínua das serosidades e mantém o retalho aderido evitando o espaço morto. O dreno só deve ser retirado quando o débito está abaixo de 30 mL em 24 horas e com serosidades claras.

Outra opção de tratamento são as suturas de adesão, divulgadas por Baroudi com o número de 35 a 45 pontos fixando o retalho abdominal à aponeurose. Alguns cirurgiões associam essas duas técnicas no mesmo procedimento.

A manutenção ou não da fáscia de Scarpa nas abdominoplastias passou a ser objeto de estudo de diversos autores como Saldanha e Inforzato, que concluíram que a manutenção diminuiu a quantidade drenada e o tempo de permanência do dreno. As taxas de seroma podem ser significativamente reduzidas pela realização de abdominoplastia com a preservação da fáscia de Scarpa e o uso de suturas de tensão progressiva.

Uma metanálise demonstrou que essas medidas preventivas reduzem significativamente as taxas de seroma e infecção, tempo para remoção do dreno e o tempo de internação hospitalar em relação à abdominoplastia clássica.

Cicatrizes Inestéticas, Hipertróficas e Queloideanas

Ocupando 8,3% das complicações, normalmente se formam secundárias às forças de tensão excessivas, intermitentes ou contínuas resultantes da tração exercida sobre o retalho na abdominoplastia.

As diferenças entre a cicatrização hipertrófica e queloide são mais bem entendidas quando comparadas suas principais características (Quadro 46-3).

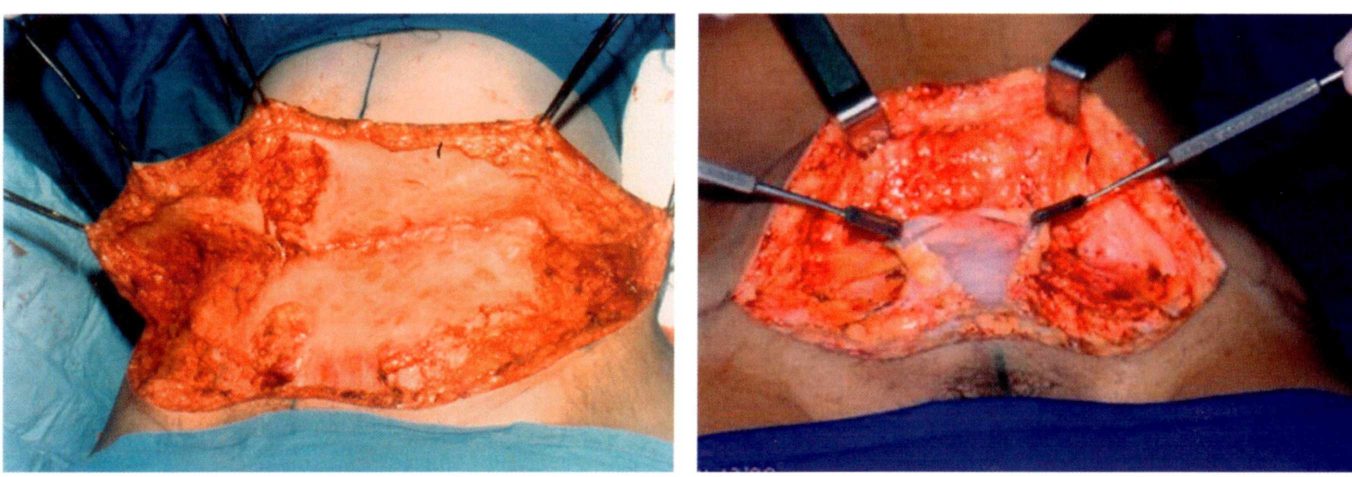

Fig. 46-1. Seromas.

Quadro 46-3. Comparação entre queloide e cicatriz hipertrófica

	Queloide	Cicatriz hipertrófica
Extensão	Cresce além das bordas da ferida inicial	Mantém-se nos limites da lesão inicial
Início	Até meses após a lesão	Habitualmente, semanas após a lesão
Contraturas	Ausentes	Presentes
Regressão	Rara	Frequente após 1 a 2 anos
Prurido/eritema	Sim	Apresenta, porém, menos frequentes e menos intensos
Resposta ao tratamento cirúrgico	Pobre, com possível piora	Boa, principalmente com terapia adjuvante

Dicas Práticas de Prevenção

A prevenção da cicatriz queloide é um desafio pela falta de compreensão verdadeira da sua etiologia. A excelência da técnica cirúrgica empregada nos diversos tipos de tratamento das lesões tem correlação direta com diminuição dos distúrbios proliferativos cicatriciais. O histórico pessoal e familiar, a presença ou não de infecção, orientação da síntese cirúrgica obedecendo às linhas de forças e aos planos teciduais, desbridamento de tecidos necróticos e de granulação, raça e localização da região acometida são fatores a serem considerados na adoção de medidas preventivas no desenvolvimento e prevenção das cicatrizes hipertróficas e queloidianas.

O tratamento das cicatrizes hipertróficas e queloidianas incluem medidas multifatoriais, clínicas e cirúrgicas. As condutas terapêuticas clínicas incluem substâncias de uso tópico, utilização de malhas compressivas, placas de silicone, corticosteroides, radioterapia, *laser*, luz pulsada, crioterapia, substâncias bloqueadoras dos canais de cálcio, centella asiática, ácido retinoico, compostos à base de rosa mosqueta, interferon e 5-fluorouracil, vitaminas A e E, imiquimod a 5% e extrato de cebola.

Cremes à base de óleo de rosa mosqueta associado a corticoides tópicos tornam as cicatrizes menos pruriginosas e mais amolecidas, devendo ser massageadas ao menos duas vezes ao dia.

Fitas, placas ou tiras de gel de silicone também funcionam pela pressoterapia aumentando a temperatura local e induzindo a ação de enzimas como a colagenase. A oclusão da cicatriz deve ser por um período de 12 horas diárias durante 3 a 4 meses. Este processo leva a uma diminuição da perda de água e consequente hiper-hidratação tecidual local ajudando no amolecimento da cicatriz.

A infiltração intralesional de triancinolona é considerada o tratamento de primeira escolha para o queloide. Orientamos diluir o frasco-ampola de triancinolona 40 mg em 3,5 mL de solução fisiológica a 0,9% e 0,5mL de lidocaína a 2%, formando uma solução final de 10 mg/mL que deve ser aplicada com seringas de insulina de 1 mL com agulha 0,25 para minimizar o desconforto do paciente. Recomenda-se fazer um bloqueio anestésico subcutâneo com outra solução de lidocaína a 0,2% no entorno da cicatriz, devendo esperar 5 a 10 minutos antes da injeção intralesional. Podem ser realizadas 3 a 4 sessões com intervalos de 3 a 4 semanas. Se a injeção erroneamente atingir o subcutâneo, pode causar hipotrofia gordurosa levando a deformidades indesejadas. Altas doses intralesionais podem levar a discromias, telangiectasias, discromias e ulcerações. Na prática devemos utilizar metade da dose utilizada nos queloides quando for usar na infiltração de cicatrizes hipertróficas.

Outras substâncias de uso intralesional, como trifluoperazina (inibidor da calmodulina), interferon alfa-2B, interferon gama (ação antifibrinogênica) e bleomicina (antibiótico citotóxico) estão relatadas, porém, necessitam de estudos com maiores níveis de evidência científica).

A radioterapia pode ser utilizada como adjuvante até 24 horas após a excisão das cicatrizes queloideanas, sendo a betaterapia e a radioterapia superficial as mais utilizadas. Sua dosificação é calculada pelo radioterapeuta.

Os *lasers* de CO_2, Nd:YAG e argônio não são seletivos e são pouco eficazes no tratamento das alterações cicatriciais fibroproliferativas hipertróficas com recidivas frequentes.

O uso do nitrogênio líquido como criógeno demonstra ser prático e a aplicação do *spray* ou técnica do contato não deve ultrapassar as bordas da lesão. O mecanismo baseia-se na estase vascular por oclusão irreversível do lume com destruição de todas as células vivas, sem que a arquitetura seja lesada. É um método de rápida execução e são necessárias 3 a 10 sessões com intervalos de 28 a 30 dias.

A excisão cirúrgica isolada tem índice de recidiva do queloide de até 80% nos primeiros dois anos e de aproximadamente 100% nos primeiros 4 anos, sendo ideal a associação de outros métodos como radioterapia e/ou infiltração de corticoide. É muito importante que o paciente seja informado da possibilidade de recidivas, da necessidade de aderir à terapia complementar e seguimento por longo prazo. O tratamento do queloide ainda é um grande desafio para as equipes médicas multidisciplinares (Fig. 46-2).

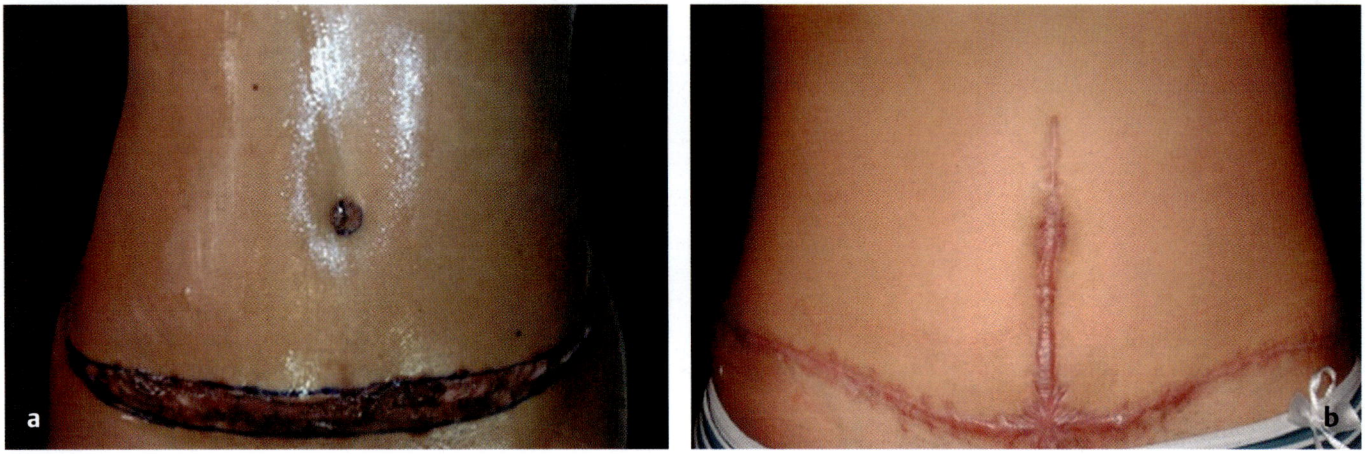

Fig. 46-2. (**a**) Queloide. (**b**) Cicatriz hipertrófica.

Cicatrizes Umbilicais Inestéticas

A cicatriz umbilical na abdominoplastia pode apresentar algumas complicações como: desvio do eixo com lateralização na fixação do umbigo, estenose, alargamento, cicatrizes inestéticas hipertróficas ou queloidianas (Fig. 46-3).

A realização de grandes desengorduramentos na região periumbilical pode provocar cicatriz umbilical muito superficial e alargada.

É importante a confecção de um coto umbilical de mais ou menos 1 cm de diâmetro e, principalmente, sua fixação na aponeurose com 4 pontos cardeais e 4 pontos cardinais, com fio de *nylon* 2-0 ou 3-0 para evitar alargamento e superficialização.

A incisão no neoumbigo no retalho pode ser circular, ovalada verticalmente com mais ou menos 1 a 1,5 cm de diâmetro ou outras formas trapezoidais. A descida da pele do retalho em desfiladeiro para sua fixação no coto umbilical com *nylon* 3-0 ou 4-0 é importante para um bom desfecho estético. No caso de cicatrizes hipertróficas ou queloidianas, o tratamento inicial recomendado é iniciar com infiltrações intradérmicas de triancinolona injetável, com intervalos de 3 a 4 semanas e, em segundo plano, podem ser realizadas revisões cirúrgicas da cicatriz umbilical.

Dicas Práticas de Prevenção

Nos primeiros 15 dias recomenda-se o uso de órtese em algodão, que consegue absorver as secreções locais, evitando a estenose por uma dilatação contínua. Em seguida sugere-se o uso de um dispositivo de silicone.

Infecção de Ferida Operatória

As infecções nas abdominoplastias ocupam o terceiro lugar no ranking das complicações com 5,3%.

Na presença de sinais flogísticos na ferida operatória, como eritema e edema persistentes, há necessidade de se avaliar o uso de antibioticoterapia terapêutica e, se já em uso, considerar a troca de antibióticos. Solicitar exames clínicos e radiológicos de acordo com cada caso, como hemograma, proteína C reativa, cultura de secreções, hemocultura.

Infecções em abdominoplastias são graves em virtude do grande descolamento do retalho (Fig. 46-4). Na ocorrência de sinais de infecção clínica, deve-se lembrar da possibilidade de perfuração de vísceras abdominais, que se encontra entre as mais graves intercorrências da cirurgia plástica em geral.

Dicas Práticas de Prevenção

Os antibióticos profiláticos devem ser direcionados para o organismo mais comum que causa infecção de sítio cirúrgico (Staphylococcus aureus). Uma cefalosporina de primeira geração, como a cefazolina, deve ser considerada. A clindamicina deve ser usada para pacientes alérgicos a betalactâmicos. O antibiótico deve ser administrado pelo menos 30 minutos antes da incisão para atingir uma concentração tecidual adequada. A cefazolina na dose de 2 g deve ser repetida a cada 4 horas e a clindamicina a cada 6 horas nos casos de cirurgias combinadas.

Medidas severas de antissepsia, operar em centros cirúrgicos adequados e diminuição de associações cirúrgicas contribuem para o bom resultado. É prudente evitar as associações de abdominoplastias a cirurgias intracavitárias de médio e grande portes.

O tabagismo tem grande influência nas infecções da ferida operatória, pelo alto grau de insuficiência vascular, levando a sofrimentos teciduais e necroses, estando indicado solicitar que os pacientes parem de fumar a partir de 30 dias antes da cirurgia.

Deiscência de Ferida Operatória

Em média, ocorre em 5,2% dos casos, podendo-se apresentar de forma simples, como epiteliólise autolimitada e pequenas deiscências de suturas.

Quando estabelecida, a pequena deiscência deve ser manipulada de maneira conservadora. A maioria destes casos é tratada com curativos, pomadas hidratantes e desbridantes químicos, com período de recuperação que pode levar de semanas a meses (Fig. 46-5).

Dicas Práticas de Prevenção

Na prevenção das deiscências preconiza-se suturar o retalho abdominal em três planos para promover diminuição das forças de tensão. No plano gorduroso mais profundo, podendo incluir a fáscia de Scarpa, utilizar fios absorvíveis ou inabsorvíveis 3-0, no dérmico, absorvível 4-0 em pontos separados, no intradérmico, absorvível 5-0 com sutura contínua e, no cutâneo, se necessário, utilizar *nylon* 5-0 ou 6-0 em pontos separados ou contínuos

Ressecções exageradas de tecidos e suturas tensas provocam insuficiência vascular, isquemia, infecção, deiscência da sutura e até necrose do retalho.

O tabagismo é reconhecido como principal fator de risco para essa condição. Ele aumenta em 3 vezes as chances de evolução para necrose cutânea, devendo o paciente cessar o tabagismo pelo menos 30 dias antes da cirurgia.

A dissecção deve ser limitada, evitando lesionar as perfurantes periumbilicais e as que emergem dos músculos reto abdominais. Nos pacientes com histórico de grande perda ponderal é válido fazer a lipoaspiração associada à abdominoplastia, pois assim mais vasos são preservados, reduzindo a tensão do retalho em sua descida.

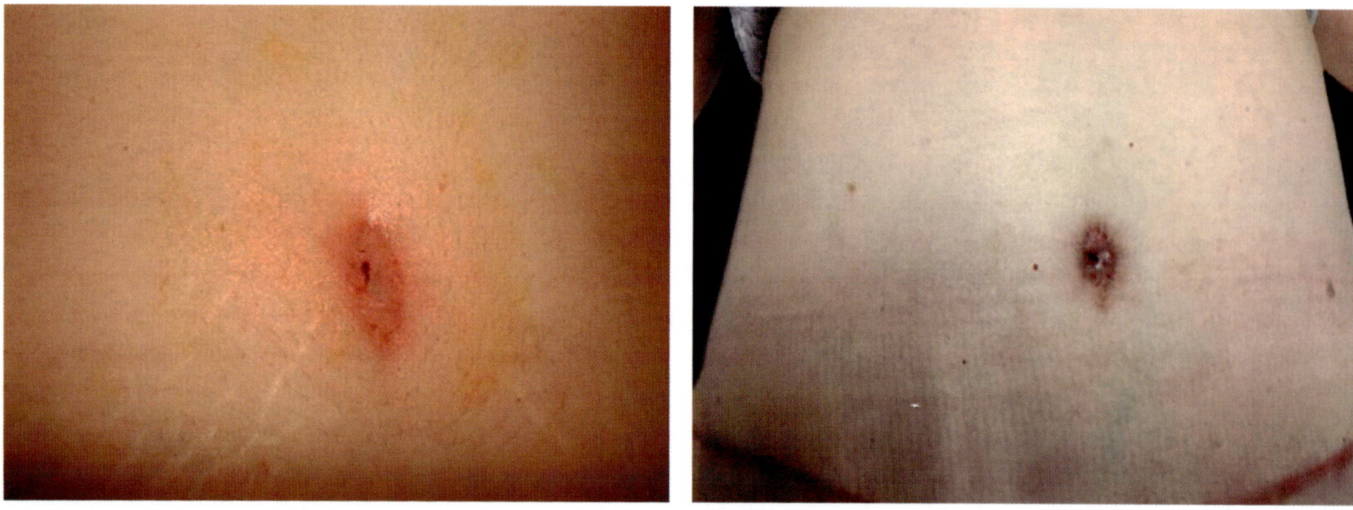

Fig. 46-3. Cicatrizes umbilicais inestéticas.

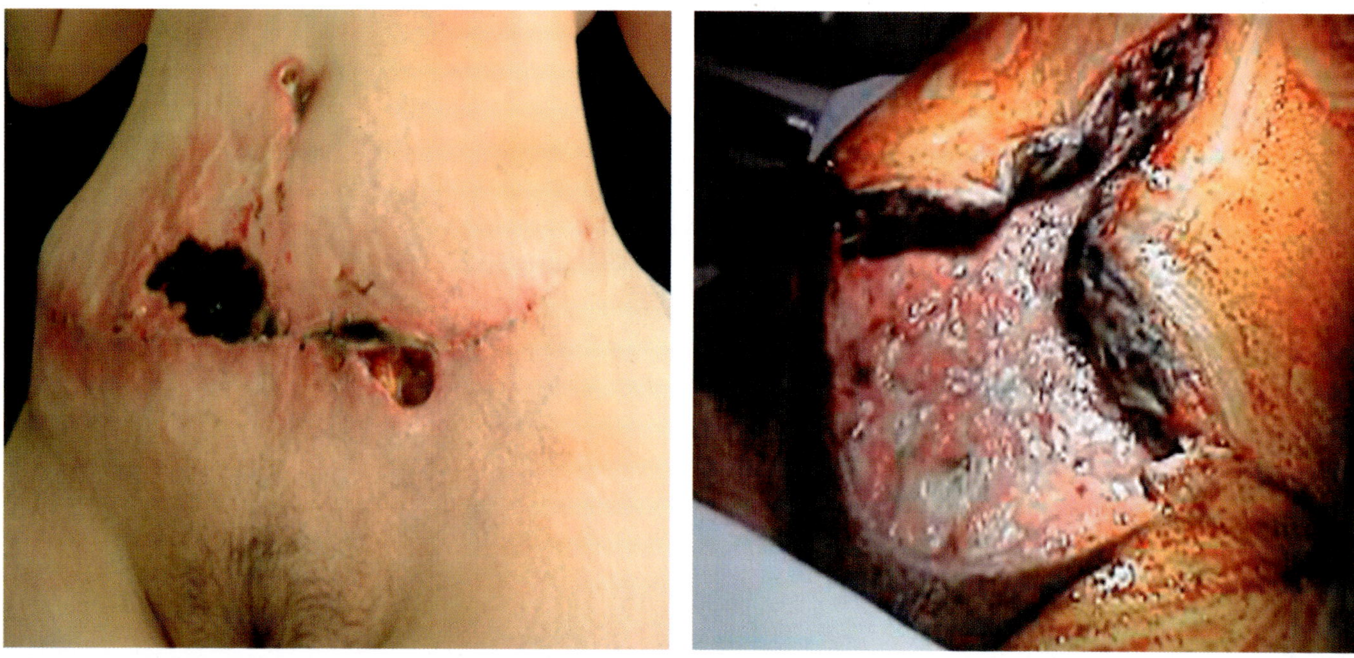

Fig. 46-4. Infecções de ferida operatória.

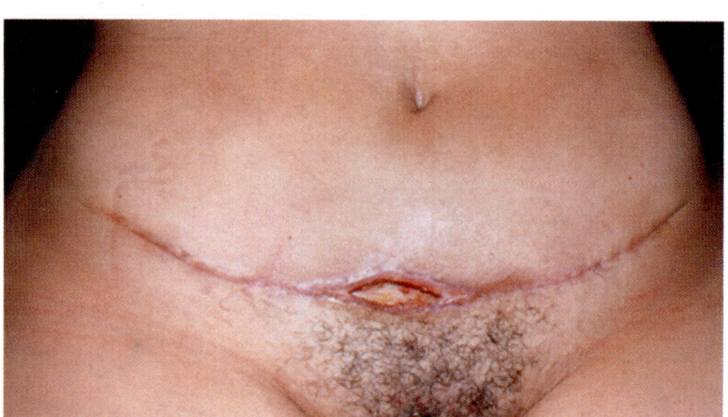

Fig. 46-5. Deiscência de ferida operatória.

Evitar cirurgias prolongadas, pois a associação a outras cirurgias estéticas no mesmo ato cirúrgico aumenta a morbidade pós-operatória.

Necrose Cutânea e Gordurosa

Ocupa o 5º lugar no *ranking* das complicações, com 1,9%, podendo ser por insuficiência vascular ou infecção do retalho (Fig. 46-6).

A melhor maneira de evitar a necrose é através do planejamento cirúrgico adequado, domínio dos conhecimentos anatômicos e identificação dos fatores de riscos. Como causas de necrose do retalho temos a escolha da técnica inadequada, ressecção exagerada, excesso de tensão, manipulação traumática, eletrocauterização intempestiva, infecção e lipectomias fora do plano anatômico. O maior retalho descolado em cirurgias estéticas é o da abdominoplastia, sendo prudente preservar as artérias ilíacas circunflexas superficiais (AICS) para evitar desastres cirúrgicos como as grandes necroses.

Para o tratamento das pequenas necroses preconiza-se a cicatrização por segunda intenção e revisão da cicatriz após 6 a 12 meses. Para abordagem terapêutica das grandes necroses, deve-se realizar o desbridamento após delimitação da área, esperar a granulação e, posteriormente, optar por enxerto de pele e/ou retalhos ou, mais modernamente, os expansores de tecidos.

Dicas Práticas de Prevenção

Identificar os fatores de riscos, avaliar idade da paciente, presença de obesidade, diabetes, tabagismo, doenças autoimunes, cicatrizes abdominais preexistentes, evitar tempo cirúrgico prolongado, suspender por 30 dias anticoncepcionais, tabagismo, ácido acetilsalicílico, vitaminas C e E de uso crônico e alguns fitoterápicos como ginko biloba, ginseng, pílulas do alho e arnica. Solicitar exames hematológicos, cardiológicos, ultrassonografia abdominal e Doppler dos membros inferiores, quando indicados.

Hematomas

É considerada a complicação menos frequente nas abdominoplastias, 0,64% dos casos.

Os fatores de risco para hematoma são hipertensão, hemostasia ineficaz no intraoperatório, coagulopatias congênitas ou adquiridas e pacientes com história de perda ponderal superior a 10 kg antes do procedimento. Além disso, maior incidência de hematoma foi demonstrada em pacientes com índice de massa corporal mais alto.

A apresentação clínica do hematoma varia de acordo com o volume. Se for pequeno, pode ser completamente assintomático, mas se for maior, manifesta-se com edema, dor localizada e equimoses, geralmente durante as primeiras 24 horas.

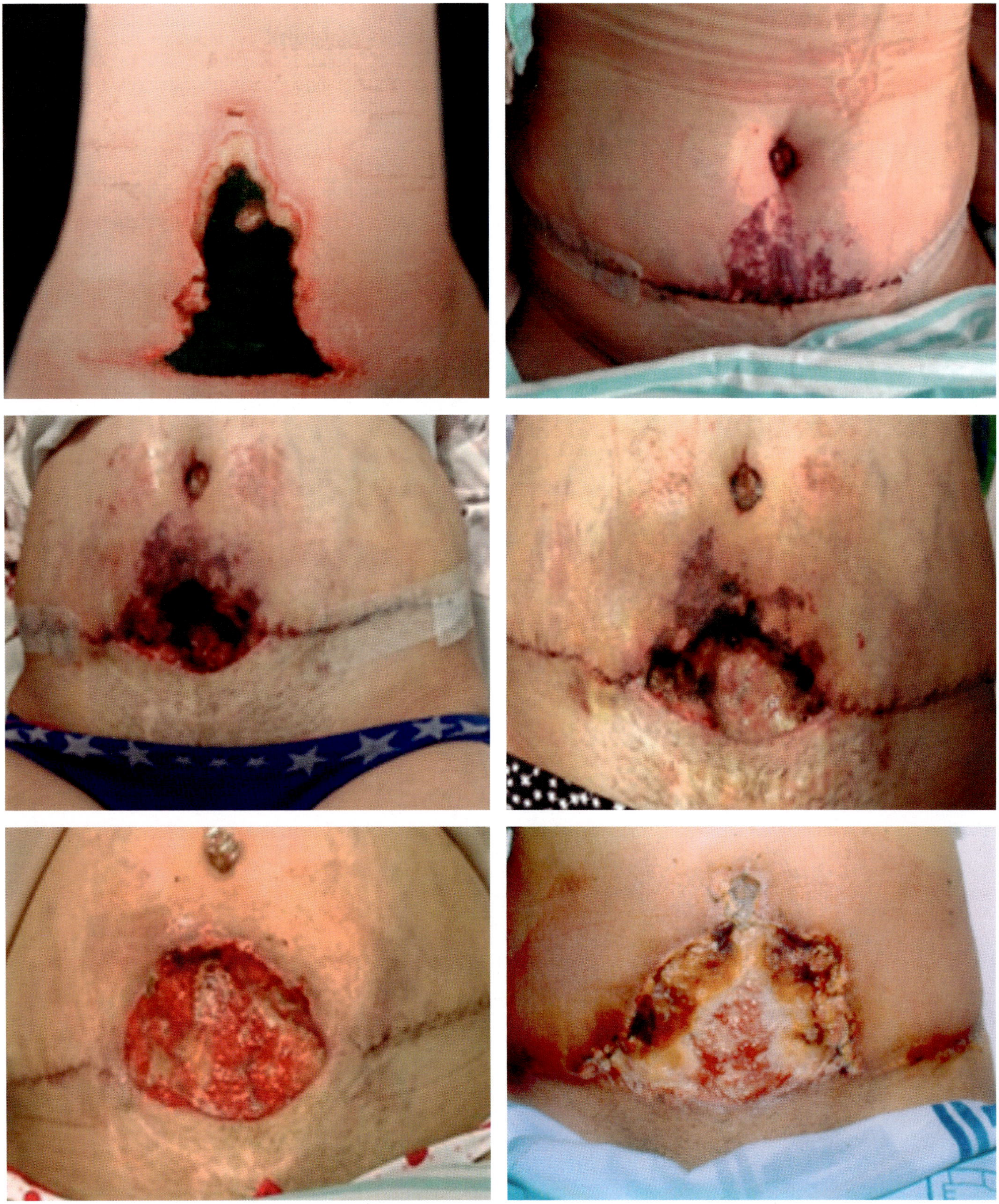

Fig. 46-6. Necroses (cutânea e gordurosa). *(Continua.)*

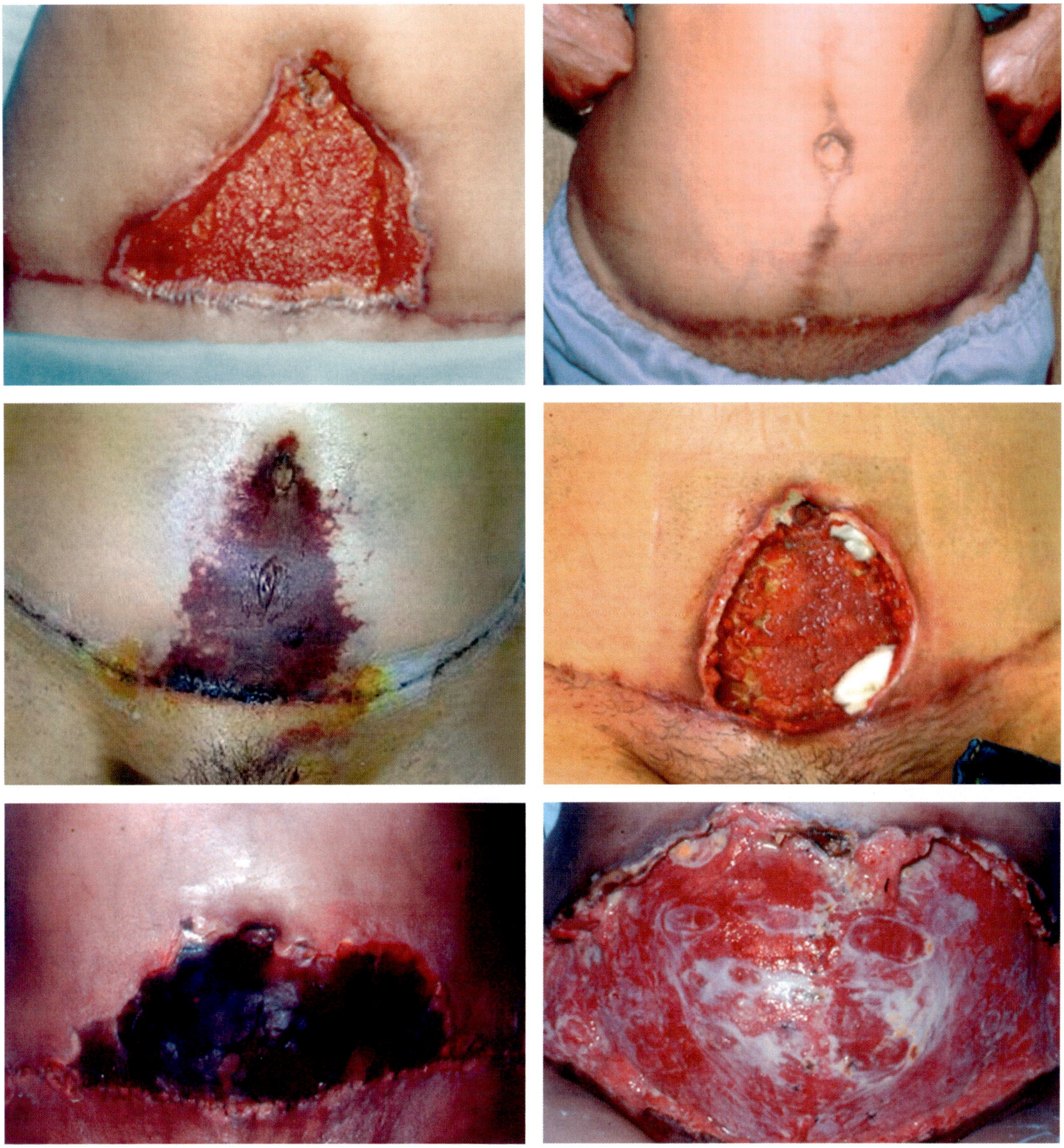

Fig. 46-6. *(Cont.)*

Grandes hematomas com sangramento ativo podem resultar em instabilidade hemodinâmica e choque hipovolêmico, razão pela qual eles precisam ser monitorados para decidir prontamente se a exploração cirúrgica é indicada (Fig. 46-7).

Quando o hematoma é grande, deve-se proceder com revisão cirúrgica, remover as suturas, localizar os vasos sangrantes, cauterizar e revisar toda a hemostasia. Em alguns casos, havendo anemia importante poderá ser necessária a transfusão sanguínea.

Dicas Práticas de Prevenção

A prevenção é promovida pela utilização da boa técnica cirúrgica com hemostasia cuidadosa, plicaturas fisiológicas, drenagem com sucção contínua prolongada, suturas de adesão e curativos com compressão suave.

Alterações da Sensibilidade

Grandes áreas de hipoestesia estão relacionadas com a abdominoplastia clássica.

Farah analisou quais modalidades de sensibilidade (toque superficial, dor superficial e modalidades quente e frio) estão diminuídas e quais áreas da parede abdominal são afetadas para que os pacientes possam ser alertados no pré-operatório sobre essa condição. A pele abdominal foi dividida em 12 áreas; 9 estavam acima da incisão da abdominoplastia e 3 abaixo dela. Todas as modalidades estavam presentes em todas as áreas do abdome por um número variável de pacientes do grupo experimental. No entanto, em regiões infraumbilicais foram encontrados resultados estatisticamente significativos. Na área 8 (área hipogástrica) apresentaram diminuição em todas as modalidades de sensibilidade. Na área 11 (região pubiana) os pacientes apresentaram diminuição da sensibilidade à temperatura.

Estudos como esse são válidos, pois no pós-operatório recente há o risco de lesões por queimaduras no abdome anterior, condição que deve ser explicada ao paciente antes do procedimento. Por fim, essa perda de sensibilidade, de modo geral, costuma ser autolimitada.

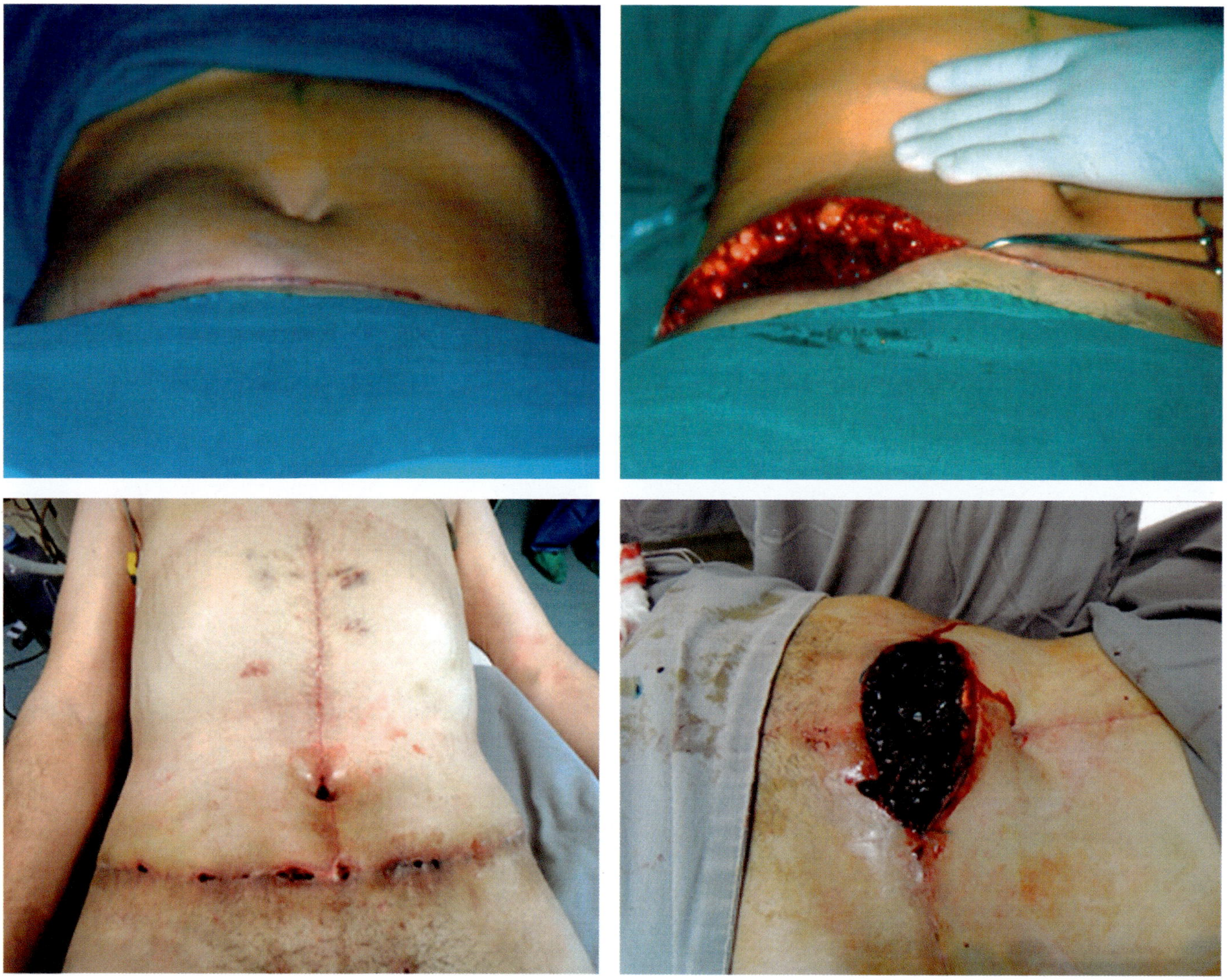

Fig. 46-7. Hematoma.

Dicas Práticas de Prevenção

O descolamento seletivo busca manter as conexões nervosas das bainhas dos músculos retos abdominais e das linhas semilunares, bem como os ramos perfurantes dos músculos oblíquos. As fibras nervosas acompanham as perfurantes vasculares.

COMPLICAÇÕES SISTÊMICAS

Trombose Venosa Profunda e Tromboembolismo Pulmonar

Trombose venosa profunda (TVP) responde por 2,56% e o tromboembolismo pulmonar por 0,1% das complicações sistêmicas. Os fenômenos tromboembólicos são uma das complicações mais temíveis na cirurgia plástica.

A atelectasia deve ser afastada em pacientes com queixa de dispneia, pois a correção da diástase leva à maior pressão abdominal e à elevação do diafragma, podendo comprometer a expansão pulmonar. Também considerar a compressão pós-operatória pelas malhas ou cintas compressivas como outro fator que pode dificultar a expansão pulmonar e levar à atelectasia, que se não tratada pode evoluir para pneumonia e outras complicações.

Dicas Práticas de Prevenção

O uso de malha compressiva no pós-operatório foi estudado e os autores verificaram que há uma redução no retorno venoso de membros inferiores. Neste estudo eles chegam a preconizar a não utilização de malhas no pós-operatório. Como ainda não existe um consenso, nossa recomendação é do uso com cautela. Há pacientes que utilizam uma faixa abdominal, com pouca tensão, apenas para dar um conforto e, após alguns dias de pós-operatório, são introduzidas malhas. Ademais, foi observado que não há alteração significante da pressão intra-abdominal após a plicatura da diástase dos músculos retos abdominais.

O escore de Caprini estratifica de forma eficaz os pacientes de cirurgia plástica e reconstrutiva para o risco de TEV perioperatório. Dos pacientes com escore de Caprini > 8, 11,3% apresentam TEV pós-operatório quando a quimioprofilaxia não é realizada. Para os pacientes com indicação de quimioprofilaxia, recomenda-se heparina de baixo peso molecular, 40 mg/dia, via subcutânea, por 7 dias, iniciando-se após 12 horas de término de cirurgia.

O estudo de Pannucci, revisão sistemática de literatura e metanálise, propõe a escala GRADE de recomendações. Nela é recomendado que a quimioprofilaxia não pode ser aplicada como rotina, pois aumenta o risco de hematoma (a cada 30 pacientes, um terá hematoma), ratificando a ideia do uso em Caprini > 8.

Anemia

A anemia é definida pela Organização Mundial da Saúde como uma concentração de Hb < 13 g/dL para homens, Hb < 12 g/dL para mulheres não grávidas e Hb < 11 g/dL para mulheres grávidas.

A restauração da concentração de hemoglobina é um fator importante na recuperação pós-operatória, especialmente em pacientes pós-bariátricos que frequentemente são submetidos a procedimentos cirúrgicos adicionais para tratar deformidades de abdome, mama, coxa e braço em períodos relativamente curtos de tempo. Embora a transfusão de sangue possa ser usada para aumentar as concentrações de hemoglobina, esta abordagem está associada a uma taxa de complicações duas vezes maior e a aumento da permanência no hospital para indivíduos submetidos à abdominoplastia pós-bariátrica.

Dicas Práticas de Prevenção

Para intervalos de pelo menos 6–8 semanas antes da cirurgia e nenhuma contraindicação esteja presente, a suplementação diária (40-60 mg) ou em dias alternados (80-100 mg) com ferro oral e aconselhamento nutricional pode ser apropriado. A dose real pode depender do conteúdo de ferro elementar da formulação de ferro oral disponível, que difere dependendo do país de fabricação.

COMPLICAÇÕES EM PACIENTES PÓS-BARIÁTRICOS

Os pacientes pós-bariátricos apresentam uma série de desafios para o cirurgião plástico. Esses pacientes frequentemente possuem comorbidades, deficiências nutricionais e distúrbios psicológicos, além de alterações complexas do contorno corporal, com aumento de risco para complicações pós-operatórias.

Em uma revisão sistematizada que englobou 1.167 pacientes, observou-se que a abdominoplastia é o procedimento com maior índice de complicações, chegando a 41%. Em relação à taxa geral de complicações encontrada nos pacientes submetidos à cirurgia plástica após perda ponderal maciça, constatou-se uma oscilação significativa, com variabilidade entre 26,9 a 55,5%. As complicações encontradas foram: pequena deiscência (sem necessidade de tratamento cirúrgico), seroma, infecção, necrose de pele ou epidermólise, hematoma, grande deiscência, anemia pós-operatória com necessidade de hemotransfusão, eventos tromboembólicos, retenção urinária e óbito. Quantitativamente, os resultados apontaram que a complicação mais comum foi a pequena deiscência, atingindo 5,5 a 22,4% dos pacientes. O seroma, por sua vez, ocorreu em 4,6 a 23,2% dos casos. Outros desfechos negativos, porém não menos relevantes, foram a infecção (0,38 a 14,8%), a necrose de pele (1,15 a 6,8%) e hematoma (3,54 a 6,97%).

CONCLUSÃO

Complicações pós-operatórias precisam ser aventadas e explicadas aos pacientes desde o início na primeira consulta médica. Como não são raras, é muito importante conhecer os mecanismos de prevenção, assim como também os processos que envolvem seus diagnósticos e tratamentos.

Um ponto primordial, como uma recomendação dos autores, é que devemos, como médicos cirurgiões plásticos, não exercer o que chamamos de viés do otimismo, ou seja, precisamos estar atentos e sensíveis a qualquer queixa e pequena alteração do padrão normal evolutivo do pós-operatório.

Havendo necessidade, a avaliação do paciente deve ser complementada através de exames que possam elucidar o quadro. Também salientamos a importância de buscar outras opiniões ou discutir o caso com outros profissionais de outras especialidades que possam ajudar no tratamento e compartilhar responsabilidades.

BIBLIOGRAFIA

Almeida CLDA, Vieira LFDF, Leite LADS, et al. Importance of superficial circumflex iliac artery preservation to prevent abdominal wall necrosis in patients who underwent miniabdominoplasty: an surgical-anatomic descriptive and prospective study. Rev Bras Cir Plástica. 2016;31(2):178-85.

Almeida CLDA. Dissertação de Mestrado 22484 @ attena.ufpe.br [Internet]. [Recife Pernambuco Brasil]: Biblioteca da UFPE; [Internet]. 2015.

Barcelos FVT, Avelar LET, Bordoni LS, Barcelos RVT. Anatomical analysis of abdominoplasty. Rev Bras Cir Plástica – Brazilian J Plast Sugery. 2017;32(2):272-81.

Baroudi R, Ferreira CAA. Seroma: How to Avoid It and How to Treat It. Aesthetic Surg J. 1998;18(6):439-41.

Barros,SSF. Fisioterapia Repercussões da cirurgia de lipoabdominoplastia na mobilidade diafragmática, na distribuição regional da ventilação do sistema toracoabdominal e na função pulmonar em mulheres saudáveis, 2016. Dissertação de Mestrado 22484 @ attena.ufpe.br [Internet]. [Recife Pernambuco Brasil]: Biblioteca da UFPE; 2016.

Becker JG, Garcia EB, Pedroso JCM, Ferreira LM. Complicações em cirurgias plásticas após perdas ponderais maciças: uma busca sistemática e revisão. Rev Bras Cir Plástica. 2019;34(2):75-8.

Berjeaut RH, Nahas FX, Dos Santos LKIL, et al. Does the use of compression garments increase venous stasis in the common femoral vein? Plast Reconstr Surg. 2015;135(1):85e-91e.

Botwood N, Lewanski C, Lowdell C. The risks of treating keloids with radiotherapy. Br J Radiol. 1999;72(DEC.):1222-4.

Bozola AR. Abdominoplastias: efetividade da classificação de Bozola e Psillakis 27 anos de observação do autor. Rev Bras Cir Plást. 2013;28(4):632-41.

Buck, DW NP. Revisão de cirurgia plástica. In: Di Livros Editora Ltda. 2018.

Carneiro GHG, Pedra FR, Cardoso Neto GI, et al. Necrose de parede abdominal após lipoabdominoplastia: relato de caso. Rev Bras Cir Plástica. 2019;34(2):25-7.

Carreirão S. Cirurgia plástica para formação do especialista. 2. ed. Rio de Janeiro: Atheneu; 2018.

de Melo RM. Hérnias complexas da parede abdominal [Internet]. Vol. 40, Revista do Colégio Brasileiro de Cirurgiões. Colégio Brasileiro de Cirurgiões; [Internet]. 2013.

Di Martino M, Nahas FX, Kimura AK, et al. Natural evolution of seroma in abdominoplasty. Plast Reconstr Surg. 2015;135(4):691e-698e.

Farah AB, Nahas FX, Ferreira LM, et al. Sensibility of the abdomen after abdominoplasty. Plast Reconstr Surg. 2004;114(2):577-82.

Ferreira L. Guia de cirurgia plástica. São Paulo: Editora Manole; 2007.

Gemperli R, Mendes RRDS. Complicações em abdominoplastia. Rev Bras Cir Plástica. 2019;34(2):53-6.

Graf R, De Araujo LRR, Rippel R, et al. Lipoabdominoplasty: Liposuction with reduced undermining and traditional abdominal skin flap resection. Aesthetic Plast Surg. 2006;30(1):1-8.

Hardy KL, Davis KE, Constantine RS, et al. The impact of operative time on complications after plastic surgery: A multivariate regression analysis of 1753 cases. Aesthetic Surg J. 2014;34(4):614-22.

Huger WE. The anatomic rationale for abdominal lipectomy. Am Surg. 1979;45(9):612-7.

Inforzato HCB, Garcia EB, Montano-Pedroso JC, et al. Anchor-Line Abdominoplasty with Scarpa fascia preservation in postbariatric patients: a comparative randomized study. Aesthetic Plast Surg. 2020;44(2):445-52.

International I, On S. ISAPS Global Statistics [Internete]. 2019.

Jardini Barbosa MV, Nahas FX, Sabia Neto MÂ, Ferreira LM. Strategies in umbilical reconstruction. J Plast Reconstr Aesthetic Surg. 2009;62(6):147-50.

Kaoutzanis C, Gupta V, Winocour J, et al. Incidence and risk factors for major surgical site infections in aesthetic surgery: analysis of 129,007 patients. Aesthetic Surg J. 2017;37(1):89-99.

Lapid O, Plakht Y, Van Der Horst CMAM. Prospective evaluation of the sensory outcome following abdominoplasty. Ann Plast Surg. 2009;63(6):597-9.

López-Cano M, García-Alamino JM, Antoniou SA, et al. EHS clinical guidelines on the management of the abdominal wall in the context of the open or burst abdomen. Hernia. 2018;22(6):921-39.

Marik PE, Corwin HL. Efficacy of red blood cell transfusion in the critically ill: a systematic review of the literature. Crit Care Med. 2008;36(9):2667-74.

Masoomi H, Rimler J, Wirth GA, et al. Frequency and risk factors of blood transfusion in abdominoplasty in post-bariatric surgery patients: data from the nationwide inpatient sample. Plast Reconstr Surg. 2015;135(5):861e-868e.

Matarasso A, Swift RW, Rankin M. Abdominoplasty and abdominal contour surgery: a national plastic surgery survey. Plast Reconstr Surg. 2006;117(6):1797-808.

Mathai M, Hofmeyr GJ, Mathai NE. Abdominal surgical incisions for caesarean section. Cochrane Database Syst Rev. 2013;2013(5).

Mélega JM, Viterbo FMF. Cirurgia plástica: os princípios e a atualidade. Rio de Janeiro: Guanabara Koogan; 2011.

Montano-Pedroso JC, Bueno Garcia E, de Moraes MAR, Francescato Veiga D, Masako Ferreira L. Intravenous iron sucrose versus oral iron administration for the postoperative treatment of post-bariatric abdominoplasty anaemia: an open-label, randomized, superiority trial in Brazil. Lancet Haematol. 2018;5(7):e310-20.

Muñoz M, García-Erce JA, Remacha ÁF. Disorders of iron metabolism. Part II: Iron deficiency and iron overload. J Clin Pathol. 2011;64(4):287-96.

Muysoms FE, Antoniou SA, Bury K, et al. European Hernia Society guidelines on the closure of abdominal wall incisions. Hernia. 2015;19(1):1-24.

Nahas FX, Ferreira LM, Ghelfond C. Does quilting suture prevent seroma in abdominoplasty? Plast Reconstr Surg. 2007;119(3):1060-4.

Nahas FX. A pragmatic way to treat abdominal deformities based on skin and subcutaneous excess. Aesthetic Plast Surg. 2001;25(5):365-71.

Neaman KC, Armstrong SD, Baca ME, et al. Outcomes of traditional cosmetic abdominoplasty in a community setting: a retrospective analysis of 1008 patients. Plast Reconstr Surg. 2013;131(3):403-10.

Pannucci CJ, Bailey SH, Dreszer G, et al. Validation of the caprini risk assessment model in plastic and reconstructive surgery patients. J Am Coll Surg. 2011;212(1):105-12.

Pannucci CJ, Bailey SH, Dreszer G, et al. Validation of the Caprini risk assessment model in plastic and reconstructive surgery patients. J Am Coll Surg. 2011 Jan;212(1):105-12.

Pollock H, Pollock T. Progressive tension sutures: a technique to reduce local complications in abdominoplasty. Plast Reconstr Surg. 2000;105(7):2583-6.

Rangaswamy M. Minimising complications in abdominoplasty: an approach based on the root cause analysis and focused preventive steps. Indian J Plast Surg. 2013;46(2):365-76.

Rodrigues MA, Nahas FX, Gomes HC, Ferreira LM. Ventilatory function and intra-abdominal pressure in patients Who underwent abdominoplasty with plication of the external oblique aponeurosis. Aesthetic Plast Surg. 2013;37(5):993-9.

Rosa SC, de Macedo JLS, Casulari LA, et al. Anthropometric and clinical profiles of post-bariatric patients submitted to procedures in plastic surgery. Rev Col Bras Cir. 2018;45(2):1-10.

Saldanha OR, Federico R, Daher PF, et al. Lipoabdominoplasty. Plast Reconstr Surg. 2009;124(3):934–42.

Seretis K, Goulis D, Demiri EC, Lykoudis EG. Prevention of seroma formation following abdominoplasty: A systematic review and meta-analysis. Aesthetic Surg J. 2017;37(3):316-23.

Shestak KC, Rios L, Pollock TA, Aly A. Evidenced-based approach to abdominoplasty update. Aesthetic Surg J. 2019;39(6):628-42.

Stewart KJ, Stewart DA, Coghlan B, et al. Complications of 278 consecutive abdominoplasties. J Plast Reconstr Aesthetic Surg. 2006;59(11):1152-5.

Swanson E. Prospective outcome study of 360 patients treated with liposuction, lipoabdominoplasty, and abdominoplasty. Plast Reconstr Surg. 2012;129(4):965-78.

Vidal P, Berner JE, Will PA. Managing complications in abdominoplasty: A literature review. Arch Plast Surg. 2017;44(5):457-68.

Who, Chan M. Haemoglobin concentrations for the diagnosis of anaemia and assessment of severity. Geneva, Switz World Heal Organ. 2011;1-6.

William C. Grabb and James W. Smith. Grab & Smith's plastic Surgery. Ed. Philadelphia. Wound healing normal and abnormal: Lippincott W& W, editor. 2014:27.

Xia YJ, Zhao J, Cao DS. Safety of Lipoabdominoplasty versus abdominoplasty: a systematic review and meta-analysis. Aesthetic Plast Surg [Internet]. 2019;43(1):167-74.

ÍNDICE REMISSIVO

Entradas acompanhadas por um *f* ou *q* em itálico indicam figuras e quadros, respectivamente.

D

E

M

Q

R

S